Standard Textbook

標準免疫学

第3版

監修

谷口　克　理化学研究所 統合生命医科学研究センター特別顧問・免疫制御戦略研究グループディレクター

編集

宮坂　昌之　大阪大学未来戦略機構・特任教授
小安　重夫　理化学研究所 理事・免疫細胞システム研究グループディレクター

執筆（執筆順）

小安　重夫　理化学研究所 理事・免疫細胞システム研究グループディレクター
宮坂　昌之　大阪大学未来戦略機構・特任教授
谷口　克　理化学研究所 統合生命医科学研究センター特別顧問・免疫制御戦略研究グループディレクター
改正　恒康　和歌山県立医科大学教授・整体調節機構研究部
山崎　晶　大阪大学微生物病研究所・免疫学フロンティア研究センター教授 九州大学生体防御医学研究所教授
藤田　禎三　福島県立総合衛生学院・学院長
小笠原康悦　東北大学加齢医学研究所教授・加齢生体防御学研究分野
坂野　仁　東京大学名誉教授 福井大学医学部特命教授
中迫　雅由　慶應義塾大学理工学部教授・物理学科生物物理学
西村　泰治　熊本大学生命資源研究・支援センター 西村プロジェクト研究室 シニア教授
斉藤　隆　理化学研究所 統合生命医科学研究センター・免疫シグナル研究グループディレクター
赤司　浩一　九州大学大学院教授・病態修復内科学
河本　宏　京都大学教授 再生免疫学分野
黒崎　知博　大阪大学免疫学フロンティア研究センター教授・分化制御
長澤　丘司　京都大学再生医科学研究所教授・生体システム制御学
坂口　志文　大阪大学免疫学フロンティア研究センター教授・実験免疫学
國澤　純　医薬基盤・健康・栄養研究所 ワクチンマテリアルプロジェクト・腸内環境システムプロジェクト・プロジェクトリーダー
竹田　潔　大阪大学大学院教授・免疫制御学
反町　典子　国立国際医療研究センター研究所・分子炎症制御プロジェクト・プロジェクト長
樗木　俊聡　東京医科歯科大学難治疾患研究所教授・生体防御学
中山　俊憲　千葉大学大学院教授・免疫発生学
鍔田　武志　東京医科歯科大学難治疾患研究所教授・免疫疾患分野
八木田秀雄　順天堂大学先任准教授・免疫学
岡田　峰陽　理化学研究所 統合生命医科学研究センター 組織動態研究チーム・チームリーダー
吉開　泰信　九州大学生体防御医学研究所教授・感染ネットワーク研究センター 感染制御学
俣野　哲朗　国立感染症研究所エイズ研究センター・センター長
中西　憲司　兵庫医科大学名誉教授
清野研一郎　北海道大学遺伝子病制御研究所教授・免疫生物学分野
齋藤　滋　富山大学教授・産科婦人科学
徳久　剛史　千葉大学・学長
竹森　利忠　理化学研究所 統合生命医科学研究センター 創薬抗体基盤ユニット・基盤ユニットリーダー
中村　晃　東北医科薬科大学教授・免疫学
高井　俊行　東北大学加齢医学研究所教授・遺伝子導入研究分野
中島　裕史　千葉大学大学院教授・アレルギー・臨床免疫学
上阪　等　東京医科歯科大学大学院教授・膠原病・リウマチ内科
河上　裕　慶應義塾大学先端医科学研究所教授・細胞情報研究部門
今井　耕輔　東京医科歯科大学准教授・茨城県小児・周産期地域医療学寄附講座
満屋　裕明　国立国際医療研究センター研究所・研究所長

標準免疫学

発　行　1997年6月1日　第1版第1刷
　　　　2001年9月1日　第1版第3刷
　　　　2002年12月1日　第2版第1刷
　　　　2010年10月1日　第2版第8刷
　　　　2013年3月15日　第3版第1刷©
　　　　2019年10月15日　第3版第4刷

監修者　谷口（たにぐち）　克（まさる）

編集者　宮坂昌之（みやさかまさゆき）・小安重夫（こやすしげお）

発行者　株式会社　医学書院
　　　　代表取締役　金原　俊
　　　　〒113-8719　東京都文京区本郷1-28-23
　　　　電話　03-3817-5600（社内案内）

組　版　インフォルム

印刷・製本　横山印刷

ISBN978-4-260-00932-4

第3版 序

1796年，ジェンナーが人体に種痘を行って以来200年余りが過ぎ，免疫学は大きな進歩を遂げた．その間，からだの中に存在するさまざまな異物認識機構，排除機構の存在が明らかにされてきた．それと共に，われわれが異物(＝非自己)を認識できるのは，実は，自己を認識する能力をもつためであり，免疫系は自己・非自己の認識能力により，からだのホメオスタシスを保つことが明らかになってきた．免疫系は，ホメオスタシスの維持のために，種々の細胞や分子を動員しながら，1つのシステムとして機能する．免疫系が非自己を排除する際には，多くの場合，同時に自己を傷つけないような仕組みが働き，自己を傷害することなく非自己のみを排除できる，システムを制御するためのいくつもの機構が内在するのである．一方，免疫の制御機構は巧妙であるものの，破綻することもある．アレルギーや自己免疫疾患などの免疫難病がそれである．残念なことに，これらの疾患に対しては，われわれは未だに根本的な解決法をもっていない．

このような背景の中で，免疫学を正しく理解することは重要である．しかし，免疫系には多くの分子や細胞が役者として働くことや，細胞が1か所に留まることなくからだ中を移動することから，初学者からは免疫学は複雑だとか，わかりにくい，という声もある．そこで，本書第3版では，特に，免疫学を初めて学ぶ学生に向けたわかりやすく読み通せる教科書を目指し，編集に小安重夫が加わり，同じく編集者の宮坂昌之，監修者の谷口克とともに大幅な改訂を行った．三部構成とし，第Ⅰ編「免疫システムを理解する」では免疫学の全体像を俯瞰できるような総論を監修者，編集者が執筆し，第Ⅱ編「免疫システムの基本メカニズム」では免疫の作用機構，制御機構について，第Ⅲ編「免疫疾患のメカニズム」では免疫疾患について，それぞれ，各分野の専門家に具体的な各論を執筆していただいた．各章では，記述が詳細になりすぎないようにするとともに，始めにそれぞれの項目についての問題点を明示し，最後には要点を「まとめ」として示した．図は読者の理解しやすさを考え，カラーイラストを多用した．

本書が，免疫の作用機構，制御機構やその破綻について理解するだけでなく，生命現象の基本的原理の理解にも役立つことを念願するものである．

2013年春

谷口　克
宮坂昌之
小安重夫

初版 序

ジェンナーの実験的種痘の成功によって科学的に理解されるようになった免疫現象は，200 年の歴史を経ていまや確固たる地位を獲得している。しかも 1 つの学問領域としての価値というよりは，生命現象を理解するための 1 つのプロトタイプとして最も重要な生体機能系としてとらえることができるようになった。

特に感染防御システムとして理解されてきた免疫系の機能は，免疫系本来の機能である「自己・非自己識別」という反応の結果であることが明らかとなり，免疫系に対する見方をいま一度再考する時期に来ているといっても過言ではない。このような免疫に関する概念の変革期に，免疫系の基本を体系化したのがこの教科書である。

学問の進歩は確実に技術の進歩に依存している。今や生命科学の研究に不可欠な技術の中心的存在となっている遺伝子操作の進歩によって，免疫反応は分子のレベルで理解できるようになった。極微量でも十二分に機能するサイトカイン，リンホカインといった免疫機能分子の理解は，発現している遺伝子を増幅することによって可視的にさえなった。しかも，免疫系は体細胞の中で唯一，分化する能力をもったシステムであり，一個の幹細胞が機能を異にする様々な細胞系列に分化できる能力をもつことから，生命現象を解く鍵の多くが免疫系に存在すると考えられている。今後，生命現象の中で最も注目を集める個体の発生のプログラム，形態形成メカニズムをはじめ細胞分化を決定する因子を研究するのに，免疫系は最も適した素材であるからであろう。

この意味で，免疫系は生命科学への知的好奇心を育てるのに最も適した領域である。したがって，本書では事実の羅列だけに終わらず，著者の新しい考え方を示すことによって，事実の背後にある意味も理解し，読者諸氏の科学的宇宙観の形成に役立つように工夫したつもりである。

1 章では，特に免疫系の生物学的な意義を歴史とともに概観し，免疫系が「自己・非自己識別」反応に基づく反応系であることの実験事実を述べ，2 章では，免疫系を構成する基本的な細胞群，3～4 章では，免疫系の最大の特徴である多様性と特異性の分子機構が理解できるように配慮した。特に 3 章では，免疫系が他の反応と全く異なる特徴である多様性の分子基盤を扱い，4 章では，きわめて厳密な特異性をもつ免疫受容体の認識機構について記載した。5～8 章では，免疫系が取り込んだ抗原情報をどのように免疫細胞の機能に変換してゆくか，そのダイナミックな仕組みを述べた。すなわち，免疫系がどのように抗原情報を処理し免疫細胞に伝え，免疫受容体から細胞内へシグナルを伝える仕組み，さらにそれをどのようにして免疫細胞の機能に転換するのかといった分子メカニズムを詳述した。9 章では，免疫系が 10^{15} にも達する膨大なレパトアをもち，その中にはほとんどが「自己」と反応するものでありながら，決して「自己」を攻撃しない，その細胞・分子メカニズムについて記載した。10～12 章では，免疫反応の結果として起こるさまざまな反応，すなわち免疫反応のエピローグともいうべき炎症や細胞傷害，細胞死といった細胞・組織の劇的なプロセスを紹介するとともに，免疫系の破綻による疾患の基本概念に焦点を当てた。

本書の基本的構成は上のごとくであるが，各項目の最初の頁には，その項目で扱う内容が一読して理解できるように図とともに要約を載せた。この部分だけを読んでも，その項目の内容が理解でき，さらに免疫系の全体像が把握できるように配慮したつもりである。

本書の内容に過不足があることは，十分承知のうえである。免疫学はこれまでの学問体系の範囲では網羅しきれないほど広範多岐に亘っているので，編者の見解で記載項目を選んだ点があることをご理解いただければ幸甚である。いずれ，改版の折に内容をさらに充実してゆくつもりである。

本書が免疫学を理解するだけでなく，生命現象の基本原理の理解に大いに役立つことを祈念する次第である。

1997 年 初春

谷口　克
宮坂昌之

目　次

第Ⅰ編　免疫システムを理解する　1

■ 構成マップ——2

第1章　免疫システムの発見史
小安重夫　4

Ⓐ 免疫学の第一歩：2度なし現象——4
Ⓑ 抗体の発見——4
❶ “2度なし”と抗毒素——4
❷ 特異性と多様性のパズル：クローン選択説とネットワーク理論——5
❸ 抗体の正体を暴く——7
❹ 抗体の起源——8
Ⓒ MHCとT細胞の発見——9
❶ 新生仔寛容——9
❷ MHC——9
❸ T細胞，B細胞の発見——9
❹ T細胞の抗原認識——10
Ⓓ 自然免疫研究の流れ——10
❶ 貪食と補体——10
❷ アジュバントとTLR——11
❸ サイトカインの発見——12
Ⓔ アレルギーの発見——13
Ⓕ まとめ——14

第2章　免疫システムの成り立ち
宮坂昌之・小安重夫　15

Ⓐ 免疫システムを構成する細胞社会——15
❶ 免疫反応とは？——15
❷ 自然免疫系を担う細胞群と異物認識——15
❸ 獲得免疫系を担う細胞群と異物認識——16
❹ 免疫の記憶——16
❺ 免疫反応の最終局面——16
❻ 獲得系免疫反応を起こすために必須のアジュバント作用——17
❼ 自然免疫系に関与する細胞群——17
❽ 獲得免疫系に関与する細胞群——22
❾ 免疫系を司る免疫組織とその間の細胞交通——24
❿ サイトカイン，ケモカインとその機能的役割——29
Ⓑ 免疫系で使われるレセプターとそのシグナル——35
❶ 活性化レセプター——35
❷ 抑制性レセプター——37
❸ 代表的なシグナル伝達系——39
Ⓒ まとめ——41

第3章　免疫システムは自己と非自己をどのように見分け，非自己反応を獲得するか
谷口　克　42

Ⓐ 免疫における自己，それはMHC分子——42
Ⓑ 免疫系の自己・非自己識別——43
❶ 自然免疫系のNK細胞が自己・非自己を見分けるしくみ——43
❷ 獲得免疫系のT細胞が自己・非自己を見分けるしくみ——44
Ⓒ 自己免疫反応を制御する“安全弁”機構——47
❶ アナジーによる免疫制御——47
❷ アポトーシスによる免疫制御——48
❸ 制御性T細胞による自己免疫制御——48
❹ NKT細胞による免疫制御——48
Ⓓ まとめ——49

第4章　免疫システムは異物に対してどのように反応するか
小安重夫　50

Ⓐ 異物排除の基本ルール——50
❶ 自然免疫による処理——50
❷ 獲得免疫による処理——51
❸ 記憶の成立——51
Ⓑ 感染初期防御——52
❶ 物理的障壁と抗菌ペプチド——52
❷ 食細胞による処理——53
❸ 補体による溶菌と貪食の亢進——53

C 獲得免疫の起動――54
❶ 樹状細胞による抗原の捕捉と提示――54
❷ リンパ球による抗原の認識と活性化――55
❸ 記憶の成立――56
❹ 免疫反応の制御――56
D まとめ――57

第Ⅱ編　免疫システムの基本メカニズム　59

■ 構成マップ――60

構成的メカニズム

第5章 認識のメカニズム　62

A 自然免疫による認識――改正恒康　62
❶ 自然免疫と獲得免疫――62
❷ 自然免疫による微生物認識――62
❸ TLRによる認識――63
❹ TLRの機能――65
❺ 細胞質内センサーによる認識とその機能的特性――67
❻ センサーと連関するシグナル伝達経路――69
❼ まとめ――69
B レクチンによる認識――山崎　晶　69
❶ レクチンとは――69
❷ C型レクチンレセプターと自然免疫――72
❸ C型レクチンレセプターと獲得免疫のかかわり――76
❹ まとめ――77
C 補体――藤田禎三　77
❶ 補体系――77
❷ 補体活性化経路――80
❸ 補体系の制御とその役割――83
❹ 補体と疾患――85
❺ まとめ――86
D NKレセプターによる認識――小笠原康悦　86
❶ ナチュラルキラー(NK)細胞の認識機構――86
❷ NK細胞抑制性レセプター――90
❸ NK細胞活性化レセプター――91
❹ NK細胞研究の今後――93
❺ まとめ――94
E 遺伝子再編成の機構――坂野　仁　94
❶ 抗原レセプター遺伝子の構造――94
❷ V(D)J組換えの分子機構――95
❸ 免疫グロブリン遺伝子のさらなる多様化――99
❹ 独立な進化を遂げた無顎類の獲得免疫系――103
❺ 免疫系の多様性識別の進化――106
❻ まとめ――106
F BCR/抗体による認識――中迫雅由　107
❶ はじめに――107
❷ 再構成遺伝子と立体構造の関係――107
❸ 抗体の立体構造――108
❹ 抗原結合の場：相補性決定領域――109
❺ 抗原-抗体複合体の構造と親和性――112
❻ 高親和性抗体を生み出す親和性成熟――113
❼ まとめ――114
G MHCの構造と機能――西村泰治　115
❶ MHCの免疫システムにおける役割――115
❷ MHCと結合ペプチドの構造――116
❸ MHC多型の免疫学的意義――117
❹ 非古典的MHCクラスⅠ分子――119
❺ 免疫システムの理解とMHC――121
❻ まとめ――121
H 抗原提示のメカニズム――122
❶ 抗原提示の免疫システムにおける役割――122
❷ MHCクラスⅠ分子を介した抗原提示のメカニズム――122
❸ MHCクラスⅡ分子を介した抗原提示のメカニズム――124
❹ まとめ――127
I TCRによる認識――斉藤　隆　128
❶ T細胞の抗原認識――128
❷ MHC-ペプチドとMHC拘束性――128
❸ T細胞抗原レセプター――129
❹ コレセプターCD4/CD8――130
❺ T細胞抗原認識の多様性――131
❻ TCR-CD3複合体：機能的な抗原認識レセプター複合体――132
❼ 免疫シナプスにおける認識と活性化――133
❽ TCRを介するT細胞活性化――137
❾ TCR活性化の制御――139
❿ まとめ――140

第6章 分化のメカニズム　141

A 造血系――赤司浩一　141

1 造血とは―141
2 造血の発生―141
3 造血幹細胞―142
4 造血幹細胞からの血液分化―144
5 血液分化の制御機構―146
6 造血性サイトカイン―148
7 白血病幹細胞―148
8 造血幹細胞と幹細胞生物学―150
9 臨床への応用―150
10 まとめ―150

B T 細胞―河本 宏 151
1 胸腺の発生―151
2 胸腺に移住する前駆細胞―152
3 胸腺内 T 細胞初期分化―T 細胞系列への決定―153
4 胸腺内 T 細胞初期分化―TCRβ 鎖の再構成―155
5 正の選択―157
6 負の選択―159
7 正 / 負の選択にかかわるその他のメカニズム―160
8 ヘルパーになるかキラーになるかの運命決定―162
9 胸腺でつくられる他の T 細胞―163
10 まとめ―166

C B 細胞―黒崎知博 167
1 はじめに―167
2 *Ig* 遺伝子の再構成―167
3 造血幹細胞からリンパ球系細胞への分化―169
4 初期 B 細胞系列，プロ B 細胞への分化―169
5 プレ B 細胞への分化―169
6 未熟 B 細胞への分化―173
7「niche」―骨髄内 B 細胞分化微小環境―174
8 末梢における B 細胞の分化 ―成熟 B 細胞への分化―174
9 まとめ―175

第7章 ホメオスタシス維持のメカニズム 176

A リンパ球トラフィキング―宮坂昌之 176
1 免疫系のホメオスタシス維持に重要なリンパ球トラフィキング―176
2 リンパ球トラフィキングの分子機構―176
3 まとめ―184

B サイトカイン，ケモカインによるホメオスタシス維持―長澤丘司 184
1 はじめに―184
2 造血幹細胞におけるケモカインのかかわり―185
3 B 細胞の産生―186
4 T 細胞，NK 細胞の産生―187
5 pDC，DC の産生―187
6 リンパ組織の形成―188
7 サイトカイン，ケモカインの産生細胞（ニッチ）―189
8 サイトカイン，ケモカインがホメオスタシスを維持する巧妙なしくみ―189
9 まとめ―190

C 免疫制御のメカニズム（制御性 T 細胞）―坂口志文 191
1 制御性 T 細胞による免疫自己寛容と免疫恒常性の維持―191
2 制御性 T 細胞と Foxp3―191
3 FoxP3 陽性 CD4 陽性制御性 T 細胞の発生分化と維持―193
4 Foxp3 陽性 CD4 陽性制御性 T 細胞による免疫抑制機能―194
5 制御性 T 細胞と病態制御―195
6 制御性 T 細胞の機能解析と疾患―196
7 まとめ―197

D 粘膜における免疫ホメオスタシス―國澤 純 197
1 粘膜免疫を構成する粘膜関連リンパ組織―197
2 免疫ホメオスタシスを担う粘膜免疫担当細胞群のユニークな性質―199
3 外的環境因子を介した粘膜免疫の制御―204
4 全身系免疫システムとは異なる粘膜免疫システム―205
5 まとめ―205

第8章 外来性抗原に対する反応 206

A 自然免疫―206
◆自然免疫系の機能―竹田 潔 206
1 はじめに―206
2 上皮細胞のバリア機構―206
3 貪食細胞の機能―207
4 炎症反応―210
5 まとめ―210
◆NK 細胞―反町典子 211
1 NK 細胞が標的細胞を傷害するしくみ―211
2 NK 細胞によるサイトカイン産生と免疫制御機能―211
3 NK 細胞の活性化のしくみ―213
4 生体における NK 細胞の役割―214
5 NK 細胞の分化と教育―217
6 NK 細胞の多様なサブセット―217

❼ NK 細胞の免疫記憶――218
❽ NK 細胞の機能，性質の重要性――218
❾ まとめ――218
Ⓑ 自然免疫系と獲得免疫系を繋ぐ機能――219
◆樹状細胞の機能――樗木俊聡 219
❶ DC による獲得免疫系の活性化――219
❷ DC による獲得免疫系の寛容誘導――223
❸ DC の重要性―生体の恒常性維持――225
❹ まとめ――225
◆NKT 細胞――谷口 克 226
❶ NKT 細胞の免疫系における意義
―自然免疫系と獲得免疫系を繋ぐ NKT 細胞――226
❷ NKT 細胞を特徴づける Vα14 抗原レセプター――227
❸ Vα14 レセプターの抗原認識――229
❹ NKT 細胞が認識する内在性抗原――231
❺ さまざまな病態にかかわる
NKT 細胞群とその分子メカニズム――231
❻ NKT 細胞の胸腺内分化――238
❼ 異なる機能を担う NKT 細胞――238
❽ まとめ――239
Ⓒ 獲得免疫(免疫担当細胞の機能)――239
◆ヘルパー T 細胞――中山俊憲 239
❶ 獲得免疫反応の司令塔としての
CD4 陽性ヘルパー T 細胞――239
❷ Th1/Th2 パラダイム――239
❸ Th1/Th2/Th17/iTreg/Tfh/Th9 細胞の
分化と機能――242
❹ Th1/Th2/Th17/iTreg/Tfh/Th9 細胞の
分化にかかわる主要転写因子――244
❺ Th 細胞の機能維持と実際の炎症病態――245
❻ まとめ――245
◆B 細胞――鍔田武志 247
❶ 特異抗体の産生――247
❷ B 細胞の活性化，増殖とプラズマ細胞への分化――247
❸ 免疫グロブリンのクラスとクラススイッチ――250
❹ B1 細胞――252
❺ 免疫グロブリンのエフェクター機能――253
❻ まとめ――254
◆細胞傷害性 T 細胞(CTL)――八木田秀雄 255
❶ CTL の分化――255
❷ CTL の機能――261
❸ まとめ――263
Ⓓ 免疫細胞の動態――岡田峰陽 264
❶ 自然免疫を担う細胞の動態――264
❷ 自然免疫系と獲得免疫系を繋ぐ細胞の動態――264
❸ 獲得免疫を担う細胞の動態――265
❹ まとめ――269

誘導的メカニズム

第9章 外来性抗原排除のメカニズム

270
Ⓐ 細菌感染に対する反応――吉開泰信 270
❶ 概要――270
❷ 自然免疫――270
❸ 獲得免疫――276
❹ 免疫反応の終息――279
❺ まとめ――280
Ⓑ ウイルス感染に対する反応――俣野哲朗 280
❶ ウイルス複製のメカニズム――280
❷ ウイルス感染に対する免疫反応――281
❸ ウイルス感染症のメカニズム――284
❹ ウイルス感染に対する免疫記憶――286
❺ ウイルスと宿主免疫の相互作用――287
❻ ウイルス感染症病態理解の重要性――288
❼ まとめ――288
Ⓒ 寄生虫感染に対する反応――中西憲司 289
❶ 寄生虫感染――289
❷ 自然免疫による寄生虫の認識――291
❸ 獲得免疫――292
❹ エフェクター細胞――294
❺ 寄生虫の免疫回避機構――295
❻ マラリアに対する生体防御――296
❼ ヒト寄生虫ワクチン――297
❽ 寄生虫感染の特異性と宿主応答――297
❾ まとめ――297
Ⓓ 移植片に対する反応――清野研一郎 298
❶ 移植抗原とその認識機構――298
❷ 移植片に対する免疫反応――299
❸ 拒絶反応の種類――301
❹ 免疫抑制療法――302
❺ 免疫寛容と今後の治療法――304
❻ まとめ――305
Ⓔ 生殖免疫――齋藤 滋 306
❶ はじめに――306
❷ 母子間の遺伝的背景と拒絶反応の可能性――306
❸ 胎児が母体免疫細胞から攻撃されない理由――307
❹ 抗リン脂質抗体症候群と不育症――312
❺ 母子間の免疫グロブリンの移行――312
❻ まとめ――314

第10章 免疫記憶 315

A T 細胞 徳久剛史 315
1 メモリー T 細胞の種類 315
2 メモリー T 細胞の機能的な特徴 316
3 メモリー T 細胞の分化誘導 317
4 メモリー T 細胞と転写抑制因子 Bcl-6 と Blimp-1 318
5 免疫記憶に関する研究の動向 319
6 まとめ 319
B B 細胞 竹森利忠 320
1 はじめに 320
2 感染防御と B 細胞免疫反応 320
3 メモリー B 細胞の産生様式 321
4 B 細胞免疫反応の開始 321
5 抗体産生細胞産生にかかわる転写因子ネットワーク 326
6 濾胞ヘルパー T 細胞は高親和性メモリー B 細胞の産生に必要 327
7 メモリー B 細胞抗体産生細胞の長期維持 327
8 メモリー B 細胞の迅速な抗体産生細胞への分化 327
9 自己抗原特異的なメモリー B 細胞の産生 329
10 まとめ 329

第Ⅲ編 免疫疾患のメカニズム 331

■ 構成マップ 332

第11章 炎症のメカニズム 中村 晃・高井俊行 334

A 炎症とは 334
B 炎症の原因 335
1 外的因子 335
2 内的因子 335
C 急性炎症 336
1 炎症性細胞から分泌・産生されるメディエーター 337
2 炎症局所でみられる変化 339
D 慢性炎症 342
1 慢性炎症の特徴 342
2 自己炎症症候群 344
E 生体における炎症の重要性 347
F まとめ 347

第12章 アレルギー 中島裕史 348

A 気管支喘息 348
1 疾患概念と診断 348
2 疫学 348
3 病態生理 349
4 治療の現状と今後の治療戦略 353
B アレルギー性鼻炎 354
1 疾患概念と診断 354
2 疫学 354
3 病態生理 354
4 治療の現状と今後の治療戦略 356
C アトピー性皮膚炎 356
1 疾患概念と診断 356
2 疫学 356
3 病態生理 356
4 治療の現状と今後の治療戦略 358
D 食物アレルギー 359
1 疾患概念と診断 359
2 疫学 360
3 病態生理 360
4 治療の現状と今後の治療戦略 361
E まとめ 361

第13章 自己免疫 上阪 等 363

A 免疫力は諸刃の剣 363
B 自己免疫 363
1 自己と非自己の区別 363
2 正常な自己免疫 364
3 自己免疫疾患とは 365
4 自己免疫疾患の分類 365
C 膠原病 367
D 自己免疫疾患の遺伝因子 367
1 ヒト白血球抗原(HLA) 368
2 非 HLA 遺伝子 369
E 自己免疫疾患発症のメカニズム 369

1 胸腺での免疫寛容誘導の破綻 369
2 末梢での免疫寛容誘導の破綻 370
F 自己免疫疾患 372
1 全身的自己免疫疾患 372
2 臓器特異的自己免疫疾患 374
G 自己免疫疾患の治療薬 375
1 副腎皮質ステロイド 375
2 免疫抑制薬 375
3 生物学的製剤 376
4 実験的治療薬 376
H 免疫学の進歩と治療への応用 377
I まとめ 377

第14章 腫瘍免疫 河上 裕 378
A 腫瘍免疫とは 378
B 腫瘍免疫研究と免疫療法開発の歴史 378
1 非特異的免疫賦活薬の研究 378
2 抗腫瘍モノクローナル抗体とサイトカインの研究 378
3 マウスモデルを用いた腫瘍免疫研究 379
4 ヒト抗腫瘍T細胞の研究 379
C がんの発生と免疫細胞のかかわり 379
1 がん細胞の発生と進展 379
2 がん形成過程における免疫細胞のかかわり 380
D 抗腫瘍免疫応答ネットワーク 382
1 がん関連微小環境 382
2 抗腫瘍免疫応答 382
3 がん細胞の免疫逃避 386
E がんの免疫療法 387
1 がん免疫療法の対象 387
2 免疫療法が効きやすいがん 388
3 能動免疫療法と受動免疫療法 388
4 免疫療法の改良 389
F 腫瘍免疫研究と免疫療法の開発 390
G まとめ 391

第15章 原発性免疫不全 今井耕輔 392
A 原発性免疫不全症とは？ 392
B 原発性免疫不全症の分類 392
C 複合免疫不全症 393
D 抗体産生不全症 396
E 免疫制御異常症 398
F 貪食細胞異常症 399
G 自然免疫不全症 400
H 自己炎症性疾患 401
I 補体欠損症 402
J 免疫不全を伴う症候群 402
K まとめ 403

第16章 後天性免疫不全(AIDS) 満屋裕明 405
A HIV-1とAIDS 405
B AIDSの発生病理 406
C HIV-1のウイルス学的特性 407
D HIV-1感染症とAIDSの臨床像 409
E HIV-1感染症とAIDSに対する抗ウイルス薬 410
F HIV-1感染症とAIDSに対する多剤併用療法とその効果 411
G HIV-1感染症とAIDSの今後 413
H まとめ 413

付録1：ヒトのCD分類 414
付録2：原発性免疫不全症 今井耕輔 423

和文索引 434
欧文索引 446

執筆協力者
永田　雅大　大阪大学微生物病研究所・特任研究員　【5章B「レクチンによる認識」(69-77頁)】
塚本　博丈　熊本大学大学院・免疫識別学分野　【5章G「MHCの構造と機能」(115-121頁)】
入江　　厚　熊本大学大学院講師・免疫識別学分野　【5章H「抗原提示メカニズム」(122-127頁)】
有信洋二郎　九州大学病院・免疫・膠原病・感染症内科　【6章A「造血系」(141-150頁)】
濱口　真英　大阪大学免疫学フロンティア研究センター・実験免疫学　【7章C「免疫制御のメカニズム(制御性T細胞)」(191-197頁)】

第 I 編

免疫システムを理解する

第Ⅰ編　免疫システムを理解する　の構成マップ

- 第1章　免疫システムの発見史　4
  - A　免疫学の第1歩：2度なし現象　4
    - 牛痘による天然痘予防　4
  - B　抗体の発見　4
    - 1　“2度なし”と抗毒素　4
      - 弱毒生ワクチンの作製
      - 血清療法の開発　4
    - 2　特異性と多様性のパズル：クローン選択説とネットワーク理論　5
      - 抗体の多様性　6
        - 自然選択説
        - 側鎖説
        - クローン選択説　6
      - 単クローン抗体の原理　6
        - 1細胞1抗体の原則　7
    - 3　抗体の正体を暴く(108)　7
      - 抗体の概略構造：可変領域と定常領域，二量体　7
      - 遺伝子再構成による抗体の多様性の創出機構(94)　8
    - 4　抗体の起源　8
  - C　MHCとT細胞の発見　9
    - 1　新生仔寛容(307)　9
    - 2　MHC(115)　9
    - 3　T細胞，B細胞の発見　9
      - 抗体を産生する細胞の存在，トリブルサ(ファブリシウス嚢)
      - 拒絶を担う細胞が胸腺で作られる　9
    - 4　T細胞の抗原認識　10
      - MHC拘束性：T細胞は抗原のみではなく(128)
      - MHCと共に異物を認識する(122)
      - T細胞レセプター(128)
      - T細胞に抗原を提示する樹状細胞の発見　10
  - D　自然免疫研究の流れ　10
    - 1　貪食と補体(77)　10
      - 貪食細胞，マクロファージの存在．補体の結合が貪食を促進する(オプソニン)(253)
      - 補体活性化の副次経路を提唱(80)　11
    - 2　アジュバントとTLR　11
      - エンドトキシン　11
        - エンドトキシンの本体はリポ多糖(LPS)　11
      - アジュバント(226)　11
        - 免疫増強物質の発明　11
      - Toll様レセプター(63)　12
        - ショウジョウバエ *Toll* 遺伝子の研究
        - TLRを発見．TLR4はエンドトキシンレセプター　12
    - 3　サイトカインの発見(184)　12
      - インターフェロン　12
  - E　アレルギーの発見(348)　13
    - アナフィラキシー現象とレアギン
    - レアギンがIgEであることを同定
    - アレルギー反応の4種の分類　13
- 第2章　免疫システムの成り立ち　15
  - A　免疫システムを構成する細胞社会　15
    - 1　免疫反応とは？　15
      - 自然免疫系(206)，獲得免疫系(239)　15
    - 2　自然免疫系を担う細胞群と異物認識　15
      - 樹状細胞(223)，マクロファージ，好中球，NK細胞(211)，Toll様レセプター(63)　15
    - 3　獲得免疫系を担う細胞群と異物認識　16
      - T細胞(239)，B細胞(247)，クローン増幅　16
    - 4　免疫の記憶　16
      - 免疫記憶(315)　16
    - 5　免疫反応の最終局面(270)　16
      - 細胞性免疫，液性免疫　17
    - 6　獲得系免疫反応を起こすために必須のアジュバント作用(226)　17
      - TLRの刺激，樹状細胞　17
    - 7　自然免疫系に関与する細胞群(206)　17
      - マクロファージ：貪食作用，飲食作用(207)，初期炎症反応，オプソニン化(253)，補体(77)　17-18
      - 好中球：炎症性サイトカイン，貪食　19
      - 好酸球，好塩基球，マスト細胞：アレルギー(348)　20
      - 樹状細胞：自然免疫と獲得免疫の橋渡し(219)　20
      - NK細胞：抗体依存性細胞傷害機構(211)　21
      - NKT細胞：生体防御と免疫制御(226)　22

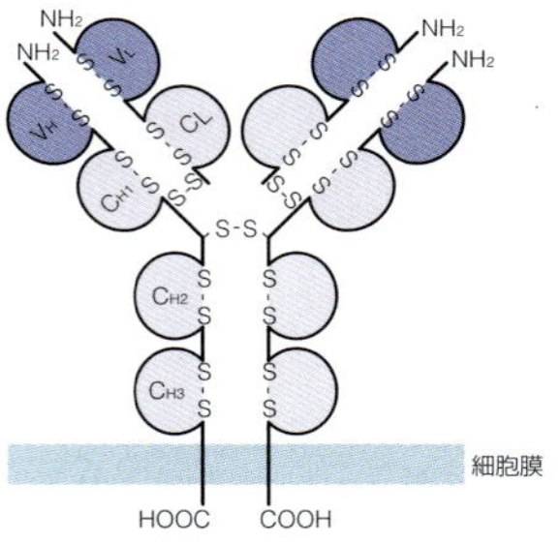

免疫グロブリン(Ig)の構造

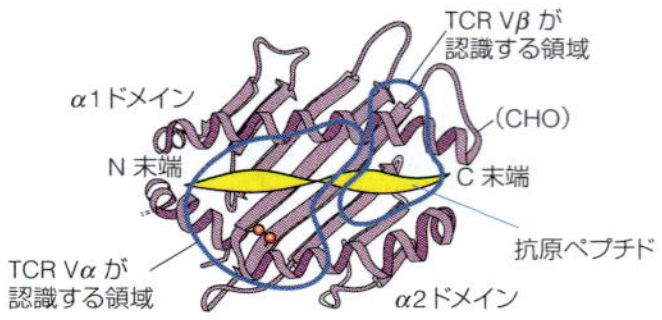

MHCの構造

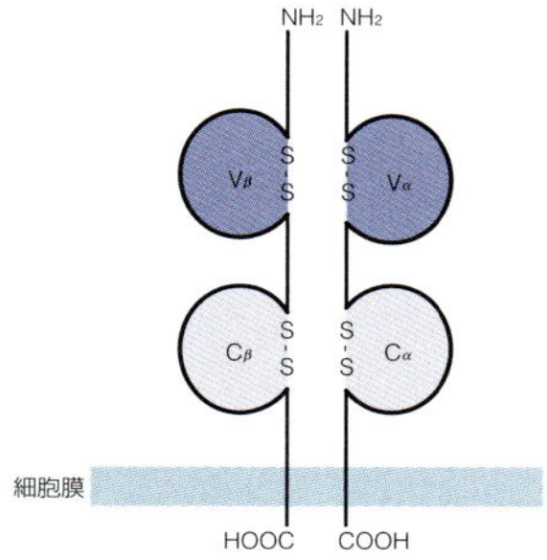

T細胞レセプター(TCR)の構造

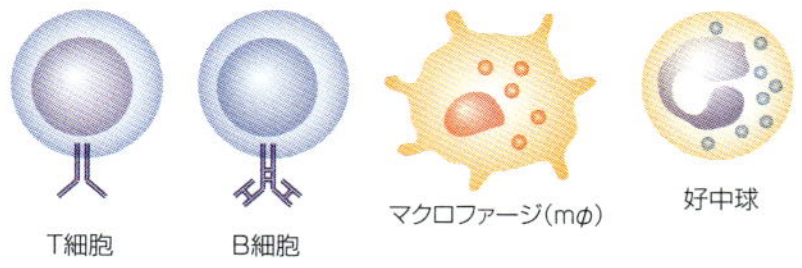

免疫にかかわる細胞群

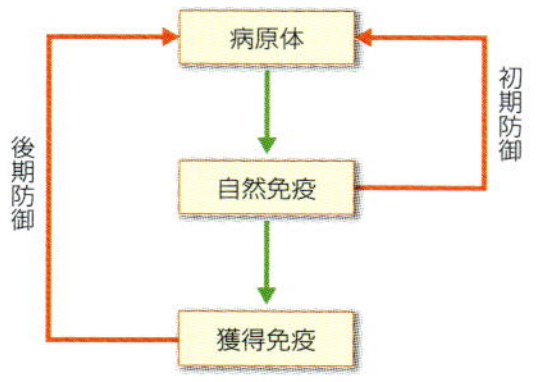

病原体の侵入と自然免疫・獲得免疫

※青数字(頁数)はⅡ編・Ⅲ編での関連項目の頁数

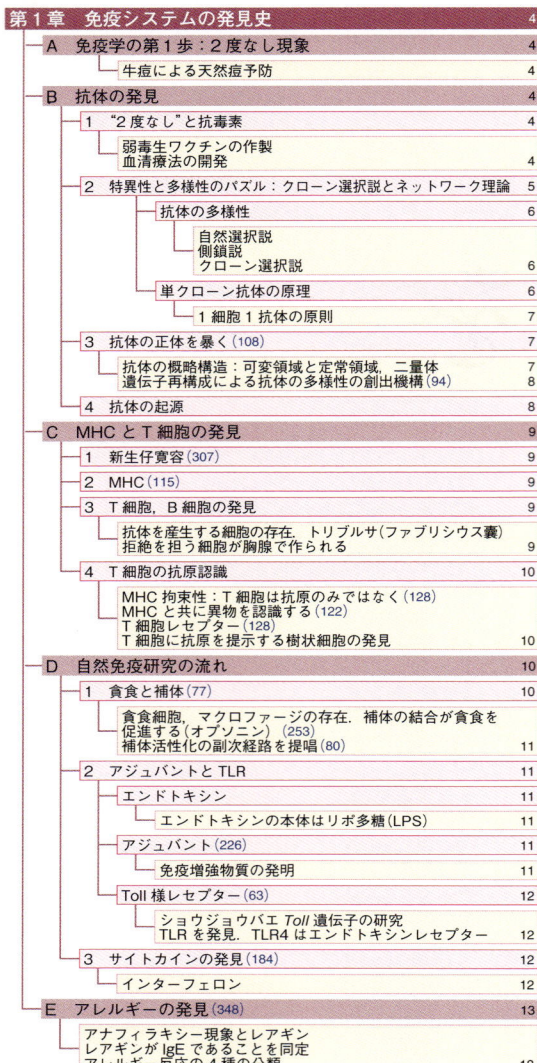

- 8 獲得免疫系に関与する細胞群(239) 22
  - T 細胞：CD4 T 細胞，CD8 T 細胞(239)，B 細胞(247) 22-23
- 9 免疫系を司る免疫組織とその間の細胞交通 24
  - 一次リンパ組織：胸腺，骨髄 25
  - 二次リンパ組織：脾臓，リンパ節，粘膜関連リンパ組織 26-28
  - リンパ球再循環 29
- 10 サイトカイン，ケモカインとその機能的役割 29
  - サイトカイン 30
  - ケモカイン，ケモカインレセプター 31-33
  - シグナル伝達 34

B 免疫系で使われるレセプターとそのシグナル 35
- 1 活性化レセプター 35
  - 抗原レセプター，TLR(63) 35
  - チロシンキナーゼ型レセプター，
  - Notch ファミリーレセプター，接着分子 36-37
- 2 抑制性レセプター 37
  - Fc レセプター，NK レセプター(86) 37-38
  - ペア型レセプター，CTLA-4 39
- 3 代表的なシグナル伝達系 39
  - MAP キナーゼ，NF-κB，PI3K，カルシウムシグナル 39-40
  - 低分子量 G タンパク質 41

第3章 免疫システムは自己と非自己をどのように見分け，非自己反応を獲得するか 42

A 免疫における自己，それは MHC 分子 42
- MHC クラスⅠ，クラスⅡ(116-117) 42-43

B 免疫系の自己・非自己識別 43
- 1 自然免疫系の NK 細胞が自己・非自己を見分けるしくみ(211) 43
  - NK レセプター(86)，活性化：ITAM 配列，抑制：ITIM 配列 43
- 2 獲得免疫系の T 細胞が自己・非自己を見分けるしくみ 44
  - リンパ球レセプターの多様性のしくみ 44
  - 自己・非自己の教育，正の選択，負の選択(157-159) 44-46

C 自己免疫反応を制御する“安全弁”機構 47
- 1 アナジーによる免疫制御 47
- 2 アポトーシスによる免疫制御 48
- 3 制御性 T 細胞による自己免疫制御(191) 48
- 4 NKT 細胞による免疫制御(226) 48

第4章 免疫システムは異物に対してどのように反応するか 50

A 異物排除の基本ルール 50
- 1 自然免疫による処理(206) 50
  - 抗原提示細胞 50
- 2 獲得免疫による処理(239) 51
  - ヘルパー T 細胞，細胞傷害性 T 細胞(CTL)，ナチュラルヘルパー細胞 51
- 3 記憶の成立(315) 51

B 感染初期防御 52
- 1 物理的障壁と抗菌ペプチド(206) 52
  - 上皮細胞，ディフェンシン 52
- 2 食細胞による処理(207) 53
  - マクロファージ，樹状細胞，炎症性サイトカイン 53
- 3 補体による溶菌と貪食の亢進(77) 53
  - レクチン経路，古典経路，オプソニン化 53

C 獲得免疫の起動 54
- 1 樹状細胞による抗原の捕捉と提示(219) 54
  - 粘膜関連リンパ組織，M 細胞(197) 54
- 2 リンパ球による抗原の認識と活性化 55
  - CD4 T 細胞：ヘルパー T 細胞(Th1 細胞，Th2 細胞)(243)
  - CD8 T 細胞：細胞傷害性 T 細胞(CTL)(255)
  - Th17 細胞(242)
  - 制御性 T 細胞(Treg 細胞)(191)
  - B 細胞，形質細胞(247)
  - クラススイッチ(250) 55-56
- 3 記憶の成立(315) 56
  - 記憶細胞 56
- 4 免疫反応の制御(191) 56
  - Treg 細胞(iTreg 細胞)，TGF β 56

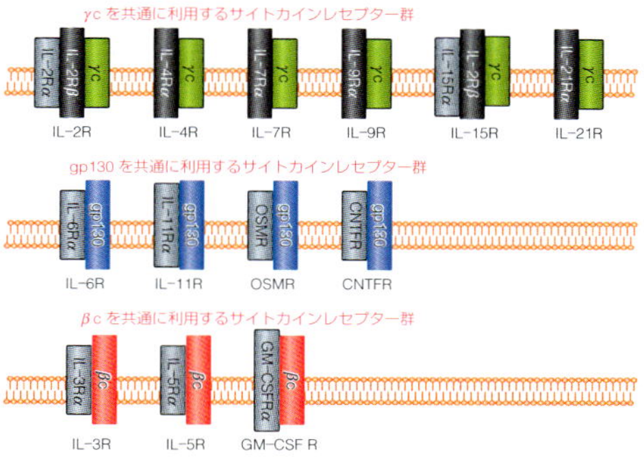

サイトカインレセプター

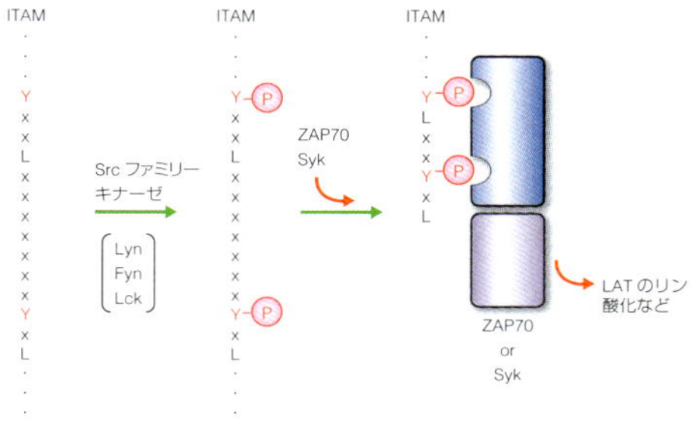

ITAM リン酸化を介したシグナル伝達

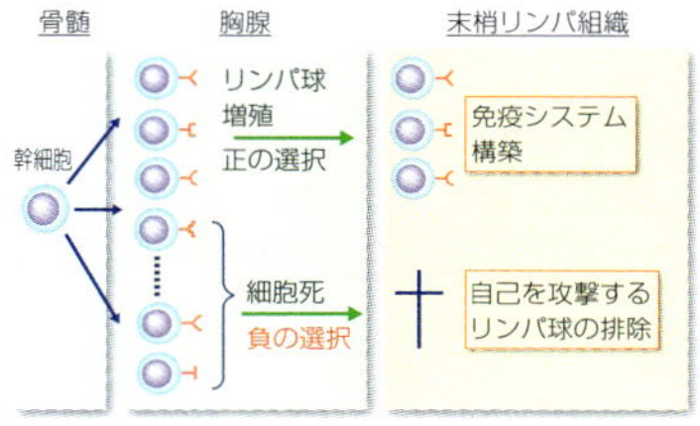

正の選択と負の選択

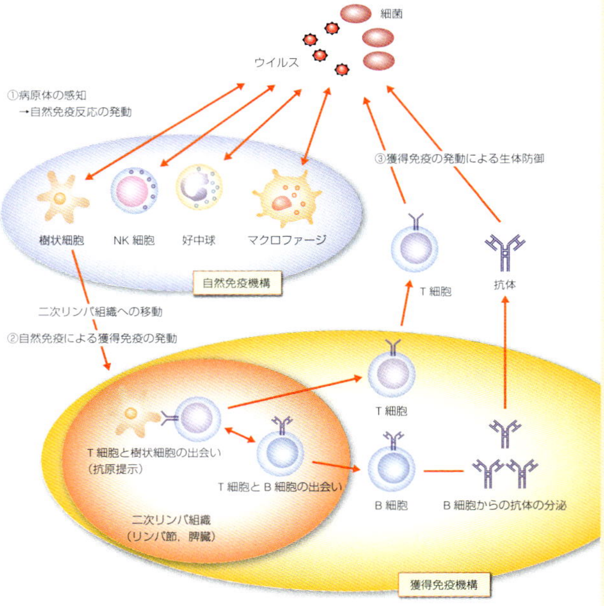

自然免疫の活性化と獲得免疫の発動

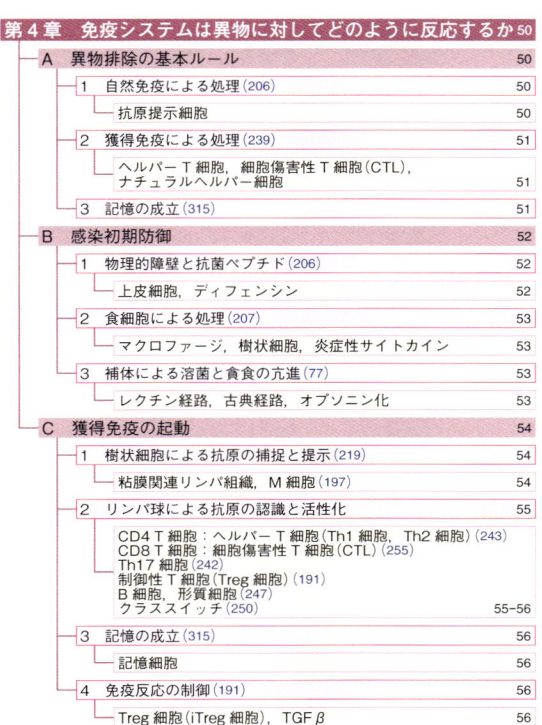

第1章 免疫システムの発見史

A 免疫学の第一歩：2度なし現象

免疫学の第一歩を誰が記したか？ 異論もあるかも知れないが，18世紀後半に種痘を始めた**エドワード・ジェンナー** Edward Jenner であるという意見に賛成する人は多いだろう．致死率30%という猛威を振るっていた**天然痘**が今日根絶されたのは彼の功績である．ウイルスどころか病原体の概念すらなかった時代でも，**"2度なし"現象**，すなわち天然痘を患って回復した人は2度とかからないことはよく知られていた．それゆえ，回復期の患者のかさぶた(あるいは瘡蓋の痂皮を粉末にして)をわざと吸入して軽度の天然痘にかかる人痘法という方法も行われていた．しかし当然のことながら重症化して命を失う人もいたようである．ジェンナーは牛の病気である牛痘にかかった人間が命に別状がないだけでなく，天然痘にかからないということに気がついた．そこで意図的に牛痘の膿を接種することで天然痘を防げるのではないかと考えた．この考えの基になったのは上記の人痘法であり，その点ではオリジナルではなかったかも知れないが，安全性では圧倒的に優れていた．それ故に種痘は広く使われるようになり，1979年のWHO(世界保健機関)による天然痘根絶宣言に繋がったのである．

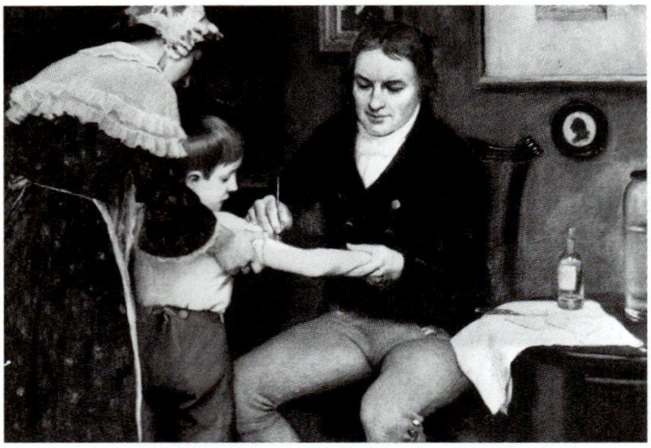

エドワード・ジェンナー(1749–1823・英国)
(ROGER VIOLLET)

B 抗体の発見

1 "2度なし"と抗毒素

ジェンナーはなぜ種痘が天然痘を防げるかに関してきちんとした説明を与えることはなかったため，その時点では科学とは言い難い状況であった．それを科学にしたのは19世紀終わりの**ルイ・パスツール** Louis Pasteur であり，パスツールと同時代に競うように病原微生物狩りで大きな成果を上げた**ロベルト・コッホ** Robert Koch の一門である．パスツールはトリのコレラ菌の弱毒株を偶然手にしたことからヒントを得，死菌や弱毒株の接種によって強毒株による発症を防ぐ方法を一般化することを考え，炭疽菌や狂犬病においてこの考えを証明した．同時期に，コッホのもとで破傷風菌の分離培養で名を挙げた**北里柴三郎** Shibasaburo Kitasato は，破傷風毒素の研究から，破傷風菌に感染した個体や毒素を投与された個体の血清中に毒素の活性を中和する物質が存在することを見出した．これが「**抗体**」の発見である．さらに**エミール・フォン・ベーリング** Emil von Behring と共同で，やはり毒素を分泌する病原菌であるジフテリアを対象とし，抗毒素血清の投与によってジフテリア発症後の患者を治療できることを示し，いわゆる血清療法を開発した．ここに至

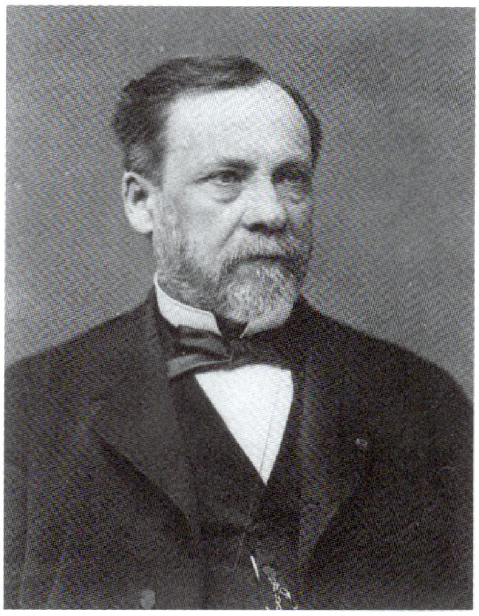

ルイ・パスツール(1822–1895・フランス)
(ROGER VIOLLET)

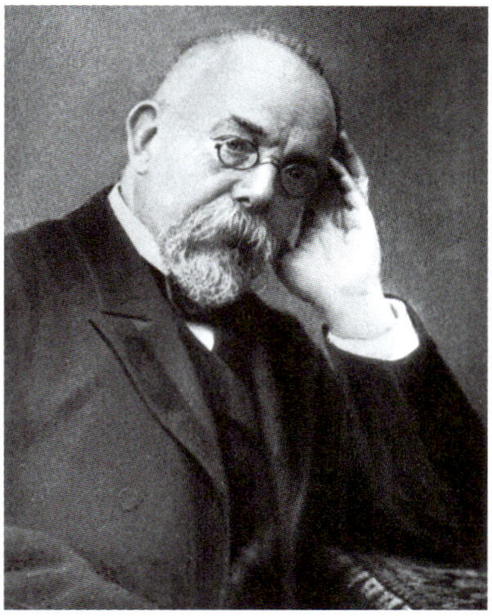

ロベルト・コッホ(1843–1910・ドイツ)
(RIA Novosti/PANA)

り，感染体に対する“2 度なし”を達成する能力の少なくとも一部が抗体によることが示された．この業績によって，フォン・ベーリングは第 1 回のノーベル生理学・医学賞を受賞した．今であれば北里も共同受賞して当然と思われる．また，後に公開された資料からも有力な候補であったことが明らかにされている．しかし，当時名もない極東の国から来た科学者に対する評価のせいかも知れないし，また，北里が傾注した破傷風ではなくフォン・ベーリングが中心となって行われたジフテリアでこの療法が成功したことも原因かも知れない．いずれにせよ，日本人としては悔しいの一語に尽きる．

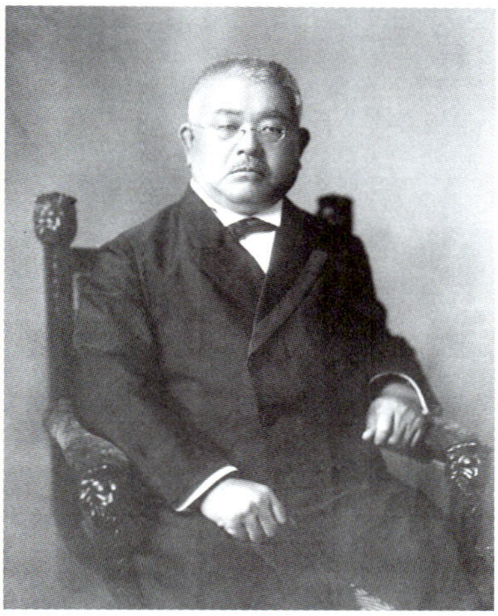

北里柴三郎(1852–1931)
(ROGER VIOLLET)

余談であるが，北里のローマ字表記はなぜ Kitasato であり Kitazato ではないのか．もともと北里は「キタザト」と読んだそうである．ドイツに留学するにあたり，Kitazato と綴ると「キタツァト」と発音することになってしまう．そこでドイツ語で「キタザト」と発音できる Kitasato にしたということである．英語が主流の今ではこのようなことはないだろう．お孫さんである北里一郎氏によれば，読み方はどちらでも結構です，ということである．

2 特異性と多様性のパズル：クローン選択説とネットワーク理論

A エールリッヒの洞察

破傷風の毒素に対する抗体はジフテリア毒素を中和せず，同様にジフテリア毒素に対する抗体は破傷風毒素を中和しないことから，抗体には異物(免疫学では抗原と呼ぶ)に対する特異性があること，また用いる抗原に特異的に多くの種類の抗体がつくられることなど，抗体の性質には不思議な点が沢山あった．それゆえに抗体の不思議は多くの研究者の興味を惹きつけた．技術的な困難さからこの問題にアプローチすることすら難しい時代には不思議な免疫現象をいかに説明するかに関す

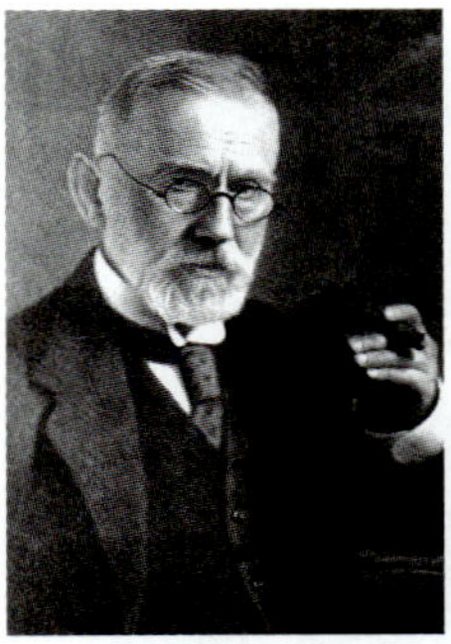

パウル・エールリッヒ(1854–1915・ドイツ)
(dpa/PANA)

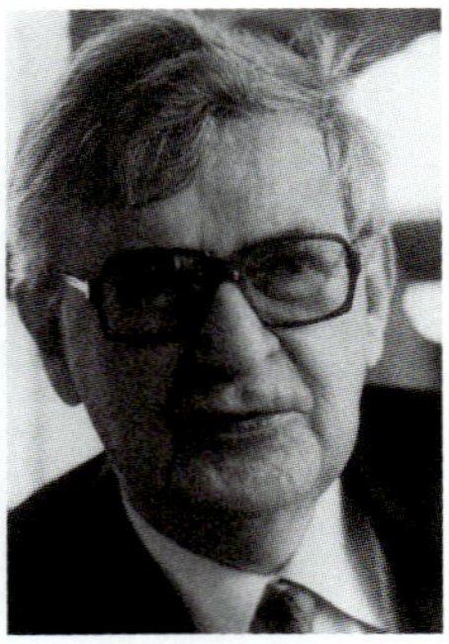

ニールス・イェルネ(1911–1994・デンマーク)
(AFP＝時事)

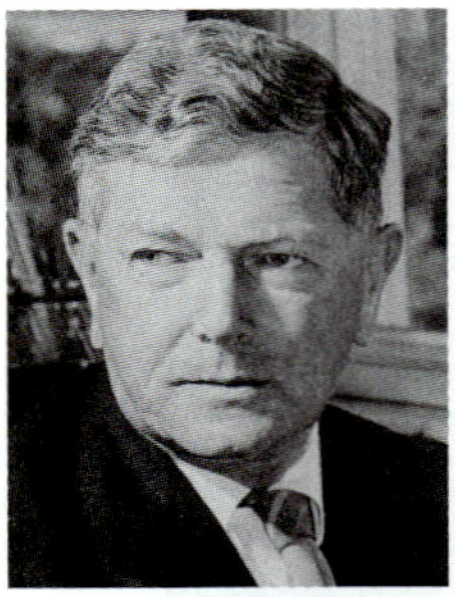

マクファーレン・バーネット(1899–1985・オーストラリア)

る多くの議論があった．中でも後に述べる**ニールス・イェルネ** Niels Jerne の自然選択説からネットワーク説にいたる一連の議論と**マクファーレン・バーネット** MacFarlane Burnet の**クローン選択説**は，その発想の斬新さと，結果として現在の知識に照らしても正しかったという点で特筆される．

フォン・ベーリング，北里による抗体の発見はその後の生命科学に大きな影響を与えることになる．1901 年**パウル・エールリッヒ** Paul Ehrlich は抗体をつくる細胞が**リンパ球**であることが不明な時代に，抗体をつくる細胞の表面には多くの種類のレセプターが発現しており，その中で抗原が結合したレセプターをその細胞が特異的に分泌するというモデル(**側鎖説**と呼ばれる)を提唱していた．これは1個の細胞が複数の抗体を発現するという点を除けば現在の理解とほぼ変わらないモデルであった．

B 自然選択説

イェルネは，免疫系はもともと多様な抗体を始めからつくっている(自然抗体)と考えた．そして抗原と抗体の結合が特異的な抗体の発現を誘導すると考え，これを**自然選択説**として発表した．この説によれば，抗原と抗体が結合した抗原抗体複合体が貪食細胞によって取り込まれ，取り込まれた抗原は消化されるが，抗体は細胞の中に働きかけて同じ構造をもつ抗体をつくらせると考えた．当時はタンパク質合成の分子機構がわかっていたわけではなく，どのようにして同じ抗体を発現するかを説明するのは難問であった．イェルネは自然選択説を発表した論文の中で，細胞は多くの種類の抗体をつくっており，その中で取り込まれた抗体と同じものをつくるためにタンパク質の情報が RNA に転換され，そこから抗体がさらにつくられる可能性にまで言及している．ここで問題となるのは，このように無限とも思える特異性をつくり出せるのであれば，当然のことながら自己成分に反応する抗体もできるはずであるが，実際にはほとんど検出されないのはなぜかという点である．免疫学では，自己の成分を抗原として認識しない状態を**自己寛容**といい，イェルネは自己反応性の抗体は自己抗原によって吸収されるために除去されると考え，自己寛容の分子機構にも一定の説明を与えようとした．

C クローン選択説

バーネットはイェルネの自然選択説に大いに興味を示したが，同時にエールリッヒの側鎖説を採用し，細胞が重要であると考えた．1個の細胞が限られた種類の抗体をつくると考え，その中で抗原が結合する抗体をもつ細胞が抗原の結合によって抗体を分泌するだけではなく，分裂増殖すると考えた．そうすれば一定時間後にはその抗原に反応できる細胞の数が増えることになり，2度目に同じ抗原が侵入した際に速やかに反応が進むと考え，**免疫記憶**に説明を与えた．同時に，彼は**自己寛容**に関しても慎重に考察し，免疫系が分化する過程ではランダムに多くの特異性を生み出すが，成熟する前に自己成分が結合した細胞は除去されると考えた．そうすれば残りの細胞は自己成分以外のあらゆるものに反応できる訳である．この一連の考えを彼は**クローン選択説**として発表した．

D 1細胞1抗体の法則：単クローン抗体の原理

この考え方は今日のリンパ球の分化過程の理解とあまり変わらない．ただし，バーネットは1個の細胞が1種類の抗体のみをつくるとは主張しな

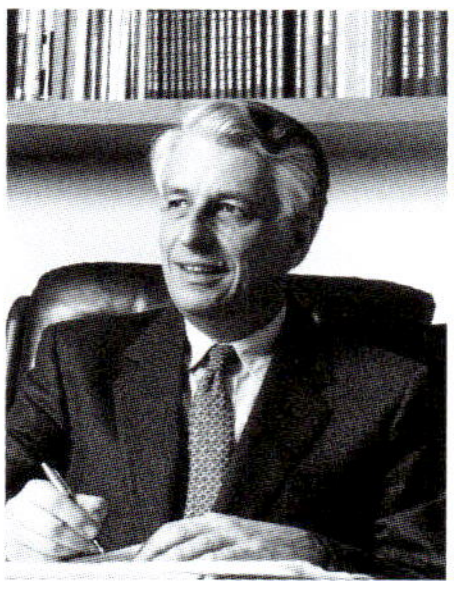
グスタフ・ノッサル（1931–・オーストラリア）
（Walter and Eliza Hall Institute）

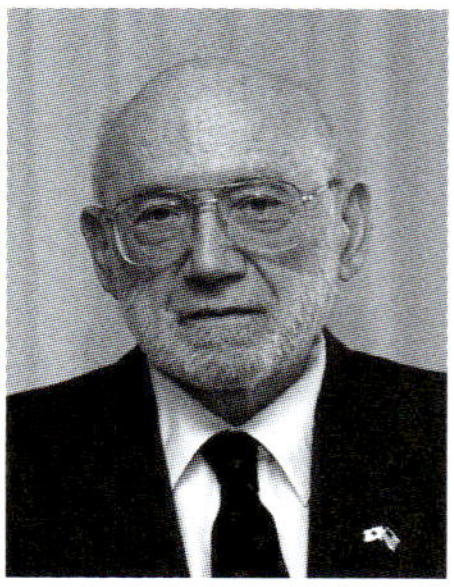
ジョシュア・レーダーバーグ（1925–2008・米国）
（dpa/PANA）

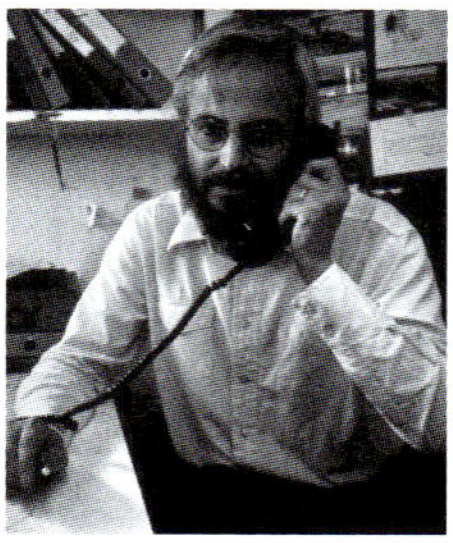
ジョルジュ・ケーラー（1946–1995・ドイツ）
（dpa/PANA）

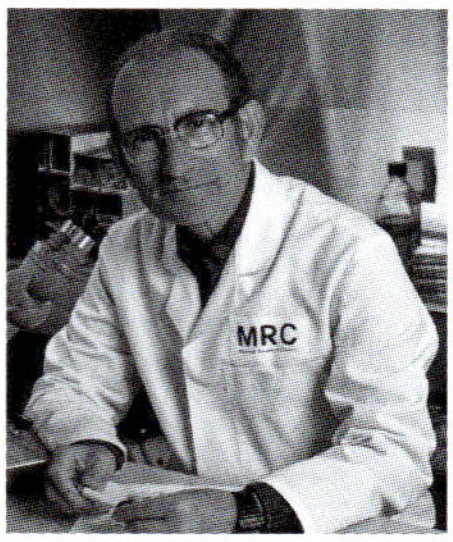
チェザール・ミルシュタイン（1927–2002・英国）
（Anita Corbin & John O'Grady）

かった．今日の理解である**1細胞1抗体**（あるいは**1特異性**）の原理は**グスタフ・ノッサル** Gustav Nossal，**ジョシュア・レーダーバーグ** Joshua Lederberg，ニールス・イェルネらによって後に示され，われわれの体の中にはリンパ球の数だけ抗体の種類があると考えられるようになった．実はイェルネとバーネットはお互いにその理論を参考にしながら自身の理論を発展させていったのであり，その結果として今日教科書に描かれる1細胞が1特異性を表現する**クローン選択説**が完成したといえる．そしてこの事実を利用して今日広く用いられ単クローン抗体の技術を開発したのが**ジョルジュ・ケーラー** Georges Köhler と**チェザール・ミルシュタイン** Cesar Milstein である．

E ネットワーク説

一方，イェルネはさらに，免疫系のホメオスタシス（恒常性）も議論している．異物に対する免疫反応が無限に続くはずはなく，どこかで抑制がかかるはずである．イェルネはこのメカニズムを考察した．抗体が抗原に特異的に結合するのであれば，抗体が抗原に結合する部分（**イディオタイプ**）は構造が相補的であり，これもまた非自己成分として認識され，その部分に結合する抗体（**抗イディオタイプ抗体**：すでにその存在は証明されていた）が恒常性の維持に重要と考えた．そして，イディオタイプと抗イディオタイプ抗体の相互作用によって免疫系の正負の調節がなされるという**ネットワーク説**を提唱した．免疫反応が正（活性化）の方向ばかりでなく，抑制も必要であるという観察結果をよく説明するモデルであった．しかしこのネットワーク仮説を直接証明することは難しく，イディオタイプを介する制御がどの程度免疫反応の調節に貢献するかはよくわかっていない．現在では，B細胞とT細胞の相互作用やT細胞同時の相互作用，さらにT細胞と樹状細胞の相互作用などさまざまな細胞間相互作用がかかわると理解されている（B細胞とT細胞の相互作用→249頁，樹状細胞の機能→219頁参照）．

3 抗体の正体を暴く

抗体の実体は生化学や分子生物学の技術的発展と共に明らかにされていったが，タンパク質のアミノ酸配列を決定しようとしてもうまくいかない．それは，血液中の抗体はさまざまな特異性をもった抗体の混合物であり，それぞれの抗体が異なるアミノ酸配列をもっているからであった．

多発性骨髄腫は治療が困難な血液のがんであるが，もともと**抗体**を分泌する**形質細胞**（特異抗体の産生→247頁参照）ががん化したものである．がんは1個の細胞に起こった変異がきっかけとなってその細胞が無限に増殖することで起こる．したがって，多発性骨髄腫の患者では同一の抗体を分泌する細胞ががん細胞として増殖しているために，均一の抗体を容易に得ることができた．

ここに注目して抗体の概略構造を推定したのが**ジェラルド・エーデルマン** Gerald Edelman や**ロドニー・ポーター** Rodney Porter である．パパイン，ペプシンなどのタンパク質分解酵素やアルキル還元などの化学的技法を駆使して，抗体は抗原が結合する**可変領域**と抗体に共通したアミノ酸配列をもつ**定常領域**からなる，分子量5万のポリペプチド鎖とその半分の2万5千の分子量をもつ

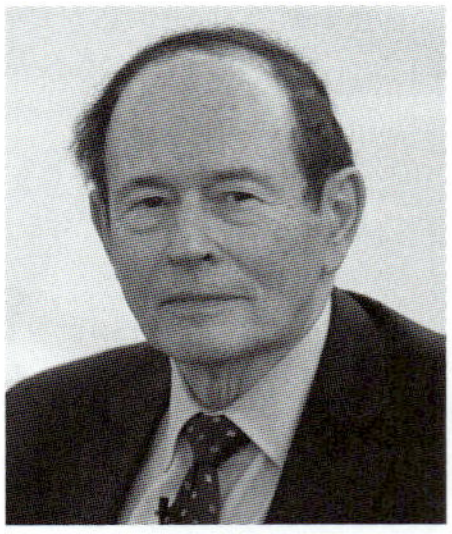

ジェラルド・エーデルマン(1929–・米国)

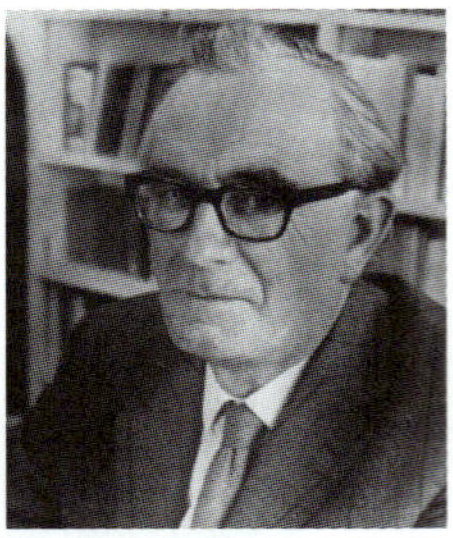

ロドニー・ポーター(1917–1985・英国)
(©ZUMA Press/amanaimages)

ポリペプチド鎖とが**S–S結合**によって共有結合し，さらにそれがペアになった**二量体**として存在することを証明した.

その後，アミノ酸配列決定技術が進み，抗体の可変領域は抗体ごとに異なるアミノ酸配列からなることが判明し，このような多様性に富む抗体タンパク質がどのようにして生み出されるかという新たな謎が浮かび上がってきた.

今ではゲノム上に存在する遺伝子はヒトの場合2万～3万にすぎないことはわかっているが，当時の理解である，遺伝子であるDNAからメッセンジャーRNAがつくられ，メッセンジャーRNAからタンパク質がつくられるというセントラルドグマに従えば，1つのタンパク質は1つの遺伝子からつくられるはずであり，10^{15}にも及ぶ**抗体多様性**をどのように説明できるのかは，生命科学の最大の謎であった．最終的に**利根川進** Susumu Tonegawaによって可変部領域を構成するタンパク質は複数の遺伝子断片の寄せ集めから構成されるが，ゲノム上にはその遺伝子断片がいくつかのクラスターに分かれて存在し，抗体(レセプター)がつくられる段階で遺伝子断片のクラスターからランダムに選ばれた遺伝子断片の繋ぎかえが起こることが示された．これが**遺伝子再構成**による**抗体の多様性の創出機構**であり，生命科学最大の謎解きは一段落した.

この功績によって利根川はノーベル賞を受賞したが，利根川がこの研究を行ったバーゼル免疫学研究所の所長はイェルネであった．利根川はバーゼルへ来る前には米国カリフォルニアのソーク研究所でがんウイルスの研究をしていたが，バーゼルへ着いてイェルネに挨拶をしたときに「北里のことは知っているか?」と聞かれ，『名前は知っているが，何をしたかは知らない』と答えたそうである．その利根川が抗体の謎を解いてノーベル賞を受賞したのである．イェルネは利根川に宛てた受賞を祝う電報で，“You accomplished what Kitasato started.”と賛辞を贈ったという．北里の投げかけた免疫学最大の問題を解決した，という意味と，北里がとれなかったノーベル賞をとった，という2つの意味が込められていたと思われる.

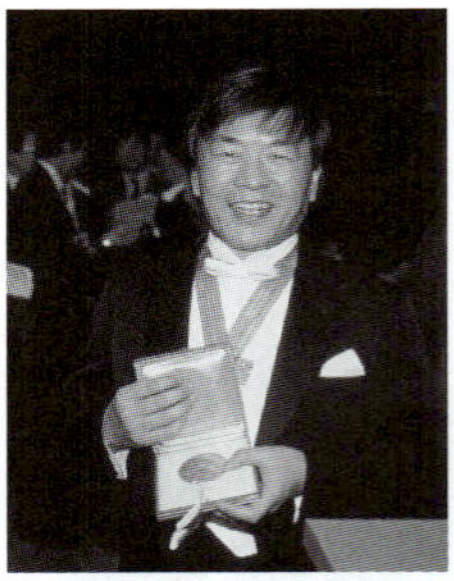

利根川進(1939–)
(SCANPIX/PANA)

4 抗体の起源

ここまで，抗体による免疫反応について述べてきたが，もう1つ動物がもつ免疫機構として**自然免疫**(自然免疫による処理➡50頁参照)がある．ただし，すべての動物に両者が備わっているわけではなく，抗体やその産生にかかわるT細胞をもたない動物は当然のことながら自然免疫しかもたないことになる．しかし，そのような動物種のほうが地球上には圧倒的に多く，自然免疫のみで十分に異物の排除が行われうることがわかる．ではなぜ**獲得免疫系**(獲得免疫系による処理➡51頁参照)が生まれたのか？ その答えは不明であるが，抗体やT細胞レセプターの遺伝子再構成に必須のDNA切断酵素であるRag 1とRag 2をコードする遺伝子はどちらも元々はDNAを渡り歩く**トランスポゾン**と呼ばれるウイルスのようなもので，太古の昔に脊椎動物が顎をもった頃にどこからか染色体中に入り込んだのではないかといわれている．もちろん今では他のDNAに移動する能力は失われている．興味深いことに，抗体やT細胞レセプターとは全く異なる方法で遺伝子再構成を伴いつつ多様性を発揮するレセプターの存在がヤツメウナギなどの無顎類(つまりRag 1やRag 2を得る直前に分かれたと思われる生物)で発見されており，進化の過程で異物認識機構を生物がどのように獲得してきたかを考えるうえで大変興味深い.

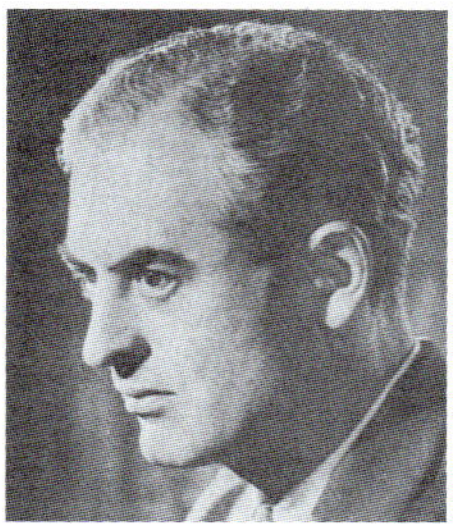

ピーター・メダワー
(1915–1987・英国)

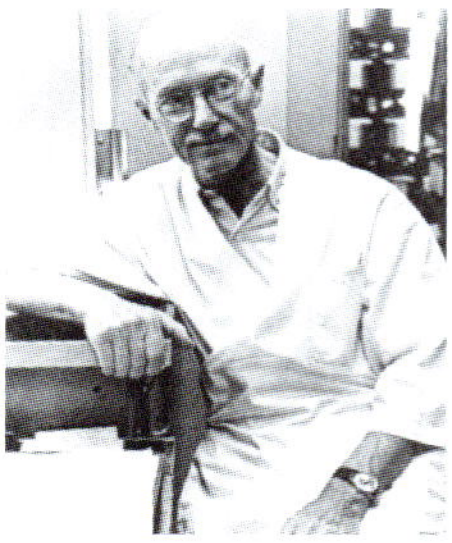

ジョージ・スネル
(1903–1996・米国)
(©SPL/amanaimages)

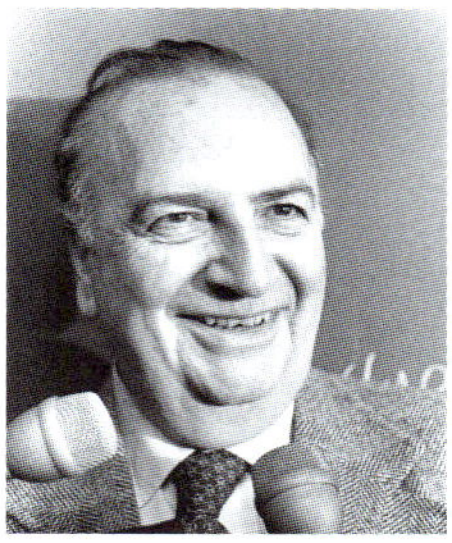

バルク・ベナセラフ
(1920–2011・米国,
ベネズエラ生まれ)

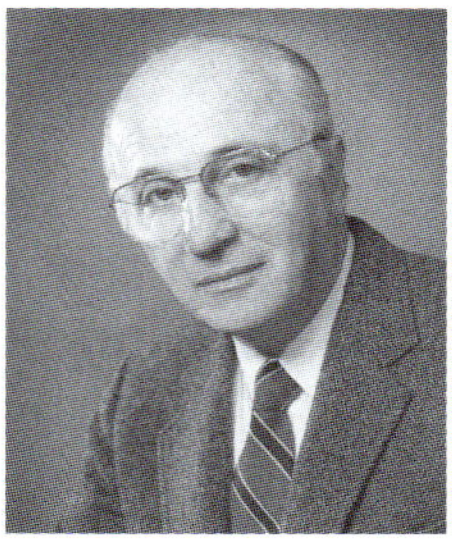

ヒュー・マクデヴィット(1930–・米国)
(Stanford Office of Communication & Public Affairs)

C MHC と T 細胞の発見

1 新生仔寛容

自己寛容の考察においては**ピーター・メダワー** Peter Medawar が行った**新生仔寛容の実験**が大きな影響を与えた(メダワーの仮説➡307 頁参照).メダワーは移植実験を繰り返す中で,マウスの新生仔に異なる系統のマウスの細胞を投与すると成獣となってから投与した細胞と同一系統のマウスの皮膚を拒絶しない,という観察をした.もちろん通常は異なる系統のマウスの皮膚は拒絶される.この実験事実から,メダワーは免疫系の発達段階(リンパ球ができあがる前の期間)で存在する抗原(通常は自己抗原)に対しては免疫系は反応しない,あるいはしなくなると結論した.すなわち,免疫系の発達途上で免疫系にさらされた抗原に対しては免疫系は攻撃しなくなること(**免疫寛容**)を実験的に明らかにしたのである.

2 MHC

多様性を表現する分子は抗体だけではなかった.移植片の**拒絶反応**という,自己と非自己を峻別する能力が個体に備わっていることは古くから知られていたが,同一個体からの移植片が 2 度目にはより速やかに拒絶されるというメダワーの発見は,拒絶反応がやはり免疫の役割によることを示唆した.さらに拒絶反応が一卵性双生児では起こらないことから遺伝的背景がかかわることが予想され,さらに抗体反応にも遺伝的背景のかかわりが重要であることが明らかとなった.この遺伝子を追った**ジョージ・スネル** George Snell,**バルク・ベナセラフ** Baruj Benacerraf,**ジャン・ドゥーセ** Jean Dausset,**ヒュー・マクデヴィット** Hugh McDevitt らの研究によって**主要組織適合遺伝子複合体** major histocompatibility complex(MHC)(MHC の免疫システムにおける役割➡115 頁参照)が発見された.一人一人が生物学的な自己を表現する遺伝子群の発見である.

3 T 細胞,B 細胞の発見

特異性と多様性の謎解きと並行して,**ブルース・グリック** Bruce Glick,**ロバート・グッド** Robert Good,**ジャック・ミラー** Jacques Miller らの研究から,多様性を担うリンパ球には 2 種類あること,すなわち**抗体を発現する B 細胞**,これに対して**移植片の拒絶を担う T 細胞**の存在が明らかになった.グリックはトリにおいて抗体をつくる細胞が消化管の排泄口近傍にある**ブルサ**(bursa of Fabricius:**ファブリシウス嚢**)という器官でつくられることを示し,一方,グッドとミラーの実験から拒絶を担う細胞が心臓の上部にある**胸腺** thymus においてつくられることが明らかになった.B 細胞や T 細胞の語源は,ブルサの頭文字と胸腺の頭文字に由来する.それまではリンパ組織は内分泌器官と考えられていたのが,免疫を司る重要な機関であることが明らかになったのである.内分泌器官と考えられていた名残りは,胸腺の「腺」の文字に残されており,またリンパ節はしばしばリンパ腺と呼ばれることからもわかるだろう.

その後,**ヘンリー・クレイマン** Henry Claman,

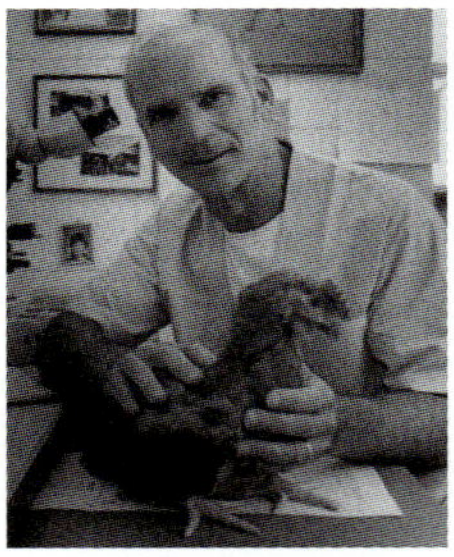

ブルース・グリック
(1927–2009・米国)
(©Mississipi State University)

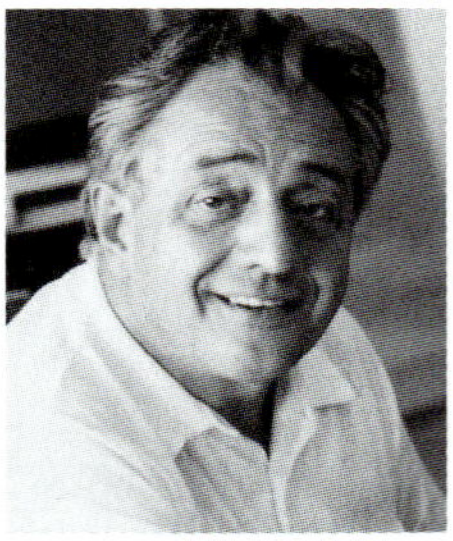

ロバート・グッド
(1922–2003・米国)

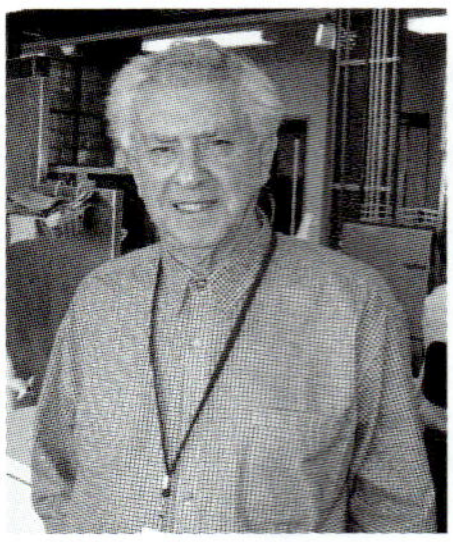

ジャック・ミラー
(1931–・オーストラリア)
(Australian Government Department of Innovation, Industry, Science and Research)

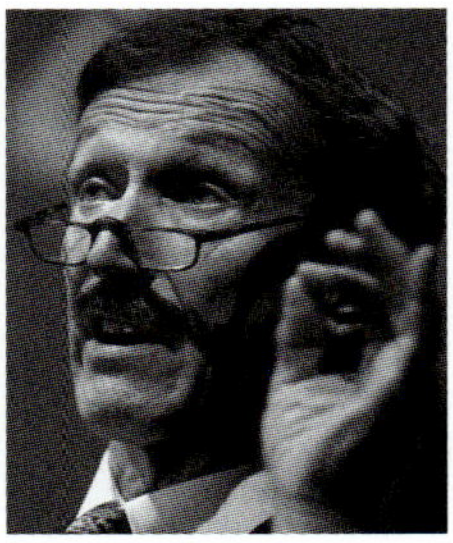

ロルフ・ツィンカーナーゲル(1944–・スイス)
(EPA＝時事)

グラハム・ミッチェル Graham Mitchell, **ジャック・ミラー** Jacques Miller らによりB細胞はT細胞と共同作用することにより抗体を産生することが明らかになった.

4 T細胞の抗原認識

T細胞はウイルス感染時に感染細胞を除去するために重要であることも示された. この場合にも特異性はきちんと発揮され, インフルエンザウイルスや水疱性口内炎ウイルス vesicular stomatitis virus (VSV) は正確に見分けられる. 不思議なことに, T細胞は同じウイルスが感染しても細胞の由来が遺伝的に異なると認識しなかった. ではT細胞はどのようにして抗原を見分けるのだろうか? **ロルフ・ツィンカーナーゲル** Rolf Zinkernagel と**ピーター・ドハティー** Peter Doherty は, T細胞は抗原のみではなくMHCと共に異物を認識することを明らかにした. **MHC拘束性**と呼ばれる現象である. ではT細胞が多様性を表現する分子は何か? 生物が遺伝子再構成による多様性の表現という複雑な分子機構を2セット用意するとは考えにくいと思われ, 当初多くの研究者はT細胞も抗体を用いているだろうと考えた. しかし自然はその考えにくいことをやっていたのである. T細胞は抗体と類似しながらも異なる遺伝子産物であるT細胞レセプターを用いて抗原とMHCの複合体を認識することが明らかになったのは1980年代のことである. 抗体の場合とは逆に, T細胞レセプターの本体は1984年**マーク・デイヴィス** Mark Davis と**タック・マック** Tak Mak らによって分子生物学的に明らかにされ, 生化学的解析がそれを確認するという結果となった. ここにも多くの先人の貢献があるが詳細は省く.

MHCと共にT細胞に抗原を提示する細胞は何か? 長らくマクロファージであると信じられてきたが, 1970年代になって**ラルフ・スタインマン** Ralph Steinman によって**樹状細胞**が発見され, 今日では樹状細胞こそがT細胞を活性化する細胞として不可欠な細胞と認識されている. この研究によりラルフ・スタインマンはノーベル賞を受賞した.

D 自然免疫研究の流れ

1 貪食と補体

"2度なし"現象や特異性, 多様性の興味深さから, 免疫学の主流は長い間リンパ球を主役とした免疫反応, すなわち今日でいうところの獲得免疫反応であった. しかし, 19世紀の終わり, パスツールらと同時代に, 感染体に対する防御における貪食細胞の重要性を説いた人がいた. **エリー・メチニコフ** Elie Metchnikoff である. 彼は非脊椎動物において微生物を"食べて"処理する**貪食細胞**の存在に気づき, さらにヒトの白血球にも同様の貪食能をもつ細胞がいることを見出し, **マクロファージ**と名づけてその重要性を説いた. しかしながら, 抗体の発見やワクチンの驚異的な効果の前に彼の声はかき消されたという. そのような中でメチニコフに研究の場を提供したのがパスツールであったという事実は興味深い. まさに慧眼である.

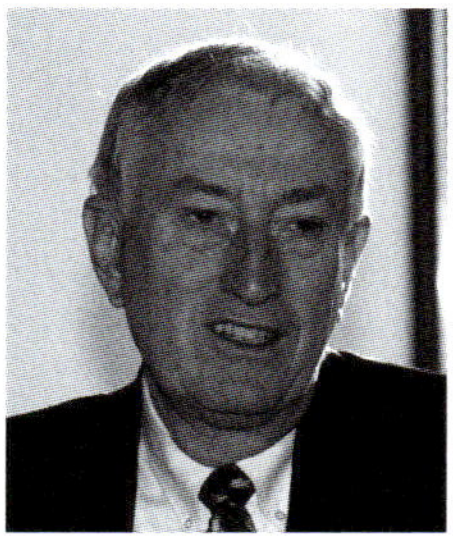

ピーター・ドハティー（1940–・オーストラリア）
(dpa/PANA)

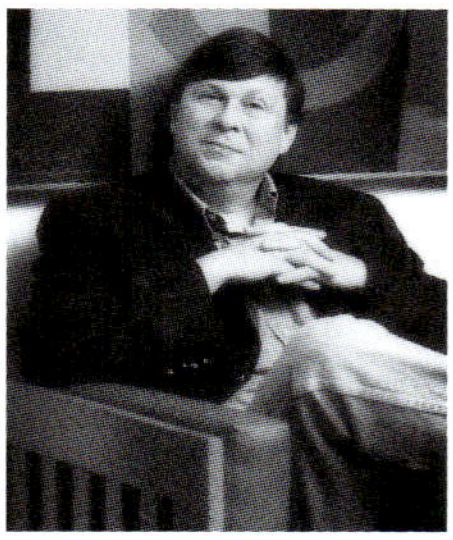

マーク・デイヴィス（1900–・米国）

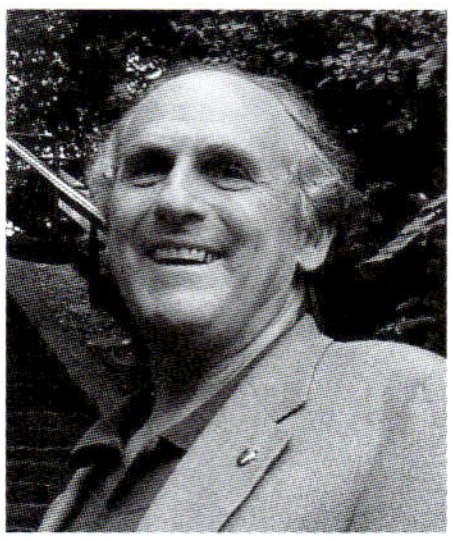

ラルフ・スタインマン（1943–2011・米国）

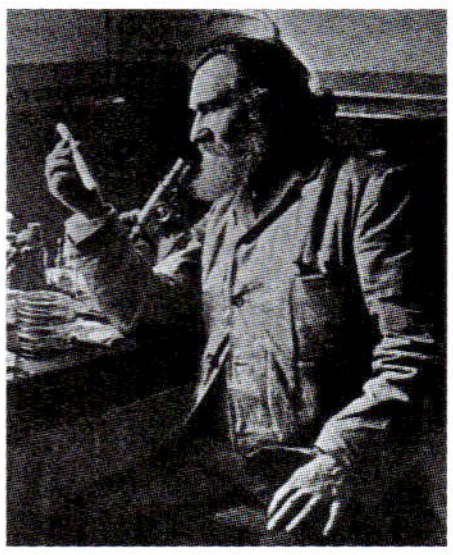

エリー・メチニコフ（1845–1916・ロシア）
(RIA Novosti/PANA)

パスツール研究所において，メチニコフは弟子と共に研究を進め，血清中に細菌に結合する物質が存在すること，結合した細菌はより速やかにマクロファージによって貪食されることなどを明らかにした．この物質が**補体**である．補体は抗体と協調して細菌を溶解する活性をもつ物質として見出されていたが，補体の結合が貪食を促進するという事実の発見は重要であった．今日の理解でも，補体によって溶菌する菌種はナイセリア属などごく一部であり，生体防御にはむしろ貪食のほうが重要であることが知られる．結合して貪食を促進する活性を**オプソニン**と名づけたのもメチニコフである．

補体の活性化の研究はそこから長い歴史を辿ることになるが，補体が常に自己分解によって活性化されるという今日の**副次経路**を提唱した20世紀半ばの**ルイス・ピルマー** Louis Pillemer の発見は，補体が抗体とは独立に活性化され，自然免疫系で重要な役割を果たすことを示した重要な発見であった．ピルマーの存命中には認められず，彼は失意のうちにこの世を去ったという．そして20世紀も終わりになって**レクチン経路**が発見され，補体系が進化的には獲得免疫系よりも古く，今日ではむしろ抗体のかかわる**古典経路**（獲得免疫）は抗体がレクチン経路を借りて補体系を活性化するようになった結果生まれたと考えられている．

2 アジュバントと TLR

A エンドトキシン

今日でいうところの自然免疫の研究はすでにこの当時から盛んに行われていた訳である．しかしマクロファージなどの貪食細胞がどのようにして異物を見分けるのか，補体はどうして細菌には作用するが宿主の細胞には作用しないのか，など不明な点がたくさんあったことが，研究を困難なものにしていたようである．異物認識の特異性やそれを担う分子群の本体が明らかにされたのは1990年代に入ってからであるが，それまでにもいくつかの重要な発見がなされている．例えば，今日**リポ多糖** lipopolysaccharide（LPS）あるいは正確には**リピドA** lipid A として知られる**エンドトキシン**の活性が**発熱因子**として見出されたのは，伝染病の正体が微生物であることが明らかにされた18世紀終わりにまで遡る．20世紀の半ばに**カール・ヴェストファル** Karl Westphal によってリポ多糖がエンドトキシンの本体であることが示され，さらに**フレデリック・バング** Frederick Bang によって**リムルステスト** Limulus test として知られるエンドトキシンの鋭敏な検出法がカブトガニの血球を用いて開発された．しかし，それ以降大きな進歩のないままに20世紀の終わりを迎えたというのは言いすぎであろうか．

B 人工アジュバント

抗体の発見以来，毒素に対する抗体をつくることは治療に結びつくためにいろいろな試みがなされた．今日でも蛇毒に対する抗体（抗血清）は救命のために重要である．その重要性のために，多くの先人が抗体作製の効率よい方法を開発してきた．その中で**アジュバント**の発明は大きな位置を占める．すなわち，毒素に対しては比較的容易に目的の抗体を得ることができたが，さまざまな抗原を試みると必ずしも抗体を得ることは容易では

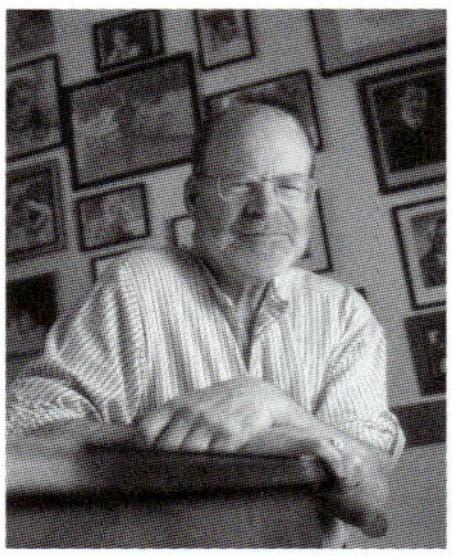

チャールズ・ジェンウェイ・ジュニア（1943–2003・米国）
（Frank Poole）

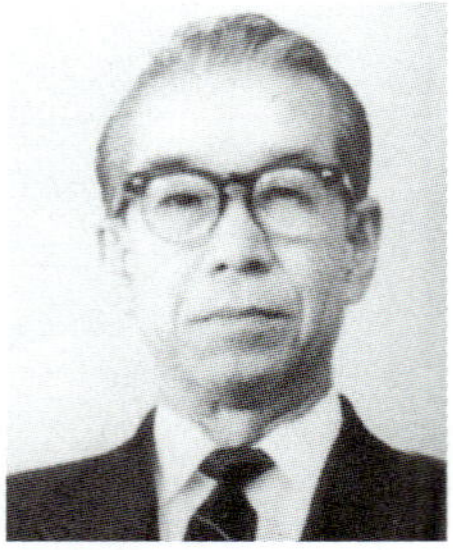

長野泰一（1906–1998）
（伝染病研究所・医科学研究所の100年 1892～1992）

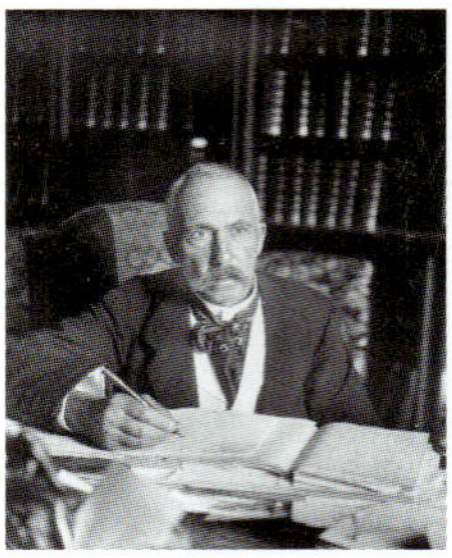

シャルル・リシェ（1850–1935・フランス）
（Roger Viollet）

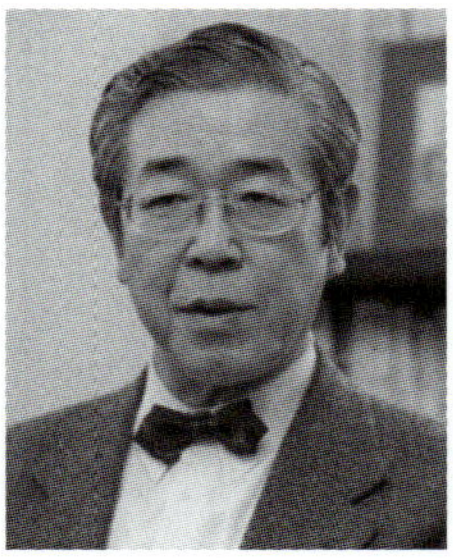

多田富雄（1934–2010）
（時事）

ないことがわかってきた．その中で結核菌の死菌を浮遊させた鉱物油はその原理が不明な時代から頻繁に使用されてきた．結核菌の死菌を浮遊させた鉱物油は一緒に投与した抗原に対する抗体の作製に驚異的な力を発揮した．**アジュバント**（**免疫増強物質**）と呼ばれる免疫賦活剤の効果は20世紀の初めには知られていたが，結核菌の死菌を浮遊させた鉱物油はこれを完成させた**ジュール・フロイント** Jules Freund の名を冠して**フロイント完全アジュバント**と呼ばれている．

C TLRの発見

免疫反応を起こすためには抗原だけでは不十分である．抗原と共に**アジュバント**が必要である．アジュバント作用がなければ免疫反応は起こらない．その意味でアジュバントは極めて重要である．アジュバントは人工的につくったものからウイルスや細菌の成分，あるいはアジュバント作用を起こす細胞も明らかになっている．特に，細菌やウイルス成分を認識するレセプターも明らかにされ，アジュバント作用の機序も解明されている．

1990年代**ジュール・ホフマン** Jules Hoffmann のショウジョウバエの感染防御機構の研究から発見された ***Toll* 遺伝子**の研究がきっかけとなり，**ブルース・ボイトラー** Bruce Beutler や**チャールズ・ジェンウェイ・ジュニア** Charles Janeway, Jr. らが *Toll* に類似の遺伝子が哺乳動物にもあることを発見して状況を一変させた．彼らが発見した **Toll 様レセプター** Toll-like receptor（**TLR**）は微生物由来の異物のレセプターであり，例えばその中のTLR4と名付けられた分子がまさにエンドトキシンのレセプターであった．今日10種類を超えるTLRが見つかっているが，そのリガンド（レセプターに結合する物質）は脂質から核酸，タンパク質にまで及ぶさまざまな物質であり，基本的には哺乳動物がもたない化学構造を認識するレセプターとして進化してきたようである．さらに細胞質内にも細菌由来のペプチドグリガンを認識するNOD1やNOD2をはじめさまざまな異物レセプターが存在することが明らかになった．現在では，アジュバントと呼ばれる物質のほとんどがTLRを代表とする**異物レセプター**〔病原体成分をパターン認識するレセプター pattern recognition receptor（**PRR**）とも呼ばれる〕のどれかによって認識されることが次々に明らかにされている．TLRはリガンドの結合によって細胞内に強い活性化刺激を伝達し，樹状細胞の成熟を誘導する．すなわちTLRを介した刺激が生体防御の初期反応に重要であるばかりでなく，“2度なし”を実現する獲得免疫の起動にも重要であることが明らかになったのである．ジュール・ホフマンとブルース・ボイトラーはこの研究により，ノーベル賞を受賞した．

3 サイトカインの発見

感染の初期にいろいろな液性因子がつくられて感染防御に機能することもいろいろな研究から明らかになった．これらの液性因子は今日**サイトカイン**と総称される．最初に記載された代表的なサイトカインは**インターフェロン**であるが，この発見も20世紀の半ばに遡る．**長野泰一** Yasuichi Nagano によって命名された「**ウイルス抑制因子**」の名は，1年遅れて同じ物質を見出した**アリック・**

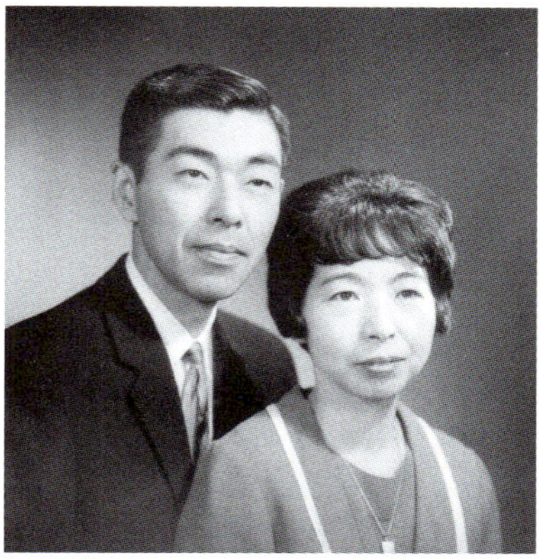

石坂公成（1925–）・石坂照子（1926–）

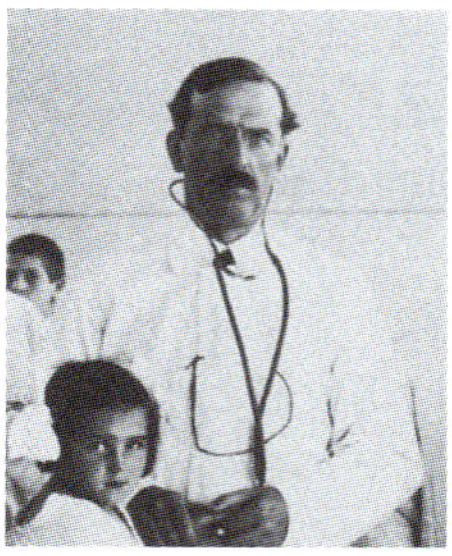

クレメンス・フォン・ピルケ（1874–1929・オーストリア）

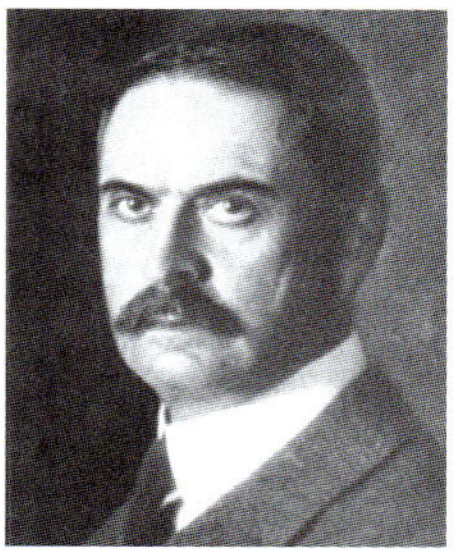

カール・ランドシュタイナー（1868–1943・オーストリア生まれ，米国に移住）

(SCANPIX/PANA)

アイザックス Alick Isaacs と**ジーン・リンデマン** Jean Lindeman による「**インターフェロン**」という名に取って代わられたが，ウイルス感染に伴って細胞がつくる液性因子がウイルスに対する生体防御に重要であるという発見は生体防御における液性因子の重要性に人々の目を向けさせた．その後にさまざまな液性因子が発見され，分子生物学的技術の進歩によって次々にその遺伝子が明らかにされていった．この辺りの研究に日本人研究者の貢献が大きいことは，われわれの誇るところである．TLR もそれを介したシグナルによってマクロファージなどから種々のサイトカイン遺伝子の発現を誘導することで初期の防御反応を担う重要な働きをする．

E アレルギーの発見

さて，抗体の発見によって毒素に対するさまざまな抗体をつくることが盛んになったと述べたが，いつもうまくいく訳ではないこともすぐにわかった．特に，抗体を作成するために繰り返し毒素を投与することで動物がショック死することを経験した**シャルル・リシェ** Charles Richet と**ポール・ポワティエ** Paul Poitier は，さまざまな実験を行い，この反応も免疫系がかかわり，抗原に特異的に起こることを示した．**アナフィラキシー現象**の記載である．この現象は抗原に特異的であり，さらに血清中にその特異性をもった物質があることがわかり，**レアギン**という名前が与えられた．その正体は 1967 年に，**石坂公成** Kimishige Ishizaka，**石坂照子** Teruko Ishizaka 夫妻の IgE の発見まで待たねばならなかった．レアギンの活性の評価にはレアギンと抗原を皮下に投与し，抗原特異的に起こる皮膚の発赤を指標とした受動皮膚アナフィラキシーという方法が最も感度の高い方法であった．石坂夫妻は自らの背中の皮膚を使って実験したが，**IgE** を同定した際に背中を提供し，発見を報告した論文の写真として使われたのが，後の東京大学医学部教授の**多田富雄** Tomio Tada であった．必然的に世界中の人が多田の背中を見ることになった．

免疫反応は必ずしも宿主の益にならない場合があることがその後もいろいろな場面で見出され，それらに**アレルギー**という名称を与えたのは**クレメンス・フォン・ピルケ** Clemens von Pirquet である．自己免疫疾患も広義にはアレルギー反応の1つであるが，**自己抗体**の最初の記載も北里による抗体の発見から高々10 年あまり後のことであり，**カール・ランドシュタイナー** Karl Landsteiner が**寒冷凝集素**として報告している．今日も使われる**アレルギー反応**の 4 種の分類は 20 世紀の中頃，ちょうどクローン選択説が提唱された頃に**ロバート・クームス** Robert Coombs と**フィリップ・ゲル** Philip Gell によって提唱された．自己免疫反応の存在は自己寛容の成立と二律背反の関係にあるようにみえるが，クローン選択説が語るような自己反応性の細胞の除去のみでは説明のつかない部分が実は多々あった．今日では自己反応性の細胞がすべて除去されることはなく，イェルネが提唱したようなフィードバック機構が確かに存在し，炎症性サイトカインと抗炎症性サイトカインのバランスや，制御性 T 細胞による T 細胞活性化の抑制など，複数の分子機構で免疫系のホメオスタシス(恒常性)が保たれることが明らかにされている．

こうやってみてくると免疫反応の正の部分も負の部分も 20 世紀の初頭には現象論として明らかになっていたことがわかる．その後の研究は生化学や分子生物学，細胞生物学の発展によって支えられ，不可思議きわまりない現象の数々が現在では分子レベルで理解されるようになった．本書の各章では現在のわれわれの理解がそれぞれの分野の専門家によって語られることになる．

F まとめ

1. 19 世紀末から 20 世紀初頭にかけて，“2 度なし”の原理(＝獲得免疫)に対して科学的根拠が与えられた．これが免疫学の始まりである．
2. 同じ頃，貪食細胞や血中の貪食促進物質(＝補体)の研究も進められ，今でいう自然免疫の研究も実はこの頃から始まっていた．しかし，TLR を介した刺激が生体防御の初期反応や獲得免疫の始動に必要であることがわかったのは 1990 年代になってからであった．

第2章 免疫システムの成り立ち

A 免疫システムを構成する細胞社会

1 免疫反応とは？

免疫反応は，自己と非自己(異物)を見分けて，非自己を排除する反応であり，**自然免疫系**の反応 innate immune response と，**獲得免疫系**の反応 acquired immune response の2種類に分けられる．

一般に，生体に病原体(抗原)が侵入してくると，まず自然免疫反応が起こり，獲得免疫反応の予備段階として働く．自然免疫系で処理した抗原情報を，獲得免疫系に伝え，抗原特異的に免疫反応を起こして異物を排除する．すなわち感染症をはじめ，異物に対する免疫においては，初期には自然免疫反応が，後期には獲得免疫反応が重要な役割を果たす(**図2-1**)．

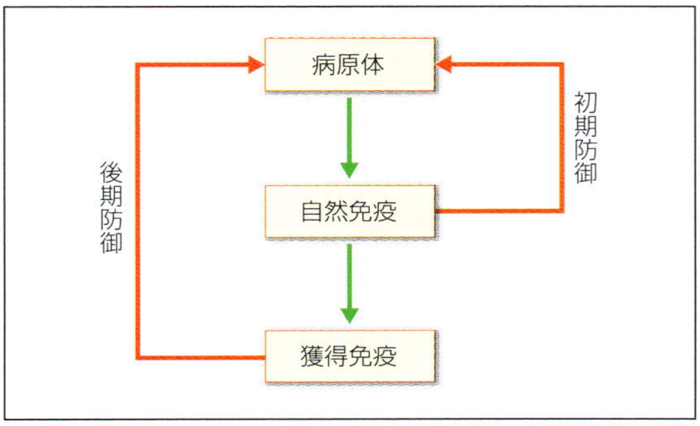

図2-1　自然免疫と獲得免疫
病原体の侵入とともに自然免疫が働き，初期防御の役割を果たす．自然免疫は獲得免疫系を刺激して，最終的な生体防御機能が働き，病原体を排除する．獲得免疫においてはリンパ球が主役を果たす．

2 自然免疫系を担う細胞群と異物認識

自然免疫反応を担う細胞群は，**樹状細胞**，**マクロファージ**，**好中球**(自然免疫系に関与する細胞群➡17頁参照)などの食細胞(貪食細胞)群が主であるが，**ナチュラルキラー(NK)細胞**も自然免疫系に含まれる．これらの細胞は，異物侵入初期の免疫応答として重要である．一度侵入してきた異物を覚えてはおらず，同じ異物が2度目に侵入しても，1度目と同じ反応をする．

自然免疫系の細胞が非自己(＝異物)を認識する場合，**病原体成分をパターン認識するレセプター** pattern recognition receptor(PRR)によって異物を認識する．PRRとは，病原体の構成成分である脂質，タンパク質，あるいはDNA，RNAなどの一定の構造を認識するもので，その代表例は**Toll様レセプター** Toll-like receptor(TLR)である(**図2-2**，TLRによる認識➡128頁参照)．

TLRは，細胞膜を貫通するレセプターであり，細胞外にはロイシンに富む繰り返し構造をもち，細胞内にはインターロイキン(IL-1)レセプターと相同性の高い領域(TIRドメイン)を共通にもつ．これが他のシグナル伝達分子との会合部位である．現在，10種類以上のTLRが知られている．

TLRは自然免疫系で重要な役割を果たす樹状細胞，マクロファージなどの細胞表面あるいは細胞内小胞の膜に発現し，侵入異物に対するアンテナ役を果たす．病原体成分との反応によってTLRを介して自然免疫系細胞にシグナルが入ると，種々のサイトカインが産生され，獲得免疫系の始動が促進される．

この他に，細胞内で病原体を認識するPRRとして，NOD-like receptor(NLR)群やRIG-I-like

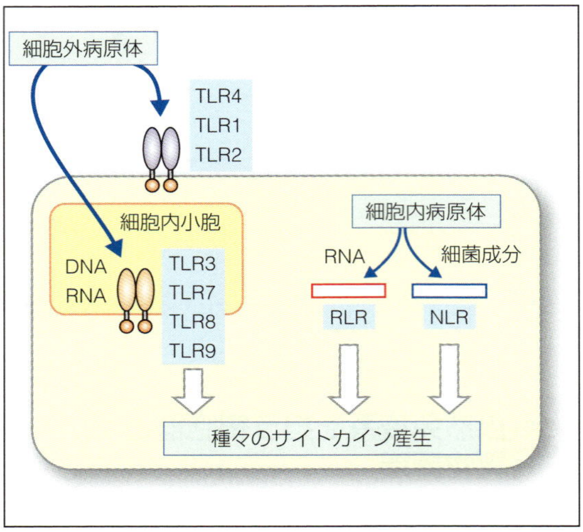

図 2-2　異物を認識するパターン認識レセプター(PRR)
細胞表面，細胞内に存在するパターン認識レセプター(PRR)は病原体センサーとして働く．
細胞外で増殖する病原体を認識する病原体センサーとしてTLR がある．TLR は細胞表面や細胞内小胞の膜表面に存在し，細胞外病原体の構成成分を認識する．細胞内病原体のセンサーとしては，ウイルス由来 RNA を認識する RLR や細菌のある種の構成成分を認識する NLR などがある．

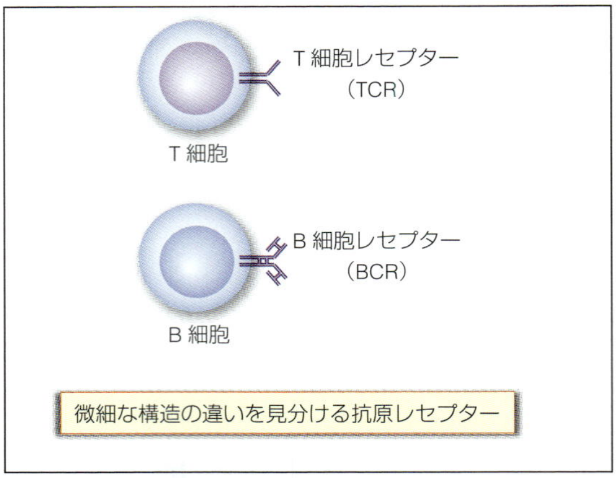

図 2-3　リンパ球と抗原受容体
T 細胞には T 細胞レセプター(TCR)，B 細胞に B 細胞レセプター(BCR)が発現し，抗原を認識する．1 つのリンパ球には 1 種類のみの抗原レセプターが発現する．異物上の微細な構造の違い(抗原決定基：エピトープ epitope)を見分ける．

receptor(RLR)群などがある．前者は主に細菌由来の成分，後者はウイルス由来RNAを認識する．これらのPRRは，いずれも病原体のセンサーとして働き，感染細胞に種々のサイトカインの産生を誘導する．

3 獲得免疫系を担う細胞群と異物認識

獲得免疫反応は，**T 細胞**および **B 細胞**などの**リンパ球**が担う．異物が生体に侵入すると，自然免疫系の樹状細胞が抗原を処理し，次の段階で，それを獲得免疫系のリンパ球に伝える(抗原提示)．リンパ球は抗原によって活性化されると，増殖して仲間を増やし(**クローン増幅**)，抗原特異的反応を行い，異物を排除する(外来性抗原排除のメカニズム➡270 頁参照)．

リンパ球の抗原認識は，抗原レセプター〔T細胞レセプターT cell receptor(TCR)，B細胞レセプターB cell receptor(BCR)〕によって行われる．リンパ球の抗原レセプターによる異物認識は極めて詳細かつ特異的で，ニトロ基1個を区別できるほどである．そのため，自然免疫に比べて，極めて特異性の高い反応となる(**図 2-3**，認識のメカニズム➡62 頁参照)．

4 免疫の記憶

獲得免疫系で最も特徴的な現象は，免疫学的記憶をもつことである．すなわち，1度出会った抗原を覚えていて，2度目に出会ったときには初回よりも強く，しかも迅速に反応する．そのメカニズムは，脳のような認知・記憶とは異なる(免疫記憶➡315 頁参照)．抗原が侵入すると，その抗原に特異的に反応する抗原レセプターをもつ特定のリンパ球だけが増殖し(**クローン増幅**)，数を増やす．次に同じ抗原が侵入すると，すでに初回の抗原刺激で数を増やしているために，即座にしかも強力に対応でき，あたかもその抗原を記憶していたかのように振る舞う(**図 2-4**)．

5 免疫反応の最終局面

免疫反応に関与する細胞群は，相互に働き合いながら機能を果たす．最終的には，T細胞は抗原特異的な作用を担う細胞傷害性T細胞(キラーT細胞)，ヘルパーT細胞などに分化して種々の液性物質(サイトカイン)を分泌して，抗体を用いず

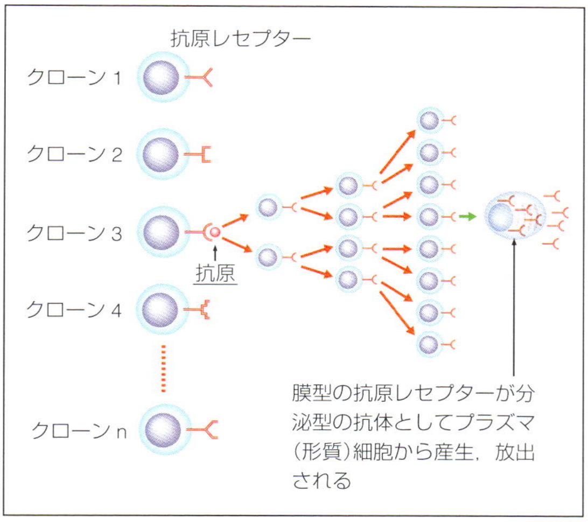

図 2-4　リンパ球とクローン増幅
リンパ球クローンは無数にあり，それぞれの表面上には 1 種類の抗原レセプターが発現する．抗原レセプターに抗原が結合すると，そのクローンのみが選択的に増殖，分化を開始する．B 細胞の場合には，抗体産生細胞〔プラズマ(形質)細胞〕へと分化し，膜型抗原レセプターと同じ抗原結合能をもった分子が分泌型の抗体として産生されるようになる．

に抗原に反応する細胞性免疫反応の中心的役割を果たす(外来性抗原排除のメカニズム➡270 頁参照)．一方，B 細胞は形質細胞〔プラズマ細胞(抗体産生細胞)〕に分化して抗体をつくり，抗原に反応する液性免疫反応の中心的な役割を果たす．**細胞性免疫**と**液性免疫**の両者が共に働くことにより，異物の排除が行われる．これらの免疫反応を実行する細胞を**エフェクター細胞**と総称する．

6 獲得系免疫反応を起こすために必須のアジュバント作用

獲得免疫反応は**アジュバント**(**免疫増強物質**)による補助作用が必要であり，抗原だけ注射しても通常は免疫反応は起こらない．例えば，花粉抗原も何らかのアジュバント物質がなければ花粉症を誘発することはない．しかし，細菌やウイルスはそれ自体アジュバント作用を誘導する物質をもっているために，病原体感染が起これば免疫反応が起こる．

代表的なアジュバント効果は，病原体成分をパターン認識する **TLR** の刺激で起こる(TLR による認識➡63 頁参照)．その他にも，人工的に作製した鉱物油など自然免疫系の細胞が貪食しやすくするものはアジュバントになる．アジュバントにより刺激を受けるのは主に**樹状細胞**である．組織に存在する未熟な樹状細胞が刺激を受けると成熟し，抗原提示能力が高まる．さらに最近では**アジュバント細胞**と呼ばれている細胞(NK 細胞や NKT 細胞など)も免疫反応を誘導するのに必須であることが明らかにされている．

そのメカニズムは，次のようである．まず，TLR からの刺激で樹状細胞が成熟し，T 細胞や B 細胞が循環するリンパ節へ移動して T 細胞や B 細胞へ抗原を提示することではじめて T 細胞や B 細胞が活性化される．同時に樹状細胞や周囲の細胞から産生される炎症性サイトカインによりアジュバント細胞が呼び寄せられ，樹状細胞が産生する IL-12 などのサイトカインによりこれらのアジュバント細胞が活性化され，さらにはインターフェロン(IFN)γ の産生が誘導され，このために自然免疫系および獲得免疫系の免疫細胞が活性化し，増殖する(**図 2-5**，自然免疫系と獲得免疫系を繋ぐ機能➡219 頁参照)．

7 自然免疫系に関与する細胞群

次に，これらの反応に関与する細胞群をもう少し詳しく説明しよう．

A マクロファージ(図 2-6)

異物を貪食する代表的な食細胞である．血液中の単球がその前駆細胞で，単球が組織に移行したものを**マクロファージ**という．マクロファージは**貪食作用**と**飲食作用**を示す．ガラスやプラスチックに強い付着性を示し，細胞内には多くの食胞(リソソーム)が存在する．リソソーム内にはリソソーム酵素と総称される多種類の水解酵素が含まれ，取り込まれた異物の分解，消化に役割を果たす．

マクロファージは各種の **TLR** を発現し，異物認識により活性化されると，インターロイキン 1 (IL-1)，IL-6，TNF(tumor necrosis factor；腫瘍壊死因子)，種々のインターフェロン(IFN)や IL-12 などの炎症性サイトカインと呼ばれる生理活性物質を産生して，病原体侵入によって起こる初期炎症反応に関与する(TLR の機能➡65 頁参照)．

また，マクロファージは細胞表面に**マンノース**

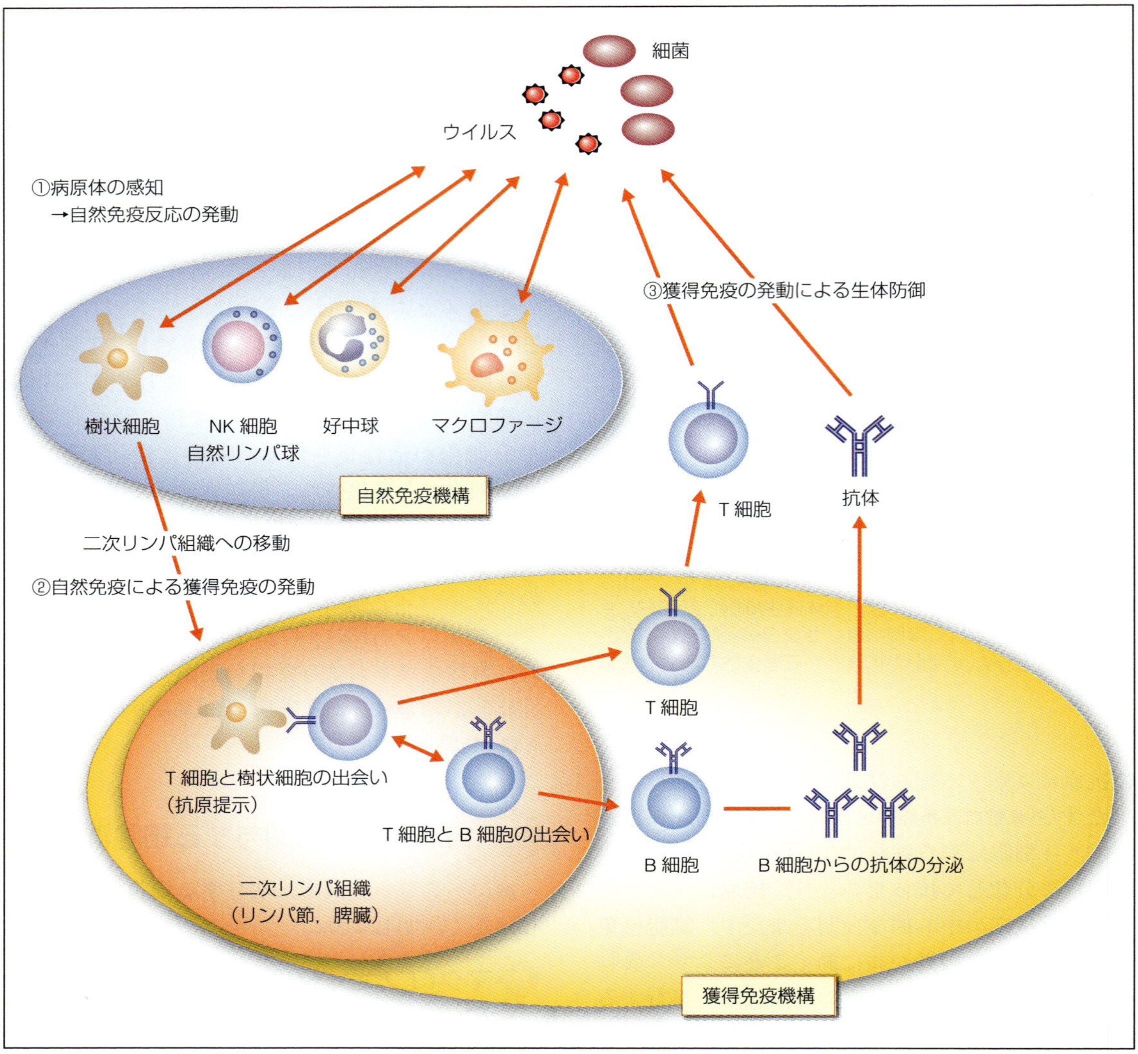

図 2–5　病原体の侵入により起こる自然免疫細胞群の活性化（＝自然免疫の発動）とそれに引き続いて起こる獲得免疫機構の発動

細菌やウイルスが侵入すると，自然免疫に関与する細胞群が TLR などを用いてこれを感知し，活性化される．特に樹状細胞は活性化とともに二次リンパ組織に移動し，T，B リンパ球の活性化を引き起こす．刺激を受けたリンパ球は分化し，T 細胞は種々のサイトカインを産生してエフェクター（活性）機能をもつようになる．一方，B 細胞は抗体を産生し，これらはあいまって獲得免疫の主役として働く．

レセプターを発現して，細菌表面のマンノースやフコースなどの糖鎖構造を認識し，細菌を結合，貪食し，体内の変性タンパク質，老化赤血球や死細胞などの除去にもあたる（レクチンによる認識➡69 頁参照）．マクロファージは免疫グロブリンの末端部分（H 鎖のカルボキシル末端部分）と特異的に結合する **Fc レセプター**も発現している．抗原が抗体と結合すると，抗体の Fc 部分を介して抗原抗体複合体はマクロファージに結合し，その結果，複合体は貪食されやすくなる（**オプソニン化**，貪食細胞の機能➡207 頁参照）．

補体成分に対するレセプターもマクロファージ表面に発現し，マクロファージは**補体** complement で覆われた細菌を細胞表面に結合して貪食，除去する．これもオプソニン化の一種である．補体とは免疫反応にかかわる一群の血中タンパク質で，抗体により活性化され，細菌などの細胞膜を破壊する（補体系の働き➡83 頁参照）．

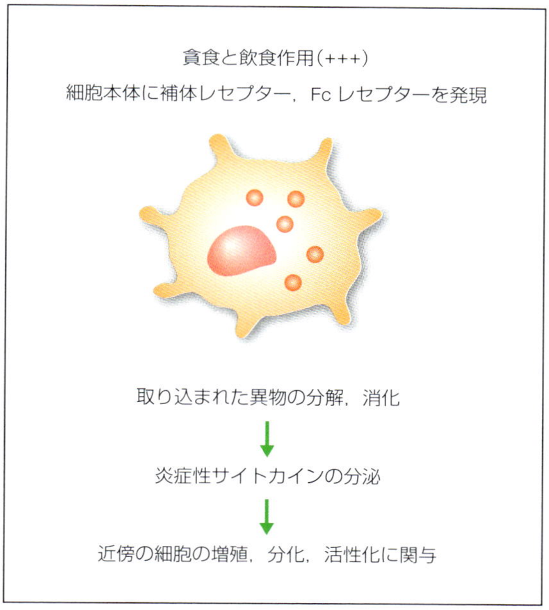
貪食と飲食作用(+++)
細胞本体に補体レセプター，Fc レセプターを発現
取り込まれた異物の分解，消化
炎症性サイトカインの分泌
近傍の細胞の増殖，分化，活性化に関与

図 2-6　マクロファージの機能
マクロファージは単球が組織に移行した細胞で，異物を貪食する能力が強く，取り込んだ異物を分解，消化する．炎症を引き起こすような強い異物を貪食した場合には，炎症性サイトカインを産生するようになり，近傍の細胞の増殖，分化，活性化などに関与する．

B 好中球(図 2-7)

細胞質に大きな顆粒をもつ白血球のことを**顆粒球**と総称する．**好中球**は顆粒球の一種で，末梢血中の多形核白血球の 90％以上を占め，細菌などの侵入の際にみられる急性炎症反応で主役を果たす(➡NOTE)．

好中球は，常時骨髄で産生され，末梢血に放出され，短命である．高い運動性と貪食能を示し，侵入してくる細菌を細胞内に取り込み，細胞内小胞(リソソーム)で消化，殺菌，分解する．この際に IL-1 などの**炎症性サイトカイン**を放出し，炎症の引き金を引く．すると血管の透過性が亢進し，局所にさらに多くの好中球が動員されるようになる．補体活性化によって生ずる分解成分(C5a など)や細菌成分のあるもの(エンドトキシンなど)も好中球に対して強い**走化性**(➡NOTE)をもち，好中球の局所動員に寄与する．

補体に対するレセプターも好中球表面に発現しており，細菌などが補体により被覆されてオプソニン化されると補体レセプターを介して好中球に結合し，好中球は活性化を受けて細菌を**貪食**して殺菌する．同時に数種の **TLR** を発現し，炎症反応に関与する(補体系の働き➡83 頁参照)．

マクロファージや好中球などの食細胞は炎症性細胞と呼ばれ，発赤，発熱，疼痛，腫脹を四徴とする炎症状態をつくりだす．発熱，発赤，腫脹は局所の血管拡張，血流増加に伴う体液成分の滲出により起こり，疼痛は浸潤した炎症性細胞が局所で痛みを誘発する物質を産生，分泌するために起こる．

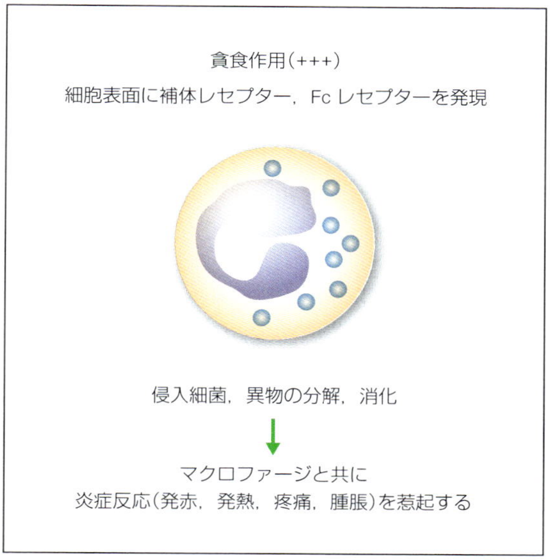

図 2-7　好中球の機能
血液中の細胞としては最も強い細菌貪食能をもつ．マクロファージと同様に，異物の貪食により炎症性サイトカインを分泌し，組織における急性炎症反応(局所の発赤，発熱，疼痛，腫脹)を惹起する．

NOTE　多形核白血球，単核白血球

白血球は核が分葉しているものを多形核白血球あるいは多核白血球という．これに対してリンパ球，単球は単核白血球あるいは単核球と呼ばれる．

NOTE　走化性

走化性(ケモタキシス chemotaxis)とは，細胞や細菌が周囲の化学物質の濃度勾配に対して方向性をもって移動すること．一方，ケモキネシス chemokinesis とは，化学物質により誘導される方向性をもたないランダムな運動亢進のことを指す．どちらも可溶性の分子によってみられる現象．運動性亢進誘導物質が固相化され，それにより誘導される運動性の亢進はハプトタキシス haptotaxis という．

好中球は，抗体のFc部分を認識するレセプターである**Fcレセプター**を細胞表面にもつ．Fcレセプターに抗体が結合すると好中球の活性化が起こり，さらに強い貪食能を発揮するとともに組織傷害性をもつ活性酸素などを産生し，組織破壊を伴う激しい炎症を引き起こす(貪食細胞の機能→207参照)．

C 好酸球，好塩基球，マスト細胞

顆粒球のうち，顆粒が酸性色素で染まるものを**好酸球**，塩基性色素で染まるものを**好塩基球**と呼ぶ．

好酸球は好中球と同様に貪食能をもつが，末梢血中では全白血球の2%程度を占めるのみで，血中では貪食細胞としての機能はあまりない．好酸性を示す細胞内顆粒の中には**主要塩基性タンパク質**という寄生虫に対して傷害作用をもつ物質などが存在し，刺激によって細胞外に放出されて強力な殺虫物質として働く．

一方，好塩基球は末梢血中の白血球の1%以下で，好塩基性の顆粒にはヒスタミン，血小板活性化因子(PAF)，セロトニン，ヘパリンや種々のプロテアーゼが含まれる．

組織中には好塩基球と同様の顆粒をもつ**マスト細胞**(**肥満細胞**)と呼ばれる細胞が存在する．好塩基球，マスト細胞共に細胞表面に免疫グロブリンの一種である**IgEのFc部分に対するレセプター**をもち，この**Fcレセプター**(**FcεR**)を介して血流中のIgEを細胞表面に結合する．結合したIgE分子が抗原によって架橋されると細胞が活性化され，細胞内顆粒が急速に放出される**脱顆粒**という現象がみられる．顆粒から放出されたヒスタミンなどの諸物質は，血管の透過性を亢進させて**アレルギー症状**としてのくしゃみや鼻炎を引き起こし，平滑筋を収縮させて喘息などでみられる気道収縮の原因となる(脱顆粒→253頁参照)．

D 樹状細胞(図2-8)

正常組織内には，食作用機能よりもむしろリンパ球に抗原情報を提示することを専門に行う**抗原提示細胞**が存在する．これが**樹状細胞** dendritic cell(DC)であり，侵入抗原と共に所属リンパ節に移動してリンパ節内で抗原をリンパ球に提示する役割をもつ．未熟の樹状細胞は強い貪食作用をもつが，成熟した樹状細胞は，貪食能は低いが，強い抗原提示作用(後述→21頁)を示す．

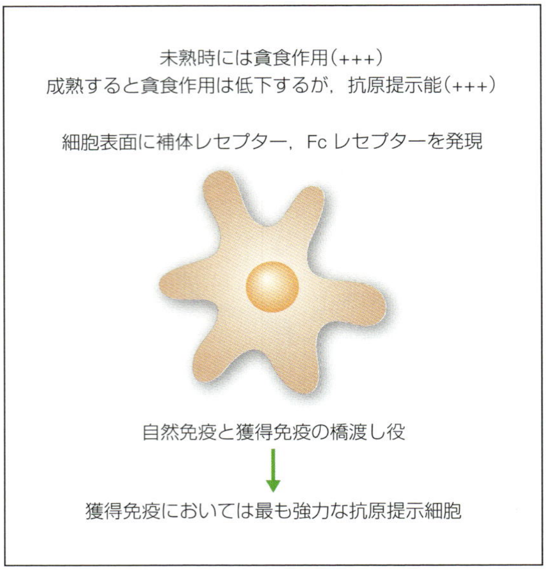

未熟時には貪食作用(+++)
成熟すると貪食作用は低下するが，抗原提示能(+++)
細胞表面に補体レセプター，Fcレセプターを発現
自然免疫と獲得免疫の橋渡し役
獲得免疫においては最も強力な抗原提示細胞

図2-8 樹状細胞の機能
樹状細胞は未熟なときには強い貪食作用をもつが，成熟すると共に貪食作用は低下し，その代わり取り込んだ異物を分解して細胞表面に提示する(抗原提示)作用を強くもつようになる．自然免疫，獲得免疫の両方で重要な役割を果たし，両者を繋ぐ橋渡し役も兼ねる．

樹状細胞はマクロファージと同様に，多種類の**TLR**を発現し，侵入してくる異物のパターン認識を行うことにより活性化して成熟し，種々のサイトカインを産生して，獲得免疫の発動，成熟のきっかけをつくる．すなわち，樹状細胞は**自然免疫と獲得免疫の橋渡し**をする(自然免疫系と獲得免疫系を繋ぐ機能→219頁参照)．

樹状細胞がT細胞の活性化の際に必要な第2シグナルである**補助刺激分子**(補助刺激レセプター，コスティミュラトリー分子とも呼ばれるT細胞活性化に必須のシグナルを提供する一群の分子)のリガンドを他のどの細胞よりも強力に発現しているため，抗原提示機能が強い．初回の免疫反応(一次免疫反応)には樹状細胞が必須である．すなわち，樹状細胞はT細胞上の補助刺激分子と相補的な構造をもつ分子群(これらも補助刺激分子と呼ばれる)を細胞表面に発現し，これらの分子を介してT細胞に二次シグナルを送り，**MHC**(major histocompatibility complex；**主要組織適合遺伝子複合体**)分子からの一次シグナルと

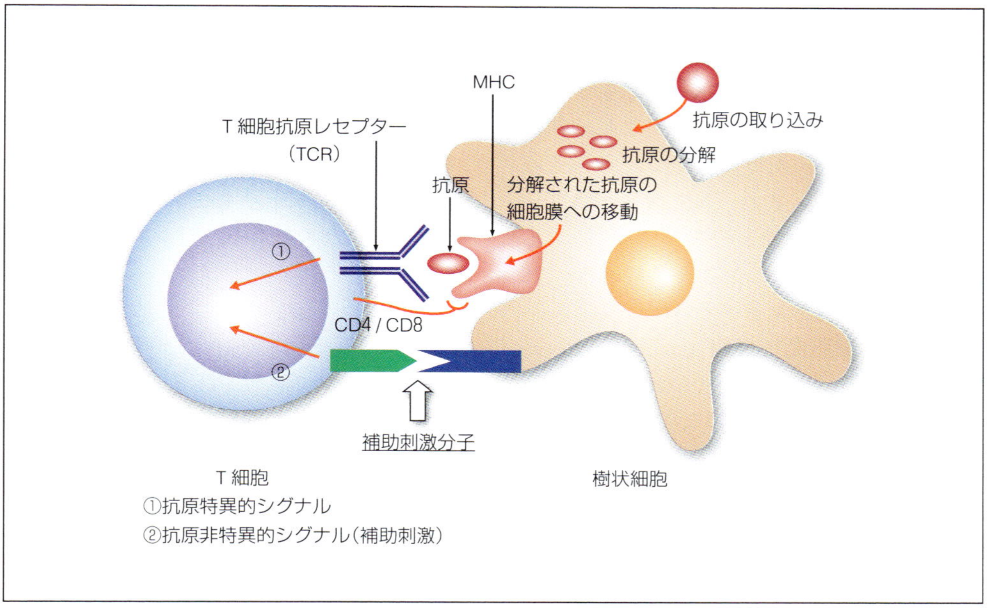

図 2-9　樹状細胞は T 細胞に抗原提示をする
樹状細胞は抗原を取り込み，消化，分解し，分解されたペプチドを MHC 分子と結合した形で細胞表面に輸送する．これが抗原提示というプロセスである．T 細胞上の TCR が提示された抗原ペプチド-MHC 複合体と結合すると，抗原特異的なシグナル（①）が T 細胞に入る．この時に CD4 あるいは CD8 分子が TCR を助けるコレセプターとして機能する．さらに，T 細胞は補助刺激分子を介して樹状細胞と結合することにより，抗原非特異的なシグナル（補助刺激：コスティミュラトリー・シグナル，②）を受け取る．この両者のシグナルが同時に入ったときに T 細胞は抗原による活性化を受け，増殖，分化を開始する．

共に T 細胞を活性化する．

樹状細胞が抗原をリンパ球に提示する際には，抗原を細胞内に取り込み，小さなペプチドに分解する（**抗原プロセシング**）．次に，分解したペプチドを MHC 分子に結合して細胞表面に輸送し，ペプチド-MHC 複合体として T 細胞に提示をする（**抗原提示**）（**図 2-9**）．

この複合体に **TCR** が結合し，さらに補助刺激分子同士の結合が起こると，T 細胞は活性化を起こす．MHC 分子はヒトでは **HLA**（human leukocyte antigen；**ヒト白血球抗原**）とも呼ばれ，多様性が極めて高いために個体識別の手段としても用いられる細胞表面分子であるが，免疫反応においては抗原提示分子として機能する．MHC は大きく分けて **MHC クラス I** 分子群と **MHC クラス II** 分子群がある．クラス I 分子には抗原提示細胞内で分解された内在性抗原が結合し，**細胞傷害性 T 細胞**（キラー T 細胞）に抗原を提示する．一方，クラス II 分子には貪食や飲食で取り込まれた外来性抗原が結合し，**ヘルパー T 細胞**に抗原を提示する．

E ナチュラルキラー（NK）細胞

ナチュラルキラー（NK）細胞は，抗原非特異的に標的細胞を傷害できる．NK 細胞は通常のリンパ球よりはやや大型で，細胞質に多くの顆粒をもつ．他の血球と同様に造血幹細胞をその祖先とする．イカロス ikalos という転写因子を欠損したマウスでは，T 細胞，B 細胞，NK 細胞の発生がみられないものの，他の血球系は正常に分化することから，NK 細胞はリンパ系細胞と考えられる．しかし，リンパ球のように，機能発現のために増殖する必要はない．したがって自然免疫系に属する（自然免疫→206 頁参照）．

細胞表面にさまざまな NK レセプターを発現する．例えば，NKRP-1 と Ly49 はお互いに相反する機能をもち，NKRP-1 は細胞傷害の引き金を引く**活性化 NK レセプター**，Ly49 は細胞傷害を阻害する**抑制性 NK レセプター**である．

NK 細胞は，マクロファージや樹状細胞が生産する**インターロイキン** interleukin**12**（IL-12）によって，NKT 細胞が活性化を受けて IFNγ を産生すると，その IFNγによって活性化され，さらに強い細胞傷害活性をもつようになると共に，自体も IL-12 に反応して多量の **IFNγ** を産生する．これが強いアジュバント作用をもつ．これは初期の宿主防御(＝自然免疫)だけではなく，獲得免疫系の活性化にも役立つ．また，NK 細胞が活性化されると免疫グロブリン分子の Fc 部分に対するレセプター(**Fc レセプター**)を強く発現して，抗体が結合した標的細胞を傷害することができる．これを**抗体依存性細胞傷害機構** antibody-dependent cell-mediated cytotoxicity(ADCC)という(ADCC ➡253 頁参照)．このように，NK 細胞は病原体に対する初期防御にも，T 細胞や B 細胞が関与する獲得免疫にも重要な役割を果たす．

F NKT 細胞

T 細胞や B 細胞が主としてタンパク質を抗原として認識するのに反して，NKT 細胞は**糖脂質を抗原として認識する**ユニークなリンパ球である(NKT 細胞➡226 頁参照)．脾臓などの末梢 T 細胞のわずか 5%を占めるのみであるが，肝臓には多い．この細胞は NK，T 細胞と同一の祖先をもち，TCR を発現することから T 細胞系の亜群と考えられる．NKT 細胞に発現する **T 細胞抗原レセプター**は極めて特異かつ均一で，**CD1d** という種属に 1 種類しか発現していない MHC クラス I 様の分子を認識して活性化される．

生体防御と**免疫制御**の 2 つの機能をもつ．NKT 細胞活性化により IFNγが産生されると，そのアジュバント作用により自然免疫系の NK 細胞，多形核白血球，マクロファージなどが活性化されると共に，獲得免疫系の Th1 細胞，細胞傷害性 T 細胞(キラー T 細胞)などが活性化され，免疫反応が強く誘導される．NKT 細胞が**アジュバント細胞**といわれるゆえんである．一方，IL-10 が産生されるような状況では，NKT 細胞は IL-10 を主に産生するようになり，免疫反応の負の調節に関与する場合もある．

G 自然リンパ球(ILC)

抗原受容体を持たないが，Th 細胞と同様にサブセット特異的に種々のサイトカインを産生し，自然免疫に関与する(**図 2-5，2-10**)．

8 獲得免疫系に関与する細胞群

自然免疫の主役であるマクロファージや好中球などの食細胞は抗原非特異的に反応するが，リンパ球は抗原特異的に反応する．これはリンパ球が細胞表面に抗原を特異的に認識する抗原レセプターをもつためである．リンパ球も造血幹細胞由来である．

A T 細胞

T 細胞レセプター(TCR)の構造の違いにより **αβ T 細胞**と **γδ T 細胞**に分類される(**図 2-10**)．また αβ T 細胞は CD4 と名付けられた分子を発現する **CD4 T 細胞**と，CD8 と名づけられた分子を発現する **CD8 T 細胞**に二分される．

T 細胞は主に胸腺でつくられるが，γδ 型のものは一部胸腺外でもつくられる．いずれも樹状細胞をはじめとする抗原提示細胞から抗原シグナルを受け取ることにより，活性化を起こす．

末梢組織では αβ 型 T 細胞が大部分を占める．αβ 型 T 細胞には CD4 T 細胞と CD8 T 細胞がある．CD4 は MHC クラス II 分子と結合し，CD8 は MHC クラス I 分子と結合する細胞表面分子で，TCR からのシグナルを補助して T 細胞の活性化に寄与するのでコレセプター coreceptor と呼ばれる．これらのレセプターは成熟 T 細胞のうえではそのいずれかしか発現せず，T 細胞は CD4 T 細胞と CD8 T 細胞に分類される(ヘルパーになるかキラーになるかの運命決定 ➡162 頁参照)．

T 細胞表面には，さらに TCR からの刺激を補助する補助刺激レセプター(コスティミュラトリー分子)と呼ばれる一群の分子が発現する．これらの分子は T 細胞の反応性の制御に重要であり，TCR からの刺激(抗原特異的刺激：第 1 シグナル)と補助刺激分子からの刺激(抗原非特異的刺激：第 2 シグナル)の両方が T 細胞に伝達されたときに，はじめて T 細胞は抗原に反応して増殖，分化を行う(**図 2-9**)．一方，TCR からの刺激だけが入ると T 細胞はその反応性を失う．

1 ● CD4 T 細胞

CD4 T 細胞の大部分は，他のリンパ球サブセットの機能を助ける役目をもつことから，**ヘルパー T 細胞**と呼ばれる．抗原刺激により分化して，そ

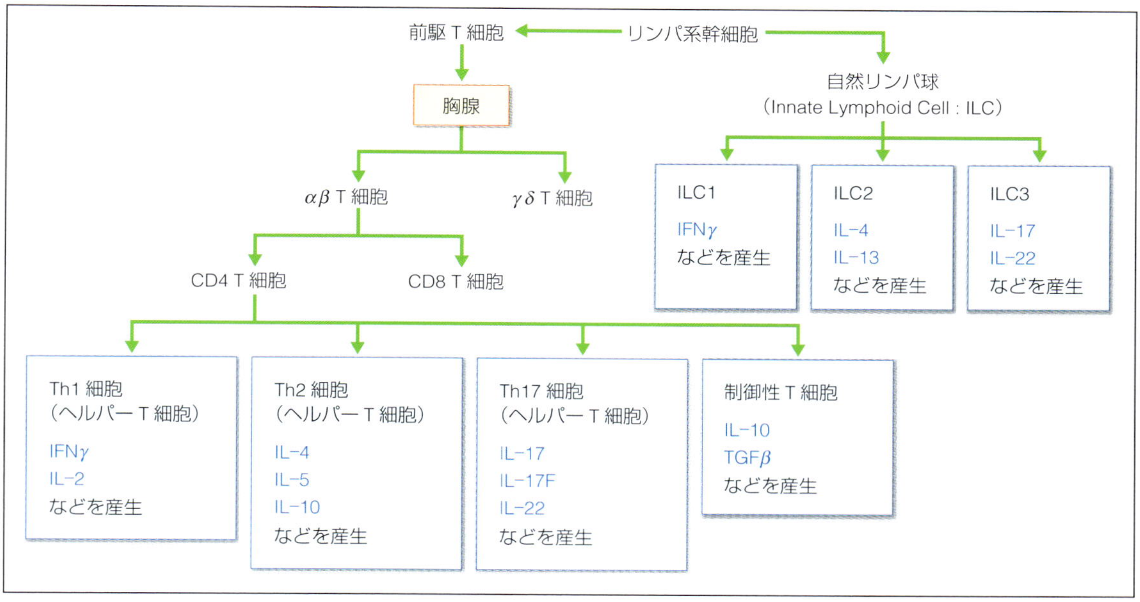

図 2-10 T 細胞の分化

前駆 T 細胞は胸腺に入り，αβ T 細胞あるいは γδ T 細胞に分化する．αβ T 細胞はコレセプターとして CD4 あるいは CD8 を発現し，CD4 T 細胞はヘルパー T 細胞あるいは制御性 T 細胞として機能する．ヘルパー T 細胞は活性化を受けると，さらに Th1，Th2 あるいは Th17 のサブセットに分化して，それぞれ種々のサイトカインを分泌する(T 細胞→151 頁参照)．Th サブセットに対応した自然リンパ球のサブセットも種々のサイトカインを分泌する．

の産生するサイトカインの種類によって，Th1 細胞，Th2 細胞，Th17 細胞などに分けられる(図 2-10，ヘルパー T 細胞→239 頁参照)．

Th1 細胞は IL-2，IFNγ を産生して細胞内寄生微生物に対する感染防御や遅延型過敏症などの細胞性免疫に関与する．

Th2 細胞は IL-4，IL-5，IL-10 などを産生して B 細胞の抗体産生を助けると共に好酸球や好塩基球などの活性化を介して寄生虫排除に機能する．

Th17 細胞は IL-17 を産生して，細胞外寄生細胞(上皮に付着するタイプの細菌など)の排除や炎症，自己免疫疾患の発症に関与する．

この他に，CD4 T 細胞の中には免疫反応に対して負の制御をする**制御性 T 細胞**(Treg)があり，自己免疫反応を防ぐなど，免疫反応のバランスをとるために重要な細胞として働く．

2 ● CD8 T 細胞

CD8 T 細胞は抗原刺激により**キラー T 細胞**に分化し，細胞傷害性を発揮してウイルスなどに感染した細胞やがん細胞を生体から除去するのに働く．

B B 細胞

B 細胞は，胸腺で産生される T 細胞とは発生的にも機能的にも全く異なり，哺乳類では胎生期は肝臓で産生され，その後は骨髄で主に産生されるようになる．骨髄で産生された未熟 B 細胞は，その後一定の分化過程を経て，成熟 B リンパ球として末梢血に放出され，血液系，リンパ管系を介して二次リンパ組織間を循環する(B 細胞→167 頁参照)．

通常の免疫反応に主にかかわるのは **B2 細胞**である．B 細胞には B1 細胞と B2 細胞と呼ばれる 2 種類が存在する(**図 2-11**)．腹腔内には特殊な B 細胞が存在し，細胞表面に CD5 分子を発現していることから **CD5 B 細胞**(あるいは **B1 細胞**)と呼ばれ，二次リンパ組織や末梢血に存在する普通の B 細胞(B2 細胞)とは区別される．B1 細胞は通常の B 細胞よりも初期に発生する．自己複製能力が強く，また細菌壁などに存在する多糖類に反応するがその特異性は弱い．CD5 欠損マウスでは肺炎球菌にかかりやすく，この細胞は腹腔内での初期防御に関与している可能性が示唆され

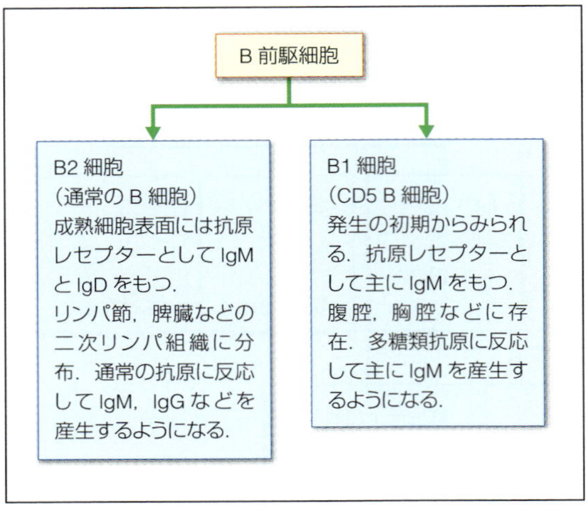

図 2-11　B 細胞の分化
B 細胞は B1 細胞と B2 細胞に分化する．末梢血やリンパ組織中の B 細胞のほとんどは B2 細胞である．一方，B1 細胞は胸腔や腹腔などに存在する．

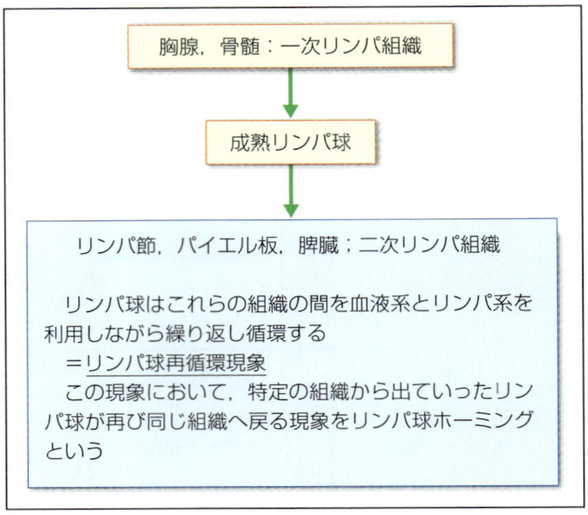

図 2-12　成熟リンパ球の動態
成熟した T，B リンパ球は一次リンパ組織を離れて，二次リンパ組織に移住し，血液系とリンパ系を介して再循環する．これがリンパ球再循環現象である．

ている．

発生初期の B 細胞表面には**抗原レセプター**として免疫グロブリン **IgM** と **IgD** が発現しているが B 細胞はリンパ節や脾臓などの二次リンパ組織の一次濾胞において抗原に出会うと，分裂，増殖して，二次濾胞を形成し，抗原刺激によって IgG をつくる B 細胞へとクラススイッチする．その後，形質細胞となり，免疫グロブリンを分泌するようになる．この分泌された免疫グロブリンがすなわち抗体であり，これは B 細胞表面に存在していた抗原レセプターが膜型から分泌型に変換したものである．

B 細胞は MHC クラスⅠ，クラスⅡ分子を細胞表面に発現して，T 細胞に対する抗原提示細胞としても機能することができるが，二次免疫反応に限られる．それは，ナイーブ B 細胞（外来抗原にさらされたことがない B 細胞）では T 細胞を活性化する補助刺激レセプターリガンドの発現が弱く，活性化を受けてからこれらの分子の発現が強くなるからである．

9 免疫系を司る免疫組織とその間の細胞交通

リンパ球の生産，分化が起こる組織は**一次リンパ組織**（あるいは中枢リンパ組織），成熟したリンパ球が免疫反応を行う組織は**二次リンパ組織**（あるいは末梢リンパ組織）と呼ばれる．

ヒトの一次リンパ組織は，T 細胞を産生する**胸腺**と B 細胞を産生する**骨髄**である．これらの組織では，外来抗原に依存せずにリンパ球の生産，分化が行われる．一方，脾臓，リンパ節などの二次リンパ組織では，その発達，細胞分化は外来抗原による刺激に依存する．

成熟したリンパ球は二次リンパ組織間を血液系，リンパ系の 2 つの循環系を使って繰り返し循環する．これをリンパ球再循環現象という（**図 2-12**）．白血球の中でもリンパ球のみにみられる現象である．この現象において，1 つの組織から出ていったリンパ球がまた同じ組織に戻る傾向のことを**リンパ球ホーミング**という．例えば，一度，腸管に入った細胞は再び腸管に戻る傾向があり，これは腸管においてリンパ球がインプリンティングを受けるからと考えられている（リンパ球トラフィキング→176 頁参照）．

リンパ球が認識する抗原は，通常，樹状細胞に運ばれるなどしてリンパ節などの二次リンパ組織に入ってくる．リンパ球は二次リンパ組織を繰り返して出入りするために，抗原特異的リンパ球が侵入抗原と必ず出会い，反応できるしくみになっている．

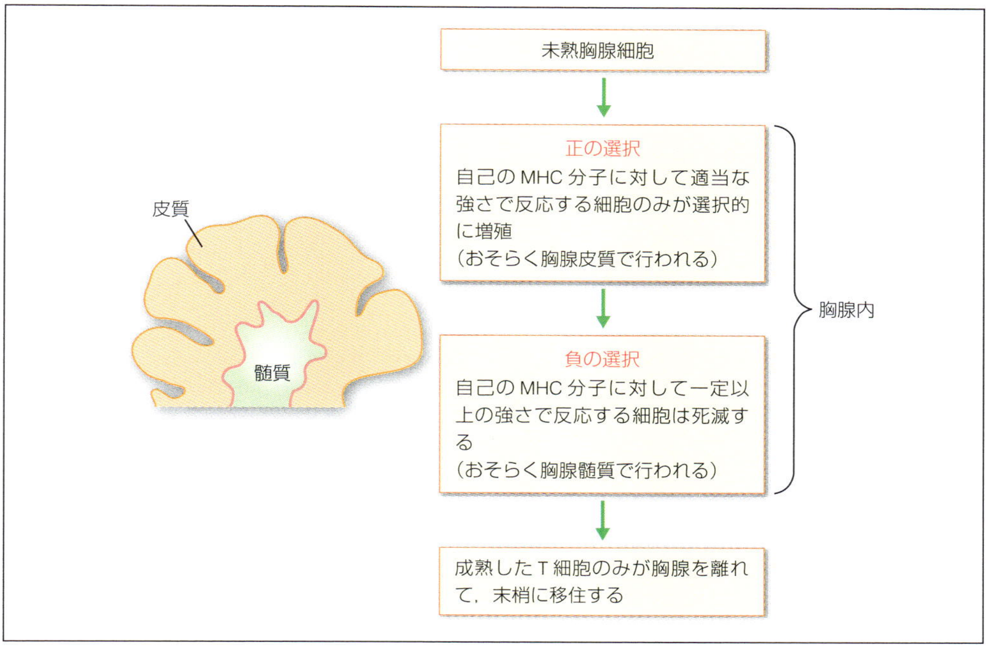

図 2-13　胸腺と胸腺内での T 細胞の正の選択と負の選択
胸腺は小葉構造をとり，それぞれの小葉は皮質と髄質からなる．胸腺はいわば学校のようなものであり，成熟中の T 細胞は胸腺中でストローマ細胞と相互作用を行うことにより，教育あるいは選択（＝正の選択と負の選択）を受け，生き残ったものだけが成熟 T 細胞として末梢に移住する．

A 一次リンパ組織

1 胸腺

胸腺は T 細胞を生産する一次リンパ組織である．心臓のすぐ上に位置して，皮質と髄質からなり，小葉構造をもつ（**図 2-13**）．皮質，髄質の網目構造を形成する上皮細胞や髄質の樹状細胞などは胸腺細胞／リンパ球に対して，ストローマ stroma（間質）細胞と総称される．

ストローマ細胞はその細胞表面上に MHC 分子を発現して胸腺特異的な微小環境を提供し，MHC を介して胸腺リンパ球と相互作用を行う．この際に，自己 MHC 分子に対して適当な強さで結合できるリンパ球は選択的に増殖，分化する（**正の選択** positive selection）が，自己 MHC 分子に一定レベル以上に強く結合するリンパ球は死滅して除去される（**負の選択** negative selection）．そしてこれらの両方の選択を受けたリンパ球のみが髄質を経て，成熟 T 細胞として末梢の二次リンパ組織に移住する（**図 2-13，** 正の選択→157 頁，負の選択→159 頁参照）．すなわち，この機構により体に害を与えるような自己反応性 T 細胞は胸腺で除去され，非自己を認識できる T 細胞のみが胸腺という「学校」の「卒業生」として末梢に送り出されると考えられている．

2 骨髄

造血は胎生期に肝臓で始まり，胎生中期以降には骨髄に移行する．骨髄には胸腺と同じくストローマ細胞により提供される特異的な微小環境が存在し，造血幹細胞はこの環境と相互作用しながら各血球系列に分化する．中でも，造血幹細胞からリンパ球系列への分化のコミットメント（運命づけ）は骨髄で行われる．

このような細胞が胸腺へ移住すると，T 細胞をつくる．

一方，リンパ球系へコミットメントを受けた細胞が骨髄内で分化，増殖すると，抗原レセプターを発現する B 細胞へ分化するようになる．したがって，骨髄では B 細胞系列の最も未熟なものから表面免疫グロブリンを発現する成熟 B 細胞までが存在する．成熟の過程で自己反応性の B

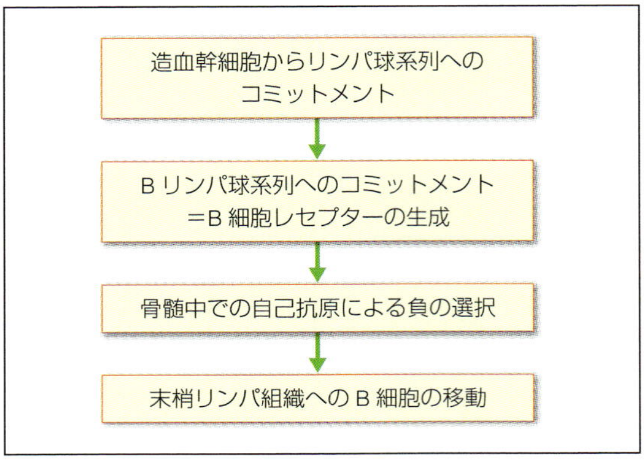

図 2-14　骨髄での B 細胞の産生と末梢への移動
造血幹細胞からリンパ球系列への分化のコミットメント（運命づけ）は骨髄で行われる．B 細胞へのコミットメントを受けた細胞は骨髄内で分化，増殖し，抗原レセプターを発現するようになる．成熟の過程でおそらく自己反応性の B 細胞は除去され，適切な反応性をもつ B 細胞のみが二次リンパ組織へ移住する．

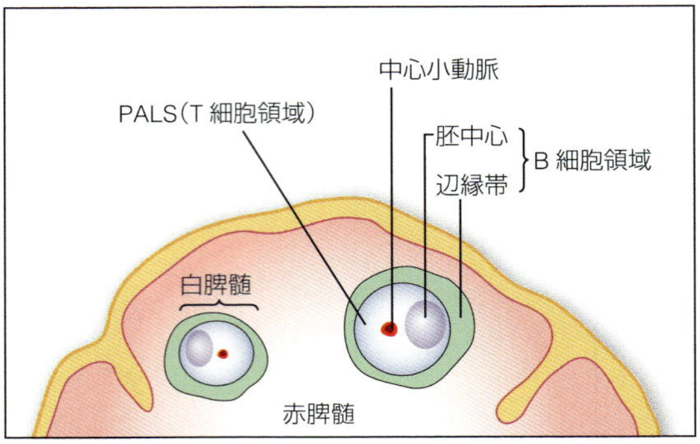

図 2-15　脾臓の構造
脾臓は主に白脾髄と赤脾髄からなる．白脾髄の中心小動脈の周囲は PALS と呼ばれ，T 細胞が密集して存在する．PALS には樹状細胞も豊富に存在する．白脾髄中には B 細胞からなる一次濾胞と二次濾胞が存在する．濾胞内では特殊な樹状細胞が抗原を捕捉して B 細胞に抗原提示をする．白脾髄の外側には辺縁帯があり，主に B 細胞とマクロファージが存在する．赤脾髄にはマクロファージが多数存在して，血流から持ち込まれる抗原を貪食，除去する．

細胞は除去され，成熟した適切な反応性をもつ B 細胞のみが最終的に骨髄を離れて二次リンパ組織へ移住する（図 2-14，B 細胞→167 頁参照）．

B 二次リンパ組織

1 ● 脾臓

脾臓は血行性に侵入してきた抗原を捕捉し，免疫応答を開始させる．脾臓は主に**白脾髄**と**赤脾髄**からなる（図 2-15）．白脾髄は主にリンパ球からなる．白脾髄の中心部分の小動脈の周囲には T 細胞が密集して存在し，この部分は**小動脈周囲リンパ球鞘** periarteriolar lymphoid sheath（PALS）と呼ばれる．PALS には樹状細胞が存在し，抗原を取り込み，消化して T 細胞に抗原提示する．

一方，B 細胞は PALS の傍らに集団を形成して存在する（一次濾胞）．抗原刺激があると B 細胞の活発な増殖巣であるリンパ濾胞（二次濾胞）が形成され，濾胞内に**胚中心** germinal center と呼ばれる構造が出現する．

胚中心では B 細胞の増殖，分化と免疫グロブリンのクラススイッチ（IgM から IgG などへの抗体のクラスの変化）が起こる．濾胞内では特殊な**濾胞樹状細胞** follicular dendritic cell（FDC）が網目を形成し，リンパ節に流入してくる抗原を捕捉して B 細胞に抗原提示をする（B 細胞の活性化，増殖とプラズマ細胞への分化→247 頁参照）．

白脾髄の外側には**辺縁帯**と呼ばれる領域があり，主に B 細胞とマクロファージが存在する．

赤脾髄は静脈洞間の構造で静脈血を多量に含むため赤くみえる．マクロファージが多数存在して，血流から持ち込まれる抗原を貪食，除去し，フィルターとしての役割を果たす．緊急時には赤脾髄で造血が行われ，これは髄外造血と呼ばれる．

2 ● リンパ節

リンパ節は，胸腺や骨髄から成熟 T，B 細胞が血行性に移住することにより形成される．リンパ節の外周は被膜に覆われ，被膜には輸入リンパ管が連結し，この輸入リンパ管を介してリンパ液，外来性抗原，抗原を捕捉した樹状細胞などはリンパ節実質に入る．そして流入したリンパ液は皮質，髄質を経て門と呼ばれる部分にある輸出リンパ管からリンパ節を去る（図 2-16）．

リンパ球は輸入リンパ管および動脈からリンパ節に流入するが，輸入リンパ管から入るリンパ球は全体の 5％以下で，大部分のリンパ球は**高内皮細静脈** high endothelial venule（HEV）という特殊な血管を介して血行性にリンパ節に移住してくる（リンパ球トラフィキングの分子機構→176 頁参照）．

リンパ節 HEV は血中リンパ球を特異的に認識して捕捉し，血管外に移行させる機構が存在する．

一方，大部分の樹状細胞は輸入リンパ管からリ

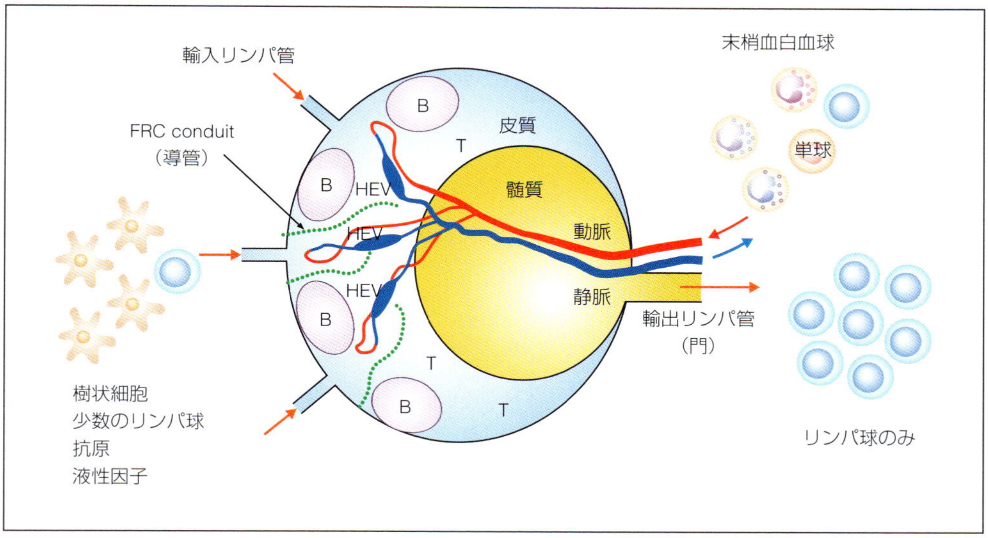

図 2-16　リンパ節の構造
リンパ節は皮質と髄質からなる．皮質の辺縁部には主にBリンパ球からなる濾胞がある．その周囲（傍皮質）には高内皮細静脈（HEV）が豊富に存在し，リンパ節に血行性に移動してくるリンパ球のほとんどはこの血管を介して流入してくる．HEV 周囲には成熟 T 細胞が密に存在する．樹状細胞などの抗原提示細胞は末梢組織から輸入リンパ管を経てリンパ節に入り，HEV 周囲に局在して，T 細胞に抗原提示を行う．リンパ節のさらに深部は髄質と呼ばれ，髄索という索状の構造に多数のマクロファージとプラズマ細胞が付着している．HEV を介してリンパ節に移住してくる細胞はリンパ球のみである．一方，輸入リンパ管を介して移住してくる樹状細胞は通常，そのリンパ節で死滅する．このために輸出リンパ管からリンパ節外に移動していく細胞はリンパ球のみである．

ンパ節内に入り，抗原を運び入れて免疫反応を開始する役割をもつ．

リンパ節は皮質と髄質からなる．皮質の辺縁部には主にBリンパ球からなる濾胞がある．脾臓の場合と同様に，抗原未刺激のものを**一次濾胞**，抗原刺激を受けて内部に胚中心をもつものを**二次濾胞**という．二次濾胞の中にはB細胞に抗原提示をする特殊な濾胞樹状細胞（FDC）が存在する．Bリンパ球の分化，増殖，クラススイッチングは胚中心で行われる（B 細胞の活性化，増殖とプラズマ細胞への分化➡247 頁参照）．

皮質には HEV が豊富に存在する．その周囲には成熟T細胞と共に樹状細胞が集合してみられ，T細胞に対する抗原提示はここで行われる．また，被膜から HEV 周辺部へは導管様の構造が存在して，輸入リンパ管経由の抗原やケモカイン（遊走誘導因子）などの液性因子は HEV 周囲に選択的に運び込まれる．この構造は線維芽細胞様の細網細胞 fibroblastic reticular cell（FRC）によって形成されているので，導管（FRC conduit）と呼ばれる．

リンパ節のさらに深部は髄質と呼ばれ，髄索という索状の構造に多数のマクロファージとプラズマ細胞が付着している．プラズマ細胞は濾胞内で増殖したB細胞が分化してできたもので，活発に抗体を産生する．

3 ● 粘膜関連リンパ組織（MALT）

気道や消化管に付属したリンパ組織は粘膜関連リンパ組織 mucosa-associated lymphoid tissues（MALT）と総称される．腸管に付属するものは腸管関連リンパ組織 gut-associated lymphoid tissue（GALT），気道に付属するものは気道関連リンパ組織 bronchus-associated lymphoid tissue（BALT）とそれぞれ呼ばれ，いずれも主に IgA 抗体を産生して**粘膜免疫**を媒介する**二次リンパ組織**である（粘膜における免疫ホメオスタシス➡197 頁参照）．

BALT の1つとして**扁桃**がある．口から侵入する抗原に対して免疫応答を行い，発達した胚中心が多数みられる．扁桃に細菌感染が起きているのが扁桃腺炎であり，小児にしばしばみられる．

パイエル板は MALT の1つであり，空腸と回

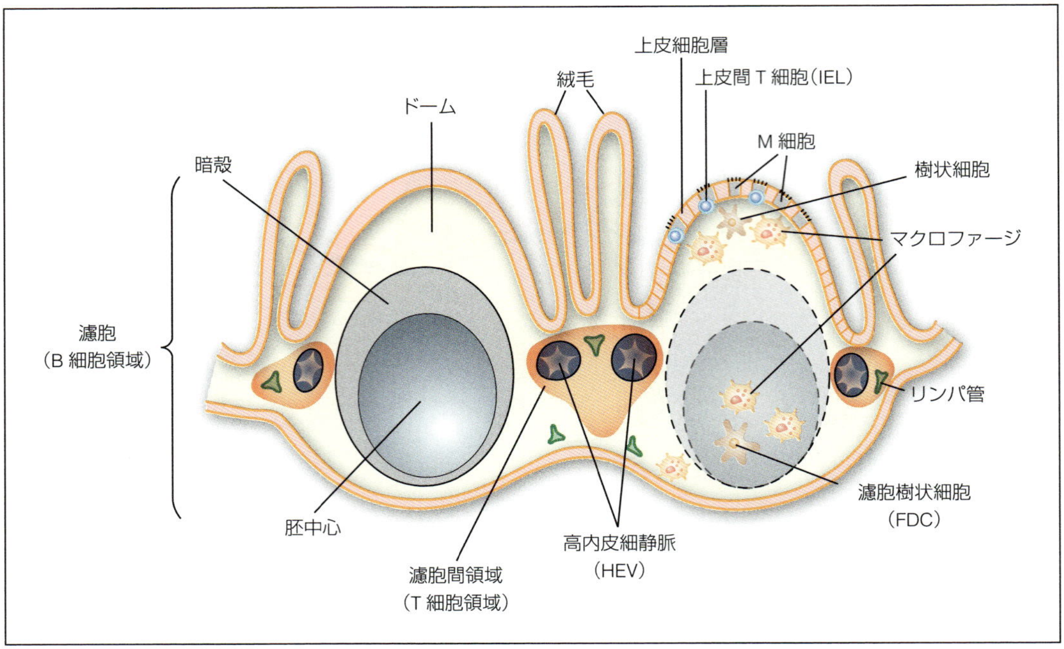

図2-17　パイエル板とその周囲の構造
パイエル板は上皮，ドーム，濾胞，濾胞間領域からなる．抗原は上皮を介してM細胞により取り込まれる．濾胞間領域にはT細胞とHEVが存在し，濾胞にはB細胞が集積する．

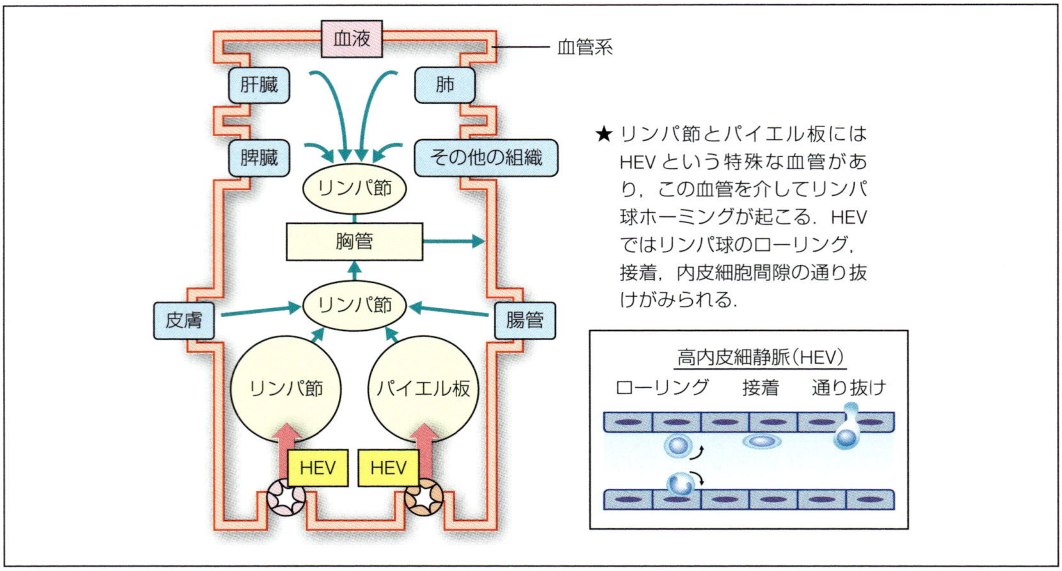

図2-18　リンパ球ホーミング
リンパ球は血管系を介して全身の臓器をめぐる．リンパ節とパイエル板にはHEVと呼ばれる血管が存在し，この血管からリンパ球はリンパ組織実質へ移行する．リンパ球はリンパ節を離れた後，胸管に入り，胸管は左鎖骨下静脈に繋がっていることから，リンパ管中のリンパ球は血液系へと戻る．HEV内腔では，リンパ球のみならず好中球などもローリング現象を示すが，最終的に内皮細胞に接着して血管外に移行するのはリンパ球のみである．この現象には接着分子とケモカインが重要な働きをする．

腸の被膜直下に多数存在する．構造的には上皮，ドーム，濾胞，濾胞間領域に分けられる(**図 2-17**)．上皮から M 細胞を介して取り込まれた抗原はドームに存在するマクロファージや樹状細胞により消化，分解され，さらに T 細胞に提示される．濾胞間領域には多数の T 細胞が HEV 周囲に集積し，濾胞には B 細胞が集積する．将来 IgA を産生するようになる B 細胞は濾胞で感作(抗原刺激)を受け，輸出リンパ管から胸管を経て血中に入り，その後腸粘膜固有層に移住して IgA 産生細胞となる．

腸管上皮層には CD8 分子の中でも CD8α のみを発現する**上皮間 T 細胞** intraepithelial T lymphocyte(IEL)が存在する．IEL はキラー細胞としての活性をもち，ウイルスなどに感染した腸管上皮細胞を除去し，感染物質に対する最前線での防御に関与すると考えられている．

一方，粘膜固有層には多数の T 細胞，B 細胞や抗体を産生するプラズマ細胞が存在する．ここに存在する T 細胞は IEL とは異なり，CD4 陽性のものが多く，ヘルパー T 細胞として活性をもつ．腸管は絨毛構造をもつことから，その内面の表面積は極めて大きく，その結果粘膜固有層に存在するリンパ球の数は非常に多い．体内に存在する全リンパ球の 1/10 はこの部位に存在することから，腸管は二次リンパ組織ともいえる．

C リンパ球再循環

リンパ球再循環を臓器ごとにみると，末梢リンパ節から出ていったリンパ球は再び末梢リンパ節に戻り，パイエル板をはじめとする腸管系リンパ組織から出ていったリンパ球は再び同じリンパ組織に戻る傾向がみられる．この現象を**リンパ球ホーミング**と呼ぶ(**図 2-18**)．これも必要な場所に必要な細胞を動員することを可能にする免疫調節機構の 1 つと考えられる(リンパ球トラフィキング ➡176 頁参照)．

免疫系は，他の生体系とは異なり，その反応を担当する組織が体中に分散している．それにもかかわらず免疫系が 1 つの機能系のように調和のとれた免疫反応を起こすことができるのは，多彩な機能をもつリンパ球が，体中に張り巡らされた血管とリンパ管を介して，リンパ組織の｢特定な場所｣を循環し，必要な胚に抗原特異的に集まり，そこで免疫細胞同士が相互作用を行い，免疫反応を開始し，調節するからである．

血中のリンパ球は，リンパ節内の特殊な小静脈である**高内皮細静脈**(HEV)を介してリンパ節に移動する．HEV の内腔では，リンパ球のみが内皮細胞表面に接着し，内皮細胞の間隙を通り抜けてリンパ節実質に移行する．

この内皮細胞への接着が起こるためには，**ローリング**という現象が起こることが必須である．ローリングとは，早い速度で血中を流れていた細胞が内皮細胞の近くで速度を緩め，内皮細胞の上を転がる現象のことで，リンパ球のみならず好中球も HEV 内腔でローリングを示す．このローリング，内皮細胞への接着，内皮細胞間隙の通り抜けにはこの部位に選択的に高い発現を示す数種類の接着分子とケモカインが関与する．すなわち，HEV における選択的なリンパ球の血管外移動現象は，部位特異的な**接着分子**と**ケモカイン**の機能的な相互作用により媒介される．

10 サイトカイン，ケモカインとその機能的役割

サイトカインとは細胞がつくる(cyto-)生理活性物質(-kine)の意味である．免疫細胞がつくるサイトカインの多くは**インターロイキン** interleukin とも呼ばれる．インターロイキンとは，その名のごとく，白血球間 inter-leukocyte の相互作用を媒介し，免疫反応の強さや方向性を規定する可溶性の分子群である．

サイトカインは抗原非特異的に働く機能分子であるが，抗原特異的な反応を誘導する第二次シグナルとして働く．これは，抗原刺激により活性化を受けた細胞のみにサイトカインレセプターの発現が誘導されるからである．このタイムリーなレセプター発現は，サイトカインを必要とする細胞のみがシグナルを受け取ることができる仕組みの基盤となっている．

ケモカインは，免疫細胞を局所に呼び寄せる作用をもつサイトカインの一群であり，細胞膜を 7 回貫通して G タンパク質と共役して働くケモカインレセプターに作用して働く．接着分子と共に免疫細胞の動態を制御するために必要不可欠の分子群である(サイトカイン，ケモカインによるホメオス

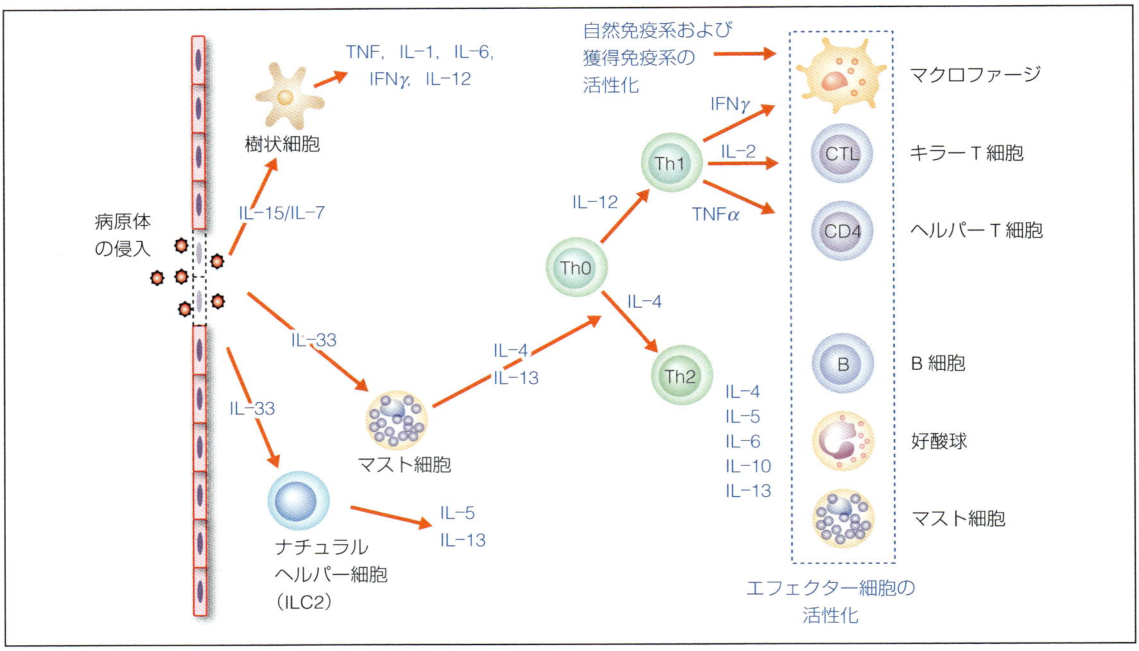

図 2−19　病原体の侵入により引き起こされる T 細胞の増殖，分化とそれに伴い起こるエフェクター細胞の活性化
病原体の侵入により，樹状細胞が活性化されて IL−12 が産生された場合には，Th1 細胞の分化が進み，マクロファージ，キラー T 細胞，活性化ヘルパー T 細胞などのエフェクター細胞（病原体に直接働く細胞）が産生されるようになる．一方，マスト細胞が活性化されて IL−4 や IL−13 などが産生された場合には，Th2 細胞の分化が進みやすくなり，その結果，B 細胞，好酸球，マスト細胞などのエフェクター細胞の活性化が起こる．

タシス維持→184 頁参照）．

A サイトカインの生物学的作用

免疫システムがつくられるときや免疫反応が起こるときには，その際に産生されるサイトカインが主役として働く．例えば，病原体が上皮細胞を介して生体内に侵入すると，上皮細胞は IL−7 や IL−15 を分泌して樹状細胞の活性化に働く（**図 2−19**）．病原体自体による刺激と共にこれらのサイトカイン刺激を受けた樹状細胞やマクロファージは TNFα，IL−1，IL−6，IL−12，IFNγ などのサイトカインを産生し，局所の炎症反応を引き起こす．これらのサイトカインは自然免疫系の樹状細胞や NK 細胞，さらには NKT 細胞に働いてアジュバント作用を高め，獲得免疫反応の始動を促す（液性因子→272 頁参照）．

また，活性化された上皮細胞から分泌される IL−33 はマスト細胞や好塩基球を活性化して IL−4 や IL−13 をつくらせる．またナチュラルヘルパー（NH）細胞（現在は ILC2 と呼ばれる）を活性化して IL−5 や IL−13 をつくらせる．これらが自然免疫から獲得免疫の橋渡し状況をつくり出し，**獲得免疫反応**が開始される．

1 ● Th1/Th2 バランスと療法

これらの自然免疫からのアジュバント刺激と共に樹状細胞からの抗原刺激を受けると，ヘルパー T（Th）細胞は活性化を起こす．この TCR 刺激の際に IL−12 が産生されると Th1 細胞の分化が誘導され，さらに，**Th1 細胞**は，IFNγ，IL−2，TNFα などのサイトカインを産生し，主にマクロファージの活性化を介して**感染防御反応**に働く．

一方，IL−4 が働くと **Th2 細胞**への分化が誘導される．Th2 細胞は IL−4，IL−5，IL−6，IL−10，IL−13 などのサイトカインを産生し，好酸球や好塩基球の活性化を促し**アレルギー反応を誘導**し，Th1 反応を抑制する．

すなわち，Th1 細胞から産生された IFNγ は Th2 細胞への分化を阻害し，IL−4 は Th1 細胞への分化を阻害すると共に Th2 細胞への分化を促

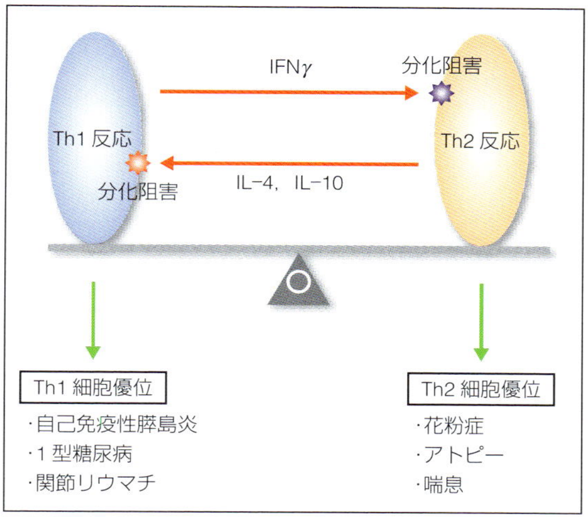

図 2–20　Th1 細胞と Th2 細胞のバランス
Th1 細胞が産生する IFNγ は Th2 細胞の分化を抑制し，一方，Th2 細胞が産生する IL−4，IL−10 は Th1 細胞の分化を抑制する．通常は，サイトカインがお互いに働き合うことにより，Th1，Th2 のバランスが保たれているが，ある種の疾患ではこのバランスが崩れ，どちらかが優位となり，炎症状態が亢進すると考えられている．例えば，Th1 細胞の活性化が進みすぎると，自己免疫性膵島炎，1 型糖尿病や関節リウマチのような病態形成につながる．Th2 細胞の活性化が進みすぎると，B 細胞の活性化が起こり，花粉症，アトピー，喘息などの病態形成につながる．

進する．つまり，ヘルパー T 細胞においてはサイトカインを介した Th1/Th2 細胞分化のフィードバック機構が存在し，これにより Th1/Th2 バランスが調節されていると考えられている．

このサイトカインによる調節機構が破綻して **Th1/Th2 バランス**が崩れると，一方向性の偏った免疫反応が起こり，疾患の発症に繋がると考えられている（**図 2–20**）．例えば，関節リウマチや自己免疫性の膵島炎とそれに引き続いて起きる 1 型糖尿病では，自己抗原によって活性化された Th1 細胞が IFNγ を介してマクロファージをさらに活性化し，炎症部位で産生されるトランスフォーミング増殖因子 β（TGFβ）や IL−6 の働きにより Th17 細胞とマクロファージの浸潤をもたらし，**自己免疫疾患**を発症する（自己免疫→363 頁参照）．

一方，花粉症やアトピーなどの**アレルギー性疾患**では，Th2 細胞がアレルゲンにより活性化されて IL−4 や IL−5 を産生するようになる．IL−4 は B 細胞の分化，増殖と共に免疫グロブリン遺伝子のクラススイッチングを引き起こして IgE の産生を促進し，アレルギー発症を促進する．また，IL−5 は好酸球の増殖を促し，また IL−13 は杯細胞のムチン産生を亢進する．これらが気道で起こると喘息が起こりやすい状態となる（アレルギー→348 頁参照）．

2 ● 造血系に作用するサイトカイン

サイトカインの中でも，**造血幹細胞因子** stem cell factor（SCF，c-Kit リガンド），IL−7，IL−3，顆粒球コロニー刺激因子（G−CSF），マクロファージコロニー刺激因子（M−CSF），顆粒球マクロファージコロニー刺激因子（GM−CSF）などは**造血系細胞の増殖や分化を制御**する．例えば，SCF，IL−3，IL−7 は B 細胞，T 細胞の初期分化に必須である．G−CSF は顆粒球の分化，増殖に，M−CSF はマクロファージの分化，増殖に働き，GM−CSF は造血前駆細胞の増殖を支持する．このことから GM−CSF は骨髄移植やがんの化学療法の際に造血系細胞増殖のための有力な手段として臨床的に用いられている．

B ケモカイン，ケモカインレセプターとその作用

ケモカインとは，サイトカインの中でも共通の構造を示す分子量 10 kD 程度の**塩基性ヘパリン結合性分泌タンパク質**の一群であり，chemotactic cytokine（走化性サイトカイン）からつくられた言葉である．その名のとおり，細胞に走化性を誘導し，ケモカイン産生局所へ動員する役割がある．

ヒトではこれまでに 50 種類近くのケモカインが同定されている．一方，ケモカインレセプターはいずれも細胞膜を 7 回貫通する構造をもつ，G タンパク質共役型レセプター G-protein-coupled receptor（GPCR）である．

ケモカインは種々の細胞により産生され，恒常的な**リンパ球の再循環現象**や**炎症細胞の局所への浸潤**に必須の役割を果たす．例えば，恒常的にみられる T 細胞のリンパ節への流入には CCL19（ELC），CCL21（SLC），B 細胞のリンパ節流入には CXCL13（BLC），CCL21（SLC），CXCL12（SDF−1α）が必須であり，いずれもリンパ球ホーミングがみられる血管（HEV→176 頁参照）の内腔に発現し，そこを通り過ぎるリンパ球上のインテグリン

表 2–1　ケモカインとケモカインレセプター

ケモカイン名	通称	レセプター	主な機能
CC ケモカイン			
CCL1	I–309	CCR8	単球の動員
CCL2	MCP–1	CCR2	単球などの動員
CCL3	MIP–1α	CCR1, CCR5	種々の白血球の動員
CCL4	MIP–1β	CCR5	種々の白血球の動員
CCL5	RANTES	CCR1, CCR3, CCR5	種々の白血球の動員
CCL7	MCP–3	CCR1, CCR2, CCR3	種々の白血球の動員
CCL8	MCP–2	CCR3, CCR5	種々の白血球の動員
CCL9/CCL10		CCR1	?
CCL11	eotaxin	CCR3	好酸球，好塩基球，Th2 細胞の動員
CCL12		CCR2	種々の白血球の動員
CCL13	MCP–4	CCR2, CCR3	種々の白血球の動員
CCL14	HHC–1	CCR1, CCR5	?
CCL15	MIP–1δ	CCR1, CCR3	種々の白血球の動員
CCL16	HHC–4	CCR1, CCR2	?
CCL17	TARC	CCR4	活性化 T 細胞の動員
CCL18	DC–CK1	?	リンパ球，樹状細胞の動員
CCL19	MIP–3β/ELC	CCR7	T 細胞，樹状細胞の動員
CCL20	MIP–3α	CCR6	?
CCL21	SLC	CCR7	T 細胞，樹状細胞の動員
CCL22	MDC	CCR4	活性化 T 細胞の動員
CCL23	MPIF–1	CCR1	?
CCL24	Eotaxin–2	CCR3	好酸球，好塩基球，Th2 細胞の動員
CCL25	TECK	CCR9	腸管への T 細胞動員
CCL26	Eotaxin–3	CCR3	好酸球，好塩基球，Th2 細胞の動員
CCL27	CTACK	CCR10	皮膚への T 細胞動員
CCL28	MEC	CCR10	皮膚への T 細胞動員
CXC ケモカイン			
CXCL1	Groα	CXCR2	好中球の動員
CXCL2	Groβ	CXCR2	好中球の動員
CXCL3	Groγ	CXCR2	好中球の動員
CXCL4	PF4	CXCR3B	血小板凝集
CXCL5	ENA–78	CXCR2	好中球の動員
CXCL6	GCP–2	CXCR1, CXCR2	好中球の動員
CXCL7	NAP–2	CCR2	好中球の動員
CXCL8	IL–8	CXCR1, CXCR2	好中球の動員
CXCL9	Mig	CXCR3	活性化 T 細胞動員
CXCL10	IP–10	CXCR3	活性化 T 細胞動員
CXCL11	I–TAC	CXCR3	活性化 T 細胞動員
CXCL12	SDF–1α	CXCR4	種々の白血球の動員
CXCL13	BLC	CXCR5	B 細胞の動員
CXCL14	BRACK		B 細胞の動員
CXCL16		CXCR6	NKT 細胞の動員
XC ケモカイン			
XCL1	lymphotactin	XCR1	T 細胞，NK 細胞の動員
XCL2	SCM–1β	XCR2	?
CX3C ケモカイン			
CX3CL1	fractalkine	CX3CR1	T 細胞，NK 細胞，マクロファージなどの動員

を活性化すると共に，細胞遊走を誘導することによりその役割を果たす．これらのケモカインは主にリンパ球に働くので，**リンホイドケモカイン** lymphoid chemokine と呼ばれる．

一方，炎症巣における好中球の浸潤には CXCL8（IL–8）が，単球の浸潤には CCL2（MCP–1）が，好酸球の浸潤には CCL11（eotaxin）などが重要な役割を果たす（**表 2–1**）．これらのケモカインは主に炎症細胞浸潤の誘導に働くので，**炎症性ケモカイン** inflammatory chemokine と呼ばれる．

さらに最近，ケモカインは，組織形成における原始生殖細胞や造血系幹細胞の組織への移住，組織修復時の幹細胞を含む未分化細胞の傷害組織への移住などにも重要な役割を果たすことが次第に明らかになり，その役割について大きな注目を浴びている．

ケモカインは液性の因子であるが，塩基性が高くヘパリン結合性を示すことから，組織内で働く

表 2-2 サイトカインレセプターファミリーの分類

サイトカインファミリー	サイトカイン	レセプターのシグナル伝達
クラスⅠ	IL-2, IL-3, IL-4, IL-5, IL-7, IL-9, IL-11, IL-12, IL-13, IL-15, IL-21, IL-23, IL-27, GM-CSF, LIF, OSM, CNTF, leptin, Epo, Tpo, G-CSF, prolactin	JAK/STAT
クラスⅡ	IL-10, IL-19, IL-20, IL-22, IL-24, IFNα, β, γ	JAK/STAT
IL-1	IL-1, IL-18	TLR と同様．NF-κB の活性化
TNF/Fas	Fas リガンド , TNFα, TNFβ, RANKL, CD40 リガンド	レセプターの三量体化 NF-κB，カスパーゼの活性化
TGFβ	TGFβ，BMP，activin	Ser/Thr キナーゼ型レセプター SMAD の活性化
増殖因子	PDGF, FGF, EGF, NGF, VEGF, SCF	Tyr キナーゼ型レセプター
ケモカイン	CCL21, CCL19, CXCL13, CXCL12, CXCL8, CCL11, CCL5	7 回膜貫通型 G タンパク質共役型レセプター
その他	IL-16, IL-17, IL-25	

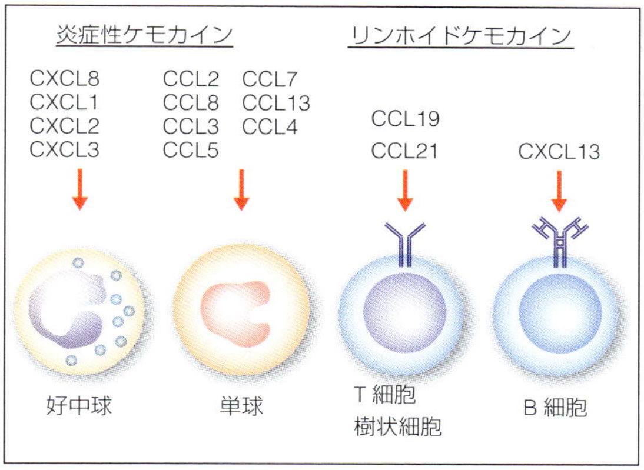

図 2-21 炎症性ケモカインとリンホイドケモカイン
好中球，単球などの炎症反応に関与する細胞に対してケモタキシスを誘導するケモカインを炎症性ケモカインと呼ぶ．一方，リンパ球，樹状細胞に対してケモタキシスを誘導するケモカインをリンホイドケモカインと呼ぶ．いずれも産生局所に標的細胞を呼びよせる働きをもつ．

ときには陰性荷電をもつプロテオグリカンなどの分子群に結合して局所に固相化されて働くと考えられる．そして，リンホイドケモカインの場合には，局所を通り過ぎるリンパ球に対して組織に固相化された形で提示され，リンパ球上のレセプターに結合し，細胞内のシグナル伝達過程を介してリンパ球上の β_2 インテグリンを迅速に活性化することにより，リンパ球の接着性，運動性を増強すると考えられている．すなわち，サイトカインの中でもケモカインは特殊な役割をもち，接着分子の機能調節を介して細胞動態の制御に関与する（図 2-21）．

C サイトカインファミリーとそのレセプター

サイトカインの中でも**インターロイキン**と命名されているものは現在，IL-1～ IL-37 まで存在する．またこれ以外に TNFα, TGF やケモカインなどがあり，これらのサイトカインはそのレセプターの構造によっていくつかのグループに分類することができる（**表 2-2**，➜NOTE）．

サイトカインレセプターの多くは複数のサブユニットからなり，**リガンド結合**と**シグナル伝達**に関与する **2 つのサブユニット**から構成されている．興味深いのは，このファミリーではいくつかのシグナル伝達分子が複数のレセプター間で共有されていることである（**図 2-22**）．例えば，T 細胞，B 細胞の初期分化，増殖に必要な IL-2，IL-4，

NOTE サイトカインレセプターの構造

クラスⅠ，クラスⅡサイトカインレセプターファミリーに属するものは共に，N 末端が細胞外，C 末端が細胞内に存在し，細胞膜を 1 回貫通する膜型タンパク質である．クラスⅠレセプターでは，細胞外領域に 4 つのシステイン残基の繰り返し，WS ボックスと呼ばれる特徴的なアミノ酸配列，フィブロネクチン様構造の繰り返し配列をもつ．クラスⅡレセプターでは，4 つのシステイン残基の繰り返しをもつが，WS ボックスと呼ばれる特徴的なアミノ酸配列やフィブロネクチン様構造の繰り返し配列はもたない．

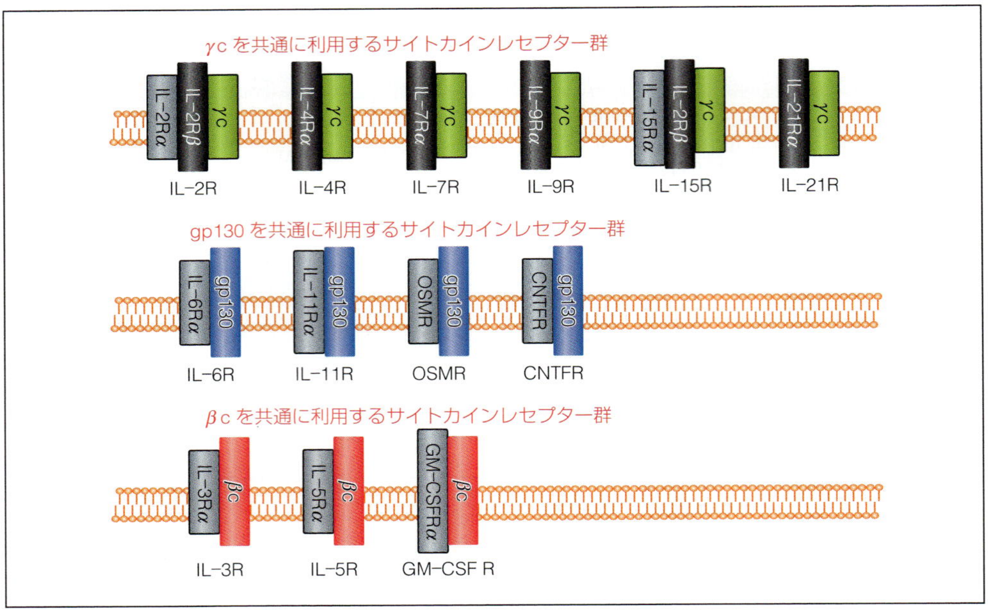

図 2-22　サイトカインレセプターにおけるレセプター構成成分の共有と使い分け
IL-2，IL-4，IL-7，IL-9，IL-15，IL-21 のレセプターはいずれも γc（コモン γ 鎖）を共通に用いる．IL-6，IL-11，OSM，CNTF のレセプターはいずれも gp130 を共通に用いる．IL-3，IL-5，GM-CSF のレセプターはいずれも βc（コモン β 鎖）を共通に用いる．

表 2-3　サイトカインのシグナル伝達における JAK/STAT の使い分け

サイトカイン	JAK	STAT
γc ファミリー		
IL-2, IL-7, IL-9, IL-15	JAK1, JAK3	STAT5a, STAT5b, STAT3
IL-4	JAK1, JAK3	STAT6
gp130 ファミリー		
IL-6, IL-11, CNTF, OSM	JAK1, JAK2, TYK2	STAT3
βc ファミリー		
IL-3, IL-5, GM-CSF	JAK2, JAK1	STAT5a, STAT5b
IFNα/β	JAK1, TYK2	STAT1, STAT2
IFNγ	JAK1, JAK2	STAT1
IL-10	JAK1, TYK2	STAT3
IL-12	JAK2, TYK2	STAT4, STAT3
G-CSF	JAK1, JAK2	STAT3
プロラクチン	JAK2	STAT5a, STAT5b
Epo（エリスロポエチン erythropoietin）	JAK2	STAT5a, STAT5b
TPO（トロンボポエチン thrombopoietin）	JAK2	STAT5a, STAT5b

IL-7，IL-9，IL-15，IL-21 レセプターのシグナル伝達サブユニットとして **γc 鎖**が共通して用いられている．同様に，IL-6，網様体神経栄養因子 ciliary neurotrophic factor（CNTF），オンコスタチン M oncostatin mapped（OSM），IL-11 レセプターのシグナル伝達ユニットとして **gp130** が用いられ，IL-3，IL-5，GM-CSF レセプターのシグナル伝達には **βc 鎖**が共通のシグナル伝達サブユニットとして用いられている．このために，特定の生物現象が複数のサイトカインで支配されることになり，サイトカインは機能的に重複性を示すことになる．

D サイトカインによるシグナル伝達

サイトカインレセプターのシグナル伝達はファミリーごとに異なる（**表 2-2**）．サイトカインがクラス I/II のサイトカインレセプターに結合すると，レセプターのサブユニットの会合が起こり，細胞内にシグナルが伝達される．そしてレセプターに構成的に結合している**チロシンキナーゼ** JAK（Janus kinase）が活性化され，次いで活性化 JAK によりレセプターの**チロシンリン酸化**が起こり，ここに細胞質に存在する**転写因子** STAT

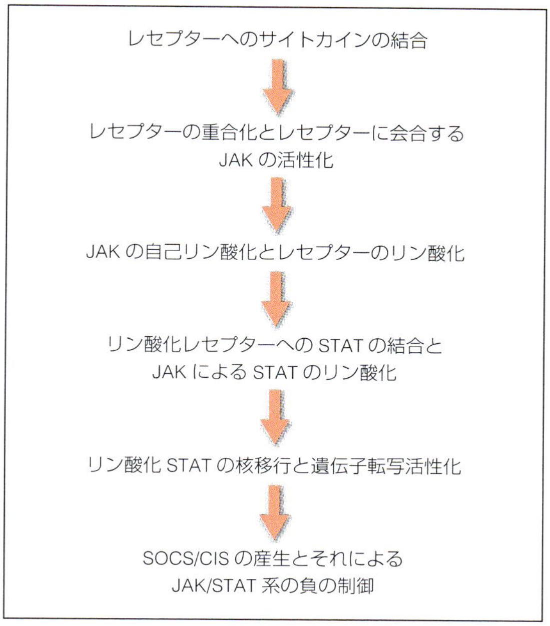

レセプターへのサイトカインの結合
レセプターの重合化とレセプターに会合する
JAK の活性化
JAK の自己リン酸化とレセプターのリン酸化
リン酸化レセプターへの STAT の結合と
JAK による STAT のリン酸化
リン酸化 STAT の核移行と遺伝子転写活性化
SOCS/CIS の産生とそれによる
JAK/STAT 系の負の制御

図 2-23　サイトカインレセプターによるシグナル伝達とその調節
サイトカインレセプターでは，リガンドの結合によりレセプターの重合化が起こり，それに伴いレセプターに会合する JAK の活性化が起こる．それにより JAK およびレセプターのリン酸化が起こり，STAT の結合と STAT のリン酸化が起こる．リン酸化 STAT は核へ移行して特定の遺伝子の転写の活性化を誘導する．一方，同時に負の制御系である SOCS/CIS が産生されるために，JAK/STAT 系が負に制御されるようになる．

(signal transducers and activators of transcription)が結合し，今度は STAT がチロシンリン酸化を受けて活性化される．活性化 STAT は核へ移行して遺伝子の転写を活性化する(**図 2-23**)．個々のサイトカインが利用する JAK/STAT の組み合わせはお互いに異なる(**表 2-3**)．

一方，JAK/STAT のシグナル伝達経路は主に SOCS/CIS(suppressor of cytokine signaling/cytokine inducible SH2 protein)ファミリー分子群により負に制御されている．CIS 分子群はサイトカインシグナルによって速やかに誘導される分子で，SH2 ドメインを有し，その作用の仕方は個々に異なる．すなわち，CIS ファミリーメンバーは，あるものはチロシンリン酸化された JAK あるいはサイトカインレセプターに結合し，あるものは JAK とレセプターの両者に結合し，いずれの場合にも JAK や STAT の活性化を阻害することにより，サイトカインシグナルを負に制御する(**図 2-23**)．

B 免疫系で使われるレセプターとそのシグナル

1 活性化レセプター

A 抗原レセプター

免疫系にはさまざまな抗原レセプターが存在する．B 細胞の表面に発現する膜型抗体〔**B 細胞レセプター** B cell receptor(BCR)〕が抗原だけを直接認識するのに対し，**T 細胞レセプター** T cell receptor(TCR)は抗原と MHC の複合体を認識する．さらに，種々の細胞に発現する **Fc レセプター**も抗原を結合した抗体を介して細胞に結合することから広義の抗原レセプターといえる．**NK レセプター**のように MHC 様分子をリガンドとしているレセプターもある．

多くのレセプターに共通する特徴は，リガンドを結合するサブユニット以外に，シグナル伝達に関与するサブユニットをもち，そこにはシグナル伝達を正に制御する構造が存在することである．例えば，NK レセプターの一部は細胞質内に **ITAM**（免疫レセプター活性化モチーフ immunoreceptor tyrosine-based activation motif)と名づけられたアミノ酸配列をもち(**図 2-24**)，Src ファミリーキナーゼによって 2 か所のチロシン残基がリン酸化を受けると Syk ファミリーキナーゼが結合し，活性化されてさらに下流の標的のチロシンリン酸化を誘導する(**図 2-25**)．

一部のレセプター型レクチンにおいても ITAM が使われる．

B TLR

TLR は IL-1 レセプターファミリーに属するレセプターであるが，リガンドはさまざまである(**図 2-2**)．レセプター細胞質内に TIR ドメインと名づけられた部分をもつ．この TIR ドメインに，やはり TIR ドメインをもつ MyD88，TRIF，TIRAP，TRAM と名づけられた分子が会合し，その下流の TRAF6 を介して NF-κB 経路を活性化する(**図 2-26**)．

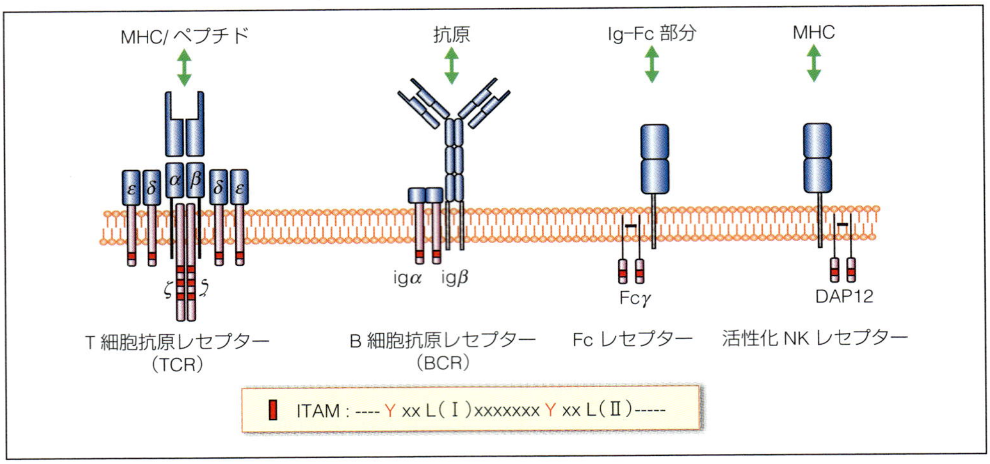

図 2-24　抗原レセプターと ITAM
T 細胞レセプター，B 細胞レセプター，Fc レセプター，活性化 NK レセプターは ITAM (▮) と呼ばれるアミノ酸モチーフをもつサブユニットと会合している．

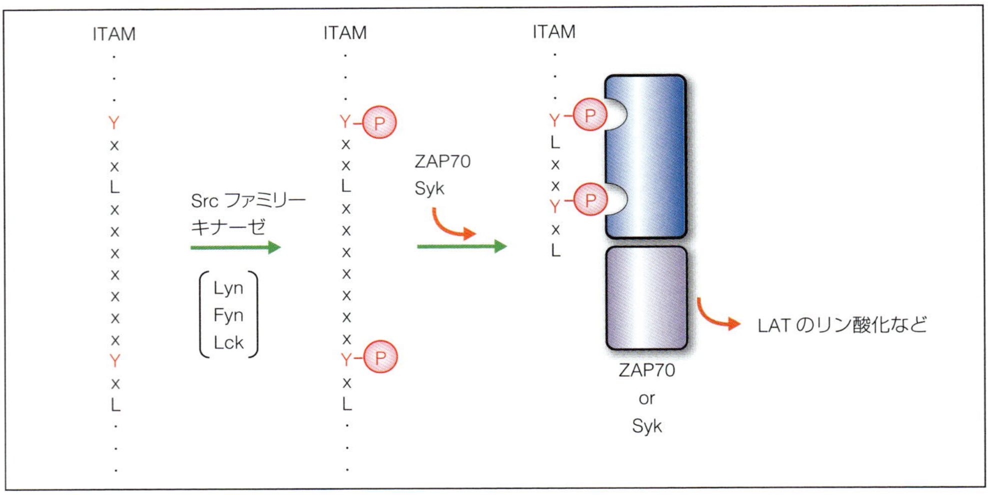

図 2-25　ITAM リン酸化を介したシグナル伝達
レセプターがリガンドの結合によって会合すると Src ファミリーキナーゼによって 2 か所のチロシン残基 (Y) がリン酸化される．リン酸化された 2 か所のチロシン残基に Syk ファミリーキナーゼが結合し，自己リン酸化によって活性化された Syk ファミリーキナーゼが膜タンパク質 LAT をリン酸化し，リン酸化された LAT に様々なタンパク質が会合して下流にシグナルを伝達する．

また，TLR の種類によっては IRF ファミリーを介したインターフェロン遺伝子発現に至る経路も活性化される．B 細胞や樹状細胞に発現する CD40 も同様のシグナル経路を共有する．

C チロシンキナーゼ型レセプター

造血幹細胞因子 stem cell factor (SCF) やマクロファージコロニー刺激因子 (M-CSF) のレセプターは，**EGF レセプター**に代表される**チロシンキナーゼ型レセプター**である．このレセプター群はリガンドの結合による二量体化で近接したレセプターの細胞質内部位をお互いにチロシンリン酸化することで活性化され，リン酸化チロシンに結合する **SH2 ドメイン**をもつさまざまなタンパク質を動員することで下流にシグナルを伝達する（**図 2-27**）．

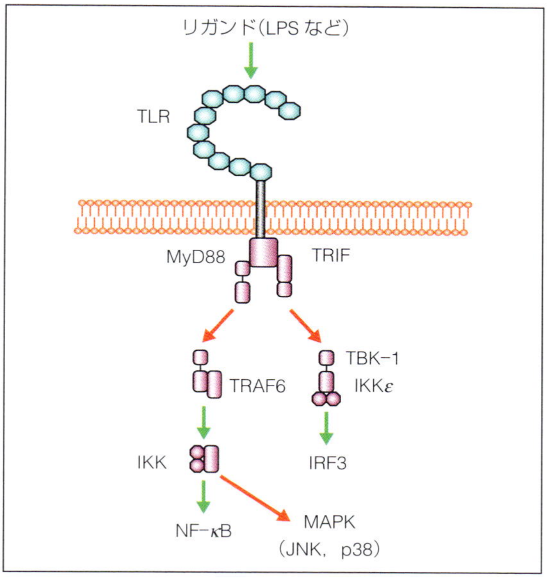

図 2-26　TLR のシグナル
TLR の細胞内ドメインには MyD88 あるいは TRIF(TLR4 のみ両方)が会合しており，リガンドの結合によってどちらの場合にも TRAF6 を介して NF-κB 経路が活性化されることでさまざまな炎症性サイトカインが誘導される．TRIF を介しては IRF 経路が活性化され，インターフェロン応答へ繋がる．

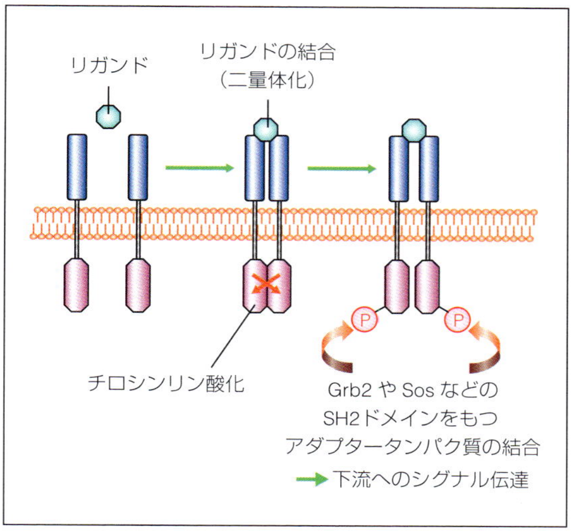

図 2-27　チロシンキナーゼ型レセプター
細胞内にチロシンキナーゼ活性をもつレセプターはリガンドの結合によって二量体化し，細胞内ドメインをお互いにチロシンリン酸化する．リン酸化されたドメインにさまざまなアダプタータンパク質が結合することで下流にシグナルを伝達する．

D Notch ファミリーレセプター

Notch ファミリーレセプターはリンパ球の初期分化などでその重要性が明らかにされているが，リガンドが結合することによってレセプタータンパク質の分解が誘導され，遊離した細胞質内部分が核へ移行して遺伝子発現を誘導する(**図 2-28**)．

E 接着分子

細胞間相互作用を司る一連のレセプターであり，しばしばシグナル伝達にも機能する(**図 2-29**)．例えば**インテグリン**は活性化シグナルを伝達するレセプターの下流で細胞質内部位がリン酸化されることによってリガンドに対する親和性が上昇する(inside-out signal)．また，リガンドの結合により，しばしば抗原レセプター刺激を増強するシグナルを伝達する(outside-in signal)．

2 抑制性レセプター

活性化シグナルを伝達するのに対し，活性化シグナルを抑制する機能をもつ一連のレセプターも存在する．

A 抑制性 Fc レセプター

IgG の Fc レセプターの中には抑制性のシグナルを伝達するものがある．例えば，FcγR Ⅱ B(ヒト)と FcγR Ⅱ(マウス)は，他の Fc レセプターが活性化シグナルを伝達するのに対し，これらのレセプターにリガンドが結合すると活性化シグナルを抑制することから，抑制性 Fc レセプターと呼ばれる．細胞質内には **ITIM**(immunoreceptor tyrosine-based inhibitory motif)と名づけられたアミノ酸配列をもつ(**図 2-30**)．活性化レセプターと抑制性レセプターにリガンド(抗原と抗体の複合体)が結合すると，この ITIM のチロシン残基がリン酸化され，その部位に SH2 ドメインをもった SHIP と名づけられた脱リン酸化酵素(ホスファターゼ)が結合する(**図 2-31**)．SHIP は PI3K(後述➡40 頁)の産物であるホスファチジルイノシトール(3, 4, 5)三リン酸(PIP3)の 5 位のリン酸基を除去するホスファターゼであり，この酵素も PI3K による反応を抑制する．

Fc レセプターに対する親和性は IgG のサブクラスによって異なり，例えば IgG1 は活性化レセ

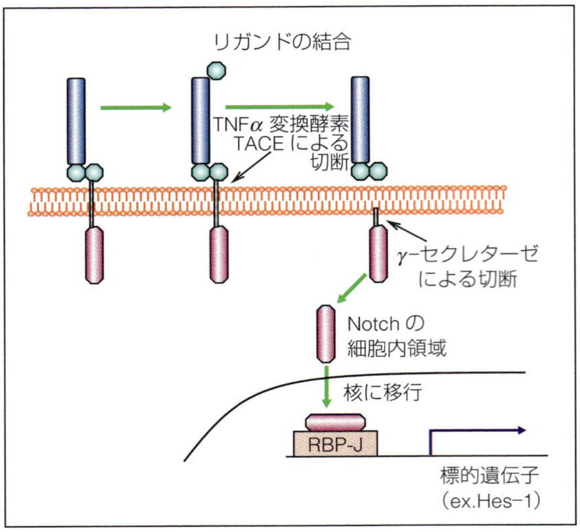

図 2-28　Notch ファミリー
Notch は膜を 1 回貫通するタンパク質として発現された後，Furin などのタンパク質分解酵素によって切断され，二量体となる（左端の状態）．リガンドである Delta や Jagged が結合すると，膜貫通部位の外側が ADAM ファミリーの TACE によって切断され，細胞質側が γ-セクレターゼによって切断される．その結果生じた細胞内部位が核へ移行して，RBP-J などの他の転写因子と共同で機能する．

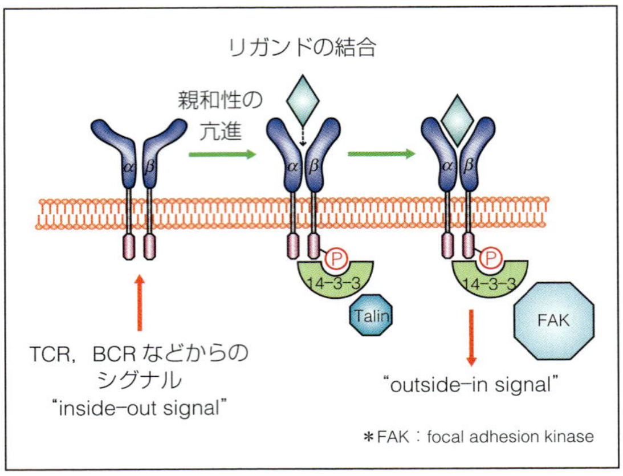

図 2-29　インテグリンを介したシグナル
インテグリンはリガンドに対する親和性が細胞外シグナル（T 細胞レセプターシグナルやケモカインシグナル）によって上昇することが特徴である．その際に β 鎖のリン酸化が誘導され，14-3-3 などのタンパク質が結合する（inside-out signal）．一方，インテグリンにリガンドが結合することによって FAK などのチロシンキナーゼの活性化や細胞骨格の変化を介して細胞内にシグナルが伝達される．

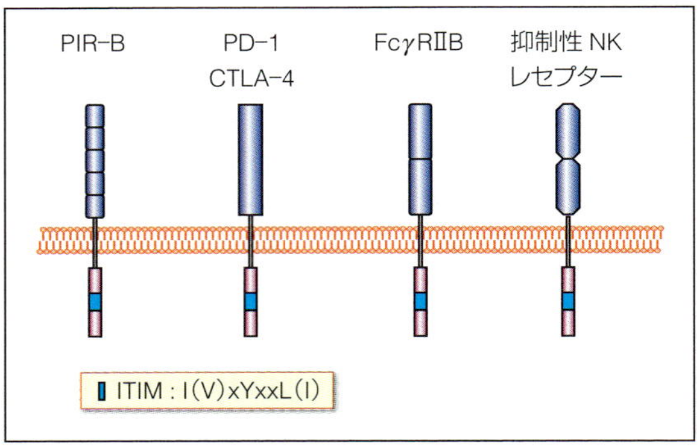

図 2-30　抑制性レセプター
抑制性レセプターは細胞内ドメインに ITIM（▮）と呼ばれるアミノ酸モチーフをもつ．

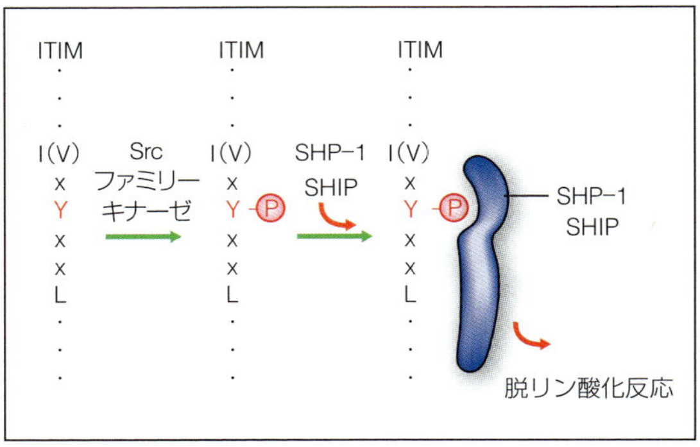

図 2-31　脱リン酸化酵素を介したシグナル伝達抑制
Src ファミリーキナーゼによってチロシン残基がリン酸化されると脱リン酸化酵素である SHP-1 や SHIP が結合し，リン酸化反応を介した活性化シグナルを抑制する．

プターよりも抑制性レセプターに対する親和性が高く，IgG2a はその逆である．従って，どのサブクラスの抗体がつくられるかで炎症の方向に進むか，抗炎症作用を示すかが変わってくる．また，細胞に発現する活性化レセプターと抑制性レセプターの比も重要な要素である．なお，B 細胞は抑制性 Fc レセプターのみを発現し，B 細胞抗原レセプターの活性化に拮抗する．

B 抑制性 NK レセプター

NK レセプターやある種類のペア型抑制性レセプターのように自己 MHC 分子をリガンドとし，自己反応制御に働くレセプターも存在する．抑制性 NK レセプターは，細胞質内に ITIM 配列をもつため，MHC 分子との反応により ITIM 配列がリン酸化されると SH2 ドメインをもった SHP-1 というホスファターゼが結合する．SHP-1 はタンパク質のリン酸化チロシンを脱リン酸化する活性をもち，ITAM の下流のシグナルを抑制する

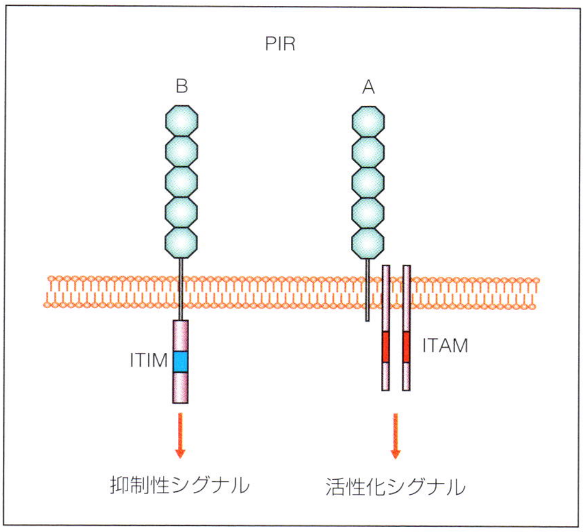

図 2-32　ペア型レセプター
PIR-A と PIR-B を例にとる．これらの分子の細胞外ドメインは高い相同性をもつが，PIR-B が細胞内ドメインに ITIM をもつ抑制性レセプターであるのに対し，PIR-A は ITAM をもつサブユニットと会合することで活性化シグナルを伝達する．細胞外ドメインが高い相同性をもっていても多くの場合はリガンドは異なる．

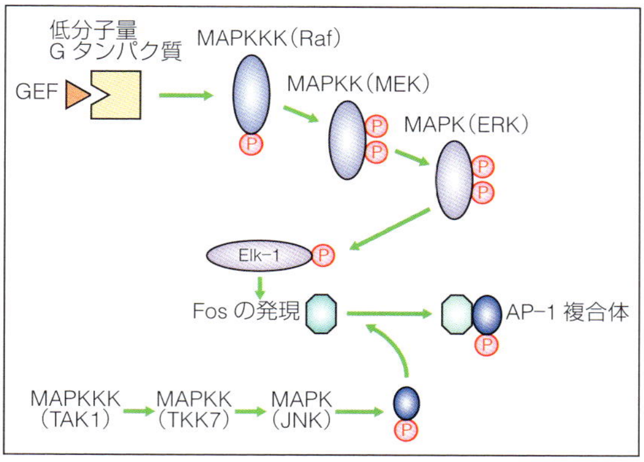

図 2-33　MAP キナーゼ経路
MAPK ファミリーには ERK，JNK，p38 が知られるが，どの場合にも 3 段階のリン酸化酵素から構成され，最も上流の MAPKKK が 2 番目の MAPKK をリン酸化することで活性化し，MAPKK が MAPK をリン酸化することで MAPK が活性化される．MAPKKK の活性化経路には複数知られるが，ERK 経路では Ras-GRP(GEF) と Ras(低分子量 G タンパク質)を介した経路が T 細胞レセプターの下流で機能する．ERK の活性化によって転写因子 Fos が誘導され，JNK によってリン酸化を受けた c-Jun が核移行することで AP-1 複合体が形成される．

(NK 細胞抑制性レセプター→90 頁参照)．

C ペア型レセプター

ペア型レセプターは，類似した構造をもちながら ITAM 配列をもつサブユニットと会合して活性化シグナルを伝達するレセプターと，細胞質内に ITIM 配列をもって抑制性シグナルを伝達するレセプターとがペアをなす一群のレセプターである(**図 2-32**)．代表的なものは PIR と呼ばれるレセプターで，活性化レセプターのリガンドは不明であるが，抑制性レセプター(PIR-B)は MHC をリガンドとする．

抑制性レセプターの ITIM 配列には抑制性 NK レセプターの場合と同様，SHP-1 が会合して ITAM 顆粒のシグナルを抑制する．また，NK レセプターの中にも細胞膜貫通ドメインに塩基性アミノ酸をもち，ITAM 配列をもつサブユニットと会合するものがある．

D CTLA-4

CTLA-4 は T 細胞における抑制性レセプターである．CD28 分子ファミリーに属し，そのリガンドは CD28 と同じく B7 ファミリー分子群である．CD28 が細胞質内に PI3K の結合部位をもって活性化に関与するのに対し，CTLA-4 は ITIM 配列をもち，T 細胞活性化を抑制する(CTLA-4 を介した T 細胞の増殖抑制→220 頁参照)．

3 代表的なシグナル伝達系

A MAP キナーゼ経路

MAP(分裂促進因子活性化タンパク質 mitogen-activated protein)キナーゼ(MAPK)は ERK，JNK，p38 の 3 つのファミリーに大別されるが，これらはすべて**セリン・スレオニン型キナーゼ**である．

上流因子の MAP キナーゼ・キナーゼ(MAP-KK)によってチロシン残基とセリン残基の 2 か所をリン酸化されることによって活性化される．MAPKK はチロシンキナーゼとセリン・スレオニンキナーゼの両方の活性をもつ点が特徴的である．MAPKK はさらに上流因子の MAPKK キナーゼ(MAPKKK)によって 2 か所のセリン残基がリン酸化されることによって活性化される(**図 2-33**)．MAPKKK の上流には ERK 経路の場合には主に Ras が機能し，JNK や p38 経路にはストレス経路をはじめとした多様な経路が存在するこ

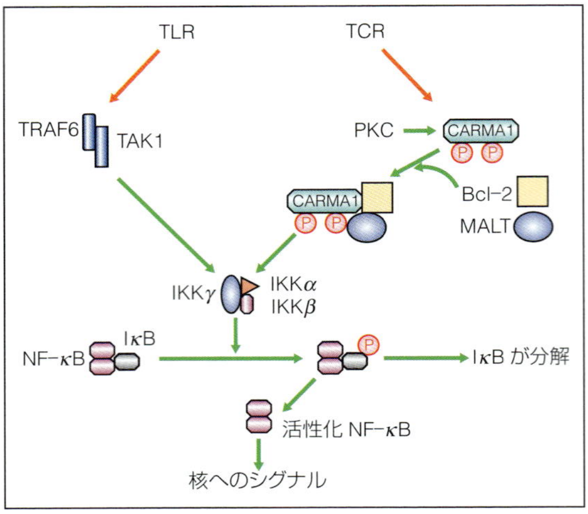

図 2-34　NF-κB 経路
NF-κB は二量体の転写因子であり，例えば p65 と p50 の複合体として転写活性をもつ．この二量体は通常は IκB と会合した状態で細胞質に留まるが，IκB が IκB キナーゼ (IKK) によってリン酸化を受けるとユビキチン・プロテアソーム経路によって分解され，活性化型の二量体が核へ移行して機能する．IKK の活性化には免疫系では主に 2 通りの経路が使われる．TLR の下流では TRAF6 と会合した TAK1 が IKK を活性化し，T 細胞レセプターや B 細胞レセプターの下流では PKC によって CARMA1 (CARD11) がリン酸化され，そこへ Bcl-2 と MALT が会合し，この複合体が IKK を活性化する．最近，マクロファージなどにおいては CARMA1 の代わりに CARD9 を介した類似の経路によっても NF-κB 経路が活性化されることが示されている．

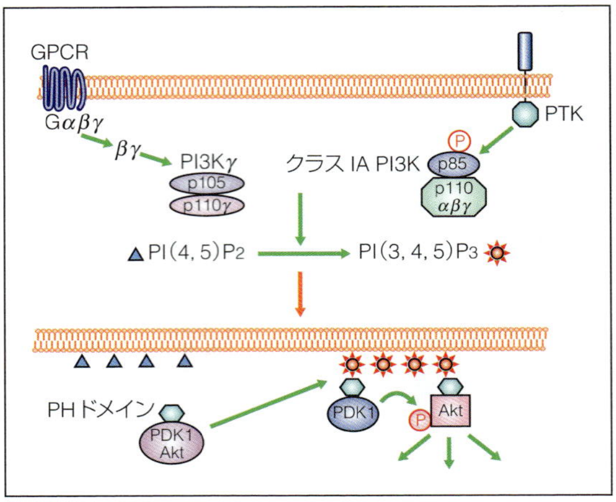

図 2-35　PI3K 経路
免疫系のシグナル伝達では主にクラスⅠファミリーの PI3K が機能する．クラス IA ファミリーはチロシンキナーゼの下流で活性化され，SH2 ドメインをもつ p85 制御サブユニットがリン酸化されたチロシン残基に結合することで，会合している触媒サブユニットの p110 が活性化される．一方，G タンパク質共役型レセプターの下流では解離した Gβγ によって活性化されるクラス IB ファミリーの p110γ が活性化される．活性化された PI3K は膜のホスファチジルイノシトール (4, 5) 二リン酸 [PI (4, 5) P_2] の 3 位をリン酸化してホスファチジルイノシトール (3, 4, 5) 三リン酸 [PI (3, 4, 5) P_3] を生成する．その結果，PI (3, 4, 5) P_3 に結合する PH ドメインをもつ Akt や PDK1 が膜に移行し，PDK1 が Akt をリン酸化することで活性化し，さまざまなシグナルを下流に伝達する．

とが知られる．さらに下流では Fos，Jun，ATF などの転写因子の調節を行う．

B NF-κB 経路

NF-κB 経路は，炎症性サイトカインをはじめとする遺伝子発現に広範に機能する．活性化経路は複数あり，転写活性化サブユニットが **IκB** という抑制因子と複合体を形成して細胞質に留まる状態から，IκB がリン酸化を受けてプロテアソームによって分解され，転写活性化サブユニットが核に移行することが活性化経路である．IκB のリン酸化に機能する酵素の種類によっていくつかに分かれる．また，上流も TLR や IL-1 レセプターファミリーのように TRAF を介するか，TCR のように CARD (CARMA)/BCL/MALT 複合体を介するかなど，複数の経路がある (**図 2-34**)．

C PI3K 経路

PI3 キナーゼは，細胞膜脂質のホスファチジルイノシトール群のイノシトール環の 3 位をリン酸化する酵素である．PI3K には 4 つのファミリーがあるが，チロシンキナーゼの下流で機能するクラスⅠA と，7 回膜貫通型のレセプターに共役した G タンパク質の下流で機能するクラスⅠB が免疫系では主要な酵素である (**図 2-35**)．リン酸化されたホスファチジルイノシトールには PH ドメインをもったタンパク質が結合して活性化され，シグナル伝達に寄与する．代表的な下流因子は細胞増殖や生存，サイトカイン発現に関与する Akt (別名 PKB) である．

PI3K と逆反応を触媒するホスファターゼとして Pten が知られる．この酵素の欠失は多くのがんで発がんと関連するらしい．

D カルシウムシグナル

チロシンキナーゼの下流でリン酸化されるホスホリパーゼ C や G タンパク質の下流で活性化される**ホスホリパーゼ群**は，細胞膜の構成成分であ

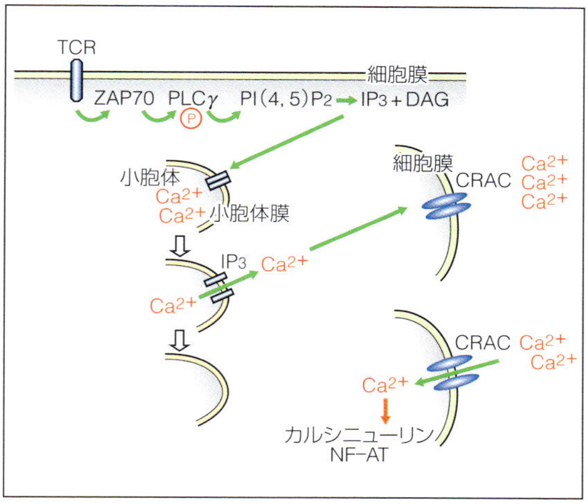

図 2-36　カルシウムシグナル
T 細胞レセプターの下流で活性化された ZAP70 は PLCγ1 をリン酸化することで活性化する（B 細胞では Syk が PLCγ2 を活性化する）．PLCγはホスファチジルイノシトール(4, 5)二リン酸〔PI(4, 5)P_2〕を分解し，イノシトール三リン酸（IP_3）とジアシルグリセロール（DAG）を生成する．IP_3 は小胞体上の IP_3 レセプターに結合し，小胞体からのカルシウムイオンの細胞質内への遊離を促す．細胞内へ遊離したカルシウムイオンは形質膜状の CRAC と呼ばれるカルシウムチャネルを介した細胞外のカルシウムイオンを細胞内に流入させる．カルシウムイオンによってカルモジュリンを介して脱リン酸化酵素カルシニューリンが活性化され，転写因子 NF-AT を脱リン酸化することで活性化する．一方，DAG は RasGRP を活性化することで ERK 経路の活性化を誘導する．

る**ホスファチジルイノシトール(4, 5)二リン酸** phosphatidylinositol 4,5-bisphosphate（PIP_2）を分解し，**ジアシルグリセロール** diacylglycerol（DAG）と**イノシトール三リン酸** inositol triphosphate（IP_3）を生成する．前者は**プロテインキナーゼ C**（PKC）の活性化ならびに Ras の活性化を誘導し，後者は ER からのカルシウムイオンの動員を誘導する（**図 2-36**）．カルシウムイオンの上昇によって活性化されるカルモジュリンが結合した**カルシニューリン**は，そのホスファターゼ活性を上昇させ，転写因子 NF-AT の脱リン酸化を誘導し，脱リン酸化された NF-AT は核に移行して転写因子として機能する．

E 低分子量 G タンパク質経路

Rac，Rho，Cdc42 などの低分子量 G タンパク質もさまざまなシグナル経路に関与する．特に接着分子の機能と密接に関連した細胞形態変化や細胞運動には重要な機能をもつ．G タンパク質は

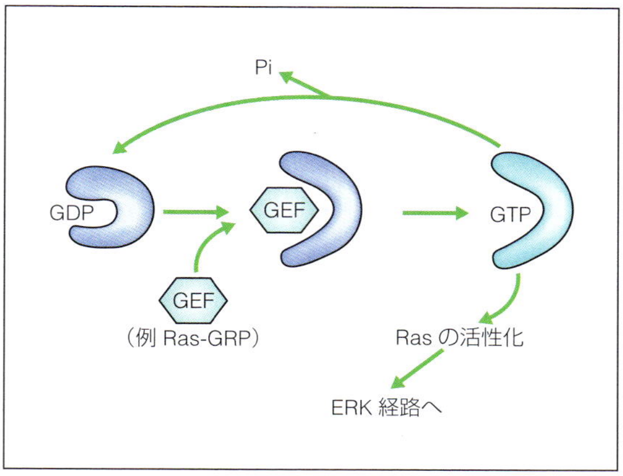

図 2-37　低分子量 G タンパク質経路
Ras，Rac，Cdc42 などの低分子量 G タンパク質は通常は GDP と会合した不活性型として存在する．ここに GTP 交換因子（GEF：例えば Ras-GRP）が作用して GDP に代わり GTP が結合すると活性化型となり，下流の因子（例えば Ras）を活性化して下流にシグナルを伝達する（例えば ERK 経路）．低分子量 G タンパク質は GTP 分解活性をもち，結合した GTP は GDP に分解されることで再び不活性型に戻る．

GTP 分解活性をもち，GTP や GDP を結合する．GDP 結合型が不活型であるが，GTP 交換因子 GTP exchange factor（GEF）によって GTP 結合型になることによって活性化型となり，エフェクター分子と結合してシグナルを伝達する（**図 2-37**）．結合した GTP は GTP 分解活性によって GDP へと変換されるが，この際に GTP 分解活性を上昇させる活性化因子（GAP）が機能する．

C まとめ

1. 異物の侵入とともに自然免疫系が始動し，初期防御の役割を果たす．
2. 自然免疫反応は獲得免疫系を刺激して，生体の防御反応を促進し，病原体が排除されるようになる．
3. 自然免疫系，獲得免疫系共に，多種類の細胞が体内を動きながら，種々の組織で相互作用を行い，促進性，抑制性の両方のシグナルのバランスのもとに機能を果たす．

第3章 免疫システムは自己と非自己をどのように見分け，非自己反応を獲得するか

A 免疫における自己，それは MHC 分子

MHC 分子（主要組織適合分子）は細胞膜を貫通する細胞表面糖タンパク質で，免疫学的自己を表現する分子である．例えば，MHC の異なる生体同士の移植は拒絶されるが，MHC が同じ一卵性双生児では，拒絶されることはない．それでは，どのようにして MHC 分子が免疫学的自己を表現するのであろうか．

2つのケースが存在する．1つは自然免疫系の NK 細胞のレセプターが MHC 分子を認識することによって自己・非自己を見分けるシステムである．NK 細胞は MHC 分子を発現している標的細胞を自己とみなし，MHC の発現を失ったがん細胞やウイルス感染細胞は非自己とみなす．すなわち，NK レセプターと結合できない非自己 MHC 分子をもつ標的細胞（アロ）や MHC の発現を失った標的細胞を殺し，自己 MHC 分子と結合する場合は NK レセプターを介して抑制性シグナルが入るために標的細胞を殺せない．

第2のケースは獲得免疫系の T 細胞の場合である．T 細胞が胸腺で生まれ，成熟する過程で自己・非自己を教育されるが，そのときの自己成分が MHC 分子である．すなわち，胸腺細胞に発現する MHC 分子を自己と認識する T 細胞レセプターをもつものは細胞死を起こして抹消され，非自己とだけ反応する T 細胞は生き残る教育が行われる．

MHC 分子には，**クラス I** と**クラス II** 分子の2種類がある．クラス I 分子は α 鎖と β_2 ミクログロブリン（β_2m）が非共有結合した二量体，クラス II 分子は α 鎖と β 鎖からなる二量体である（**図 3–1**，MHC の構造と機能➡115 頁参照）．

クラス I 分子の場合，アミノ基末端（N 末端）の部分は α ヘリックスと呼ばれる2つのらせん状構造が向かい合うことによって，ちょうど蝶が羽根を広げたような対称形の溝の壁を形成している．この α ヘリックスのアミノ酸配列に個人差があり，それが自己を表現する部分となる．溝の上部は親水性に富んだアミノ酸からなるため，T 細胞抗原レセプターと結合するのに適している．一方，溝の底面は疎水性アミノ酸が多く，β シートと呼ばれる平板構造になっていて，溝に挟まったペプチドが結合する．実際，MHC クラス I 分子が結晶化されたとき，この溝の中にペプチドが収まっていた（**図 3–2**）．

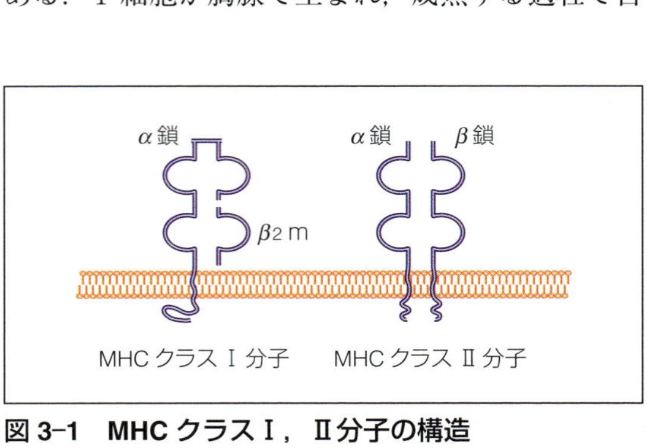

図 3–1　MHC クラス I，II 分子の構造

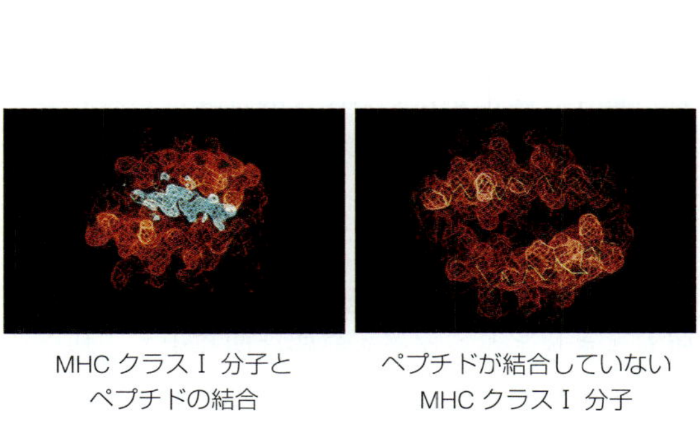

図 3–2　MHC クラス I 分子の立体構造

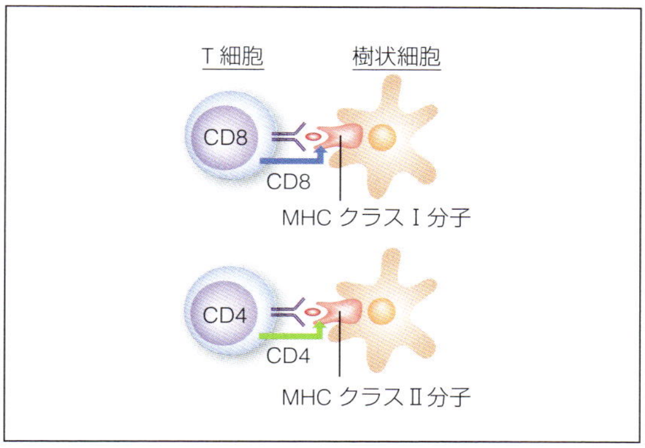

図 3-3　T 細胞による抗原-MHC 分子複合体の認識

一方，**MHC クラスⅡ**分子の場合には α 鎖と β 鎖の間に溝が形成され，ここに抗原ペプチドが結合する．この抗原ペプチドが T 細胞によって認識される「抗原成分」であり，T 細胞は「MHC 分子＋抗原ペプチド」複合体を認識する．

MHC クラスⅠ分子が結合するペプチドは，細胞内で生成された**内因性タンパク質**(自己成分や感染病原体成分)の分解産物であり，一方，クラスⅡ分子が結合するペプチドは細胞外から取り込まれた**外因性タンパク質**由来の分解産物である．MHC クラスⅠ，クラスⅡ分子共に，これらのペプチドを結合して，抗原断片として細胞膜上に提示する．このために MHC は免疫学的自己，非自己の識別のための分子として機能する．

MHC クラスⅠ分子と MHC クラスⅡ分子は，それぞれ，異なる種類の T 細胞が認識する(**図 3-3**)．**MHC クラスⅠ分子は CD8 T 細胞の補助レセプターである CD8 分子と結合**するため，CD8 T 細胞の選択・活性化に関与する．細胞内でつくられるタンパク質(例えば，ウイルス感染の際のウイルス由来タンパク質など)はすべて MHC クラスⅠ分子に結合する自己成分タンパク質と同じプロセスで処理されてペプチドとなり，MHC クラスⅠ分子に結合して細胞表面に提示される．

これに対して，外から取り込まれたタンパク質は抗原提示細胞でペプチドに分解され，MHC クラスⅡ分子に結合して，抗原として提示される．**MHC クラスⅡ分子は CD4 T 細胞の補助レセプターである CD4 分子と結合**するので，CD4 T 細胞の選択・活性化に関与する．

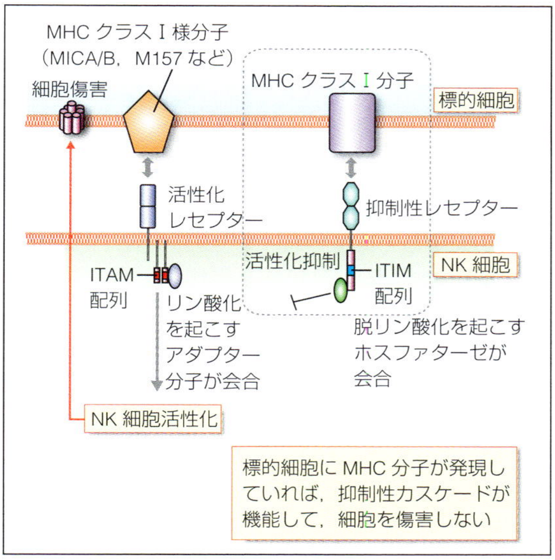

図 3-4　NK 細胞活性化およびその抑制メカニズム

B 免疫系の自己・非自己識別

免疫系が自己成分である MHC 分子を介して行う自己・非自己を見分ける 2 つのしくみを紹介する．

1 自然免疫系の NK 細胞が自己・非自己を見分けるしくみ

NK 細胞が自己・非自己を識別する場合は NK レセプターを介して行う．NK レセプターは自己 MHC 分子あるいは MHC クラスⅠ様分子を自己として認識するレセプターである．前章で述べたように，NK レセプターには活性化レセプターと抑制性レセプターが存在する．

活性化レセプターは，がん細胞やウイルス感染細胞など異常状態に陥った標的細胞が自己 MHC 分子の発現を失い，その代わりに発現する MHC 様分子(MICA/B など)を認識し，NK 細胞を活性化して標的細胞を殺す働きをする．これらの活性化レセプターは細胞内ドメインに **ITAM 配列**をもち，NK レセプターにリガンドが結合すると ITAM 配列にアダプター分子(Syk/ZAP-70)が会合して，活性化シグナルが伝達され，NK 細胞の活性化が起こる(**図 3-4**)．

抑制性レセプターは，標的細胞上の自己 MHC

クラスⅠ分子と結合することによって細胞内ドメインにある **ITIM 配列**に脱リン酸化酵素（ホスファターゼ）が結合し，活性化レセプターのリン酸化，あるいは細胞傷害シグナルカスケードを抑制することによって NK 細胞機能を抑制する（**図 3–4**. **図 2–31** も参照）．すなわち，NK 細胞は，MHC 分子を発現する正常細胞からは抑制性シグナルを受けるために殺せないが，MHC 分子の発現を失ったがん細胞からは抑制性シグナルを受けないために殺すことになる（NK 細胞抑制性レセプター➡90 頁，NK 細胞活性化レセプター➡91 頁参照）．

これらのレセプターはまさしく正常（自己）と異常（非自己）の細胞を見分ける免疫レセプターで，“自己・非自己を見分けるレセプター” にふさわしく，獲得免疫系におけるリンパ球レセプターのプロトタイプかもしれない．興味深いことに NK レセプター MHC 分子上の抗原ペプチドとは相互作用せず，MHC 分子の骨格を認識する．NK 細胞が抗原ペプチドにこだわらず MHC そのものをみる点からもプロトタイプといってよいのではないか．

2 獲得免疫系の T 細胞が自己・非自己を見分けるしくみ

獲得免疫系リンパ球に発現している抗原レセプターは，自然免疫系 NK レセプターとは全く異なるしくみで，自己・非自己を区別している．

A 多様なリンパ球抗原レセプターがつくられるしくみ

T 細胞，B 細胞の異物（抗原）識別能力は，遺伝子解析の結果から，計算上 10^{11}～10^{15} 種類もの異物を見分けると予想されており，まさに天文学的な数の異なる抗原に対処できる．異物認識が抗原レセプターによってなされ，抗原レセプターはそれぞれ異なる親和性と特異性をもって各々の異物を認識するため，レセプターの種類は 10^{11}～10^{15} 種類存在すると考えられる．すなわち，リンパ球系は想像を絶するほど**膨大で多様な反応性のレパトアをもっている**．

この抗原レセプター多様性発現のしくみは，利根川進の発見した「**遺伝子再構成**」という遺伝子機構である．リンパ球レセプター遺伝子はゲノム上

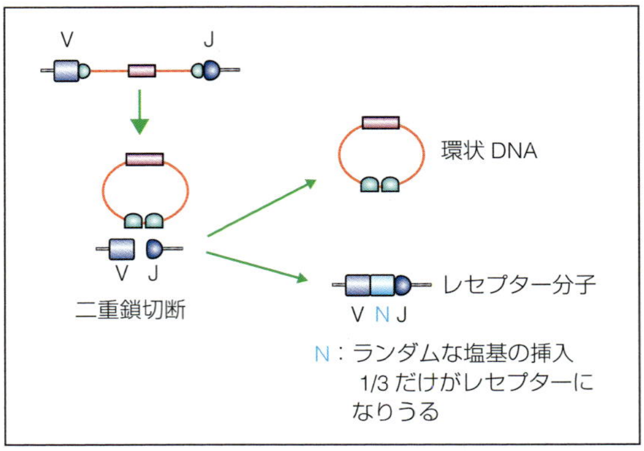

図 3–5　リンパ球抗原レセプター遺伝子再構成のメカニズム

には完成した遺伝子群が存在するのではなく，部品しかない．その中から，いくつかの遺伝子断片が寄せ木細工のように集まって 1 個の発現型の遺伝子がリンパ球分化の過程でできあがるのであり，実にダイナミックな遺伝子の再編機構である．

ゲノム上では，部品となる遺伝子断片は部品ごとに数個～数百個からなるクラスターを形成しており，リンパ球分化の過程でその中からランダムに部品が 1 つずつ選ばれ，ある特定の組み合わせができ，抗原レセプター遺伝子がつくられる．これはあらかじめ細胞ごとに決まっているプログラムに沿って起こる現象ではないから，細胞自体，どんな特異性をもつレセプターをつくり出すのか知らない（遺伝子再編成の機構➡94 頁参照）．

一方，遺伝子再構成の際には，選ばれた遺伝子断片と断片の間に介在する DNA 塩基配列部分がループ状になって切断され，環状 DNA としてゲノム上から切り取られる（**図 3–5**）．続いて，抗原レセプター遺伝子断片の繋ぎ換えが起こる．しかしこの場合，2 つの遺伝子断片の間には隙間があるために，手近なところにある塩基を挿入することによってその間隙を埋める．特にこの塩基の挿入はランダムに起こる．その結果，この領域（N 領域）とそれ以後の遺伝子読み枠に「ずれ」が生ずる．この領域は，親の遺伝暗号に由来しないため，予想のつかない遺伝子配列となる．

抗原レセプターはこのような多様性発生機構を採用したことによって，膨大な多様性を獲得することが可能になると共に，外界からの予想もしない異物の侵入に対応できることとなった．それはわれわれが地球上に存在していない人工産物や，

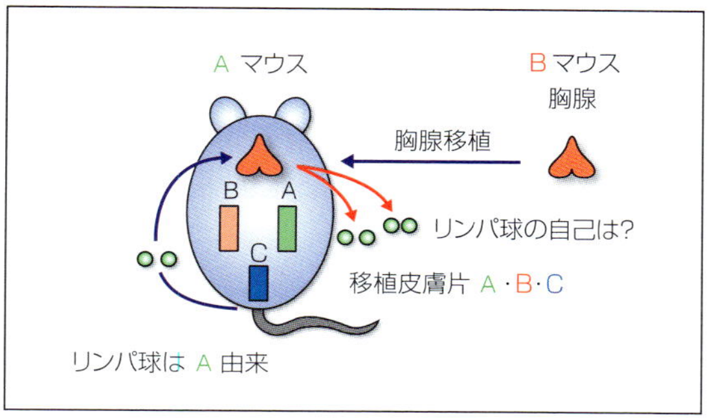

図 3-6　胸腺の遺伝形質による自己の確立

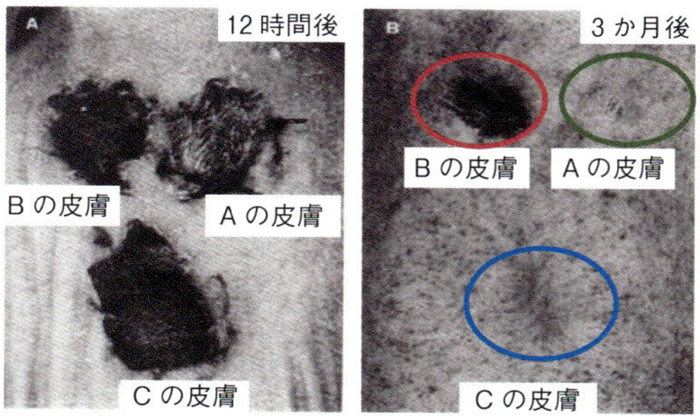

B 胸腺をもつ A マウスのからだ

移植後時間	A の皮膚（リンパ球と同じ遺伝型）	B の皮膚（胸腺と同じ遺伝型）	C の皮膚（第 3 者）
12 時間	生着	生着	生着
3 か月	拒絶	生着	拒絶

↓

拒絶されない B が自分

図 3-7　皮膚移植による免疫学的自己の証明

地球上の生物にとってほとんど無縁の右旋性アミノ酸などに対しても十分に対応できるレパトアをもち，免疫反応を起こすことからも明らかである．このことはまた，ほとんどが使われないまま無為に終わるこれらのレセプターのレパトアが，何世紀，何万年，何億年後の生体をとりまく環境の変化に対しても十分に対応できることを意味している．

天文学的な数の異物に対処できる多様性発生機構を採用したために，生物はここで必然的な問題に直面した．ランダムな機構でつくられた抗原レセプター群は自己と非自己を区別しないままレパトアを構成することになる．これは，自分のレパトアの中に自分を攻撃するものを多数抱え込むことを意味する．そこで，免疫システムは，「**レセプター多様性発生機構**」の次に「**レセプター選択機構**」を導入することで，この矛盾に対処した．これが胸腺内における「**自己・非自己の教育**」「**正と負の選択**」といわれる機構である（T 細胞➡151 頁参照）．

B 自己と非自己を区別するしくみ

自己反応性 T 細胞を排除して自己と反応しないという免疫学的自己を確立するしくみは**胸腺**で行われる．そのことを端的に証明した実験がある．

1 ● 自己・非自己を教育する胸腺

胸腺が先天的に欠損した免疫不全マウス（A）に，（B）という遺伝的に異なるマウスの胸腺を移植する．そして，この動物に，（A）個体の遺伝形質と同じ（A）の皮膚，胸腺の遺伝形質と同じ（B）の皮膚，さらにはこれらと無関係の（C）の皮膚を移植する．皮膚移植後数週間もすると，免疫学的に自分と一致しない皮膚は**拒絶反応**によって脱落する．自分以外の皮膚を非自己として攻撃し，免疫系が排除するからである．生き残る皮膚は，胸腺の遺伝形質と同じ（B）の皮膚であった．（A）の皮膚は本来自分であるはずなのに，赤の他人の（C）と同様に拒絶された（図 3-6，7）．

胸腺の遺伝形質を自己とする教育は，MHC 分子の遺伝形質によってなされる．胸腺における教育過程では，胸腺で発現する MHC 分子と強く反応する自己反応性 T 細胞が排除され，胸腺 MHC の遺伝形質が自己とみなされ，生き残った細胞は非自己反応性 T 細胞として免疫系を構築する．このため，上に述べた胸腺移植マウスは本来の自分の皮膚も排除することになる．このマウスは結局，皮膚だけに止まらず，あらゆる組織が攻撃されて死に至る．次にこの胸腺での教育機構についてもう少し詳しく眺めてみよう．

2 ● 胸腺における「正」と「負」の選択

胸腺では下に述べる正と負の選択という 2 つの選択の過程を介して，「**免疫学的自己の確立**」が起こる．

a 「正」の選択

T 細胞分化過程で，自己と弱く非自己と強く反

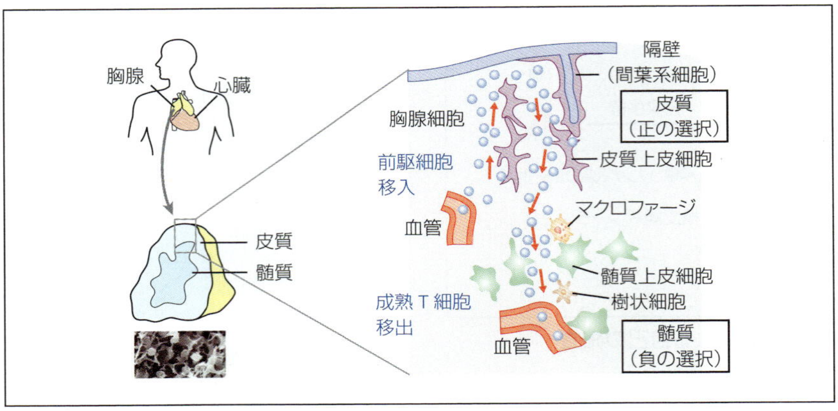

図 3-8 胸腺における T 細胞分化

応する細胞が選択されるのが正の選択である．この過程は胸腺皮質で行われる．皮質上皮細胞上の自己 MHC 分子と弱く反応した細胞だけが，増殖のシグナル（正のシグナル）を与えられ，胸腺を出て末梢免疫系を構築し，外来異物（非自己）に対する免疫反応に携わることになる（正の選択➡157 頁参照）．

b 「負」の選択

「正の選択」に引き続いて「負の選択」が起こる．負の選択とは，自己（自己成分＋MHC）と強く反応する T 細胞抗原レセプターをもつ細胞が選択的に殺される過程である．**胸腺髄質上皮細胞**は末梢組織に発現する自己成分を発現することが可能な唯一の細胞であり，そのような自己成分を発現した MHC 分子と反応する抗原レセプターをもつ T 細胞との接触の強さが，その T 細胞の生死を決定する．すなわち，自己抗原と高い親和性で反応する抗原レセプターをもつ**自己反応性 T 細胞**が髄質上皮細胞と強く反応すると，「死のシグナル」が伝わり，T 細胞は**アポトーシス**（プログラムされた細胞死）を起こす．この機構によって胸腺細胞の 95% 以上が胸腺内で死滅するといわれている（**図 3-8**，負の選択➡159 頁参照）．

それでは，なぜ，胸腺髄質で「負の選択」が行われるのであろうか？ なぜ皮質ではないのか？ それは髄質上皮細胞には転写因子 AIRE が発現しているためである．AIRE は多くの末梢組織自己成分をコードする遺伝子の発現を可能にする転写因子であるため，髄質上皮細胞は末梢組織自己分子をすべて発現できると考えられる．したがって，自己成分を発現できる髄質上皮細胞が「負の選択」を起こす．これは他の細胞ではみられないしくみである．

髄質上皮細胞でつくられるものは多くは内在性分子であるために主に MHC クラスⅠ分子が関与し，**自己反応性 CD8 T 細胞の除去，負の選択**に関与する．しかし，AIRE はまた髄質上皮細胞自身をもアポトーシスに導き，髄質上皮細胞でつくられた自己成分を細胞外に放出し，それを髄質の樹状細胞やマクロファージが取り込むことによって，細胞外成分としての自己抗原を発現することになる．この場合，外来自己成分を提示する経路を経て抗原提示が行われるため，自己成分は MHC クラスⅡ分子に提示され，**CD4 T 細胞の負の選択**に寄与するものと思われる．加えて，胸腺上皮細胞はオートファジーの活性が高く，内在性の抗原を MHC クラスⅡ分子に提示することができることも示されている．

3 ● 正の選択と負の選択の意義

もともと免疫系そのものは，自己・非自己を区別することなく T 細胞をつくるシステムである．抗原を提示する側も，自己成分（自己抗原）と非自己成分（外来異物）を区別して，免疫系に情報提供するシステムはもち合わせていない．しかし，胸腺における負の選択機構のために自己（厳密には自己の MHC と自己ペプチドの複合体）と反応する細胞は胸腺内で死滅し，免疫社会には出てこない．免疫系が自分を攻撃しない理由である（**図 3-9**）．免疫が自己と反応せず，非自己とだけ反応するのはこのような機構のためである．胸腺における「正と負」の選択機構のお陰で自己反応性を除

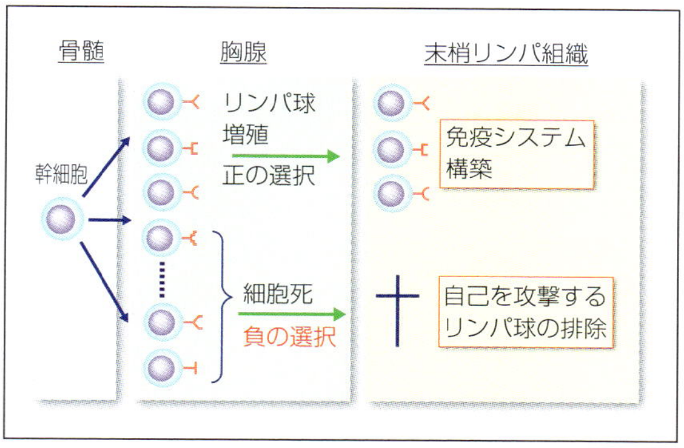

図 3-9 胸腺における正の選択と負の選択

き，非自己反応性を保っているのである．言い換えれば，免疫における自己は，自分と反応しないことによってはじめて成り立つ．

C 自己免疫反応を制御する“安全弁”機構

胸腺で起こる T 細胞抗原レセプターの遺伝子再構成はランダムに起こるため，常に自己反応性レセプターが生み出される．このため，胸腺ではこれらの自己反応性 T 細胞を除去するしくみがつくられた．しかし，このしくみが完全でないと，われわれは自己免疫病になる危険がある．実際，末梢リンパ組織に出現する T 細胞のうち約 5～6% は，胸腺で消去されているはずの自己反応性 T 細胞である．

ところが，通常は自己免疫病が発症することはない．これは，胸腺以外でもこのようなリンパ球が自己を攻撃しないための方策が積極的に行われているからであり，これが免疫制御系である．免疫を制御するしくみには複数のものがある．

1 アナジーによる免疫制御

アナジー anergy とは，直訳すればエネルギー欠乏で，標的が目の前にいて認識していても攻撃できずに無視している状態をいう．アナジーの機序は T 細胞活性化の機序が不十分だったときに起こると考えればよい．

T 細胞活性化はまず抗原提示細胞が T 細胞に刺激を与えることによって始まる（21 頁，**図 2-9**）．

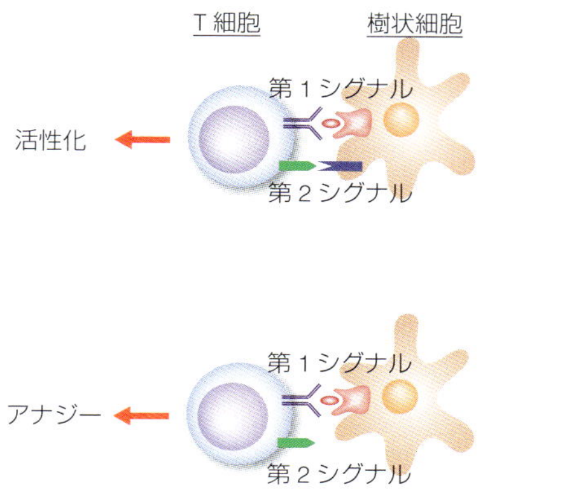

第 1 シグナル：MHC/ ペプチド：T 細胞抗原レセプター
第 2 シグナル：補助レセプターシグナル，
サイトカインシグナル

図 3-10 アナジーのメカニズム

この際，抗原提示細胞が与えるシグナルは 2 つある．第 1 のシグナルは MHC 分子に結合している抗原からの情報で，**T 細胞抗原レセプター**を介して受け取る．第 2 のシグナルは**補助刺激分子**あるいは**サイトカインレセプター**から受け取るシグナルであり，その後第 1 と第 2 のシグナルを受けても，もはや活性化されなくなる．**第 2 シグナルが欠けると T 細胞はアナジー**となる．

例えば，樹状細胞にがん細胞が取り込まれ，がん抗原が MHC 分子に提示された場合は第 1/ 第 2 シグナルがあるから T 細胞は活性化されがんを排除するが，正常細胞や多くのがん細胞は抗原情報を提供できても第 2 シグナルがないために，通常は T 細胞を活性化しない．免疫系が正常細胞によって活性化できない理由である．したがって，もしがん細胞に第 2 シグナルである補助刺激分子（たとえば B7）をコードする遺伝子を導入して発現させると，T 細胞が活性化されてがん細胞は排除されるようになる（**図 3-10**）．

同様に正常細胞の近傍で慢性炎症があり，持続的に刺激された場合，正常細胞に異所性の補助レセプターの発現が起こり，自己免疫病が惹起される場合がある．モデル動物では，移植や自己免疫病のときに補助刺激分子あるいは T 細胞抗原レセプターを介する反応を障害するだけでアナジー

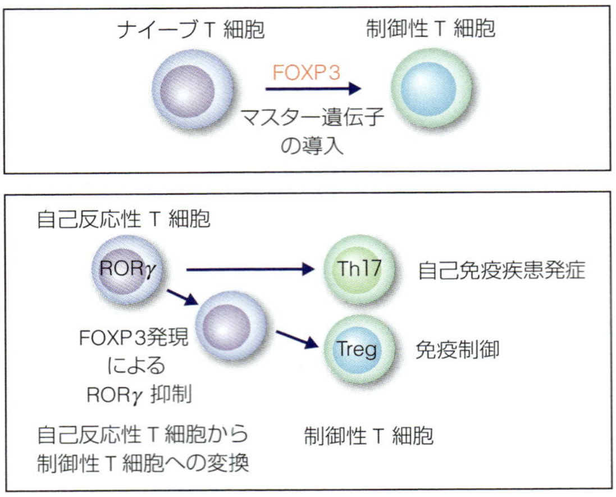

図 3-11　転写因子 FOXP3 は制御性 T 細胞のマスター遺伝子

を誘導でき，治療することに成功している．

2 アポトーシスによる免疫制御

アポトーシスによる免疫制御の代表例は角膜である．角膜は免疫系から隔絶された臓器として古くから知られていた．外傷などで角膜を損傷すると，途端に角膜に対する免疫反応が起こり，自己免疫性炎症が起こる．通常は角膜表面の上皮細胞にはアポトーシス誘導性因子の Fas リガンドが発現していて，Fas を発現する細胞傷害性 T 細胞はアポトーシスを起こして近づけない．物理的傷害によってこのバリアが破壊されると免疫反応が起こる．

3 制御性 T 細胞による自己免疫制御

A 転写因子 FOXP3 は制御性 T 細胞のマスター遺伝子

T 細胞の中には，他の T 細胞の働きを制御するものがある．これが**制御性 T 細胞** regulatory T cell（Treg）である（免疫制御のメカニズム→191 頁参照）．この T 細胞サブセットは日本で発見された．生後 3 日目に胸腺を摘出したマウスが成長と共にさまざまな臓器に自己免疫性臓器炎（卵巣，胃，精巣，甲状腺など）を発症することを観察した．この知見をもとに，胸腺中には CD4 陽性の制御性 T 細胞が存在し，それらが末梢リンパ組織に分布して自己反応性 T 細胞の働きを抑制することが明らかにされた．制御性 T 細胞だけに発現する転写因子 **FOXP3** を未分化な T 細胞に遺伝子導入すると，未分化 T 細胞が抑制機能をもつようになる（**図 3-11** 上）．この点で FOXP3 は免疫抑制のマスター遺伝子といってよい．ヒトでもこの *FOXP3* 遺伝子の異常をもつ患者（IPEX 症候群）は自己免疫性大腸炎を起こす．したがって免疫抑制系はヒトでも機能していて，制御性 T 細胞の異常によって自己免疫疾患が発症する．しかし，どのような機序で自己反応性 T 細胞を抑制するのかは明らかではない（原発性免疫不全→392 頁参照）．

B 自己反応性 T 細胞から制御性 T 細胞への変換

自己反応性 T 細胞が胸腺内で消去されなかった場合，制御性 T 細胞に変貌する機序が存在するらしい．それは，自己に対して「高親和性レセプター」をもつ自己反応性 T 細胞の中で「負の選択」を受けなかった CD4 T 細胞が制御性 T 細胞に変化するというものである．制御性 T 細胞になるためには *FOXP3* 遺伝子の発現が必須であるが，FOXP3 は自己免疫疾患において高頻度に誘導される Th17 細胞のマスター遺伝子として知られる ***RORγ* 遺伝子**の発現を抑制する．これにより自己反応性 T 細胞となる可能性のあった T 細胞は**制御性 T 細胞へと変換**する．実際 Th17 細胞に *FOXP3* 遺伝子を発現させると，RORγ の機能が抑制され，自己反応性 Th17 細胞から制御性 T 細胞へ変換することが報告されている（**図 3-11** 下）．

4 NKT 細胞による免疫制御

NKT 細胞は，SLE（全身性エリテマトーデス），関節リウマチ，1 型糖尿病などさまざまな自己免疫病の発症制御，心臓や膵臓 β 細胞移植の生着と深くかかわっている．NKT 細胞は種属に 1 つしかない **CD1d 分子**に提示された内在性糖脂質を抗原として認識する**自己反応性リンパ球**である．その最大の特徴は，同一のアミノ酸配列からなる抗原レセプター（Vα14，ヒトでは Vα24）を 1 種類しか発現していないことである．このレセプ

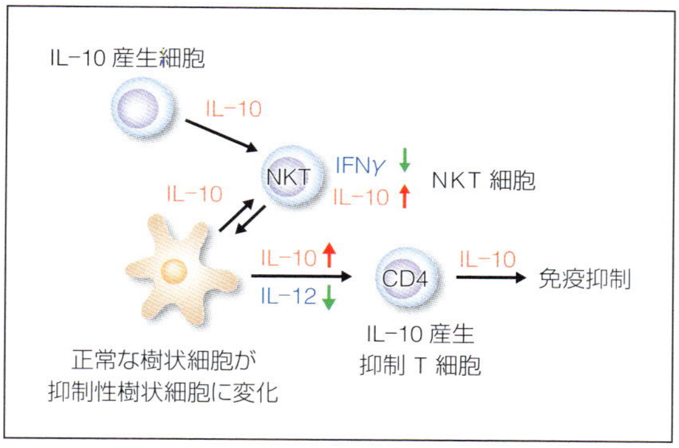

図 3-12　NKT 細胞による免疫制御メカニズム

ターは通常の T 細胞では使用されず NKT 細胞専用であり，NKT 細胞のマーカーともなっている．

さらに，NKT 細胞は，一度に Th1/Th2 両方のサイトカインを産生するのが特徴で，これらのサイトカインによって担われる**生体防御**と**免疫制御**の 2 つの機能をもち合わせる(**図 3-12**，免疫制御を担う NKT 細胞➡236 頁参照)．

免疫制御機能の発現は NKT 細胞から産生される **IL-10** による．IL-10 を産生する細胞が NKT 細胞に働くと NKT 細胞は IFNγの産生をやめて IL-10 だけを産生する抑制性 NKT 細胞に変化する．この状態で樹状細胞に出会うと，樹状細胞は IL-10 を産生する抑制性サブセットに変化し，抑制性 NKT 細胞と抑制性樹状細胞のキャッチボール反応によって抑制カスケードが長期にわたり維持され，この状態は 1 か月以上続く．

この抑制性樹状細胞は抗原(自己・非自己)存在下で Tr1 と呼ばれる抗原特異的抑制性 CD4 T 細胞を誘導し，これらの CD4 T 細胞は IL-10 を産生して免疫抑制に働く．

FOXP3 陽性制御性 T 細胞と NKT 細胞は，いずれか一方が欠けると免疫制御ができなくなることから，相互の関係があると思われるが，現在のところ明らかになっていない．

NKT 細胞の抗原レセプターには **CD1d** とスフィンゴ糖脂質の**アルファガラクトシルセラミド**の複合体が結合する．この糖脂質で NKT 細胞を頻回刺激すると，抑制機能を人工的に誘導することができる．これまでのところ，抗原レセプター特異的なリガンドを用いてリンパ球に免疫制御を誘導できる唯一の方法である．この方法により，実験的に自己免疫疾患の発症を予防したり，膵島細胞移植で移植組織の生着誘導ができる．

D まとめ

1. MHC 分子は免疫学的自己を表現する細胞膜貫通型糖タンパク質である．
2. 免疫系は自己・非自己の識別を MHC 分子を介して行う．特に，NK 細胞は NK レセプターを介して，T 細胞は T 細胞レセプターを介して相手細胞上の MHC 分子を認識する．
3. 自己に対する免疫反応を制御する機構には複数のものがある．

第4章 免疫システムは異物に対してどのように反応するか

A 異物排除の基本ルール

1 自然免疫による処理

外来の異物に対する免疫システムの機能を考えるために，ここでは細菌感染を例にとり，個体の免疫系が感染を検知し，排除し，さらに記憶を獲得する過程を考えてみよう．

感染体はまず自然免疫系によって捉えられる（**図 4-1**）．すなわち，皮膚や粘膜などの物理的バリアを破って侵入した場合，マクロファージ，樹状細胞，好中球などの食細胞（貪食細胞）が侵入細菌，真菌や原虫などの異物を貪食し，異物処理をする．この際，体液中の補体が異物に結合すると貪食の目印となり，さらに効果的な食細胞による食菌がみられる．異物を貪食した細胞が分泌する炎症性サイトカインは，さらに多くの食細胞を呼び寄せると共に，その食細胞の貪食能を高める．

樹状細胞は抗原取り込みと共に成熟し，MHC や補助刺激分子の発現が高くなる．これに伴い抗原提示能力が上昇し，最も強力な**抗原提示細胞**

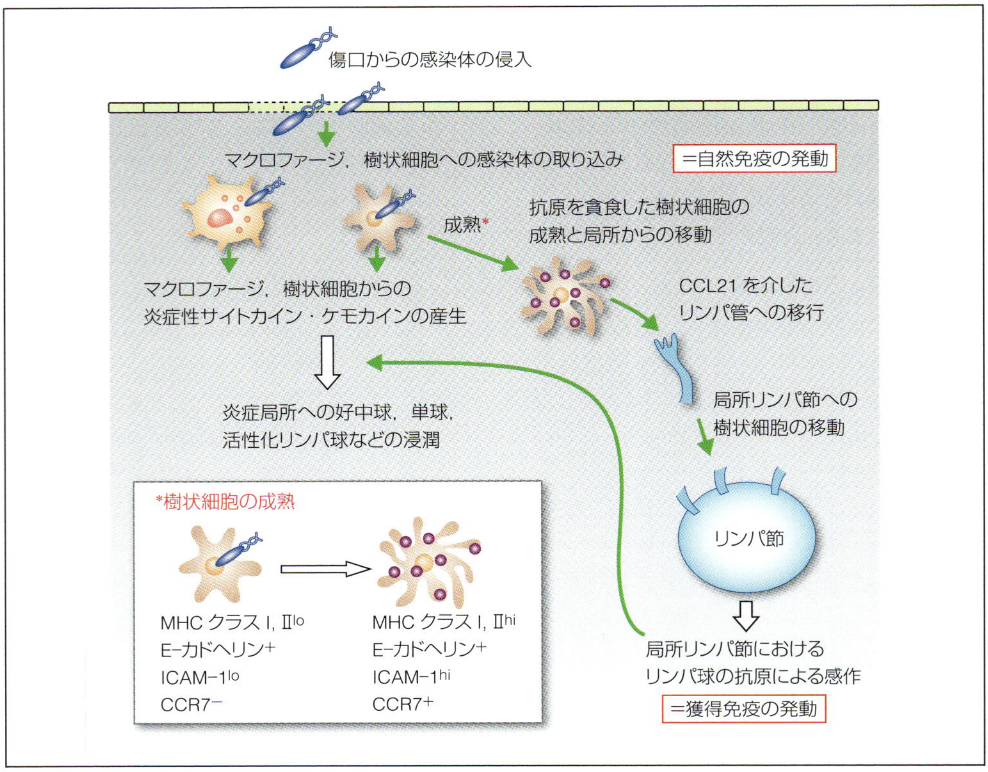

図 4-1　自然免疫による感染体の排除と獲得免疫

antigen presenting cell（APC）として働く．NK 細胞や NKT 細胞もサイトカインの分泌を通して初期防御を助ける（自然免疫➡270 頁参照）．

一方，ウイルスは多くの場合，上皮細胞に感染し，細胞内に入り込む．インフルエンザウイルスがその代表である．感染細胞はインターフェロンを分泌し，周囲の細胞に抗ウイルス能を与える．上皮細胞は寿命が短く，常に新生と細胞死を繰り返しており，感染細胞はいずれ排除され，マクロファージによって処理される．ウイルス感染細胞がその MHC 発現を失うと（自然免疫系の NK 細胞が自己・非自己を見わけるしくみ➡43 頁参照），NK 細胞の標的となり除去される（ウイルス感染に対する反応➡280 頁参照）．

2 獲得免疫による処理

自然免疫による基本的な処理法で感染体を処理できなかった場合には，その除去に**獲得免疫**（適応免疫）が必要となる．獲得免疫反応においては，抗原や抗原貪食により抗原由来のペプチドを MHC と共に提示した樹状細胞が所属リンパ節に到達すると，血液由来の B 細胞や T 細胞が活性化され，皮質には胚中心が誘導される（図 4–2）．

ウイルスが感染した上皮細胞の一部は樹状細胞に取り込まれてリンパ節に運ばれる．ここでは異物に特異的な抗体産生が誘導され，抗体が異物に結合すると，Fc レセプターを介した貪食や，補体の活性化を通して異物の排除が促進される．

リンパ節皮質の T 細胞領域では，**CD4 陽性 T 細胞がヘルパー T 細胞に**，**CD8 陽性 T 細胞が細胞傷害性 T 細胞**へと分化する（図 4–2）．また，ヘルパー T 細胞由来の**インターフェロン**は貪食細胞の殺菌能を高め，またウイルスに対する抵抗性を高める．細胞傷害性 T 細胞は，ウイルス感染細胞や細菌を貪食したマクロファージなどに対して傷害作用を及ぼし，除去する．これらの防御機構をさらにかいくぐる細菌やウイルスは，病原性微生物として宿主の活動に悪影響を与える存在となりうる．

一方，多細胞生物である線虫や蟯虫などの寄生虫は，その大きさから貪食の対象になりえない．この場合には，上皮由来の **IL–33** に反応した **ILC2** が産生する **IL–5** が好酸球を誘導し，IL–13 が杯細胞過形成を誘導することで初期防御に機能する．好酸球は**細胞傷害物質**を分泌し，**IgE 抗体**を介して寄生虫に対して活性化された**肥満細胞**がさまざまな生理活性物質を分泌することにより，寄生虫排除にたずさわる．

抗原の局所への侵入
↓
抗原はそのまま，あるいは抗原提示細胞に取り込まれ，輸入リンパ管を介して所属リンパ節に移動する
↓
抗原提示細胞は，T 細胞領域で T 細胞に対して，一次濾胞では B 細胞に対して，抗原提示を行う
↓
活性化されたヘルパー T 細胞は濾胞に移動し，サイトカインを分泌しながら B 細胞と相互作用をする．一次濾胞には，抗原＋T 細胞からのヘルプにより，胚中心ができ，二次濾胞となる
↓
胚中心では抗体産生が始まる．皮質ではヘルパー，キラー T 細胞が分化する．活性化 B 細胞，活性化 T 細胞は，輸出リンパ管を経て，最終的には胸管を経て，血管系に入り，全身に伝播される
↓
免疫反応の全身的な拡大
↓
記憶の成立

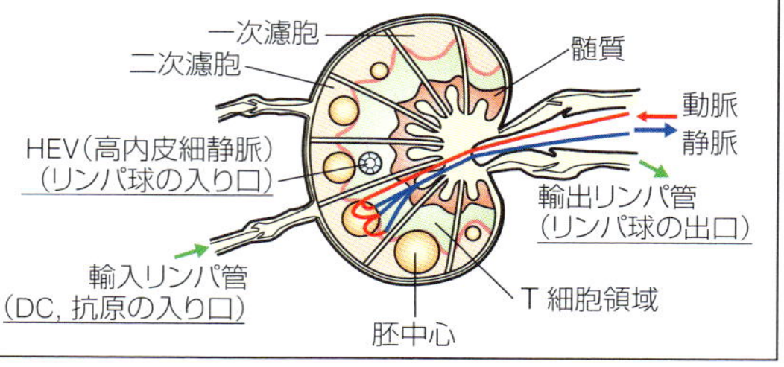

図 4–2　獲得免疫反応の過程とリンパ節の構造

3 記憶の成立

いったん，獲得免疫系が作動すると，抗原に特異的な B 細胞や T 細胞の数が増加するために，2 度目の感染時には生体は特異抗原に対して速やかに対処できるようになる．また，抗体を分泌する形質細胞の一部は，骨髄に移動し，そこで長期間

にわたって親和性の高い抗体を分泌し続ける．このような高親和性抗体が循環血中に放出されると，2 度目の感染時に速やかに異物を捕捉し，その処理を助ける．ウイルスの場合には，抗体の結合により感染能を失わせることもできる．

B 感染初期防御

1 物理的障壁と抗菌ペプチド

ここでは主に細菌感染を例にとり，もう少し詳しく防御反応をみてみよう(**図 4-3**)．

皮膚は物理的に強力な障壁であるが，それに加えて上皮細胞(角化細胞)はさまざまな**抗菌ペプチド**を分泌する．**ディフェンシン**をはじめとする多くの抗菌ペプチドは細菌細胞壁に侵入して穴をあけることで殺菌能を示し，これが第一の防御線となる．粘膜面は個体の表面という点では皮膚を遥かに凌ぐ面積をもち，また物理的な脆弱さから感染体の標的となる．しかし一方で粘膜面は通常は粘液で覆われ，その粘液の中には抗菌ペプチドや自然抗体が分泌されており，一定の抗菌活性を示す．

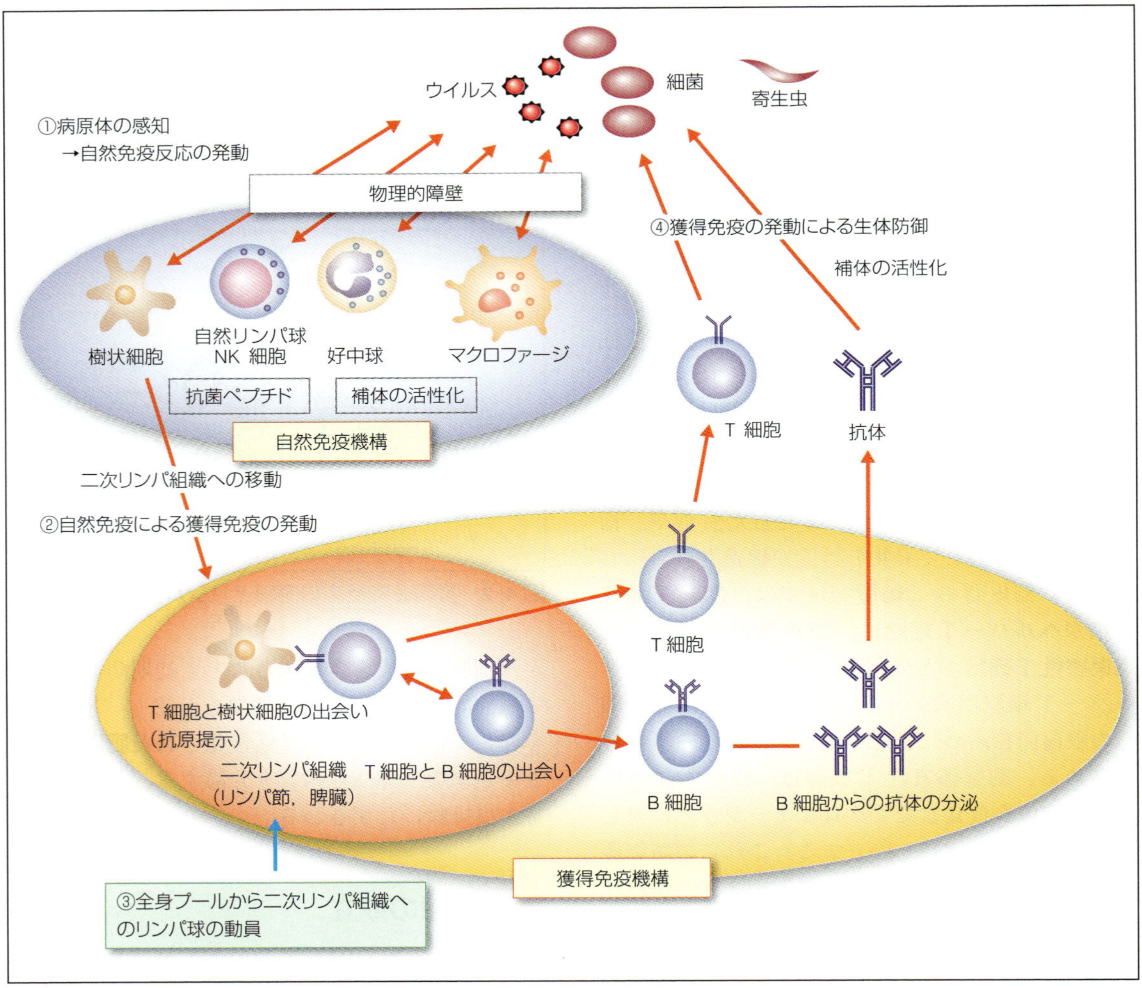

図 4-3　細菌・ウイルス感染初期の防御機構
細菌やウイルスなどが侵入すると，自然免疫に関与する細胞群が TLR などを用いてこれを感知し，活性化される．特に樹状細胞は活性化とともに二次リンパ組織に移動し，T 細胞，B 細胞の活性化を引き起こす．刺激を受けたリンパ球は分化し，T 細胞は種々のサイトカインを産生してエフェクター(活性)機能をもつようになり，一方，B 細胞は抗体を産生し，これらはあいまって獲得免疫の主役として働く．

2 食細胞による処理

一方，傷口などができてこれらのバリアが破壊されると，細菌などの異物（広い意味でこのような異物を抗原と呼ぶ）が体内に侵入し，マクロファージや樹状細胞によって貪食されることとなる．マクロファージの貪食はそれ自体が強い殺菌作用をもつものであり，貪食された細菌は食胞からリソソーム系を通過する過程で殺される．このとき，これらの食細胞は細胞表面やエンドソーム膜上の**Toll様レセプター** Toll-like receptor（TLR）を介して細菌由来のさまざまな分子を認識し，活性化を受け，サイトカインやケモカインを発現するようになる．これらのサイトカインやケモカインは一般に炎症性サイトカイン，炎症性ケモカインと呼ばれ，好中球や単球などの炎症性細胞を血中から炎症局所へと誘引する機能をもつ（TLR の機能➡65 頁参照）．

TNF や IL-1 などの**炎症性サイトカイン**は周囲の細胞からのケモカイン発現を亢進させると共に，近傍の血管内皮細胞に作用して**インテグリン**のリガンドを中心とした接着分子の発現を亢進させる．炎症局所で分泌された**ケモカイン**は血管内皮細胞上の糖鎖に結合した状態で管腔側に提示される．血中を循環する好中球や単球は第 2 章（リンパ球再循環➡29 頁参照）で述べたように転がりながら（ローリング）血管内皮細胞と相互作用するが，感染局所では血管内皮細胞上に提示されたケモカインが好中球や単球上のレセプターに結合すると細胞内にシグナルが伝達され，インテグリンの活性化が誘導され，リガンドに対する親和性が亢進する．その結果，好中球や単球はインテグリン・インテグリンリガンド相互作用を介して血管内皮細胞に強固に結合し，さらに血管基底膜側にも存在するケモカインの作用によって内皮細胞の間隙を通り抜け，炎症局所に向かって浸潤するようになる．浸潤好中球や単球は局所における細菌を貪食して細菌の排除に働く（リンパ球トラフィキングの分子機構➡176 頁参照）．

細菌が直接血中に侵入した場合には，主に**脾臓**で捕捉される．この場合にはマクロファージや樹状細胞が発現する**炎症性サイトカイン**が重要で，中でも **IL-12** が産生されると NK 細胞や NKT 細胞が活性化されて，自然免疫系に重要な**インターフェロン**が多量に産生されるようになる．特に **γ型インターフェロン**（IFNγ）はマクロファージに作用してその殺菌能を上昇させ，また樹状細胞に作用して炎症性サイトカイン発現をさらに亢進する．一部の樹状細胞も自らが発現した IL-12 に反応して IFNγ を発現する．また，**形質細胞様樹状細胞** plasmacytoid dendritic cell（pDC）はウイルス感染時に多量のⅠ型インターフェロン（IFNα/β）を発現し，ウイルスの増殖抑制に重要な役割を果たす（pDC，DC の産生➡187 頁参照）．

3 補体による溶菌と貪食の亢進

末梢の毛細血管からは血清成分も炎症局所に滲出する．血中の補体は常に副次（代替）経路で少量活性化されているが，侵入した細菌表面に結合してさらに活性化を受け，補体が結合した細菌はマクロファージ上の補体レセプターを介して速やかに貪食される．またこの補体活性化過程で生み出される C5a などの補体因子の分解産物は，血管の透過性を亢進することによって，さらに炎症局所への体液成分の滲出や好中球や単球の浸潤を亢進させる．このような感染初期の一連の反応が**自然免疫反応**であるが，これは同時に炎症反応の開始でもある．

炎症性サイトカインが血中に放出されると，肝細胞からの種々の急性期タンパク質の発現を誘導する．急性期タンパク質の中にはレクチン活性によって細菌に結合し，補体の**レクチン経路**を活性化するタンパク質も含まれる．補体のレクチン経路が活性化されると，副次経路によってさらに補体の活性化が増幅され，細菌の排除はさらに効率よく起こるようになる．

さらに，感染体に曝されていない個体でも自然抗体と呼ばれる抗体が存在するが，この多くは腸内細菌と免疫系の相互作用によって発現されるもので，主として糖鎖構造に反応する抗体である．したがって宿主の血清中には侵入した細菌に反応する抗体がある程度含まれ，このような抗体が細菌に結合すると，補体の**古典経路**が活性化されて，殺菌，除菌が起こる．またこの抗体が IgG であればマクロファージ上の Fc レセプターを介してマクロファージによる貪食を亢進することもできる．補体や抗体が細菌に結合して補体レセプターや Fc レセプターによる捕捉を亢進させる現象は**オプソニン化**と呼ばれる（註：オプソニンとは細菌などに結合してその貪食を促進する物質の総称で，補体や抗体がその典型例である）．多くの細菌はこの段階で排除される（オプソニン化➡253 頁参照）．

C 獲得免疫の起動

1 樹状細胞による抗原の捕捉と提示

一方，樹状細胞はマクロファージと同様に，炎症性サイトカイン・炎症性ケモカインを産生し，同時に成熟し始める．樹状細胞の成熟は，主として，細菌由来分子が TLR を介して樹状細胞を刺激することにより誘導され，樹状細胞の運動性が亢進すると共にその細胞膜上には**ケモカインレセプター CCR7** が発現するようになる．CCR7 はリンパ管内皮細胞が発現するケモカイン **CCL19** に対するレセプターであり，成熟した樹状細胞は CCL19–CCR7 相互作用を介してリンパ管に誘引され，リンパ節へと移動する．リンパ管は血管外に滲出した血清成分である体液を回収する装置であるが，この流れにのって細菌や細菌由来の分子，すなわち抗原がリンパ節に運ばれる（補体活性化経路➡80 頁参照）．

リンパ節では樹状細胞は，貪食した細菌由来の抗原ペプチドを MHC と共に細胞表面に発現し，さらに T 細胞に対する共刺激レセプターのリガンドを発現することから，強力な**抗原提示細胞**として機能する．一般に，死細胞は貪食によって処理されるが，ウイルスに感染して死を迎えた細胞が樹状細胞によって貪食されるとその樹状細胞によりウイルス抗原が提示される．

粘膜系には抗原捕捉用の組織として，**粘膜関連**

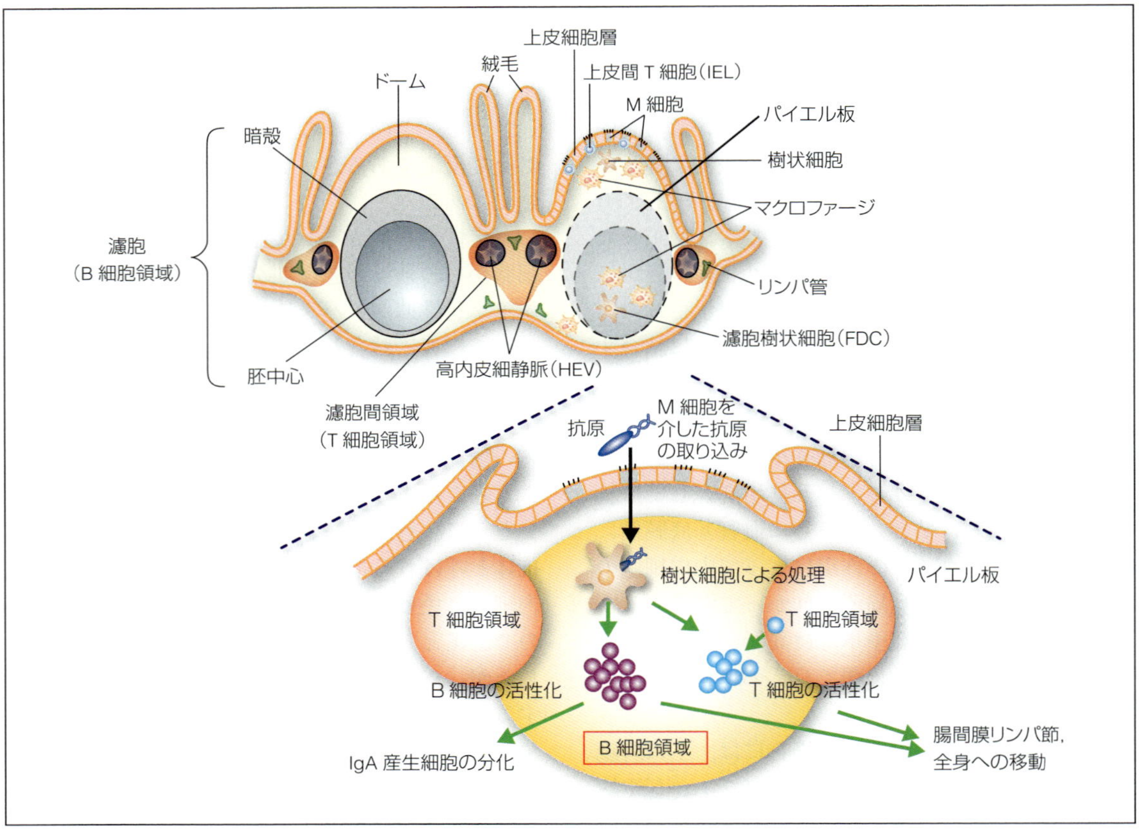

図 4-4　腸管関連リンパ組織の M 細胞を介した免疫反応
パイエル板は上皮，ドーム，濾胞，濾胞間領域からなる．抗原は上皮を介して M 細胞により取り込まれる．濾胞間領域には T 細胞と HEV が存在し，濾胞には B 細胞が集積する．

リンパ組織mucosa-associated lymphoid tissue (MALT)が存在し，腸管では**パイエル板**を代表とする**腸管関連リンパ組織** gut-associated lymphoid tissue(GALT)（**図 4-4**），鼻腔においては扁桃を代表とする**鼻腔関連リンパ組織** nasal-associated lymphoid tissue(NALT)が挙げられる．どちらの場合も**M 細胞**と呼ばれる特殊な上皮細胞がトランスサイトーシスによって管腔側の抗原を取り込み，上皮細胞の下に集積する免疫担当細胞に受け渡す能力をもつ(**図 4-4**)．T，B 細胞共に活性化を受けると所属リンパ節(腸管の場合は腸間膜リンパ節)を介して，全身に移動し，免疫反応が広がる(粘膜における免疫ホメオスタシス→197 頁参照)．

2 リンパ球による抗原の認識と活性化

第 2 章(リンパ球再循環→29 頁参照)で述べたように，リンパ節では血液循環系から HEV を介してリンパ球が常に侵入し，血管系とリンパ系を繰り返し循環しているが，リンパ節内で T 細胞と B 細胞が感染体由来抗原を提示する樹状細胞と出会うと，活性化され，増殖を始める．すなわち，抗原特異的なリンパ球クローンのみが増殖を始め，バーネットが提唱した**クローン増殖**が実現される．個々のリンパ球が異なる抗原特異性を有する多様性の高いシステムは抗原に出会う機会が低くなるという弱点を内包するものの，恒常的なリンパ球の循環システムがあるために効率よく機能することができ，同じ抗原に特異的なリンパ球同士が邂逅する機会を生み出すことができるのである．

上皮細胞層の下に位置する樹状細胞は，抗原を取り込み，**パイエル板**内であるいは**リンパ節**に移動して，T 細胞を活性化する．ポリオウイルスはこの経路でパイエル板の樹状細胞により捕捉され，ポリオウイルスに対する免疫反応が誘導される．ポリオ生ワクチンの経口投与が効果をもつゆえんである．またこれらの組織には B 細胞が多く含まれ，侵入した抗原によって直接活性化される．粘膜組織における抗体の**クラススイッチ**は IgA が中心であり，粘膜下で分泌された IgA は poly Ig レセプターを介して，トランスサイトーシスによって上皮細胞層を通過し，管腔側の粘液中に分泌される(**図 4-4**)．粘膜面では，IgA が感染物質に対する防御抗体として最も重要である．腸管で活性化されたリンパ球は，HEV に発現する接着分子 MAdCAM-1 のリガンドである $\alpha 4\beta 7$ インテグリンを発現するようになり，血中に戻った後，$\alpha 4\beta 7$ インテグリン-MAdCAM-1 相互作用を介して再び腸管系に戻ることが可能になる(粘膜における免疫ホメオスタシス→197 頁参照)．

活性化した T 細胞は，CD4 陽性の**ヘルパー T 細胞**あるいは CD8 陽性の**細胞傷害性 T 細胞**(CTL)などのエフェクター細胞へと分化し，輸出リンパ管・胸管を介して血管系へ戻る．この際に T 細胞はリンパ節への侵入に必要な **CCR7** を失い，一方，炎症性ケモカインのレセプターを発現するようになるために，感染部位(＝炎症巣)へと到達することが可能になる．

CD8 T 細胞は，活性化後に CTL へと分化して，細胞内寄生菌をもつ細胞やウイルス感染細胞に対して細胞傷害性を示し，これらの細胞を除去する．一方，**CD4 T 細胞**は，活性化時に周囲に存在するサイトカインの種類によって少なくとも 4 種類の異なる細胞系譜に分化し，お互いに異なるサイトカインを産生するようになる．主として IL-12 によって誘導される **Th1 細胞**は，IL-2，IFNγ，TNF などのサイトカインを産生し，マクロファージ，NK 細胞，CTL の活性化に寄与することで細胞内寄生細菌の排除に重要な役割を果たす．IL-4 によって誘導される **Th2 細胞**は，IL-4，IL-5，IL-6，IL-9，IL-13 などを産生し，肥満細胞や好酸球の活性化を通して線虫などの寄生虫の排除に機能する．TGFβ と IL-6 によって誘導される **Th17 細胞**は，IL-17，IL-21，IL-22 などを発現し，好中球の遊走を誘導して細胞外寄生細菌の排除に寄与すると共に，自己免疫疾患における炎症にも重要な役割を果たす．TGFβ のみが作用すると**制御性 T(Treg) 細胞**へと分化するが，これは TGFβ の発現が高い腸管などでよくみられる．

B 細胞は，活性化されてクローン増殖を行うと共に抗体を分泌する**形質細胞**(**プラズマ細胞**)へと分化する．活性化された B 細胞は抗体の定常部位のスプライシングパターンの変化により抗体の発現パターンを膜型から分泌型へ変化させ，細胞外に分泌されるようになる．これと共に，同じ抗原に特異的な T 細胞との相互作用することにより，リンパ節や脾臓で胚中心を形成する．胚中心では，**抗体のクラススイッチ**と体細胞変異による抗原に対する親和性の上昇という一連の反応が誘導される（免疫グロブリンのクラスとクラススイッチ→250頁参照）．この結果，抗原（細菌）に対してより親和性の高い抗体やFcレセプターを介してさまざまな機能を発揮しうるいろいろなクラスの抗体がつくり出されるようになる．抗体のクラススイッチにはT細胞からの補助（ヘルプ）が重要であり，ヘルパーT細胞の命名の由来はここにある．抗体は，細菌が毒素を発現する場合には，しばしば毒素に結合して，その活性を中和する機能を果たす．また，IgM抗体であれば，菌体に結合することにより補体の古典経路を活性化して除菌を促進し，IgG抗体であればマクロファージ上のFcレセプターを介した**オプソニン活性**でマクロファージによる貪食を促進する．T細胞やB細胞が活性化されてエフェクターT細胞や抗体がつくられるまでには一定の時間が必要で，その時点までにすでに自然免疫系の働きで細菌が処理されていることも珍しくはない（免疫グロブリンのエフェクター機能→253頁参照）．

3 記憶の成立

T細胞の**クローン増殖**により，侵入した細菌に特異的に反応するT細胞の数は大幅に上昇し，場合によっては10万倍くらいに増加する．その中の多くの細胞はエフェクター細胞としての機能を終えると死滅するが，1%から数%は再びCCR7陽性の刺激前の細胞のような細胞へと戻り，骨髄へ移動すると共に一部は全身を循環するようになる．これが**記憶細胞（メモリー細胞）**である（免疫記憶→315頁参照）．これらの細胞は抗原に出会うたびに増殖することから，特異的に反応するT細胞の数は時間と共に大幅に上昇することになり（すなわち，特異的T細胞クローンの頻度が増加し），このために，再感染時にはリンパ節で抗原提示細胞に出会うまでの時間が短縮され，速やかに免疫反応が開始されるようになる．一方，B細胞もクローン増殖により，侵入した細菌に特異的に反応するリンパ球の数が大幅に上昇する．活性化B細胞は，抗体を大量に分泌する**形質細胞**へと分化した後，その一部は骨髄へ移住して，長期間にわたって抗体を分泌し続ける**長期生存形質細胞**として生存し，高親和性抗体を長期的に供給することにより，個体に抗原特異的な免疫記憶を付与する．破傷風，ジフテリア，百日咳の細菌毒素を標的とした3種混合**ワクチン**は，このような長期的免疫記憶の付与を狙ったものである（ウイルス感染に対する免疫記憶→286頁参照）．また活性化B細胞の一部は，活性化される以前のB細胞と類似した細胞へと戻り，CXCR5を発現して，記憶細胞となる．この記憶B細胞はクラススイッチ後の膜型抗体を発現し，同じ細菌が再感染した際にはその数が増加しているために効率よく反応できる．また，速やかにIgGなどのクラススイッチ後の高親和性抗体を産生することができる．その結果，再感染の場合には，初感染に比較して，効率の良い免疫反応を起こることとなる．

このような記憶細胞を生み出すことが“2度なし”の原理であり，**ワクチン**の狙うところである．T細胞やB細胞がかかわる免疫反応では記憶を獲得できることから，**自然免疫**に対して**獲得免疫**と呼ぶ．

4 免疫反応の制御

この章では異物の排除に向かう生体防御反応を概観してきたが，免疫系は常に抗原に対して反応する訳ではない．典型的な例は食物抗原である．われわれの身体は，経口摂取するほとんどの食物に対して免疫反応は起こさず，いわば無視をする．免疫反応が起こらない場合には，2通りが考えられ，1つは異物を無視し，自然の分解や排出に任せることである．もう1つは積極的に免疫反応を抑制することである．後者は自己に対する反応の抑制という面からも意味がある．後者に関与すると考えられているのが**制御性T（Treg）細胞**である（免疫制御のメカニズム→191頁参照）．エフェクター細胞とは対照的に，TregはCD4陽性のT細胞から**TGFβ**（トランスフォーミング増殖因子β transforming growth factor β）単独で誘導される．Tregは通常のT細胞の活性化を抑制する．TGFβで誘導されるTreg細胞は，胸腺において分化するnaturally occurring Treg（nTeg）に対して誘導型という意味で，induced Treg（**iTreg**）と呼ばれる場合もある．TGFβやIL-10は一般に**抗炎症性サイトカイン**と呼ばれ，免疫反応を抑制する活性をもつ．免疫反応がいったん起こった後終息する機序に関しては不明な点が多いが，Treg 以外にも Tr1 と呼ばれる主に IL-10 を産生する抑制性の細胞も存在する．

また，リンパ球上には，機能を失うとリンパ球の異常な活性化をもたらす抑制性の分子が数多く知られ，その典型的なものとして，エフェクター細胞上で機能する **CTLA-4** や **Fas** などの分子がある．これらの分子も前述の Treg や抗炎症性サイトカインによる抑制に加えて，免疫反応の抑制に関与するらしい．

免疫反応の起動は，防御の第一線にある細胞が異物を捉え，**TLR** などを介してマクロファージや樹状細胞を活性化することから始まる．TLR などを介した刺激はいわば危険信号の発信であり，その際に産生される**炎症性サイトカイン**により自然免疫系が活性化される．同時に，危険信号は樹状細胞の成熟を誘導して，抗原のリンパ節への運搬をもたらし，これが獲得免疫の最初のステップとなる．したがって自然免疫系の活性化と獲得免疫系の起動とは切っても切れない関係にある．

今後，本書では活性化による炎症反応を中心とした起動相，抗原排除の反応相（エフェクター相）から記憶細胞の誘導相への移行，そして免疫反応の終息へと向かう一連の免疫反応の調節機構，などを詳細に解説していくことになる．また，エフェクター相における各種ヘルパー T 細胞の分化制御機構も免疫反応全体を知るうえで重要な位置を占める．各章では，それぞれの分野の専門家が最新の知見を紹介する．

D まとめ

1. 感染物質が侵入してくると，自然免疫系が初期防御に働き，その後，獲得免疫系が始動する．
2. 獲得免疫では，樹状細胞が抗原を捕捉し，リンパ球に対して抗原を提示する．
3. 特異的な抗原レセプターを発現するリンパ球は，抗原提示により活性化を受け，種々のサイトカインや抗体などの生理活性物質を産生するようになる．
4. 侵入してきた抗原に対応する特異的リンパ球は増殖し，その一部は記憶細胞として長期生存する．

第 II 編

免疫システムの基本メカニズム

第Ⅱ編　免疫システムの基本メカニズム　の構成マップ

●構成的メカニズム 62

第5章　認識のメカニズム 62

- A　自然免疫による認識 62
  - TLR 63，RLR 67，NLR 67
- B　レクチンによる認識 69
  - C型（コレクチン，セレクチン）69，Ｉ型（シグレク），71
S型：ガレクチン 71
  - C型レクチンレセプター 72，シングナル伝達 74
- C　補体 77
  - 認識分子：C1q，MBL，フィコリン 78
  - 活性化経路：古典経路・レクチン経路・第二経路 80
  - 制御と役割：MAC，アナフィラトキシン，走化性因子，貪食 83
  - 疾患 85
- D　NKレセプターによる認識 86
  - ミッシングセルフ仮説 87
  - 抑制性レセプター 90，活性化セレプター 91
- E　遺伝子再編成の機構 95
  - 抗原レセプターの構造：B細胞（BCR＝Ig），T細胞（TCR）95
  - 組換えの分子機構 95，クラススイッチ 101
  - 無顎類抗原レセプター VLR 103
- F　BCR/抗体による認識 107
  - 構造 108，抗原-抗体複合体の構造と親和性 112
- G　MHCの構造と機能 115
  - MHCの役割 115
  - MHCクラスⅠ 116，MHCクラスⅡ 117
- H　抗原提示メカニズム 122
  - MHCクラスⅠ 122，MHCクラスⅡ 124
- I　TCRによる認識 128
  - MHC拘束性 128
  - CD4・CD8 130
  - CD3 132
  - T細胞活性化 137，制御 139

第6章　分化のメカニズム 141

- A　造血系 141
  - 造血幹細胞 142
  - 分化の制御機構 146
- B　T細胞 151
  - 胸腺内T細胞初期分化 153
  - 正の選択 157，負の選択 159
  - $\alpha\beta$T細胞：ヘルパーT細胞・CTL 162，$\gamma\delta$T細胞 163
  - NKT細胞の分化経路 164
- C　B細胞 167
  - *Ig*遺伝子の再構成 167
  - 分化：プレプロB細胞-プロB細胞-プレB細胞-未熟B細胞-成熟B細胞-抗体産生細胞（プラズマ細胞（形質細胞））169-174

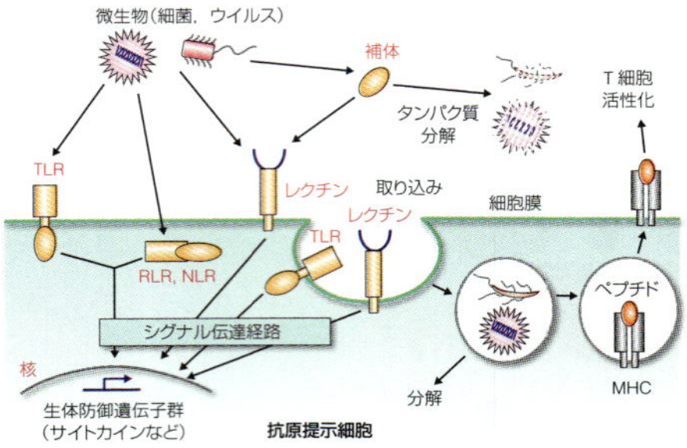

自然免疫による微生物認識

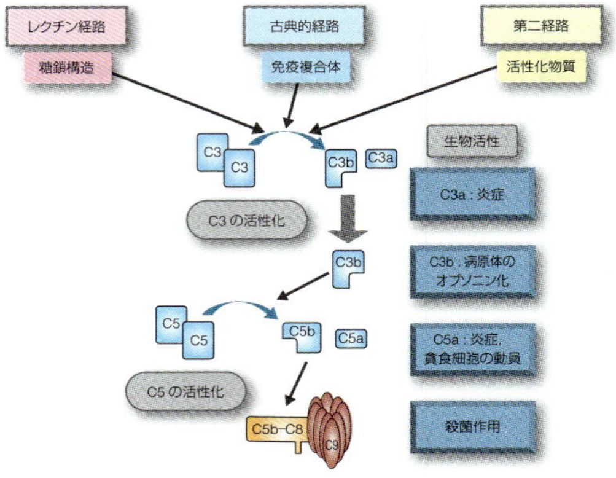

補体活性化経路

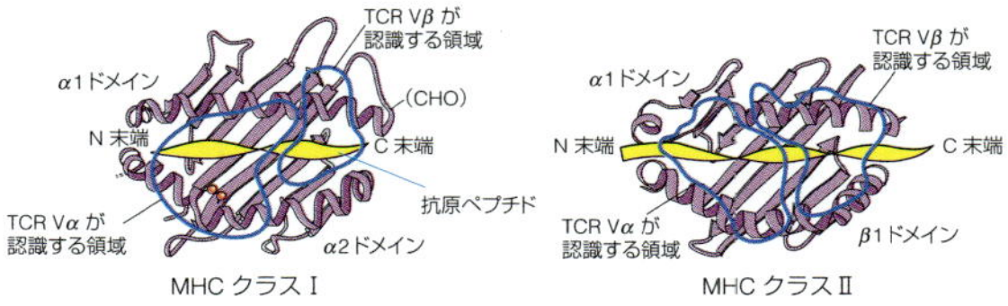

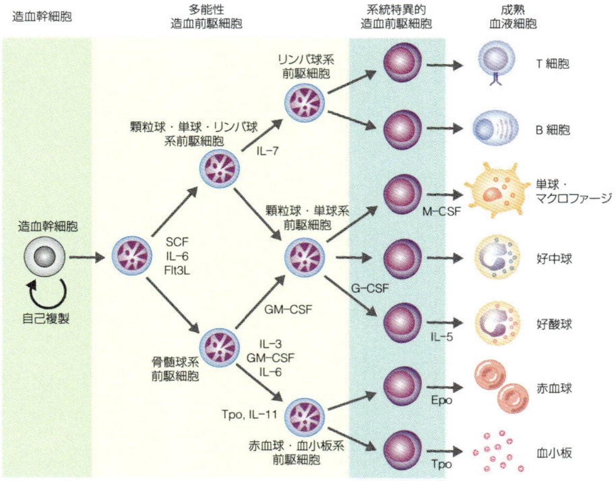

血液分化

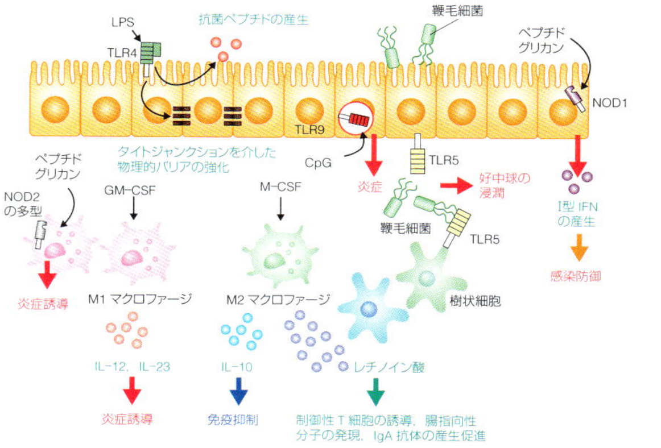

粘膜組織における免疫機能

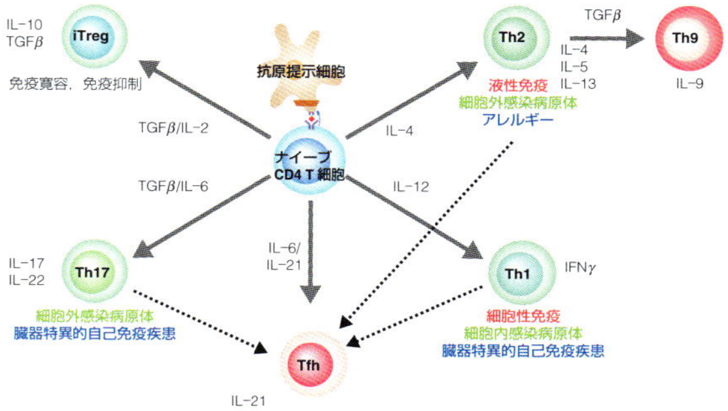

Th 細胞サブセット

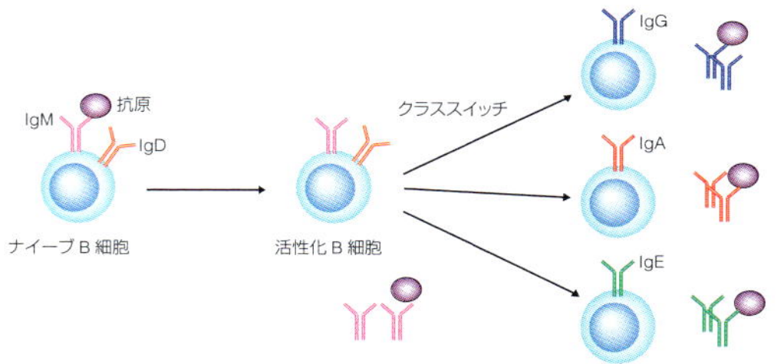

クラススイッチ

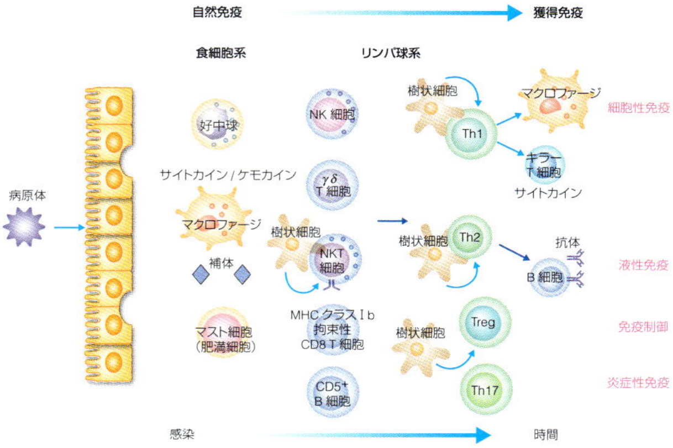

感染防御機構

第5章 【構成的メカニズム】
認識のメカニズム

A 自然免疫による認識

1 自然免疫と獲得免疫

高等動物の免疫応答は，自然免疫と獲得免疫の協調作用により成立する(**表 5-1**)．**獲得免疫**は，リンパ球により担われている．リンパ球は，遺伝子再構成により形成される多様な抗原レセプターにより，高い親和性で外来抗原の微細な構造を認識できる．また，リンパ球は，記憶細胞として長期間持続して存在し，外来抗原が再来した場合に強い免疫応答を担う．このような利点はあるものの，その成立には，通常数日かかり，感染に対して迅速に応答できない．迅速に応答するのが**自然免疫**であり，主に，マクロファージ，樹状細胞などいわゆる**抗原提示細胞**により担われている．これらの細胞は，遺伝子再構成を行えず，限られたレパトアからなる，病原体センサー，あるいはパターン認識レセプター pattern recognition receptor(PRR)と呼ばれるレセプターをもつ．これにより，一群の微生物に広汎に存在する分子構造を認識し，さまざまな機能を発揮する．

表 5-1　自然免疫と獲得免疫の比較

	自然免疫 innate immunity	獲得免疫 acquired immunity
担当細胞	マクロファージ，樹状細胞(抗原提示細胞)	B 細胞，T 細胞(リンパ球)
レセプター	病原体センサー，パターン認識レセプター	抗原レセプター
遺伝子再構成	なし	あり
免疫記憶	なし	あり
認識分子	一群の微生物に共通の分子構造(脂質，核酸など)	微細な分子構造(タンパク質，ペプチドなど)
応答の成立	迅速	遅い

2 自然免疫による微生物認識

自然免疫の微生物認識様式は，いくつかのタイプに分けられる(**図 5-1**)．

A シグナル伝達経路と連関するセンサー

細胞内のシグナル伝達経路を活性化し，生体防御遺伝子群の発現を誘導するセンサーである．Toll 様レセプター Toll-like receptor(TLR)，RIG-I 様レセプター RIG-I-like receptor(RLR)，NOD 様レセプター NOD-like receptor(NLR)などが含まれる．**TLR** は細胞表面あるいはエンドソームに発現する膜タンパク質であり，**RLR**，**NLR** は細胞質内タンパク質である．本章では，主にこのタイプのセンサーについて述べる．

B 液性因子としてのセンサー

液性因子として分泌され，微生物の表面に結合するセンサーである．**オプソニン**とも呼ばれ，その結合はオプソニン化(貪食細胞の機能→207 頁，免疫グロブリンのエフェクター機能→253 頁参照)と呼ばれる．オプソニンとして代表的な分子は補体である．補体の結合により，微生物は分解されるか，マクロファージや好中球により貪食されやすくなる．

C 細胞内へ取り込むセンサー

膜タンパク質として微生物に結合し，微生物を細胞内へ取り込むセンサーである．レクチンと呼

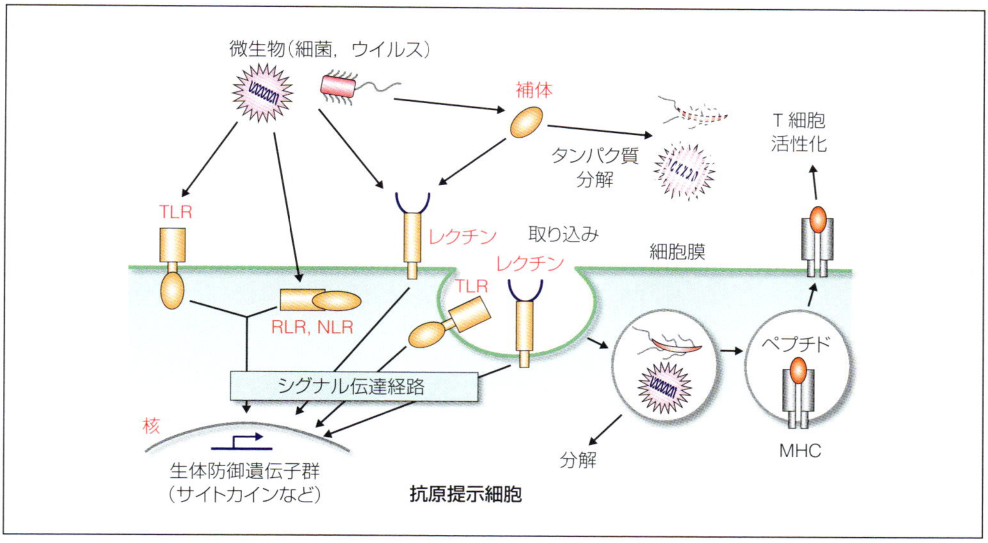

図 5-1　自然免疫による微生物認識
自然免疫による認識機構は主に 3 つに分けられる. シグナル伝達経路と連関するセンサーには, TLR, RLR, NLR が含まれる. 液性因子としてのセンサーとしては補体が代表的であり, その結合により, 微生物は分解されるかあるいは細胞内へ取り込まれる. 細胞内へ取り込むセンサーとしては, レクチンがよく知られている.

ばれる一群の糖タンパク質などが含まれる(レクチンによる認識➡69 頁参照). 直接取り込む場合もあれば, オプソニン化後に取り込む場合もある. 取り込まれた微生物は完全に分解されるか, あるいは, 小さいペプチド断片(抗原)として, 主要組織適合遺伝子複合体 major histocompatibility complex(MHC)分子と結合し, T 細胞に抗原提示される. このセンサーの中には, 細胞内シグナル伝達経路と連関するものもある(抗原提示メカニズム➡122 頁参照).

3 TLR による認識

A TLR の発見

タンパク質は**獲得免疫**により認識されるが, タンパク質だけでは強い免疫応答を誘導できない. 強い免疫応答の誘導には, **免疫アジュバント**と呼ばれる, **自然免疫**を活性化する物質が必要である. 強力な**免疫アジュバント**として, リポ多糖 lipopolysaccharide(**LPS**)や, 非メチル化シトシンとグアニンが隣接した構造をもつ核酸〔**CpG**(シトシン-リン酸-グアニン cytonine-phosphate-guanine)**DNA**〕などが知られていたが, その認識機構については, 1990 年代まではよくわかっていなかった.

1990 年代前半に, ショウジョウバエにおいて, **Toll** という膜タンパク質の異常により, 真菌感染に対する抵抗性が弱くなることが報告された. また, 1990 年代後半には, LPS に応答しない変異マウスの原因が, Toll に似た膜タンパク質 TLR4 をコードする遺伝子の異常であることも明らかになった. これまで, LPS に結合するタンパク質として, 細胞質内領域のない膜タンパク質(CD14)や液性因子(LPS 結合タンパク質)は知られていたが, 細胞内シグナル伝達経路を活性化できる膜タンパク質は知られていなかった. これを契機として, 2000 年前後から, TLR ファミリーの機能的意義が明らかになり, 自然免疫研究が飛躍的に進んだ.

B TLR の認識する分子構造

哺乳類では, 現在, 約 10 種類の TLR が同定されている(**図 5-2**). TLR は膜タンパク質であり, 細胞外には, リガンド認識に関与する, ロイシンに富んだ繰り返し構造 leucine-rich repeat(LRR)

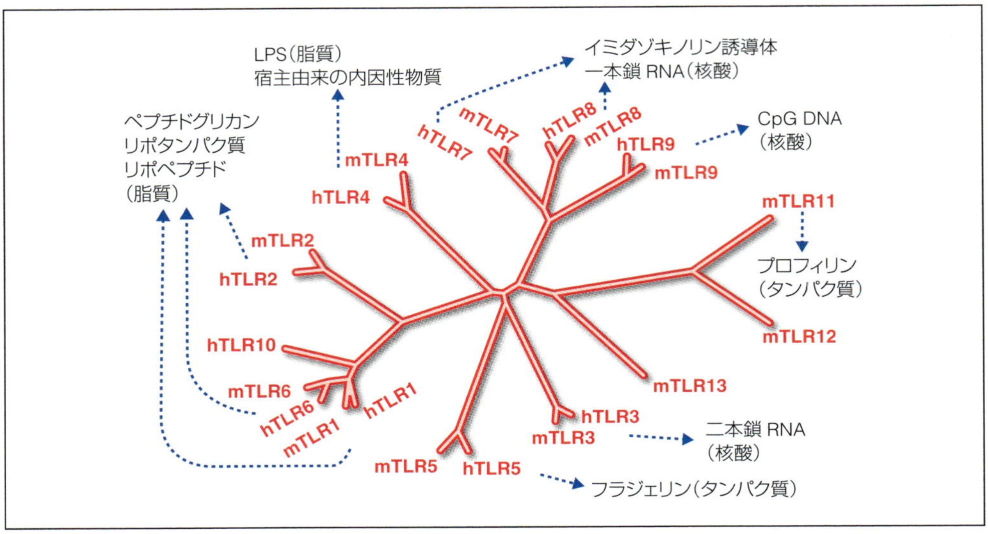

図 5-2　TLR ファミリーの進化系統樹と主なリガンド
ヒト TLR(hTLR)，マウス TLR(mTLR)をアミノ酸構造に従って，進化系統樹を作成した．TLR リガンドは，脂質，核酸，タンパク質に大別される．

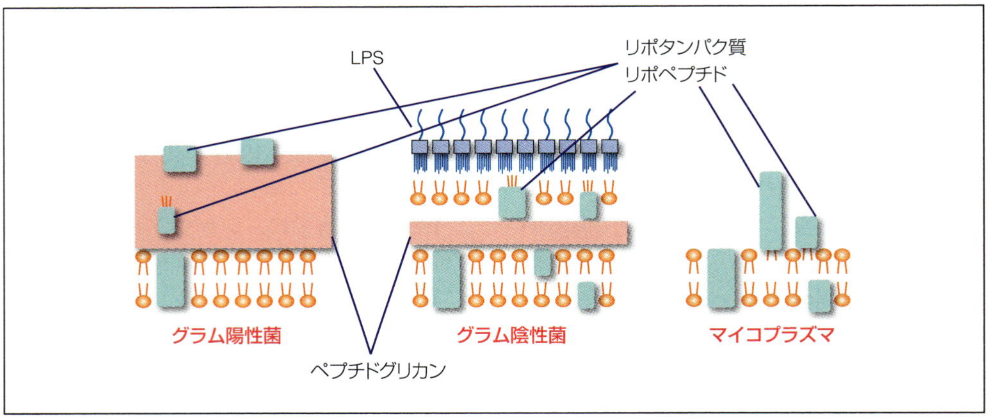

図 5-3　微生物外膜の模式図
微生物外膜成分の多くは，TLR2，TLR4 により認識される．

を，細胞質内には，IL-1 レセプターファミリーとも共通の構造で，シグナル伝達に必須の機能を果たす TIR(Toll/IL-1 receptor homologous region)ドメインをもつ．TLR は，多くの場合，微生物特有の外来性の分子構造を認識するが，宿主由来の内因性物質も認識する．

1 ● 微生物外膜成分

TLR が認識する分子構造としては，まず，微生物の外膜成分が重要である(**図 5-3**)．LPS は，グラム陰性菌外膜に存在する糖脂質である．TLR4 には，液性因子 MD2 が会合しており，LPS は，MD2 と結合することにより，TLR4 シグナルを活性化する．グラム陽性菌の外膜には，ペプチドグリカンの厚い層，および種々のリポタンパク質，リポペプチドが認められる．また，マイコプラズマは，外膜をもたないが，細胞質膜に種々のリポタンパク質，リポペプチドをもっている．これらの外膜成分は TLR2 シグナルを活性化する．

TLR2 のリガンド認識には，他の **TLR** とのヘテロ二量体形成が重要である．TLR1/2 は，3 本

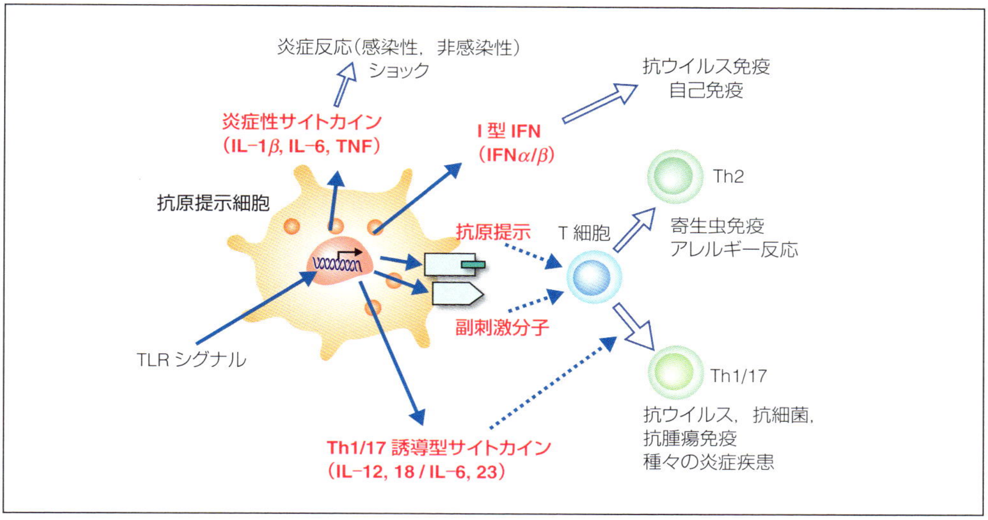

図 5-4　TLR の機能
TLR の主な機能として，炎症反応の誘導，獲得免疫の確立，I 型 IFN の産生誘導などがある．

の脂肪酸側鎖をもつ細菌由来リポタンパク質を，TLR2/6 は，2 本の脂肪酸側鎖をもったマイコプラズマ由来リポタンパク質をそれぞれ認識する．このように，TLR2，TLR4 は主に微生物外膜を構成する脂質成分を認識する．

2 ● 微生物由来の核酸，タンパク質成分

1980 年代に，ウシ型結核菌(BCG)の抗腫瘍効果が DNA によるものであり，また，その成分として **CpG DNA** が重要であることが明らかになった．哺乳類由来の DNA においては，**CpG DNA** の出現頻度が低く，CpG DNA は，微生物特有の分子構造であるということになる．CpG DNA は TLR9 により認識される．また，ウイルス由来の一本鎖 RNA は，TLR7 により認識される．TLR8 は，マウスでは発現されていないが，ヒト TLR8 も一本鎖 RNA の認識に関与する．TLR7，TLR8 は，抗ウイルス活性をもつ，イミダゾキノリン誘導体などの化学合成物質の認識にも関与する．さらに，ウイルス感染の際に生成される二本鎖 RNA は TLR3 により認識される．

脂質，核酸に加えて，タンパク質成分も TLR により認識される．例えば，運動性細菌が保有する鞭毛タンパク質，フラジェリンは TLR5 により認識される．

3 ● 内因性成分

TLR は，宿主由来の内因性成分によっても活性化される．これまでに，熱ショックタンパク質，飽和脂肪酸，種々の炎症誘導因子(SAA3 など)，酸化コレステロールなどが TLR4 を活性化することが報告されている．また，核酸を認識する TLR は，宿主核酸と微生物核酸との間の構造的差異を厳密には区別できない．例えば，**CpG DNA** の構造は少ないながらも宿主に存在する．また，宿主由来の一本鎖 RNA，例えば mRNA も TLR7 により認識されるし，TLR3 が認識する宿主由来の二本鎖 RNA 構造も知られている．このように曖昧な TLR の核酸識別能が，ある種の自己免疫疾患の病態形成に関与するとも考えられている．

4 TLR の機能

TLR は主に**抗原提示細胞**において，種々の機能を発揮する(**図 5-4**)．

A 炎症反応

TLR シグナルは，IL-1β，IL-6，TNF などの炎症性サイトカインの産生を誘導し，炎症反応を引き起こす．微生物に対する炎症反応は，感染巣の拡大を防ぎ，治癒を促進するが，時に致死的な

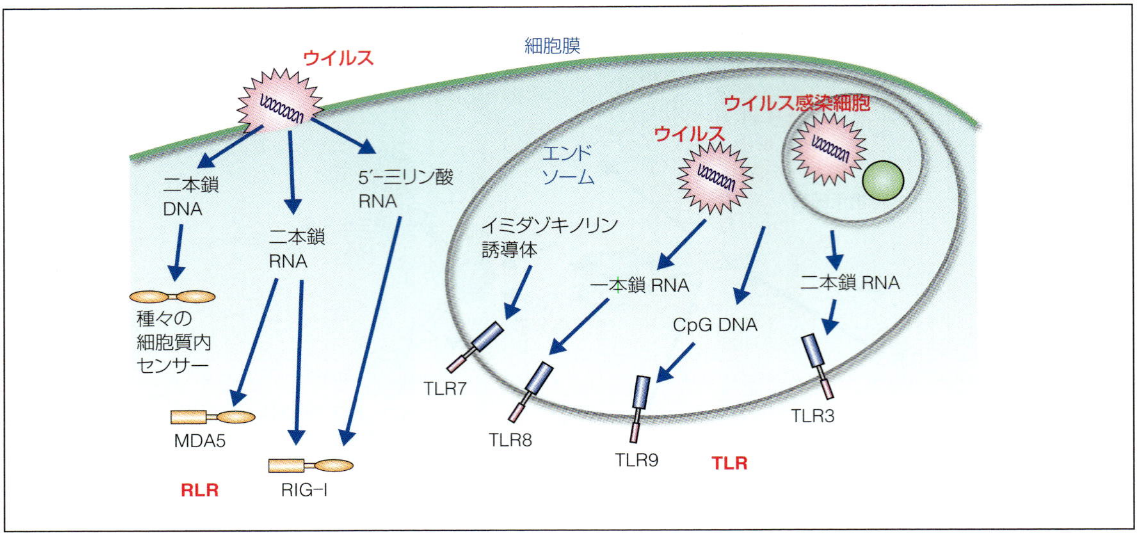

図5-5　核酸を認識するセンサー
TLRはエンドソームで核酸を認識する．その他のセンサーは細胞質内で核酸を認識する．

ショックを引き起こす．LPSによるショックは**エンドトキシンショック**として知られている．

また，内因性物質によるTLR刺激が，非感染性の炎症を引き起こすことも注目されている．例えば，肥満における脂肪組織では炎症反応が起こっており，その病態形成には，脂肪細胞から産生される飽和脂肪酸による，TLR4を介したマクロファージの活性化が重要である．

B 獲得免疫の確立

TLRシグナルは，MHCクラスII分子や，CD80，CD86などの副刺激分子の発現を増強することにより，抗原提示能を高めると共に，抗原特異的ヘルパーT(Th)細胞の増殖を誘導する．Th細胞は，産生するサイトカインによりいくつかのタイプに分類される．インターフェロン(IFN)γを産生する1型ヘルパーT(Th1)細胞は，細菌，ウイルス，腫瘍などに対する防御免疫に，IL-4を産生する2型ヘルパーT(Th2)細胞は，寄生虫に対する免疫，アレルギー反応に，また，IL-17，IL-22を産生する17型ヘルパーT(Th17)細胞は種々の炎症性疾患に関与する．通常，TLR刺激は，IL-12，IL-18などTh1誘導型サイトカインを産生し，Th1細胞への分化を誘導する．また，時にIL-6やIL-23の産生を誘導することにより，Th17細胞分化も引き起こす．

C I型IFNの産生誘導

I型IFNは，MHC分子の発現増強，樹状細胞の成熟誘導，抗ウイルス活性の誘導などにより，抗ウイルス免疫を活性化する．**TLR**の中では，特に核酸を認識するTLR7，TLR9が強力なI型IFN誘導活性をもつ．この活性は，形質細胞様樹状細胞plasmacytoid dendritic cell(pDC)と呼ばれる樹状細胞サブセットのみに認められる．**pDC**は，病原体センサーとしては，TLR7，TLR9だけを発現しており，核酸を認識し，I型IFNを産生するという機能に特化した樹状細胞サブセットである(DCサブセットの役割→221頁参照)．

先述のように，TLR7/9は，潜在的に宿主核酸に対する応答能，すなわち自己免疫誘導ポテンシャルをもっている．この応答を回避する機構として，TLR7/9の細胞内局在部位が重要である(**図5-5**)．TLR7/9は小胞体に局在し，ウイルス，あるいはウイルス感染細胞がエンドソームに取り込まれた際に，エンドソームへ移動し，核酸を認識する．通常宿主由来の核酸は不安定で，エンドソームに到達する可能性は低い．しかし，例えばいったん免疫寛容が破綻し，抗核酸抗体が産生されると，核酸は免疫複合体として安定化し，さらに，抗体に対するレセプター(Fcレセプター)を介してエンドソームに取り込まれやすくなる．このように，抗核酸抗体の作用により，宿主核酸の免疫応答誘導能が顕在化し，自己免疫疾患の症状が増悪するというシナリオが考えられている．この病態を形成するサイトカインとして，炎症性サイトカインに加えて，pDC から産生される I 型 IFN が重要である．

抗体以外にも種々の内因性物質の過剰産生が，病態を引き起こす．例えば，尋常性乾癬の皮膚病変で産生が亢進している抗菌ペプチドや大量の細胞死の際漏出する核内タンパク質が，宿主 DNA と結合し，安定化させることにより，宿主 DNA の免疫誘導ポテンシャルを顕在化させ，炎症反応を引き起こしていると考えられている．

5 細胞質内センサーによる認識とその機能的特性

A 細胞質内センサーによる核酸認識

ウイルスが直接感染した場合，その核酸は，細胞質内センサーにより認識される（**図 5-5**）．RLR が重要であり，RIG-I，MDA5 などが含まれる．RLR は，N 末端側には，N 末端カスパーゼ会合ドメイン caspase recruitment domain（CARD）に類似したドメインを，C 末端側には，核酸をほどく活性をもち，リガンド認識に関与する RNA ヘリカーゼドメインをもつ．二本鎖 RNA は，前述の TLR3 ばかりでなく，RIG-I，MDA5 によっても認識される．RIG-I，MDA5 の認識する RNA は構造が異なっており，それぞれ異なるウイルスの感染を感知する．通常，哺乳類の RNA と違って，インフルエンザウイルス由来の RNA では，5′末端の三リン酸構造が露出している．RIG-I は，この構造も認識する．また，細胞質内には二本鎖 DNA を認識するセンサーとして，DAI，ヘリカーゼ DDX41，ピリンドメインをもつ IFI-16 など複数の分子が報告されている．

B 細胞質内核酸センサーの特性

TLR は主に抗原提示細胞に発現されているが，RLR に代表される細胞質内核酸センサーは，上皮細胞，線維芽細胞など広範囲の細胞，組織に発現されている．TLR と同様に，炎症性サイトカインの遺伝子発現を誘導するが，特に IFNα，IFNβ など I 型 IFN の遺伝子発現を強く誘導する．二本鎖 DNA センサーの中には，インフラマソームを活性化するタイプもみられる．

C NLR による認識

NLR もシグナル伝達機構と連関した細胞質内センサーとして機能している（**図 5-6**）．ヒトで 20 種類以上，マウスで 30 種類以上報告されている．N 末端側にタンパク質相互作用ドメインとして，CARD，ピリンドメイン，BIR（baculoviral inhibitor of apoptosis repeat）ドメインなどを，中央には多量体形成に必要な NOD（nucleotide-binding and oligomerization domain）を，C 末端側にはリガンドとの結合に関与する LRR（leucine-rich repeat）ドメインをもつ．NOD1，NOD2 は，それぞれ細菌外膜のペプチドグリカン由来の特殊な分子構造を認識する．また，サルモネラやレジオネラなどの細菌由来のフラジェリンの応答には，NAIP5，IPAF が関与する．さらに，NLRP3（NALP3）は，多様な免疫アジュバントにより活性化される（**図 5-6**）．この中には，古くから汎用されている免疫アジュバントである**アラム**（硫酸アルミニウムカリウム水和物）も含まれる．NALP3 の活性化機構はよくわかっていない．リガンドとの直接結合によるのではなく，リソソーム構造の障害などで生成される活性酸素などを介した間接的な活性化であると考えられている．

D NLR によるインフラマソームの活性化

NLR も広範囲の細胞，組織に発現が認められる．NLR 刺激により炎症性サイトカインや抗菌ペプチド産生が誘導されるが，NLR 機能の特性として，インフラマソームの活性化が重要である（**図 5-6**）．**インフラマソーム**は，NLR を中心としたタンパク質の集合体であり，カスパーゼ 1 を活性化する．NALP3 を中心に，アダプター分子 ASC，カスパーゼ 1 から構成される NALP3 インフラマソームが代表的であるが，IPAF を中心としたインフラマソームも存在する．IL-1β や IL-18 は，TLR などにより遺伝子発現が誘導された状態では不活性型前駆体であるが，活性化カスパーゼ 1 により切断され，活性型に変換される．IL-1β や IL-18 は，種々の炎症反応に関与する．

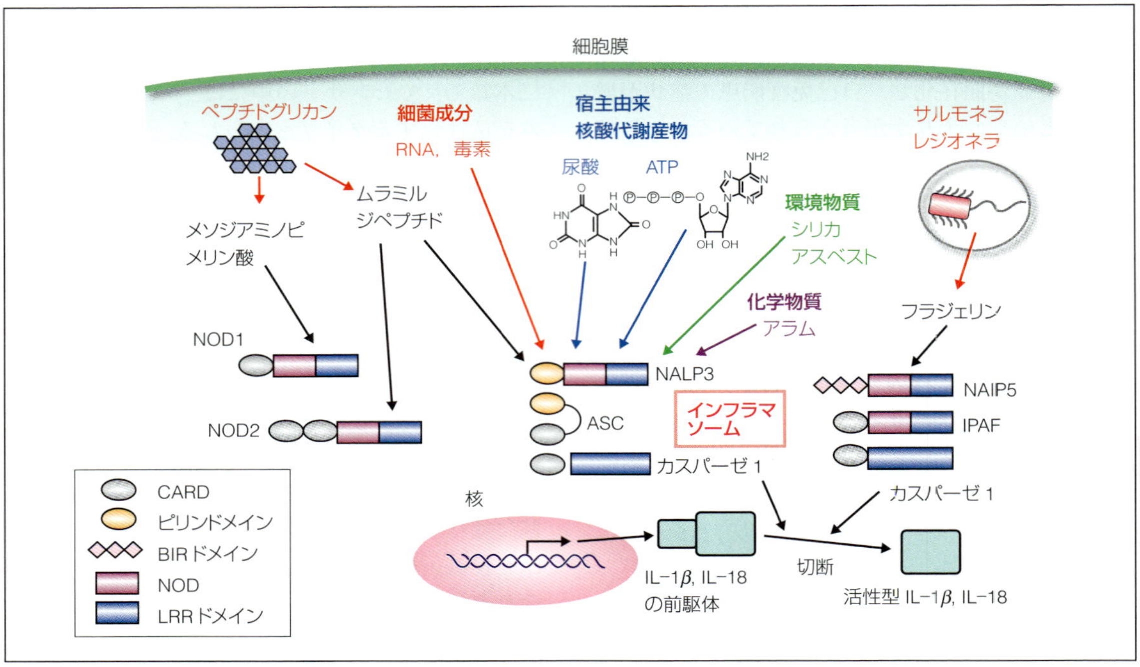

図 5-6　NLR による認識とインフラマソームの活性化
N 末端側にタンパク質相互作用ドメインとして，CARD，ピリンドメイン，BIR ドメインなどを，中央には多量体形成に必要な NOD を，C 末端側にはリガンドとの結合に関与する LRR ドメインをもつ．NLR は細胞質内センサーであり，種々のリガンドに対する応答に関与する．NALP3 は，細菌成分，宿主由来核酸代謝産物，環境物質，アラムなどに対する免疫応答に関与する．インフラマソームは，NLR を中心としたタンパク質複合体であり，カスパーゼ 1 の活性化を誘導する．IL−1β，IL−18 はカスパーゼ 1 で切断され，活性型に変換される．

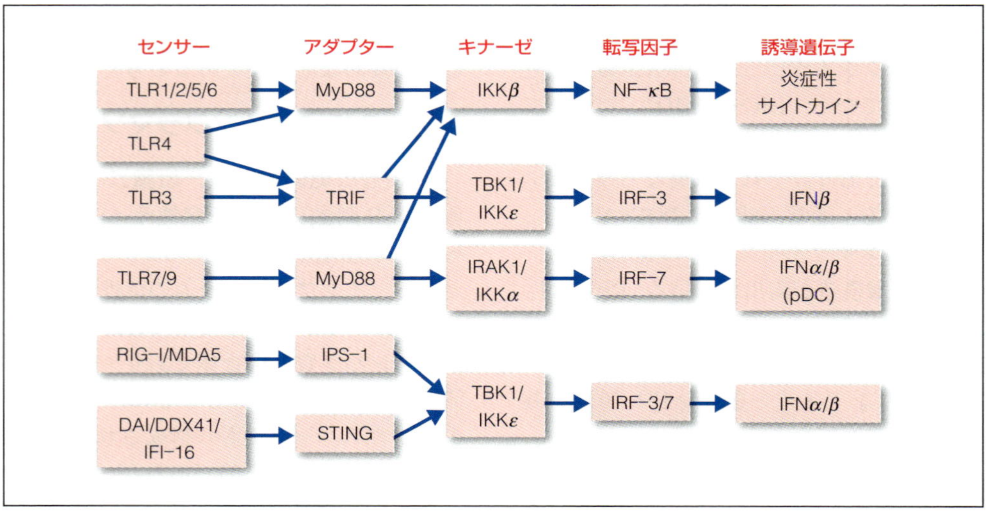

図 5-7　センサーと連関するシグナル伝達経路
各センサーは，センサーと会合するアダプターを介して，下流のセリン / トレオニンキナーゼ，転写因子を活性化し，免疫応答に関与する種々の遺伝子発現を誘導する．

インフラマソームは，外来刺激に応じて活性化されるように制御されている．その制御機構がはずれると，過剰な炎症が自発的に生じることになる．例えば，家族性寒冷自己炎症性症候群や慢性乳児神経皮膚関節炎症候群 chronic infantile neurological cutaneous and articular (CINCA) syndrome では，NALP3 の変異により，自発的な NALP3 の活性化が生じ，炎症反応が亢進している．また，高カロリー食の長期摂取により，高尿酸血症をきたすと，尿酸結晶が形成されやすくなる．この尿酸結晶は NALP3 を活性化することによって関節炎を引き起こす(自己炎症症候群→ 344 頁参照)．

6 センサーと連関するシグナル伝達経路

TLR は，細胞質内 TIR(Toll/IL-1 レセプター相同性)ドメインと会合するアダプターを介して，シグナル伝達経路を活性化する(**図 5-7**)．MyD88 は，最初に同定された TLR アダプターであり，TLR3 以外の TLR シグナルはすべて MyD88 を介している．MyD88 を介した経路は，主に炎症性サイトカイン遺伝子発現の誘導に関与するが，pDC における TLR7/9 シグナルの場合には，I 型 IFN 遺伝子発現の誘導にも関与する．TLR3/4 シグナルにおいては，もう 1 つのアダプター TRIF を介して，IFNβ 遺伝子の発現が誘導される．

RLR，二本鎖 DNA センサーは，それぞれ IPS-1，STING を介して I 型 IFN 遺伝子発現を誘導する(**図 5-7**)．

7 まとめ

1. 自然免疫は，TLR，RLR，NLR などの種々のセンサーを介して微生物感染および内因性物質を感知する．
2. これらのセンサーを介した刺激により，一連のシグナル伝達経路が活性化され，炎症性サイトカインや I 型 IFN などの液性因子が産生され，炎症反応が惹起されると共に，獲得免疫反応が形成される．

B レクチンによる認識

1 レクチンとは

A 免疫系におけるレクチン

糖鎖を認識するタンパク質を総称して**レクチン**と呼ぶ．レクチンとはラテン語の legere(選び出す)に由来する名称であり，特定の糖構造を認識して結合する．生体内の糖鎖は，単糖同士の結合や側鎖修飾による膨大な種類のオリゴ糖や多糖からなり，これらがさまざまなレクチンのリガンドとして働く．哺乳類に存在するレクチン遺伝子の多くは免疫細胞に発現しており，細胞接着を介した免疫細胞の移動や病原体の認識，損傷自己の識別などさまざまな重要な働きを担っている(**図 5-8**)．

B レクチンの種類

レクチンはその特徴に基づき，C 型，I 型，L 型，P 型，R 型，S 型に分類される．(**表 5-2**)

これらのレクチンの中で最も免疫系に関係の深いものは C 型であり，また I 型，S 型も免疫系とのかかわりが知られている．

1 ● C 型レクチン

C 型レクチンファミリーに属する分子は，カルシウムイオンが配位する独特の三次元立体構造の**糖認識ドメイン** carbohydrate recognition domain (CRD)をもつ．リガンド認識もカルシウム依存的であるため，Calcium の頭文字を取って "C" 型レクチンと呼ばれる．

C 型レクチンは，可溶性の認識分子として微生物に結合して貪食あるいは補体活性化(補体→ 77 頁参照)を促進するものと，免疫細胞上に発現して直接レセプターとして働く膜貫通型(C 型レクチンレセプター)に分けられる．

可溶性の C 型レクチンの例としては**コレクチンファミリー**が挙げられる．コレクチンには補体活性化経路のうちレクチン経路にかかわる**マンノース結合レクチン** mannose-binding lectin (MBL)や肺サーファクタントの**サーファクタントタンパク質 A** surfactant protein A (SP-A)，

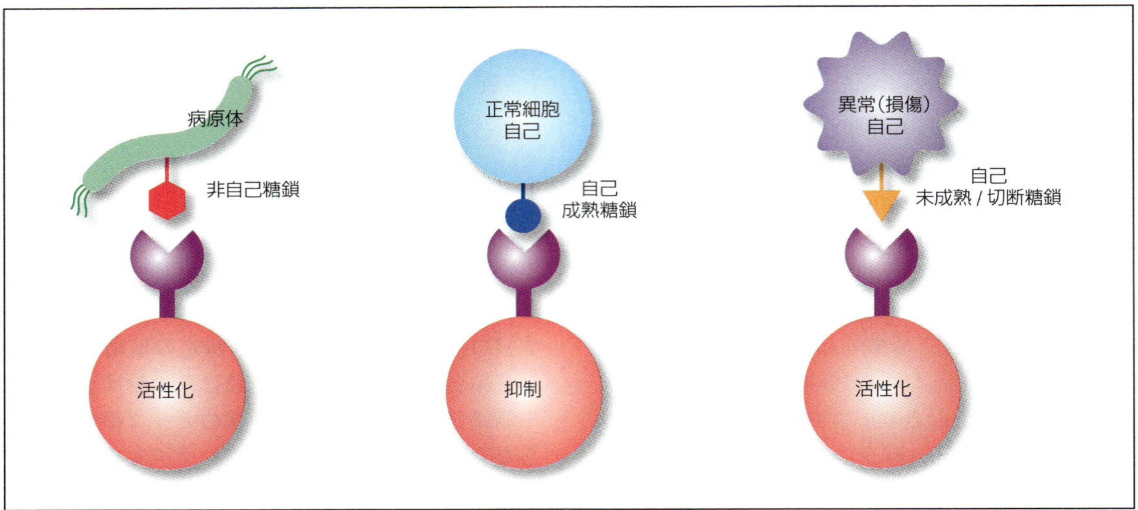

図 5-8 レクチンによる病原体，異常自己の識別
レクチンは糖鎖の違いにより，病原体，正常自己，異常自己を識別し，適切な免疫応答を誘導する．

表 5-2 レクチンの分類

タイプ	特徴	リガンド	主な機能例	具体例
L型	マメ科植物レクチンと相同性をもつ	高マンノースなど	細胞内輸送系でのタンパク質の選別	ERGIC-53，VIP36
P型	リン酸化マンノースを認識	リン酸化マンノース	ゴルジ後のタンパク質の選別	MPR(mannose-6-phosphate receptor)
C型	Ca^{2+}イオン依存性	シアリルルイスX，β-グルカンなど	接着 免疫レセプター 補体活性化	コレクチン セレクチン Dectin-1
S型	遊離SH基依存性(還元環境要求性)	β-ガラクトシド	遊走因子 アポトーシス誘導	ガレクチン
I型	免疫グロブリン(Ig)ファミリーに属する	シアル酸	免疫抑制	Siglecファミリー分子
R型	植物毒素リシンと相同性をもつ	*N*-アセチルガラクトサミンなど	酵素のサブドメイン	RTB(リシン毒素サブユニットB)

SP-Dが含まれる．これらはC末側にCRDをもち，N末側のコラーゲン様ドメインの部分で3本のポリペプチドが三重らせんを形成した三量体をつくり，これを一単位とした多量体構造をしている．コレクチンは多糖をもつ外来物に結合して，貪食細胞による取り込みや補体系の活性化を誘導するためのタグの役割を果たす．

膜貫通型C型レクチンのうち，接着分子として働くものの例としては**セレクチン**が挙げられ，免疫細胞の移動を制御する．セレクチンはシアリルルイスX(ルイスX抗原にシアル酸が結合したもの)糖鎖をもつ糖タンパク質に特異的な結合活性を示し，これらとの結合を介して免疫細胞の血中からリンパ節あるいは炎症部位への遊走を促進する．結合親和性は高くないため，セレクチンの糖鎖リガンドの認識には糖鎖が多価の形で提示されることが必要である．セレクチンは現在3種類知られており，白血球側のセレクチンとしてL-セレクチンが，血管内皮細胞側のセレクチンとしてE-セレクチン，P-セレクチンがある．L-セレクチンはほぼすべての白血球に発現しており，ナイーブリンパ球のリンパ節へのホーミングや炎症の際の好中球の浸潤などに貢献する(リンパ球トラフィキング➡176頁参照). E-セレクチン, P-セレクチンは通常内皮細胞には発現していないが, 炎症局所において, 炎症性サイトカインなどにより発現が誘導される. これは炎症の際, より迅速な白血球の浸潤を促すための機構である(白血球の遊走➡339頁参照).

膜貫通型C型レクチンは, 物質の取り込みやシグナル伝達にも働き, I型膜タンパク質とII型膜タンパク質に分けられる. I型にはマクロファージや樹状細胞などに発現するマクロファージマンノースレセプター(MMR)や樹状細胞上のDEC-205(dendritic and epithelial cells, 205 kD)が挙げられ, 主に細胞内への物質の取り込みに関与している. II型はクラスリンコートをもつ小胞に結合するコンセンサス配列を細胞内領域にもち, エンドサイトーシスによる物質の取り込みに関与するものと, 糖鎖リガンドによるシグナル伝達を起こすものがある. C型レクチンは一般に単量体ではリガンドとの親和性が低いため, しばしば価数 valency を稼ぐしくみが観察される. I型は分子内に複数のCRDをタンデムに有する例が多い. それに対し, II型のレセプターの中には二量体, 三量体, 六量体といった分子間結合を形成するものが存在する. このようにC型レクチンレセプターはさまざまな戦略でCRDを複数集積させることにより糖鎖リガンドとの多価の結合を可能にし, 糖鎖リガンドとの実質的な親和性を増強させている.

2 I型レクチン

I型レクチンの中では, **シグレック**(Siglec : sialic acid-binding immunoglobulin-like lectins)と呼ばれる一群の分子がよく知られている. Siglec はシアル酸を含む糖鎖を認識する. シアル酸は哺乳類の糖鎖の末端に付加される単糖であり, 微生物にはほとんどみられないことから, 哺乳動物にとって自己を認識する標識となりうる. Siglec の多くは細胞質内領域に抑制性シグナルモチーフ(ITIM)(抑制性 Fc レセプター➡37頁参照)を有し, 抑制性シグナルを伝達する. すなわち, シアル酸含有糖鎖を認識する Siglec は自己の認識とそれに伴う免疫応答の抑制にかかわると考えられる.

ナチュラルキラー(NK)細胞に発現している Siglec-7 は, 自己の正常細胞のシアル酸を認識して NK 細胞に抑制的に働くレセプターの1つとして作用しており, 自己正常細胞が誤って殺されてしまうのを防いでいる.

Siglec-2 は B 細胞に発現し, B 細胞の異常な増殖を抑制する働きをしている. Siglec-2 の糖鎖リガンドは主に同じ B 細胞の膜上に存在しており, 同一細胞上のシアル酸を含む糖鎖を認識する(シス認識)ことで自己の活性化を抑制している. 実際, Siglec-2 のノックアウトマウスは過剰な免疫応答を示し, 自己免疫症状を呈する.

このように Siglec は, 哺乳動物において通常多くの糖タンパク質に付加されるシアル酸を認識することで正常自己を判別し, 負のシグナルを伝達することで自己に対する免疫応答を防ぐ働きをしている.

3 S型レクチン

S型レクチンはヒトでは15種類の**ガレクチン**として知られており, ガラクトース特異的に糖タンパク質と結合する可溶性レクチンである. ガレクチンの機能としては, 走化性因子, サイトカイン産生誘導, 免疫細胞のアポトーシス誘導, 免疫細胞の分化調節, と多岐にわたる. 中でも免疫系で解析が進んでいるガレクチンはガレクチン-1, -3, -9である(**表5-3**).

ガレクチン-1 はヘルパー T 細胞の Th1 細胞, Th17 細胞の機能を抑制する. その分子機構として, 活性化 Th1, Th17 に特有の糖鎖構造を認識してアポトーシスを誘導することが報告されている. 実際, Th17 依存的な自己免疫疾患である実験的アレルギー性脳脊髄炎(EAE)はガレクチン-1 欠損マウスで増悪する. 組換えガレクチン-1 の投与が自己免疫疾患の寛解をもたらす結果もあり, 治療効果も期待されている.

ガレクチン-3 も Th1 細胞機能の抑制, ならびに Th2 細胞機能の亢進に働くことがわかっている. このことは, ガレクチン-3 欠損マウスでは, マウス喘息モデルにおける応答が寛解されることからも支持される.

ガレクチン-9 は, Th1 細胞表面に特異的に発現する Tim-3(T-cell immunoglobulin domain and mucin domain 3)と結合し, Th1 細胞にアポ

表 5-3 ガレクチンの分類

	ガレクチン-1	ガレクチン-3	ガレクチン-9
T 細胞	アポトーシス↑ Th17↓, Th1↓, Th2↑	アポトーシス↑(細胞外) アポトーシス↓(細胞内)	アポトーシス↑ Th1↓, Th17↓
B 細胞	増殖↓, アポトーシス↑	形質細胞への分化↓	
マクロファージ	NO 産生↓	走化性↑ 貪食↑	
樹状細胞	IL-6↓, 成熟↓		成熟↑
好中球	アポトーシス↑, 活性酸素産生↑ 細胞の貪食↑, 血管外遊走↓	活性酸素産生↑ 血管外遊走↑	
好酸球	遊走↓	IL-5 産生↓	走化性↑
肥満細胞	脱顆粒↓	脱顆粒↑, アポトーシス↑	

トーシスを促す．この結合には Tim3 の細胞外領域のムチン様糖鎖とガレクチン-9 の糖鎖認識領域が必要であることから，やはり典型的なレクチンの結合様式を介するものであることがわかる．

通常哺乳類の糖タンパク質では，末端に存在するほとんどのガラクトースはシアル酸が付加されて保護されている．ガレクチンは，本来生体では稀な“末端に露出したガラクトース”を認識することで，生体の変化や恒常性のアンバランスを感知していると考えられている．

2 C 型レクチンレセプターと自然免疫

A ミエロイド細胞上の C 型レクチンレセプター

ミエロイド(骨髄球系)細胞上に発現する C 型レクチンレセプターの遺伝子群は，ゲノム上で互いに高い相同性をもってクラスターを形成している(ヒトでは染色体 12，マウスでは染色体 6)．このことから，これらのレセプターは遺伝子重複により多数の分子種を獲得し，種としてさまざまな病原体に対応する多様性を身につけてきたと考えられる(**表 5-4**)．

ミエロイド細胞上の C 型レクチンレセプターの機能は主に以下の 3 つに大別される(**図 5-9**)．

1 貪食による病原体排除と抗原提示

C 型レクチンレセプターの多くは貪食を媒介する．これは，Toll 様レセプター Toll-like receptor(TLR)にはない特徴であり，病原体や損傷自己を効率よく排除するための重要な自然免疫機構である．この過程は，T 細胞へ抗原提示を行うための抗原フラグメントを供給する役割も担うため，獲得免疫誘導にも重要な機能である．

2 細胞活性化による病原体排除の誘導

C 型レクチンレセプターの中には，リガンド認識に伴い細胞内活性化シグナルを伝達するものも知られている．そのシグナル伝達は，主に獲得免疫に用いられる免疫レセプターチロシン活性化モチーフ(ITAM)(免疫レセプターチロシン活性化モチーフ(ITAM)→74 頁参照)のリン酸化を介して行われる．さまざまな病原体に対応し，種々の炎症性サイトカイン，ケモカインの産生を誘導し，自然免疫細胞活性化を介して病原体排除に働く．また，この活性化によって補助刺激分子，MHC クラス II 分子の発現増強，ヘルパー T 細胞の分化を促すサイトカインの産生が起こるため，獲得免疫誘導にも重要なレセプターである．

3 損傷自己の認識と恒常性維持

C 型レクチンレセプターの中には自己組織のダメージを感知するレセプターが存在する．生体には，感染，組織損傷の際に“危機”を種々の免疫細胞に伝える機構が存在する．そのような組織ダメージに伴って放出されるシグナルは“danger signal”と呼ばれ，このシグナルを担う分子パターンは damage-associated molecular patterns (DAMPs)と総称される．これらのレセプターは DAMPs を認識し，死細胞の効率的な排除や，組

表 5-4　ミエロイド細胞上のC型レクチンレセプターの分類

CLR	発現細胞	細胞質内シグナルモチーフ	リガンド特異性	標的		貪食
				非自己	自己	
Dectin-1 (CLEC7A)	樹状細胞, 単球, LC, 好中球, B細胞, マクロファージ	hemITAM	β-1, 3 グルカン	結核菌, カンジダ真菌	死細胞	○
DNGR-1 (CLEC9A)	ヒト CD141^{+} (マウス CD8α^{+}) 樹状細胞, 単球, B細胞	hemITAM	?	?	死細胞	
CLEC2 (CLEC1B)	好中球, 単球, 樹状細胞, 血小板	hemITAM	?	ヒト免疫不全ウイルス (HIV), ヘビ毒 (rhodocytin)	ポドプラニン	
Dectin-2 (CLEC6A)	樹状細胞, 単球, B細胞, 好中球, マクロファージ	ITAM (FcRγ)	α-マンナン	カンジダ真菌, ダニ抗原, 結核菌	T細胞上リガンド	
Mincle (CLEC4E)	樹状細胞, 単球, マクロファージ	ITAM (FcRγ)	糖脂質	カンジダ真菌, 結核菌, マラセジア真菌	死細胞	
DCAR (CLEC4B1)	単球由来炎症性マクロファージ	ITAM (FcRγ)	?	結核菌	?	
MDL-1 (CLEC5A)	マクロファージ, 単球	ITAM (DAP12)	?	デングウイルス	?	
DCIR (CLEC4A)	単球, 好中球, B細胞, マクロファージ, 樹状細胞	ITIM	マンノース, フコース	ヒト免疫不全ウイルス (HIV)	?	
MICL (CLEC12A)	樹状細胞, マクロファージ, 単球, 好中球	ITIM	?	?	尿酸塩結晶	
DC-SIGN (CLEC4L)	樹状細胞, マクロファージ	?	高マンノース, フコース	ヒト免疫不全ウイルス (HIV), 結核菌, カンジダ真菌, ダニ抗原	?	○
LOX-1 (CLEC8A)	上皮細胞, 軟骨細胞, マクロファージ	?	?	?	ホスファチジルセリン, heat shock proteins, 酸化 LDL	○
MMR (CD206) (CLEC13D)	樹状細胞, マクロファージ	?	高マンノース, フコース	結核菌, カンジダ真菌, デングウイルス, ヒト免疫不全ウイルス (HIV)	?	○
DEC-205	樹状細胞	?	?	?	?	○

CLEC：C-type lectin-like receptor
DNGR：dendritic cell natural killer lectin group receptor
DCIR：dendritic cell immunoreceptor
DC-SIGN：dendritic cell-specific intracellular adhesion molecule 3 (ICAM3)-grabbing non-integrin
LOX：lectin-like oxidized low-density lipoprotein receptor
LC：langerhans cell
DCAR：dendritic cell immunoactivating receptor

織修復に繋がる炎症反応を介し，生体の恒常性維持に寄与していると考えられている．

B NK細胞上のC型レクチンレセプター

NK細胞は抗原の感作なしにウイルスなどに感染した細胞を殺すことのできる免疫細胞である．MHCクラスI分子はウイルス抗原を提示する重要な分子であるため，いくつかのウイルスはこのMHCクラスI分子の発現を抑制するなどの回避戦略を備えている．このためNK細胞はMHCクラスI分子を発現していない細胞は無条件で殺すことで対抗している．NK細胞にはキラーレクチ

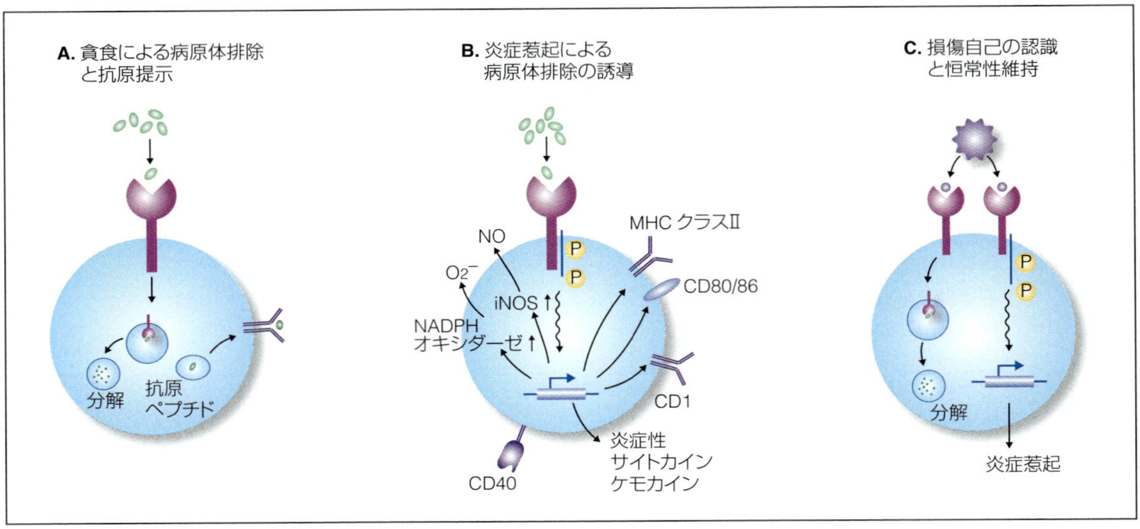

図 5-9　ミエロイド細胞上の C 型レクチンレセプターの機能
代表的な 3 つの機能を示した図.
A：貪食の誘導に働く．病原体の貪食による排除と抗原提示のための抗原フラグメントを得るのに必要な機構である.
B：活性化モチーフとリンクし，さまざまな遺伝子の発現を誘導する活性化シグナルを送る．病原体を直接攻撃する NO や活性酸素の産生を行う iNOS や NADPH オキシダーゼの発現誘導も含まれる.
C：損傷自己を認識する．損傷組織における死細胞の貪食や，その認識による炎症の惹起により，組織の恒常性を維持する.

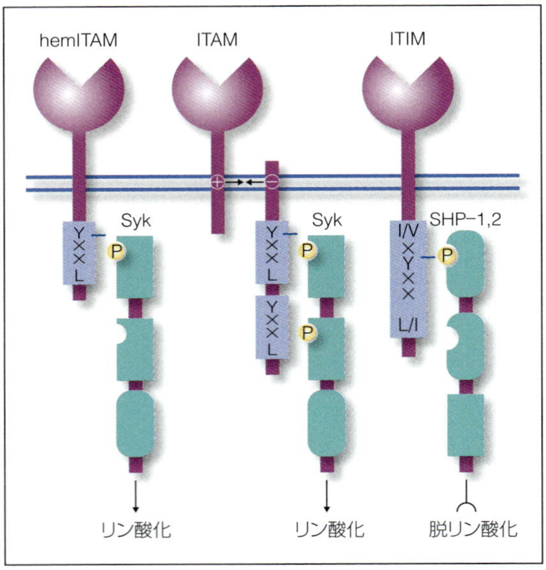

図 5-10　チロシンのリン酸化を用いるシグナル伝達モチーフ
ITAM/hemITAM ではそのモチーフ中のチロシン残基がリン酸化されることで Syk がリクルートされる．Syk は SH2 (Src homology 2) ドメインにチロシンキナーゼドメインが続く構造をしており，下流分子のリン酸化に働く(正のシグナル)．ITIM ではチロシン残基がリン酸化されると SHP-1,2 がリクルートされる．SHP-1,2 は SH2 ドメインに続くのがチロシンホスファターゼドメインであり，脱リン酸化に働く(負のシグナル).

ン様レセプター killer lectin-like receptor (KLR) ファミリーと呼ばれる C 型レクチンが発現しており，MHC クラス I 分子を認識して抑制性シグナルを導入することで，正常細胞を殺さないように制御されている(ミッシングセルフ仮説の提唱→87 頁参照).

C　C 型レクチンレセプターのシグナル伝達

C 型レクチンレセプターのシグナル伝達の鍵となるのは主にチロシンのリン酸化である．チロシンのリン酸化を用いるシグナル伝達は以下の 3 つのグループに大別される(図 5-10).

1 ● 免疫レセプターチロシン活性化モチーフ (ITAM)

免疫レセプターチロシン活性化モチーフ (ITAM) を用いる C 型レクチンレセプターとして代表的なものは **Dectin-2** (dendritic cell-associated C-type lectin 2)，**Mincle** (macrophage inducible C-type lectin)，**MDL-1** (myeloid DAP12-associating lectin-1) が挙げられる．Dectin-2, Mincle は ITAM を有するシグナル伝達サ

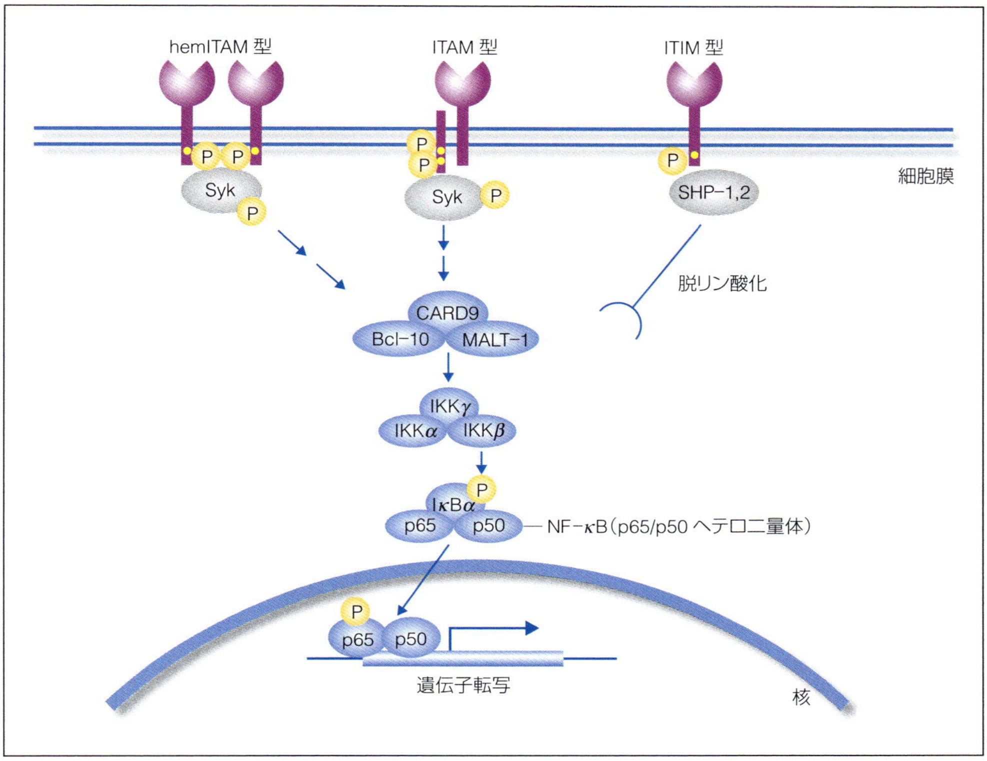

図 5-11　C 型レクチンレセプターのシグナル伝達
ITAM/hemITAM 中のチロシン残基がリン酸化されると Syk がリクルートされ下流の CARD9，Bcl-10，MALT-1(CBM)複合体形成を誘導し，NF-κB 活性化を経てさまざまな遺伝子発現を導く．

ブユニットである **FcRγ**(Fc receptor γ)と，MDL-1 は同じく ITAM を有する **DAP12**(DNAX activating protein of 12 kD)と選択的に会合する．ITAM はチロシン(Y)とロイシン(L)からなる特徴的な YxxL(x)$_{6\sim8}$YxxL というアミノ酸配列で示される．レセプターにリガンドが結合すると，このモチーフ中の 2 つのチロシンが Src ファミリーキナーゼによってリン酸化され，シグナル伝達が始まる．ITAM 内のチロシンのリン酸化は **Syk**(spleen tyrosine kinase)と呼ばれるキナーゼのリクルートおよび活性化を引き起こす．この活性化 Syk によって **CARD9**(caspase recruitment domain family member 9)，**Bcl-10**(B cell lymphoma-10)，**MALT-1**(mucosa-associated lymphoid tissue lymphoma translocation gene 1)の複合体形成が誘導され，NF-κB(nuclear factor-κB)の活性化が起こる(**図 5-11**)．また，Syk によって NIK(NF-κB inducing kinase)の活性化も起こり，非古典的な NF-κB 経路の活性化も起こる．

2 ● hemITAM

C 型レクチンレセプターの中には自身の細胞質内領域に 1 つのチロシンを含む YxxL モチーフをもつものが存在し，これをタンデムにもつ ITAM と対比して **hemITAM** と呼ばれる．hemITAM を有する C 型レクチンレセプターとしては Dectin-1，CLEC2(C-type lectin-like receptor 2)，DNGR-1 がある．これらのレセプターは ITAM をもつアダプターとは会合せず，自身の hemITAM のチロシン残基のリン酸化を介して活性化シグナルを伝達する．その後は ITAM のシグナル伝達とほぼ同じ経路をたどる．

3 ● 免疫レセプターチロシン抑制性モチーフ (ITIM)

免疫レセプターチロシン抑制性モチーフ immunoreceptor tyrosine-based inhibitory motif (ITIM) は [I/V]xYxx[L/I] という 1 つのチロシンを含むアミノ酸配列で示される．ITIM を有する例としては DCIR が挙げられる．リガンドの結

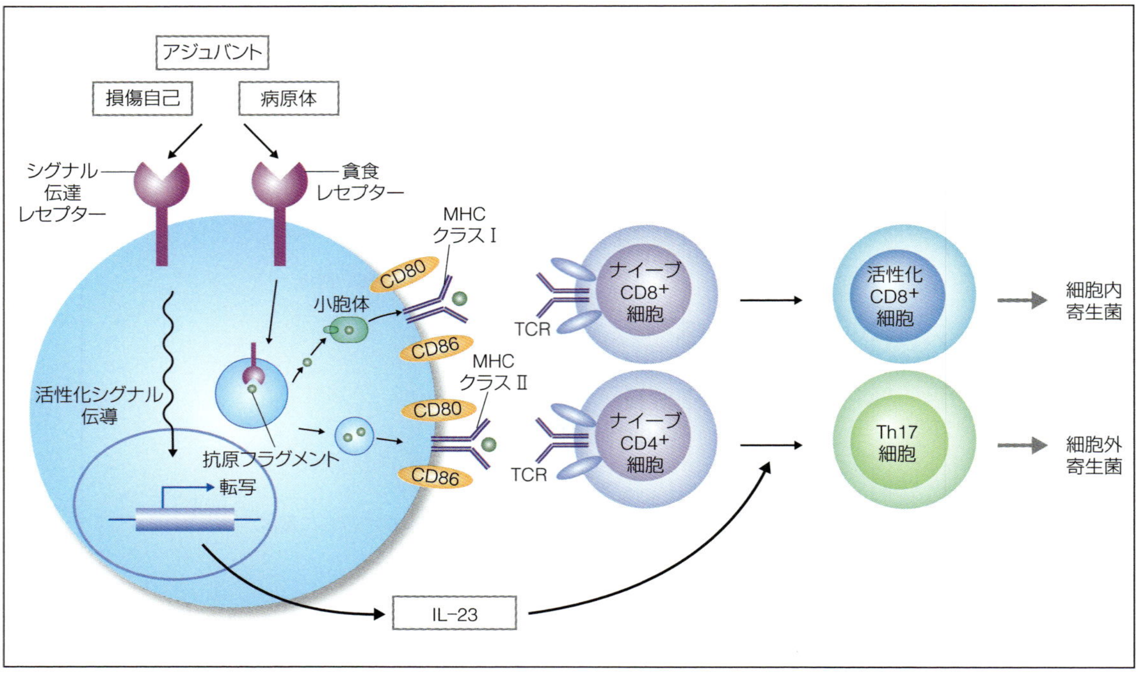

図 5-12　C 型レクチンレセプターによる獲得免疫の誘導
C 型レクチンレセプターは主に貪食，活性化シグナル伝達のいずれかの機構をもつ．貪食により，T 細胞への抗原提示のための抗原フラグメントが得られる．病原体や損傷自己の認識により活性化シグナルが伝達され，補助刺激分子の発現，MHC クラスⅡ分子の発現，炎症性サイトカインの産生が誘導される．そのうち，IL-23 は CD4 陽性 T 細胞に働き，Th17 への分化を促す．また，クロスプレゼンテーションを誘導する C 型レクチンレセプターも存在する．これにより，CD8 陽性 T 細胞が活性化される．

合により ITIM にタンパク質チロシンホスファターゼである SHP-1（SH2-domain-containing protein tyrosine phosphatase 1）や SHP-2 がリクルートされる．これらのホスファターゼは脱リン酸化活性を有し，活性化レセプターからの種々のタンパク質のリン酸化による活性化シグナルを阻害する働きをする．前述の ITAM/hemITAM を介する正のシグナルと ITIM を介する負のシグナルのバランスにより，緻密な免疫応答が保たれている（**図 5-11**）．

3 C 型レクチンレセプターと獲得免疫のかかわり

C 型レクチンレセプターは獲得免疫の惹起にも重要な役割を担っている．TLR のシグナルは Th1 細胞への分化を誘導するが，C 型レクチンレセプターでは Th1 細胞のみならず Th17 細胞への分化が強く誘導される．結核菌成分刺激に伴って Th1/Th17 細胞が強く活性化されることが知られているが，これには Mincle や DC-SIGN が関与している．また，カンジダ真菌（*Candida albicans*）などの真菌感染に伴う Th17 細胞誘導には Dectin-1，Dectin-2 が重要な役割を担っていることがわかっている．実際，これら病原体成分は，古くから獲得免疫を賦活化するアジュバントとして知られていたが，そのいくつかのレセプターが C 型レクチンレセプターであったことも明らかとなった．酵母などの β-グルカンを認識する Dectin-1，真菌 α-マンナンを認識する Dectin-2，結核菌由来トレハロースジミコール酸 trehalose-6,6'-dimycolate（TDM）を認識する Mincle は代表的な例である．これらの認識を介して，C 型レクチンレセプターは抗原提示細胞上の補助刺激分子（CD80，CD86）の発現を誘導したり，ヘルパー T 細胞の分化を促すサイトカインを産生して特有の CD4 陽性 T 細胞応答を強く活性化する．

一方，クロスプレゼンテーションを誘導する分子も知られている．DNGR-1，Dectin-1 は，損傷自己の認識により，外来抗原の MHC クラス I への提示を介して CD8 陽性 T 細胞の活性化を促す(**図 5-12**)．

このように，これらの病原体の初期認識に働く C 型レクチンレセプターは，病原体に応じた獲得免疫の誘導にも重要な役割を担っている．前述のように，これまで不明であったアジュバントレセプターのいくつかが C 型レクチンレセプターであったことから，今後ワクチンアジュバントのターゲットとしても期待される．

4 まとめ

1. 免疫系においては種々のレクチンが免疫応答の惹起にかかわる．
2. 中でも C 型レクチンは最も免疫系に関係が深く，代表的なものに，可溶性でさまざまな病原体を認識するコレクチン，接着分子として重要な役割をするセレクチン，活性化 / 抑制性シグナルを伝える ITAM/ITIM 共役型レクチンレセプターなどがある．
3. 一般に，レクチンのリガンドとの親和性は低い．このため，多くのレクチンには，単体では弱い認識を増幅するために分子内に複数の糖鎖結合部位を有する例や，分子間で多量体を形成する例が数多くみられる．

C 補体

1 補体系

A 補体

補体とは，感染防御，炎症，免疫反応に関与する多くの血清タンパク質(セリンプロテアーゼなど)と膜タンパク質から構成されるカスケードシステムである．私たちの身体に細菌やウイルスなどの病原微生物が侵入すると，それを認識し，一連の連鎖的な活性化反応の結果，炎症を引き起こし，微生物を処理し，最終的に破壊する．

補体系は，微生物の認識機構と，反応開始後第 3 成分(C3)が限定分解に至るまでの**補体活性化経路**と，微生物を破壊する後半の**膜傷害複合体** membrane attack complex(**MAC**)と，さらに**補体制御因子**と**補体レセプター** complement receptor(**CR**)によって構成されている．補体系の活性化経路には，抗原抗体反応により特異的に活性化される**古典的経路**と，微生物上の糖鎖を認識するレクチンによって活性化される**レクチン経路**と，認識分子がなく C3 を結合させる**第二経路**が知られている．

病原微生物が生体に侵入した場合の補体の働きは，①炎症を引き起こす，②侵入した病原体に C3 が結合し，オプソニンとして働く，③殺菌作用，である(**図 5-13**)．

B 補体系の認識分子

補体は，抗体とは異なる殺菌因子として発見され，抗体を補うという意味で補体と名付けられた．古典的経路では，抗体が抗原を認識し，その構造が変化した抗体の Fc 部分に，C1 の亜成分 **C1q** が結合する．レクチン経路に関与する**マンノース結合レクチン** mannose-binding lectin(**MBL**)〔→NOTE(次頁)〕と**フィコリン**は，いずれも古典的経路の C1q と同様にコラーゲン様構造をもつ．C1q は，獲得免疫が存在しないヤツメウナギ(円口類)においてレクチンとして働き，レクチン経路の酵素と複合体を形成している．これらの 3 種のタンパク質は，構造的にも機能的にも類似しており，共に多価認識する補体系の認識分子である．

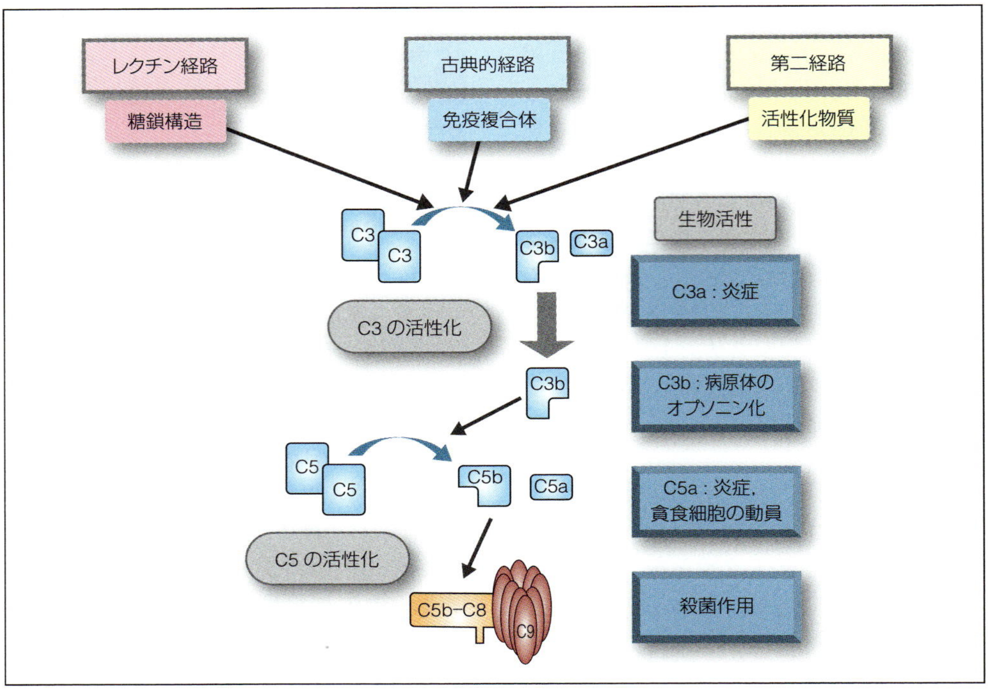

図 5-13　補体活性化経路とその生物学的活性
補体経路の活性化によりC3の切断が起こると種々の生物活性が現れ，炎症を引き起こし，生体を防御する．C3aとC5aは，アナフィラトキシンとして炎症を引き起こす．一方，C3bは侵入した微生物上に結合しオプソニンとして機能し，次いで活性化されたC5分子は，C5b–C8複合体を形成し，C9の重合を促し，細胞膜を傷害する（殺菌作用）．

図 5-14 に示すように，C1q，MBL，フィコリンとも3つのサブユニットがジスルフィド結合で架橋して1つのユニットとなり，さらにユニット間の架橋でオリゴマーを形成する．

1 ● C1q

C1qは，3種類のポリペプチド鎖（A鎖，B鎖C鎖）からなるサブユニットが1つのユニットで，6本で形成されている．球状のヘッドは，免疫グロブリンのFc結合部位となっている．

> **NOTE　MBL**
>
> レクチンは，はじめ赤血球を凝集する因子として植物より発見され，糖鎖を多価認識するタンパク質と定義されていた．植物（豆）から抽出されたphytohaemagglutinin（PHA）やconcanavalin A（ConA）は，免疫系を活性化する物質として注目を浴びた．京都大学の川嵜らは，ウサギ肝臓より初めての動物レクチンとして，マンナン結合タンパク質mannan-binding protein（MBP）を発見した．現在では，MBL（mannan/mannose-binding lectin）と呼ばれている．動物レクチンは，主として細胞接着やエンドサイトーシスに関与している他，自然免疫では，糖鎖をもつさまざまな微生物に結合できる優れた生体防御の担い手である．

2 ● MBLとフィコリン

MBLは分子量32 kDのサブユニットからなり，主として**コラーゲン様ドメイン**に加えて，**糖鎖認識ドメイン**（CRD）から構成され，三～六量体で存在する．そして，糖鎖結合にカルシウムを必要とし，マンノースや*N*–アセチル–D–グルコサミン（GlcNAc）などに結合特異性を示す．

一方，フィコリンはコラーゲン様ドメインとフィブリノゲン様ドメインをもつタンパク質のファミリーで，その構造はMBLに似ている．ヒトにおいては，3種類のフィコリン（L–ficolin，H–ficolin，M–ficolin）がある．フィコリンの糖鎖結合部位はフィブリノゲン様ドメインにある．フィコリンは，主としてアセチル基をもつ糖鎖，GlcNAcに結合すると考えられている．**L–フィコ**

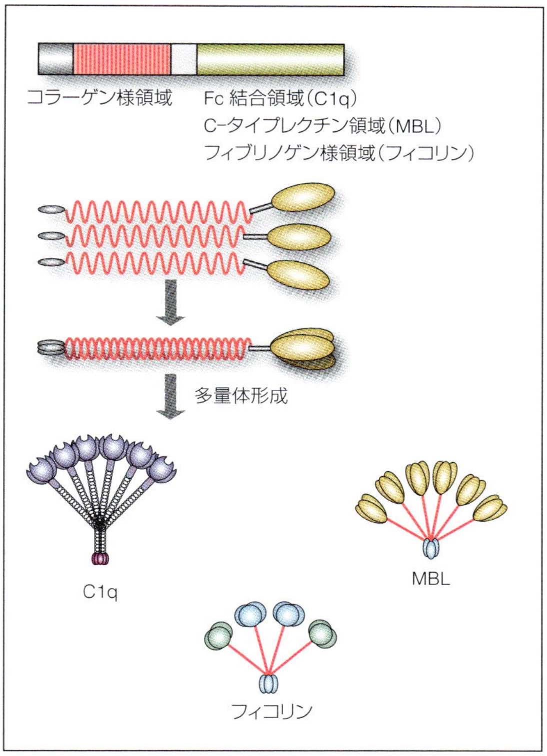

図 5-14　補体の認識分子の構造
C1q，MBL，フィコリンの分子構造を示す．古典的経路の認識分子は，IgM と IgG 抗体であるが，抗原に結合した抗体の Fc 部分を C1q が認識するので，補体の認識分子と考えられる．MBL とフィコリンは，コラーゲン構造をもつレクチンで，認識は糖鎖認識ドメイン(CRD)とフィブリノゲン様ドメインで行われる．

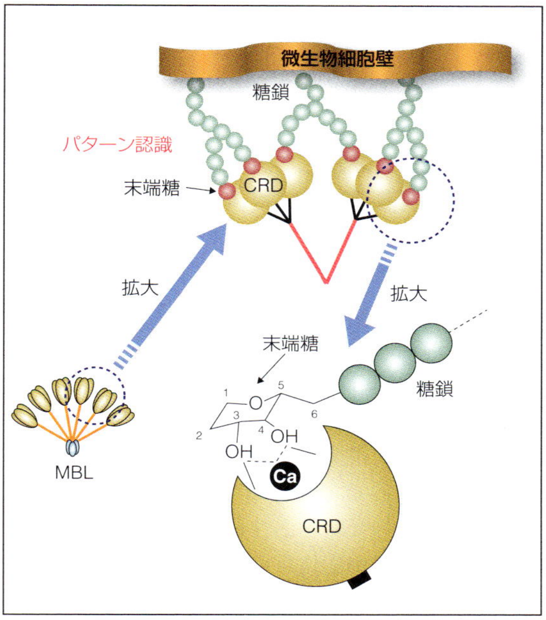

図 5-15　パターン認識分子としての MBL
MBL の認識は，糖鎖認識ドメイン(CRD)のアミノ酸とピラノース環の 3 位と 4 位の OH 基との間に形成される水素結合(実線)，および Ca イオンとの間に形成する配位結合(破線)による．したがって，MBL は，D-マンノース，D-グルコースおよび *N*-アセチル-D-グルコサミン(GlcNAc)に結合特異性をもつ．

リンは，グラム陽性菌の細胞壁成分であるリポテイコ酸(LTA)，グラム陰性菌のペプチドグリカン(PGN)や LPS，酵母やカビ類の主要な成分であるグルカンにも結合する．

フィコリンは，GlcNAc に結合する MBL と，多くの微生物で結合特異性がオーバーラップしているが，異なる結合特異性ももっているので，両者で協調して働いていると考えられる．MBL とフィコリンは，後述するようにレクチン経路の認識分子として働き，生体に侵入した病原微生物を非自己として識別できる．

C パターン認識分子としての MBL

自然免疫は，貪食作用を中心とした異物排除システムで，獲得免疫の抗体や T 細胞レセプターとは異なった認識機構が明らかになった．自然免疫において生体に侵入した病原体を非自己と認識する機構は，**パターン認識**と呼ばれ，微生物上に保存されている pathogen-associated molecular patterns(**PAMPs**)に対する認識機構である．このようなパターン認識分子として上述の MBL とフィコリンを挙げることができる．

まず，MBL が，侵入した異物を非自己として識別する機構は以下の通りである．

MBL は，CRD を介してピラノース環 3，4 位に水酸基をもつ糖を認識する．このことは，CRD の認識ポケットに合致する糖，すなわち，主としてマンノースと GlcNAc を認識し，生体内に多く存在するガラクトースやシアル酸を認識することはない(**図 5-15**)．もう 1 つの機構は，MBL が多くの CRD を介して糖鎖を多価認識し，結合力 avidity を増している点である．そのため，同じ糖鎖であっても生体内の糖鎖に結合せず，微生物上に多く連続的に存在する糖鎖，すなわち PAMPs には結合し，自己と非自己を識別している．フィコリンも同様な機構で異物を認識している．

2 補体活性化経路

A 古典的経路

抗体が抗原を認識して活性化される古典的経路がはじめに発見された．補体タンパク質は主として肝臓で産生分泌される血清タンパク質で，生体内では酵素前駆体，**チモーゲン** zymogen として存在する．補体活性化に伴い，活性型の酵素となる．古典的経路と膜傷害複合体の場合，補体成分と呼び，C1q，C1r，C1s（C1 の場合は亜成分と呼ぶ），C4，C2，C3，C5，C6，C7，C8，C9 の順序で反応する．酵素反応は C5 までで，それ以降は分子集合反応である．

活性化：古典的経路の活性化は，抗体が抗原を認識し，その形状が変化したことによって始まる．C1 分子は，C1q1 分子と C1r と C1s が 2 分子ずつ結合した複合体で，C1q 分子は免疫グロブリンの Fc 部分に結合する．ヒトにおいては，C1q は IgM, IgG1 と IgG3 に強く結合し，IgG2 には弱く，他の免疫グロブリンには結合しない．C1 の酵素活性は，酵素前駆体として存在する C1r と C1s の活性化によって生じ，C1s は C4 を C4b と C4a に分解する．C4b は，C2 を結合し，C1s によって分解された C2a と新たな分子集合体 C4b2a を形成する．この複合体は C3 転換酵素と呼ばれ C3 を C3b と C3a に分解する（**図 5-16**）．食細胞（貪食細胞）上の補体レセプターは C3b 分子が結合した微生物を認識し貪食する．C3b 分子の一部は，近傍に存在する C4b 分子にも共有結合し，C5 転換酵素を形成する．C3 と C5 を分解する酵素活性は C2a に存在する．

制御：**C1 インヒビター**（C1INH）は，活性化した C1r，C1s に非可逆的に共有結合することによりそのエステラーゼ活性を阻害している．C1INH の欠損は，**遺伝性血管浮腫** hereditary angioedema（HAE）という病気を起こす（補体欠損症→402 頁参照）．C4 結合タンパク質 C4-binding protein（C4bp）は C4b2a 複合体から C2a の解離失活（decay）を促進させる．一方，I 因子が C4b を分解するとき，コファクターとして働き，C4b を分解し，C3 転換酵素の活性を制御している．

B レクチン経路

レクチン経路は，自然免疫に働く新たに発見された活性化経路で，多くの微生物を認識し，獲得免疫が働くまでの感染初期に重要な役割を果たす．レクチン経路の認識分子として，**MBL** と**フィコリン**が知られており，いずれもパターン認識分子として働く．MBL やフィコリンは各々の糖鎖結合特異性に基づき，微生物表面の糖鎖を認識して結合する．MBL が結合することが知られている微生物は多岐にわたっている．実際に生体内においてレクチン経路が感染防御において果たす役割については，MBL の欠損者が幼児期において易感染性を呈することから知ることができる．

活性化：レクチン経路の活性化は，C1r/C1s 様の**MBL 結合セリンプロテアーゼ** MBL-associated serine protease（**MASP**）を介して活性化される．MASP は，血清中では一本鎖の未活性型の形態をしてレクチンと結合しており，MBL やフィコリンが糖鎖を多価で認識すると，二本鎖の活性型に変換する．MASP は，3 種類知られており，MASP-2 が古典的経路と同様に C4 と C2 を分解し，C3 転換酵素，C4b2a を形成する（**図 5-16**）．最近，MASP-1 と MASP-3 は第二経路の D 因子を活性化することが報告され，レクチン経路は，第二経路とは密接に関連していることが示された．

制御：MASP-2 の活性は，古典的経路と同様に C1INH で制御され，その後の C4 の活性は，C4 結合タンパク質によって制御されている．

C 第二経路と増幅経路

第二経路の活性化機構は，古典的経路やレクチン経路と異なり，認識機構をもたず，C3 分子の特有な性質が関与している．レクチン経路が発見されるまでは，自然免疫に働くと考えられていたが，現在では，増幅経路としての働きが大きいと考えられている．第二経路の場合，因子と呼び，D 因子は唯一，活性型で血液中に存在すると考えられていたが，最近補体レクチン経路の MASP によって活性化されることが明らかにされた．

活性化：第二経路は C3，B 因子（B），D 因子（D），プロパジン（properdin：P），H 因子（H）および I 因子（I）によって構成されている．生体内では C3 分子は，加水分解を受け，C3（H_2O）となり，少し

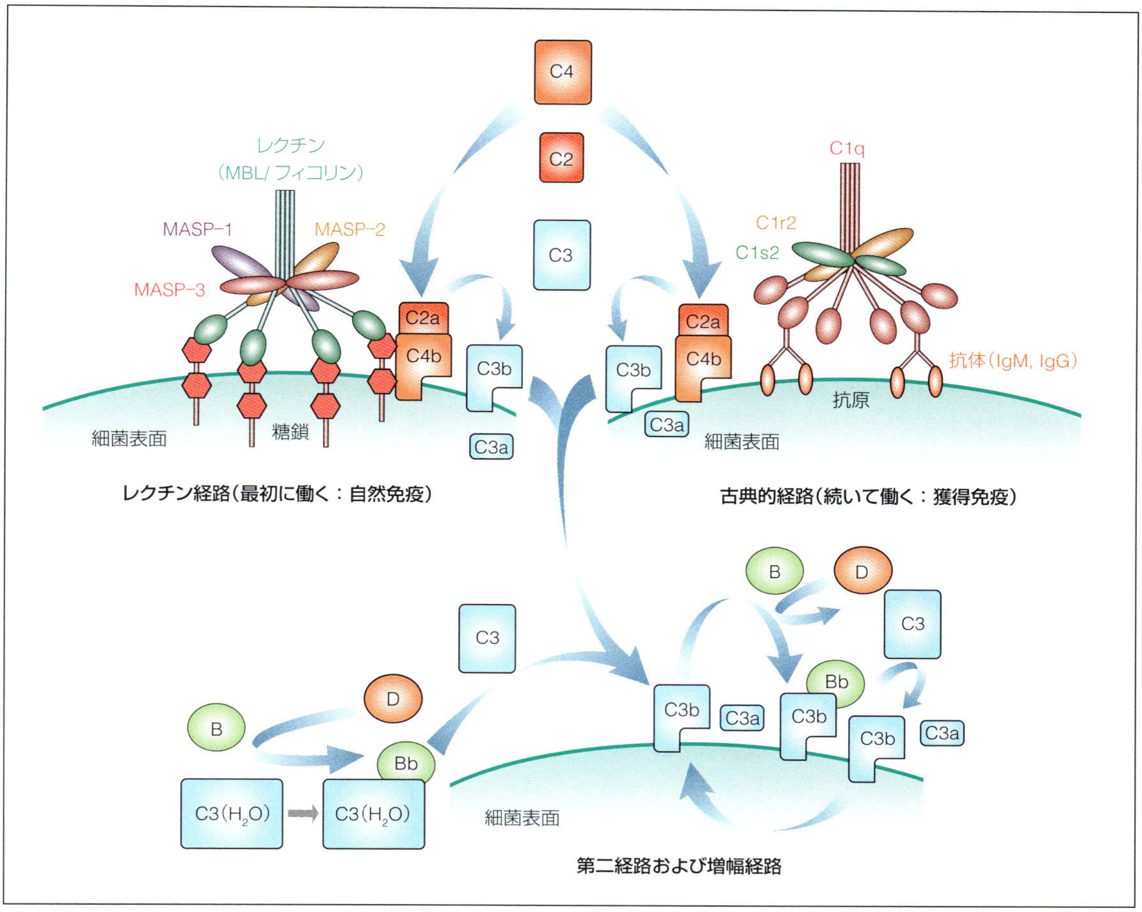

図 5-16　補体活性化経路の分子機構
レクチン経路では，MBL とフィコリンが微生物上の糖鎖に結合し，古典的経路では，IgM と IgG 抗体が抗原を認識して，結合するセリンプロテアーゼを活性化する．次いで，C4 と C2 を活性化し，新たな分子集合体 C4b2a を形成する．この複合体が C3 転換酵素と呼ばれ C3 を C3b と C3a に分解する．第二経路の活性化には認識分子は関与せず，微生物上の特異な構造が関与していると考えられている．また，古典的経路とレクチン経路が活性化されると増幅経路として機能する．3 つの補体活性化経路は，最初の認識対象分子は異なるが，カスケード反応は補体の中心的因子である C3 の活性化に収束する．

ずつ C3a と C3b に分解され，エステル結合活性をもつ C3b が，微生物膜上に結合することができる．生成した C3b は，通常，血中の制御因子，H 因子と I 因子によって不活化されるが，第二経路の活性化物質である微生物の細胞表層の多糖類などに結合すると，これら制御因子の反応を受けず，さらに B 因子と D 因子が反応して，細胞膜上に第二経路の C3 転換酵素，C3bBb 複合体が形成される．C3bBb 複合体は，活性化された C3b を結合し，C5 転換酵素 C3bBb3b を形成する．C3 と C5 を限定分解する酵素活性は Bb に存在する．このように第二経路の C3 転換酵素は，細胞膜上に結合した C3b によって形成されるので，古典的経路とレクチン経路が活性化されても同様の反応が起こり，増幅経路として機能する（**図 5-16**）．

制御：H 因子は第二経路の C3 転換酵素 C3bBb から Bb の解離失活を促進させ，I 因子による C3b 分解のコファクターとして働く．逆に第二経路に働くプロパジンは，第二経路の C3 転換酵素 C3bBb からの Bb の解離失活を抑制し，C3 転換酵素を安定化している唯一のポジティブに働く制御因子である．

D C3 と C5 の活性化と膜傷害複合体の形成

1 ● C3 の中心的役割

これまで述べた補体活性化経路は，C3 の段階で合流するので，C3 は補体の中で最も重要な位置を占めている．C3 は，肝細胞によって合成，分泌され，生体内では酵素前駆体，チモーゲンとして血中・組織液中に存在する．C3 の活性化は C3 転換酵素が C3 分子を C3a と C3b に分解することによって起こる．**C3a** は**アナフィラトキシン**で，炎症のメディエーターとして機能し，**C3b** は**オプソニン**として機能する．

C3 は**分子内チオエステル**をもっており，C3 から C3a が切り取られると，C3b 分子全体の立体構造変化が起こり，チオエステルが分子表面に露出する．このチオエステル基は極めて反応性が高く，水分子や細胞膜上に存在する水酸基やアミノ基と求核置換反応を起こす．細胞膜上には水酸基が豊富に存在するので，生体内に侵入した微生物上に，C3b とのエステル結合が形成される．この C3b 分子が結合した異物は，補体レセプターを介して貪食される．基本的にはどんな生物学的な表面にも結合できるが，自己細胞に結合した C3b は，補体制御因子の作用を受け速やかに不活化される．

このような分子内チオエステルは，C4 にも存在し，C3 と同じように機能している．さらに引き続き C5 の活性化が起こり，最も強いアナフィラトキシンであり，食細胞に対する走化性因子としても働く C5a が生成され，炎症が引き起こされる．また，大きな C5b 断片は膜傷害複合体を形成する．

2 ● C5 の活性化と膜傷害複合体の形成

活性化：C5 は，C4，C3 と同族の分子であるが，分子内にチオエステル基をもたない．C3 転換酵素によって活性化された C3b が，古典経路では，C4b2a 複合体にさらにエステル結合し，C4b2a3b 複合体となる．第二経路の場合には，C3b 上にさらに C3b が結合し，C3bBbC3b 複合体ができる．これらの 3 分子複合体が，C5 転換酵素で，C5 を活性化する．酵素活性は C2a と Bb に存在し，小さな C5a フラグメントと大きな C5b に切断する

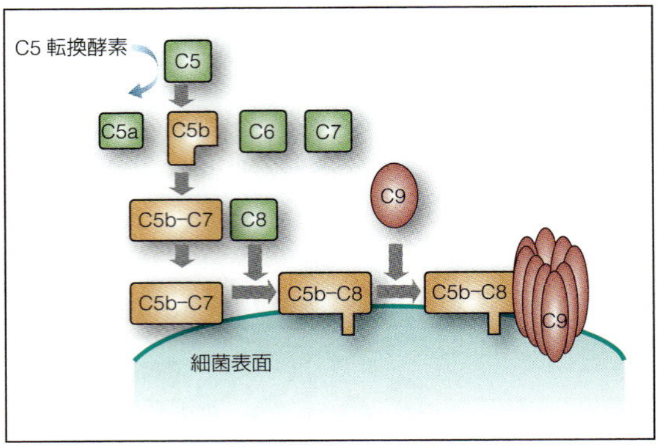

図 5-17　膜傷害複合体の形成（C5b-C9 の反応）
C5 分子は，C5 転換酵素によって C5a フラグメントと大きな C5b に切断される．この C5b 断片は，C6 と C7 に反応し，C5b-C7 複合体となる．この複合体は疎水的な構造をもち，初めて膜に結合することができる．C5b-C7 複合体は次いで C8 を結合すると，細胞膜に陥入し，C9 分子の重合を促進し，膜傷害複合体 membrane attack complex（MAC）と呼ばれる円筒状構造体を形成し，細胞膜を傷害する．

（**図 5-13**）．補体活性化の最終段階は膜傷害複合体の形成で，補体の C5-C9 までの反応は，前半の活性化経路の酵素学的な反応と異なり，分子の集合反応である．大きな C5b 断片は，C6 と C7 と反応性を獲得し，C5b-C7 複合体となる．この複合体は疎水的な構造をもち，両親媒となり初めて膜に結合することができる．膜に結合した C5b-C7 複合体は次いで C8 を結合すると，細胞膜に陥入し，C9 分子の重合を促進し，**膜傷害複合体**（MAC）と呼ばれる**円筒状構造体を形成**して細胞膜を傷害する（殺菌作用）（**図 5-17**）．補体の殺菌作用は，このように膜傷害複合体で行われ，一部のグラム陰性菌を殺菌することができる．しかし，グラム陽性菌は厚いペプチドグリカン層が C5b-C9 の接近を妨げており，すべて補体抵抗性である．

制御：液相中の C5b67 複合体は，血清中の S-タンパク質（ビトロネクチン），または，SP40 と呼ばれるクラスタリンと結合し，活性を失う．また，細胞膜上に存在する CD59 は，C8 と C9 に働き，MAC の形成を阻害し，自己細胞を保護している．

表 5-5　補体制御因子

種類		特徴
血漿タンパク質	プロパジン	C3/C5 分解酵素の安定化
	C1 インヒビター	C1r，C1s，MASP-1，MASP-2 の阻害
	C4bp	C4b2a の解離，I 因子コファクター
	H 因子	C3bBb の解離，I 因子コファクター
	I 因子	C4b，C3b の分解
	S タンパク質	C5b-C7 の細胞膜結合阻止，ビトロネクチン
	SP40	C5b-C7 の細胞膜結合阻止
膜タンパク質	DAF（CD55）	C3/C5 分解酵素の解離，I 因子のコファクター
	MCP（CD46）	C3b 分解
	CR1（CD35）	C3 分解酵素の解離，I 因子のコファクター
	CD59	MAC 形成阻害，GP1 タンパク質

3 補体系の制御とその役割

A 補体系の制御因子

血清中の補体系制御因子については，活性化経路と共に**表 5-5** に示した．細胞膜上の制御因子としては，C3 および C5 転換酵素に働く，CR1，MCP（membrane cofactor protein；CD46），崩壊促進因子 DAF（decay-accelerating factor；CD55）と，C8，C9 に働く CD59 が存在する．補体レセプターの CR1 は，両経路の C3 転換酵素の解離失活を促進すると共に，I 因子のコファクターとして C4b，C3b の分解に作用する．DAF は，C3 転換酵素の解離失活を促進する活性のみを保有しており，逆に MCP は I 因子のコファクターとしての活性のみをもつ．CD59 は，C5b-C9 複合体による膜傷害機構を阻害する．DAF，MCP，CD59 などの細胞膜上の制御因子は，自己補体による細胞傷害から自己の細胞を保護するという重要な機能をもち，さらに侵入した異物上には存在せず，異物識別にも重要な働きをしている（**表 5-5**）．

B 補体系の働き

生体内に病原微生物が侵入し，補体が活性化されると C3b が微生物表面に結合するとともに，C3a と C5a が生成される．C3a，C5a は，**アナフィラトキシン**と呼ばれ，炎症のメディエーターとして働く．アナフィラトキシンは，それぞれのレセプターを介して，マスト細胞からヒスタミンなどの炎症のメディエーターを遊離させ，毛細血管の透過性の亢進，平滑筋の収縮などの生理的作用を示し，局所に炎症を発来させる．

C5a は，**走化性因子** chemotactic factor と呼ばれる白血球を引き寄せる活性も保持している．C5a は周囲に拡散し血管に到達すると，血管内皮細胞表面に接着分子であるセレクチンが発現するようになり，好中球は細胞表面にセレクチンリガンドを発現し，ローリング現象を起こす．次いで，白血球インテグリンファミリーの接着分子の働きにより血管内皮細胞に接着し，血管透過性の亢進によって内皮細胞間を通って血管外に出てくる．C5a の濃度勾配に向かって好中球が移動し，ついには標識された細菌の存在する部位に到達して補体レセプターを介して貪食を行う．最終的には，膜傷害複合体により殺菌される（**図 5-18**）．

C 補体レセプター

補体レセプター（CR）には，**貪食**を行う C3 レセプターや**炎症**を引き起こす C3a レセプター，C5a レセプターなどが知られている．**C3 レセプター**として，CR1，CR2，CR3，CR4 が同定されている（**表 5-6**）．主として CR1 は C3b を，CR2 は C3d を，CR3 と CR4 は iC3b を認識すると考えられている．赤血球上の CR1 は，免疫複合体の輸送に関与している．食細胞（貪食細胞）上の CR1 と CR3，CR4 は，食作用に関与しており，微生物に結合した C3b は，CR1 に認識されるが，

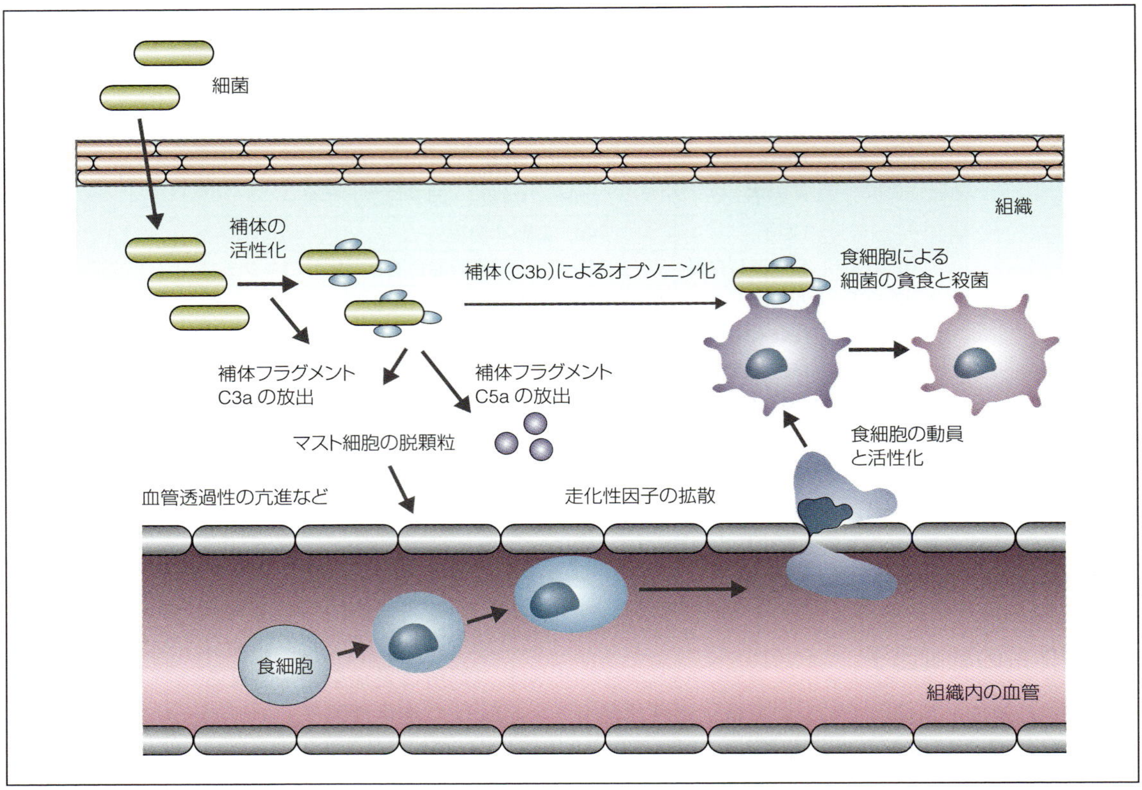

図 5-18　病原微生物が生体内に侵入したときの補体系の働き
生体に侵入した微生物が補体系に認識され，補体フラグメント(アナフィラトキシン)が放出され，炎症が引き起こされる．引き続き動員された食細胞がオプソニン化された微生物を貪食し，最終的には殺菌する．

表 5-6　補体 C3 レセプターの特徴と生体内分布

名称	CD 分類	構造	分布細胞	機能
CR1	CD35	一本鎖糖タンパク質 4つのアロタイプ	赤血球，好中球，単球 / マクロファージ B 細胞，腎上皮細胞	貪食 補体制御活性化 免疫複合体の輸送
CR2	CD21	一本鎖糖タンパク質	B 細胞，樹状細網細胞	B 細胞の活性化
CR3	CD11b/CD18	二本鎖糖タンパク質	好中球，単球 / マクロファージ，NK 細胞	貪食，接着分子
CR4	CD11c/CD18	二本鎖糖タンパク質	好中球，単球 / マクロファージ，NK 細胞	貪食，接着分子

血清中の補体制御因子 H 因子と I 因子の作用を受け iC3b に分解され，多くは CR3 と CR4 に認識され貪食される．CR3 と CR4 は LFA-1 と共通の β 鎖(CD18)をもっており，接着分子の β_2 インテグリンに属する．iC3b が結合した抗原は，さらに酵素的な分解を受け，C3dg と C3d に変化する．抗原に結合した C3d と抗原は，CR2 と膜型 IgM〔B 細胞レセプター B cell receptor(BCR)〕を介して B 細胞を活性化し，抗体産生を増強すると思われる．これらの結果は，C3 と CR2 のノックアウトマウスを用いて得られたものであり，補体系が自然免疫で機能すると共に，獲得免疫と連携していることを示す．

4 補体と疾患

A 補体欠損症

先天性の補体欠損症は，先天的免疫不全症の 1 つとされ，その頻度は先天的免疫不全症の 1% 前後である．MBL 欠損症や C9 欠損症の発生頻度は高いが，欠損者の多くは健常者と何ら変わりなく生活している．これは他の生体防御系が補っていると考えられている．補体欠損症患者は，一般的に**易感染性**を示すが，古典的経路の補体成分の欠損症は，全身性エリテマトーデス（SLE）様の**免疫複合体病**を発症する（補体欠損症➡402 頁参照）．

1 ● C1 欠損

大部分は **C1q 欠損症**で，C1r と C1s の単独欠損症は比較的稀であり，C1r/C1s 欠損症も報告されているが，遺伝子レベル解析されているのは，**C1q 欠損症**と **C1s 欠損症**で，**SLE の発病**が最も多い．C1q 欠損マウスも SLE を発症するので，補体欠損がその原因と考えられている．C4 と C2 遺伝子が MHC 領域に存在し，欠損者は免疫複合体病を発症するが，日本人では欠損者が報告されていない．

2 ● MBL 欠損

MBL 遺伝子のコドン 52（Arg → Cys），54（Gly → Asp），57（Gly → Glu）において，括弧内のアミノ酸置換へ繋がる変異をもつ対立遺伝子で起こることが知られている．これらのコドンはいずれもコラーゲン様ドメイン内にあり，合成される MBL はホモポリマーが正常に形成されないと考えられている．構造遺伝子上の変異の他に，プロモーター領域にある多型性も血清 MBL 量を規定している．血清 MBL の欠損や低値を伴う MBL 遺伝子の変異は細菌感染を起こしやすい．

3 ● 膜傷害複合体の異常

C5–C9 は膜傷害複合体（MAC）を形成し，細胞溶解に関与する補体成分なので，いずれかの欠損でも，補体による殺菌作用が起こらない．MAC 欠損ではナイセリア感染症，特に**淋菌による髄膜炎**を多発する．ナイセリアは，白血球に貪食されても細胞内での殺菌処理に抵抗性であるので MAC による溶菌が必要である．日本人では C7，C9 欠損者が多く，高頻度に発見される C9 欠損者は正常と報告されたが，髄膜炎にかかる危険率は高い．

B 遺伝性血管浮腫

遺伝性血管浮腫 hereditary angioedema（HAE）は，**C1 インヒビターの欠損**によって起こる疾患であり，C1 インヒビターの活性とタンパク質量共に低下する I 型（85%）と活性のみが低下する II 型（15%），稀に起こる活性，タンパク質量とも正常な III 型がある．遺伝性血管浮腫は，皮膚や粘膜の突発性の血管性浮腫を特徴とし，気管切開や開腹手術が必要となることがある．この病気は，常染色体優性遺伝で，C1 インヒビター遺伝子の変異によって起こる．C1 インヒビターは，多くのセリンプロテアーゼに共有結合するため，外傷や感染によって C1 インヒビターが消費され発作となると考えられている．最近，C1 インヒビター製剤が市販され，治療に使用されるようになった．

C 発作性夜間血色素尿症

発作性夜間血色素尿症 paroxysmal nocturnal hemoglobinuria（**PNH**）は，夜間に異常な溶血が起こり，翌朝，真っ赤な尿を見るという溶血性疾患である．補体膜制御因子として機能する**崩壊促進因子** decay-accelerating factor（**DAF**）と **CD59** の欠損した異常赤血球が後天的に出現したため，補体によって溶血が起こる．この 2 つの制御因子は，GPI アンカータンパク質という特徴をもち，GPI アンカータンパク質の生合成に働く *PIG-A* 遺伝子の変異により，欠損が起こると考えられている．これらの溶血は，膜傷害複合体（MAC：C5–C9）で引き起こされるので，最近，C5 に対する抗体が，抗体医薬として効果があり，注目を浴びている．

D 自己免疫疾患

自己免疫性溶血性貧血，異型輸血，超急性移植片拒絶反応は，補体の活性化により細胞傷害を起こすものである．**重症筋無力症**は，抗アセチルコリンレセプター自己抗体と補体によりアセチルコリンレセプターが破壊され，その数が減少したために発症すると考えられている．これらの反応には,膜傷害複合体がエフェクターとして関与する.

代表的な自己免疫疾患である**全身性エリテマトデース**(SLE)では,可溶性の免疫複合体が形成され,補体系が活性化され,血清補体価(CH50),C4,C3 が共に低下する.これらの定量値は治療の効果判定に用いられている.**関節リウマチ**では,補体系は炎症性タンパク質として増加し,血清補体価は高値を示すが,関節液中では,補体は消費される(自己免疫疾患➡372 頁参照).

5 まとめ

1. 補体は,100 年以上も前に抗体のエフェクター分子として発見された.感染防御,炎症,免疫反応に関与する多くの血清タンパク質と膜タンパク質から構成されるカスケードシステムである.
2. 補体の活性化経路には,抗原抗体反応により特異的に活性化される古典的経路,微生物上の糖鎖を認識するレクチンによって活性化されるレクチン経路,そして,認識分子がなく C3 を結合させる第二経路がある.
3. 補体の機能を制御する治療薬として抗体医薬の開発が進められている.

D NK レセプターによる認識

1 ナチュラルキラー(NK)細胞の認識機構

A NK 細胞の認識機構にかかわる歴史

もともとがん細胞と免疫細胞を混ぜて培養したとき,少しがん細胞が傷害されることが知られていた.これは実験によるバックグラウンドとして見過ごされていたものである,natural killer(NK)細胞の発見は,1960 年代にロナルド・ハーバーマン Ronald B. Herberman,仙道富士郎らがそれを見逃さず natural killing をもつ細胞集団の存在を明らかにしたことによる.NK 細胞は,「natural killing できる細胞」と名づけられているように,前もって抗原感作することなく標的細胞を傷害できるため,当初は標的細胞を認識する機構など存

NOTE MHC 拘束性の認識機構

T 細胞は自己の MHC 上に提示されたペプチドを認識して反応する.他者の MHC では反応できないことから,T 細胞は,MHC 拘束性をもつといわれる.例えば,A マウスが MHCa をもっていて,B マウスが MHCb をもっていたとする.A マウスがウイルス感染したとき,A マウスの体の中のウイルス感染した細胞は MHCa にペプチドを提示する.B マウスが同じウイルス感染したときは,MHCb にペプチドを提示する.ウイルス感染した A マウスの T 細胞は MHCa をもった感染細胞を殺すことができる.しかし,A マウスの T 細胞は MHCb をもった感染細胞は殺すことができない(**図**).すなわち,MHC 遺伝子型は T 細胞に特異的抗原を制限している.このことを MHC 拘束性という.

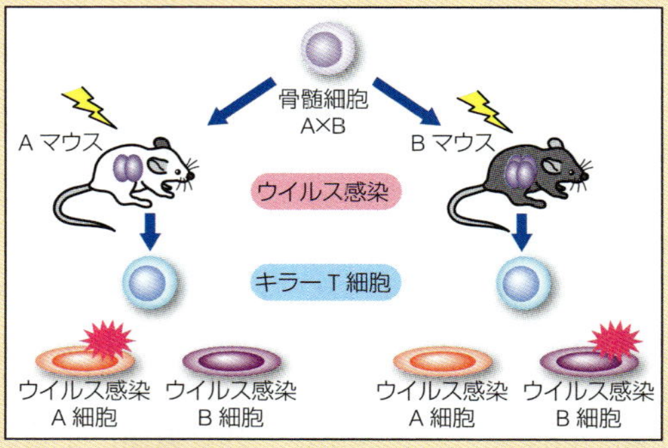

図 TCR は「自己 MHC」にのったペプチドを認識する

在しないとも考えられていた．しかし，研究が進んでNK細胞とがん細胞を混ぜて培養したときに，NK細胞ががん細胞を見分けて殺している状況から，何かがん細胞を見分ける機構があるのではないかと考えられるようになった．T細胞は，T細胞レセプターが自己の目印である主要組織適合遺伝子複合体 major histocompatibility complex（MHC）を認識し機能を発揮するという「**MHC拘束性の認識機構**」〔➡NOTE（前頁）〕をもっているのに対し，NK細胞は，MHCの異なった種類のがん細胞をも認識して殺すことから，自己の目印であるMHCに拘束されない「**MHC非拘束性の認識機構**」（➡NOTE）があるのではないかと考えられていた．

がん細胞は，もともと自己の細胞から発生したものであり，細菌やウイルスなど外来異物，病原体とは違って自己の細胞の形質をもった異常な細胞である．がん細胞は正常細胞とは確かに違いはあるものの，もともと自己の細胞であるので免疫細胞においても見分けにくく，そのことが免疫系のみではがんを克服できない理由の1つと考えられている．このような背景においてT細胞やB細胞のように高度な認識機構をもたないNK細胞が，がん細胞を認識するというのは，当時は到底理解しがたいものであった．

これまでNK細胞の認識機構についていろいろな仮説，マスキング仮説，H antigen仮説，ミッシングセルフ仮説（missing-self hypothesis）などが提唱されている．以前は，NK細胞レセプターなどないのではないか，とも考えられていたのであるが，分子生物学的解析より今では多くのレセプターの存在が示され，**活性化レセプター**と**抑制性レセプター**の2種類でNK細胞は標的細胞を認識するという「**ミッシングセルフ仮説**」が現在では正しいものと考えられている．

> **NOTE　MHC非拘束性の認識機構**
>
> NK細胞は，T細胞とは異なり，自己のMHCでも他者のMHCでも関係なくがん細胞を認識し傷害することから，MHC非拘束性の認識機構が存在すると考えられた．NK細胞はMHCの発現が低下している，あるいは発現のない細胞を認識することが示された．その後の研究により，NK細胞上には，活性化と抑制性の2つのレセプターが存在し，そのシグナルのバランスによって標的細胞を認識していることが明らかとなった．抑制性レセプターはMHCと結合し，抑制シグナルを伝達して，正常細胞への傷害を防いでいる．したがって，NK細胞はMHC非拘束性の認識機構といっても，NK細胞の標的細胞認識にMHCが関係ないのではなく，上記，T細胞のMHC拘束性があるとはいえないという意味である．

B ミッシングセルフ仮説の提唱

ミッシングセルフ仮説とは，端的に表現すると，「MHC分子の発現がないものを認識する」，すなわち，NK細胞は自己の目印がないものを認識するという仮説である．

この仮説はクラス・ケッレ Klas Kärreらが，がん細胞をマウスに移植して拒絶されるという実験結果から提唱された（**図5-19**）．マウス血球系腫瘍であるRMAと呼ばれるがん細胞は，MHCクラスI分子が発現しているがん細胞であり，RMA-Sと呼ばれるがん細胞は，MHCクラスI分子の発現のないRMAと全く同じ表現型をもつがん細胞である．この2種類のがん細胞をマウスに移植すると，RMAは，マウス体内で増殖してマウスを死に至らしめるが，RMA-Sはマウス体内で排除される．さらに，NK細胞をマウス体内から除去してRMA-Sを移植すると，RMA-Sはマウス体内で増殖した．つまり，NK細胞は，MHCクラスI分子の発現のない細胞，自己の目印のない細胞を認識して排除しているのではないかと考えられた．この結果から，NK細胞には抑制性レセプターがあり，MHCクラスI分子と結合して，抑制性シグナルを伝えていること，MHCクラスI分子の発現がなければ，この抑制性レセプターからのシグナルが伝わらず，NK細胞が標的細胞を攻撃するという仮説が提唱された（ミッシングセルフ仮説）．すなわち，NK細胞の認識機構はMHCと全く関係なくMHCを無視したというより，NK細胞がMHCクラスI分子の発現したがん細胞に遭遇したときの積極的な反応が抑制されるということである．

また，**異型骨髄移植の拒絶反応**〔➡NOTE（次頁）〕にNK細胞が関与することも明らかとなり，NK細胞の認識にMHCがかかわっていることも明らかになってきた．さらに，Ly49と呼ばれるマウス抑制性レセプターの実態解明により，NK細胞上に抑制性レセプターの存在が明らかとなって，ミッシングセルフ仮説が一般に受け入れられるよ

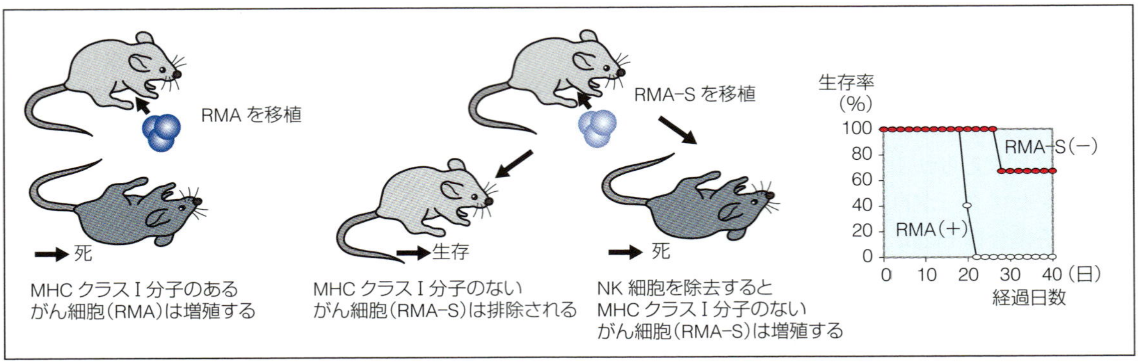

図 5-19 がん細胞をマウスに移植した実験
MHC クラスⅠ分子が発現していないがん細胞は NK 細胞によって排除される．

NOTE 異型骨髄移植の拒絶反応

通常の臓器移植，例えば，実験的に皮膚移植をするとする（**図 A**）．

A マウスと B マウスの子供 A×B マウスにおいて，

1）A×B マウス皮膚を A×B マウスに移植しても拒絶反応は起こらない

2）A マウス皮膚を A×B マウスに移植しても拒絶反応は起こらない

3）B マウス皮膚を A×B マウスに移植しても拒絶反応は起こらない

＊これは，A×B マウス中の T 細胞は，親マウス（A あるいは B）マウスの MHC を自己と認識するので，拒絶反応は起こらない．

4）C マウス（A，B マウスとは違った MHC をもったマウス）の皮膚を A×B マウスに移植すると拒絶反応が起こる

5）MHC の欠損したマウスの皮膚を A×B マウスに移植しても拒絶反応は起こらない

＊これは，A×B マウス中の T 細胞は，MHC を認識できないので，拒絶反応は起こらない．

移植拒絶反応は，T 細胞依存性の免疫反応であり，上記の例は移植拒絶の法則として，一般に知られている．

骨髄移植において，前処理として放射線照射し血液細胞を除去してから骨髄細胞を移植する．このとき，NK 細胞は放射線抵抗性であり，生き残っている．

1）A×B マウス骨髄を A×B マウスに移植しても拒絶反応は起こらない

2）A マウス骨髄を A×B マウスに移植すると拒絶反応が起こる（**図 B**）

3）B マウス骨髄を A×B マウスに移植すると拒絶反応が起こる

という奇妙な現象が発見された．この現象は F1 ハイブリッドレジスタンスと呼ばれ，移植拒絶の法則に従わない骨髄移植の謎とされていた．F1 ハイブリッドレジスタンスは，NK 細胞を抗体などで除去すると起こらないことから，NK 細胞依存性の反応であることが明らかとなっている．さらに

4）MHC の欠損したマウスの骨髄を A×B マウスに移植すると拒絶反応が起こる（**図 B**）

ことから，NK 細胞は MHC の発現のないものを認識して排除することが証明されている．

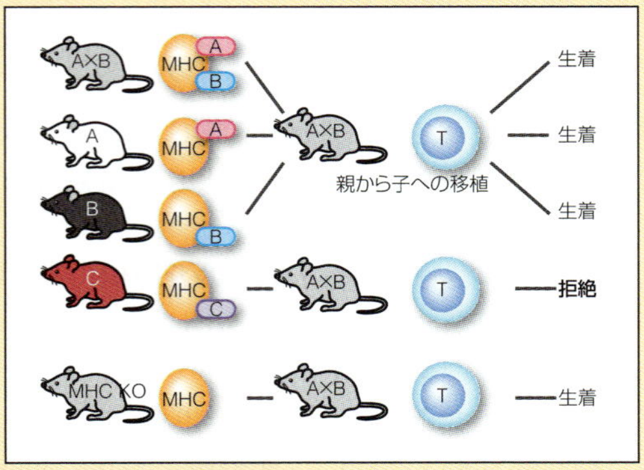

図 A 臓器移植の法則
一異なった MHC は異物として認識

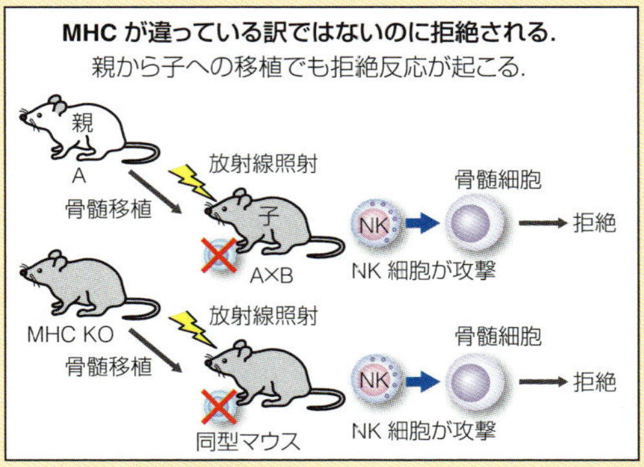

図 B 骨髄移植の不思議

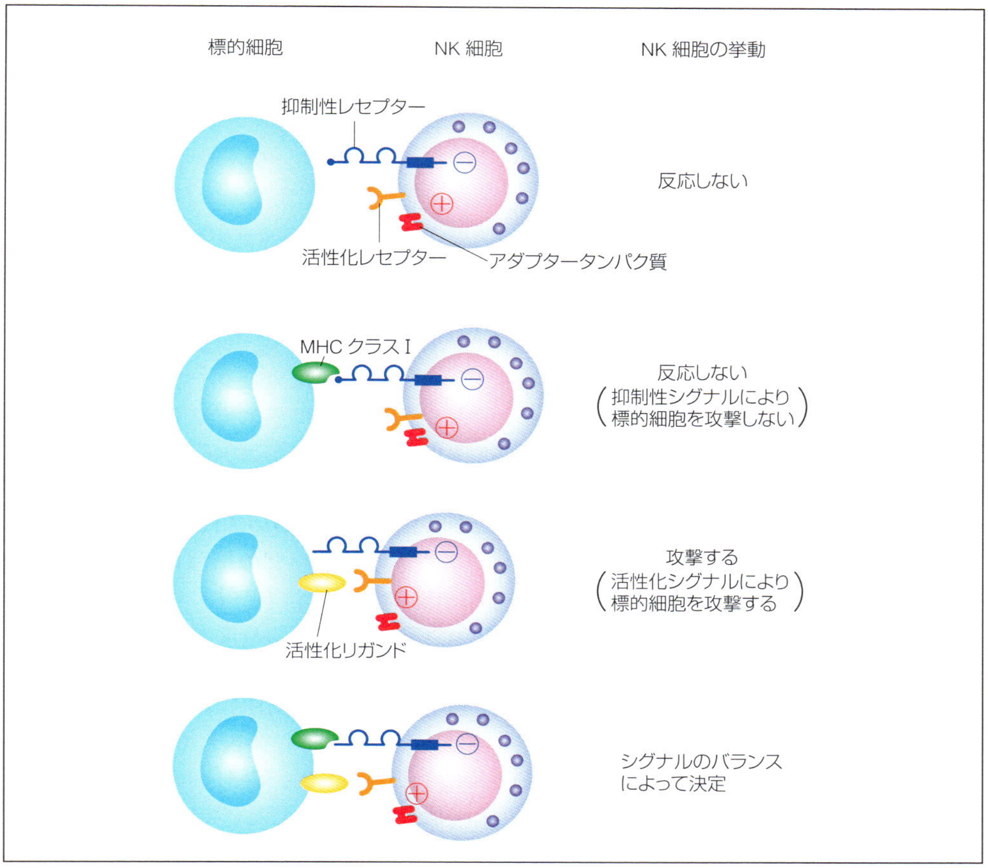

図 5-20　NK 細胞の標的細胞認識機構
NK 細胞は，抑制性レセプターと活性化レセプターの 2 つのレセプターを用いて標的細胞を認識する．そして抑制性レセプターと活性化レセプターのシグナルのバランスによって，機能発現が調節されている．

うになった．

C NK 細胞の標的細胞認識機構

上記，ミッシングセルフ仮説に基づいて，NK 細胞の標的細胞認識機構は現在では以下のように考えられている（図 5-20）．

(1)ウイルス感染細胞や腫瘍細胞に対する細胞傷害性が発揮されるためには，NK 細胞とその標的細胞との直接的な接触が必要である．さらに，NK 細胞は異常細胞と正常な健康組織を区別する信頼性の高い機構をもっていなければならない．この 2 つの必要性を満たすためには，**2 つのレセプター**，すなわち**抑制性レセプター**と**活性化レセプターのセットが必要**である．

(2)**抑制性レセプター**は，自己の MHC クラス I 分子や正常健康細胞が発現する表面分子と結合することで，**細胞傷害活性を抑制**する．これに対し，**活性化レセプター**は細胞の損傷やウイルス感染によって発現誘導された表面レセプターと結合し，**細胞傷害活性を促進**する．

(3)NK 細胞による**細胞傷害活性は，活性化レセプターと抑制性レセプターからのシグナルのバランスにより決定**される．

このように，NK 細胞は，自己の MHC クラス I 分子の発現が低下した腫瘍やウイルス感染細胞を“ミッシングセルフ missing self”として，すなわち，自己の喪失した細胞，非自己細胞として，抑制性レセプターを用いて認識したり，細胞の損傷やウイルス感染などのダメージによって誘導された抗原を発現する標的細胞を活性化レセプターを用いて"インデュースドセルフ induced-self"(➡NOTE)として認識し，また，ウイルスにコードされた抗原として，自己の異常細胞を認識し，傷害，排除することができる.

D MHC と NK 細胞の分化，成熟，反応性

遺伝子工学の発展によって，MHC クラスⅠ分子の発現のない遺伝子改変マウス(MHC クラスⅠ分子欠損マウス)が作製された．ミッシングセルフ仮説から考えると，MHC クラスⅠ分子の発現のない組織，細胞は NK 細胞によって排除されるはずである．また，MHC クラスⅠ分子欠損マウスは，NK 細胞によって攻撃されて，組織破壊が起こると予想されていた．しかし，MHC クラスⅠ分子欠損マウスには，NK 細胞が存在するものの組織破壊は起こらず，NK 細胞が未分化の状態にあると考えられた．NK 細胞の成熟には，MHC クラスⅠ分子の発現が必要である．最近，MHC クラスⅠ分子の発現が変化することで，NK 細胞の反応性が異なることも報告され，NK 細胞の教育，成熟に MHC クラスⅠ分子がかかわっていることも明らかになっている(NK 細胞➡211 頁参照).

2 NK 細胞抑制性レセプター

A KIR と Ly49 ファミリー

NK 細胞の主要なレセプターは，免疫グロブリンスーパーファミリーか，C タイプレクチンファミリーに属している．ヒト NK レセプターの KIR (killer immunoglobulin-like receptor) ファミリーは，免疫グロブリンスーパーファミリーであり，マウス NK レセプターの Ly49 ファミリーは，C タイプレクチンファミリーである(**図 5-21**).KIR は機能的にマウスの Ly49 ファミリーに相当する．これらレセプターをコードする遺伝子は，2つの主要遺伝子ファミリーに大別され，それぞれの遺伝子ファミリーはゲノム上でクラスターを形成している.

抑制性レセプターである KIR, Ly49 ファミリーは多型性をもち，種々異なった MHC クラスⅠ分子を認識する．実際，すべての細胞は MHC クラスⅠ分子を発現するので，抑制性レセプターによる細胞傷害活性の抑制機構は，NK 細胞が正常細胞を破壊しないようにする最も重要な機能の1つである．興味深いことに，抑制性 KIR と Ly49 分子は，ヒトでは免疫グロブリンスーパーファミリーであり，マウスでは C タイプレクチンファミリーであって構造的に全く異なったファミリーに属してはいるが，その発現，リガンドとの結合性，制御機構についてはほとんど共通している.

生体のほとんどの細胞は，親から受け継いだ MHC クラスⅠ分子のすべてを発現している.

NK 細胞には，MHC クラスⅠ分子に結合する抑制性レセプターが発現しているが，1つの NK 細胞にすべての MHC クラスⅠ分子に結合する抑制性レセプターが発現している訳ではない．すなわち，1つの NK 細胞は抑制性レセプターを少なくとも1種類は発現しているが，複数発現している NK 細胞もあって，亜集団(サブセット)に分けることができる.

一般的には，個々の NK 細胞は1～5種の異なった KIR または Ly49 を発現しており，異なった MHC に結合する特異性をもったレパトアを形成している．重要なことは，**NK 細胞の活性化の程度は，MHC クラスⅠ分子の発現レベルによって精巧に調整**されていることである．例えばウイルス感染においては，活性化 CD8 T 細胞が主たるエフェクター細胞として機能しているが，あるウイルスは MHC クラスⅠ分子の発現を低下させることにより，CD8 T 細胞の攻撃から逃れようとする．このようなウイルスに対して NK 細胞が，MHC クラスⅠ分子発現低下の程度を察知し即座に反応できるしくみとなっている.

B CD94/NKG2A レセプター

個々の **NK 細胞は抑制性レセプターの一部のサブセットしか発現していない**．したがって，すべての NK 細胞が，細胞上の多型性をもった MHC クラスⅠ分子の変異を認識できるとは限らない.

NOTE Induced-self

ダメージを受けた自己の細胞は危機シグナル分子を発現し NK 細胞に排除されやすくなる．自己の細胞が排除されやすくなることを，missing-self(失われた自己)に対して，induced-self と呼ぶ.

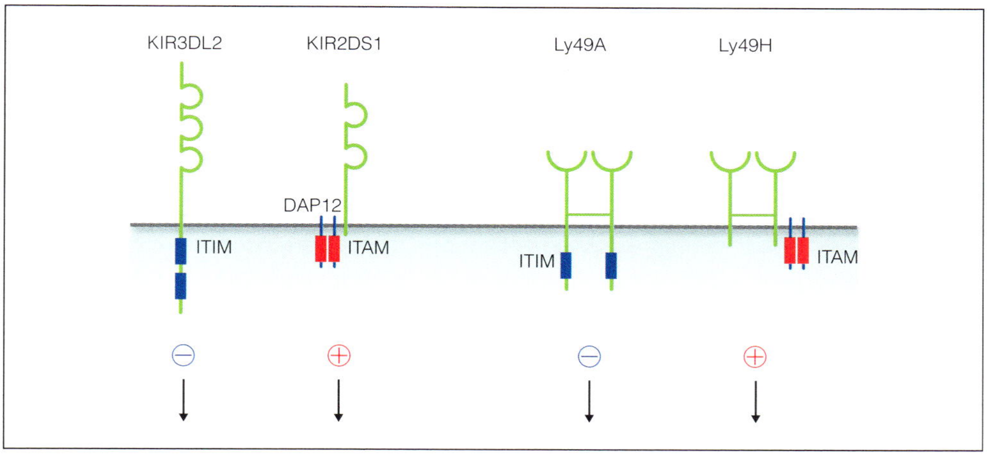

図 5-21　NK 細胞レセプター
KIR の名称は，KIR（細胞外領域のイムノグロブリンドメイン数）と D（細胞内領域の形態）で表される．すなわち，KIR2DS2 は，killer immunoglobulin-like receptor two domains, short cytoplasmic tail, 2 を，KIR3DL1 は，killer immunoglobulin-like receptor three domains, long cytoplasmic tail, 1 を意味している．long cytoplasmic tail は ITIM モチーフを含み，抑制性レセプターとして機能する．short cytoplasmic tail は，ITIM モチーフを含まず，その代わり DAP12 など ITAM をもったアダプタータンパク質が会合するため，活性化レセプターとして機能する．

これを補って，NK 細胞が宿主 MHC クラスⅠ分子のアレル allele を認識するために，よりランダムな機構の 1 つとして，抑制性 CD94/NKG2A レセプターによるものがある．CD94/NKG2A は多型性のない非古典的 MHC である HLA-E 分子，マウスではこれに相当する Qa-1 分子を認識する．

C 抑制性レセプターのシグナル伝達機構

KIR や Ly49 ファミリー，CD94/NKG2A レセプターなどの抑制性レセプターのシグナル伝達は，細胞内領域にある **ITIM モチーフ**（免疫レセプターチロシン抑制性モチーフ➡75 頁参照）を通して行われる（**図 5-21**）．ITIM モチーフは，SHP-1（SH2-domain-containing protein tyrosine phosphatase 1）や SHP-2 というチロシンホスファターゼや SHIP（SH2-containing inositol polyphosphate 5-phosphatase）というリン脂質特異的ホスファターゼをリクルートし，NK 細胞活性を減弱させる．**NK 細胞応答は，活性化レセプターと抑制性レセプターのシグナルのバランスによって決定**されている．

3 NK 細胞活性化レセプター

A NKG2D レセプター

NK 細胞の主たる活性化レセプターは，傷害により誘導された自己分子やウイルス産物を認識すると考えられている．傷害により誘導されるリガンドで重要な群は，非古典的 MHC クラスⅠ分子のサブセットである．この非古典的 MHC クラスⅠ分子のサブセットを認識するレセプターは，NKG2D として知られる C タイプレクチン（NK 細胞上の C 型レクチンレセプター➡73 頁参照）である（**図 5-22**）．NKG2D はすべての NK 細胞で発現しており，ある種の $\gamma\delta$ T 細胞，CD8 T 細胞でも発現が認められる．

NKG2D と結合する NKG2D リガンドは，非古典的 MHC クラスⅠ分子であり，ヒトでは **MICA/B**（MHC class I chain-related molecule A/B）と **ULBP**（UL16 binding protein; マウス RAE-1 の ortholog），マウスでは RAE（retinoic acid early inducible）-1，H60，MULT-1（mouse UL16-binding protein-like transcript-1）である（**図 5-22**）．これらの NKG2D リガンドは通常発現して

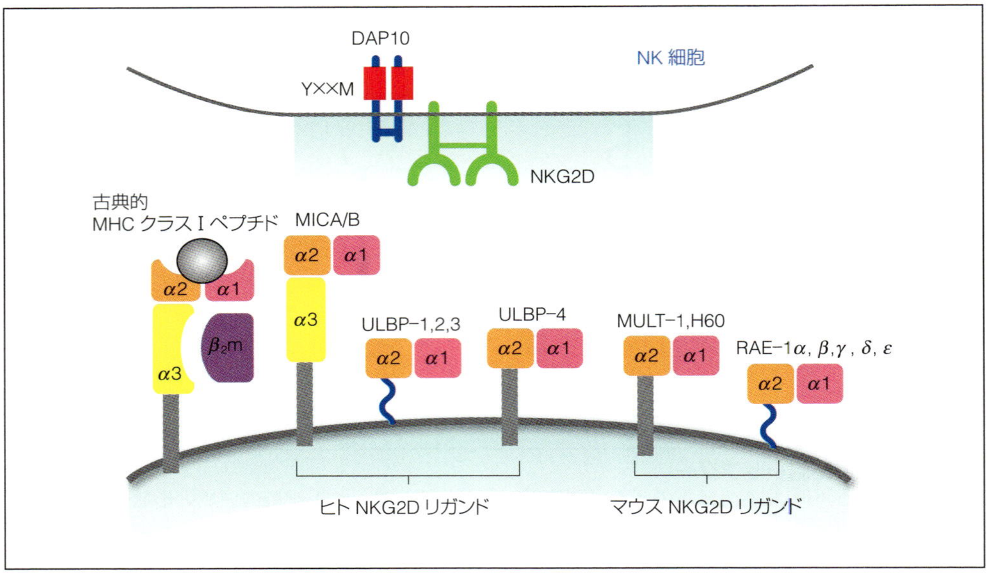

図 5-22　NKG2D レセプターとそのリガンド
NKG2D は NK 細胞の主たる活性化レセプターである．MHC に類似した分子がそのリガンドであり，リガンドは通常発現しておらず，ウイルス感染細胞や腫瘍細胞で発現している．

いないが，細胞が DNA の傷害や酸化ストレスなどを受けると NKG2D リガンドを発現する．このことから，細胞の危機的状況を知らせる "danger signal" として機能すると考えられる．NKG2D は高い親和性でこれらリガンドと結合し，DAP10 を介してシグナルを伝達し機能を発揮する．すなわち，細胞の損傷やウイルス感染などのダメージによって誘導された NKG2D リガンドが，"induced-self" として NK 細胞によって認識され，損傷を受けた細胞が排除されると考えられている．

NK 細胞の定義として，「がん細胞（ヒトでは K562，マウスでは YAC-1）に対する細胞傷害活性を有すること」が挙げられるが，この細胞傷害活性は主に NKG2D を介したものであり，NKG2D は NK 細胞活性化レセプターとして最も重要なものの 1 つである．

B 他の活性化レセプター

ヒトやマウスで**抑制性レセプター**として知られる **KIR** と **Ly49 ファミリー**のうち，一部は活性化レセプターとして機能する．KIR のショートフォーム，例えば，**KIR2DS** や **Ly49H** などは，細胞外領域は抑制性レセプターと同じものの細胞内領域が短く，ITIM モチーフが欠如している．その代わりアダプター分子が会合し，活性化シグナルを伝えるため，活性化レセプターとして機能する．

さらに，**活性化レセプター群**には **NCR**（natural cytotoxicity receptor）と呼ばれる分子群，NKp30，NKp44，NKp46 がある．特に **NKp46** はウイルスのヘマグルチニン（HA）を認識し，インフルエンザに対する防御に関与する．その他，**CD16** は低親和性 FcRIII レセプターであるが，標的細胞に結合した抗体によって活性化され，さらに抗体の Fc 領域が NK 細胞上の CD16 と結合することによって抗体依存性細胞傷害（ADCC）を引き起こす．また，CD94/NKG2C，CD94/NKG2E，CD244 のような活性化レセプターは，細胞の損傷やストレスによって変化した広範に発現するリガンドを認識する．一般にマウス NK 細胞を同定するときに用いられる **NK1.1 マーカー**は NKR-P1C 遺伝子産物であり，活性化レセプターとして知られている．抗 NK1.1 抗体で，マウス NK 細胞を刺激すると，サイトカイン産生が促される．しかしながら，これらレセプターがどのリガンドと結合するのか不明な点も多い．

C 活性化レセプターの特徴とシグナル伝達機構

活性化レセプターからのシグナル伝達には，主に2つの経路がある．1つは，**ITAM モチーフ**をもったアダプタータンパク質を介してシグナルを伝達する経路，もう1つは，**YxxM モチーフ**をもったアダプタータンパク質を介してシグナルを伝達する経路である．NK 細胞は，ITAM モチーフをもつアダプタータンパク質として，DAP12，FcεR-Iγ，CD3ζ の3つがあり，YxxM モチーフをもつアダプタータンパク質としては，DAP10 がある．

活性化レセプターは細胞外でリガンドと結合し，アダプタータンパク質を介して細胞内へ強いシグナルを伝達する(**図 5-23**)．T 細胞レセプターのように，NK 細胞活性化レセプターは，膜貫通領域に電荷をもつアミノ酸によってアダプタータンパク質と会合しており，この会合はレセプターの細胞表面への輸送にもかかわる．KIR と Ly49 ファミリーの一部の活性化レセプターは **DAP12 を介してシグナルを伝える**．DAP12 は細胞内領域に ITAM モチーフをもつ．CD16，NKp30，NKp44，NKp46 も ITAM をもつアダプタータンパク質を介してシグナルを伝達する．ITAM を用いるレセプターは，Syk や ZAP70 チロシンキナーゼの経路を用い，NK 細胞を活性化する．

NKG2D は，マウスでは DAP12 および DAP10 を，ヒトでは DAP10 のみを用いてシグナルを伝達する．DAP10 は細胞内領域に YxxM モチーフをもつ．YxxM モチーフは，PI3 キナーゼ(PI3K)のサブユニットである p85 が結合し，シグナルを伝達する．したがって，NKG2D は，PI3 キナーゼの経路によりシグナルを伝達する．副刺激分子である CD28 や ICOS(inducible co-stimulator)も細胞内領域に YxxM モチーフをもち，PI3 キナーゼが結合し，NKG2D は，CD28 や ICOS と同様に T 細胞上では副刺激分子としても機能する．

D その他の活性化シグナルとそのレセプター

NK 細胞の第3の活性化経路は，**CD244**(**2B4** とも呼ばれる)を介した経路である．CD244 は，6つの類似したタンパク質ファミリーの1つである．CD244 はすべての NK 細胞に発現して，CD48 と結合する．**CD48** は免疫グロブリンスーパーファミリーに属し，細胞表面に発現する糖タンパク質で広範に発現する．CD244 および関連したレセプターの細胞内領域にあるモチーフは，TxYxxV/I であり，SH2 を含むアダプタータンパク質ファミリー群を活性化する．この SH2 を含むアダプタータンパク質ファミリー群で最もよく知られているものに X 染色体から発現される SH2D1A(別名；SAP)がある．

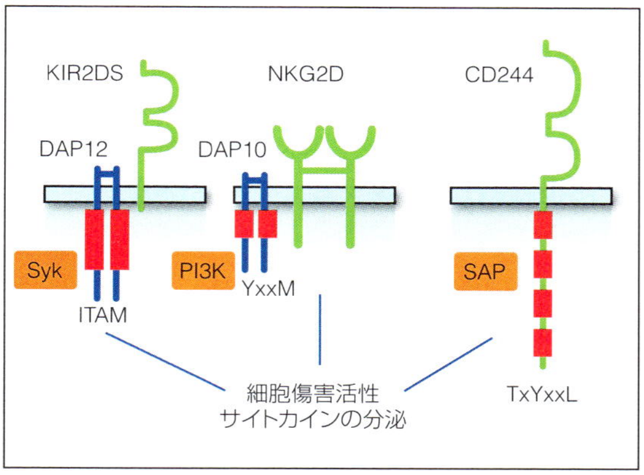

図 5-23　活性化レセプター
NK 活性化レセプターは大きく3つに分類される．1つ目は ITAM-Syk シグナルを用いるレセプター，2つ目は PI3K シグナルを用いるレセプター，3つ目は SAP シグナルを用いるレセプターである．これら活性化レセプターは，細胞傷害活性，サイトカインの分泌を促す．

4 NK 細胞研究の今後

これまで，NK 細胞の標的細胞認識機構に研究の重点がおかれ，ミッシングセルフ仮説と呼ばれる認識機構が明らかとなった．またレセプターの実態解明が進み，そのシグナル伝達機構も明らかになってきた．また，NK 細胞は胎盤にも多く存在することが示されている．本項では触れなかったが，胎盤の NK 細胞は通常の NK 細胞とは異なって胎児を母体の免疫応答から守るという免疫寛容の役割があることも示されている．詳細については，NK 細胞，生殖免疫の項(➡306 頁)を参照していただきたい．

NK 細胞は，前感作なしに機能を発現できることから“ready to go”の状態にある細胞である．また，自然免疫から獲得免疫への橋渡し的な機能をもっていることから，免疫記憶は必要ないし，存在しないのではないかと考えられていた．最近，マウスサイトメガロウイルスを用いた研究やハプテンを用いた研究から，NK 細胞にもメモリー細胞(記憶細胞)が存在することが示されている．NK 細胞にも二次応答があり，サイトメガロウイルスを認識する特異的 NK 細胞が選択的に増殖すること，サイトカイン産生が増強することが報告され，メモリー NK 細胞はこれまで考えられていたよりはるかに長寿命であることも明らかになっている．今後の NK 細胞研究に期待したい．

5 まとめ

1. NK 細胞は，活性化レセプターと抑制性レセプターを用いて，「MHC が発現していない細胞」(自己の目印がないことからミッシングセルフとも呼ばれる)を認識する．
2. 活性化レセプターは，ITAM モチーフあるいは YxxM モチーフをもったアダプタータンパク質を介してシグナルを伝達し，細胞傷害活性やサイトカイン分泌を促進する．
3. 抑制性レセプターは，ITIM モチーフを介して特定のホスファターゼをリクルートし，NK 細胞活性を減弱させる．

E 遺伝子再編成の機構

リンパ球の抗原の識別にかかわるレセプター分子は，B 細胞では免疫グロブリン immunoglobulin(Ig)，T 細胞では T 細胞レセプター T cell receptor(TCR)である．基質としての抗原 antigen の特異性を決定するのは，その分子表面の，いわばレリーフのような立体構造であり，**エピトープ** epitope と呼ばれる．脊椎動物の免疫系は，基本的には無限，少なくとも 10^8 を超える種類の外来抗原を識別できると考えられている．したがって，**抗原レセプターには抗原の種類に匹敵する多様性が求められる**ことになる．

1970 年代後半になって開発された遺伝子クローン化の技術は，膨大な抗原レセプター遺伝子の多様化のメカニズムを明らかにした．ここで驚異的であったのは，**抗原レセプター遺伝子の再構成**という，他の細胞にはみられない体細胞での DNA 組換えにより，抗原レセプター遺伝子が創出されるという発見であった．本項では，免疫応答における多様性と特異性識別の根幹となる，この遺伝子再構成の分子機構について解説する．

1 抗原レセプター遺伝子の構造

A 抗原レセプターの構造

リンパ球の抗原レセプターである Ig および TCR は，それらを構成するポリペプチド鎖内に，多様性に富む**可変領域(V 領域)**とアミノ酸配列の一定した**定常領域(C 領域)**をもつ(**図 5-24**)．

Ig は，2 本の同一な**重鎖(H 鎖** heavy chain)と 2 本の同一な**軽鎖(L 鎖** light chain)を含み，共にアミノ(N)末端側約 110 アミノ酸残基が可変領域を構成し，協調して抗原結合部位を形成する(BCR の構造の詳細は BCR/ 抗体による認識➡107 頁参照)．

一方 TCR では，2 本の異なるペプチド鎖 α および β 鎖，または γ および δ 鎖からなるヘテロ二量体として細胞表面に発現される．この場合も，N 末端側の可変領域が協同して抗原認識に当たっている．

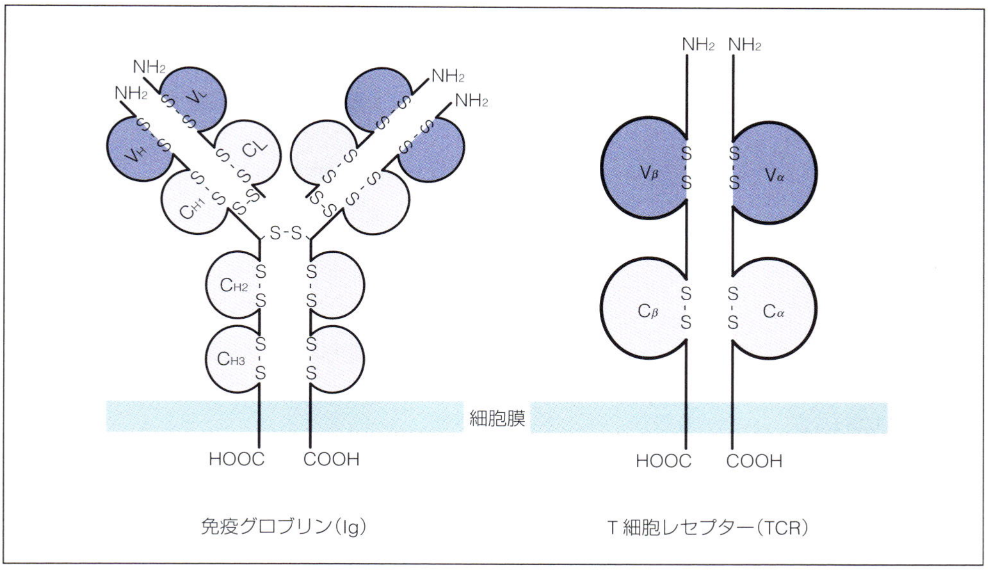

図 5-24　抗原レセプターの構造
B 細胞には Ig が，T 細胞には TCR が抗原レセプターとして細胞表面に発現する．Ig は膜結合型として細胞表面に発現するが，形質細胞では分泌型として細胞外に放出される．

B 抗原レセプター遺伝子の構造

Ig および *TCR* 遺伝子は，互いに類似した構造をもち，抗原結合部位をコードする多様性に富んだ**可変** variable(*V*)**遺伝子群**と，エフェクター機能およびシグナル伝達機能を担う部位をコードする**定常** constant(*C*)**遺伝子**から構成されている(**図 5-25**)．未分化のリンパ細胞では，同じファミリーに属する *V* 遺伝子と *C* 遺伝子は同一染色体上に位置するものの，200 kb 以上の距離をおいて存在する．活性型遺伝子はリンパ細胞が分化する過程で，*V* 遺伝子と *C* 遺伝子が近くに引き寄せられることによって形成される．この遺伝子の再構成は，遺伝子の活性化はもとより，後で述べるように，これら遺伝子系に要求される体細胞での多様化にも深くかかわっている．

抗原レセプターの遺伝子において，***V* 遺伝子は *V*，*J* または *V*，*D*，*J* と呼ばれる遺伝子セグメントに分断化**している(**図 5-25**)．真核生物の遺伝子が分断構造をとり，コーディング領域をエキソン，それを隔てる非コーディング領域をイントロンと呼ぶが，ここに述べる抗原レセプター遺伝子では，エキソンがさらに断片化している．したがって，この遺伝子系では RNA レベルでのスプライシングに加え，それに先行して DNA レベルでのスプライシング，すなわち DNA 組換えが必要となる．

2 V(D)J 組換えの分子機構

A 組換えのためのシグナル配列

V，*D*，*J* 遺伝子断片のそれぞれのコーディング領域の境界において，DNA 再編成が正確な位置で起きるには DNA 上に何らかの目印が必要である．さらに，*V* 遺伝子断片が他の *V* 遺伝子断片とではなく，*D* もしくは *J* 遺伝子断片とのみ結合するためには，反応に際して 2 つの基質の組み合わせが厳密にチェックされる必要がある．実際，DNA 再構成は，非転写領域に存在する保存された組換え配列を介して生ずる．これらの配列は，組換え部位に隣接してみられる **7 個の塩基**(7 mer；5′-CACAGTG-3′)と，**9 個の塩基**(9 mer；5′-ACAAAAACC-3′)の配列で，両者は約 12 塩基対または 23 塩基対の**スペーサー DNA** によって隔てられている(**図 5-26**)．このスペーサーの塩基配列は一定していないものの，その長さは保存されており，7 mer と 9 mer の中心から中心ま

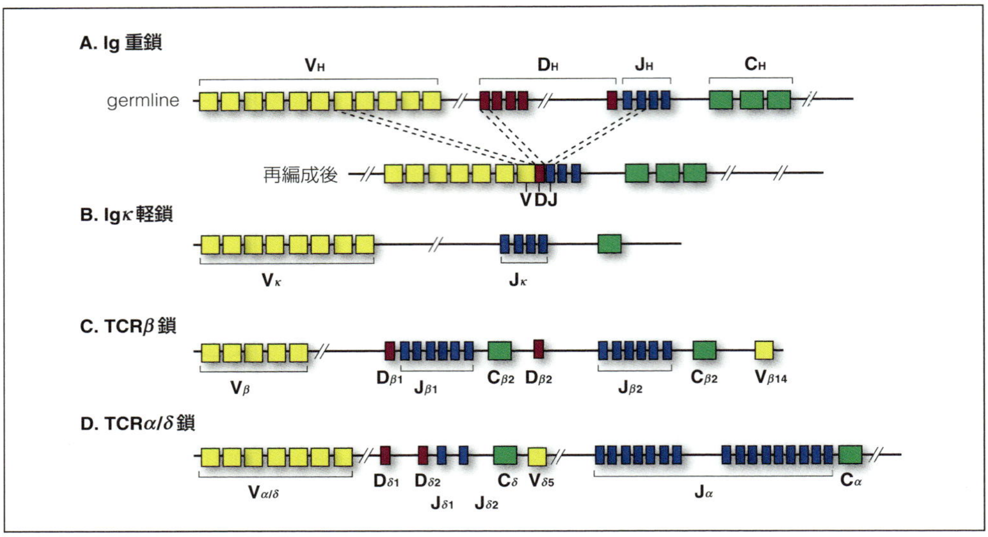

図 5-25 抗原レセプター遺伝子の構造
マウス Ig 重鎖(**A**), Igκ 軽鎖(**B**), TCRβ 鎖(**C**), TCRα/δ 鎖(**D**)遺伝子の構造を模式的に示す. (**A**)の上段に germline 型の Ig 重鎖遺伝子を, 下段に再編成後の Ig 重鎖遺伝子を示す. TCRδ は *Ig* 遺伝子系にはみられない構造をもち, *TCRα* 遺伝子の V および J 領域の中間に埋め込まれる形で存在する.

での距離は二重らせんを2回または3回転する距離に相当する. このことにより, 7 mer と 9 mer 配列は常に DNA ヘリックス構造の同じ面に位置することになり, 遺伝子組換えを引き起こす酵素が, 2つの DNA 配列を同じ方向から認識できるようになっている. 7 mer 配列–スペーサー–9 mer 配列は一般に, **組換えシグナル配列** recombination signal sequence (RSS) と呼ばれている.

このような免疫グロブリン遺伝子の組換えは, **同じ染色体上の遺伝子断片間で起こり, いわゆる 12/23 ルールに従う**. すなわち, 12 塩基対スペーサーによって隔てられた組換えシグナルは, 23 塩基対スペーサーによって隔てられた組換えシグナルとのみ結合する. H 鎖の場合, D_H 遺伝子断片は J_H 遺伝子断片と, V_H は D_H と結合するが, V_H は J_H と直接には結合できない. これは, V_H と J_H は両者共に 23 塩基のスペーサーをもち, 一方, D_H は両側に 12 塩基のスペーサーをもっているからである.

遺伝子組換えの再構成機構は, H 鎖と L 鎖共によく似ている. ただし, L 鎖では結合の反応は V–J 間の1回のみであるが, H 鎖の場合は V–D 結合と D–J 結合の2回生じる必要がある. 最も普通に生じる再構成反応は, **図 5-27A** に示すように, 2つの遺伝子間に介在している DNA がループ化し, 環状 DNA としてゲノムから失われる欠失で, これは, 2つの RSS が head-to-head に向かい合った場合に生じる. もう1つの遺伝子組換え反応は, RSS が順方向 tandem に, すなわち head-to-tail に並んでいる場合に生じる逆位転座 inversion で, このタイプの組換えは DNA の欠失反応に比べて頻度は低い. 両者の組換え反応は基本的には同じであるが, 後者の場合, 介在配列は染色体から消失せず, ゲノム上に保持される(**図 5-27B**).

B V(D)J 組換えに関与する酵素

V(D)J 結合反応に関与する酵素群は, H 鎖, L 鎖を問わず, また T 細胞, B 細胞の区別なく, 共通している.

1 ● RSS 特異的なプロセス

V(D)J 組換え反応は, RSS 特異的な DNA 二重鎖切断のプロセスと, RSS 非特異的な DNA 修復のプロセスからなり, 一連の反応素過程を担う遺伝子や酵素のコンポーネントのいくつかが同定されている. この中で特に注目されるのは, デイビッド・ボルテモア David Baltimore のグループ

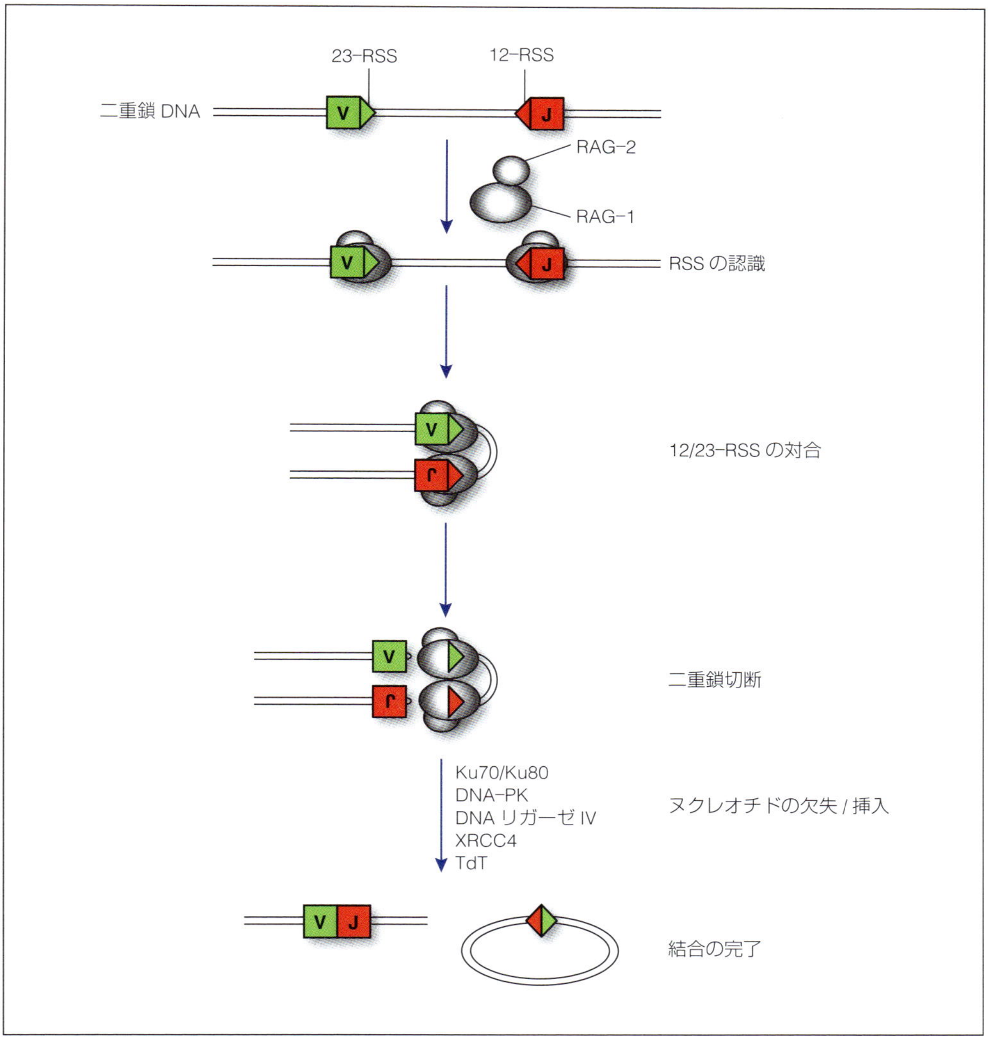

図 5-26　V(D)J 組換え反応の素過程

V(D)J 組換え反応は，組換えシグナル配列 RSS の識別および 12/23 ルールの確認，二重鎖 DNA の切断，切断点におけるヌクレオチドの欠失および付加，最後にリガーゼ活性による組換えの完了，の各素過程からなる．前半の二重鎖切断のステップは，RAG タンパク質を介して RSS 特異的に起こり，シグナル末端には平滑末端が形成され，コーディング末端にはニック nick（切れ目）が導入された後，リン酸エステル転移反応によってヘアピン構造が形成される．この過程で，HMG1 など DNA 彎曲タンパク質が RAG-1 と相互作用し，23-RSS の正しい切断や高次複合体の形成を促進する．後半の反応には Ku70/Ku80 や，DNA リガーゼ IV，XRCC4，DNA-PK（DNA 依存性プロテインキナーゼ）など，DNA 修復にかかわる酵素系が関与する．組換え部位への N（non-germline）ヌクレオチドの付加は TdT によって行われ，P（palindromic）ヌクレオチドの挿入や DNA の欠失はヘアピン構造の開裂に伴って生じると考えられている．通常，RSS 同士が結合したシグナル結合と呼ばれる相反組換え産物は環状 DNA として切り出され，細胞の増殖と共に希釈されていく．

によって同定された組換え活性を誘導する遺伝子，***RAG-1***（recombination activating gene-1）および ***RAG-2*** で，これら両遺伝子を線維芽細胞に導入すると，V(D)J 組換え活性が誘導される．

RAG-1，*RAG-2* それぞれの遺伝子欠損マウスにおいては，V(D)J 組換えが開始されず，B 細胞および T 細胞共に未成熟な段階で分化が停止し，重篤な免疫不全 severe combined immunodeficiency（SCID）を引き起こす（複合免疫不全症 ➡393 頁参照）．オーメン Omenn 症候群や B 細胞

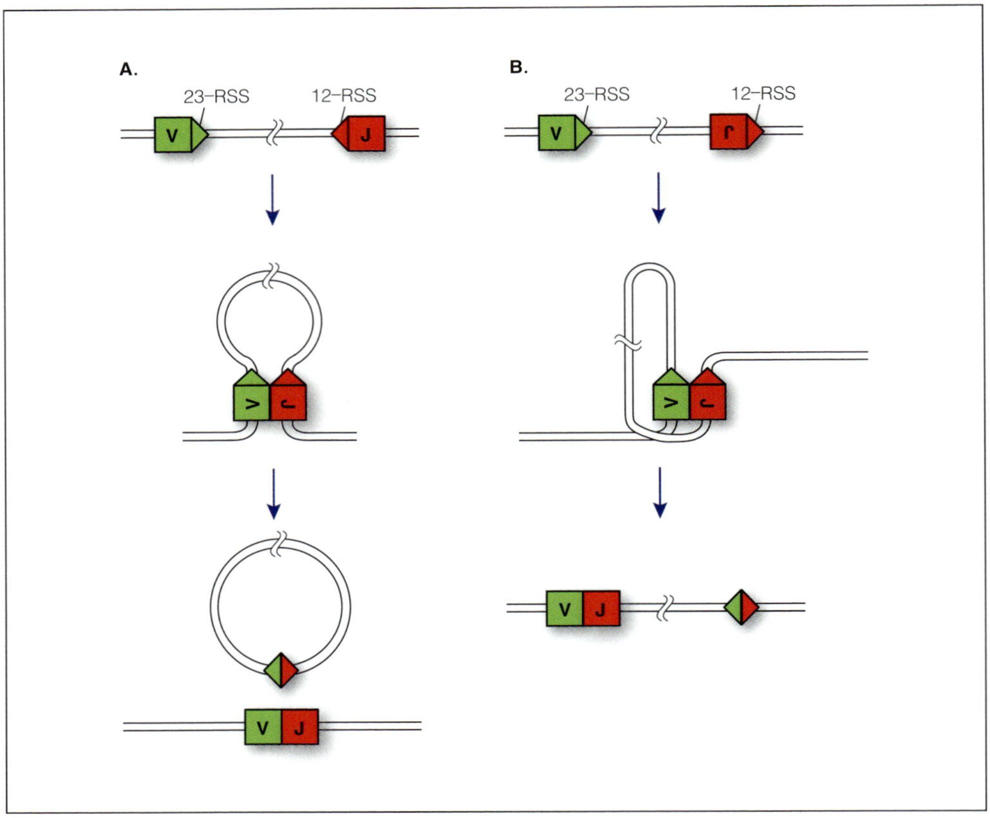

図 5-27　組換え基質の相対的な方向によって異なる遺伝子転座の様式
2組の相対的方向によってV(D)J結合の様式が異なる.
A：12-RSSと23-RSSが向かい合わせ(head-to-head)に位置している場合，その間の染色体構造が環状DNAとして切り出され，DNAの欠失が起こる.
B：2組のRSSが同じ方向tandem(head-to-tail)に並んでいる場合，DNAの逆位転座inversionが生じる.

欠損SCIDで知られるヒトの免疫不全も，*RAG-1*または*RAG-2*遺伝子における突然変異によることが報告されている.

V(D)J組換えはRAGタンパク質が二重鎖切断を導入することによって開始される(**図 5-26**).この二重鎖切断が生じる前に，RAG-1およびRAG-2タンパク質はまず単独の組換え配列RSSに対しRAG-RSS一次複合体を形成する．このとき，RAG-1タンパク質がHinホメオドメインを介して**RSS**の9 merを特異的に認識する.

12-RSSおよび23-RSSに対して一次複合体がつくられると，次にこれら2つの複合体がもち寄られ，**synaptic complex**と呼ばれる高次複合体が形成される．この際，**12/23組換えルール**が確認され，7 merのコーディング領域との境に二重鎖切断が生じる．RAGタンパク質を介した二重鎖切断では，まず7 merの端にニック(切れ目)が導入され，その後さらにリン酸エステル転移反応によって切断端がシールされる．その結果，シグナル末端には平滑末端が生じる一方，コーディング末端にはヘアピン構造が形成される.

2 ● RSS非特異的なプロセス

高次複合体synaptic complex中で二重鎖切断が生じると，4つの切断端のうち，コーディング末端同士が結合したコーディング結合と，シグナル末端同士が結合したシグナル結合の2つの組換え構造が形成される(**図 5-26**)．これらの結合過程には組織非特異的でRSSに依存しないDNA修復酵素系が関与する．この中でDNA末端結合能を有する**Ku70/Ku80複合体**は，2つのDNA切断端を繋ぎとめ，いわば分子間ブリッジとして働く．また**DNA 依存性プロテインキナーゼ**（DNA-PK）は Ku70/Ku80 タンパク質と複合体を形成し，コーディング末端同士の結合に積極的な役割を担うことが知られている．次に，**XRCC4/DNA リガーゼ IV 複合体**が切断端の結合に直接関与する．

これら DNA 修復系の遺伝子に欠損をもつと，細胞が放射線感受性になるのみならず，多くの場合 **SCID** と呼ばれる重篤な免疫不全を引き起こす（複合免疫不全症➡393 頁参照）．中でも有名なのがマウスで報告されている CB-17scid で，*DNA-PK* 遺伝子のセリン / スレオニンキナーゼドメインをコードする塩基配列に欠損をもち，この変異マウスでは B および T 細胞が共に成熟してこない．実際に抗体遺伝子を調べてみると，V(D)J 組換えにおけるコーディング結合の形成に異常が認められ，場合によっては遺伝子セグメントすべてを失うような過度なヌクレオチドの欠損が生じている．

2 つのコーディング配列が結合するためには，その切断端に形成されたヘアピン構造が開裂される必要がある．この際，開裂がどこで生じるかによって **P（palindromic）ヌクレオチド**と呼ばれる塩基配列付加が生じるか，ヌクレオチドの欠失がもたらされるかが決まる．その結果として，2 つの切断部位を結合させる際に塩基配列に過不足が生じ，TdT による塩基の付加と協調して，いわゆる結合部位の**多様性** junctional diversity が生み出される．

C V(D)J 組換えとトランスポゾン

RSS が発見された当時から，V(D)J 組換えは進化の過程で先祖型 *V* 遺伝子に挿入されたトランスポゾン組換え反応を利用しているのではないかと指摘されていた．これは 9 mer にみられる A/T に富んだ配列が，サルモネラ菌の抗原性変換に関与するトランスポゾンの hix 配列に酷似していたためである．さらに，サルモネラの Hin リコンビナーゼの DNA 結合ドメインと相同な，Hin ドメインを RAG-1 は共有している．

DNA 二重鎖切断後の切り出し産物である SE-complex（signal-endcomplex）には，実際に *in vitro* においてトランスポジション活性のあることが報告されている．この切り出し産物が示す DNA 転座の様式は，大腸菌の Tn7，Tn10 やショウジョウバエの P エレメントなどにみられる cut-and-paste 型の転移機構に極めて類似している．これらの観察は，V(D)J 組換えシステムが進化の過程でトランスポゾンの切り出し反応を利用して今日ある多重遺伝子の形に発展してきたことを示唆するものとして興味深い．おそらくは，進化の過程で先祖型 *V* 遺伝子に RAG トランスポゾンが挿入されたことによって，*V* → *V* + *J* → *V* + *D* + *J* の順で *V* 遺伝子が 3 つのセグメントに分断されたのであろう．その後，各セグメントが組換えシグナル RSS を保持しつつ遺伝子重複を繰り返し，今日ある**抗原レセプター多重遺伝子**ができたと推定される（**図 5-28**）．

D リンパ細胞の分化と V(D)J 組換えの制御

Ig 遺伝子および *TCR* 遺伝子の再構成は，**同じ酵素群と共通のシグナル配列を用いているにもかかわらず，組織特異的，さらには分化段階特異的に，厳密に制御されている**．その制御機構に関しては，抗原レセプター遺伝子のエンハンサー領域によって支配される**クロマチン構造の変化**が重要な役割を演じている．つまりエンハンサー領域に，組織特異的あるいは分化段階特異的に転写活性化複合体が結合し，周辺のヒストンをアセチル化したり，DNA を脱メチル化したりすることにより，クロマチン構造を開き，RAG リコンビナーゼが接近できるように調節されていると考えられる．

3 免疫グロブリン遺伝子のさらなる多様化

Ig には TCR にはない多様性を生む機構がさらに 2 つ存在する．その 1 つは**体細胞高頻度突然変異** somatic hypermutation（SHM）と呼ばれ，B 細胞が抗原に反応して増殖する際，再構成が終わった可変部に，**点突然変異を挿入**する．もう 1 つは**クラススイッチ** class switching（別名アイソタイプスイッチ　isotype switching）と呼ばれ，活性化された B 細胞において，IgH 鎖の可変部が，別の定常領域と再結合し，異なるエフェクター機能を獲得する．これら 2 つのプロセスは，V(D)J 組換えとは異なり，いずれも**抗原依存的**に生じる．

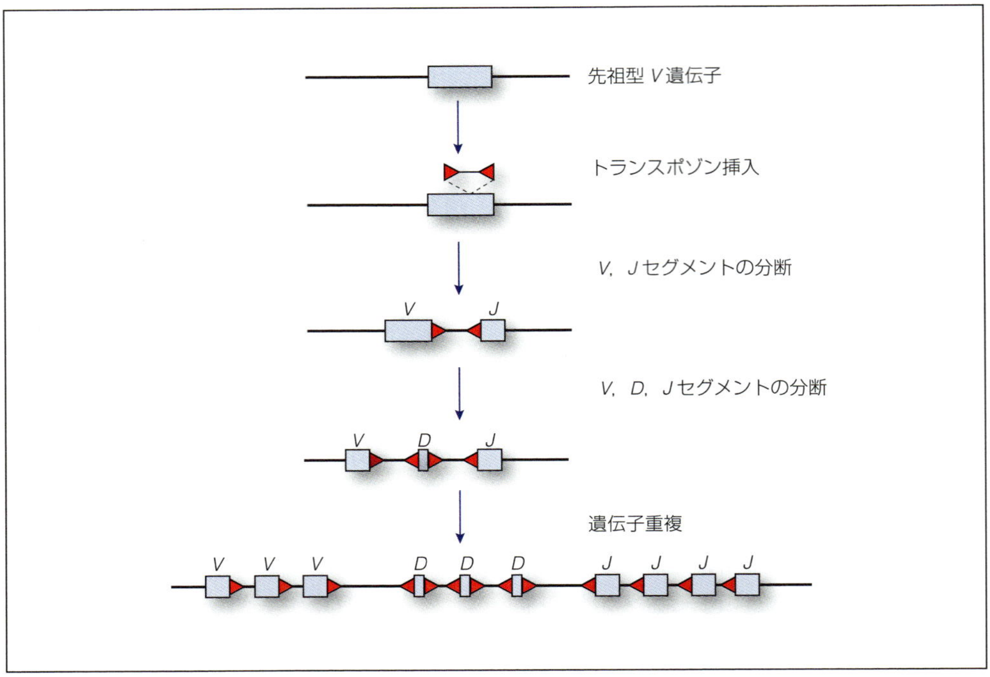

図 5-28　抗原レセプター多重遺伝子システムの起源
V(D)J 組換えシステムは進化の過程でトランスポゾンの切り出し反応を利用して，今日ある多重遺伝子の形に発展してきたと考えられる．最初に，先祖型 *V* 遺伝子に RAG トランスポゾンが挿入されたことによって，*V*→*V*＋*J*→*V*＋*D*＋*J* の順で *V* 遺伝子が3つのセグメントに分断され，その後各セグメントが組換えシグナルを保持しつつ遺伝子重複を繰り返し，現在の抗原レセプター多重遺伝子ができたと推定される．図中，赤の三角はトランスポゾンによって持ち込まれた組換えシグナルを示す．

A 体細胞突然変異

体細胞突然変異は，以前から**抗体多様化の要因**の1つと考えられてきた．事実，遺伝子のクローン化と塩基配列の決定により，抗体遺伝子の可変領域には高頻度の塩基置換が観察される．ただ，このような体細胞突然変異が，B 細胞分化の後期で抗原依存的に生じることを考え合わせると，抗原の刺激を受けた B 細胞が，突然変異によって抗原結合の特異性を変えることは好ましくない．一般に免疫応答の後期に出現する**二次抗体は，一次応答の際みられる IgM 抗体よりも，抗原に対する親和性が高い**．この**親和性の成熟** affinity maturation は，V(D)J 結合を終えた B 細胞が，脾臓やリンパ節などにみられる胚中心 germinal center で，抗原の刺激を受けて分裂を繰り返す過程で生じる．今日では，高頻度突然変異は抗原結合性のさらに高い細胞を生み出す，親和性の成熟に寄与する機構であると考えられている．

通常の突然変異率は1回の細胞分裂当たり 10^9～10^{10} に1塩基程度と考えられているが，抗体遺伝子では 10^3～10^5 に1塩基という高頻度で変異が生じる．**体細胞高頻度突然変異**(SHM)を生み出すメカニズムはほとんどわかっていないが，最近になってその解明の手掛かりが得られつつある．まず突然変異には，エンハンサーが必要なことが知られている．さらに，可変部の突然変異は二本鎖 DNA の断裂を伴って引き起こされる．そして二本鎖 DNA の断裂は，エラーを残しやすい形で修復されると考えられている．興味深いことに，本庶らのグループによって同定されたクラススイッチに必要とされる RNA 編集酵素，**活性化誘導シチジンデアミナーゼ** activation-induced cytidine deaminase(**AID**)の欠損により，SHM の集積が阻害されることが明らかにされている．

B クラススイッチ

1 ● 抗体重鎖遺伝子のスイッチ組換え

IgH 鎖の定常領域は，各抗体のクラス（アイソタイプ isotype）を決める基礎となっており，生体内では補体の凝集やFcレセプターとの結合など，さまざまな生理機能を担っている．マウスの場合，IgH 鎖の遺伝子系では，$C\mu$，$C\delta$，$C\gamma3$，$C\gamma1$，$C\gamma2b$，$C\gamma2a$，$C\varepsilon$，$C\alpha$ の8種類の *C* 遺伝子が200 kb の染色体領域にこの順番で連なっている．H 鎖の *J* セグメントは $C\mu$ 遺伝子のすぐ5′上流に位置しているため，*V* 遺伝子が再編成されるとまず $C\mu$ 遺伝子が活性化される．したがって，V(D)J 組換えを完了したB細胞は，**最初に IgM を発現する**ことになる．

その後，末梢のリンパ組織へ移行したB細胞は，抗原の刺激を受けて分化成熟する過程で，その抗原特異性を変えずに，IgM とは異なる別のクラスの抗体を発現するようになる．このように，抗体の可変領域の構造を変えずにH鎖定常領域の構造のみが変化する現象を，抗体の**アイソタイプスイッチ**（クラススイッチともいう）と呼んでいる．

染色体上では，$C\mu$ に続いて $C\delta$ 遺伝子がそのすぐ下流に位置しており，μ，δ 2つのH鎖が同時に発現される場合がある．これらの共発現細胞では，$C\mu$，$C\delta$ 遺伝子の配列を共に含む前駆体 mRNA が転写され，VDJ の配列と共にいずれの C_H 配列を取り込むかが選択的スプライシングによって決められている．δ 以外のH鎖へのスイッチの場合，$C\mu$ 遺伝子は他の C_H 遺伝子と DNA レベルでの組換えによって入れ替わり．これを**スイッチ組換え**と呼んでいる．この DNA 組換えは $C\mu$ 遺伝子の5′側と，下流の C_H 遺伝子の5′側との間で生じる不等交差によるもので，DNA の欠失を伴う．結果的には，$C\mu$ 遺伝子の5′側に位置していた VDJ 配列が，下流の C_H 遺伝子の5′側に転座することになる（**図 5-29**）．この際，H鎖の VDJ 構造は引き続き新しい C_H 遺伝子と共に発現され，L鎖遺伝子もそのままであるため，アイソタイプスイッチの前後で抗体の抗原結合特異性が変化することはない．

スイッチ領域の5′側上流には **I（intervening）領域**と呼ばれる転写開始点が存在し，組換えに先駆けてここから C_H 遺伝子上流にかけての転写が生じる．この領域を欠失させた遺伝子欠損マウスを作製すると，それに対応する C_H アイソタイプへのスイッチが阻害される．また，I領域に構成的転写を促すプロモーターを導入すると，サイトカインの指令がなくてもこの C_H 遺伝子へのスイッチ組換えが誘導される．Iエキソン自体はタンパク質をコードしないが，その転写産物がスイッチ組換えにおいて何らかの役割を果たしていると考えられている．また，SHM に影響を及ぼす RNA 編集酵素 **AID** が，スイッチ組換えに必要であるとの報告がなされている．

この *AID* 遺伝子のノックアウトマウスでは，I領域からの転写は正常であるにもかかわらずスイッチ組換えが全く起こらない．またヒトにおいて，高 IgM 血症を特徴とする免疫不全，2型高 IgM 症候群 hyper IgM syndrome 2 の原因が *AID* 遺伝子の欠損によることが報告されている（抗体産生不全症➡396 頁参照）．現在のところ，この AID 自体がスイッチ組換え酵素のコンポーネントであるのか，それとも組換え酵素の mRNA 配列に変異を入れることにより組換え酵素の活性を制御しているのかについては議論が続いており，今後の展開が注目される．

2 ● クラス特異的なスイッチ組換え

スイッチ組換えは，V(D)J 組換えとは異なり，**抗原刺激に依存的な DNA 変化**であり，ヘルパーT細胞やそこで産生されるリンホカインが関与する．また，T細胞表面に発現される CD40 リガンドに変異をもつマウスでは，クラススイッチを誘導できず，IgM 価が高いまま他のクラスの抗体が産生されないために，高 IgM 血症となる（抗体産生不全症➡396 頁参照）．クラス特異的なスイッチ誘導の説明については，T細胞の働きを指令的かつ誘導的に解釈する立場と，特定のアイソタイプを選択して増殖させると解釈する異なった2つの立場があった．以下に述べるように，スイッチ組換えによって生じる環状 DNA の解析により，抗原刺激によって産生されるサイトカインのいくつかは，スイッチのクラス特異性を DNA の組換えレベルで指令することが明らかになった．

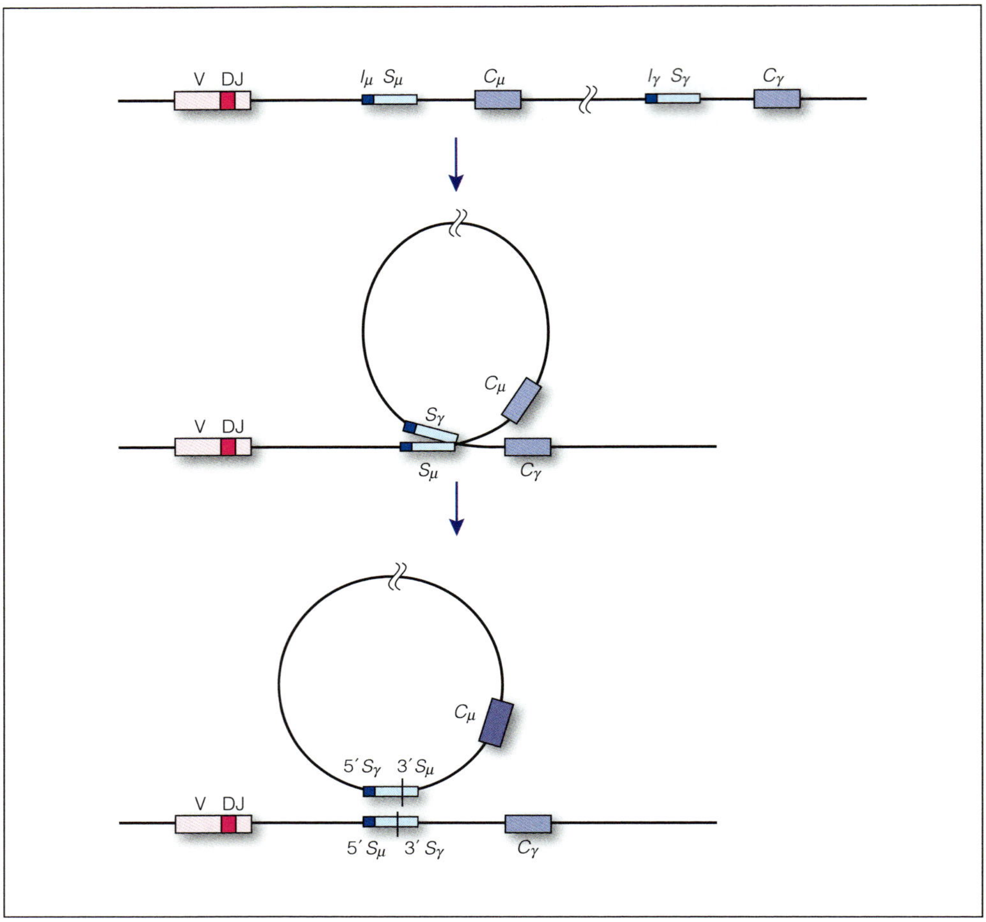

図 5-29 クラススイッチのメカニズム
マウス Ig 重鎖の *C* 遺伝子は，C_μ–C_δ–$C_{\gamma3}$–$C_{\gamma1}$–$C_{\gamma2b}$–$C_{\gamma2a}$–C_ε–C_α の順で並んでいる。C_μ 以外の C_H 遺伝子の 5′側には，S 領域と呼ばれる反復配列に富んだ DNA 領域が存在し，その間でスイッチ組換えが起こる．この際，2 つの S 領域を隔てる DNA は環状 DNA として染色体から失われる．

3 ● サイトカインで指令的に誘導されるスイッチ組換え

リポ多糖(LPS)のようなマイトジェンで刺激したマウス脾細胞を IL–4 や TGFβ と共に *in vitro* で培養すると，クラス特異的な組換え産物が環状 DNA として検出されてくる．これはスイッチ組換えが，DNA の欠失によって生じることを示しているのみならず，これらのサイトカインがクラス特異的なスイッチ組換えを指令していることを示すものとして興味深い．この場合，TGFβ の効果は，マイトジェン刺激と相乗して $C_\mu \rightarrow C_\alpha$ および $C_\gamma \rightarrow C_\alpha$ のスイッチを誘導する．またインターロイキン–4(IL–4)は，$C_\mu \rightarrow C_{\gamma1}$ のスイッチを指令する一方，LPS 刺激で誘導される C_μ から $C_{\gamma3}$，$C_{\gamma2a}$ および $C_{\gamma2b}$ へのスイッチに対しては抑制的に作用する．**スイッチ組換えがサイトカインによって誘導される**という考え方は，*in vivo* の培養系でも支持されている．すなわち，線虫を感染させたラットやマウスでは IgG1 および IgE の産生が急激に上昇する．この現象は，*in vitro* の培養系でみられる IL–4 に誘導されるクラススイッチ(アイソタイプスイッチ)に酷似している．

4 ● スイッチ組換えのクラス特異性と転写

スイッチ組換えのサイトカインによるクラス特異性の決定は，I 領域の組換え前における転写の活性化と深く関連している．I 領域の活性化は，いわゆるスイッチリコンビナーゼの DNA へのアクセスを保証すると考えられており，I 領域やそれと相互作用する核内タンパク質のノックアウト実験などもこのことを裏付けている．例えば，IL-4 による C_ε へのスイッチの誘導では，I_ε 領域内に IL-4 応答性の STAT6 の結合領域が存在しており，STAT6 の遺伝子欠損マウスでは C_ε へのクラススイッチが阻害される．このような，**I 領域に選択的に作用する転写因子の種類によってスイッチ組換えのクラス特異性が決定する**という機構は，C_ε 以外の C_H 遺伝子にも適用されると考えられている．

4 独立な進化を遂げた無顎類の獲得免疫系

A 無顎類抗原レセプター遺伝子 *VLR*

獲得免疫系は，最も下等な脊椎動物であるヤツメウナギ（**図 5-30**）などの無顎類にその存在が認められる．しかしながら，無顎類は免疫グロブリン型の抗原レセプターをもっておらず，どのようにして多様な病原体を認識しているのかについては不明であった．しかし 2004 年にマックス・クーパー Max Cooper らのグループによって，無顎類の抗原レセプター ***VLR***（variable lymphocyte receptor）遺伝子が報告され，獲得免疫の起源について新たな問題が提起された．VLR は複数のロイシンリッチリピート leucine-rich repeat（LRR）からなるタンパク質で，その細胞外領域は，

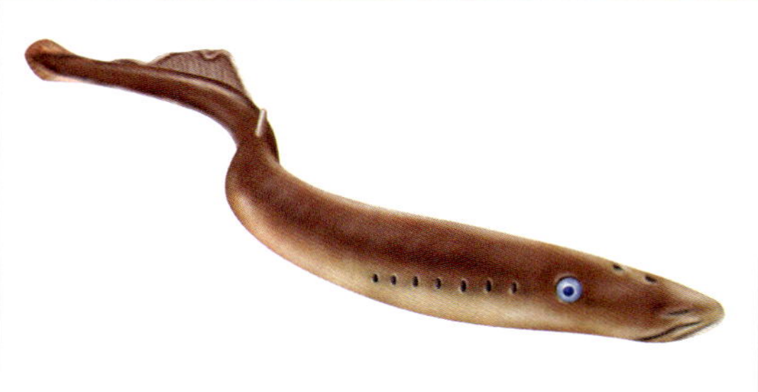

図 5-30　カワヤツメ
ヤツメウナギ目ヤツメウナギ科．学名 *Lethenteron japonicum*．口は丸い吸盤状で顎がなく，原始的な脊椎動物とされている．

自然免疫系で病原体の侵入を種類ごとに識別する **Toll 様レセプター** Toll-like receptor（TLR）の構造に類似している（TLR の認識する分子構造→63 頁参照）．それぞれの VLR 分子は LRR の数とその配列において極めて大きな多様性を示す．*VLR* 遺伝子には，*VLR*A および *VLR*B 遺伝子の 2 つのタイプがあり（ヤツメウナギでは *VLR*C 遺伝子も同定されている），相互排他的にリンパ球で発現する．コードされるタンパク質が膜上に発現するか，あるいは細胞外に分泌されるかという違いから，*VLR*A と *VLR*B それぞれが，高等動物の *TCR* および *Ig* 遺伝子に相当するのではないかと想定されている．

B *VLR* 遺伝子座の構造と再構成

VLR 遺伝子はリンパ球において，V(D)J 組換えとは異なる，**コピーチョイス**と呼ばれる**ゲノム再構成機構**によりつくり出される．再構成前の定常領域（*C* 遺伝子）には *LRR* 配列は認められず，周辺に多数存在する germline *LRR* 遺伝子セグメントから数個が選ばれ，*C* 遺伝子座にもち寄られることにより，機能型遺伝子が創出される．*VLR* 遺伝子の再構成においては，*C* 遺伝子の周辺にある多数のセグメントのうち 4 種類の遺伝子セグメント，*LRRNT-LRR*，*LRR*(*s*)，*3′LRR-CP*，*5′LRRCT* が，*C* 遺伝子の 5′領域と 3′領域の間にある約 12 kb の介在配列と置き換わることにより，機能型 *VLR* 遺伝子が構築される（**図 5-31**）．*VLR* 遺伝子の再構成の分子機構としては，遺伝子変換 gene conversion が関与するとされ，これには germline *LRR* 遺伝子セグメントの繋ぎ目に見出される 10～30 bp の短い相同配列が利用されている．ただし，*VLR* 遺伝子の再構成は，単なる相同性を利用した組換えではなく，コピーチョイスという遺伝子変換機構の一種を用いていると考えられる．つまり，短い相同性配列がプライマーとして利用され，*LRR* セグメントが次々とコピーされて *C* 遺伝子に取り込まれる．その際，*LRR* セグメント内のさまざまな個所で次のセグメントへの乗り換えが起こり，その結果，さまざまなハイブリッド *LRR* が形成される（**図 5-32**）．したがって，*VLR* 遺伝子は，周辺に存在する多数の *LRR* セグメントから，どれを選びどのような順番で *C* 遺伝子にもち寄るかという，

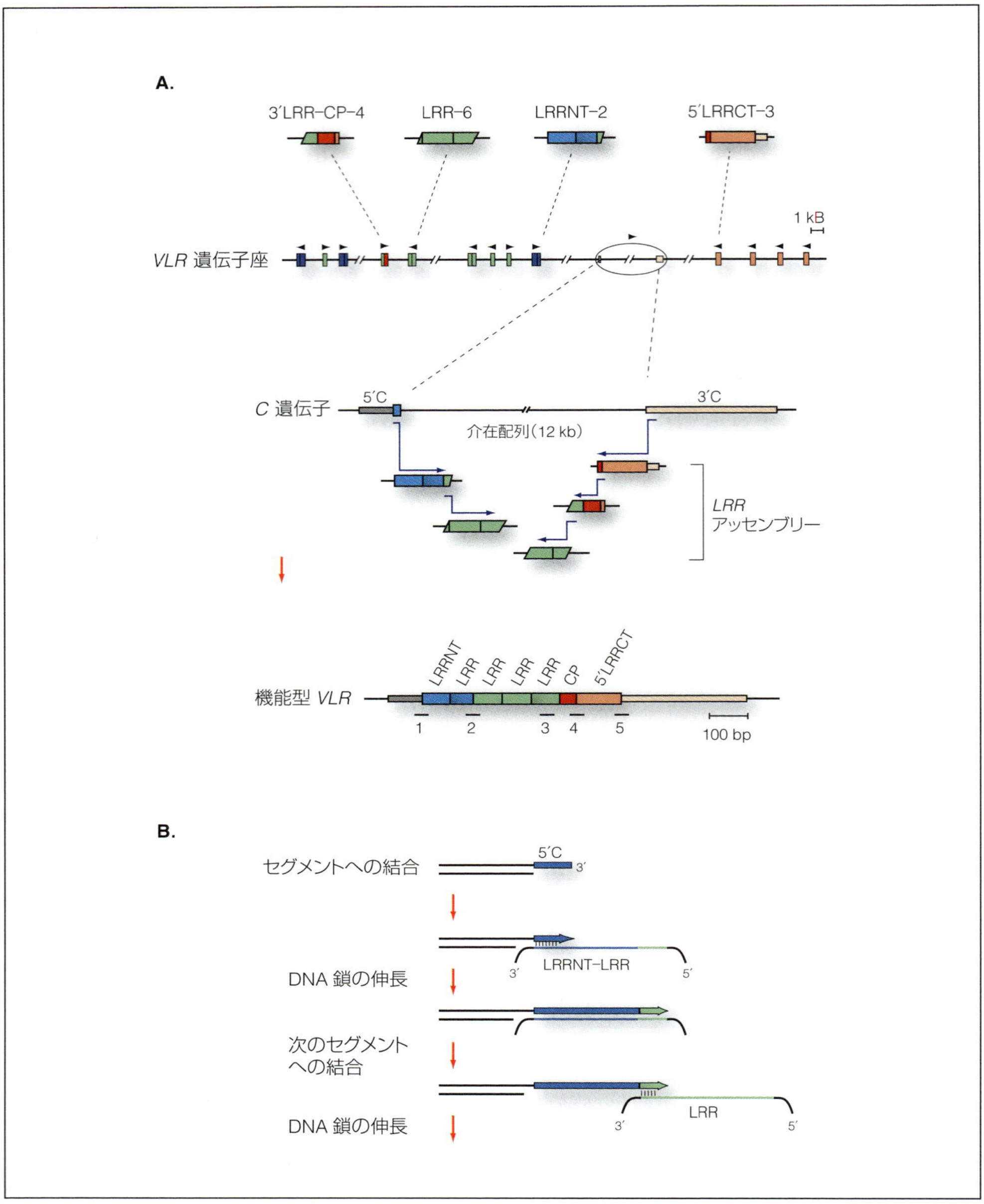

図 5-31　*VLR* 遺伝子の再構成

A：遺伝子の構造と再構成．定常領域の遺伝子(*C* 遺伝子)周辺に多数の遺伝子セグメントから 4 種類のセグメントが選ばれ，*C* 遺伝子座に取り込まれることにより *VLR* 遺伝子が構築される．中央の LRR セグメント(緑色)に関しては取り込まれる数も変動する．矢頭は遺伝子セグメントが翻訳される方向，矢印は遺伝子セグメントが *C* 遺伝子に取り込まれる方向を示している．5 種類の繋ぎ目の位置を機能型遺伝子の下に示す．

B：LRR 取り込みのコピーチョイスモデル．この図は，5′側からの LRR セグメントの取り込みを示す．1 つのセグメントのコピーが終わると，次のセグメントにジャンプしコピーを続ける．

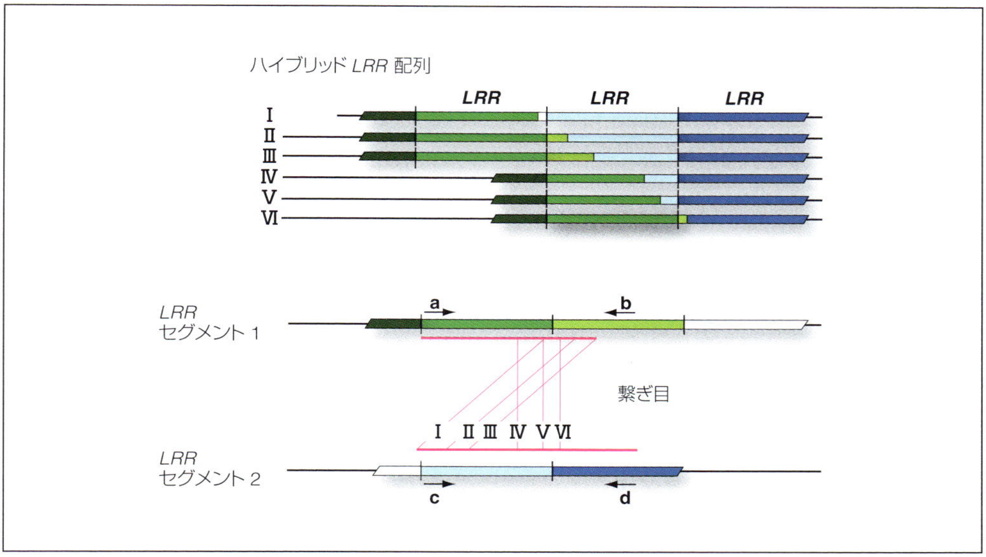

図 5-32　*VLR* 遺伝子の多様性は繋ぎ目の位置を変化させることでも創出される
2 つの germline LRR セグメントからつくられるハイブリッド LRR を 2 つのプライマー，a と d を用いて PCR を用いることにより単離する．その結果，リンパ球では様々な場所で繋がったハイブリッド *LRR* 遺伝子が検出される（I～VI）．この結果は，*LRR* 遺伝子セグメントの組み合わせによる多様性の創出とともに，繋ぎ目の位置の変動による *VLR* 遺伝子多様性の創出がリンパ球において起こっていることを示している．

遺伝子セグメントの組み合わせによる多様性に加え，**LRR セグメントをコピーする際その開始点と終結点を変化させる**ことにより，結合部位にさらなる多様性を生み出している．

C *VLR* 遺伝子再構成の調節と多様化

個々のリンパ球において *VLR* 遺伝子の再構成はどのように制御されているのだろうか？ single-cell PCR による解析の結果，1 つのリンパ球当たり 1 種類の *VLR* 遺伝子が再構成されていることが示された．つまり，2 つの対立形質 allele のうち一方だけが再構成しており，もう一方の allele は germline の構造を保持している．この単一 allele 発現の制御機構については今のところ不明であるが，高等動物の抗原レセプター遺伝子と同様，発現産物の負のフィードバックによって**対立形質排除** allelic exclusion（➡NOTE）が成立していると考えられる．

無顎類にみられる *VLR* 遺伝子再構成では，DNA の組換えではなく**コピーチョイスの機構**により，遺伝子セグメントがコピーされ *C* 遺伝子座にもち寄られることにより，機能型 *VLR* 遺伝子が構築される．また，*VLR* 遺伝子の多様性は，*LRR* 遺伝子セグメントの組み合わせだけでなく，**繋ぎ目の位置を変化させること**によっても創出される．このように無顎類と哺乳類は全く異なるプロトタイプ遺伝子と遺伝子再構成機構を用いて獲得免疫のための抗原レセプターを進化させてきたが，両者は共に遺伝子セグメントの組み合わせ（combinatorial diversification）と繋ぎ目を変化させること（junctional diversification）によって，多様な抗原レセプター遺伝子をつくり出してい

NOTE　対立形質排除

真核生物の体細胞では，父方由来 paternal と母方由来 maternal の 2 組の染色体が核に含まれ，個々の遺伝子にも父方，母方の 2 種類が存在する．通常これら 2 つの遺伝子，すなわち対立形質は同じ転写制御を受けるため，1 つの細胞で同時発現している．ところが，リンパ球における抗原レセプター遺伝子や，嗅神経細胞における嗅覚レセプター遺伝子の場合は，父方もしくは母方由来の対立形質の一方のみが発現する．これを対立形質排除と呼ぶが，この現象は，先に発現した一方の形質の遺伝子産物が他方の発現を抑制する負のフィードバックによって制御されていると考えられている．

る．しかしながら，進化の過程でたまたま生じたトランスポゾンの挿入を利用したヒトやマウスのV(D)J組換えに比べ，無顎類の獲得免疫系は，自然免疫系が用いるTLRをそのまま利用したという点では，より無理のない進化を辿ってきたといえる．

5 免疫系の多様性識別の進化

以上述べてきたように，高等動物の免疫系は遺伝子の再構成を巧みに利用して自然免疫とは別の獲得免疫システムをつくりあげてきた．1979年に組換えシグナルRSSを介したV(D)J組換えが発見され，その後組み換え酵素であるRAGタンパク質が報告されて以来，抗原レセプター遺伝子の多様化の理解は大きく進んだ．また，抗体遺伝子の再構成といえば当然のようにV(D)J組換えを想起し，それは獲得免疫の代名詞のように受け取られてきた．

しかし近年，無顎類の獲得免疫の解析が進むに従って，われわれのみてきたヒトやマウスのV(D)J組換えは，進化学的にはむしろ特殊であることがわかってきた．すなわちV(D)J組換えは，進化の過程でIgドメイン遺伝子に偶然挿入されたトランスポゾンの転移反応を多様化のメカニズムとして使うようになったという意味で，自然免疫とは全く独立に，スタートした新たな免疫システムなのである．

一方，無顎類の獲得免疫は，TLRをそのまま用いて自然免疫の延長線上に進化したものといえる．すなわち無顎類のVLR遺伝子は，自然免疫の抗原レセプターTLRにコピーチョイスという遺伝子変換メカニズムを導入して獲得免疫系をスタートさせたのである．

いずれにしても高等動物と無顎類の免疫系が，それぞれ全く異なるレセプター構造と多様化のメカニズムを用いながら，共にバーネットBurnetのクローン選択説に沿った獲得免疫を確立したことは，進化における自然選択の結果とはいえ，注目すべき帰結といえよう．

6 まとめ

1. 抗原レセプターの多様性は，同じ染色体上の遺伝子断片間で起こる遺伝子の再構成(＝DNA組換え)により生み出される．
2. 遺伝子組換えの主な再編成機構は，2つの遺伝子断片間に介在するDNAのループ形成と，環状DNAのゲノム遺伝子からの欠失である．
3. *Ig*遺伝子，*TCR*遺伝子の再構成は同じ酵素群(RAG-1，RAG-2)と共通のシグナル配列を用い，12/23ルールに従う．
4. IgはTCRとは異なり，体細胞高頻度突然変異とクラススイッチという，抗原刺激依存的な2つの多様化機構をもつ．
5. 無顎類の抗原レセプターVLRは，高等動物の自然免疫のレセプターであるTLRに構造的に類似し，コピーチョイスという機構により多様性を獲得する．

F BCR/抗体による認識

1 はじめに

「免疫を司る細胞の表面には，抗原と結合するレセプターが存在するであろう．また，抗原がレセプターに結合することが引き金となって，レセプターの生産とその細胞外分泌が促進されるのではないか？」これは，20 世紀初頭に提案された免疫現象を微視的な立場から説明しようとした慧眼的な仮説である．今日では，免疫を司る細胞が B 細胞であり，レセプターと分泌可溶性成分は，それぞれ，**B 細胞レセプター** B-cell receptor (BCR) と**抗体** antibody，または**免疫グロブリン** immunoglobulin (Ig) であることが明らかにされている．BCR/Ig は，他のタンパク質とは異なり，その設計図となる独立した遺伝子をゲノム上にもたず，ゲノム上に散在する多数の遺伝子断片から必要要素が選択・再構成された遺伝子から翻訳される産物である．そのため，B 細胞ごとに BCR/Ig のアミノ酸配列に多様性が生じる．**抗原** antigen 認識の多様性が，遺伝子断片の組み合わせからどのような仕組みで BCR や抗体分子に備わるのか，また，抗原結合性能を左右する要因は何か，といった疑問に答えるには，BCR/Ig の再構成遺伝子，アミノ酸配列と分子の三次元構造の対応関係を明らかにするとともに，抗原-抗体複合体での分子間相互作用について知見を得る必要がある．

近年の構造生物学 structural biology 研究，特に，**X 線結晶構造解析** X-ray crystallography の発展により，抗体や抗原-抗体複合体の全体構造と抗原認識部位を原子レベルで可視化できるようになってきた．ここでは，抗体の構造解析結果をもとに，抗原-抗体の認識・結合メカニズムについて解説する．

2 再構成遺伝子と立体構造の関係

BCR も抗体も，**重鎖** (**H 鎖** heavy chain) と**軽鎖** (**L 鎖** light chain) と呼ばれるポリペプチド鎖各 2 本の会合体 (H_2L_2) を構造の最小単位としている．通常のタンパク質が 1 つの遺伝子から翻訳・合成されるのとは異なり，H 鎖および L 鎖の遺伝子は，離ればなれに存在する遺伝子断片が再構成 recombination されたものである (**図 5-33**)．H 鎖の場合には，V (variable)，D (diversity)，J (joining) の各遺伝子断片クラスター (**表 5-7**) の中から 1 つずつの断片が選ばれ，遺伝子挿入や欠失を伴う D-J および V-D 再構成を経て，**可変領域** variable region と呼ばれる遺伝子断片となる．可変領域断片は，下流側の *C* (constant) 遺伝子断片クラスター ($C\mu$，$C\delta$，$C\gamma3$，$C\gamma1$，$C\alpha1$，$C\gamma2$，$C\gamma4$，$C\varepsilon$，$C\alpha2$ が順に 5′ から 3′ 方向に並ぶ) から選ばれた 1 つの**定常領域** constant region 断片と結合する．細胞膜に結合する BCR の場合には，さらに下流の膜貫通領域をコードする *M* (membrane) 遺伝子が結合する．L 鎖では，V-J 再構成によって可変領域が形成され，*C* 遺伝子断片の定常領域と結合して遺伝子が再構成される．

BCR 分子は，H 鎖 2 本と L 鎖 2 本で構成されたヘ**テロ四量体** (H_2L_2) で，*M* 遺伝子由来のポリペプチド鎖によって細胞膜に結合した膜タンパク質である．細胞外に露出された H 鎖と L 鎖の水溶性領域は，コンパクトな構造要素 (ドメイン domain) が連なった特徴的構造に折り畳まれる．各ドメインは，約 100 個のアミノ酸残基で構成され，内部に形成される 1 つの**ジスルフィド結合**によって構造が安定化されている．H 鎖と L 鎖の可変領域は，それぞれ可変ドメイン variable domain V_H と V_L になり，抗原分子表面の**抗原決定基** (**エピトープ** epitope) を認識・結合する領域を露出している．H 鎖 *C* 遺伝子に由来する定常領域は，**クラス** class または**アイソタイプ** isotype と呼ばれる抗体の性質を担う 4 つのコンパクトな定常ドメイン constant domain (C_{H1}，C_{H2}，C_{H3}，C_{H4}) となり，L 鎖定常領域は C_L ドメインを構成する．H 鎖と L 鎖は，V_H-V_L，C_{H1}-C_L 間で会合して HL 間に S-S 結合をもつヘテロ二量体となる．ヘテロ二量体は，さらに，C_{H2}-C_{H2}，C_{H3}-C_{H3}，C_{H4}-C_{H4} ドメイン間相互作用や H 鎖間の S-S 結合などにより，H_2L_2 ヘテロ四量体を形成する．

BCR の抗原受容信号が B 細胞の抗体産生細胞への転化を促すと，BCR 再構成遺伝子から *M* 遺伝子が欠落した IgM が産生分泌され，J 鎖 joining chain と呼ばれるポリペプチドと共に H_2L_2 の五量体を形成する．免疫応答の初期に分泌される IgM の抗原結合性能は低いが，五量体であるた

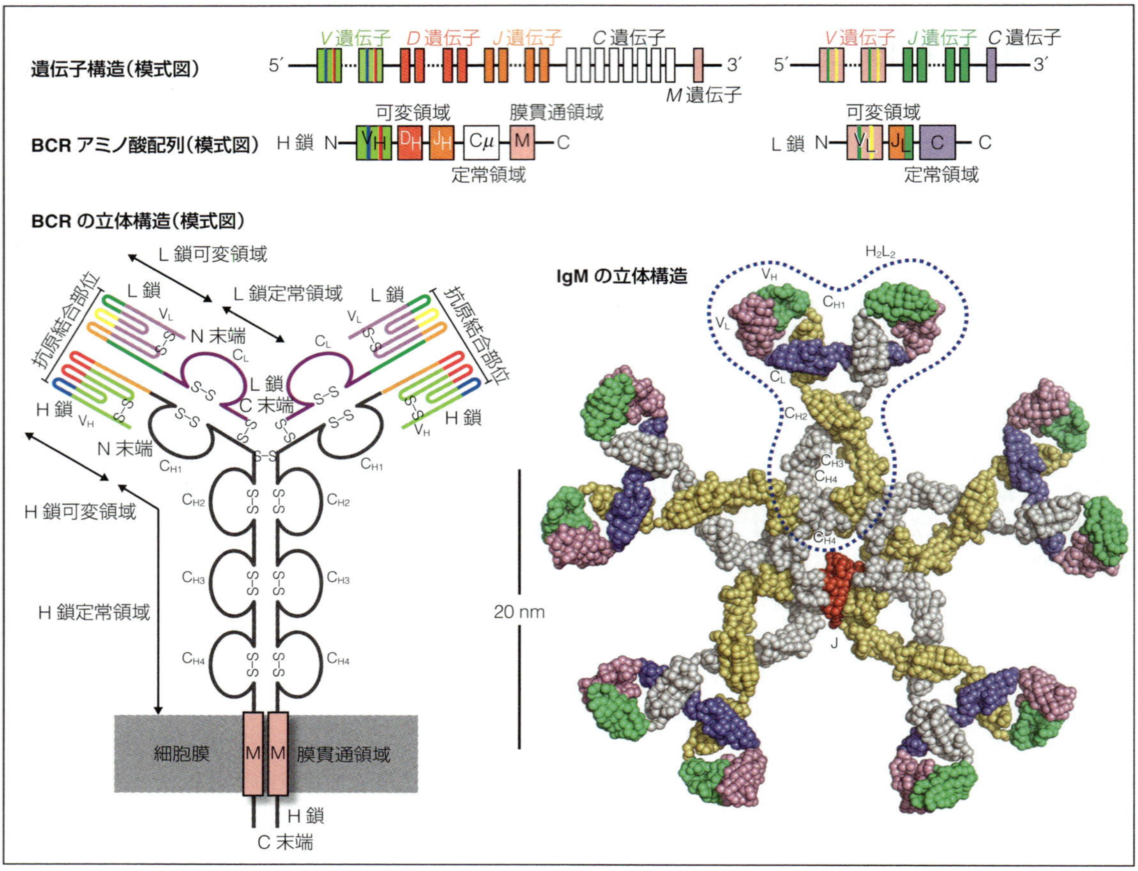

図 5-33　BCR の遺伝子構造，再構成・翻訳後のポリペプチド鎖と立体構造の模式的対応関係

B 細胞の抗原結合刺激後には，分泌型 BCR ともいえる H_2L_2 ヘテロ四量体が 5 つ会合した IgM が産生され，初期免疫応答を担う．対応関係を明らかにするため，上段に示した遺伝子断片の配色をすべての図で共通に使用した．また，本節の立体構造図は，タンパク質立体構造を集積した Protein Data Bank（PDB）（http://www.rcsb.org/pdb/home/home.do）からダウンロードした構造モデルをソフトウエア PyMol（http://www.pymol.org）を用いて描画した．例えば IgM 構造モデルをダウンロードする際の ID（PDB ID）は 2RCJ である．

めに総結合力 avidity が高い．この後，H 鎖可変領域のアミノ酸配列を保存しながら，外来病原体などの排除に適した定常領域が *C* 遺伝子クラスターから選択され，Fc レセプターへの結合，胎盤通過，補体結合，体外分泌，皮膚感作などで性能の異なる抗体が産生される．この現象は**クラススイッチ** class switch（アイソタイプスイッチともいう）と呼ばれる．抗体産生細胞から分泌される抗体には，IgM，IgD，IgG，IgA および IgE の 5 クラスがある（**表 5-7**）．

3 抗体の立体構造

ここでは，液性免疫の主役である IgG2a 抗体分子の立体構造（**図 5-34**）をもとに，再構成遺伝子からのアミノ酸配列情報がどのように三次元立体構造に変換されているのか，その対応をみる．IgG 分子は，BCR と同様（**図 5-33**）の H_2L_2 ヘテロ四量体であり，分子量約 15 万，サイズは約 15 nm である．

BCR の項で述べた約 110 個のアミノ酸残基からなるドメインでは，特徴的な樽状構造に折り畳まれた逆平行 β シートが，保存されたシステイン残基の S-S 結合で安定化されている．このコ

表 5-7　BCR/抗体の性状

BCR/抗体(クラス)	BCR	IgM	IgD	IgG	IgA	IgE
再構成前の遺伝子						
H 鎖可変領域(ヒト)						
V/D/J 遺伝子断片数	V65/D27/J6					
遺伝子断片総組み合わせ数	10,530					
L 鎖可変領域(ヒト)						
V/J 遺伝子断片数	Lκ 鎖：V40/J5，Lλ 鎖：V30/J4					
遺伝子断片総組み合わせ数	Lκ 鎖：200，Lλ 鎖：V120					
H 鎖定常領域						
C 遺伝子断片	$C\mu$	$C\mu$	$C\delta$	$C\gamma$	$C\alpha$	$C\varepsilon$
サブクラス		1，2		1，2，3，4	1，2	
タンパク質としての性質						
H 鎖/L 鎖の会合状態	H_2L_2	$(H_2L_2)_5J$	H_2L_2	H_2L_2	$(H_2L_2)_n$	H_2L_2
分子量(万)	100	90	18	15	17(40)	20
抗原結合部位数	2	10	2	2	2n	2
血液中正常値 (mg/mL)	−	1.2	0.03	12.4	2.8	0.0003
生理学的機能						
胎盤通過	−	−	−	+++	−	−
補体結合	−	+	−	++	−	−
体外分泌	−	+	?	+	+++	+
皮膚感作	−	−	−	+	−	+++

ンパクトな構造は **Ig フォールド** immunoglobulin fold と呼ばれ，BCR/Ig のみならず，CD や MHC 分子など免疫関連タンパク質の構造単位でもある．IgG2a の H 鎖は，V_H–C_{H1}–C_{H2}–C_{H3} の 4 個の Ig フォールドドメインとなり，L 鎖は V_L–C_L の 2 ドメインに折り畳まれる．V_H–V_L および C_{H1}–C_L ドメイン界面の水素結合 hydrogen bond，**ファン・デア・ワールス van der Waals 接触**や S–S 結合によって HL ヘテロ二量体が形成される．さらに H 鎖定常ドメイン間の相互作用でヘテロ二量体が会合し，IgG2a 分子が形成される．他のクラスでも，H_2L_2 ヘテロ四量体の立体構造は基本的にこの IgG に準じたものとなっている．

V–D–J 再構成遺伝子に由来する V_H ドメインと V–J 再構成による V_L で形成される Fv フラグメントは，遺伝子再構成での変異領域が多様な抗原認識の場を提供する．C_{H1} ドメインと C_{H2} ドメインを連結する**ヒンジ領域** hinge region は柔軟性に富み，パパインなどの酵素によってペプチド結合を切ることができる．酵素処理では，V_H–C_{H1} と V_L–C_L で構成された断片と，2 つの C_{H2}–C_{H3} を含む断片が得られる．前者が抗原結合能を有することから **Fab**(fragment antigen-binding)，後者が容易に結晶化されることから **Fc**(fragment crystallized) フラグメントと呼ばれる．ヒンジ領域の柔軟性は，Fab の可動性を保証し，H_2L_2 ヘテロ四量体が 2 価 bivalent の抗原結合能を発揮するのに適している．Fc 領域では，C_{H2} と C_{H3} ドメイン間の空隙に，**重合糖鎖分子**が結合している．

4 抗原結合の場：相補性決定領域

V_H と V_L ドメインでは，N 末端から 95 アミノ酸残基程度が *V* 遺伝子断片に，残り 15 残基程度が，D–J および V–D 組換え遺伝子に由来する．たくさんの抗体について V_H と V_L ドメインのアミノ酸配列の変異頻度をみると，V 遺伝子断片由

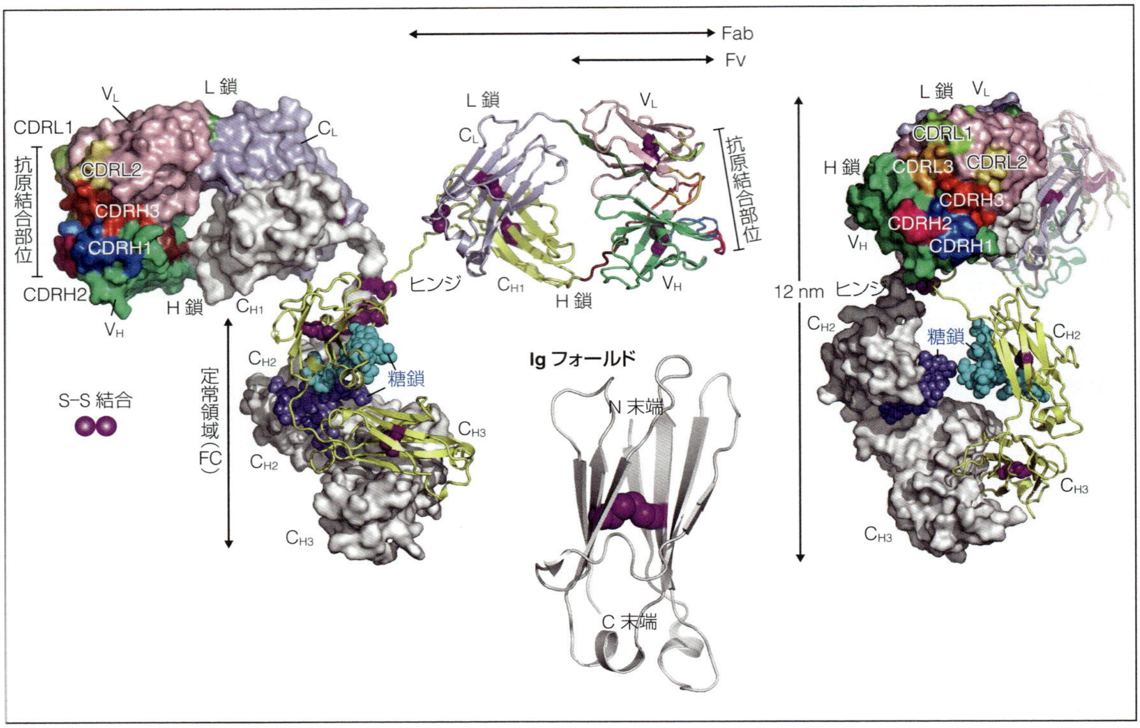

図 5-34　IgG2a の立体構造
IgG2a 分子の立体構造(構造モデルの PDB ID は 1IGT．図 5-33 も参照)．H_2L_2 ヘテロ四量体中，1 つの HL ヘテロ二量体は，実際の分子像に対応した表面形状表示で描き，2 つ目のヘテロ二量体は，骨格構造を見やすくしたリボンモデルで描画した．リボンモデルでの矢印状の板は β ストランド，ラセン状の帯は α ヘリックスである．この H_2L_2 ヘテロ四量体構造は，BCR および抗体で共通の構造単位で，基本構造単位は中央に示した Ig フォールドドメインであり，これが C_{H1}，C_{H2} などの構成単位となっている．右図は左図分子を手前方向横に 90°回転し，相補性決定領域(図 5-35 参照)の分布を見やすくした．H 鎖の定常領域と糖鎖は，H_L ヘテロ二量体ごとに色を変えて表示した．

来のアミノ酸配列に 2 か所，V(D)J 組換え領域に 1 か所の高変異領域があり，**超可変領域** hyper variable region と呼ばれる(**図 5-35 上**)．これら 6 つの超可変領域は，アミノ酸配列の変異頻度が低く，樽状 β シート構造をもつフレームワーク framework(FR)領域の連結ループを形成する．これらループは，エピトープと相補的表面構造をもちうることから，**相補性決定領域** complementary determining region(CDR)と呼ばれ，抗体による抗原認識・結合を担う．L 鎖の CDR は，N 末端から CDRL1(N 末端からおおよそ 31〜37 番目のアミノ酸残基)，CDRL2(51〜68)，CDRL3(86〜109)，H 鎖では CDRH1(24〜36)，CDRH2(50〜56)，CDRH3(89〜97)と名づけられている．

6 つの CDR の構造は，主鎖内水素結合が少なく，β ストランドや α ヘリックスといったタンパク質を形成する規則構造をとらない．しかし，CDRL1，CDRL2，CDRL3，CDRH1 および CDRH2 の主鎖構造には一定の規則性があり，**正準構造** canonical structure と呼ばれる少数の基本構造に分類可能である(**図 5-35 左下**)．例えば，Lκ 鎖の CDRL1，CDRL2，CDRL3 では，各 4，1，2 種類，また H 鎖の CDRH1 と CDRH2 では，各々 1，4 種類の正準構造が知られている．

一方，CDRH3 は，V(D)J 組換えにおける複雑な遺伝子の挿入・欠失によってその長さやアミノ酸配列の多様性が大きく，正準構造といえる特徴的な折れ畳みパターンを見出すことが困難である．**図 5-35 右下**に類似のアミノ酸配列を有する CDRH3 の立体構造を比較した．同一アミノ酸配列でも立体構造が抗原結合や溶媒環境によって大きく変化し，2 アミノ酸残基の欠失でその表面構造が大きく変化している．V(D)J 再構成領域に由来する CDRH3 のアミノ酸配列や立体構造は，

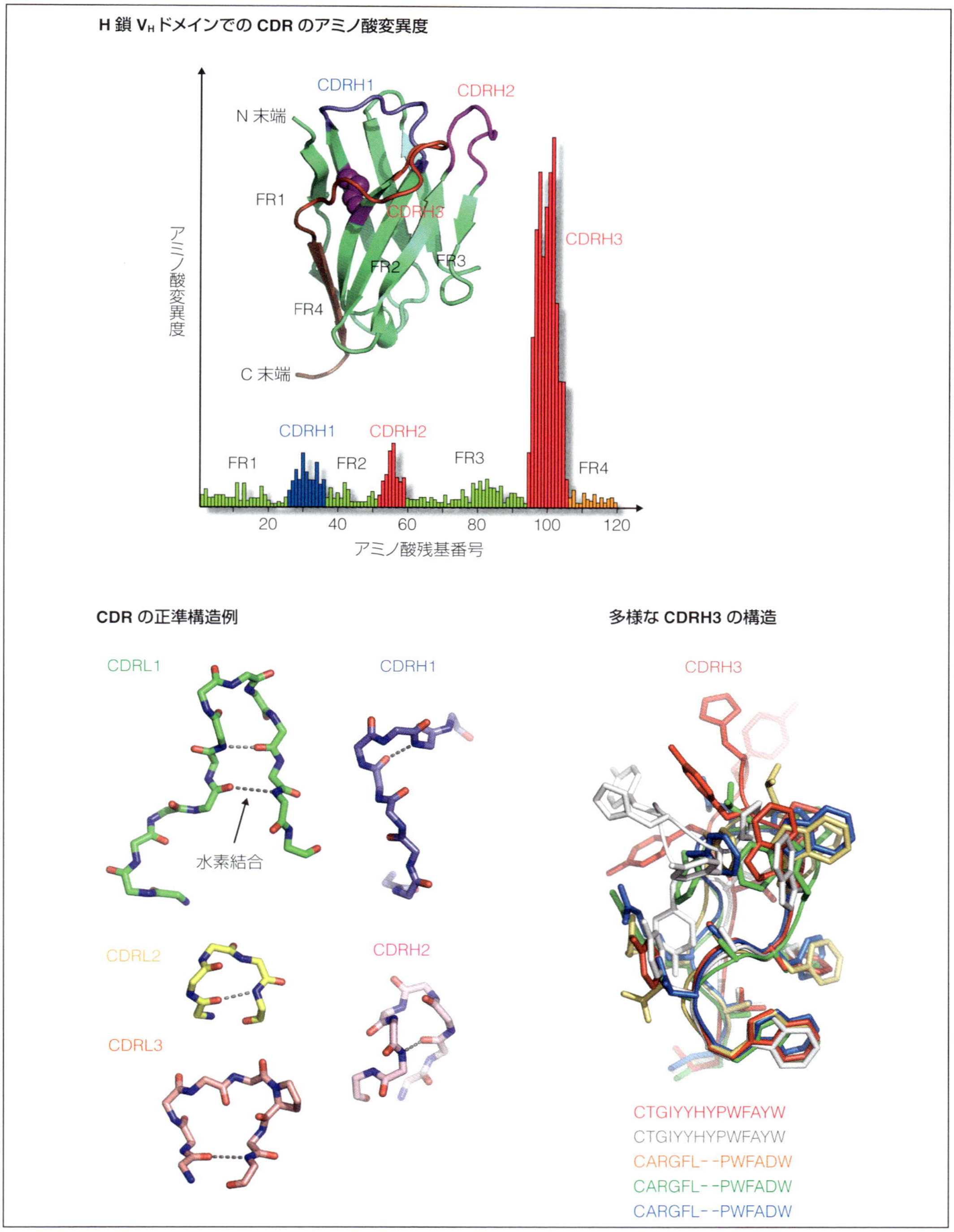

図 5-35　V_H ドメインにおけるアミノ酸残基ごとの変異度と CDR の立体構造
CDRL1，L2，L3，H1，H2 については，それらの正準構造の例を示し（PDB ID：1DLF），CDRH3 の立体構造については，同一あるいは類似配列での溶媒条件や抗原結合状態での差異を例示した〔PDB ID：1WZ1（赤），2DLF（灰），1B2W（橙），1T3F（緑），1T04（青）〕．

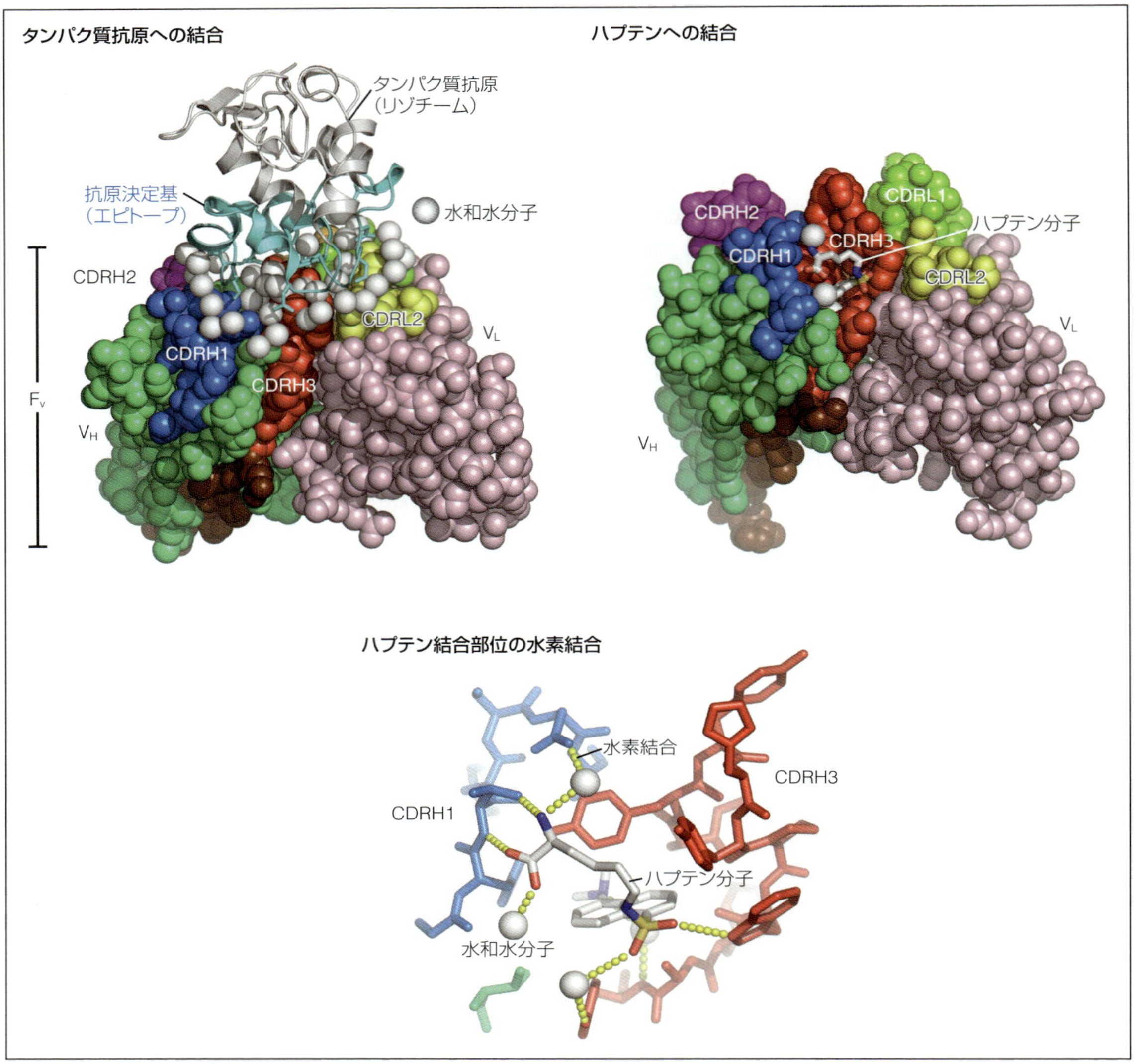

図 5-36 タンパク質抗原やハプテン，Fv フラグメントの複合体構造
タンパク質抗原-Fv フラグメント複合体(上，PDB ID：1FVB)，ハプテン-Fv(下，1WZ1)複合体の立体構造．抗原タンパク質はリボンモデル，ハプテンは棒モデル，Fv フラグメントは原子球モデルで描いてある．ハプテン分子は，CDRH1，CDRH3 および FR の一部で形成されたポケット状の穴に結合し，水和水分子と水素結合を介して相互作用する．

6個の CDR の中で，抗体ごとに最も大きく変化する．

5 抗原-抗体複合体の構造と親和性

タンパク質抗原や**低分子有機化合物抗原**(**ハプテン** hapten)と抗体の複合体の構造解析から，抗原認識・結合のメカニズムが明らかにされてきた．ここでは，タンパク質抗原やハプテンと Fv フラグメントの複合体構造(**図 5-36**)をもとに，抗原認識・結合の分子構造基盤について理解を深めたい．

抗原と抗体の会合に限らず，タンパク質間相互作用や酵素タンパク質-基質相互作用などの分子認識・結合では，水素結合やファン・デア・ワールス力など，相互作用分子表面の原子間距離が 3 Å(1 Å = 0.1 nm)程度になって働く相互作用が主役となっている．そのため，抗体の抗原認識・結合領域はエピトープ表面形状とほぼ相補的な形状を有する必要がある．抗体分子表面でこの役割を担うのが立体構造の多様性をもつ CDR 領域である．抗原と抗体の結合過程では，抗体の抗原認識・結合領域とエピトープ表面に結合した水和水分子(➡NOTE)が排除され，相補的分子表面間で相互作用が形成される．表面形状の相補性が確保できない場合には，少数の水和水分子が接触表面にとどまって水素結合を媒介する．

タンパク質抗原に対しては，抗原認識・結合領域が広く，CDR のみならず FR の一部も利用されている．一方，抗ハプテン抗体では，CDR によって形成されたポケットにハプテン分子が結合し，十分な接触面積が確保される．これまでの抗原–抗体複合体の構造解析をみると，CDR の抗原認識・結合への寄与率(接触面積比)は，おおよそ CDRH3＞CDRH2＞CDRL3＞CDRH1，CDRL1＞CDRH2 であり，V(D)J 再構成領域に由来する CDRH3 の寄与が大きい．このことから，アミノ酸配列の変異が顕著な CDRH3 が，抗体の抗原認識多様性の主要因であるともいえる。

抗体の抗原に対する親和性の指標として，実験的に測定可能な**会合平衡定数**がある．例えば，一価 monovalent の抗体について

[抗原]＋[抗体]⇔[抗原–抗体複合体]

の解離・会合過程を考えた場合，会合平衡定数は以下の式で表され，親和性が高いほど平衡定数は大きな値をもつ．

$$K_a = \frac{[\text{抗原–抗体複合体}]}{[\text{抗原}][\text{抗体}]}$$

抗原–抗体結合反応は，熱力学の法則に従った物理的過程であり，会合平衡定数は，複合体形成に伴う**ギブス自由エネルギー**(ΔG)，**エンタルピー**(ΔH)，**エントロピー**(ΔS)の各変化および絶対温度(T)，ガス定数(R)と以下の関係で結ばれる．

$$\Delta G = \Delta H - T\Delta S = -RT\ln K_a$$

エンタルピー変化は，水素結合やファン・デア・ワールス相互作用に由来する．抗原–抗体結合では，一見，エントロピー減少をもたらすようにみえるが，結合部位周辺に結合した水和水分子が排除されて自由に運動するため，抗体，抗原と水分子で構成された系のエントロピーは増大することになる．抗原–抗体複合体形成では，会合平衡定数の値は，10^{10} M^{-1} を超えることはなく，抗原接触で初期的に産生される抗体の場合，10^4～10^6 M^{-1} である．例えば，図 5–36 の複合体の会合平衡定数は 10^7 M^{-1} の程度であり，十分な抗原結合性能を備えた抗体であるといえる．

6 高親和性抗体を生み出す親和性成熟

初期の抗原刺激で産生される抗体の会合平衡定数は，10^4～10^5 M^{-1} 程度と十分に高いものではない．これは抗原刺激に反応した B 細胞の可変領域遺伝子断片をそのまま用いるためである．一方，脾臓やリンパ節などにある胚中心 germinal center 内で，B 細胞が分裂を繰り返す過程で頻回の抗原刺激があると，10^9～10^{10} M^{-1} の会合平衡定数をもつ抗体が産生されるようになる．この現象が**親和性成熟** affinity maturation である．これは抗体の可変領域遺伝子で CDR やその周辺に対応する遺伝子に変異が蓄積されることにより，抗原に対してより親和性の高い抗体が生産された結果である．

親和性成熟では抗原結合性はどのようにして向上するのだろうか？ 図 5–37 に示したハプテン結合抗体の場合，親和性成熟前には，ハプテン結合に伴って CDR に構造変化が誘起されている．一方，親和性成熟で CDRL1 や結合部位から 1 nm 離れた CDRH2 とそれに隣接する FR 領域にアミノ酸変異が生じると，CDRH1 の構造が大きく変化してハプテン分子形状に対してより高い相補性をもつ結合ポケットが形成された．その結果，成熟前抗体の抗原結合形態が抗体構造変化誘起型であったのに対して，成熟後の抗体では鍵–鍵穴型に変化しており，その会合平衡定数は成熟

NOTE 水和水分子

一般に，水素結合性あるいはイオン性化合物などが水に溶解する現象を水和と称し，分子境界にて水素結合などの相互作用を担う水分子を，水和水分子と呼ぶ．水環境下で構造形成・機能するタンパク質や核酸などの生体分子が水に溶解する場合，その境界領域では，水和水分子の特徴的な分布やダイナミクスが生じる．抗体–抗原，酵素–基質，タンパク質–核酸などの複合体では，水和水分子は分子境界に位置し，分子間相互作用を媒介する．

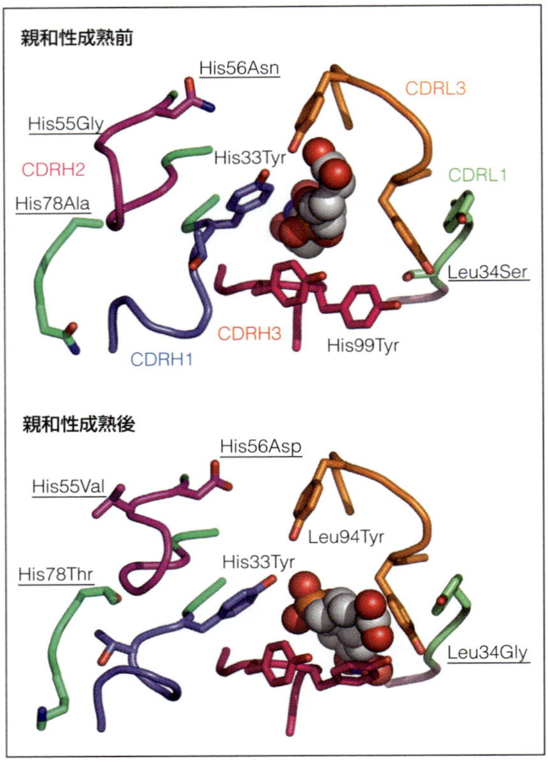

図 5-37　親和性成熟前と成熟後のハプテン結合抗体
抗ハプテン抗体の抗原結合領域における親和性成熟前（PDB ID：1AJ7）と成熟後（1GAF）でのハプテン結合状態の構造変化．主鎖アミノ酸をリボンモデルで表示し，側鎖は，ハプテン結合に寄与する芳香族アミノ酸と親和性成熟で置換が生じたアミノ酸残基を下線で示した．

前に比べて3万倍の $2 \times 10^8\ M^{-1}$ に向上していた．タンパク質抗原についても親和性成熟の分子基盤解析が行われており，エピトープと抗原結合領域形状の相補性増大と接触面積の拡大によって，より多くの水素結合やファン・デア・ワールス相互作用が可能になったと報告されている．

7 まとめ

1. B細胞に特異的なBCR/Igは，複数の遺伝子断片クラスターから選択・再構成された遺伝子に由来するH鎖とL鎖という各2本のポリペプチド鎖が会合した分子で，抗原結合能を有する．
2. H鎖とL鎖共に可変領域と定常領域という2つの領域から形成され，抗体フォールドと呼ばれる約100個のアミノ酸残基が形成する特徴的な構造ドメインが連なった立体構造を有する．
3. 可変ドメインには，遺伝子断片再構成によってできる配列変化に富んだ3つの超可変領域が存在する．このドメインは，その周辺アミノ酸残基や水和水分子と共に，抗原分子の捕捉・結合に関与する．
4. B細胞が抗原と頻回に出会うと，超可変領域などで生じる点突然変異によって抗原結合部位の立体構造が微妙に変化し，抗体の抗原結合能力が数万倍も増加する親和性成熟現象が生じる．

G MHC の構造と機能

1 MHC の免疫システムにおける役割

生体防御を担う免疫システムの最も重要な特徴は，自己を攻撃することなく，異物となる非自己抗原の特異性を識別して排除することである．この獲得免疫応答において，T 細胞による抗原認識を可能にさせるのが，主要組織適合遺伝子複合体 major histocompatibility complex（**MHC**）によりコードされる MHC 分子［ヒトでは human leukocyte antigen（**HLA**）によりコードされる HLA 分子］である（MHC と T 細胞の発見➡9 頁参照）．抗原認識は主に**免疫グロブリン**（**抗体；Ig**）と，T 細胞レセプター T cell receptor（**TCR**）により行われるが，抗体は抗原の立体構造を直接認識する．一方，TCR は直接抗原を認識できず，タンパク質抗原の分解産物である**ペプチド**を自己の MHC 分子に結合した形で識別して（**図 5-38**），T 細胞に活性化シグナルを伝達し免疫応答を誘導する（詳細は TCR による認識➡128 頁参照）．つまり，自己の MHC 分子は，結合した非自己ペプチドを T 細胞に提示する重要な役割を担い，これを認識して活性化された T 細胞は，非自己抗原を排除すべく免疫応答を開始する．

MHC 分子はクラスⅠ分子（MHC-Ⅰ）とクラスⅡ分子（MHC-Ⅱ）に大別される．さらに，MHC-Ⅰ分子は古典的 MHC-Ⅰ分子と非古典的 MHC-Ⅰ分子とに分けられる．古典的 MHC-Ⅰ分子（ヒトでは HLA-A/B/C 分子，マウスでは H2-K/D/L 分子）は，ほとんどの有核細胞に発現する膜タンパク質であり，細胞質でプロテアソームによって産生されたペプチド断片を CD8 陽性の細胞傷害性 T 細胞に提示する．非古典的 MHC-Ⅰ分子については後述する．MHC-Ⅱ分子（ヒトでは HLA-

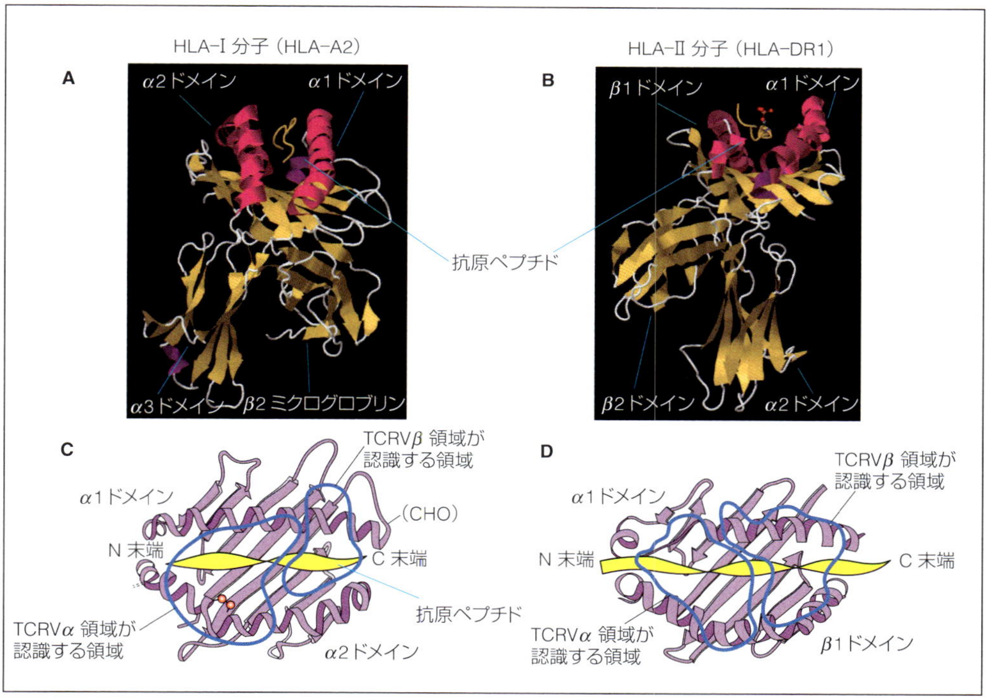

図 5-38　MHC と結合するペプチドの構造
MHC-Ⅰ分子の例としてヒト HLA-A2，また MHC-Ⅱ分子の例としてヒト HLA-DR1 のペプチド収容溝にペプチドが結合する様子を側面からみた図（RCSB PDB；http://www.rcsb.org/pdb/ より引用．**A**：ID No. 3MRN，**B**：ID No. 3L6F），および TCR 側からみた図（**C, D**）を記す．**C** および **D** では，ペプチド-MHC 複合体を TCR の α 鎖および β 鎖の可変領域（TCRVα 領域および TCRVβ 領域）が認識する表面の大まかな分布を示す．HLA 分子中の多型を示すアミノ酸残基は，ペプチド収容溝の底面や側壁に多く認められるため，HLA 分子ごとに結合するペプチドのアミノ酸配列は変化する．

DR，DQ，DP 分子，マウスでは I-A，I-E 分子）は，主に樹状細胞，マクロファージ，B 細胞などの**プロフェッショナル抗原提示細胞**（➡NOTE）に発現が限定され，主としてエンドサイトーシスによって取り込まれた細胞外液中，あるいは細胞膜のタンパク質由来のペプチド断片を CD4 陽性のヘルパー T 細胞に提示する．抗原のプロセシングにかかわる HLA-DM，HLA-DO，TAP，LMP なども MHC 遺伝子領域にコードされ，非古典的 MHC-Ⅱ 分子と呼ばれる（詳細については MHC クラスⅡ分子を介した抗原提示のメカニズム➡124 頁参照）．

T 細胞への自己ペプチドの提示においても MHC は重要な役割を担う．ペプチドを結合しない MHC 分子は不安定で，直ちに分解されてしまうため，通常 MHC 分子は自己のタンパク質に由来するペプチドを結合した状態で細胞表面に発現する．また，たとえ非自己抗原が存在する状態でも，樹状細胞における非自己ペプチド-MHC クラスⅡ分子複合体は全体の 0.01～1％にすぎず，発現する MHC の大多数は自己ペプチドを結合している．

末梢に存在する成熟 T 細胞は胸腺において正負の選択（T 細胞➡151 頁参照）により，自己に対しては**免疫寛容**（➡NOTE）が成立しており，大部分は自己 MHC に結合した自己のタンパク質由来のペプチドに対して低親和性を有するが，強い反応を誘導しない TCR を発現している．末梢 T 細胞には，この自己ペプチド-MHC 複合体を低親和性ながら認識することにより，弱いシグナルが伝達され，末梢における生存，自己への不応答性ならびにクローンの多様性が維持されている．したがって，MHC は末梢における T 細胞の恒常性（ホメオスタシス）の維持にも重要な役割を担っている．

2 MHC と結合ペプチドの構造

MHC 遺伝子領域の重要な特徴は，MHC-Ⅰ，MHC-Ⅱ 共に遺伝子重複により複数の遺伝子が存在し，また他の遺伝子に比べて著明な**多型性**（**個体差**）〔➡NOTE（次頁）〕を有し，アミノ酸置換をもたらす塩基置換の頻度が高いことである．MHC の多型性が提示される抗原ペプチドに与える影響を，その構造に照らし合わせて説明する．

A MHC クラスⅠ分子（MHC-Ⅰ）

MHC-I 分子は MHC-I α 鎖と β_2 ミクログロブリン（β_2m）が会合した膜結合型糖タンパク質である．MHC-I の α 鎖は α1，α2 および α3 の 3 つの細胞外ドメインと，膜貫通部分および短い細胞質部分により構成されている．MHC-I の先端の部分を構成する α1 と α2 ドメインには α ヘリックス構造が側壁を，また β シート構造が底面を構成する溝が存在し，ペプチドの両端がはみ出ることなくこの溝に結合する（**図 5-38A，C**）．

MHC-I 結合ペプチドは 9 個のアミノ酸により構成されることが多い．各アミノ酸は N 末端側より C 末端側に向けてポジション 1（P1）～ P9 と表記される．MHC-I で多型を示すアミノ酸残基の多くは，ペプチド収容溝を構成する α1 および α2 ドメインに集中している．この多型によりペプチド収容溝の形状も変化するため，結合可能なペプチドの構造も MHC-I 対立遺伝子産物ごとに異なる．特にペプチドの N あるいは C 末端寄りのアミノ酸（P1，P2 あるいは P8，P9）の側鎖が，MHC-I のペプチド収容溝のポケットと呼ばれるくぼみに結合することが多い．ペプチドのこの部位をアンカーアミノ酸残基と呼び，MHC-I ごと

> **NOTE プロフェッショナル抗原提示細胞**
>
> T 細胞の活性化を強く誘導する，抗原提示を行う能力がある抗原提示細胞で，CD4 陽性の T 細胞に MHC-Ⅱ 分子を介して抗原提示を行う細胞のことを指すことが多く，樹状細胞，マクロファージおよび B 細胞などのことである．その中でも，樹状細胞は最も優れた抗原提示細胞であり，MHC-Ⅰ，MHC-Ⅱ を共に強く発現し，樹状突起を有することにより，抗原提示のための広い表面積を有する特徴がある．

> **NOTE 免疫寛容**
>
> T 細胞あるいは，B 細胞が，特定の抗原に対して反応性を失っている場合に，これらの細胞は，その抗原に対して免疫寛容（トレランス）を獲得しているという．通常，T 細胞，B 細胞共に，自己タンパク質（ペプチド）に対して免疫寛容を獲得している．特に T 細胞が免疫寛容を獲得する場所によって，中枢（胸腺）トレランス，末梢トレランスと大別され，その獲得メカニズムは多様である．

に一定の傾向が認められる．ペプチド上の特定の位置に存在するアンカーアミノ酸の側鎖の大きさ，極性(親水性または疎水性)および荷電などの性質が，MHC-I のポケットに適合した場合に，ペプチドは MHC-I に結合する．つまり，MHC の多型による溝の形状の違いが，提示されうるペプチドのアミノ酸配列を規定する．このため，特定の MHC-I 分子に結合すると予測されるペプチドを，Web 上のアルゴリズムを利用して検索できる．

B MHC クラスⅡ分子(MHC-Ⅱ)

MHC-Ⅱ分子は，α 鎖と β 鎖が会合した膜結合型糖タンパク質で，α および β 鎖の細胞外部分は，α1，α2，β1 および β2 ドメインにより構成され，形質膜に遠い側の α1 および β1 ドメインが組み合わさり，MHC-I と同様の溝状の構造を形成する(**図 5-38B，D**)．この MHC-Ⅱのペプチド収容溝には，MHC-I 結合ペプチドより長い 10～30 個(多くは 15 個前後)のアミノ酸からなるペプチドが結合している．MHC-I ではペプチド収容溝の両端が閉じているのに対して，MHC-Ⅱでは開放されているために，ペプチド両端のアミノ酸残基は溝の両端からはみ出している．

ペプチド収容溝に収まるペプチド部分は MHC-I と同様に約 9 個のアミノ酸(P1～P9)からなり，MHC-Ⅱ上のポケットにうまく収容される形をしたアンカー残基が特定の位置に存在する場合に，ペプチドは MHC-Ⅱに結合する．通常 P1，4，6(あるいは 7)および P9 のアミノ酸残基の側鎖が，MHC-Ⅱの溝に向かいアンカーアミノ酸残基となっていることが多い．また，これらのアンカー残基の間に介在するアミノ酸の側鎖が TCR と接触して認識される．前述のように，MHC-Ⅱ分子に結合するペプチドを構成するアミノ酸の数は多様で，アンカーを決定しにくいこともあり，MHC-I 分子に結合するペプチド配列に比べ，MHC-Ⅱ分子へ結合するペプチド配列を予測することはより困難を伴う．しかしこれまで，MHC-Ⅱ分子の多型性に特異的な結合ペプチド配列が数多く明らかにされており，その結果に基づいたデータベースより，MHC-Ⅱ分子に結合するペプチド配列を予測するソフトウェアが開発されている．

3 MHC 多型の免疫学的意義

MHC 多型は，MHC 分子により提示されるペプチドの構造を制約するため，T 細胞が反応できる抗原ペプチドに個体差が生じる．高度な MHC の多型性は個体差を生む一方，人類全体として多様な抗原に幅広く対応することを可能にしている．**図 5-39** に *HLA* 遺伝子領域の構築と対立遺伝子の数を示す．抗体や TCR は個体レベルでの**遺伝子再構成**(➡NOTE)により，その多様性を獲得し，無数ともいえる抗原に対応することができる．一方，MHC は遺伝子の重複と個体で各々異なる高度な遺伝的多型を集団としてもつため，個体ではなく集団レベルで多様な抗原に対処し，感染症などによる種の絶滅に対するリスクを分散し，種を保存してきたと考えられる(**図 5-40**)．

他方，ある特定の *HLA* 型をもつ集団は，ウイルス感染に対して効率よく免疫応答を誘導できるが，これらの集団では，ウイルス抗原がしばしば，その HLA により提示されなくなる，つまり免疫系からの逃避を獲得するための変異を起こす(**図 5-40**)．免疫系から逃避したウイルス株の出現をウイルスの進化ととらえた場合，ある集団において高頻度に存在する *HLA* 型により誘導される免

NOTE 多型性

遺伝子を構成する DNA 配列の個体差であり，同種の集団において，1 つの遺伝子座に異なる塩基をもつ個体が存在する場合に多型があるという．一般に多型にはアミノ酸置換をもたらさない DNA 多型も含まれるが，ここではアミノ酸配列に変化を及ぼすものを特に多型性に富むと呼ぶ．*HLA* 遺伝子の多型は移植の際の組織適合性を規定し，また自己免疫疾患に対する疾患感受性が特定の *HLA* 多型と強く相関することが知られている．

NOTE 遺伝子再構成

ゲノム DNA が切断され，再結合することにより，本来存在したゲノム情報とは異なる DNA 配列を新たにつくり出すこと．免疫グロブリン(抗体)や T 細胞レセプター遺伝子は多数の *V*, *J* あるいは *V*, *D*, *J* 遺伝子断片により構成され，これらの断片が体細胞レベルでランダムに遺伝子組換えを自律的に起こすことにより，多様な抗原特異性を示す抗体，あるいはレセプターが産生される．

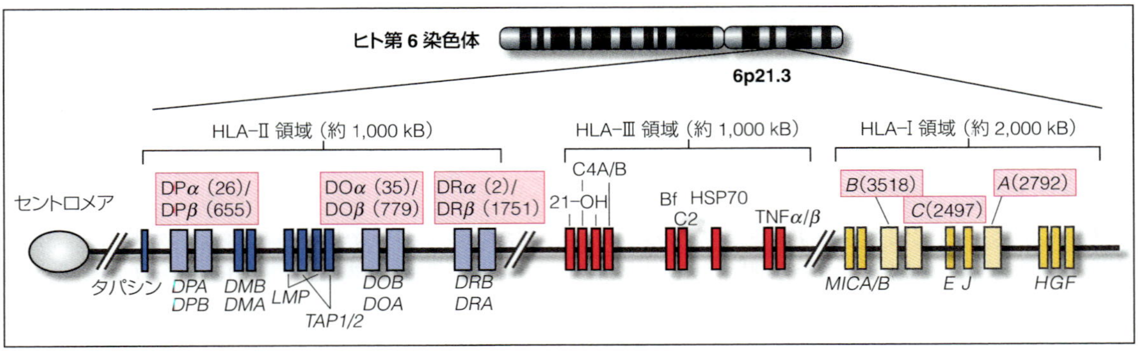

図 5-39　*HLA* 遺伝子領域の構成

ヒト第6染色体上に存在する MHC-I（*HLA-A, B, C*；□）および MHC-II（*HLA-DR, DQ, DP*；□）の遺伝子地図上の遺伝子座を記す．（　）内にアミノ酸レベルで多型を示す既知の対立遺伝子の数を示す（2017 年現在．http://www.ebi.ac.uk/imgt/hla より）．遺伝的距離は正確ではない．その他の遺伝子は以下の分子をコードする．タパシン：TAP と MHC-I 分子を結合させる分子．Bf：補体 B 因子．C2, C4：補体第 2，4 因子．TNF：腫瘍壊死因子．21-OH：副腎皮質ステロイド 21 水酸化酵素．HSP70：熱ショックタンパク質（70 kD）．TAP：ペプチドトランスポーター．LMP：多機能性タンパク質分解酵素複合体（プロテアソーム）．*DMA, DMB*：HLA-II 分子へのペプチドの結合を促進する DM 分子．*DOB, DOA*：DM 分子の機能を抑制的に調節する DO 分子．*MICA/B*：非古典的 MHC-I 分子の 1 つ（表 5-8 に記載）．

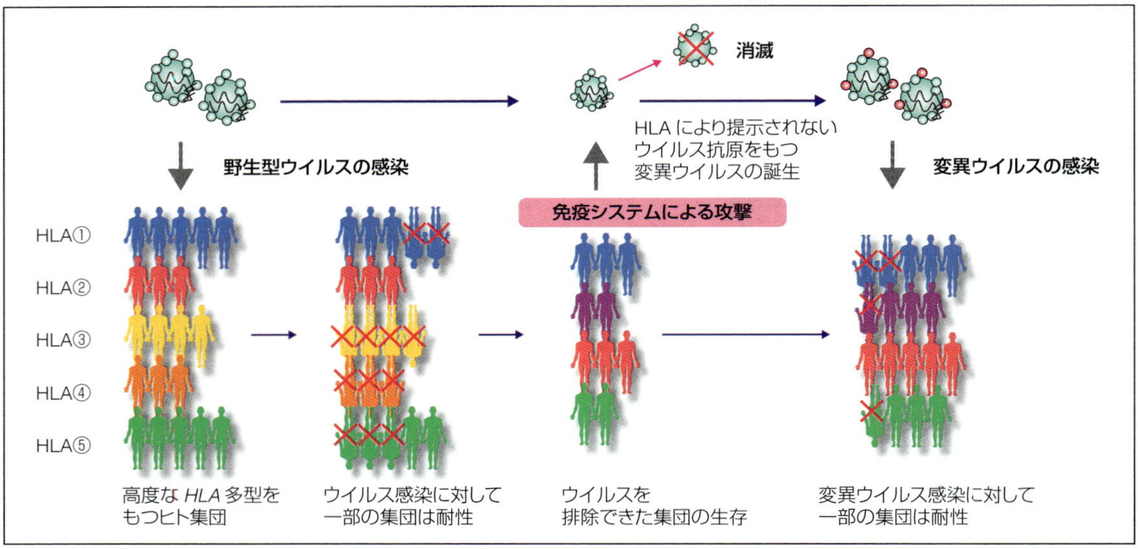

図 5-40　*HLA* 多型の免疫学的意義とウイルス宿主共進化説

ある特定の *HLA* 対立遺伝子をもつヒト集団（HLA①，②および⑤）は，ウイルス由来抗原ペプチドを自体の HLA により T 細胞に提示し，ウイルスを排除することができる．一方，HLA③，④の集団は，ウイルス抗原を提示することができずにウイルス感染症により死んでしまう．これにより，一部の集団は生き残ることができ，種の絶滅は回避できる．*HLA* 遺伝子の高度な遺伝的多型性は，人類集団レベルで多様な抗原に対処し，ウイルス感染症などによる種の絶滅を回避するための優れたしくみであると考えられる．こうして生き残った集団の免疫システムはウイルスを排除すべく，免疫応答を示す．しかし，ある種のウイルスでは HLA に結合して免疫の標的となるペプチドのアミノ酸配列に変異が発生し，HLA により提示されても攻撃を受けない免疫逃避が生じる．誕生した変異ウイルスは再び感染を広げ，ウイルス抗原ペプチドの結合能を失った HLA をもつ個体は死滅する．こうしてウイルスは，*HLA* 対立遺伝子の頻度に左右されて変異を繰り返し進化すると考えられている（ウイルス宿主共進化説）．

疫応答による自然淘汰のため，免疫逃避を獲得するためのウイルスの進化が *HLA* の頻度によって方向づけられるという，ウイルスと宿主 *HLA* の共進化説が近年提唱されている．このことは，ウイルス感染に対するワクチンとして用いる MHC に結合するペプチドを，この共進化に伴うウイルス変異に対応させてデザインする必要があることを示唆している．

臓器移植における拒絶反応も非自己を認識して誘導される免疫反応の1つである．1980 年のノーベル生理学・医学賞を受賞したジョージ・スネル George Snell，ジャン・ドゥーセ Jean Dausset，バルク・ベナセラフ Baruj Benacerraf らにより（MHC と T 細胞の発見➔9 頁参照），元来 MHC 遺伝子は，マウスで**同種異系**（➔NOTE）の個体間における臓器移植を行った際の拒絶反応の誘導を規定する遺伝子領域として，またヒトでは，妊娠や輸血を経験したヒトの血清中に出現する抗体が認識する，白血球に発現する同種異系（アロ）抗原として HLA が発見された．先に述べたように，MHC 分子は脊椎動物が発現するタンパク質の中で最も多型性に富むことから，同種異系の動物間での臓器移植のほとんどの場合，MHC の不一致により非自己の MHC，およびそれに結合するペプチドに対する拒絶反応が誘導される．このため，MHC の多型は移植臓器生着における最大の障壁となっている（詳しくは移植片に対する反応➔298 頁参照）．

4 非古典的 MHC クラス I 分子

通常 MHC-I 分子といえばペプチドの抗原提示能をもつ古典的 MHC-I 分子を指すが，それ以外の非古典的 MHC-I 分子のほうがはるかに種類は多い（**表 5-8**）．非古典的 MHC-I 分子は多型性に乏しいが，その機能は抗原提示にとどまらず多様である．通常，非古典的 MHC-I 分子の発現レベルは低いか，あるいは特定の組織に限局し，何らかの刺激によって発現が誘導されるものが多い．非古典的 MHC-I 分子の多くは，古典的 MHC-I 分子と類似した構造をもつ α 鎖と β_2 ミクログロブリン（β_2m）からなる二量体である．しかし，β_2m と会合しないもの，α1，α2 ドメインのみからなり α3 ドメインがないもの，二量体を形成するものなど，構造的に多様である（**図 5-41**）．

HLA-E と HLA-G はペプチドを結合して提示する．HLA-E 分子は古典的 MHC-I 分子のシグナルペプチドを結合し，NK 細胞の抑制性レセプター NKG2A/CD94 と結合する．したがって，古典的 MHC-I 分子を発現する正常細胞は，HLA-E 分子を介して NK 細胞の細胞傷害活性を抑制する．これに対して，がん化やウイルス感染などにより古典的 MHC-I 分子の発現を失った異常細胞は，HLA-E 分子の発現も失い，NK 細胞に感受性になり排除される．

HLA-G は胎盤に発現する非古典的 MHC-I 分子であり，β_2m と会合し，ペプチド断片を結合する．しかし，その機能は T 細胞の活性化ではなく，NK 細胞表面の抑制性レセプター LILRB1 および LILRB2 に結合し，CD8 陽性 T 細胞や NK 細胞の活性を抑制することにある．これらの抑制効果により，HLA-G は母体の免疫細胞による胎盤への攻撃を防いでいる．

CD1 分子は，β_2m と会合して細胞表面に発現し，MHC-Iα 鎖同様，α1～3 の 3 つの細胞外ドメインを有しており，ペプチド収容溝に相当する部分に結核菌などに由来する脂質，糖脂質を結合する MHC 様抗原提示分子であり，病原性細菌や微生物に対する免疫防御を担う．抗原性を示す脂質は限定されており，これを識別する T 細胞も特異性が低いことから，CD1 分子による抗原提示は，より自然免疫に近い機能を担っていると推察される．大きく分けて，αβ 型 TCR をもつ CD8 陽性の T 細胞あるいは CD4 と CD8 のない T 細胞に認識されるもの（CD1a-c または CD1e）と，Vα14（マウス），Vα24（ヒト）TCR を発現する NKT 細胞に認識される CD1d とに大別される．また，マウスなどの齧歯類は，ヒトの CD1d と相同性のあるタンパク質（ホモログ）のみを発現する．

NOTE 同種異系

同じ種内においても，遺伝的に異なる個体（他人）を異系（allogeneic あるいは allogenic）と呼ぶ．一方，一卵性双生児や，近交系マウスのように，遺伝的背景が同一の個体同士を同系（syngeneic あるいは syngenic）と呼ぶ．一般的に同種同系の移植では，拒絶反応は発生しないが，同種異系間の移植では，両者で発現する異なるタンパク質ほかの分子に対して拒絶反応が誘導される．

表 5-8 代表的な非古典的 MHC-I 分子

非古典的 MHC-I 分子	提示抗原	認識細胞（レセプター）	発現	機能
HLA-E/Qa-1 (H/M*1)	MHC-I 由来リーダーペプチド	$\alpha\beta$，$\gamma\delta$ T 細胞（TCR） NK 細胞（NKG2A, C/CD94）	全身性	NK 細胞の活性調節
HLA-F（H）	不明	（LILRB1，2?）	胎盤，肝臓	造血系の分化，NK 細胞の活性調節？
HLA-G（H）	自己ペプチド	NK 細胞（LILRB1，2） CD8 陽性 T 細胞（CD8）	胎盤，がん細胞	母児間のトレランス誘導，がん細胞の免疫逃避
MICA/MICB（H）/RAE1（M）	－	NK 細胞（NKG2D）， $\gamma\delta$ T 細胞， CD8 陽性 T 細胞（TCR）	腸上皮， 胸腺上皮感染細胞， がん細胞	腸管免疫， $\gamma\delta$ T 細胞活性化， 腫瘍免疫
Qa-2（M）	不明	$\alpha\beta$ T 細胞（TCR）	全身性	腸管免疫，腫瘍免疫
Q10（M）	自己ペプチド	不明	肝臓，腎臓，胃	不明
TL（M）	－	$\alpha\beta$，$\gamma\delta$ T 細胞（TCR）	腸上皮，胸腺上皮	腸管上皮， $\gamma\delta$ T 細胞への抗原提示
T10/T22（M）	不明	$\gamma\delta$ T 細胞（TCR）	全身性	$\gamma\delta$ T 細胞への抗原提示
H2-M3（M）	バクテリア， ミトコンドリア由来ペプチド	$\alpha\beta$ T 細胞（TCR）	全身性	感染免疫，ミトコンドリアタンパク質由来ペプチドの提示
CD1a-c, e（H）	糖脂質，脂質抗原	CD8 陽性 T 細胞， CD8 と CD4 陰性の T 細胞（TCR）	全身性	糖脂質，脂質抗原の提示，腫瘍免疫
CD1d（H/M）	糖脂質，脂質抗原	NKT 細胞	全身性	糖脂質，脂質抗原の提示，腫瘍免疫
MR1（H/M）	ペプチド， 脂質抗原？	MAIT 細胞 mucosal-associated invariant T cells（TCR）	腸管粘膜組織	腸管粘膜固有層における感染防御
EPCR*2（H/M）	リン脂質	－（プロテイン C）	血管内皮細胞	プロテイン C 活性化による血液凝固の抑制，抗炎症作用
HFE*3（HLA-H）（H/M）	－	－	肝臓，胃，消化管	トランスフェリンレセプターに結合，鉄代謝
FcRn*4（H/M）	－	－	新生児腸管上皮	胎児への抗体の輸送，再利用，分解阻害
ZAG*5（H）	脂肪酸？	精漿（PIP*6）	肝臓，乳腺，前立腺	脂質代謝

*1：H はヒトで同定された分子，M はマウスで同定された分子を示す．
*2：EPCR：endothelial protein C receptor
*3：HFE：hemochromatosis disease candidate gene product
*4：FcRn：neuronal Fc receptor
*5：ZAG：zinc-α2-macroglobulin
*6：PIP：prolactin-inducible protein

前述の分子に加えて，NK 細胞の活性化を誘導し，感染細胞やがん細胞に対する免疫応答を惹起する非古典的 MHC-I 分子として重要な分子が MIC（MHC class I-related chain）ファミリー分子である．このファミリーの分子の膜遠位ドメインの溝には何も結合せず，β_2m とも会合しない．このメンバーである MICA および MICB の発現は，熱ショック，感染，がん化など，さまざまなストレスにより異常をきたした細胞において誘導される．このリガンドとして同定されたのが NK 細胞や CD8 陽性 T 細胞に発現する NKG2D であり，これにより認識された異常細胞は NK 細胞，CD8 陽性 T 細胞により傷害される．

このように，古典的 MHC-I 分子が主に獲得免疫における機能を担うのに対して，非古典的 MHC-I 分子は抗原特異性を示さない自然免疫系

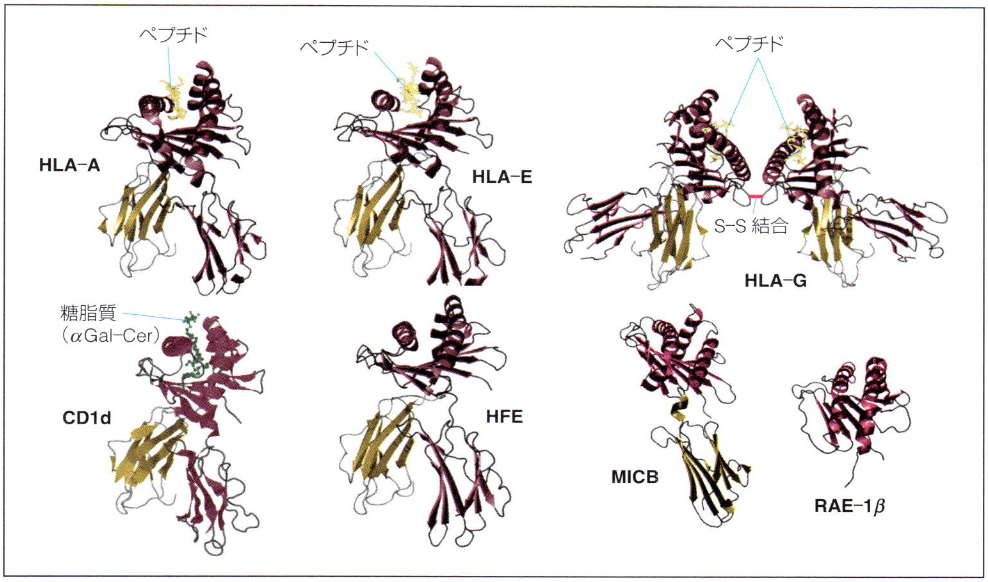

図 5-41　非古典的 MHC クラス I 分子の構造上の共通点と多様性
古典的 MHC-I 分子である HLA-A 分子同様，HLA-E および HLA-G 分子は α 鎖と β_2m により構成され，ペプチドを結合する．HLA-G の一部はジスルフィド結合により二量体を形成する．CD1d 分子も α 鎖と β_2m により構成され，糖脂質を結合する．HFE 分子ではペプチド収容溝に相当する部分が狭小化しており，ペプチドなどを結合しない．MICA および MICB 分子は α3 ドメインを有するが，β_2m とは会合しない．マウス RAE-1β 分子および，RAE に相当するヒトの ULBP ファミリー分子は，α1，α2 ドメインのみにより構成される(RCSB PDB；http://www.rcsb.org/pdb/ より引用)．

に近い生体防御反応を担い，ウイルス感染，腫瘍免疫，自己免疫応答などのさまざまな免疫応答に関与すると考えられている．

5 免疫システムの理解と MHC

「自己」を規定する MHC 分子は，さまざまな抗原に対処すべく進化を遂げ，多様な機能を発現する T 細胞との共同作業により，非自己抗原の排除，あるいは免疫システムの調節を担っている．MHC による抗原提示によって誘導される T 細胞の免疫応答を理解することは，生体防御における免疫システムの全体を理解するうえで重要である．さらに，これを理解することは，MHC 多型により決定される自己免疫疾患への疾患感受性，移植における T 細胞による拒絶反応の人為的制御，あるいは感染症や腫瘍を標的とするワクチン開発などの抗原特異的治療法への応用を実践するためにも必要不可欠である．

6 まとめ

1.「自己」を規定する MHC 分子は，クラス I 分子とクラス II 分子に大別される．
2. MHC クラス I 分子は，ほとんどの有核細胞の細胞膜上に発現し，細胞質のプロテオソームにより産生されたペプチド断片を CD8 陽性 T 細胞に提示する．
3. MHC クラス II 分子は，樹状細胞，マクロファージ，B 細胞などのプロフェッショナル抗原提示細胞の細胞膜上に発現し，主としてエンドサイトーシスにより取り込まれた細胞外液中，あるいは細胞膜タンパク質由来のペプチド断片を CD4 陽性 T 細胞に提示する．
4. MHC 多型により，免疫学的反応性に個体差が生じる．
5. MHC 多型は拒絶反応を誘導し，臓器移植の際の障壁となる．

H 抗原提示のメカニズム

1 抗原提示の免疫システムにおける役割

多様な免疫応答の中でも，抗原提示は異物の侵入情報をリンパ球に伝達する重要なプロセスであり，獲得免疫を開始させる免疫反応の1つである．細胞性免疫も抗体産生（液性免疫）も，T細胞が**主要組織適合遺伝子複合体** major histocompatibility complex（**MHC**）によりコードされる，MHC（ヒトではHLA）分子が提示する，非自己タンパク質由来のペプチドを認識することにより始まる．原則として核や細胞質内に存在するタンパク質に由来するペプチドは，MHCクラスI分子によりCD8陽性のT細胞に提示され，細胞膜や細胞外のタンパク質に由来するペプチドは，MHCクラスII分子によりCD4陽性のT細胞に提示される．しかし，抗原提示細胞の1つである**樹状細胞**は，取り込んだ細胞外のタンパク質をペプチドに分解（プロセシング）して，そのペプチド断片をクロスプレゼンテーションによりMHCクラスI分子を介して，CD8陽性T細胞に提示できる．また，**オートファジー**（自食作用）による，細胞質内のタンパク質の分解により産生されたペプチド断片が，MHCクラスII分子により提示されることも明らかとなっている．

MHC分子により提示されるペプチドの大部分は自己タンパク質に由来する自己ペプチドであり，それらに対してT細胞は免疫寛容を獲得している．しかし，微生物などに由来する非自己ペプチドが提示されると，それを認識したCD8陽性T細胞およびCD4陽性T細胞は活性化されて，細胞性免疫および抗体産生を誘導する．

2 MHCクラスI分子を介した抗原提示のメカニズム

核や細胞質内に存在するタンパク質の一部は，そのリジン残基がユビキチン（Ub）化されることにより，ATP依存性プロテアーゼである**プロテアソーム**により識別されてペプチド断片に分解される．このしくみにより，細胞内に侵入したウイルス，細菌や原虫などのタンパク質あるいは腫瘍抗原などが，プロテアソームにより分解される．産生されたペプチドは**TAP**（transporter associated with antigen processing）と呼ばれる，ATP依存性のペプチド輸送ポンプを介して小胞体（ER）内に運ばれ，MHCクラスI分子（45 kDのα鎖と12 kDのβ_2ミクログロブリンの複合体）と会合する．このMHCクラスI分子/ペプチド複合体は**ゴルジ（Golgi）体**を経由して糖鎖修飾を受けた後，小胞輸送により細胞表面に提示される．体内を巡回するCD8陽性T細胞は，細胞表面のMHCクラスI分子上に，正常な自己のタンパク質とは異なる微生物や腫瘍抗原由来のペプチドが提示されていると，これを認識して活性化され，これらの細胞を破壊することにより微生物に感染した細胞や腫瘍細胞を排除する．

A プロテアソーム

プロテアソームは，触媒ユニットである20Sプロテアソーム〔core particle（CP）〕の両端に調節ユニットが会合した巨大なプロテアーゼ集合体である．コアとなる20Sプロテアソームは環状に並んだ7つのαサブユニット（α1〜α7）と7つのβサブユニットが$\alpha\beta\beta\alpha$の順に積層した円筒型の粒子である．PA700と呼ばれる調節ユニットを20Sプロテアソームの両端にもつ26Sプロテアソームは ATP依存性のプロテアーゼであり，ユビキチン化されたタンパク質をPA700の部分で捕捉して内腔に導き，核あるいは細胞質のタンパク質をペプチドに分解する（**図5-42**）．

触媒ユニットである20Sプロテアソームのプロテアーゼ活性はβ1，β2，およびβ5サブユニットが担っている．ウイルス感染などに対する免疫応答によりIFNγが産生されると，β1，β2，β5は減少し，これらのサブユニットと高い相同性を示すβ1i/LMP2，β2i/MECL1，β5i/LMP7の3種のサブユニットが誘導されて，β1，β2，β5と置き換わる．IFNγはPA700調節サブユニットのPA28への置換も促進する．その結果，プロテアソームのトリプシン，あるいはキモトリプシン様のプロテアーゼ活性が増強して，中性あるいは塩基性のアミノ酸をカルボキシル（C）末端にもつ，MHCクラスI分子のペプチド収容溝に収まりやすいペプチドが，より効率よく産生されるようになる．このようなプロテアソームを**免疫プロテア**

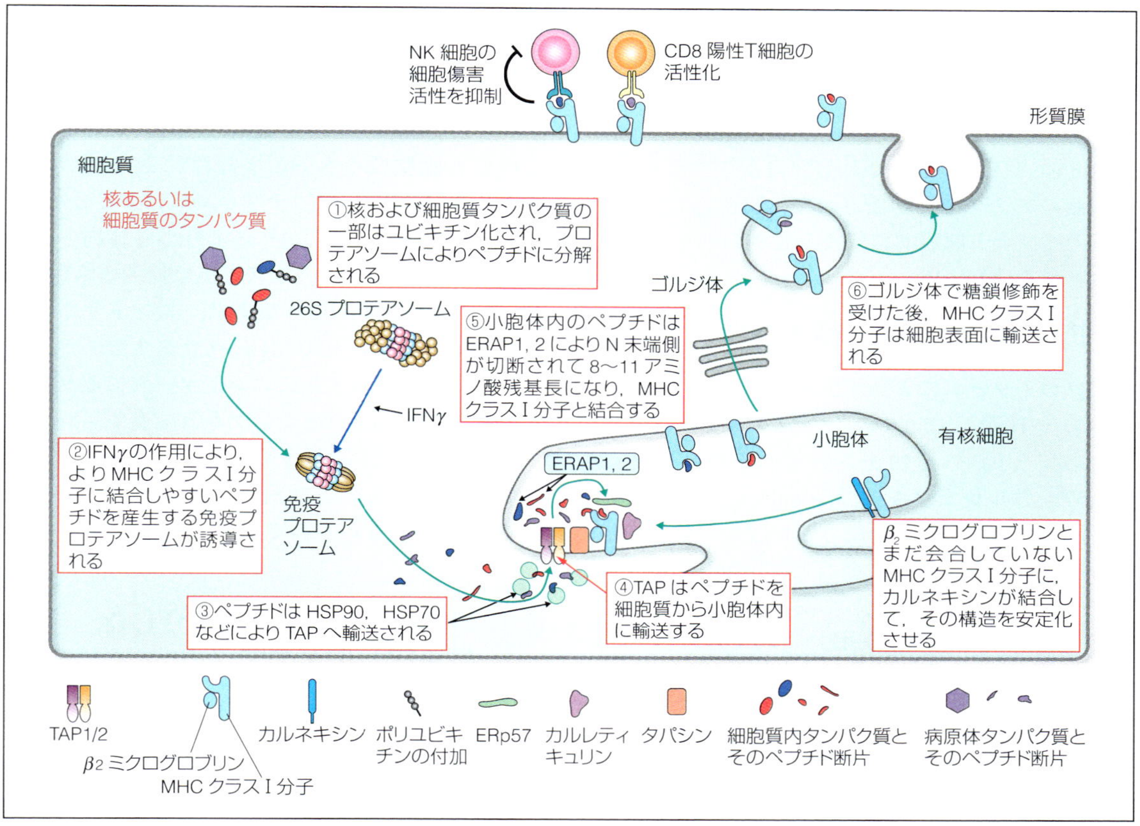

図 5-42　有核細胞における古典的な MHC クラスⅠ分子を介した抗原提示経路

1. 核および細胞質のタンパク質は(①)プロテアソームによりペプチドへと分解される．ウイルス感染などにより IFNγの濃度が高まると，より MHC クラスⅠ分子に親和性をもつペプチドを産生しやすい免疫プロテアソームが誘導される(②)．プロテアソームで産生されたペプチドは HSP70 や HSP90 に結合して，TAP へと輸送される(③)．
2. TAP により小胞体内に輸送されたペプチドは(④)，ERAP1, 2 によりさらに切断されて MHC クラスⅠ分子と結合する(⑤)．
3. ペプチドを結合した MHC クラスⅠ分子は，ゴルジ体で糖鎖修飾を受けた後，細胞表面へと輸送される(⑥)．

ソームと呼ぶ．

一方，胸腺細胞が正の選択を受ける胸腺上皮細胞には，この細胞に特異的に β5t サブユニットが発現する．β5t をもつプロテアソームにより，胸腺上皮細胞上の MHC クラスⅠ分子は，負の選択を行うペプチドとは異なるペプチドを提示し，正の選択を受けた胸腺細胞が，同じ MHC クラスⅠ分子/ペプチド複合体により負の選択を受けることを，回避しているのではないかと考えられている．

B TAP

TAP は TAP1 と TAP2 により構成されるヘテロ二量体で，小胞体膜を貫通しており，ATP のエネルギーを利用してペプチドを細胞質から小胞体内腔へ輸送する(**図 5-42**)．MHC クラスⅠ分子に結合しているペプチドは，ほとんどが 9～11 個のアミノ酸により構成されているが，TAP は 8～12 アミノ酸残基からなるペプチドを効率よく輸送する．また MHC クラスⅠ分子に結合するペプチドは，多くの場合 C 末端が疎水性アミノ酸であるが，TAP 輸送システムも C 末端に疎水性アミノ酸を有するペプチドを迅速に輸送する．MHC クラスⅠ分子はペプチドと会合することにより安定して細胞表面に発現するため，TAP1 の発現を欠損したマウスでは，MHC クラスⅠ分子に結合するペプチドの供給が不足して，MHC クラスⅠ分子の細胞表面の発現が著しく減少する．さらに胸腺で CD8 陽性 T 細胞の正の選択ができないため，CD8 陽性 T 細胞の分化誘導が著しく障害される．

小胞体内腔に入ったペプチドは，**小胞体アミノペプチダーゼ** 1 endoplasmic reticulum aminopeptidase 1（ERAP1）や ERAP2 によりアミノ（N）末端側のアミノ酸が切断されて，MHC クラスⅠ分子のペプチド収容溝に収まる長さのペプチドが産生される（**図 5-42**）．

C 抗原提示にかかわるシャペロン分子群

プロテアソームにより産生されたペプチドは，HSP90 や HSP70 などの熱ショックタンパク質に結合して TAP へと輸送される．小胞体内では **ERp57**，**カルレティキュリン** calreticulin などの分子シャペロンが，生合成されたばかりの不安定な MHC クラスⅠ分子に結合して，MHC クラスⅠ分子がペプチドを結合して安定化するまで，その構造を保持する（**図 5-42**）．**タパシン** tapasin は TAP と MHC クラスⅠ分子を会合させる機能を担っており，TAP により細胞質から輸送されたペプチドが効率よく MHC クラスⅠ分子に結合できるように作用する．安定した MHC クラスⅠ α 鎖，β_2 ミクログロブリンおよびペプチドの複合体が形成されると，MHC クラスⅠ分子複合体は，ERp57，カルレティキュリン，タパシンから離れ，ゴルジ体で糖鎖修飾を受けた後，細胞表面に発現する（**図 5-42**）．

D クロスプレゼンテーション（交差抗原提示）

上述のように，MHC クラスⅠ分子には，核や細胞質内のタンパク質や微生物に由来するペプチドが提示される．しかし免疫系は，抗原提示細胞に感染しないウイルスに対しても，これに特異的な CD8 陽性 T 細胞を誘導することができる．この現象は抗原提示細胞が，細胞外の微生物や細胞片，タンパク質などを取り込み，そのペプチド断片を MHC クラスⅠ分子を介して提示できることに起因する．この抗原提示機構を**クロスプレゼンテーション** cross-presentation と呼び，これにより CD8 陽性 T 細胞が活性化されることを**クロスプライミング** cross-priming と呼ぶ．

クロスプレゼンテーションは抗原提示細胞の中でも樹状細胞のみが行うことができる．その機構には不明な点もあるが，プロテアソームと TAP に依存するものと，これらに依存しないものとがある（**図 5-43**）．前者は，樹状細胞により取り込まれた細胞外のタンパク質が，早期のエンドソーム内から細胞質へ Sec61 と呼ばれる輸送ポンプにより逆輸送され，プロテアソームによる分解後，そのペプチド断片が TAP により小胞体内へと送られて，通常の MHC クラスⅠ抗原提示経路（**図 5-42**）に乗るものである．後者は，エンドサイトーシスにより形質膜上の MHC クラスⅠ分子が，細胞外のタンパク質と共にエンドソームに取り込まれ，そこで一部プロセシングされて産生されたペプチドが MHC クラスⅠ分子に負荷されて，再び細胞表面に送られる経路で，プロテアソームや TAP に依存しないものである．

3 MHC クラスⅡ分子を介した抗原提示のメカニズム

A 膜タンパク質・細胞外タンパク質の抗原提示経路

細胞外液中の病原体や壊れた腫瘍細胞の残骸，あるいは細胞膜上の膜タンパク質などは，エンドサイトーシスにより樹状細胞，マクロファージあるいは B 細胞などの**抗原提示細胞** antigen presenting cell（APC）に取り込まれる．取り込まれたタンパク質はエンドソームの内部で，**リソソーム酵素**（カテプシン S，H，B，D など）により分解される．産生されたペプチドは MHC クラスⅡ分子と結合し，細胞表面に提示される．MHC クラスⅡ分子に結合した非自己抗原ペプチドを認識して活性化された CD4 陽性 T 細胞は，細胞性免疫を活性化すると共に，B 細胞に形質細胞への分化を誘導して抗体産生を促し，細胞外のタンパク質を捕捉・排除する液性免疫を誘導する．エンドソームは取り込んだタンパク質，MHC クラスⅡ分子，カテプシン群が共存する場であり，外来性抗原の処理機構において最も重要な細胞内小器官である．**図 5-44** に膜タンパク質・細胞外タンパク質の処理と細胞内輸送機構の概要を示す．

MHC クラスⅡ分子は α 鎖と β 鎖のヘテロ二量体である（MHC の構造と機能➡115 頁参照）．MHC クラスⅡ分子は粗面小胞体で生合成されるとカル

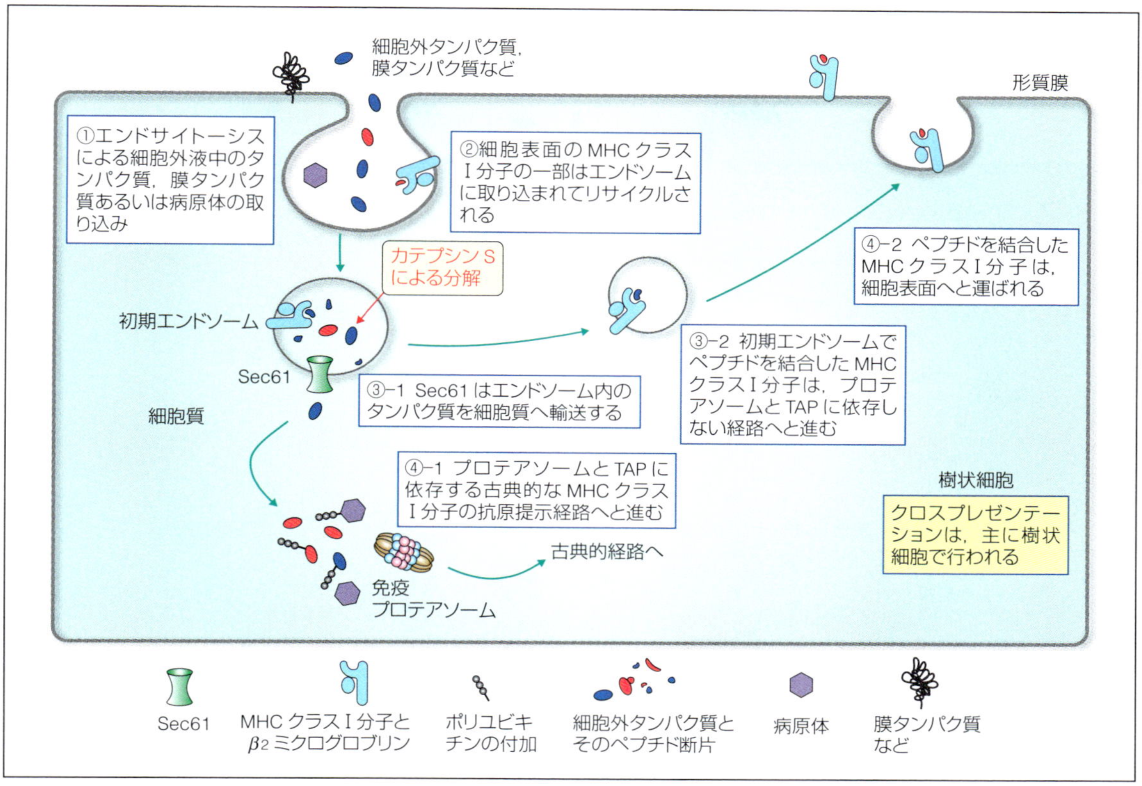

図 5-43　樹状細胞におけるクロスプレゼンテーション（交差抗原提示）経路

1. 細胞外のタンパク質や一部の細胞表面の MHC クラスⅠ分子が，エンドサイトーシスによりエンドソームに取り込まれる（①，②）．取り込まれたタンパク質は Sec61 により細胞質に輸送される（③-1）か，カテプシン S によりペプチドへと分解されて，エンドソームに存在する MHC クラスⅠ分子に結合する（③-2）．
2. Sec61 により細胞質に輸送されたタンパク質は，他の細胞質のタンパク質と同様に，古典的経路により処理される（④-1）．エンドソームのペプチド-MHC クラスⅠ分子複合体は，細胞表面へ運ばれる（④-2）．

ネキシン calnexin と会合して安定化し，次に**インバリアント鎖** invariant chain（Ii 鎖；CD74）と結合して（α 鎖，β 鎖および Ii 鎖）× 3 の九量体を形成する（**図 5-44**）．Ii 鎖は MHC クラスⅡ分子 αβ 二量体形成のシャペロンとして働くのみでなく，小胞体内で細胞内タンパク質由来のペプチドが MHC クラスⅡ分子のペプチド収容溝へ結合するのを阻止する．さらに Ii 鎖の N 末端近傍にはエンドソームへのソーティングシグナルが存在し，MHC クラスⅡ分子 /Ii 鎖複合体を，ゴルジ体を経由してエンドソームへと導く．この輸送の過程で Ii 鎖はカテプシン S，F，L により段階的に消化され，最終的に CLIP（class Ⅱ associated Ii chain peptide）と呼ばれるペプチドのみが，MHC クラスⅡ分子のペプチド収容溝に結合した形で残存する．Ii 鎖分解の最終段階は，胸腺皮質上皮細胞ではカテプシン L が，それ以外の細胞ではカテプシン S が担っている（**図 5-44**）．CLIP を結合した MHC クラスⅡ分子は，ペプチドを MHC クラスⅡ分子に負荷する小胞（MⅡC：MHC クラスⅡコンパートメント）に至るまで，他のペプチドを結合することができない．

MⅡC では，HLA-DM（マウスでは H2-M）分子が，MHC クラスⅡ分子と会合して CLIP と抗原ペプチドの交換を促進する．HLA-DM は，MHC クラスⅡ分子のペプチド収容溝に，CLIP より親和性の高いペプチドが結合するまで MHC クラスⅡ分子と会合し続ける．この仕組みにより，抗原提示細胞表面に輸送される MHC クラスⅡ分子が提示するペプチドは，細胞表面で容易には解離しない．抗原ペプチドと MHC クラスⅡ複合体は，最終的に細胞表面に運搬される（**図 5-44**）．

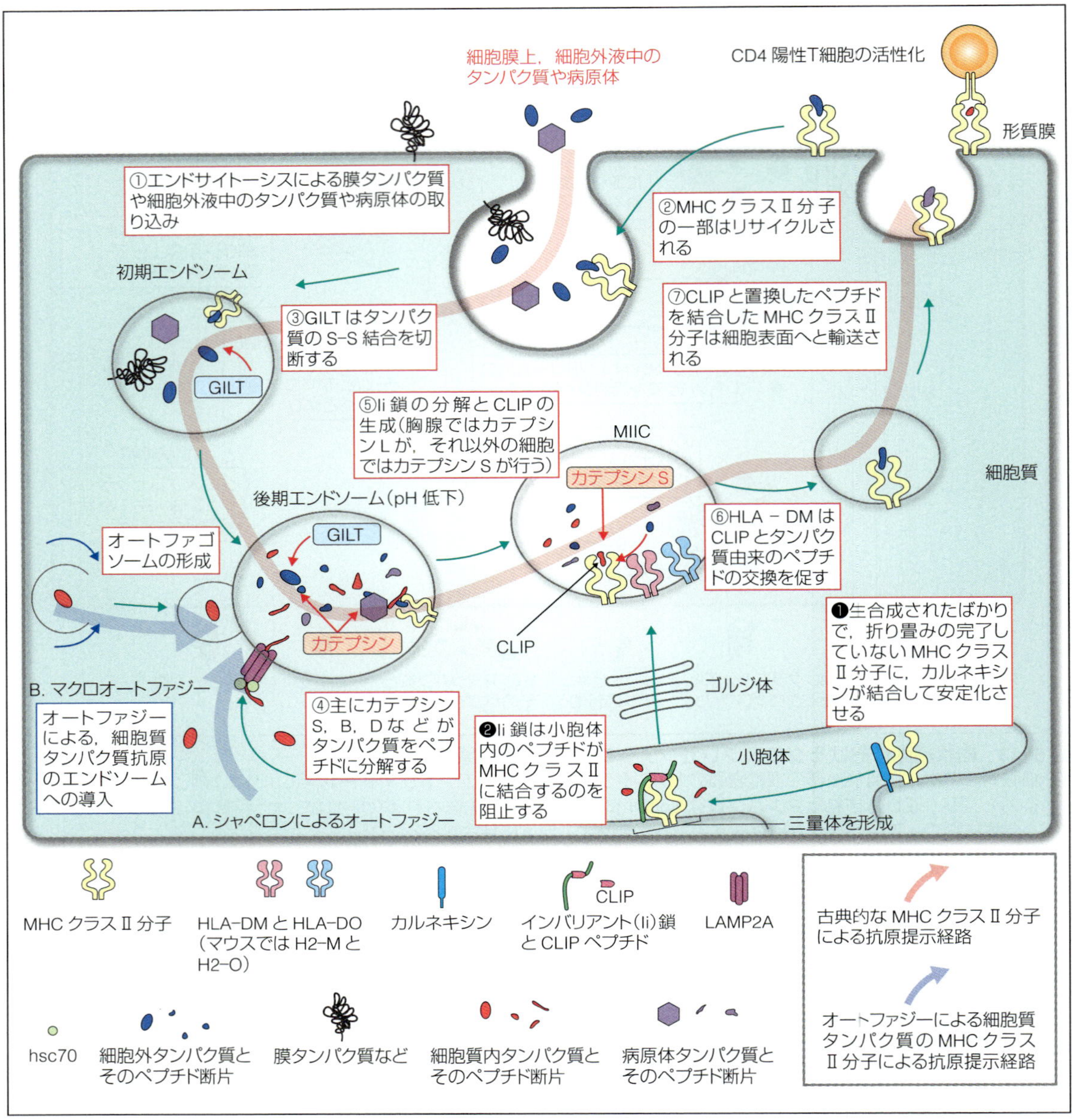

図 5-44　MHC クラスⅡ分子を介した抗原提示経路

1. 膜タンパク質や細胞外のタンパク質，病原体，および一部の細胞表面の MHC クラスⅡ分子がエンドサイトーシスによりエンドソームに取り込まれる（①，②）．
2. GILT はタンパク質の S-S 結合を切断し，カテプシンによる分解を受けやすくする（③）．
3. 内部の pH が低い後期エンドソームで，タンパク質はカテプシンによりペプチドに分解されて MIIC に移行する（④）．
4. MIIC では，MHC クラスⅡ分子に結合する Ii 鎖が，カテプシン S（胸腺ではカテプシン L）により分解されて，MHC クラスⅡ分子のペプチド収容溝には CLIP と呼ばれる Ii 鎖の一部が結合した状態になる（⑤）．
5. HLA-DM は CLIP を，①で取り込んだタンパク質に由来するペプチドと置換する反応を触媒する（⑥）．ペプチドを結合した MHC クラスⅡ分子は，細胞表面へと輸送される（⑦）．
6. 新たに生合成された MHC クラスⅡ分子には，カルネキシンが結合してその構造を安定化させる（❶）．また，Ii 鎖が MHC クラスⅡ分子に結合して，小胞体内のペプチドが MHC クラスⅡ分子に結合するのを防ぐ（❷）．
7. オートファジーによる細胞質タンパク質のエンドソームへの輸送機構として，以下の2つの経路の存在が考えられている．
   (A) LAMP2A などのシャペロンタンパク質を介して，細胞質のタンパク質がエンドソームに送り込まれる．
   (B) 細胞質タンパク質を囲い込んだオートファゴソームが形成され，これがリソソームと融合してエンドソームへと移行する．

B 抗原提示に関わるカテプシン群のタンパク質分解酵素

カテプシン cathepsin はエンドソーム/リソソーム酸性プロテアーゼ群の総称名である．さまざまなカテプシンが発見され，普遍的に発現するものと組織特異的なものに分類されており，それらの役割に機能分担がみられる．エンドソームの内部環境は早期エンドソームから後期エンドソームに至る過程で，内部の pH が次第に低下し，その結果取り込まれた細胞外のタンパク質が酸変性により高次構造を失うと共に，酸性に至適 pH をもつカテプシン群が作用しやすくなる．どの酵素がタンパク質の分解において重要であるかについては特定されていないが，カテプシン S は，早期～後期エンドソームに広く分布し，その至適 pH も比較的広い．また，これを欠損する樹状細胞では，クロスプレゼンテーションの効率が著しく低下すること（**図 5-43**）などから，エンドソーム内に取り込んだタンパク質の分解にカテプシン S は重要であると考えられている．

カテプシン S は樹状細胞，マクロファージおよび B 細胞などの抗原提示細胞に特異的に発現し，IFNγ により誘導される．エンドソーム内のタンパク質の分解に加えて，樹状細胞と B 細胞においては，カテプシン S は Ii 鎖の分解を担う．カテプシン S 欠損マウスの B 細胞や樹状細胞では Ii 鎖の分解が不十分で，Ii 鎖の一部を結合する MHC クラス II 分子が細胞表面に発現する．T 細胞の成熟に重要な胸腺皮質上皮細胞では，Ii 鎖の分解はカテプシン L に依存する．

C 抗原のプロセシングに関与するカテプシン群以外の分子

カテプシン群以外に抗原処理に関与する分子として，APC の後期エンドソームに存在する GILT (gamma interferon-inducible lysosomal thiol reductase) がある．抗原にプロテアーゼが作用する前に，抗原の **S-S 結合（ジスルフィド結合）** を解きほぐす必要があるが，GILT はタンパク質の S-S 結合を還元する働きをもつ．GILT 遺伝子欠損マウスでは，S-S 結合をもつ外来性タンパク質の MHC クラス II 経路による抗原提示に異常が観察され，GILT の外来性抗原のプロセシングにおける重要性を示している．

D オートファジーによる細胞質タンパク質の MHC クラス II 分子による提示

細胞質内のタンパク質は，原則として上述のように，プロテアソーム-TAP を経て，プロセシングされたペプチドが小胞内で MHC クラス I 分子に結合して，細胞表面に輸送され CD8 陽性 T 細胞に提示される（**図 5-42**）．一方，MHC クラス II 分子を発現する抗原提示細胞では，オートファジーと呼ばれる自食作用により，細胞質のタンパク質がエンドソームに輸送され，そこでプロセシングされたペプチドが MHC クラス II 分子と結合して，細胞表面で CD4 陽性 T 細胞に提示するしくみが存在する（**図 5-44**）．細胞質のタンパク質をエンドソームに送る機構として，2 種類あると考えられている．1 つは細胞質のタンパク質が hsc70 と呼ばれる**シャペロンタンパク質**の助けを借りて，エンドソームの膜上の LAMP2A の作用によりエンドソーム内に送り込まれる経路である．もう 1 つは細胞質のタンパク質や小器官が**オートファゴソーム** autophagosome と呼ばれる顆粒に包まれて，そのままリソソームと融合してエンドソーム内に送られる経路である．エンドソームに取り込まれた細胞質由来のタンパク質は，通常の MHC クラス II 分子の抗原提示経路に合流して，後期エンドソーム内でプロセシングされて MHC クラス II 分子と結合し，細胞表面に提示される（**図 5-44**）．

4 まとめ

1. 核や細胞質内に存在するタンパク質由来のペプチドは MHC クラス I 分子により，膜タンパク質や細胞外タンパク質由来のペプチドは MHC クラス II 分子により，それぞれ CD8 陽性 T 細胞，CD4 陽性 T 細胞に提示される．
2. MHC クラス I 抗原提示経路と MHC クラス II 抗原提示経路は，お互いに異なる．
3. 樹状細胞は，取り込んだ細胞外タンパク質由来ペプチドをクロスプレゼンテーション（交差抗原提示）により MHC クラス I 分子を介して提示することができる．
4. 抗原提示の過程を制御することにより，T 細胞の免疫応答を人工的に調節できる可能性がある.

I TCR による認識

1 T 細胞の抗原認識

B 細胞および抗体が抗原をそのまま認識するのに対して，T 細胞は抗原そのままを認識せず，細胞表面にある抗原としてのみ認識する.そのため，T 細胞の抗原認識は，抗原を提示する**抗原提示細胞** antigen-presenting cell（APC）と認識する T 細胞との細胞接着・相互作用のうえに成り立っている．T 細胞が認識する“抗原”は，細胞内に入り込んだ病原体や，細胞外の病原体やタンパク質などを細胞内に取り込んだ後のタンパク質を，抗原プロセッシングと呼ばれる過程を経て，改めて細胞表面に抗原ペプチドとして発現してきたもので，それを T 細胞が認識する．このプロセスされた抗原ペプチドと結合して細胞内から表面に発現させる役割を担うタンパク質が，**主要組織適合遺伝子複合体** major histocompatibility complex（MHC）である．この名前は当初，組織移植の適合性を決定する遺伝子として同定されてきたことに由来するが，その MHC が抗原ペプチドを結合して，APC の細胞表面上に発現し，T 細胞が特異的レセプター，T 細胞レセプター T cell receptor（TCR）によって認識することになる.

2 MHC–ペプチドと MHC 拘束性

T 細胞の抗原認識における最大の特徴は，細胞表面の抗原を認識することと共に，“MHC 拘束性”があることである．**図 5–45** にあるように，A の遺伝背景をもつ黒マウス（MHCa）と B の遺伝系の白マウス（MHCb）がインフルエンザに感染し

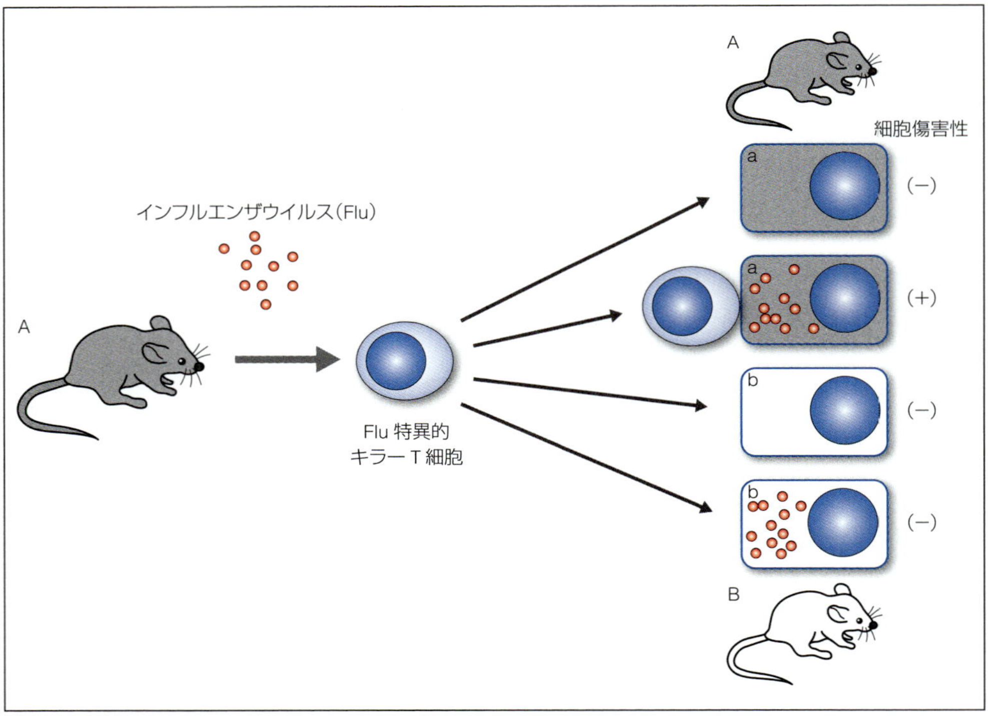

図 5–45　T 細胞認識における MHC 拘束性
遺伝背景 A をもつ黒マウス（MHCa）と遺伝背景 B をもつ白マウス（MHCb）とにインフルエンザを感染させ，誘導されるキラー T 細胞の標的傷害活性を調べる．黒ネズミ由来のキラー T 細胞は，インフルエンザ感染していない黒ネズミの細胞（a）も白ネズミの細胞（b）も殺さない．インフルエンザ感染していても白ネズミ細胞は殺せず，感染した黒ネズミ細胞のみを認識して傷害する．すなわち，自己由来の細胞（MHCa）でないと抗原（インフルエンザ）があっても認識しない，MHC 拘束性がある.

て，それに対して，感染細胞を標的とするキラーT細胞が誘導されるときに，黒マウス由来のキラーT細胞は，非感染の黒マウスの細胞は勿論のこと，白マウスの細胞に感染したインフルエンザも認識して攻撃することはできず，唯一黒マウスで感染した細胞のみを認識して攻撃して破壊する．言い換えれば，**自己の細胞で感染したインフルエンザのみを認識**する．この「自己」とは実はMHCによって規定されており，**T細胞の抗原認識はMHCに"拘束"**されている．このMHC拘束性は，免疫系が自己を認識する基本的なメカニズムになっており，自分以外のMHCを非自己として認識する基盤にもなっている．ヒト臓器移植の際にHLA（ヒトMHC）が一致しないと移植が不可能なのは，このT細胞の抗原認識の機構に基づいている（➡86頁NOTE参照）．

MHC拘束性の分子レベルでのメカニズムは，取りも直さず，抗原ペプチドがMHCに結合して**ペプチド–MHC分子複合体をT細胞が認識する**ためである．1987年に初めてMHCの結晶構造が明らかになり，それまで長らく不明であった抗原とMHCとの関係，MHC拘束性など長い間の疑問が解明されるきっかけとなった．

MHCの構造と機能（➡115頁）にあるように，**MHCには2種類，クラスⅠとⅡが存在**し，MHCクラスⅠ分子はほとんどの細胞に発現し，MHCクラスⅡ分子は抗原提示細胞などの特殊な細胞のみに発現している．MHCの溝に結合しているペプチドが詳しく解析され，MHCクラスⅠには8～10個のアミノ酸のペプチドが，クラスⅡにはより長いペプチド（およそ10～30個のアミノ酸）が結合する．MHCクラスⅡが長いペプチドを結合できるのは，ペプチド結合の溝の片端がクラスⅠに比べて狭まっていず，長いペプチドが入れるためである．いずれの場合にも，ペプチドが結合することでMHC構造の安定化が誘導される．このようなMHC–ペプチドの複合体（MHCp）を，TCRが認識するわけである．

3 T細胞抗原レセプター

T細胞の抗原レセプターは長い間同定されず，未知のままだったが，T細胞に特異的なモノクローナル抗体の作製の成功により，一挙に同定され，40 kD程度の2鎖からなるヘテロダイマーであることがタンパク質レベルでわかり，その後1984年にT細胞特異的なサブトラクション法によってTCRαとβ鎖遺伝子が，その後にγとδ鎖遺伝子がクローニングされた．同定されてみると，TCR$\alpha\beta$鎖は，ちょうど免疫グロブリンH鎖の定常領域を除いたような構造で，可変variable領域と定常constant領域が1つずつ繋がった形をしており，単一の膜貫通領域と大変短い細胞内領域からなっている（**図5–46**）．これらの遺伝子構造と遺伝子再構成による多様性の形成については遺伝子再構成の機構（➡94頁）参照．

MHC拘束性の分子基盤として，単一のTCR$\alpha\beta$ヘテロダイマーがMHCと抗原ペプチドを認識しているのか，あるいはMHCと抗原ペプチドの認識は別々のレセプター分子で担われているのか，その折衷的にMHCとペプチドの複合体を別々のレセプターが認識しているか，年余にわたる議論が続いていた．1986年に単一TCR$\alpha\beta$鎖を異なる細胞に導入することにより，TCRは**抗原とMHCの両者を特異的に認識**できることがわかり，T細胞では，TCR$\alpha\beta$ヘテロダイマーによってMHC–ペプチド複合体（MHCp）が認識されることが確定した．それからほぼ10年後（1996年）に，TCR$\alpha\beta$とMHCpとの共結晶化が成功し，TCRが抗原MHCを認識する構造の基礎が解明された（**図5–47**）．

TCRα鎖とβ鎖のCDR3領域が主にMHCp結合部位をつくり，MHCpの溝とペプチドに対して対角線をつくるように斜めに会合する．そしてTCRα鎖はMHCα_2ドメインとペプチドN末端に重なり，TCRβ鎖はMHCα_1ドメインとペプチドC末端に重なるように配向し，2つのαへリックスでできる溝の両脇の壁の間の谷間に入り込むようになっている．多くの異なるTCR$\alpha\beta$，MHCpの構造解析から，TCR–MHCpの認識様式はほとんど同じで，一般にVαがN末端，VβがC末端に接触して認識している．ペプチドの有無によってTCRの構造に微妙な変化が起こり，異なるペプチドに対するTCRの柔軟性があると思われるが，ペプチド結合によってT細胞の活性化を導くような大きな構造変化は誘導されない．

1つのT細胞は一般的に**単一のTCRを発現**しており，すべてのT細胞はそれぞれ**単一のTCR**

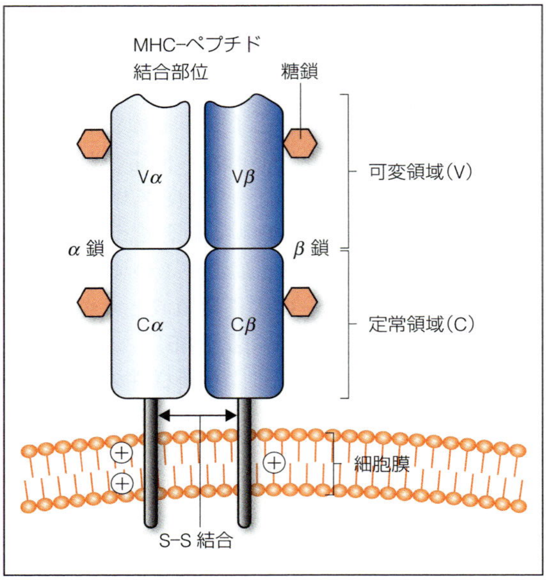

図 5–46 TCRαβ ヘテロダイマーの構造

TCR は膜貫通タンパク質の α 鎖と β 鎖が S–S 結合で会合したダイマーからなる．それぞれの鎖は，細胞外領域は，可変領域 variable(V)と定常領域 constant(C)からなり，膜貫通領域には 正に荷電したアミノ酸(α 鎖は 2 つ，β 鎖は 1 つ)を含み，短い細胞内領域をもつ．可変領域は，β 鎖では V–D–J 領域，α 鎖では V–J 領域が再構成して形成される．α 鎖と β 鎖の可変領域で MHC–ペプチド複合体と会合する領域を形成する．

を有している．しかし，TCRα 鎖の対立遺伝子排除が不完全なために，2 つの TCRα と 1 つの TCRβ を発現する T 細胞が相当数存在すると考えられる．

4 コレセプター CD4/CD8

T 細胞では TCR が抗原ペプチド MHC 複合体に結合すると共に，CD4/CD8 が MHC 分子と相互作用をする．TCR の抗原ペプチド MHC 複合体への親和性は，一般的に 10^{-4} M 程度で大変弱い結合性であり，この相互作用をさまざまな接着分子が補強している．この MHC 分子と CD4/CD8 の結合は，相互作用をより安定化させ，T 細胞の抗原反応をより強めるために必要である．**CD4 は MHC クラス II 分子に，CD8 はクラス I 分子に会合する**(**図 5–48**)．CD4 は 4 つの Ig ドメイン(D_1–D_4)をもち，先端の D_1，D_2 が MHC クラス II の β 鎖に強く会合する．一方，CD8 は

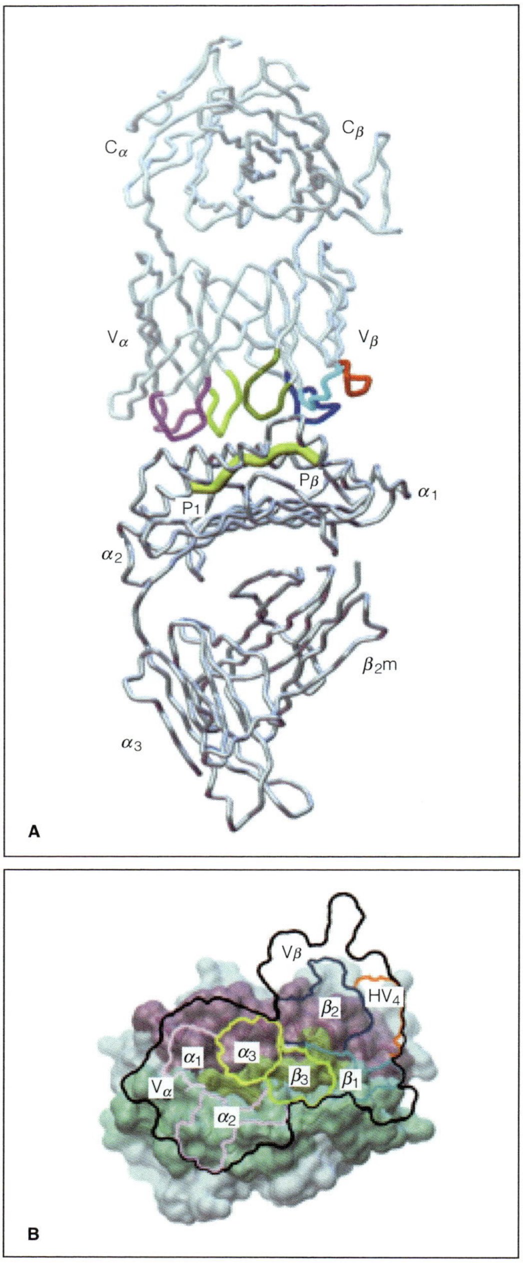

図 5–47 TCRαβ–MHCp の共結晶による TCR–MHC–ペプチドの構造

A：TCRαβ–抗原ペプチド MHC 複合体の会合：MHC クラス I H-2K^b^ の α_1 と α_2 で形成する溝に 8 アミノ酸のペプチド dEV8(P1～P8)が結合し，それを TCR(2C TCR)の Vα と Vβ のつくる平面によって会合・認識する．

B：MHC クラス I 分子 H-2K–ペプチドの上にある TCR の結合サイトのフットプリント：これは TCR を通して MHC クラス I 分子–ペプチドを上から直接見ている形になる．

(A,BともGarcia KC et al. Science 1996, 274:209. Figure 9より)

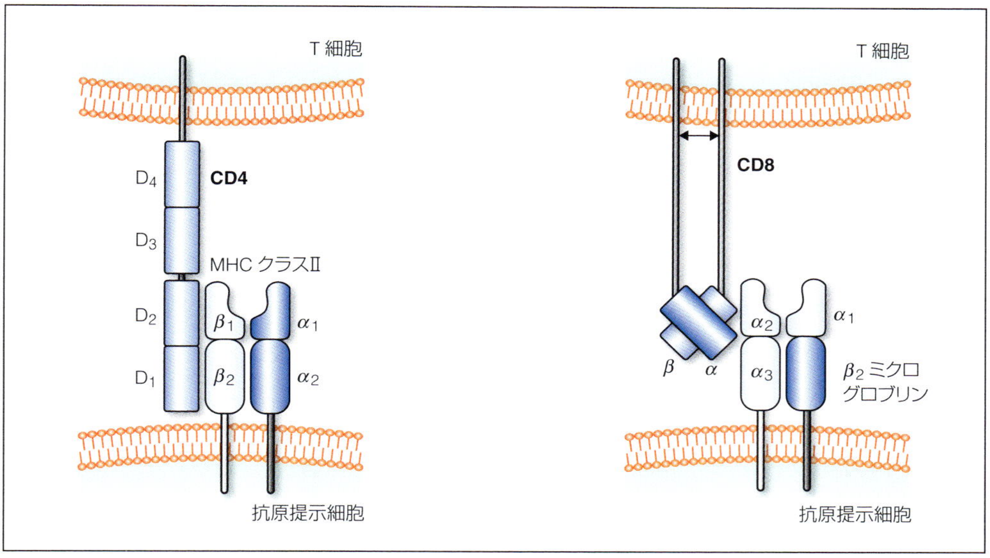

図 5-48　CD4，CD8 と MHC 分子との会合
CD4 は細胞外領域に 4 つの免疫グロブリン（Ig）ドメイン（D_1～ D_4）をもち，最初の 2 つで MHC クラスⅡ分子の β 鎖と会合する（左）．一方，CD8 は Ig ドメインを 1 つもち，CD8αα ホモダイマーまたは CD8αβ ヘテロダイマーが MHC クラスⅠ分子の α_2 ドメインと結合する．

1 つの Ig ドメインからなり，αα ホモダイマーまたは αβ ヘテロダイマーを形成して，MHC クラスⅠ分子の α 鎖に弱い親和性で結合する．CD4-MHC クラスⅡ分子，CD8-MHC クラスⅠ分子のどちらの場合にも，CD4/CD8 の結合する MHC 部位は，TCR が認識する MHC の溝とは全く異なり，構造上 TCR-抗原ペプチド MHC 複合体の外側に存在する．そのため，CD4/CD8 と MHC との会合は，TCR-抗原ペプチド MHC 複合体結合の相互作用を強め安定させる機能をもつ．CD4 および CD8 は後述のように細胞内領域で Src キナーゼ Lck と特異的に会合するため，TCR-抗原ペプチド MHC 複合体による抗原認識に伴って，Lck を TCR 近傍にリクルートし，Lck を活性化させる役割をもつ．

5 T 細胞抗原認識の多様性

TCRαβ ダイマーの認識するレパトアは，VαVβ の V 遺伝子の数や再構成の頻度の計算から，おおよそ 10^{14}～ 10^{20} と考えられる．一方，TCRα 鎖 β 鎖に続いて，γ 鎖と δ 鎖が同定され，異なる T 細胞群をつくっている．TCRαβ ヘテロダイマーを発現する **αβ T 細胞**と共に，TCR γδ ヘテロダイマーを発現する **γδ T 細胞**が存在する（T 細胞の数％）．**αβ T 細胞が主に抗原ペプチドを MHC クラスⅠ/Ⅱ分子との複合体として認識する**のに対して，**γδ T 細胞は熱ショックタンパク質（HSP）やリン酸化リガンドや脂質などの非ペプチド抗原などに，直接結合**したり，MHC クラスⅠ/Ⅱ分子でないクラスⅢ分子などの**非古典的 MHC 分子（TL，Qa-1 など）に拘束性の認識**をしたりする．また一方，αβ T 細胞の中にも，CD1 拘束性の脂質・糖脂質を認識する T 細胞（NKT 細胞など）が存在する．すなわち，大多数の αβ T 細胞は，タンパク質ペプチド抗原を認識するが，一部の T 細胞は非ペプチド抗原を認識して活性化され，機能する．

さらに重要な T 細胞の認識抗原は，自己抗原である．MHC 分子の溝から流出されたペプチドの多くは，自己抗原由来のものである．またがん抗原も非自己の抗原と考えられていたが，多くのがん特異的キラー T 細胞が自己ペプチドを標的としていることが判明している．胸腺における中枢性寛容によって自己抗原反応性の T 細胞は除去されていると思われていたが，実際には相当数の自己抗原反応性 T 細胞が末梢に存在している．そのままでは，自己免疫疾患を誘導してしまうが，それを抑制している T 細胞として制御性 T 細胞が存在する(免疫制御のメカニズム➡191 頁参照)．自己抗原として同定されたものは，実験的自己免疫性脳脊髄炎(多発性硬化病の動物モデル)を誘導するミエリンタンパク質(MBP，MOG)，胃炎を誘導する Na^+/K^+-ATPase，TCR 自己交差性の gp250 など数少ないが，制御性 T 細胞を除去すると，自己反応性 T 細胞が活性化されて，自己免疫疾患を誘導することが広く知られる(自己免疫疾患の遺伝因子➡367 頁参照)．自己ペプチドに対しては低い親和性であるが，非自己ペプチドに対しては高親和性であると考えられる．

6 TCR–CD3 複合体：機能的な抗原認識レセプター複合体

A CD3 複合体

TCR の実態の解明の過程で，TCR に対するモノクローナル抗体が作製され，多くの抗 TCR 抗体が T 細胞活性化を阻害するのに対して，すべての T 細胞と反応して，レクチンのようにすべての T 細胞を活性化できる抗体 OKT3 が得られた．この抗体による免疫沈降によって 40～50 kD の分子群と 20～30 kD の分子群とが同定された．前者は TCR$\alpha\beta$ ヘテロダイマーであり，後者は **TCR に会合して，活性化に関与している分子群**で，CD3 分子であった．

この 20～30 kD の分子群は，4 種類の異なるペプチド，γ，δ，ε，ζ から構成されていた(**図 5–49**)．CD3 分子は，その類似性から γ，δ，ε 鎖と，ζ 鎖とに分けられる．複合体は，3 種類のダイマーから構成され，$\gamma\varepsilon$，$\delta\varepsilon$ は非共有結合で，$\zeta\zeta$ は共有結合のホモダイマーを形成し，全体として，TCR$\alpha\beta$ ダイマーと会合して，$\alpha\beta/\gamma\varepsilon/\delta\varepsilon/\zeta\zeta$ の 8 分子複合体として TCR–CD3 複合体を形成している．

CD3γ，δ，ε 鎖は免疫グロブリン(Ig)スーパーファミリーに属し，細胞外領域に Ig ドメインをもち，単一の膜貫通領域をもつ．$\gamma\delta\varepsilon$ 分子は同一の染色体に極近傍に存在し，相同性が高く，一方，ζ 鎖は $\gamma\delta\varepsilon$ とは全く類似性がなく，共有結合によって 32 kD のホモダイマーを形成し，細胞外領域は 9 アミノ酸しかなく，単一の膜貫通領域と 113 アミノ酸の長い細胞内領域を有し，シグナル伝達に適した構造をもつ．

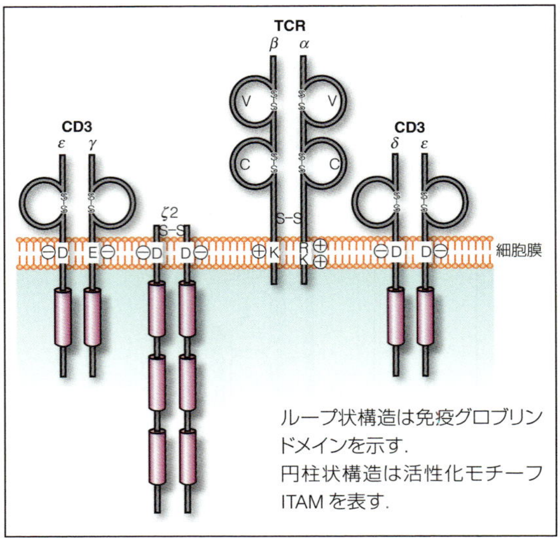

図 5–49 TCR–CD3 複合体の構造

TCR$\alpha\beta$(図 5–46 参照)ダイマーと，3 つの CD3 ダイマー(CD3$\gamma\varepsilon$，CD3$\delta\varepsilon$，および CD3$\zeta\zeta$ ダイマー)が会合して TCR–CD3 複合体を形成する．CD3 分子はすべて膜貫通領域に負の荷電アミノ酸をもち，TCR$\alpha\beta$ のもつ正の荷電アミノ酸との会合を担う．CD3$\gamma\delta\varepsilon$ は，細胞外領域に Ig ドメインを有し類似性が高いのに対して，CD3ζ は構造的にも異なり，細胞外領域はほとんどなく，ホモダイマーを形成する．CD3$\gamma\delta\varepsilon\zeta$ の各鎖の細胞内領域には，共通のシグナル伝達モチーフ ITAM (円筒状構造)を有する(ζ は 3 つ，$\gamma\delta\varepsilon$ は各 1 つ)．TCR は CD3 分子と会合しないと細胞表面に発現できない．

CD3 分子の共通した性質として，膜貫通領域内に通常では稀な，負に荷電したアミノ酸(アスパラギン酸：D，グルタミン酸：E)を有している．すべての CD3 分子がその膜貫通領域に負の荷電アミノ酸をもつのに対して，TCR$\alpha\beta$ 鎖は逆に，膜貫通領域に正に荷電したアミノ酸(リジン：K，アルギニン：R)を有する．TCRα は 2 つ，TCRβ は 1 つ有している．TCR の正の荷電と CD3 の負の荷電の相互作用が，細胞膜での TCR–CD3 複合体の会合に重要である．TCR と CD3 分子と量比は未だに定かではないが，この荷電の数からは，TCR$\alpha\beta$ の 2 対と CD3 複合体が会合していると考えられるが，最近，CD3ζ 鎖を介して 2 つの

TCR–CD3 複合体が会合して二量体を形成していることが示唆されている.

CD3 複合体には，いくつかのバリエーションが知られている．CD3γ, ε 鎖は TCR 発現に絶対的に必要だが，$\gamma\delta$T 細胞においては，CD3δ がなくても TCR–CD3 複合体が発現することから，δ 鎖は不可欠でないことが判明している．また，CD3ζ 鎖については，$\zeta\zeta$ ホモダイマーの代わりに，FcRγ 鎖のホモダイマーまたは CD3ζ–FcRγ ヘテロダイマーからなる異なるアイソフォームが存在する．FcRγ はもともとはマスト細胞などに発現する IgE の高親和性レセプター(FcεRI)のシグナル伝達サブユニットであるが，配列やゲノム構造・染色体位置などで CD3ζ 鎖との類似性が高く，ζ 鎖ファミリーを形成している．通常の T 細胞が $\zeta\zeta$ を発現しているのに対して，粘膜免疫系を司る腸管上皮，皮膚，子宮，膣などに存在する T 細胞，特に $\gamma\delta$T 細胞では FcRγ 鎖を含む TCR 複合体が使われている．これらの $\gamma\delta$T 細胞はそのレパトアも限られており，CD3 複合体も通常とは異なり，ユニークな機能を反映していると思われる．

TCR ダイマーは，CD3 分子群と会合して初めて細胞表面に発現する．各々の分子は ER 内で大過剰に合成されたのち，ER 内では部分的な複合体がつくられ，$\delta\varepsilon$, $\gamma\varepsilon$, $\zeta\zeta$, $\alpha\beta$ のようなダイマーになったうえで，大きな集合体 $\alpha\beta/\gamma\varepsilon/\delta\varepsilon$ となる．複合体を形成できない分子は ER 内で分解される．最後に $\zeta\zeta$ と会合して細胞表面に発現するが，$\zeta\zeta$ と会合しない場合には，リソソームに移送されて分解される．完全な TCR$\alpha\beta$/CD3$\gamma\delta\varepsilon/\zeta\zeta$ 複合体として完成して細胞表面で，抗原認識を担うことになる．

B ITAM 活性化モチーフ

TCR 分子は，細胞内領域が短く，シグナル伝達に働くモチーフなどをもたない．そのため，TCR に会合する CD3 複合体が，抗原認識シグナルを細胞内に伝達する役割を担う．

T 細胞の抗原認識に伴って，まず誘導されるのが CD3 分子のチロシンリン酸化である．とりわけ CD3ζ 鎖は，構造的にも細胞内領域が長く，強いリン酸化が誘導される．CD3 分子の細胞内領域には共通した活性化モチーフが存在する．ITAM(immunoreceptor tyrosine–based activation motif)と呼ばれ，2 つの YxxL/I 配列が 6～8 アミノ酸のスペーサーで繋がれた形をもつ(**図 5–50**，免疫レセプターチロシン活性化モチーフ➡74 頁参照)．CD3γ, δ, ε には 1 つずつ，CD3ζ 鎖には 3 つの ITAM が細胞内領域に存在する(**図 5–49**)．ITAM を含む領域を CD8 や CD25 などの分子の細胞外領域と融合させたキメラ分子を作製して T 細胞に発現させ，これを抗 CD8 や抗 CD25 抗体で架橋すると，抗原刺激とほぼ同様な活性化–チロシンリン酸化，細胞内 Ca^{2+} 動員，イノシトールリン脂質代謝亢進，サイトカイン産生などが誘導される．ITAM の配列の重要性は，ITAM 中のいずれものチロシン残基の変異で活性化が誘導されなくなることから ITAM が活性化シグナルを伝達する最小単位であることが証明された．また，CD3ζ 内の 3 個の ITAM はいずれからも活性化を誘導することができ，ITAM の数が増えるほど，活性化の程度も強くなる．TCR 複合体としては，$\gamma\varepsilon/\delta\varepsilon/\zeta\zeta$ では全体で 10 個の ITAM を有しており，TCR 活性化シグナルの増幅と調節に重要である．

7 免疫シナプスにおける認識と活性化

A 免疫シナプス

T 細胞が抗原を特異的に認識して活性化されるためには，生体内での細胞間相互作用が必要である．抗原を取り込んで活性化された樹状細胞 dendritic cell(DC)がリンパ管に沿って所属リンパ節に流入してくる．一方，生体内を循環する T 細胞は高内皮細静脈(HEV，➡176 頁 NOTE 参照)を介してリンパ節に常に流入していることから(リンパ球トラフィキング➡176 頁参照)，リンパ節には特異的な TCR をもつ T 細胞がいて，抗原を提示している DC と 1 対 1 の「運命的な出会い」をする．すると，この 2 つの細胞は接触して，その接触面では種々の細胞表面分子の相互作用が起こり，その中心に TCR 複合体が集まり，その周りを同心円状に接着分子 LFA–1 が取り囲む特殊な構造が形成される．神経系シナプスに類似していることから「免疫シナプス」と呼ばれる．中心部分を cSMAC(central supramolecular activation

		アミノ酸配列
TCR	CD3γ	E Q L Y Q P L K D − R E Y D Q Y S H L
	CD3δ	E Q L Y Q P L R D − R E D T Q Y S R L
	CD3ε	N P D Y E P I R K − G Q R D L Y S G L
	CD3ζa	N Q L Y N E L N L − G R R E E Y D V L
	CD3ζb	E G V Y N A L Q K D K M A E A Y S E I
	CD3ζc	D G L Y Q G L S T − A T K D T Y D A L
BCR	Igα	E N L Y E G L N L − D D C S M Y E D I
	Igβ	D H T Y E G L N I − D Q T A T Y E D I
FcR	FcRγ	D A V Y T G L N T − R S Q E T Y E T L
	FcεRIβ	D R L Y E E L N H − V Y S P I Y S E L
NKR	DAP12	E S P Y Q E L Q G − Q R P E V Y S D L
ウイルス	BLV gp30	D S D Y Q A L L P − S A P E I Y S H L
	EBV LMP2A	H S D Y Q P L G T − Q D Q S L Y L G L
	共通配列	D x x Y x x L x x − x x x x x Y x x L
		E I I

図 5-50　ITAM モチーフ
CD3 各鎖に共通に存在する活性化モチーフで，2 つの YxxL/I をスペーサーで繋いだ配列になっている．T 細胞活性化によって，ITAM の 2 つのチロシン残基がリン酸化され，そこに ZAP-70/Syk キナーゼの 2 つの SH2 領域が会合する．ITAM は T 細胞のみならず，BCR に会合する Igα/β，マクロファージなどに発現する IgG レセプター FcγR やマスト細胞の IgE レセプター FcεRI と会合する FcRγ 鎖，さらに NK 細胞の NK レセプターなどに会合する DAP12 や FcRγ 鎖，およびある種のウイルスにも存在し，各細胞でのシグナル制御を担う．さらに，最近では自然免疫系の数多くのレセプターが ITAM を有するアダプター FcRγ，DAP12 と会合して，活性化シグナルを誘導している．

cluster)，周りの部分を p(peripheral)SMAC と呼ぶ．抗原提示細胞(APC)側では，T 細胞側に対応して MHC 分子–抗原ペプチドが cSMAC に，LFA-1 に対応して ICAM-1 が pSMAC に集積する(**図 5-51**)．この構造はちょうど，中心で TCR–抗原ペプチド MHC 複合体の相互作用で抗原認識を，周りの領域で LFA-1 – ICAM-1 で細胞接着を担い，抗原特異的活性化を誘導する構造と考えられた．

B TCR ミクロクラスターと抗原認識シグナル

しかし，免疫シナプス(SMAC)が形成されるのには T 細胞と抗原提示細胞(APC)の接着から数分から 10 分が必要で，リン酸化や細胞内 Ca^{2+} 誘導などを含む初期活性化シグナルが 1 分以内に誘導されることと矛盾していた．実際，TCR およびシグナル伝達分子の集積と活性化の詳細な解析から，免疫シナプスの形成以前に，TCR および活性化シグナル分子の，より小さな集合体，TCR ミクロクラスターが形成され，抗原認識と活性化シグナルの伝達を担っていることが判明した．

TCR ミクロクラスターは，T 細胞が抗原認識をすると同時に形成される TCR がおよそ 100 分子程度が集合したクラスターである．そこに TCR 下流シグナル分子(キナーゼ ZAP-70 やアダプター分子 LAT，SLP-76 など)がリクルートされ，シグナル伝達集合体を形成し，T 細胞活性化シグナルが伝達される(**図 5-52**)．すなわち，TCR ミクロクラスターは抗原認識から活性化に至るシグナル伝達ユニットである．やがて，TCR ミクロクラスターは，T 細胞–APC の接着面の中央に移動して TCR だけが中央に集まり cSMAC(免疫シナプス中心)を形成する．cSMAC の中央では，集積した TCR が細胞内に取り込まれて分解されることにより活性化の負の調節が起こると共に，他方で cSMAC は，CD28 などを介する補助刺激も誘導する場にもなっている．TCR は活性化の前から数個程度の複合体(ナノクラスター)を形成していることが知られるが，これはシグナル伝達能をもたず，抗原認識に伴う活

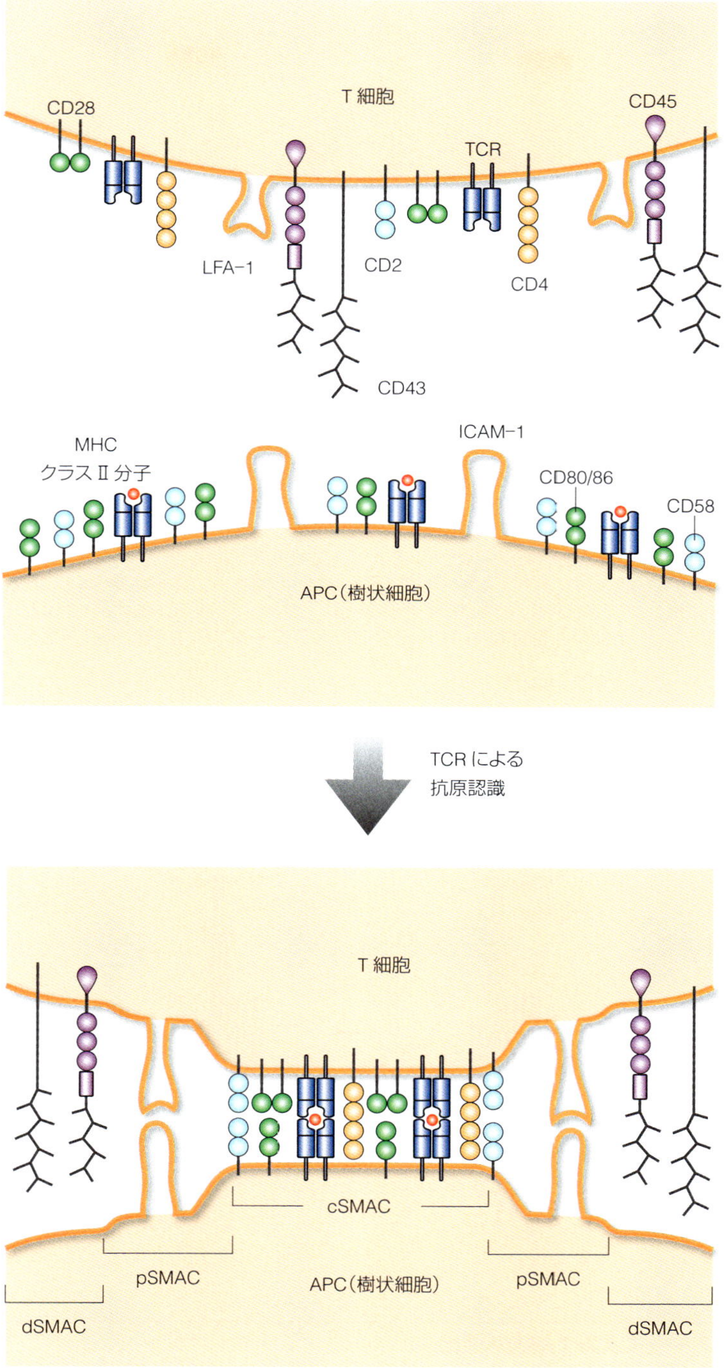

図 5-51　免疫シナプスの構造と形成
T 細胞が特異的抗原を発現する樹状細胞などの抗原提示細胞（APC）と出会うと，両者のインターフェイスに，配置の再構成が起こり，中心部分に TCR や CD28 など（APC 側は MHC や B7）が集まり（central supramolecular activation cluster；cSMAC），その周りに接着分子 LFA−1 など（APC 側は ICAM1 など）が集まり（peripheral SMAC；pSMAC），CD45 などの大きな分子は pSMAC の外側（distal SMAC；dSMAC）に集まる．免疫シナプスの形成はダイナミックに起こり，接着から 10 分程度で形成される．

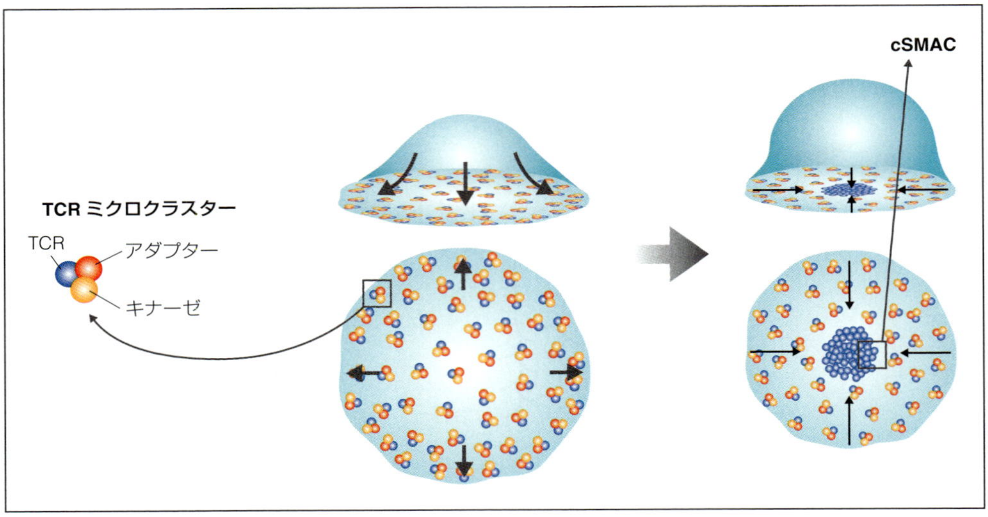

図 5-52 TCR ミクロクラスターの形成と構造
T 細胞と APC が接着すると同時に，接着面に TCR・キナーゼ・アダプター分子などが集まった TCR ミクロクラスターが形成される．TCR ミクロクラスターは，活性化のユニットであり，T 細胞活性化のシグナル伝達を誘導する．やがてミクロクラスターは接着面一面に形成され，中心に集まって動き，TCR だけは中心に集まり，免疫シナプスの中心 cSMAC を形成する．cSMAC では TCR は取り込まれて分解され，活性化に負の制御を担う．cSMAC 形成後も TCR ミクロクラスターはつくり続けられ，活性化の維持を担っている．

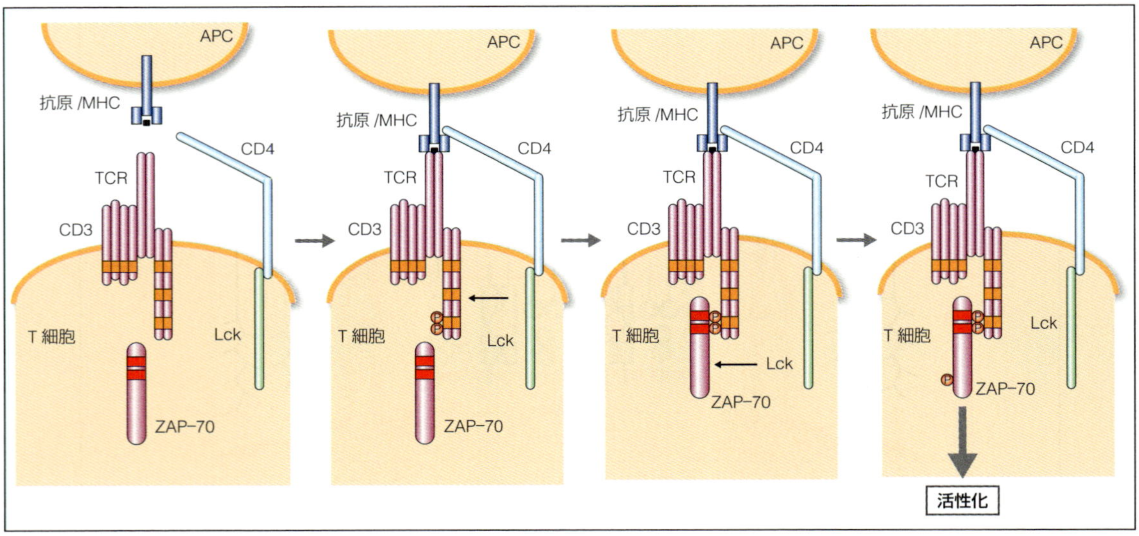

図 5-53 チロシンキナーゼによる T 細胞活性化
2 種類のチロシンキナーゼ Lck と ZAP-70 によって，2 段階で T 細胞活性化が誘導される．T 細胞と APC が接着し，TCR が MHCp を認識すると，CD4（CD8）が MHC に会合するため，CD4（CD8）に結合する Src キナーゼ Lck が TCR 近傍にリクルートされ，CD3 鎖 ITAM（オレンジ）をリン酸化する．2 つの SH2（赤）を有するキナーゼ ZAP-70 がそのリン酸化 ITAM に結合する．Lck および ZAP-70 自体によって ZAP-70 が活性化されて，下流のシグナルを伝達する．

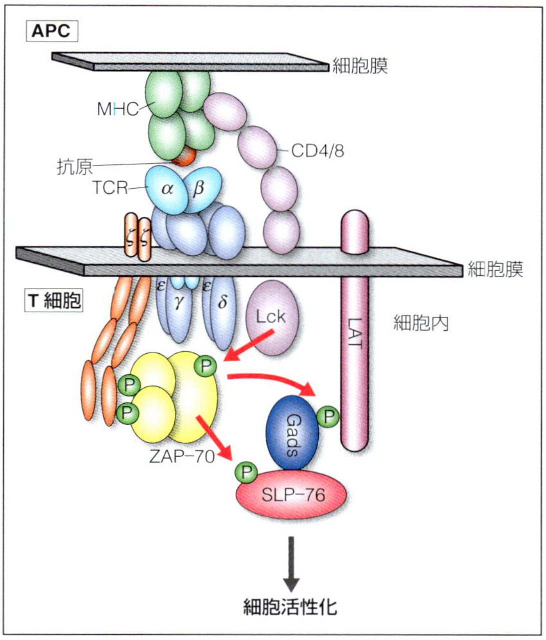

図 5-54　TCR シグナルの活性化カスケード
TCR-抗原ペプチド MHC 複合体の会合，CD4 の MHC への結合によって，活性化された ZAP-70（図 5-53 参照）は，種々の分子，特に重要な 2 つのアダプタータンパク質：LAT と SLP-76 をリン酸化して，下流シグナルを伝える．LAT は膜型アダプタータンパク質で，細胞内に多くのチロシン残基をもち，そのリン酸化チロシンに SH2 を有する種々の分子をリクルートし，SLP-76 は細胞内アダプター分子で，Gads と恒常的に会合しており，リン酸化 LAT に Gads-SLP-76 が会合する．SLP-76 はチロシン残基と共に，SH3 領域などを有し，多くの分子をリクルートして活性化シグナルを機能に沿って分岐する役割を担う．

性化により，TCR ミクロクラスターとなり，シグナル分子をもリクルートして活性化シグナルを伝える複合体ユニットになると考えられる．

8 TCR を介する T 細胞活性化

A 2 つのチロシンキナーゼによる初期活性化

T 細胞活性化の最初は，CD3 分子内の ITAM のチロシンリン酸化であるが，何がリン酸化を誘導して，活性化シグナルが伝達されるのか，が重要である．これには 2 つのチロシンキナーゼが順番に関与する．T 細胞で，ITAM をリン酸化するのは，Src ファミリーキナーゼの Lck である．Lck は，T 細胞の抗原認識の際に，補助レセプターとして働く CD4/CD8 と会合しており，抗原認識の際に CD4/CD8 が MHC と結合して TCR 近傍に寄ってくると，会合する Lck も近づき，CD3 鎖の ITAM のリン酸化を誘導する（**図 5-53**）．

リン酸化された ITAM には，もう 1 つのチロシンキナーゼ ZAP-70 が結合する．ZAP-70 は N 末端に 2 つの SH2 領域をもっており，SH2 領域はリン酸化チロシンに強い親和性で結合できるので，それぞれの SH2 が ITAM の 2 つのリン酸化チロシンと丁度ぴったりと会合するようになる．ZAP-70 は Src キナーゼのように N 末端に脂質結合領域などをもたないために，独自で細胞膜に結合できず，SH2 を介して ITAM への会合をすることによって TCR 複合体の近傍にきて，Lck および自分自身によってリン酸化されて活性化される（活性化レセプター→35 頁参照）．ZAP-70 の重要性は，欠損細胞では活性化シグナルが伝達されず，欠損マウスでは，T 細胞の分化そのものが障害されることから明らかである．

B チロシンリン酸化の調節

T 細胞活性化の初期は，Lck による ITAM のリン酸化によって起こるので，その制御系は極めて重要である．Src ファミリーキナーゼは，自らの配列の中に 2 か所の重要なチロシン残基を含んでいる．キナーゼ領域の中にあるチロシン残基は，自己リン酸化部位であり，このチロシンリン酸化によってキナーゼが活性化される．もう 1 つのチロシン残基は C 末端にあり，ここがリン酸化されると逆にキナーゼ活性は抑制され，脱リン酸化されると活性化されることになる．このリン酸化を担っているキナーゼが CsK（C-terminal src kinase）であり，脱リン酸化を担うのが CD45 である．これに対して，ZAP-70 には C 末端の調節性のリン酸化部位がなく，このような調節は受けない．

C アダプター分子によるシグナル分岐

活性化された ZAP-70 は，その基質として各種アダプターをリン酸化する．これらのうち，特に**膜型アダプター LAT** と**細胞内アダプター SLP-76** が重要である（**図 5-54**）．LAT は細胞内に多

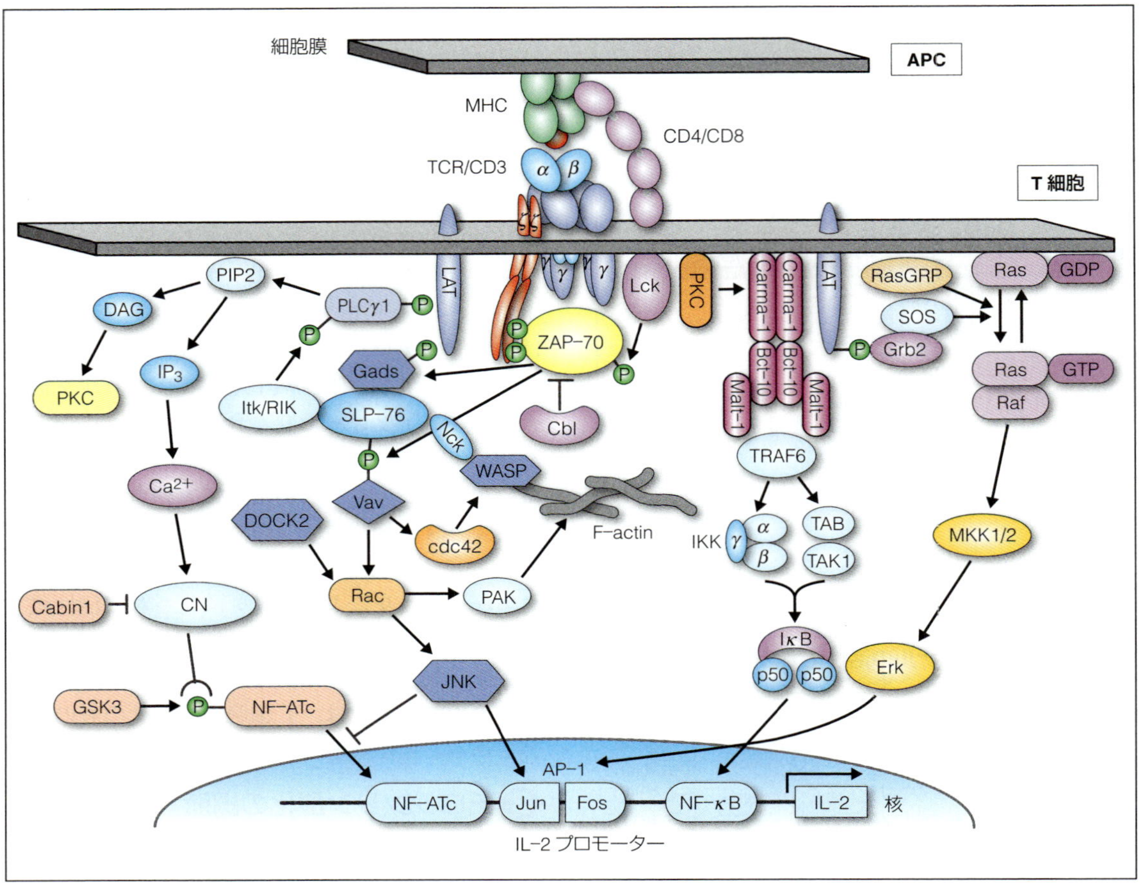

図 5-55　TCR シグナル伝達カスケード
TCR による MHCp の認識によって，ZAP-70 が活性化され，LAT, SLP-76 がリン酸化された後，種々の活性化経路が活性化される．Ca^{2+}-calcineurin(CN)-NF-AT 経路，Ras-MAPK 経路，NF-κB 活性化経路などが知られる．それぞれ NF-AT, AP-1, NF-κB などの転写因子を活性化して，サイトカインなどを誘導する．

くのチロシン残基をもち，そのリン酸化によって SH2 をもつ多くのエフェクター分子，ITK, PLCγ, Grab2, Gads, PI3K などが会合する．特に ITK によって PLCγがリン酸化・活性化され，下流の Ca シグナルやイノシトールリン酸経路などが活性化される．一方，SLP-76 は恒常的に Gads と結合しており，TCR 活性化に伴って LAT に結合する．リン酸化 SLP-76 にも多くの SH2 をもつ下流分子，Vav, Nck, ADAP などが結合する．特に，SLP-76 にリクルートされるこれらの分子は，細胞骨格の制御を担っており，細胞動態や極性などの制御のために重要なシグナル伝達を行う．これらのさまざまなアダプターやエフェクター分子を結合することで，下流シグナルの多様性を生み出し，種々の機能を司る下流のシグナル伝達経路を分岐させる役割を担う．

D TCR シグナル下流の活性化カスケード

このようにして，TCR による抗原認識後の機能制御へ種々のシグナル分岐がなされる(**図 5-55**)．簡潔に短くまとめると，次のような経路に分かれる．

①**Ca^{2+}-CN-NF-AT 経路**：PLCγ活性化によって誘導された IP_3 によって ER 細胞内プールから Ca^{2+} が放出され，Ca^{2+} センサー Stim1 が活性化することによって Ca^{2+} チャネル Orai1 からの流入によって，細胞内 Ca^{2+} 濃度が上がる．これによってカルシニューリン(CN)が活性化され，種々のサイトカインを含む T 細胞活性化に重要な転写因子 NF-AT が CN によって脱リン酸化され，

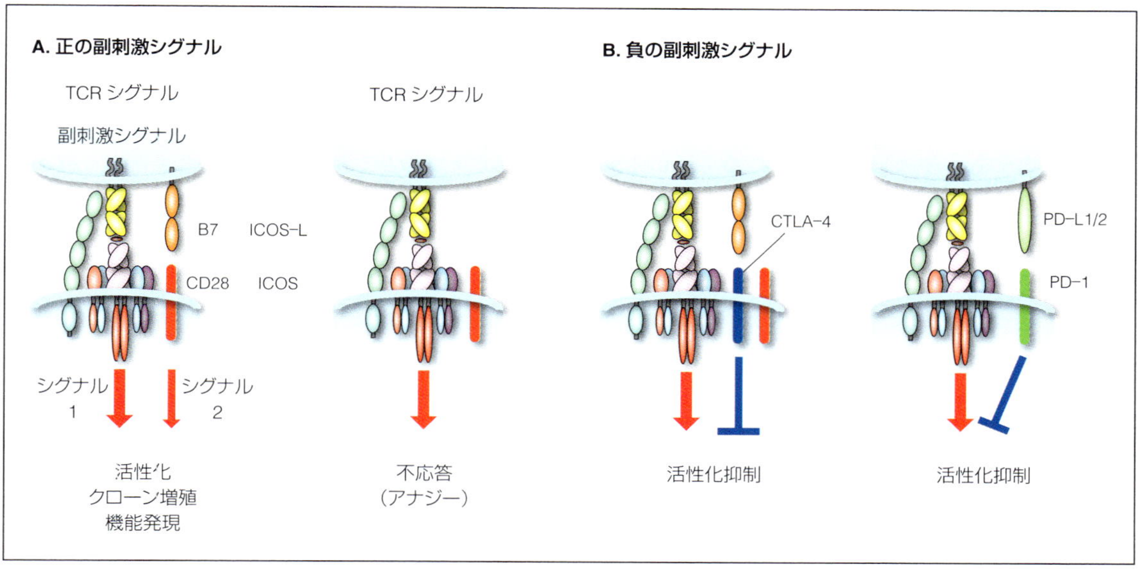

図 5-56　補助刺激 costimulation による T 細胞活性化の正と負の制御

A：T 細胞は TCR を介した抗原認識シグナル(シグナル 1)と補助レセプターを介した補助刺激シグナル(シグナル 2)によって活性化される．主な補助刺激レセプターは，ナイーブ T 細胞では CD28(リガンドは B7，または CD80/86)，活性化・記憶 T 細胞では ICOS(リガンドは ICOS-L)である．ナイーブ T 細胞が補助刺激のない状態で TCR 刺激を受けると，抗原に不応答状態(アナジー)に陥る．

B：T 細胞の活性化は，負の補助刺激によって抑制される．CTLA-4(リガンドは CD28 と同じ B7)または PD-1(リガンドは PD-L1/2)は，リガンド結合に依存して T 細胞活性化を抑制する．PD-1 は TCR シグナルの上流シグナルを，CTLA-4 は下流の NF-κB シグナルなどを抑制する．CTLA-4，PD-1 共に，ナイーブ T 細胞には発現せず，活性化によって発現し，フィードバック制御としての役割をもつ．

核内に移行してサイトカインなどの転写を誘導する．

②**Ras-MAPK 経路**：T 細胞では Ras は 2 つの経路で活性化される．1 つは，RasGRP の活性化による経路である．もう 1 つは LAT に結合した Grb2 に RasGEF である SOS が結合して，Ras-GTP 活性化型を誘導する経路である．活性化 Ras は MAP キナーゼカスケードを活性化する．

③**NF-κB 活性化経路**：PLCγ によってジアシルグリセロール(DAG)が形成されて，それによって PKC が活性化される．その下流でリンパ球での NF-κB 活性化に不可欠な Carma-1/Bcl-10/Malt-1 複合体を経て IκB キナーゼ(IKK)が活性化される．これによって NF-κB の活性化に至り，核内移行して，転写因子 AP-1 を活性化する．IL-2 産生の場合は，NF-AT-AP1 の会合によって転写誘導が行われるなど，これらの転写因子の活性化により，種々の T 細胞活性化に至る．

9 TCR 活性化の制御

T 細胞活性化はいろいろなレベルで調節されている．T 細胞活性化の制御のメカニズムについて上記以外に抗原ペプチドの種類による制御がある．altered peptide ligand(APL) は，TCR と MHC 分子にフィットしないペプチドで，これによって T 細胞は部分的な活性化が誘導されたり，不活化したりすることが知られ，生体内では交差性のペプチドによって T 細胞の制御がされていると考えられ，さらに，人工的に作製したペプチドによる機能制御も考えられる．

また，もう一方では，costimulation(補助刺激)が T 細胞活性化を正に負に制御している(**図 5-56**)．CD28 を介する正の補助シグナルなしでは，T 細胞は抗原に反応しない(アナジー)不応答状態が誘導される．補助刺激レセプターを阻害することによって移植などに伴う長期の免疫寛容が誘導できる制御系である．ナイーブ T 細胞では CD28

が，記憶T細胞ではICOSが活性化に重要である．

さらに近年ではCTLA-4，PD-1などの負の制御によって抑制的な状態になっているT細胞を阻害抗体などで処理することによってT細胞活性化を誘導するなどの制御が可能になっている．

これらの補助レセプターは，こうした人為的なT細胞機能制御の観点からも今後ますます重要な制御系である．

10 まとめ

1. T細胞はTCRを介して抗原を認識し，活性化される．
2. T細胞の抗原認識においては，TCRは抗原提示細胞上に発現した抗原ペプチドと自己MHCとの複合体を認識するために，T細胞は基本的に自己反応性を有する．
3. 抗原認識によって誘導される活性化シグナルは，TCRに会合するCD3複合体がもつITAMモチーフのリン酸化によって開始され，種々のキナーゼとアダプター分子によって下流に伝達される．
4. CD28などの補助刺激レセプターを介する刺激がないとT細胞は活性化には至らず，逆に不応答状態が誘導される．
5. T細胞と抗原提示細胞との接着により免疫シナプスが形成されるが，T細胞の抗原認識による活性化は，その前に形成されるTCRミクロクラスターによって誘導される．

第6章 【構成的メカニズム】分化のメカニズム

A 造血系

1 造血とは

免疫システムの基本を構成するのは，リンパ球をはじめとした**血液細胞**である．血液細胞は概して短命であり，一生涯，常に供給され続ける必要がある．この過程を総称して，**造血** hematopoiesis（hemopoiesis）と呼ぶ．造血は，母胎内の胎児においてすでに始まっているが，成体型の造血は，胎生後期の**骨髄**において完成する．成体のすべての血液細胞は，骨髄に存在する**造血幹細胞** hematopoietic stem cell（HSC）に由来する．造血幹細胞は緩やかに分裂し，一部は自己複製 self-renewal しつつ，一部は**造血前駆細胞** hematopoietic progenitor cell へと分化する．前駆細胞は，さらに増殖・分化を続け，最終的に多種多様な血液細胞が産生される．この過程は非常に複雑で，さまざまな因子により巧妙に制御されている．造血のしくみは，ヒトに類似した造血システムをもつマウスを用いた実験により明らかにされてきた．本項では，これらの結果に基づき，血液細胞の発生と分化について述べる．

2 造血の発生

A 一次造血（卵黄嚢造血）

哺乳類の造血は，発生期の胎児の**卵黄嚢** yolk sac において，すでに始まっている．卵黄嚢での造血は，**一次造血** primitive hematopoiesis と呼ばれ，これ以降の成体型の**二次造血** definitive hematopoiesis とは区別される（**図 6-1**）．マウスの卵黄嚢は，胎生 7〜8 日目に急速に発達し，内部に血島 blood island と呼ばれる血球と血管の集合体を形成する．胎生 8.5 日目には，血島に毛細血管が接続し循環系が確立し，その中を，胚型赤血球 primitive erythrocyte と呼ばれる核をもった赤血球が循環するようになる．胎生 12 日目頃までの胎児の末梢血を流れる赤血球の大半は胚型赤血球であるが，その後，胎児の肝臓での二次造血が始まると共に，徐々に核のない成体型赤血球 definitive erythrocyte に置き換わっていく．ヒトの場合も，胎生 4〜5 週までは胚型赤血球であるのに対し，10 週目以降は完全に成体型に置き換わる．一次造血では，赤血球のみが産生される．これは，一次造血の目的が，組織の酸素化による胚の成長の促進であるからである．

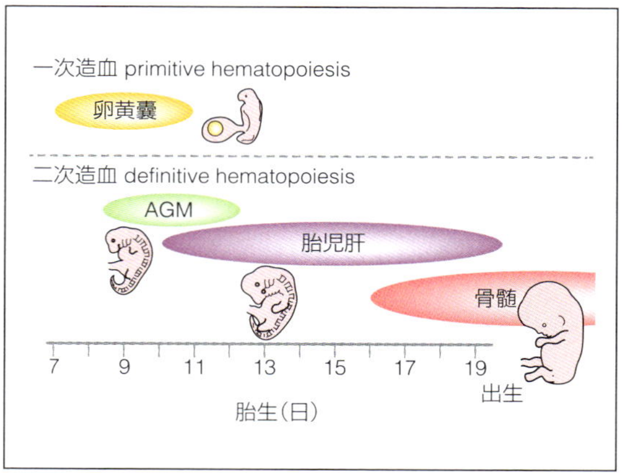

図 6-1　造血の発生
造血は胎児の卵黄嚢で始まる．その後，胎児の背側大動脈，前腎，中腎で囲まれた部分（AGM 領域）から肝臓，骨髄へと造血の場は移動していく．

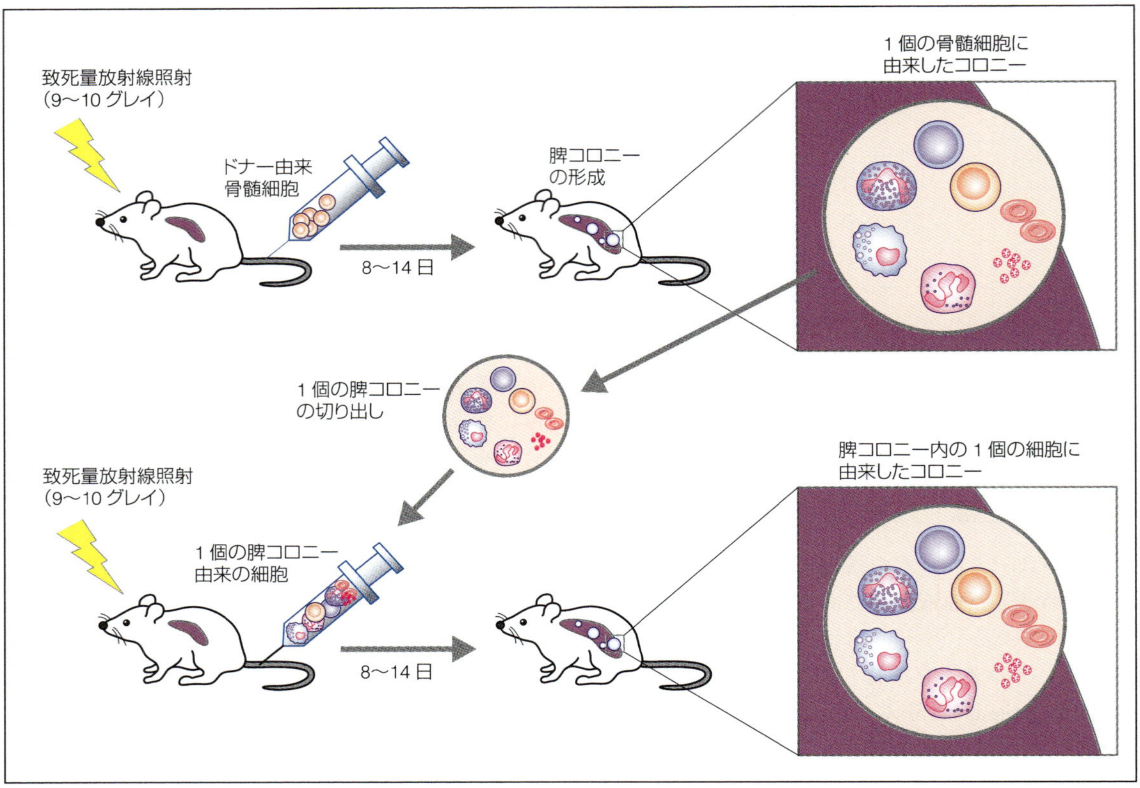

図 6-2　造血幹細胞の発見
致死量放射線照射したマウスに骨髄細胞を移植すると，脾臓の中に多系統の細胞を含むコロニーが形成される．この脾コロニーを別のマウスに再移植すると同様の脾コロニーが再生されることから，骨髄細胞の中には，多分化能と自己複製能を併せもった造血幹細胞が存在すると考えられる．

B 二次造血（胎児肝造血，骨髄造血）

卵黄嚢で始まった造血は，その後，**胎児の肝臓** fetal liver にその場を移す(**図 6-1**)．これ以降の造血は二次造血と呼ばれ，赤血球のみでなく，好中球，単球，リンパ球，血小板などあらゆる血液細胞の産生が可能となる．このことは，胎児の肝臓内に，すべての血液細胞のもととなる造血幹細胞が出現していることを意味する．胎児の肝臓における造血は，マウスでは胎生 11〜12 日目，ヒトでは 5〜6 週目頃に始まる．肝臓での造血は，出生直前まで続くが，主要な造血の場は，徐々に骨髄へと移動していく．これに伴い，肝臓は代謝中心の臓器へと変化する．

胎生後半になると，骨髄での造血が始まる．マウスでは胎生 17 日目，ヒトでは 5 か月目頃になると，胎児の肝臓内の造血幹細胞が骨髄に移動し，骨髄造血が開始される．骨髄はこの後，一生にわたる造血の中心臓器となる．

3 造血幹細胞

A 造血幹細胞の発見

造血幹細胞は，それ自体を複製できる**自己複製能**と，すべての血液細胞に分化できる**多分化能**を併せもった細胞と定義され，生涯にわたる血液細胞の供給源となる．造血幹細胞の存在に関しては，1900 年代中盤以降，血液学者の間で議論されてきたが，その証明がなされたのは，1960 年代初めである．Till と McCulloch は，致死量放射線照射をしたマウスに骨髄細胞を移植したところ，脾臓の中に多くのコロニーが形成されるのを見つけた(**図 6-2**)．1 つのコロニーの中には，赤芽球や

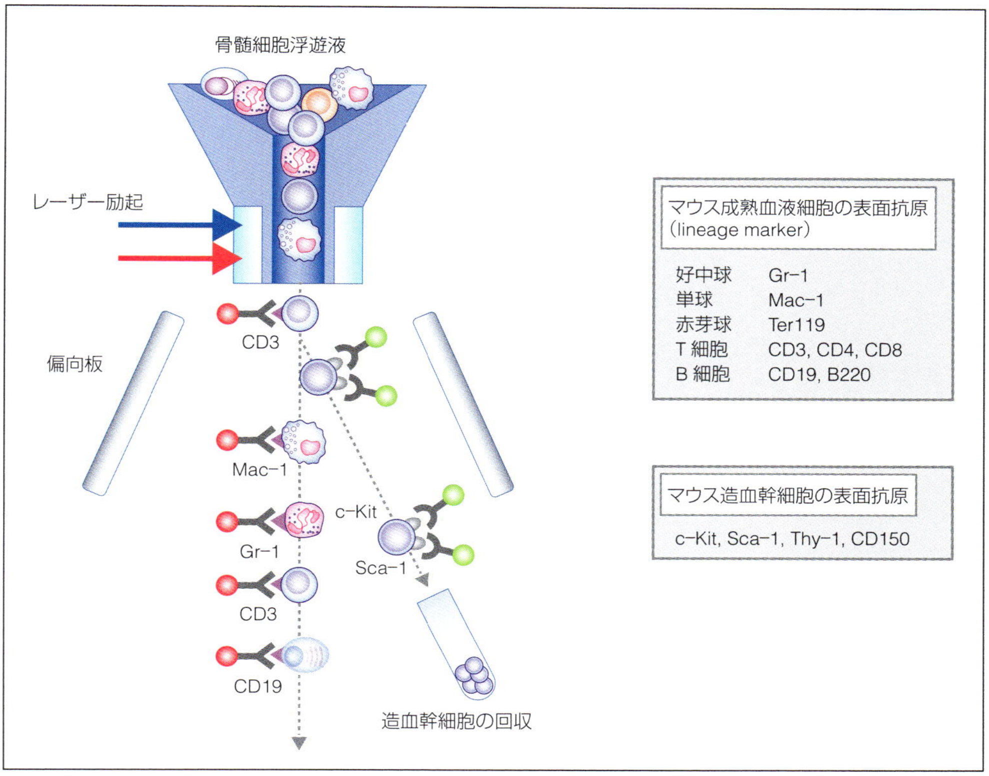

図 6−3 FACS 装置を用いた造血幹細胞の単離
蛍光色素で標識した複数の抗体を用いて骨髄細胞を染色し，FACS 装置の中を流すことにより，成熟血液細胞抗原陰性かつ造血幹細胞抗原陽性細胞として，造血幹細胞は単離できる．

巨核球，好中球，好酸球など多系統の細胞が含まれていた．1 つのコロニーは，移植した骨髄細胞 1 個に由来しており，このコロニーのもととなった細胞を，**脾コロニー形成細胞** colony−forming units in spleen (CFU−S) と呼んだ．形成された 1 つの脾コロニーに含まれる細胞を，放射線照射したマウスに再移植すると，再び脾コロニーが形成されるため，脾コロニー形成細胞にはそれ自体を複製する能力があると考えられた．多分化能と自己複製能を併せもった細胞である造血幹細胞の発見である．

B 造血幹細胞の純化

生体内に造血幹細胞はごくわずかにしか存在せず，例えばマウスでは，骨髄中の細胞 10^4〜10^5 中に 1 個という割合である．現在では，このわずかな造血幹細胞を純度よく取り出すことが可能となっているが，これは多くのモノクローナル抗体の樹立と蛍光励起細胞分離装置 fluorescence activated cell sorter (FACS) の発達によるところが大きい．

成熟血液細胞は，それぞれの系統に特異的で，かつ未熟な細胞には認めない表面抗原（細胞系マーカー lineage marker）をいくつか発現している．逆に，造血幹細胞は，c−Kit や Sca−1 といった未熟な細胞に特有な表面抗原を発現している（**図 6−3**）．これをうまく組み合わせると，造血幹細胞は，lineage marker 陰性分画中の c−Kit 陽性 Sca−1 陽性細胞（KSL 細胞）の中に濃縮される．蛍光色素で標識した表面抗原に対するモノクローナル抗体にて骨髄細胞を染色し，FACS 装置の中を流すことにより，目的の造血幹細胞を効率よく採取することが可能となった．

この技術の進歩により，分化をする前の多能性を維持した造血幹細胞が得られるようになり，造血幹細胞からの血液の分化機構の解析が可能と

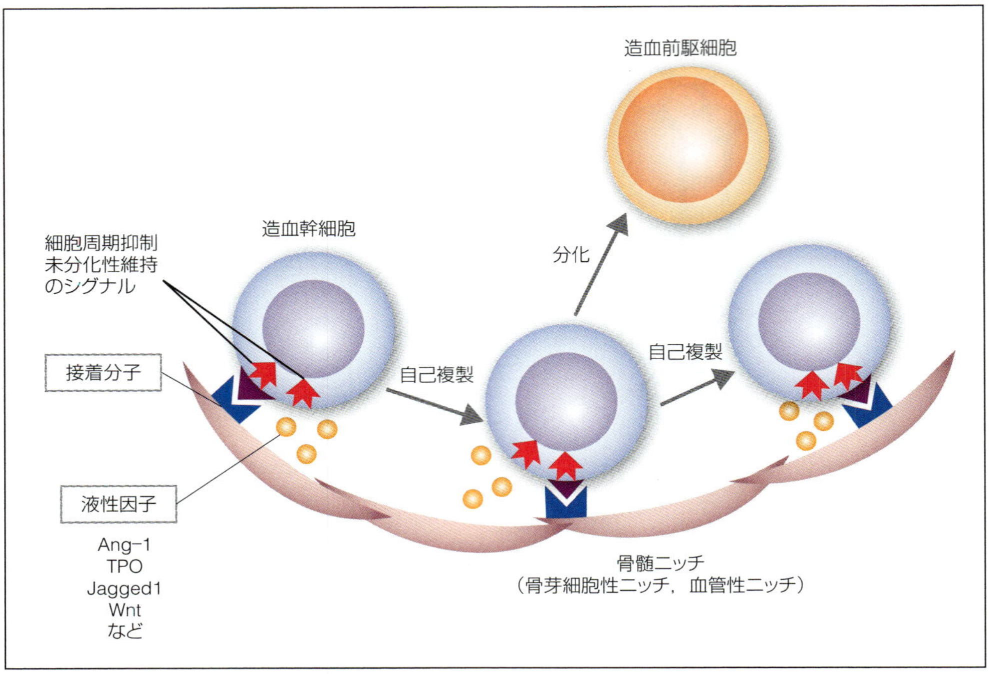

図 6–4　骨髄ニッチによる造血幹細胞の維持
造血幹細胞は，骨髄ニッチからのシグナルにより，細胞周期を抑制し，未分化性を維持したままで自己複製を行う．

なった．さらには，純度の高い造血幹細胞を用いた臨床研究も，盛んに行われている．

C 造血幹細胞の維持

造血幹細胞は，一部は失われた成熟血液細胞を補充するために分化に向かう一方で，一部は自体の枯渇を防ぐために未分化性を維持したままで自己を複製する必要がある．この造血幹細胞の自己複製能を保つうえで重要な働きをしているのが，**骨髄ニッチ** niche と呼ばれる骨髄の微小環境である（**図 6–4**）．「niche」にはもともと，「花瓶などを置くくぼみ」「適所」などの意味があり，ここでは生物学的適所の意味で用いられる．骨髄の中の造血幹細胞は，骨芽細胞によりつくられる骨芽細胞性ニッチや，血管周囲の血管性ニッチと呼ばれる場所に局在する．ニッチ細胞上に発現する接着分子や，ニッチ細胞から産生された液性因子のシグナルにより，造血幹細胞の細胞分裂周期は極端に抑制され，非常にゆっくりとしたペースで自己複製を行う．細胞の老化や損傷により，血液細胞の補充が必要となった場合には，ニッチを離れた造血幹細胞が分化し，増殖へと向かう．このような幹細胞ニッチは，造血組織だけでなく，卵巣や精巣などの各組織の組織幹細胞に対して，それぞれ存在すると考えられている．

4 造血幹細胞からの血液分化

A 造血前駆細胞

骨髄ニッチを離れ，分化増殖の方向に向かった造血幹細胞は，まず造血前駆細胞へと分化する．造血幹細胞と造血前駆細胞の決定的な違いは，幹細胞から前駆細胞へと分化した段階で，自己複製能が失われるという点である．もちろん，前駆細胞が幹細胞に戻ることはない．このため造血前駆細胞を放射線照射したマウスに移植すると，マウスの体内に一過性に多系統の血液細胞の出現を認めるが，長期的な造血の再構築は起こらない．自己複製能を失った前駆細胞は，分化するに従い，徐々に多分化能も失っていく．最終的には，1 つの系統だけにしか分化できない**系統特異的前駆細**

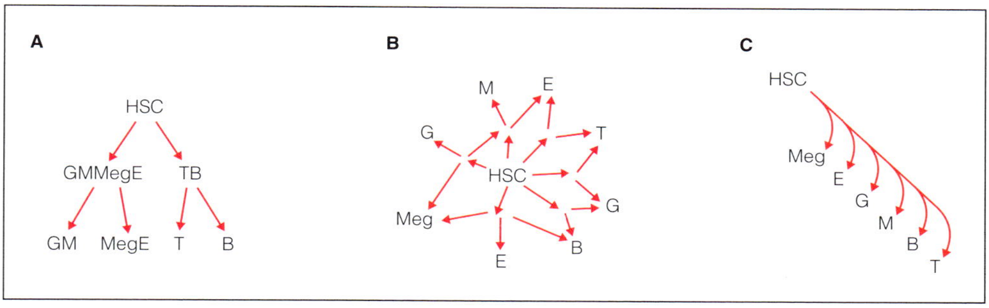

図 6-5　提唱されたさまざまな血液分化のモデル
A：階層性分化モデル hierarchical commitment model, **B**：確率論的分化モデル stochastic commitment model, **C**：順次分化モデル sequential determination model
HSC：造血幹細胞 hematopoietic stem cell, G：顆粒球 granulocyte, M：単球 monocyte, Meg：巨核球 megakaryocyte, E：赤血球 erythrocyte, B：B 細胞 B cell, T：T 細胞 T cell

胞 lineage-committed progenitor cell となり，その後，成熟血液細胞となる．1 個の造血幹細胞から多くの前駆細胞が産生され，1 個の前駆細胞から多くの系統特異的前駆細胞が産生されるため，分化に従い血液細胞の数は驚異的に増加していく．

B 造血分化モデル

造血幹細胞から造血前駆細胞，さらに系統特異的前駆細胞へと分化が進む過程で，多分化能は徐々に失われ，系統が制限されていく．この過程を，**系統選択** lineage commitment と呼ぶ．系統選択の様式に関しては，長い間議論が続いている．**図 6-5** に，これまでに提唱されてきた代表的は系統選択モデルを示す．A は，最も古くから提唱されているモデルである．造血幹細胞はまず，骨髄球系とリンパ球系に分化し，さらにその後段階的に各系統へ分化していくというモデルである．B は，造血幹細胞からの系統選択は全くランダムな組み合わせで起こり，決まった経路はないというモデルであり，C は，造血幹細胞からの分化に従い，前駆細胞は次々にその分化能を変化させるというモデルである．この他にも，多くのモデルが提案されている．

これらの中で，現在最も広く受け入れられているのは，A の階層性分化モデルである．骨髄球系細胞（顆粒球：G，単球：M，巨核球：Meg，赤血球：E）とリンパ球系細胞（T，B）は，形態的にも機能的にも大きく異なるため，造血幹細胞からの最初の分化において，この 2 系統が分岐するというのは理解しやすい．すべての骨髄球系細胞（G，M，Meg，E）に分化する能力をもった前駆細胞と，すべてのリンパ球系細胞（T，B）に分化する能力をもった前駆細胞の同定もすでになされており，このモデルを支持する．一方では，顆粒球・単球系（G，M）とリンパ球系（T，B）への分化能を有しており，血小板・赤血球系（Meg，E）への分化能のみを失った前駆細胞の存在も報告され，A のモデルのみではすべての血液分化を説明できない．**図 6-6** に，現在提唱されている造血幹細胞からの血液分化図を示す．この血液分化図は，マウスの実験に基づき提唱されたが，ヒトでもほぼ同様の分化様式が成立すると考えられている．

C 骨髄球系細胞の分化

骨髄球系細胞には，好中球，好酸球，好塩基球，肥満細胞，単球・マクロファージ，樹状細胞といった白血球と，赤血球，血小板が含まれる．骨髄球系細胞の大半は骨髄において分化をするが，肥満細胞だけは，肥満細胞特異的前駆細胞の段階で骨髄を離れ，血流に乗って移動し，たどり着いた先の組織において最終分化を終える．骨髄球系細胞は，顆粒球・単球・リンパ球系前駆細胞と骨髄球系前駆細胞の両者から分化し，各系統に特異的な造血前駆細胞の段階を経て，成熟する（**図 6-6**）．

D リンパ球系細胞の分化

リンパ球系細胞には，T 細胞，B 細胞，NK 細

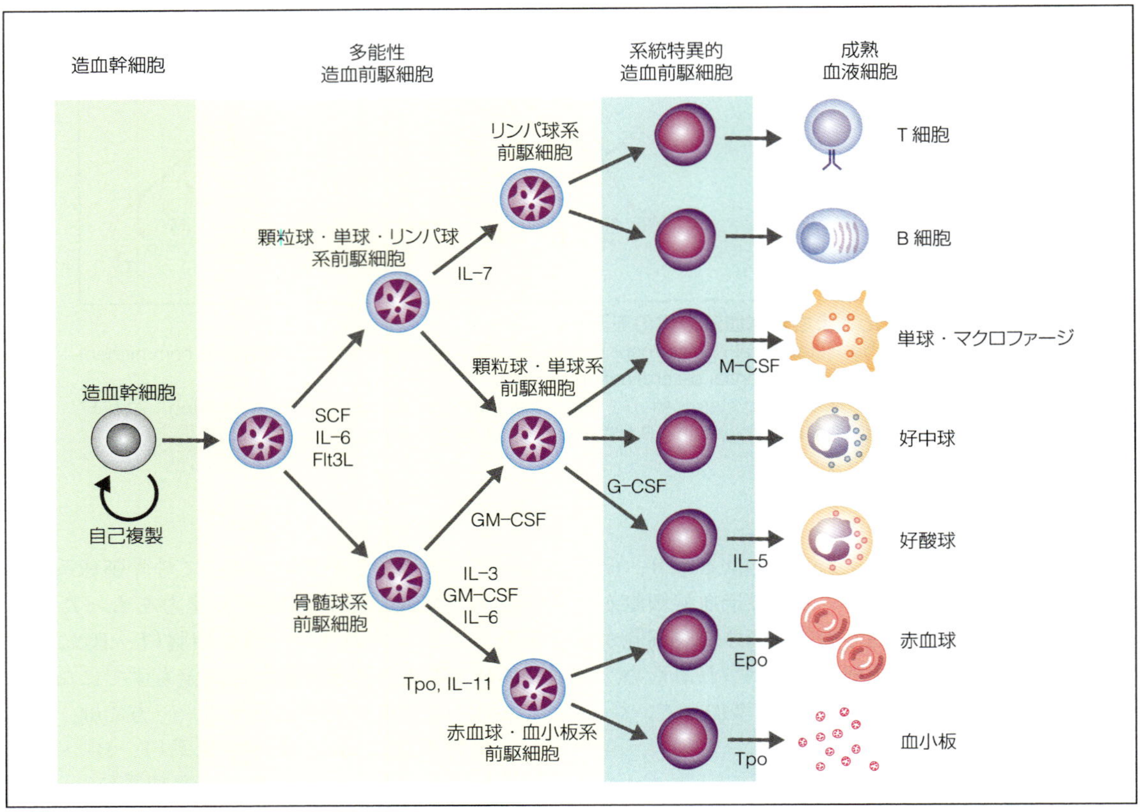

図 6-6　血液分化図
造血幹細胞は，自己複製能と多分化能を失いながら，多能性造血前駆細胞，系統特異的造血前駆細胞の段階を経て，成熟血液細胞へと分化する．各分化段階において，さまざまな造血性サイトカインが生存増殖をサポートする．

胞が含まれる．リンパ球系細胞はすべて，造血幹細胞から分化したリンパ球系前駆細胞から産生される(**図 6-6**)．B 細胞が骨髄で成熟していくのに対し，T 細胞は胸腺で成熟する．造血幹細胞～リンパ球系前駆細胞の間のいずれかの未熟な細胞が，骨髄を離れて胸腺に移動し，胸腺での T 細胞分化が開始される．T 細胞，B 細胞の分化に関しては，この後の T 細胞(➡151 頁参照)，B 細胞(➡167 頁参照)にて詳細に述べられている．

5 血液分化の制御機構

A 系統選択を制御する因子

造血幹細胞が，骨髄球系とリンパ球系の分化の分かれ道に来たときに，どちらに向かうかをどうやって選択するのだろうか．また，骨髄球系に分化した骨髄球系前駆細胞は，次に顆粒球・単球系に分化するか，赤血球・血小板系に分化するか，どうやって決めるのだろうか(**図 6-6**)．この系統選択を制御する因子には，大きく 2 つあると想定されている．**内的因子** intrinsic signal と**外的因子** extrinsic signal である(**図 6-7**)．

内的因子による制御とは，外からの刺激とは関係なく細胞内で自然に起動されるプログラムによる制御のことであり，内的な**転写因子** transcription factor の活性化による系統選択がこの代表である．外的因子による制御とは，サイトカインや接着分子などの細胞外からの刺激により系統が決定されることを指す．

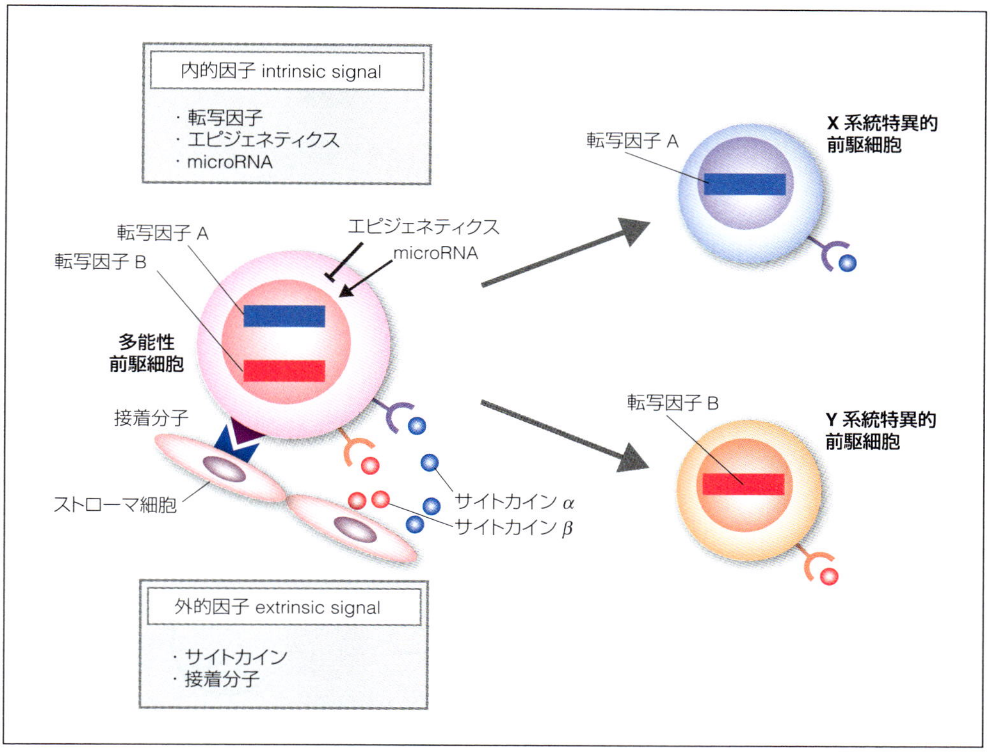

図 6-7　系統選択を制御する因子
多能性前駆細胞からの系統選択を制御する因子は，転写因子，エピジェネティクス，microRNA などの内的因子 intrinsic signal と，サイトカイン，接着分子などの外的因子 extrinsic signal に分類される．

B 転写因子による系統選択

内的因子である転写因子による系統選択の制御は，血液細胞のみならず，さまざまな組織の分化において，最も重要な働きをしている．転写因子が細胞運命を決定するという事実は，1980 年代に，線維芽細胞に *MyoD* 遺伝子を導入すると筋肉細胞に変化するという実験により初めて証明された．その後，血液細胞においても同様の遺伝子導入実験や，欠失実験が数多く行われた．骨髄球系細胞の造血においては，c/EBPα，GATA-1 などの転写因子が，リンパ球系細胞の造血においては，Ikaros，E2A，Pax5 などの転写因子がマスター遺伝子として同定されており，系統選択を制御していることがわかっている．

転写因子による系統選択の分子機構も明らかになりつつある．仮に，X 系統への分化を決定する転写因子を A，Y 系統への分化を決定する転写因子を B とする．X 系統と Y 系統の両方への分化能を保持している多能性前駆細胞は，転写因子 A と転写因子 B の両者を弱く発現し，いずれにも分化できる準備をしている．これを，lineage priming と呼ぶ（**図 6-8A**）．転写因子 A と転写因子 B は，お互いに拮抗する作用をもつ．何らかのきっかけで転写因子 A が優勢になれば，転写因子 A は自己を増幅しつつ転写因子 B への抑制を強めていく（**図 6-8B**）．転写因子 A の発現がある閾値を超えると，あとは坂道を転げ落ちるように X 系統への分化が始まる．このようにして，転写因子による分化の分岐点での系統選択は行われている．最初の内的な転写因子の活性化は，単に確率論的 stochastic に起こると考えられている．

C サイトカインによる系統選択

外的因子であるサイトカインによる系統決定の代表には，ナイーブ CD4 T 細胞が，Th1，Th2，Th17 といったヘルパー T 細胞サブセットに分化する過程が挙げられる．ナイーブ CD4 陽性 T 細

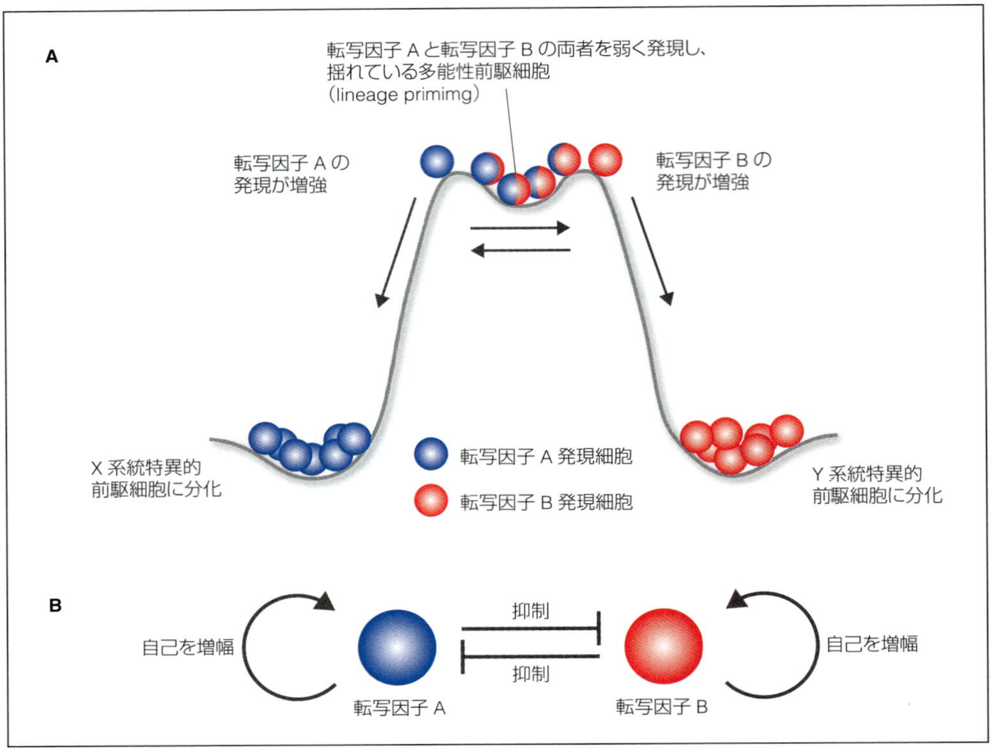

図 6-8 転写因子による系統選択メカニズム

A：多能性を保持した前駆細胞は，複数の系統特異的な転写因子を弱く発現している．いずれかの転写因子の発現が増強すると，その他の転写因子の発現は抑制され，増強した転写因子に特異的な系統への分化が選択される．

B：系統決定を制御する転写因子は，自己を増幅し，他を抑制する作用をもつ．

胞を IL-4 存在下に培養すると GATA-3 の活性化が起こり Th2 細胞へと分化するのに対し，IL-12 存在下に培養すると T-bet が活性化され Th1 細胞へと分化する．外的因子であるサイトカインが，内的因子である転写因子を活性化し，結果として系統を選択させている例である．このようなサイトカインによる誘導的 instructive な系統選択が，造血幹細胞や前駆細胞などの造血早期の細胞運命決定においても起こっているかどうかに関しては，まだ結論が出ていない．

6 造血性サイトカイン

系統選択を終えた前駆細胞は，増殖する必要がある．この増殖や生存をサポートするのが，**造血性サイトカイン** hematopoietic cytokine である．造血性サイトカインは，骨髄のストローマ細胞 stromal cell から産生され，骨髄造血の微小環境を整える．また，抗原提示を受けた T 細胞や，サイトカインや病原微生物により刺激されたマクロファージからも産生され，炎症反応により消費された白血球を補充する方向に作用する．造血にかかわるサイトカインは，すでに 20 種類以上見つかっており，各系統の血液分化のさまざまな段階に作用する(**図 6-6**)．主な造血性サイトカインを，**表 6-1** に示す．

7 白血病幹細胞

造血幹細胞の同定と分化メカニズムの解明により，正常造血機構は明らかになってきた．白血病は，その造血機構の異常により発症する病気である．白血病の発症や白血病細胞の増殖過程における分子機構も解明されつつある．

造血幹細胞と同じように，未分化性を維持した**白血病幹細胞** leukemic stem cell が存在し，そこ

表 6-1　主な造血性サイトカイン

サイトカイン	分子量(kD)	産生細胞	標的細胞	増殖が誘導される細胞
SCF	24	骨髄ストローマ細胞	造血幹細胞	全血液細胞
IL-7	25	骨髄ストローマ細胞 線維芽細胞	リンパ球系前駆細胞	T 細胞，B 細胞
IL-3	20〜26	T 細胞	造血前駆細胞	全血液細胞
GM-CSF	18〜22	T 細胞，マクロファージ， 血管内皮細胞，線維芽細胞	骨髄球系前駆細胞， マクロファージ	顆粒球，単球
M-CSF	40	マクロファージ，血管内皮細胞， 骨髄細胞，線維芽細胞	造血前駆細胞	単球
G-CSF	19	マクロファージ，血管内皮細胞， 線維芽細胞	顆粒球系前駆細胞	顆粒球

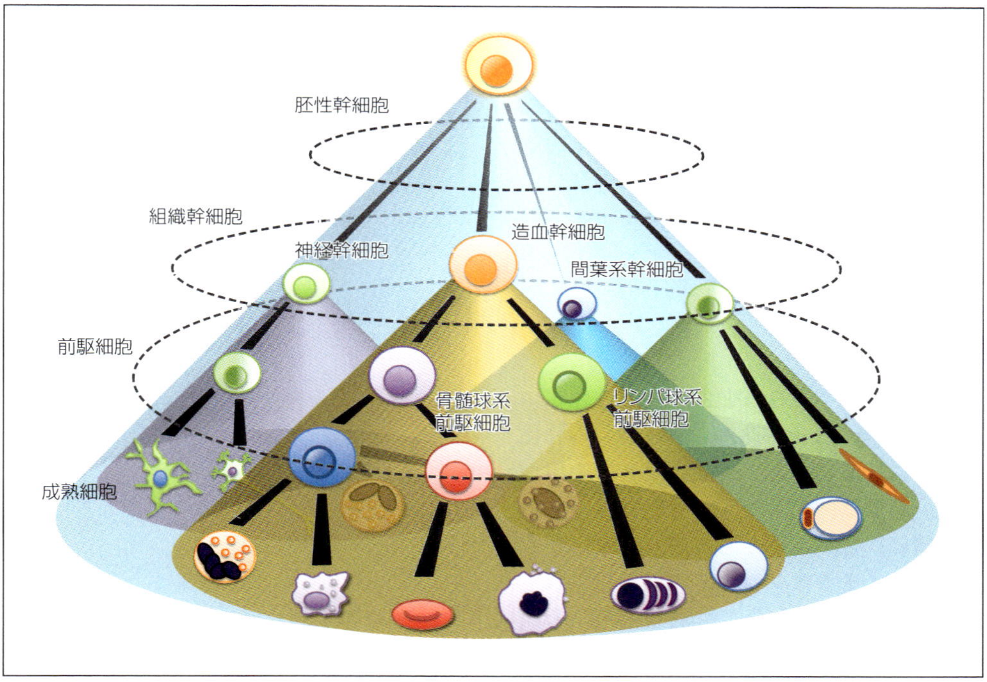

図 6-9　胚性幹細胞を頂点とした分化
胚性幹細胞(ES 細胞)は，さまざまな組織幹細胞に分化する能力をもつ．各組織幹細胞は，前駆細胞の段階を経て，機能が特化した多彩な成熟細胞へと分化し，生体を構築する．

から常に白血病細胞が供給されることが明らかになった．造血幹細胞と同じく，白血病幹細胞も細胞周期の静止期にとどまっているため，抗がん剤に対する感受性が低い．このため，化学療法後に生き残った白血病幹細胞が再増殖して，白血病は再発する．白血病幹細胞の未分化性の維持や静止期での保持にも，ニッチが関与していると考えられる．

また，正常造血で系統選択を制御する転写因子の多くが，造血器悪性腫瘍の発症にかかわっていると推定されている．実際の白血病症例において，これら転写因子の点突然変異や欠失が見つかったり，転写因子をコードする遺伝子領域の転座を認めたりする．

これら白血病発症機構の解明に伴い，白血病幹細胞や発症機構を直接の標的とした治療法の開発も進んでいる.

8 造血幹細胞と幹細胞生物学

造血は，造血幹細胞を頂点とした分化システムである．しかし，造血幹細胞も**組織幹細胞**の 1 つであり，この上位にはさまざまな組織幹細胞を生み出す**胚性幹細胞** embryonic stem cell（ES 細胞）が存在する（**図 6-9**）．造血幹細胞からの血液分化機構の解明が先行したことにより，造血幹細胞からの血液分化モデルは，胚性幹細胞やその他の組織幹細胞からの分化モデルの見本として用いられてきた．実際に，未分化性を維持するためのニッチシステムや転写因子による系統選択機構は，他の組織幹細胞からの分化においても採用されている．これら胚性幹細胞を頂点とした幹細胞生物学 stem cell biology の進歩は，**人工多能性幹細胞** induced pluripotent stem cell（iPS 細胞）の発見につながり，**再生医療** regenerative medicine への応用が実現しつつある．

9 臨床への応用

免疫システムの基本となる血液細胞の分化について概説した．基礎研究が進み，血液細胞の分化機構が明らかになるにつれ，臨床医学への応用が進んでいる．造血器腫瘍に対する骨髄移植や末梢血幹細胞移植は，標準治療として確立した．いくつかの造血性サイトカインはすでに製剤化されており，白血病幹細胞を標的とした新規治療法の開発や造血幹細胞を用いた再生医療の試みもなされている．これらの恩恵にあずかれるのも，基礎研究と臨床医学が比較的近い距離にある血液学の特徴による．基礎研究と臨床医学を両輪とした血液学の発展を期待する．

10 まとめ

1. 造血幹細胞は自己複製能と多分化能を併せ持った細胞で，すべての血液細胞を生み出す能力をもつ．
2. 造血幹細胞の系統選択を制御するものには，内的因子（転写因子の活性化）と外的因子（サイトカインや接着分子などの細胞外からの刺激）がある．
3. 白血病細胞は白血病幹細胞により供給されることから，白血病幹細胞を直接の標的とした治療法が開発されようとしている．

B T 細胞

T 細胞は獲得免疫系の司令塔として働く細胞群である．T 細胞にはキラー(細胞傷害性)T 細胞，ヘルパー T 細胞，制御性 T 細胞など多彩な系列があり，さらにそれぞれ異なる様式で MHC 分子と抗原ペプチドのセットに反応する．複雑な働きをする細胞をつくるためには，複雑な工程が必要である．そのために，進化の結果として胸腺という T 細胞分化専用の臓器が用意されている．胸腺の中で T 細胞がつくられる過程は，多様性の創出，自己反応性細胞の除去など，免疫学におけるハイライトの連続である．

1 胸腺の発生

A 咽頭壁の陥入によりつくられる胸腺

T 細胞分化を解説する前に胸腺の発生，構造などをみていこう．胸腺は，発生過程で，咽頭壁の上皮細胞がくびれて袋状になり，それがちぎれてできてくる(**図 6-10**)．すなわち，内胚葉起源の上皮細胞性の臓器である．上皮細胞は頂端側と基底側という極性をもって基底膜の上にシート状に並ぶのが常であるが，胸腺上皮細胞は極性を失ってまるで間葉系細胞のようなスポンジ状の構造物をつくる．

発生過程をマウスの例でみていこう．胎齢 10 日目頃に胎仔の第 3 咽頭嚢(第 3 鰓嚢(さいのう))が陥入して袋状になり，胸腺原基が形成される(**図 6-11**)．胎齢 11 日目までは袋状構造が残っているが，胎齢 12 日目には上皮細胞の極性は失われ，全体が塊状になる．

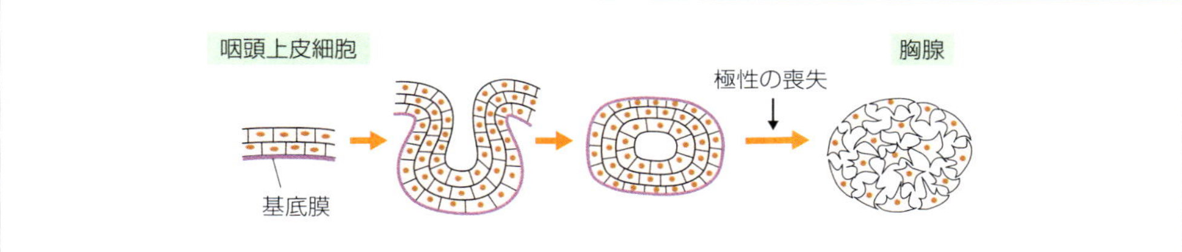

図 6-10　胸腺は上皮性組織
上皮細胞は普通は基底側と頂端側という極性をもっているが，胸腺上皮細胞は発生の過程で極性を失う．

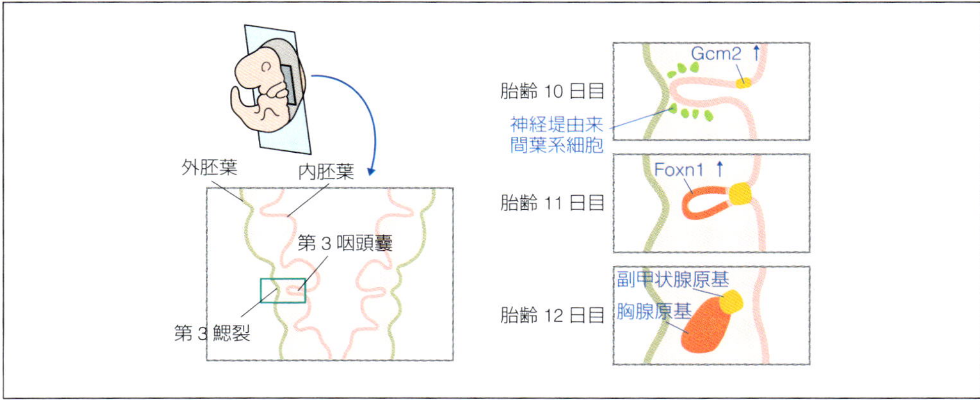

図 6-11　胸腺の発生過程
第 3 咽頭嚢の上皮細胞が陥入して袋状になり，胸腺と副甲状腺とがつくられる．それぞれ，転写因子 Foxn1 と Gcm2 が初期分化に重要である．

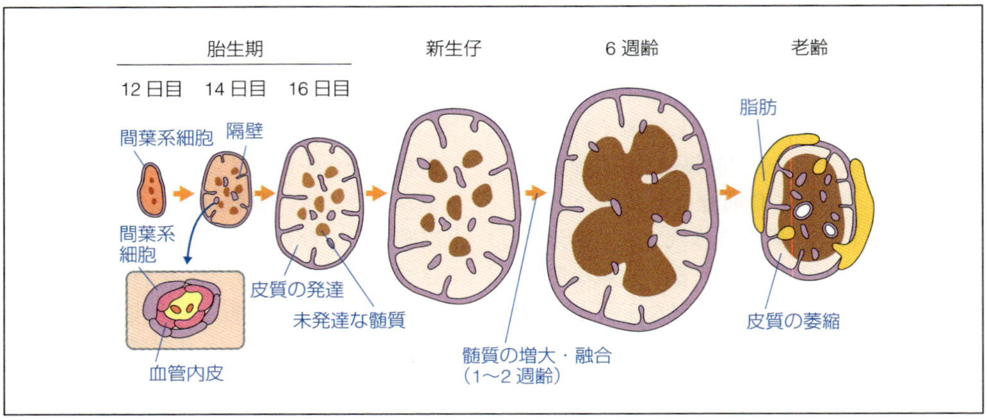

図 6-12　胸腺の発達と老化(マウス)
胎齢 12 日目にすでに皮質と髄質への分極は始まっている．血管や隔壁の形成は胎齢 14 日目からみられる．CD4 と CD8 を発現しているダブルポジティブ(DP)細胞の生成に呼応して皮質は胎齢 16 日目以後発達する．髄質は胎生期には島状に点在しているが，生後 SP 細胞(CD4・CD8 のいずれかを発現するシングルポジティブ細胞)の増加に伴い増大し，融合する．胸腺は 6 週くらいで最大になり，その後加齢に伴い退縮する．老化した胸腺では脂肪組織が発達する．

B 胸腺の発達

胎齢 12 日目には胸腺原基は咽頭壁から分離する．この後，胸腺は 3 日くらいかけて頸部から胸部の心臓の上あたりまで下降していく．

皮質と髄質が形成されるのは早く，表面抗原型でみる限り胎齢 12 日目にすでに皮質になる予定の領域と髄質になる予定の領域が分かれている(**図 6-12**)．胎齢 14 日目くらいまでは，胸腺内の T 系列の細胞(胸腺細胞)がなくても胸腺の皮質と髄質の形成は進行するが，その後は，胸腺細胞からのシグナルに依存的になる．胸腺細胞と胸腺上皮細胞の相互作用(クロストーク)に関しては後述する．

皮質は胎生期後期に発達する．髄質領域は，出生時までは未発達で島のように点在するが，その後発達し，融合する．胸腺は 6 週くらいで最大になり，その後加齢に伴い退縮する．

C 胸腺発生と転写因子

ディジョージ DiGeorge 症候群(主に T 細胞のみに異常をきたす免疫不全➡395 頁参照)という胸腺無形成，顔面奇形，心血管奇形などを呈する先天性疾患があるが，その原因遺伝子は Tbx1 と考えられており，この遺伝子は鰓弓 / 鰓嚢の形成に関与するとされている．ヌードマウスという胸腺を欠損するマウスがいるが，その責任遺伝子は転写因子 **FoxN1** であることがわかっている．すなわち，FoxN1 は胸腺上皮細胞の初期分化に必須である．FoxN1 の発現は胎齢 11 日目から始まる(より厳密には 11.25 日目)(**図 6-11**)．なお，同じ第 3 咽頭嚢から，副甲状腺も生じる．副甲状腺への特化は転写因子 Gcm2 の発現によって起こる．

2 胸腺に移住する前駆細胞

A 胎仔胸腺に移住する前駆細胞

T 細胞をつくるために胸腺へ移住する前駆細胞はどんな細胞かは，免疫発生学上の大きな問題であった．胎生期の移住細胞については，T 系列へ特化 commitment した前駆細胞であることがわかっている(**図 6-13**)．これらの胸腺に移住する前駆細胞は PIR(paired immunoglobulin-like receptors)という分子を特異的に発現している．ここでいう特化とは，T 細胞になるように分化能が偏向した状態のことであり，ミエロイド系細胞，樹状細胞，NK 細胞への分化能を有している．また，わずかに B 細胞をつくる能力も残存しているが，その B 細胞分化能は，胸腺の中に入ると速やかに消失する．

一方，成体期の前駆細胞については，いろいろ

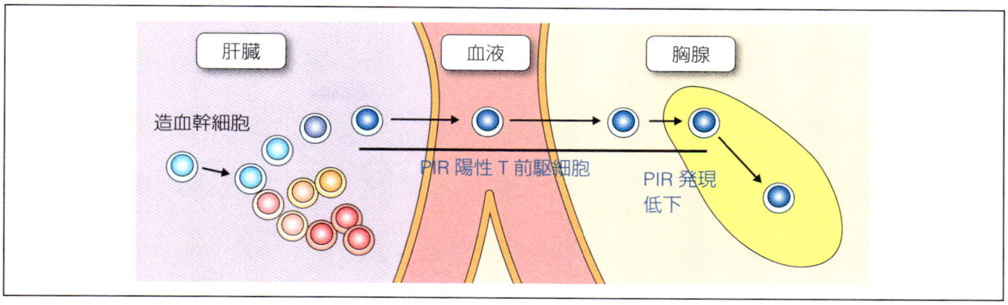

図 6-13　胎生期の胸腺移住前駆細胞
胸腺に移住する前に肝臓中で T 細胞系列へ向けての特化が進み，PIR を発現するようになる．胸腺に移住すると PIR の発現は速やかに低下する．

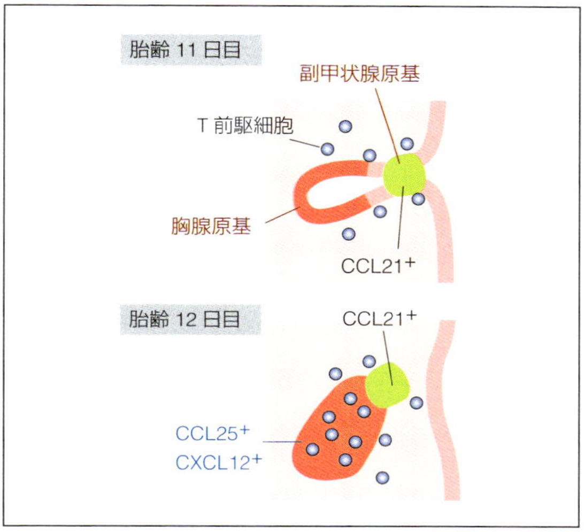

図 6-14　胎仔胸腺への前駆細胞の移住
T 系列に特化された前駆細胞が，ケモカイン CCL21，CCL25，CXCL12 に引き寄せられ，近傍の血管から間葉系の組織を通って胸腺原基に移住する．

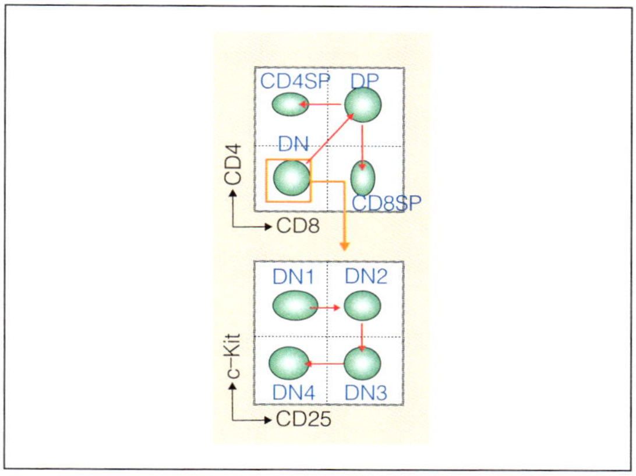

図 6-15　表面抗原でみた胸腺内 T 細胞分化経路
CD4 と CD8 で大きく 4 段階に分けられ，どちらも陰性の分画（DN）はさらに c-Kit と CD25 で 4 段階に分けられる．

なタイプの前駆細胞が移住する可能性が示されており，まだ決着はついていない．

B T 前駆細胞の移行とケモカイン

胎齢 11 日目の胸腺原基は副甲状腺原基とくっついており，咽頭壁からまだ離れていない．この時期に前駆細胞は副甲状腺原基が発現する **CCL21** というケモカインに引き寄せられて胸腺近傍までくる（**図 6-14**）．胎齢 12 日目には胸腺原基が **CCL25** と **CXCL12** を産生するようになり，胸腺原基の中への前駆細胞の移住が起こると考えられる．CCL21，CCL25，CXCL12 に対して胸腺移住前駆細胞が発現しているレセプターはそれぞれ **CCR7**，**CCR9**，**CXCR4** である．

成体胸腺でも同じケモカイン／ケモカインレセプターが移住に重要であることが示されている．また，血管内皮細胞に発現する **P-セレクチン**と前駆細胞上に発現する **PSGL-1** も重要である．

3 胸腺内 T 細胞初期分化 ―T 細胞系列への決定

A 分化段階の区分け

胸腺内の T 細胞分化過程は，**CD4** 分子と **CD8** 分子の発現を指標にしてまず大きく分けることができる（**図 6-15**）．胸腺細胞の初期分化段階では

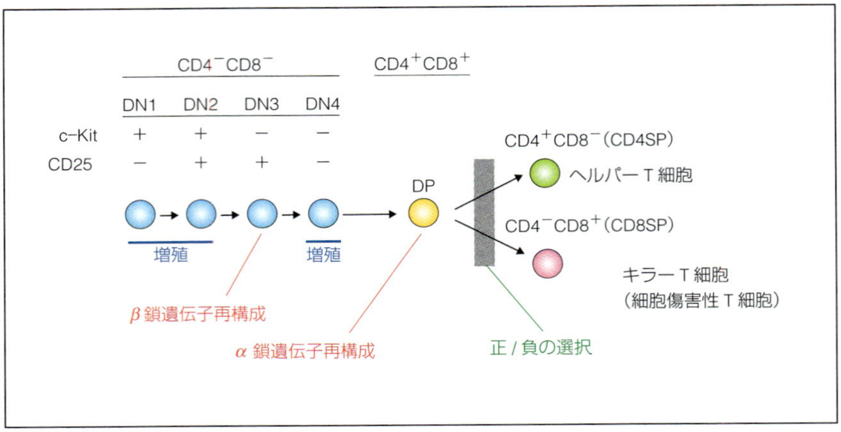

図 6-16　胸腺内 T 細胞分化過程
DN1 から DN2 段階にかけて旺盛に増殖し，DN3 段階で TCRβ 鎖の再構成が起こる．DN4 段階で再度旺盛に増殖し，初期 DP 段階で TCRα 鎖の再構成が起こる．正 / 負の選択を経て，CD4SP 細胞（ヘルパー T 細胞）または CD8SP 細胞（キラー T 細胞）へ分化する．

CD4 と CD8 を発現しておらず，**ダブルネガティブ** double negative（**DN**）**段階**と呼ばれる．DN 段階の次に，CD4 と CD8 のどちらも発現する**ダブルポジティブ** double positive（**DP**）**段階**に進み，そして CD4 と CD8 のどちらかしか発現しない**シングルポジティブ** single positive（**SP**）**段階**へと成熟する．CD4SP 細胞がヘルパー T 細胞で，CD8SP 細胞がキラー T 細胞（細胞傷害性 T 細胞）である．

DN 段階を，一般に**初期分化段階**と呼ぶ．DN 段階は **c-Kit** と **CD25** の発現によってさらに 4 群に分けられ，DN1 から DN4 へと分化が進む．c-Kit の代わりに CD44 が用いられることもあるが，c-Kit のほうが DN1 細胞を正確に規定できる．DN1 から DN2 段階にかけては 1,000 倍というオーダーの旺盛な増殖が起こる（**図 6-16**）．また，DN3 段階で増殖は停止し，TCRβ 鎖遺伝子の再構成が起こる．TCRβ 鎖の再構成に成功した細胞の多くは，DN4 段階で再び 1,000 倍というオーダーで増殖した後に DP 段階へと分化を進める．DP 段階に移行する過程で TCRα 鎖遺伝子の再構成が起こり，表面に αβTCR を発現するようになる．

なお胸腺へ移住する前駆細胞は皮質と髄質の境界付近の血管から移住し，DN1 から DN3 段階までは外側へと向かう（**図 6-17**）．被膜下で DN4 細胞として増殖し，皮質に広く DP 細胞として分布

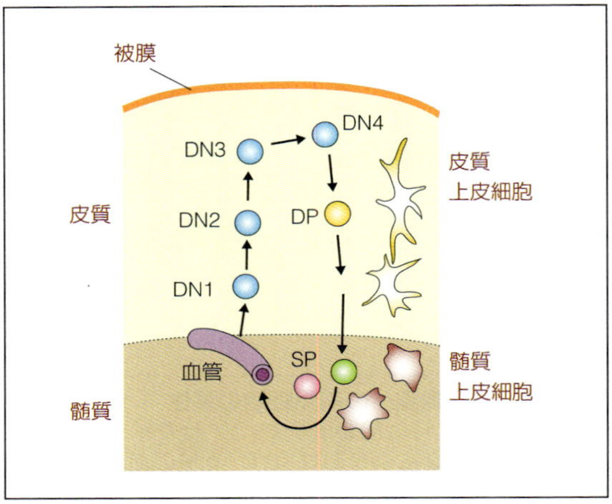

図 6-17　胸腺細胞の分化に伴う移住経路
血管から移入した前駆細胞は DN1 段階から DN3 段階へかけて外側に向かいながら分化 / 増殖する．被膜下で DN4 段階に入ってさらに増殖し，増大した DP 細胞が皮質のほとんどを占めるようになる．SP 細胞に分化すると髄質に移行し，血管を介して移出する．

する．正の選択を経てヘルパー T 細胞とキラー T 細胞になり，いったん髄質へ行って負の選択を受け，生き残った細胞が血管を介して出て行く．

B T 細胞への完全な系列決定

すでに述べたように，胸腺の中の DN1 前駆細胞はミエロイド系細胞，樹状細胞，NK 細胞への分化能を有している．DN2 段階の前半までは，

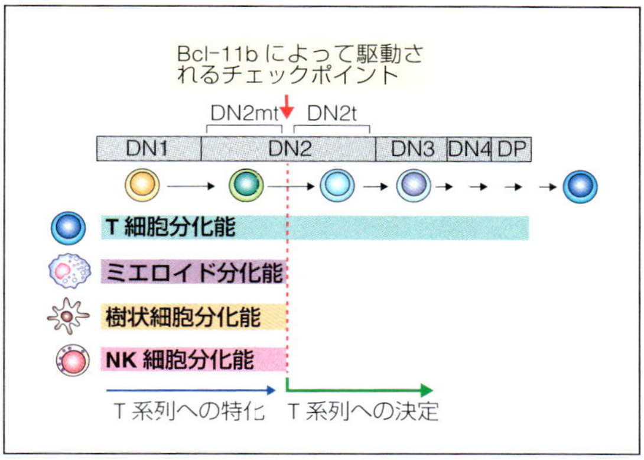

図 6-18　完全な T 系列への決定は DN2 段階の半ばで起こる
DN1 細胞は T 細胞の他にマクロファージなどのミエロイド系細胞，樹状細胞，NK 細胞への分化能を有している．これらの非 T 細胞系分化能は DN2 段階の半ばで消失し，前駆細胞は T 系列に決定 determination される．このステップにより DN2 段階は DN2mt（ミエロイド-T の意）段階と DN2t 段階に区分される．この決定過程には転写因子 Bcl-11b が必須である．

ミエロイド系細胞，樹状細胞，NK 細胞への分化能を有しているが，DN2 段階の後半で，これらの分化能はピタッと消失する（**図 6-18**）．すなわち，T 細胞系列への完全な決定は DN2 段階で起こっている．このステップを先に進ませるのには **Bcl-11b** という転写因子が必須である．

C Notch シグナルの役割

Notch（ノッチ）は個体発生のいろいろな局面で働く分子である．1999 年に Notch の 1 つである **Notch1** を造血系だけで欠損させると胸腺で T 細胞がつくられなくなると同時に胸腺に B 細胞が出現すること，さらに Notch1 を恒常的に活性化させると骨髄で B 細胞がつくられずに T 細胞がつくられることが示された．すなわち Notch シグナルは T 細胞の分化を支持する一方で，B 細胞の分化は抑制するのである．言い方を変えれば，「ここは胸腺です．T 細胞をつくる場所です」という位置情報は Notch シグナルによって与えられることが示されたのである．この発見以後は T 細胞初期分化の研究は Notch シグナルを中心に進められるようになった．

Notch のリガンドとして働く分子にはそれぞれ複数種類あるが，その中で **Delta-like 4**（DLL4）が主に働いていることがわかっている．

D Notch シグナルの伝わり方

Notch は，細胞表面レセプターでもあり転写因子でもある珍しい分子である．Notch 分子にリガンドが結合すると，切断酵素（γ-セクレターゼ γ-secretase）により切られて，細胞質内部分（Notch-IC）が核内に移行する（**図 6-19**）．Notch-IC が来るまでは，RBP-Jκ という分子が抑制性因子複合体とともに DNA に結合し，標的となる遺伝子（*Hes-1* など）の発現を抑制している．Notch-IC が RBP-Jκ に結合することにより，抑制性因子複合体ははずされ，代わりに活性化因子が呼び込まれ，標的遺伝子の発現を誘導する．

4 胸腺内 T 細胞初期分化 — TCRβ 鎖の再構成

A TCRβ 鎖再構成のチェックポイント

T 細胞レセプター（TCR）は α 鎖と β 鎖からなり，前述のように T 細胞分化の過程で β 鎖のほうが先に再構成する．β 鎖の再構成は，DN3 という段階で起こる．DN3 段階から次に進むステップは，β 鎖の再構成がうまくいったかどうかのチェックポイントとして働いている．

常染色体上の遺伝子は 2 つあり，それぞれを，対立遺伝子（allele）という．β 鎖の再構成は，1 つの対立遺伝子について成功する確率は 3 分の 1 である（**図 6-20**）．遺伝子再構成では，繋ぎ合わせるときに DNA の一部が欠けたり，ランダムに新しい配列が付け加わったりする（**遺伝子再編成の機構→94 頁参照**）ので，結果的には 3 分の 1 しか成功しないことになってしまうのである．

対立遺伝子は2つあるので，片方で失敗しても，もう片方が成功すればよいことになる．どちらも失敗する確率は[3 分の 2]×[3 分の 2]で，9 分の 4 である．したがって，9 分の 4 の細胞は，DN3 段階のまま死んでいくのである．残りの 9 分の 5 の細胞は，遺伝子再構成に成功して β 鎖を発現する．この過程は β 鎖を発現した細胞だけが選択されるので，**β-selection** と呼ぶこともあるが，9 分の 5 が生き残るから選択というほどのものではないであろう．

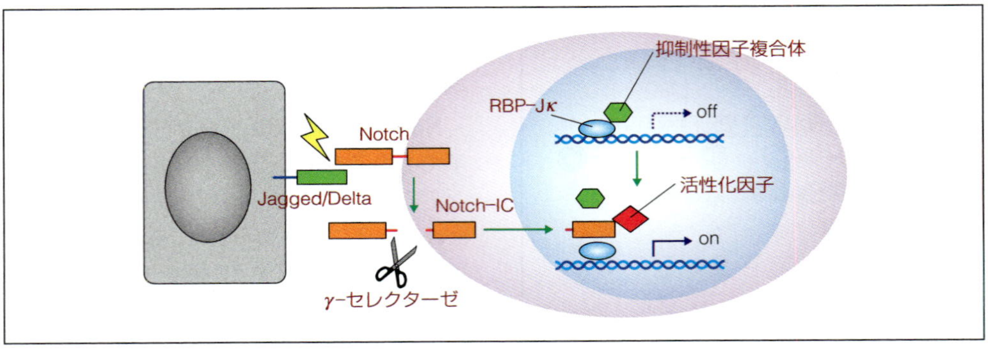

図 6–19 Notch シグナルの伝わり方
Notch 分子にリガンドが結合すると，切断酵素（γ–セレクターゼ γ–secretase）により切られて，細胞質内部分（Notch–IC）が核内に移行する．Notch–IC が RBP–Jκ を含んだ抑制性因子複合体と結合することにより，活性化因子が呼び込まれ，標的遺伝子の発現を誘導する．

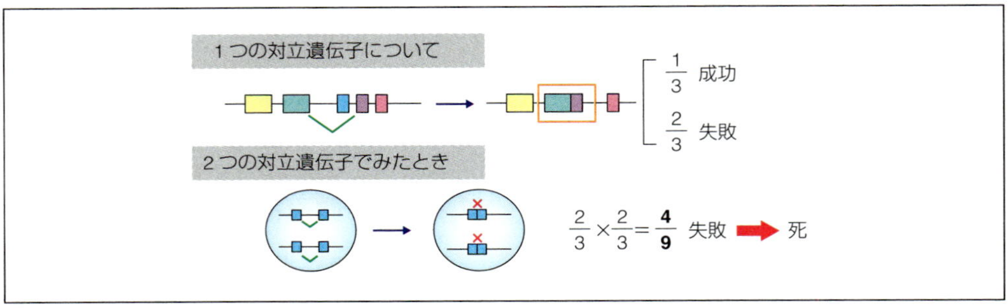

図 6–20 TCRβ 鎖の遺伝子再構成は 9 分の 4 の細胞で失敗する
1 つの対立遺伝子において遺伝子再構成後にフレームが合ってタンパク質として読まれるようになる確率は 3 分の 1 である．2 つの対立遺伝子でみたときは，どちらも失敗する率は 9 分の 4 になる．

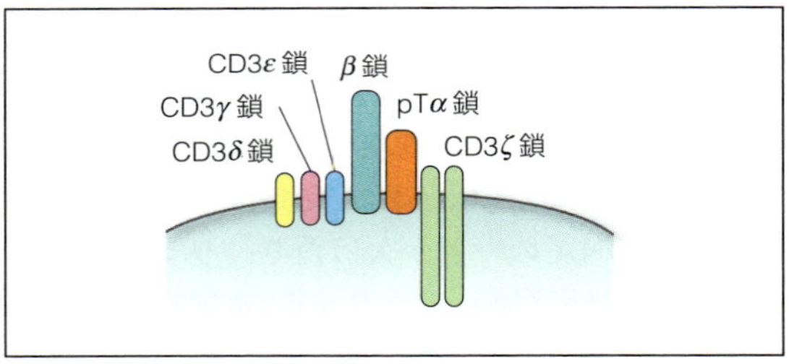

図 6–21 プレ TCR 複合体の構造
pTα 鎖と TCRβ 鎖はヘテロダイマーとなり，CD3 分子群と共にプレ TCR 複合体を形成する．

B プレ T 細胞レセプター

DN3 段階では，α 鎖はまだ発現していないから，β 鎖があっても TCR はつくれない．しかし，DN3 段階では α 鎖の代わりになる **pTα 鎖**と呼ばれる分子が発現している．pTα 鎖では遺伝子再構成は起こらない．できたての β 鎖は，pTα 鎖と会合して**プレ TCR** というレセプターを形成する（**図 6–21**）．CD3 分子群も発現しており，プレ TCR 複合体を形成している．プレ TCR 複合体は，形成されると自動的に凝集（オリゴメライゼーションという）してシグナルが入るようになっているのである（**図 6–22**）．下流には Lck やアダプター分子である LAT，SLP–76 などの TCR シグナル関連分子が働いている．

プレ TCR 複合体を形成して活性化された細胞はまず CD27 を発現するので，CD21 の発現の前後で CD3 段階を DN3a と DN3b に分けることもある．間もなく CD25 の発現を下げて DN4 ステージに入り，旺盛に増殖する．やがて CD4 と CD8 を発現して DP 段階へ至る．

C 対立遺伝子排除のしくみ

β 鎖遺伝子は，両方ともの対立遺伝子で再構成に成功することがないようになっている．このよ

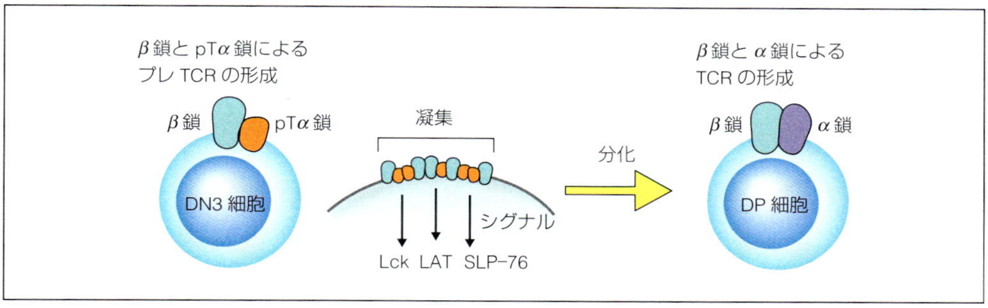

図 6-22　プレ TCR の形成による分化
プレ TCR が形成されると，自律的に凝集が起こり，それによりシグナルが発せられる．引き続いて下流のシグナルが活性化され，DN3 細胞は DN4 段階へ分化を進め，DP 段階では α 鎖を発現して TCR が形成される．

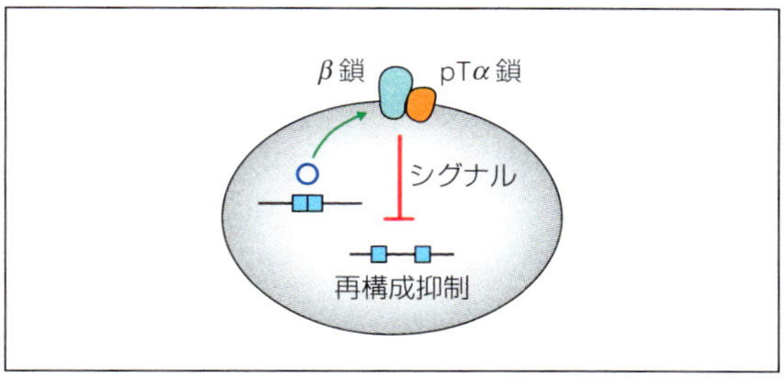

図 6-23　TCRβ 鎖の対立遺伝子排除の原理
TCRβ 鎖の遺伝子においては，まず片方の対立遺伝子だけで再構成が起こる．再構成に成功してプレ TCR が形成されると，シグナルが発生し，それによりもう片方の対立遺伝子の遺伝子再構成が抑制される．先行した遺伝子が再構成に失敗すると，もう片方の遺伝子で再構成が起こる．こうして両方で再構成に成功することがないしくみになっている．

うなしくみを**対立遺伝子排除** allelic exclusion という．再構成は，2 つの β 鎖の対立遺伝子で同時に起こるのではなく，まず片方で起こる．もし再構成に成功すれば，プレ TCR からのシグナルが入り，細胞は分化を開始するとともに，もう片方の β 鎖遺伝子は再構成しないよう抑制されるとされている(**図 6-23**)．もし再構成に成功しなければ，しばらくしてもう片方の β 鎖遺伝子で再構成が起こる．このようなしくみが働いているので，β 鎖が 2 種類つくられる細胞はできてこないのである．

5 正の選択

A TCRα 鎖の再構成

DP ステージに入ってすぐに TCRα 鎖の再構成が始まる．そして，α 鎖と β 鎖が揃うと，細胞表面に αβTCR として発現する．なお，TCRα 鎖は両方の対立遺伝子で再構成が起こる．すなわち，β 鎖と異なり，TCRα 鎖の再構成の際には対立遺伝子排除は働かない．ヒトでもマウスでも約 30％の T 細胞で α 鎖は両方とも再構成に成功しているとされる．それでも，2 種類の αβTCR が発現する頻度は低く，せいぜい数％である．片方の α 鎖しか使われないのは，β 鎖との結合しやすさに差があって，結合しにくいほうはすぐに分解されるからと考えられている．

B 正の選択の意義

TCR の場合は MHC クラスⅠ分子またはクラスⅡ分子とペプチドの複合体を認識するから，そもそも MHC 分子と結合できないような T 細胞をつくっても仕方がない．そういう無駄を排するためにあるのが**正の選択**という機構である．将来末梢に出て働ける T 細胞を選び出すしくみである．

一方，自己反応性の T 細胞を除去する過程を**負の選択**という．負の選択の原理は，比較的簡単である．自己のペプチドと MHC の複合体に反応するような TCR をつくってしまった T 細胞は，除去される．概念的にも問題はなく，実験的にもきれいに示されている．一方，正の選択のほうは，

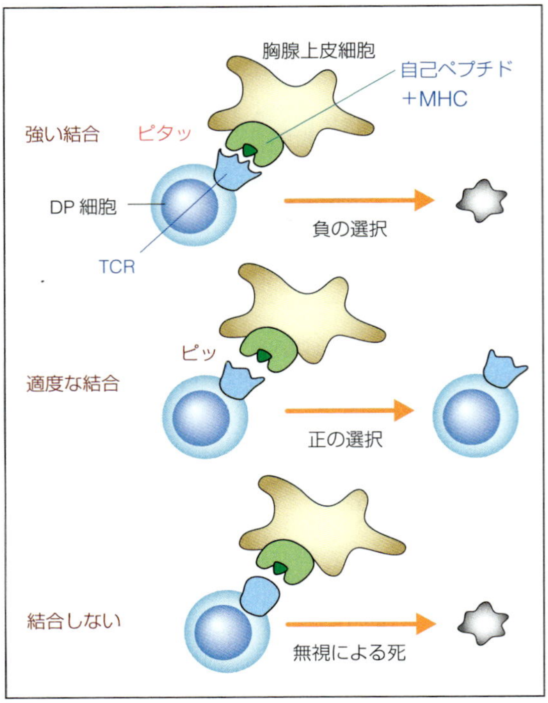

図 6-24 TCR-MHC の反応の強度が正 / 負の運命を分けるというモデル

胸腺上皮細胞は MHC 上に自己ペプチドを発現している．DP 細胞が発現する TCR が MHC-自己ペプチド複合体に強く結合すると，その細胞は「負の選択」を受ける．適度な結合のとき，「正の選択」を受ける．結合できないときは DP 細胞は何度か TCRα 鎖の遺伝子再構成をやり直すが，それでもだめなら「無視による死」の運命をとる．

上記のように意義は理解できても，それをどのようにして実現しているかは実はまだ必ずしも明らかではない．

C 基本的なモデル

少し前の教科書では，正の選択は MHC を認識できる TCR を発現する細胞を選び出す過程というように書かれていた．「MHC 拘束性をもつようになる過程」とも表現できる．ただしこれだと，正の選択のときは MHC 分子上に乗っているペプチドは何でもよいことになるが，実際はペプチドも含めた MHC-ペプチド複合体として正の選択にかかわっていることがわかっている．

現在考えられている有力なモデルは，TCR と MHC-ペプチド複合体の結合力の強さが運命を決めるというモデルである（**図 6-24**）．強い結合により TCR から強いシグナルが入ると負の選択が起こり，細胞は死ぬ．弱い結合では適度なシグナルが入り，正の選択が起こる．全く結合しない場合はシグナルが入らないので死ぬ．TCR は遺伝子再構成によっていろいろな形のものができるから，強い結合力，弱い結合力，結合力なしなどの差が出ると説明される．無事に末梢に出ていけるのは 5% 程度とされている．

D 別のモデル

別のモデルも存在する．正の選択のときのペプチドの種類と負の選択のときのペプチドの種類が違うときに，正の選択で選ばれた細胞が生き残れるとするものである（**図 6-25**）．まず，皮質上皮細胞が出している MHC-ペプチド複合体に結合できる細胞は生き残る．これが**正の選択**である．次に，髄質で髄質上皮細胞や樹状細胞で負の選択を受ける．もしもこれらの細胞が皮質上皮細胞と同じペプチドのレパトアを有していると，せっかく正に選択された細胞が，すべて負に選択されてしまうことになり，細胞が残らない．しかし，皮質上皮細胞が髄質上皮細胞や樹状細胞と異なるペプチドを出している場合，そのペプチドへの反応性で正の選択を受けた細胞は負の選択を受けずにすむ．

E 皮質上皮細胞特異的プロテアソーム構成分子 β5t の働き

一般的には，**図 6-24** のモデルでほぼ説明がつくとされていた．しかし，このモデルのままでは説明できないことが見つかってきた．胸腺皮質上皮細胞に特有の **β5t** と呼ばれるプロテアソーム構成分子があることが最近明らかになった．MHC クラスⅠ分子に乗るペプチド鎖はプロテアソームでタンパク質が裁断されることによってできる（MHC クラスⅠ分子による抗原提示のメカニズム➡122 頁参照）が，β5t があるときは通常つくられないようなペプチドがつくられてしまう．したがって，胸腺皮質上皮細胞には他の細胞ではみられない種類のペプチドを乗せた MHC-ペプチド複合体が発現している．

β5t の欠損マウスでは，皮質上皮細胞は他の細胞と同じようなペプチド鎖をつくるようになる．すると，胸腺でつくられるキラー T 細胞（細胞傷

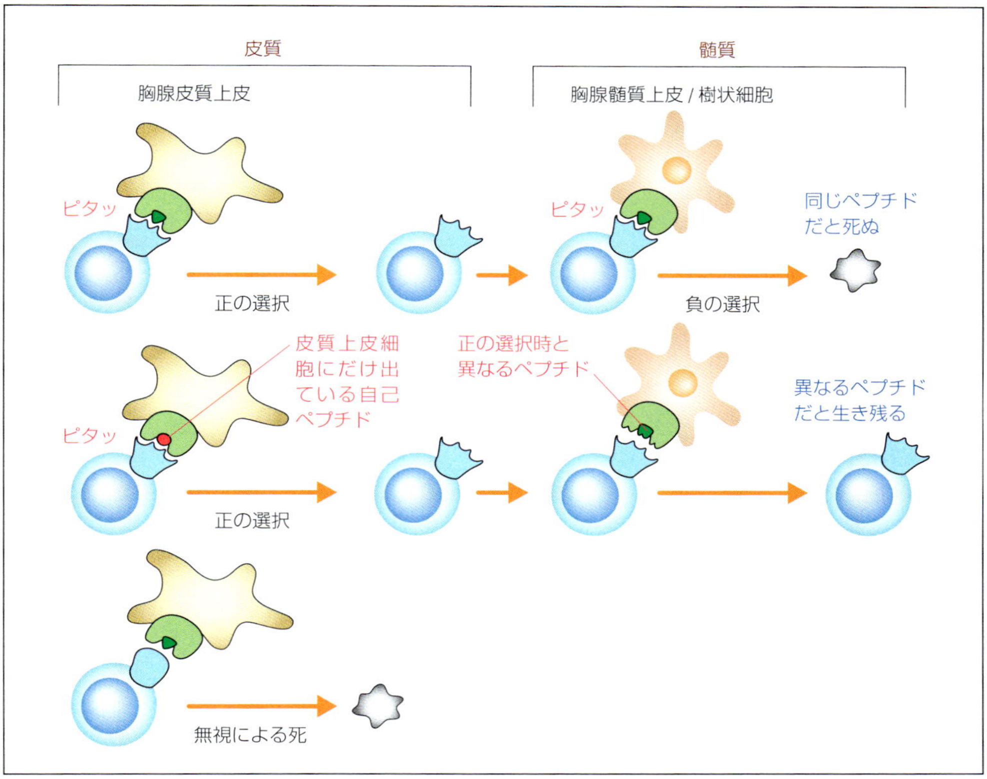

図 6-25　ペプチドの種類が違うことにより正の選択を受けた細胞が生き残るとするモデル
皮質上皮細胞が出している MHC-自己ペプチド複合体に結合する TCR を出している細胞は「正の選択」を受ける．次に，髄質で髄質上皮細胞あるいは樹状細胞が出している MHC-自己ペプチド複合体に結合する細胞は「負の選択」を受ける．皮質上皮細胞が髄質上皮細胞や樹状細胞と異なるペプチドを出している場合，正の選択を受けた細胞は負の選択を受けずにすみ，生き残って末梢に出ていくことができる．

害性 T 細胞）の数が 5 分の 1 くらいに減ってしまうのである．つまり皮質上皮細胞が髄質上皮細胞と同じペプチドを出していると正の選択の効率がとても悪くなるのである．TCR の形の多様性によって弱い結合力の TCR もできてくると説明したが，それだけでは説明できないことになってしまう．むしろ**図 6-25** のモデルを支持しているようにみえる．

もっとも，**図 6-24** の「TCR の形の多様性が結合力の強弱の幅をつくる」とした部分は間違いかもしれないが，TCR-MHC の結合の強度が運命を分けるという部分は正しいかもしれない．すなわち，「β5t によって裁断されたペプチドが MHC に乗ると，TCR と弱い結合をしやすくなる」という説明をすることができる．実際 β5t によって裁断されたペプチドは MHC の溝にピタッとくっつきにくく，不安定なので，TCR も強く結合しにくいのかもしれないという推測もある．

6 負の選択

A 胸腺の髄質上皮に発現する末梢組織の抗原

従来は，末梢で初めて出会う自己の分子に対しては，末梢で抗原特異的な自己寛容が誘導されるとされていた．しかし最近，胸腺髄質上皮細胞がいろいろな組織に固有なタンパク質を多種類にわたって発現していることが明らかになった．

これは，胸腺における負の選択の役割を大幅に拡大するものである．実際に報告されたデータをみると，消化器系，呼吸器系，内分泌系の臓器や神経組織など，ほとんどの組織のタンパク質分子が出ている．これらの分子に対して負の選択が起こることにより，末梢の組織で自己免疫疾患を起こしうるような自己反応性T細胞が取り除かれていると考えられている（図6-26）．

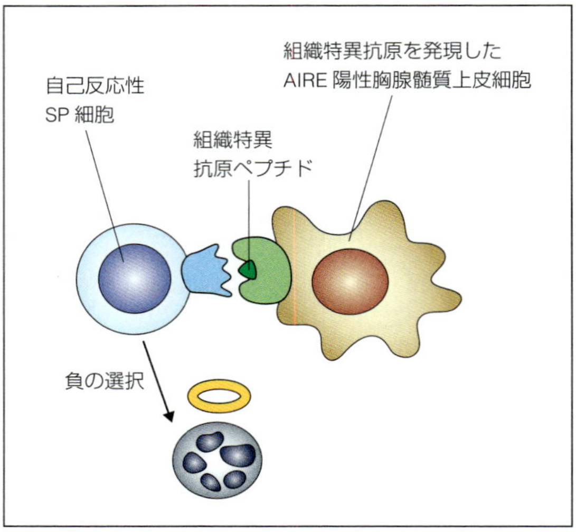

図6-26 AIRE陽性胸腺髄質上皮細胞による自己反応性細胞の除去
髄質上皮細胞のうち，AIREという分子を発現した細胞は，いろいろな臓器に特異的なタンパク質分子を発現しており，それらの分子に由来するペプチド抗原を提示している．この細胞の働きにより，末梢組織に発現する抗原に対する自己反応性T細胞が，胸腺で除去される．

B AIREの働き

AIRE（autoimmune regulator）という分子がある．転写因子と考えられている．ヒトの遺伝性の自己免疫疾患APECED（自己免疫性多腺性内分泌不全症I型）（詳しくは原発性免疫不全➡392頁参照）の原因遺伝子として見つかったものである．マウスでも，この遺伝子を欠損させると，同様の自己免疫疾患様の病態を起こす．

AIREは胸腺髄質上皮細胞に特異的に発現している．AIRE欠損マウスでは，上記の組織特異的なタンパク質分子の発現が非常に低下していることが明らかにされた．すなわち，組織固有のタンパク質分子が胸腺で発現することが重要であることを示している．また，AIREが組織特異的なタンパク質分子の発現に関与していることも明らかである．ただし，AIREの機能はまだ必ずしも明確でない．すなわちAIREが直接的に組織特異的分子の転写を制御していると考えられているが，髄質上皮細胞の分化に関与しているという説もあり，詳細はまだ明らかにはなっていない．

7 正/負の選択にかかわるその他のメカニズム

A TCRとMHC-ペプチド複合体の結合力の強さ

TCRとMHC-ペプチド複合体の結合力は，個々の結合力（**アフィニティー** affinity）と，結合力の総和（**アビディティー** avidity）という表し方がある．アフィニティーが弱い組み合わせでも，抗原ペプチドがたくさん存在していれば，アビディティーは強くなる．正/負の選択はどちらに基づいているのだろうか．自己抗原に強く反応するTCRを排除するためには，アフィニティーだけを感知するシステムのほうがよさそうなものである．とはいえ，低いアフィニティーでも頻度の多い抗原の場合，それに反応しそうなT細胞も，胸腺でしっかり除去したほうがよいかもしれない．そういう意味では，アビディティーに基づく選択も必要であろう．おそらく，正/負の選択はどちらの要素も入った形で起こっているのであろう．

B 正の選択と負の選択に伴う細胞内イベント

正の選択，負の選択ともにTCRを介したシグナルで決まるので，その基本的なシグナル構成要素であるTCR複合体各構成要素，Lck，ZAP-70などはどちらのイベントにも必要である．では，TCRシグナルの強さによって生死の運命が分かれるのは，どのようにシグナルが振り分けられているのだろうか．TCR複合体を形成する分子の細胞質内領域には，合計10か所，**ITAM**といわれるリン酸化されることによりシグナルを伝える部位がある（図6-27，免疫レセプターチロシン活性化モチーフ➡74頁参照）．TCRの強度は，まずこれらのITAMのリン酸化の程度あるいはパターンの差異として現れると考えられている．前述のように適度な強さのTCRシグナルは正の選択をも

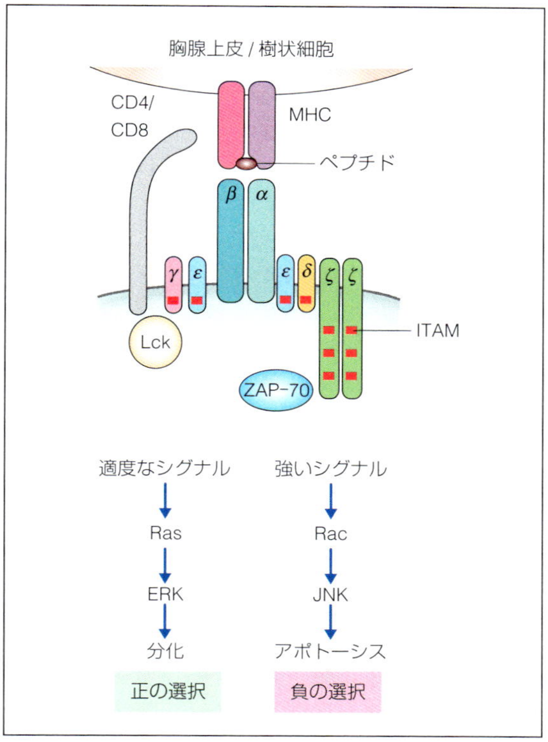

図 6-27　TCR シグナル強度と正 / 負の選択
TCR 複合体を形成する分子の細胞質内領域には合計 10 か所の ITAM がある．適度な強さの TCR シグナルは適度なレベルで ITAM のリン酸化を引き起こし，Ras，ERK を介した経路が活性化され，細胞は分化する．一方，強度の TCR シグナルでは強いレベルの ITAM のリン酸化が起こり，Rac，JNK を介してアポトーシスを誘導する分子群が誘導される．

たらす．このとき，それほど強くないレベルで ITAM のリン酸化を引き起こし，その結果として Ras，ERK を介した経路を活性化する．一方，強度の TCR シグナルは負の選択を誘導する．このとき，強いレベルの ITAM のリン酸化が起こり，Rac，JNK を介してアポトーシスを誘導する分子群が誘導されると考えられている．

C 胸腺クロストーク

胸腺上皮細胞は胸腺細胞の分化を支持する環境の主成分である．その一方で，胸腺細胞が胸腺上皮細胞の分化や増殖を支持するという現象が知られている．胸腺細胞が上皮細胞に働きかける作用を特に**胸腺クロストーク** thymic crosstalk という．

胸腺細胞の分化障害をもつマウスは，胸腺上皮

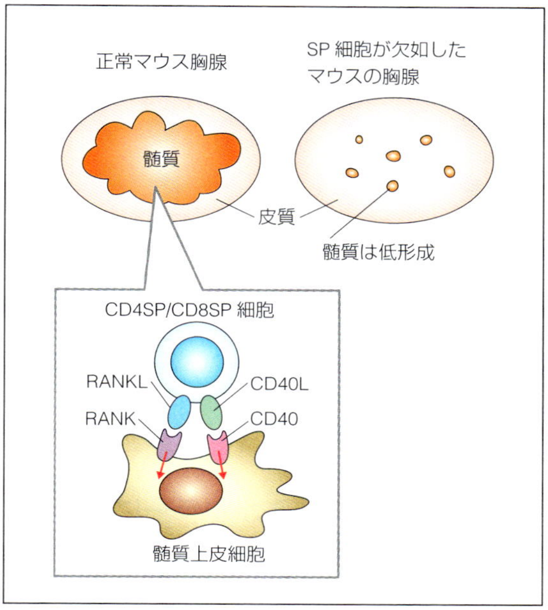

図 6-28　胸腺髄質の形成は胸腺細胞によって誘導される
SP 細胞が出す RANKL，CD40L によって髄質上皮細胞が出す RANK，CD40 にシグナルが入る．これにより髄質上皮細胞は増殖 / 分化し，髄質領域が形成される．このように胸腺細胞から胸腺上皮細胞へシグナルを送ることを胸腺クロストークという．

細胞のとる構造や分化の度合いが正常と異なることが以前から知られていた．髄質ではこの傾向が顕著で，例えば TCRα 鎖欠損マウスのように SP 細胞が胸腺でつくられない場合，髄質はほとんど形成されない(**図 6-28**)．最近，この現象の細胞機構，分子機構が明らかになってきた．SP 細胞が出す **RANKL** によって髄質上皮細胞が出す **RANK** にシグナルが入ることが重要であることが示されたのである．CD40L/CD40 シグナルも補助的に働いている．また，髄質上皮が発現する LTβR を介するシグナルも関与しているとされている．一方，皮質上皮細胞に作用するクロストークシグナルの実体はまだ不明である．

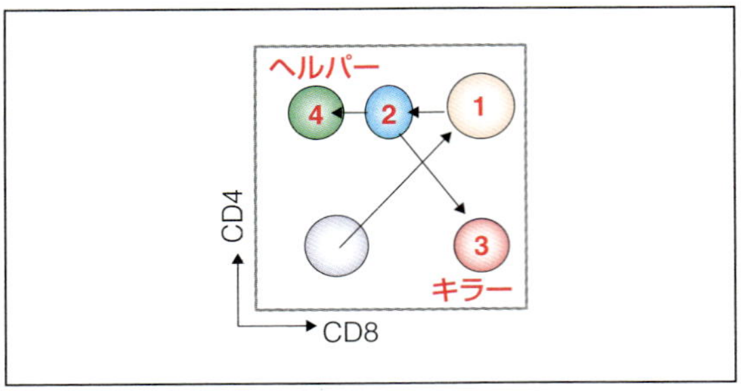

図 6-29 一度 CD8 の発現を下げる
DP 細胞(1)は一度 CD8 の発現をある程度下げてから(2)，CD4SP(4)あるいは CD8SP 細胞(3)へと分化する．

8 ヘルパーになるかキラーになるかの運命決定

A クラスⅠ，クラスⅡによる振り分け

$\alpha\beta$ T 細胞の 2 大系列は，**ヘルパー T 細胞**と**キラー T 細胞**(細胞傷害性 T 細胞)である．さて，先に(➡153 頁)みたように，ヘルパー，キラーの 2 種類とも，胸腺で生成する．CD4 だけ発現する細胞がヘルパー T 細胞で，CD8 だけを発現する細胞がキラー T 細胞である(**図 6-29**)．

復習になるが，ヘルパー T 細胞は MHC クラスⅡ分子上，キラー T 細胞は MHC クラスⅠ分子上に提示された抗原と反応する．したがって，胸腺でつくられるときに，MHC クラスⅡ分子と結合できる TCR を発現する細胞はヘルパーに，MHC クラスⅠ分子と結合できる T 細胞はキラーになるようなしくみになっている．

B 動的シグナルモデル

では，どうやって胸腺細胞は自分の発現している TCR が MHC クラスⅠ分子と MHC クラスⅡ分子のどちらと結合できるのかを見分けているのだろうか．これには CD4 と CD8 がかかわっている．CD4 は MHC クラスⅡ分子とだけ結合でき，CD8 は MHC クラスⅠ分子とだけ結合できる．ただし CD4 も CD8 も，その下流には同じ Lck をシグナル伝達分子として用いる．そのため，どのようにして見分けるのか，歴史的にはいろいろな説が出されてきた．最近，**動的シグナルモデル**(キネティックシグナリングモデル)が優勢である．

まず DP 細胞からヘルパー細胞とキラー細胞に至る分化の道筋においては，DP 段階の次に，CD8 の発現だけがいったん低下する段階がある(**図 6-29**)．その後，CD4 だけを出すヘルパー細胞と，CD8 だけを出すキラー細胞に分かれる．この「CD8 の発現をいったん低下させる」ところが，このモデルの肝要な点である．

ある DP 細胞が MHC クラスⅠ分子と結合できる TCR を発現するようになったとする(**図 6-30** 上の段)．この TCR が胸腺皮質上皮細胞の MHC クラスⅠ分子–ペプチド複合体と結合するとき，CD8 の先端部が MHC クラスⅠ分子の側面にくっつく．この結合により，CD8 は細胞内にシグナルを入れることができる．この時点では細胞にとっては，そのシグナルが CD4 から来たのか CD8 から来たのか，区別がつかない．そこで，細胞は CD8 を引っ込めてみるのである．すると，シグナルがなくなってしまう．このようなときに，細胞はキラー T 細胞に分化するプログラムを発動させて，キラー T 細胞になる．そして，CD4 を引っ込めて，CD8 を再度発現する．

MHC クラスⅡ分子と結合できる TCR を発現するようになった細胞の場合は，CD4 を介したシグナルが入るので，CD8 が引っ込められたとしても，シグナルが途切れずに持続することになる(**図 6-30** 下の段)．このようなときに，細胞はヘルパー T 細胞に分化するプログラムを発動させて，ヘルパー T 細胞になる．そして，そのまま CD4 だけを発現する細胞になる．

すなわち，CD4 や CD8 から発せられる Lck を介したシグナルの長さ duration で，ヘルパーかキラーかの運命が決まる．なお，このシグナルの持続時間の長さは，大体 1 日で途切れたらキラーに，2 日続けばヘルパーになる，というオーダーの長さと考えられている．

C ヘルパー/キラーの運命決定と転写因子

ヘルパー T 細胞については，その系列を決定する重要な転写因子として **ThPOK** が同定されている．一方，CD8 キラー系列への分化を決定する転写因子は同定されていない．CD8 キラー系列への分化には，転写因子 ThPOK を発現しないことが重要であるとも考えられる．つまり，デフォ

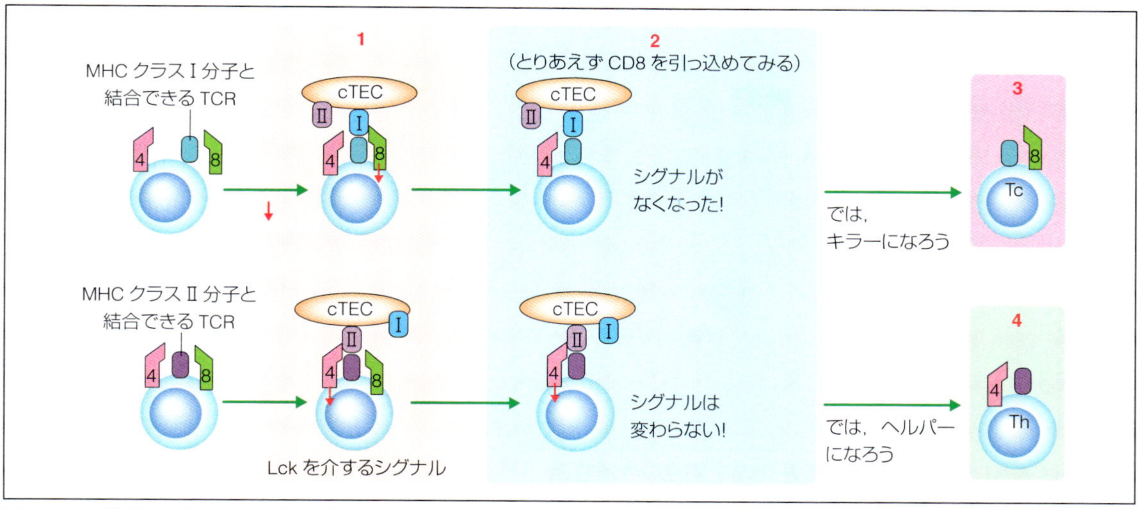

図 6-30 動的シグナリングモデル
MHC クラスⅠ分子と結合できる TCR を発現する DP 細胞が胸腺皮質上皮細胞(cTEC)と出会うと, TCR が cTEC の MHC クラスⅠ分子と結合し, CD8 が MHC クラスⅠ分子に結合することによりシグナルが入る. DP 細胞 CD8 の発現を下げると, そのシグナルがなくなる. この場合, 細胞はキラー T 細胞(細胞傷害性 T 細胞)になり, CD4 の発現を下げ, CD8 の発現を上げる. MHC クラスⅡ分子と結合できる TCR を発現する細胞の場合は, CD4 を介したシグナルが入るので, CD8 の発現が低下してもシグナルは持続する. この場合, 細胞はヘルパー T 細胞に分化し, そのまま CD4 だけを発現する細胞になる.

ルトの運命としてはキラー系列であり, TCR と MHC の結合が持続して CD4 からのシグナルが入り続ければ, ThPOK の発現が誘導されてヘルパー系列になると考えられる. どちらの系列に分化する場合でも, 転写因子 **RUNX** は必須である.

9 胸腺でつくられる他の T 細胞

A T 細胞の中のいろいろな細胞系列

T 細胞の 2 大系列をヘルパーとキラーと表現したが, 実は T 細胞にはもっと根元で分かれた $\alpha\beta$T 細胞と **$\gamma\delta$T 細胞**というさらに大きい枠組みで分類される系列がある. $\gamma\delta$T 細胞は, 用いる抗原レセプター遺伝子が $\alpha\beta$T 細胞とは異なり, 明らかな独立した系列である. $\alpha\beta$T 細胞の中には, ヘルパー T 細胞とキラー T 細胞以外に, **制御性 T 細胞**, **NKT 細胞**があり, これらも独立した細胞系列とみなされている. 他にややマイナーな細胞系列として, **CD8$\alpha\alpha$ T 細胞**という腸管に多い細胞がある. ヘルパー T 細胞の中には, 産生するサイトカインの種類によってさらに細かく系列に分けられており, 現在のところ, Th1, Th2, Th17, Tfh 細胞は独立した「系列」とまではいえないと考えられており, それぞれが異なる「サブセット」として扱われている. これらの細胞への分極は末梢で起こるので, ここでは扱わない(Th1/Th2/Th17/iTreg/Tfh/Th9 細胞の分化と機能 ➡242 頁参照).

B $\gamma\delta$ T 細胞の分岐点

多くの研究者たちは $\gamma\delta$T 細胞と $\alpha\beta$T 細胞は DN3 段階で分岐すると考えるようになってきている(**図 6-31**). DN3 段階までは, T 前駆細胞は両方の系列に分化できる能力を保持している. DN3 段階で, β 鎖の再構成が起こると共に γ 鎖と δ 鎖の再構成も起こる. β 鎖は前述のように pTα 鎖と共にプレ TCR を形成し, γ 鎖と δ 鎖は $\gamma\delta$ 型 TCR を形成する. ここでプレ TCR と $\gamma\delta$TCR のせめぎ合いが起こる.

プレ TCR はそのシグナルは相対的にみると弱い. 一方, $\gamma\delta$TCR はより強いシグナルを発することができる. 皮膚に移住するタイプの $\gamma\delta$T 細胞については Skint-1 という分子が胸腺内で $\gamma\delta$TCR のリガンドとして働くとされているが, 多くの $\gamma\delta$T 細胞についてはリガンドは不明であ

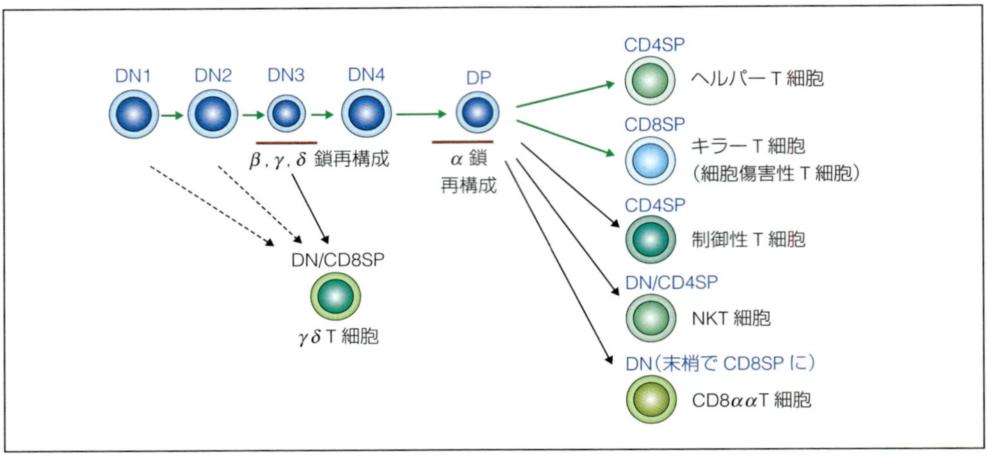

図 6-31 胸腺における各系列の T 細胞の生成経路
γδT 細胞は主に DN3 段階で分岐すると考えられている．制御性 T 細胞，NKT 細胞，CD8ααT 細胞は DP 段階で分岐するとされているが，もっと前の段階で分岐しているとする説もある．

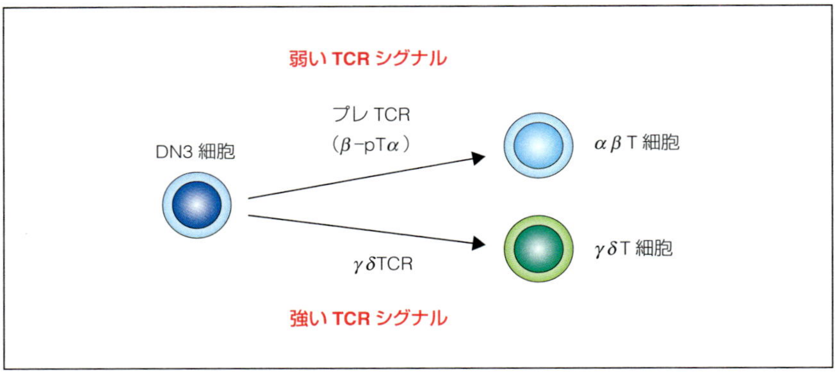

図 6-32 αβT 細胞と γδT 細胞の運命の振り分け
DN3 段階でプレ TCR と γδTCR のせめぎ合いが起こり，プレ TCR からのシグナルが入ると αβT 細胞に，γδTCR からのシグナルが入ると γδT 細胞になると考えられている．プレ TCR と γδTCR はそれぞれ弱いシグナル，強いシグナルを発するので，その強度の違いに応じて運命が決まるとされている．

る．こうして，DN3 段階で，弱いシグナルが入ると αβT 細胞へ，強いシグナルだと γδT 細胞へというように運命が振り分けられる(**図 6-32**)．ただし，γδT 細胞の生成経路として，DN1，DN2 段階で分岐するという可能性も残されており，その場合に発現するのは γδTCR だけなので，こういうせめぎ合いは起こらないはずである．

C NKT 細胞の分化経路

NKT 細胞は αβ 型 TCR を発現するので αβT 細胞に属する．NKT 細胞の TCRα 鎖は，マウスの場合 *V* 遺伝子としては *Vα14* 遺伝子，*J* 遺伝子としては *Jα18* 遺伝子しか用いられない．TCRβ 鎖のほうは Vβ7，Vβ8 など，ある程度の幅がある．この組み合わせでつくられた TCR は，**糖脂質抗原**を乗せた **CD1d** という分子を認識する．

生成経路としては，DP 段階の細胞からつくられると考えられている．NKT 細胞が分化するには，TCR からのシグナルを受ける必要がある．DP 細胞は CD1d を発現しているので，胸腺上皮細胞ではなく DP 細胞が NKT 細胞の分化を支持

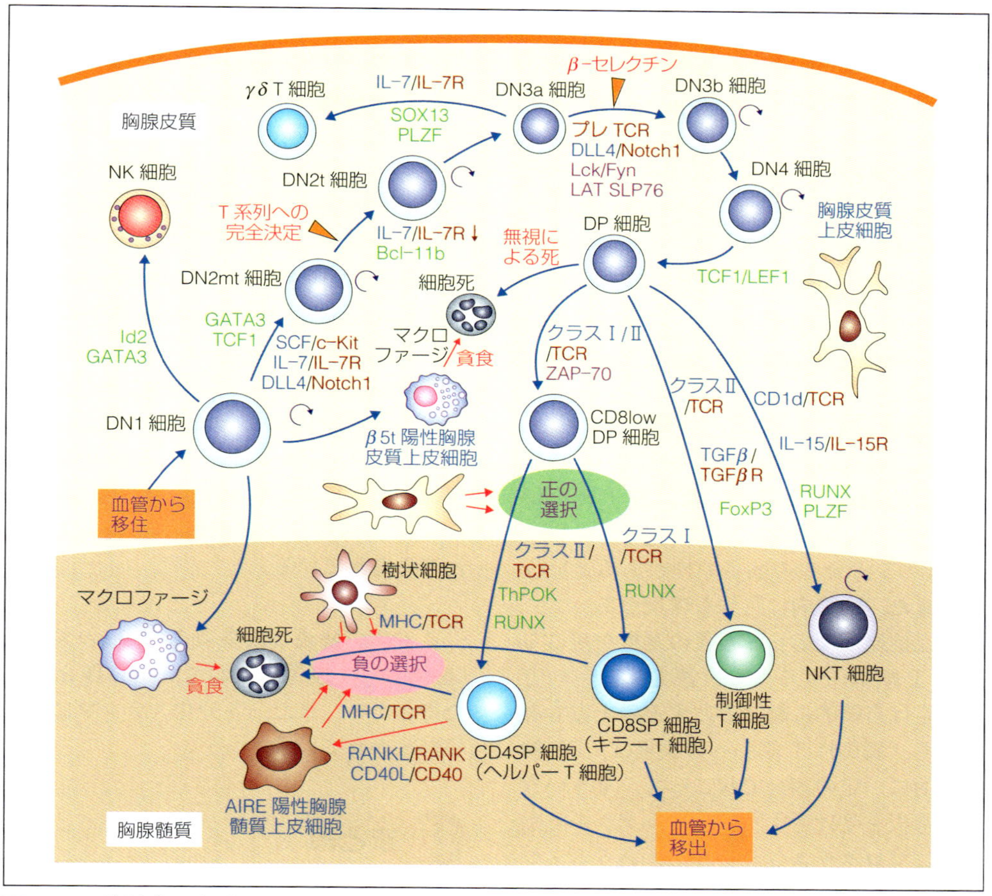

図 6-33　胸腺内 T 細胞分化のまとめ

DN1 と DN2 段階では最初の旺盛な増殖が起こる．DN3 段階で増殖が停止し，TCRβ 鎖の再構成が起こる．同時に TCRγ 鎖，TCRδ 鎖の再構成も起こり，一部の細胞は γδT 細胞になる．TCRβ 鎖の再構成に成功した細胞はプレ TCR を発現，増殖した後に DP 段階へと分化を進める．DP 段階に移行してすぐに TCRα 鎖遺伝子の再構成が起こり，表面に αβTCR を発現するようになる．TCR からのシグナルを受けた DP 細胞は，CD8 の発現量をいったん低下させる．その後，CD4SP 細胞および CD8SP 細胞へと分化し，末梢へ移住する．制御性 T 細胞や NKT 細胞も，DP 細胞からつくられるとされているが，もっと未分化な段階で分岐が起こっているという考えもある．

DP 細胞から CD4SP 細胞および CD8SP 細胞がつくられるためには，一定の強度の TCR シグナルを受けることが必要で，これを正の選択と呼ぶ．正の選択は β5t を発現した皮質上皮細胞によって誘導される．一方，TCR シグナルが強すぎると，細胞は死ぬ．この過程を負の選択と呼ぶ．負の選択は AIRE を発現する髄質上皮細胞や，樹状細胞によって誘導される．負の選択により自己反応性 T 細胞は除去される．

各ステップを表す矢印の近くにそのステップで重要な働きをしている分子を記している．青 / 茶色字はリガンドとレセプター，紫字は下流のシグナル分子，緑字は転写因子を表している．

していると考えられている．このとき，CD1d には何らかの内因的な糖脂質抗原が乗っていると考えられるが，それが何なのかまだ同定されていない．

ただし，別な経路も想定されている．DP 段階より以前に NKT 細胞になるよう運命づけられた前駆細胞が存在していて，そういう前駆細胞は選択的に *Vα14–Jα18* の遺伝子再構成を行うという説である．

D その他の T 細胞の分化経路

制御性 T 細胞は DP 段階から分岐すると考えられている．自己抗原と反応して本来は負の選択を受けるような細胞の一部が，制御性 T 細胞になるとされている．制御性 T 細胞に誘導されるような TCR のシグナルの強さの枠があるという説がある．また，胸腺内に特殊な環境があって，そこでは自己抗原と反応しても負の選択が起こらずに制御性 T 細胞になるという説もある．一方で，系列決定は自律的に起こるとする考え方もある．すなわち，制御性 T 細胞への決定は，DP 細胞内で自律的に一定の割合で起こって，そういう細胞は負の選択を受けるような強いシグナルで生存するようにプログラムされているという考えである．また，DN 段階で制御性 T 細胞になるような分化決定はすでに起こっているという考えもある．

CD8αα T 細胞の生成経路としては，胸腺の DP 段階の細胞由来と考えられている．ただし，胸腺内で DP 段階ではすでに分かれているという報告もあり，したがってその直前の段階に分岐点があるという考えもある．

E すべての T 細胞がつくられる胸腺

一昔前の教科書には胸腺外分化 T 細胞の項目があったし，研究者の間でも長い間そういうものがあると一般に考えられていた．それは，胸腺を欠損するヌードマウスでも，粘膜など特殊なところには γδT 細胞や CD8αα T 細胞などの T 細胞が結構たくさん存在するからである．また骨髄や腸粘膜で T 細胞がつくられているとする報告も 1990 年代にはかなり多くみられた．

しかし，2002 年以後，状況は変わった．遺伝子再構成に必須の分子である RAG〔V(D)J 組換えの分子機構→95 頁参照〕の発現を GFP(緑色蛍光タンパク質)で可視化したマウスを調べた結果，胸腺以外では T 細胞の遺伝子再構成が起こっている場所が見つからなかったという論文が出されたのである．その論文では，ヌードマウスのように T 細胞が胸腺でつくられない場合，限定的ではあるが腸間膜リンパ節などで T 細胞がつくられるということも示された．ヌードマウスにおいて胸腺外でつくられるのは主に γδT 細胞であるが，それでも胸腺がないときにだけ起こる特殊な事象の産物だったということである．さらに DP 段階で発現する遺伝子を用いた「フェイトマッピング」の手法により，NKT 細胞や CD8αα 細胞が DP 細胞由来であることも示された．したがって，今ではほぼすべての T 細胞が胸腺でつくられていると考えられている．

この項で解説した事項を，1 枚の図にまとめた(**図 6–33**)．復習を兼ねて，全体像を俯瞰していただきたい．また，各分化ステップには必須の分子が書かれている．

10 まとめ

1. すべての T 細胞(αβT 細胞，γδT 細胞，制御性 T 細胞，NKT 細胞など)は，胸腺でつくられる．
2. 胸腺内での T 細胞の分化は，CD4 分子，CD8 分子の発現を指標にして，ダブルネガティブ(DN)，ダブルポジティブ(DP)，シングルポジティブ(SP)の 4 つの段階に分けられる．
3. DP 細胞は，皮質で正の選択を受け SP 細胞となる．次に，SP 細胞は，髄質で負の選択を受け，生き残った細胞が胸腺外に移住する．

C B細胞

1 はじめに

B細胞は胎生期では胎児肝で，成体では骨髄(一次リンパ組織)において未熟B細胞にまで分化してくる．この未熟B細胞は，骨髄を離れ血流を介して，脾臓をはじめとする二次リンパ組織に移動し，そこで成熟B細胞へと分化する．造血幹細胞から成熟B細胞に至る分化過程は，主として転写因子群ネットワークによって形成される，内的にプログラムされた事象と，サイトカイン，TNFレセプターファミリー・リガンドなど微小環境から供給される外因性因子によって誘起されるシグナルが，相互作用しながら，分化を次のステップへ進行させている．すなわち，B細胞系列の細胞はある意味段階的に生成されてくる．

成体において骨髄は，造血幹細胞の貯蔵器であり，またB細胞分化の主たる「場」を提供している．骨髄はB細胞のみならず種々の血液幹細胞が生成・分化する場所であり，細胞分化をサポートする骨髄内の特徴的な微小環境，いわゆるストローマ細胞を代表とする「niche(ニッチ．➡144，174頁参照)」が骨髄内に存在する．骨髄で生まれ，「niche」で分化した表面イムノグロブリンimmunoglubulin M(sIgM)陽性未熟B細胞は，脾臓に移行してさらなる成熟を遂げ，成熟B細胞となる．これらが通常のB細胞，いわゆるB2細胞である．興味深いことに末梢リンパ器官において抗原刺激を受け，最終的に抗体産生細胞へと分化した細胞の一部(「long-lived」抗体産生細胞)は再び骨髄に戻り，ここで長期間維持される．概念図としての**図6-34A**には，造血幹細胞からsIgM陽性B細胞を経て成熟B細胞に至る分化過程が示されている．各段階のB細胞系列の細胞は，表面マーカーやIgの再構成の状態により特徴づけられるが，さらにマウスを用いたgene-targetingから，分化のいくつかのチェックポイントで機能する転写因子や，B細胞表面分子・シグナル分子が明らかにされている．すなわち，B細胞分化過程はこれらB細胞内因性プログラム，それに加え，外部微小環境からの制御分子を適切な時空間で感受し，分化を推し進めていく過程であるといえる．

この項では**図6-34A**に従って，B細胞の分化過程を概説すると共に，分化過程の重要なポイント，あるいは分化の分岐点に働く細胞内転写因子や細胞表面レセプター，外的ファクターとしてサイトカイン(IL-7)・TNFレセプターファミリー・リガンド(BAFF)について述べていくことにする．

2 *Ig*遺伝子の再構成

本論であるB細胞分化過程に入る前に，抗体の多様性をつくるメカニズム，すなわちIg遺伝子再構成の機構について述べておこう．B細胞は抗原刺激を受けて最終的に抗体産生細胞に分化し，つくられた抗体は病原菌に結合してマクロファージの貪食作用を促進したり，あるいは病原菌に由来する毒素を中和したりして，生体を種々の疾患から防御している．B細胞が抗原を認識するレセプター(BCR)は，将来自分が産生する抗体と全く同じ特異性をもった，いわば膜結合型抗体である．いずれにせよ，無数ともいってよい非自己物質に対し，これを認識するレセプターの多様性が，限られた遺伝子数の中からつくられてくるメカニズムは極めて巧妙なものという他はない．遺伝子は変化しない，「鳶は鷹を生まない」「蛙の子は蛙」といった通常の概念の特殊例であり，抗体(BCR)あるいはT細胞抗原認識レセプター(TCR)のみにみられる現象である．

ヒト骨髄では10^7オーダーのB細胞が生まれているが，これらは特異性の異なるBCRを表面にもつクローンである．そのうち生体内に侵入してきた外来抗原を認識できる(特異性がマッチする)クローンが増殖し，また抗体産生細胞に分化して対応する抗体をつくる(クローン選択説)．すなわち，生体防御における免疫系のストラテジーはどんな外来抗原・病原微生物に対しても，その侵入に備えあらかじめ莫大な数のクローンを「ワンセット」用意しておくことである．一見，非常に無駄なシステムとも思えるが，多数のクローンを準備しておくことにより，素早く異常事態に対処できるシステムであるともいえる．実際，自然界には存在しないような合成抗原に対しても抗体産生応答は起こることから，どのような抗原にも対処できる膨大な数のクローンが存在していることがうかがい知れる(遺伝子再構成の機構➡94頁参照)．

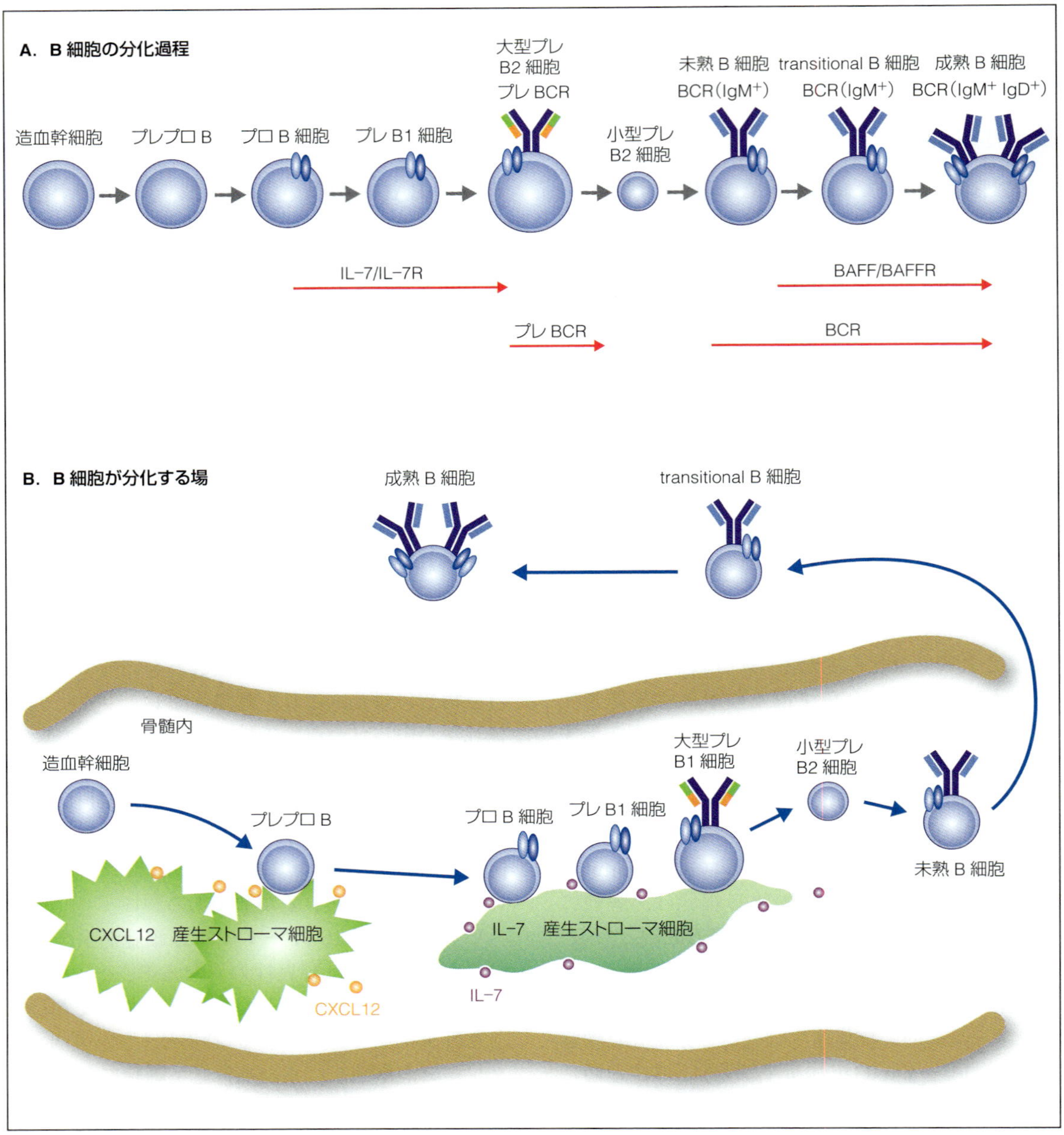

図 6-34 B 細胞の分化

A：B 細胞表面に発現するレセプター(IL-7R，BAFFR，プレ BCR，BCR)，および外因性因子(IL-7，BAFF)が要求される B 細胞の分化段階を赤印で示してある．

B：未熟 B 細胞までは骨髄内(一次リンパ組織)で分化する．未熟 B 細胞は血流を介して，脾臓をはじめとする二次リンパ組織に移動し，そこで成熟 B 細胞へと分化する．

3 造血幹細胞からリンパ球系細胞への分化

B細胞分化過程の初期段階を**図 6-35** に示す．注目すべきことは，リンパ球系前駆細胞の段階でRAG-1(recombination activating gene-1)およびRAG-2の発現が認められ，H鎖の再構成 rearrangement の最初のステップ，D_H と J_H の再構成(D_H–J_H 再構成)が開始されることである．**RAG-1/RAG-2** は遺伝子の再構成に必須の核内因子・酵素であり，リンパ球のみに認められる〔V(D)J組換えの分子機構➡95頁参照〕．V_H，D_H，J_H 遺伝子の各領域にはRAG分子で切断される特異的な部位(組み替えシグナル配列)があり，これにより遺伝子の再構成が起こる．RAG-1/RAG-2は，Igのみならず TCRの形成に伴う遺伝子再構成にも関与している．RAG-1/RAG-2の欠損は，機能的BCR，TCRの生成不全，さらにT，B細胞の生成不全を招来する．なお最近，後述する転写因子群FOXOがRAG-1/RAG-2の発現を亢進させることが示唆されている．

造血幹細胞からプレプロB細胞に至るこの過程において重要な転写因子の1つが**PU.1**である．PU.1はIL-7レセプター α 鎖(IL-7Rα)［IL-7RはIL-7Rαと共通 γ 鎖(γ_c)からなる(サイトカインファミリーとそのレセプター➡33頁参照)］の発現をコントロールすることが想定されており，この意味でPU.1はB細胞初期分化過程において枢要な転写因子である．B細胞初期分化過程におけるもう1つの重要な転写因子がイカロス **Ikaros** であり，Ikarosミュータントによる研究からPU.1と同様にB細胞分化へ向かうプロセスを促進する機能をもつ．

4 初期B細胞系列，プロB細胞への分化

初期B細胞の一部にB細胞マーカーとして知られるB220が発現し，B細胞系列の分化方向に踏み出すことになる．この細胞がプロB細胞 pro B cell である(プロB細胞の段階でも条件次第ではいまだにT細胞への分化が可能である)．c-Kit，SCA-1といった造血前駆細胞系にみられる表面マーカーが消失しCD43の発現が認められるようになる．RAG-1およびRAG-2は引き続き発現し，D_H–J_H 再構成も進行する(**図 6-35**)．

プレプロB細胞からプロB細胞段階へと進行する際には転写因子E2A，EBF(early B cell factor)が重要である．両者のどちらを欠損してもプロB細胞への分化が阻害される．E2Aはヒストン-アセチルトランスフェラーゼ複合体 histone-acetyltransferase complex に結合して活性化し，クロマチンリモデリングおよび転写活性を促進し，これによりH鎖の再構成に関与していることが推測される．したがって，E2Aの欠損はH鎖の再構成(D_H–J_H 再構成)不全にリンクし，E2A欠損細胞では，プロB細胞に至る段階でB分化系列が停止する．EBFはプロB細胞，プレB細胞，成熟B細胞に発現し，EBFおよびE2A欠損細胞におけるEBF・E2A発現のパターンから，EBFはE2Aの下流に存在している．EBFの欠損は，E2Aの欠損と同様にプロB細胞に至る段階で分化系列を停止させ，またH鎖の D_H–J_H 再構成も起こらない．

Igα/Igβ は膜表面Igに結合してBCRを構成し，細胞内にシグナルを伝達する重要な分子であるが，この発現がプロB細胞段階で開始される．通常 *Igα* 遺伝子のプロモーター領域は造血幹細胞の段階では完全にメチル化されており，分化段階を追うにしたがって脱メチル化され，分化の次の段階であるプレB1細胞で完全に脱メチル化が終了する．EBFはこのエピジェネティックな過程にRUNX1(runt-related transcription factor 1)と共に関与している．したがって，EBF欠損細胞では，通常B細胞で認められるIgα/Igβ，VpreB発現の著明な低下が観察される．

5 プレB細胞への分化

A プレB1細胞・大型プレB2細胞への分化

プロB細胞にCD19が発現し，また D_H–J_H 再構成が完了した段階がプレB1細胞 pre B1 cell である．H鎖可変領域の再構成がこれに引き続き(V_H–D_HJ_H)やや大型のプレB2細胞 large pre B2 cell となる(**図 6-36**)．通常プレB細胞と呼ぶときは，この2つの段階(プレB1，大型プレB2)の

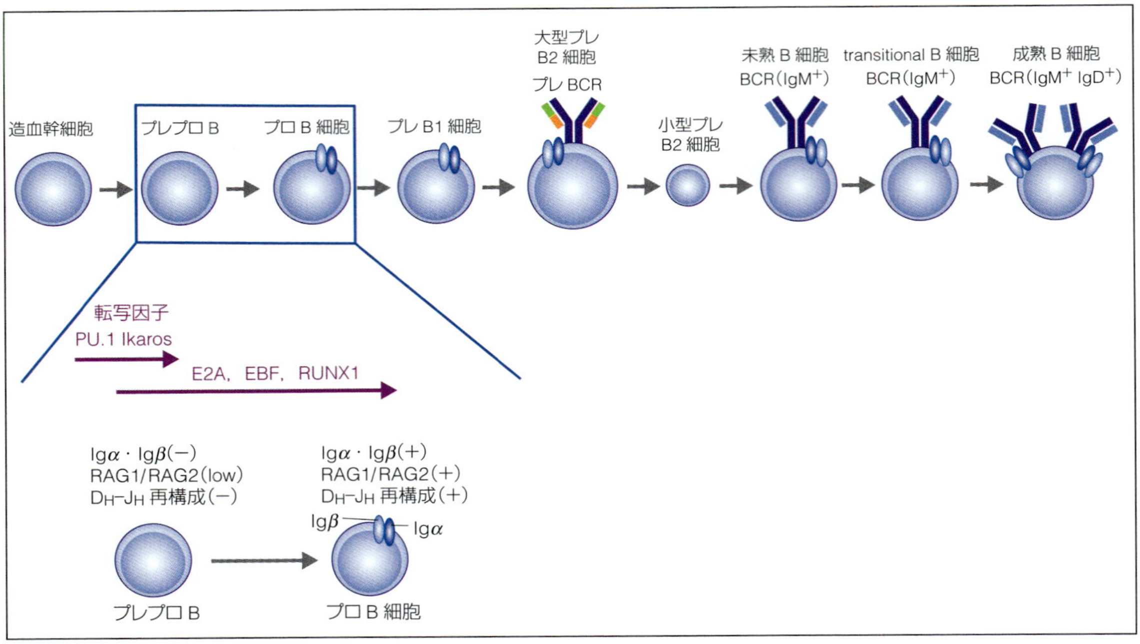

図 6-35 プレプロ B，プロ B 細胞の分化過程
RAG1/RAG2 はプレプロ B においてすでに発現しているがその増加と共に *Ig* 遺伝子の D_H–J_H 再構成が起こり，プロ B 細胞へと分化する．IL-7 は B 細胞初期分化過程に必須のサイトカインであるが転写因子 PU.1 は IL-7 レセプター（IL-7Rα）の発現を制御している．また B 細胞初期分化過程におけるもう 1 つの重要な転写因子が Ikaros である．なお細胞内シグナル伝達分子である Igα/Igβ の発現はプロ B 細胞段階で開始される．

細胞を含めた名称として用いる．

プレ B 細胞への進行に極めて重要である転写因子が **Pax5**（paired box protein 5）である．Pax5 は V_H 領域の V_H–D_HJ_H 再構成を促進し，また RAG1/RAG2 を V_H 領域に動員して組み替え，シグナル配列部位における切断と結合を助けるとされている．したがって，Pax5 欠損細胞では D_H–J_H 再構成に引き続く V_H–D_HJ_H 再構成が起こらず，プレ BCR の発現もみられずにプロ B 細胞の段階で分化が停止する．さらに Pax5 は細胞表面分子 Igα（MB-1），CD19，VpreB（代替 L 鎖，後述 →171 頁参照）および，シグナル分子 BLNK〔B cell linker（SLP-65 とも命名されている）〕など，B 細胞に特異的な分子群の発現をコントロールしている．

興味深いことに Pax5 欠損プロ B 細胞は，特定の条件下でマクロファージ，樹状細胞，顆粒球や NK 細胞に分化誘導が可能であり，また RAG2 欠損マウスに移入することで，T 細胞系への分化も観察される．すなわち，Pax5 は造血系細胞のもつ可塑性 plasticity を抑制し（M-CSF レセプター遺伝子や *Notch1* 遺伝子の発現抑制），B 細胞系列に指向させる機能をもつことがわかる．実際プロ B 細胞あるいは成熟 B 細胞の段階において Pax5 を欠損させると，これらの細胞は再び可塑性を獲得し，他の系列の細胞に分化可能となる．E2A，EBF，Pax5 の 3 つの転写因子に関しては，E2A，EBF はプロ B 細胞への分化に必須であり，これに加え，機能上 E2A，EBF の下流に存在する Pax5 は，V_H–D_HJ_H 再構成の促進，プレ B 細胞への移行と B 細胞系列の「維持」に重要であるといえる．

Pax5 のターゲット遺伝子として，現在 IRF8，SpiB などが同定されており，これらはいずれもプレ B 細胞の段階へ移行するのに必要な転写因子と考えられている．さらに SOX4 は胎生期の心臓形成に重要であるが，B 細胞分化系列においても，SOX4 の欠損によりプロ B 細胞からプレ B

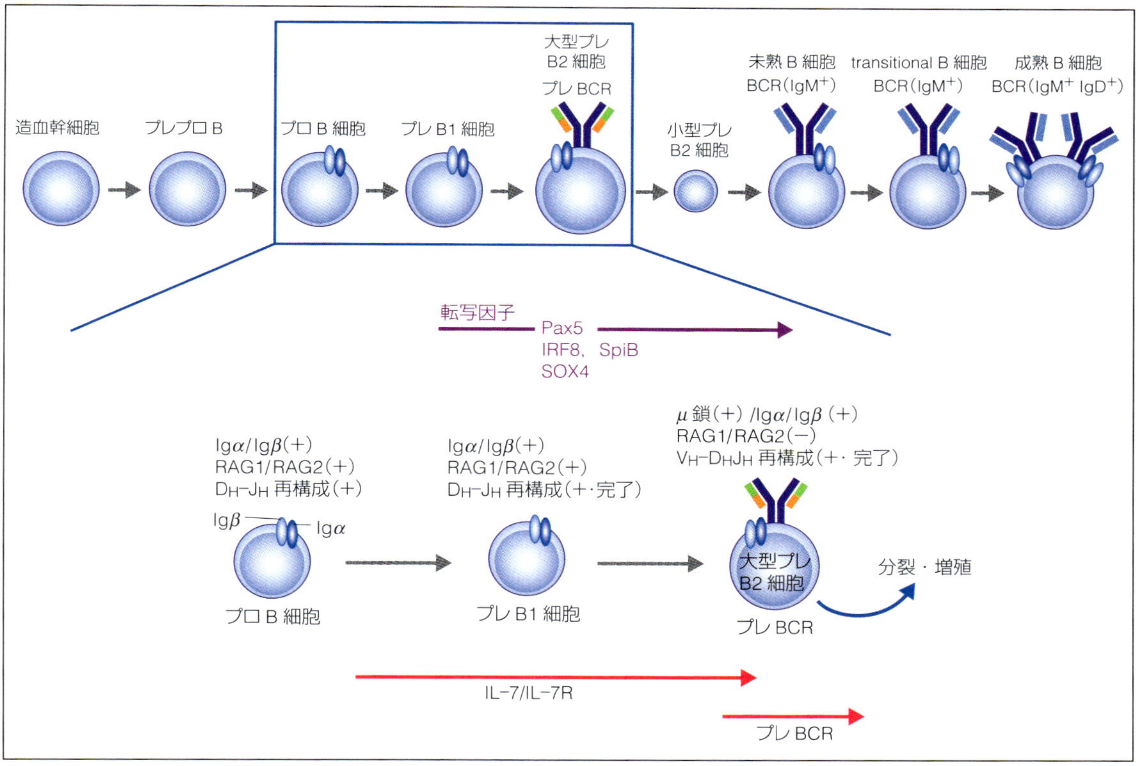

図 6–36　プロ B 細胞から大型プレ B2 細胞への分化過程
プレ B1 細胞段階で D_H–J_H 再構成が完了し，V_H–D_HJ_H 再構成により大型のプレ B2 細胞となる．この際に働く転写因子 Pax5 はプレ B 細胞への進行に極めて重要であり，V_H 領域の脱メチル化を通じて V_H–D_HJ_H 再構成を促進し，また RAG1/RAG2 を V_H 領域に動員して組替えシグナル配列部位における切断と結合を助ける．また大型のプレ B2 細胞は代替 L 鎖(VpreB，λ5)と H 鎖からなるプレ BCR を発現している．

細胞への移行が停止することから，SOX4 もこの過程に関与している．

さらにプレ B 細胞への移行には IL-7 の刺激が重要であり，IL-7Rα を介する刺激は V_H–D_HJ_H 再構成を誘導し，また EBF の活性を亢進させることが推測されている．

さて，V_H–D_HJ_H 再構成の結果生成された H 鎖(μ 鎖)は成熟 B 細胞にみられる H 鎖と L 鎖からなる Ig とは異なり，L 鎖の代わりに VpreB，λ5 といった**代替 L 鎖**をペアにしている(L 鎖再構成はまだ開始されておらず，L 鎖タンパク質はできていない)．なお，重要なことは代替 L 鎖と H 鎖(μ 鎖)のみの組み合わせではこれらは細胞表面に発現できず，Igα/Igβ と複合体を形成して初めてプレ BCR として膜表面に発現する．細胞内シグナル伝達サブユニット Igα/Igβ を含むプレ BCR が細胞表面に発現すると，1 つのプレ BCR が隣りのプレ BCR と自発的に会合する．この自発的会合(外的リガンドを要求しないということが重要である)により細胞内にシグナル伝達すると考えられている(**図 6–37**)．プレ BCR の発現は B 細胞の初期分化過程において最も重要なポイントである．すなわち，プレ BCR を由来するシグナルは，H 鎖の**対立遺伝子排除** allelic exclusion を誘導し，また大型プレ B2 細胞を増殖させる．理論的には B 細胞はペアの遺伝子の両方から Ig がつくられるはずであるが，実際は片方の遺伝子に由来する Ig しかつくられない．これが対立遺伝子排除である(NOTE 対立形質排除➡105 頁，対立遺伝子排除のしくみ➡156 頁参照)．

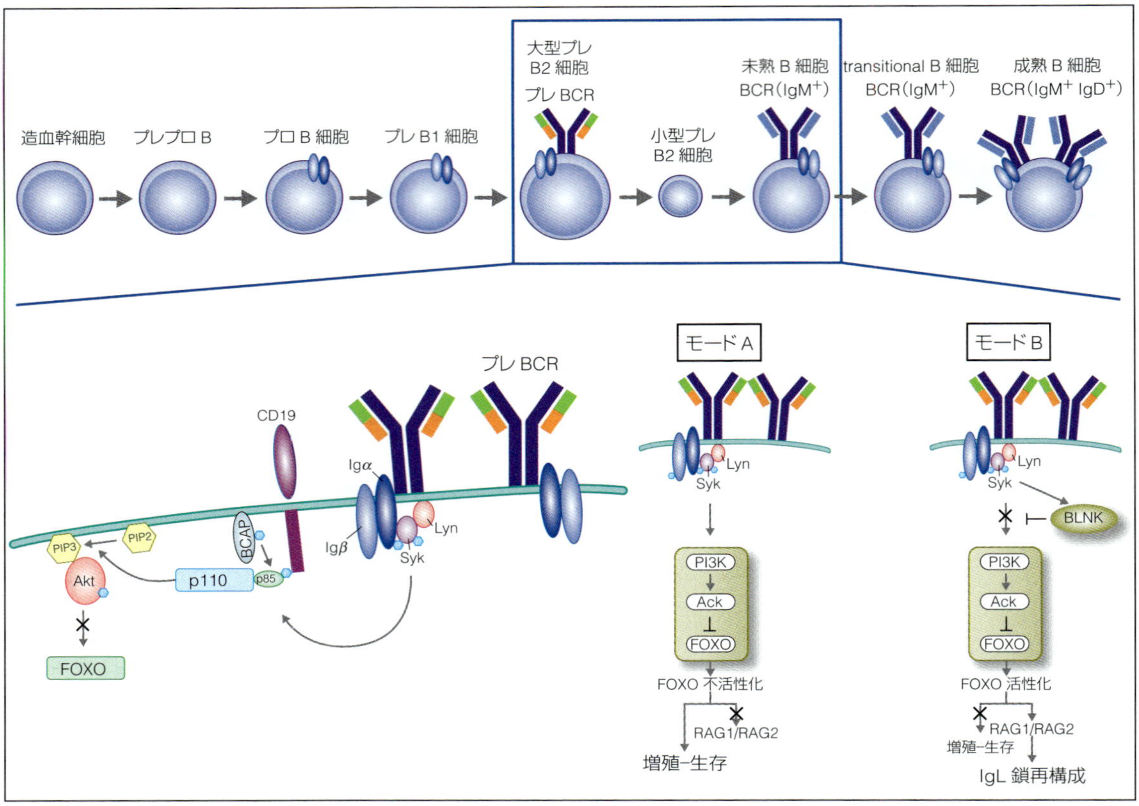

図6–37 プレBCRを介するPI3K–Akt–FOXOシグナル

プレBCR由来のシグナルはPI3Kを活性化し，PIP2から生成されたPIP3はAktを活性化し，活性化AktはFOXOを不活性化する．したがって大型プレB2細胞は増殖–生存する(モードA)．一方プレBCR由来のシグナルは同時にBLNKの活性化をも誘導するが，BLNKはPI3K活性を抑制することでその下流のAkt活性を抑制し，その結果FOXOの抑制が解除され活性化状態に移行する．FOXOの活性化はRAG1/RAG2の発現を亢進させ，L鎖の再構成が開始される(モードB)．またAktの活性が抑制されることから細胞の増殖は停止する．

B 小型プレB2細胞への分化

プレBCRを介するシグナルにより，4～5回分裂した大型プレB2細胞は，小型プレB2細胞small pre B2 cellへと移行する(**図6–38**)．なお，小型プレB2細胞の段階でIL–7Rαの発現は低下し，IL–7非依存性の分化段階に入る(**図6–34B**)．H鎖の再構成，すなわちV_H–D_HJ_H再構成，がいったん完了した大型プレB2細胞ではRAG1/RAG2の発現が停止しているが，L鎖の再構成が開始されるこの段階で再度RAG1/RAG2が発現してくる．L鎖遺伝子は可変領域(V_L)をコードする遺伝子とJ_L遺伝子部分の2つの部分からなり，H鎖と同様に遺伝子断片をピックアップしてL鎖遺伝子を構築する．なお，ほとんどの場合，L鎖のうちκ鎖遺伝子の再構成が先に起こるが，もしκ鎖遺伝子の機能的再構成に失敗しても，λ鎖の再構成が引き続き起こり，λ鎖タンパク質が生成される．このステップに働く転写因子がIRF(interferon–regulatory factor)4とIRF8である．これらの欠損細胞ではH鎖(μ鎖)は正常につくられるが，L鎖(κ鎖，λ鎖)の再構成は阻害されており，代替L鎖(VpreB，λ5)をもつプレBCRの発現が増強されている．代替L鎖の発現抑制調節がプレB細胞から未熟B細胞への分化に必須のステップであることを考えると，IRF4，IRF8は代替L鎖発現調節を介してB細胞分化の重要なポイントを制御している．

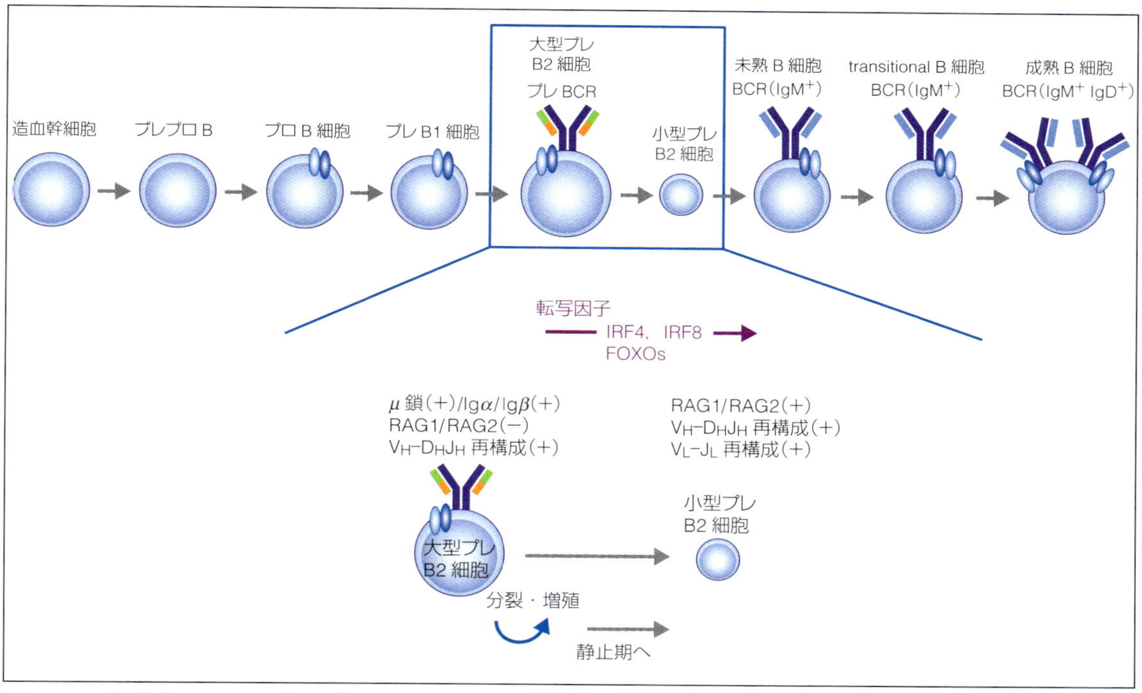

図 6-38　大型プレ B2 から小型プレ B2 細胞への分化過程
PI3K-Akt のシグナル伝達軸の制御による FOXO 活性化の結果，L 鎖再構成が誘導される．同時に大型プレ B2 細胞段階での分裂・増殖は停止し，静止期に移行し，小型プレ B2 細胞となる．

これまでに少し触れてきたが，ここで改めて forkhead box O(FOXO) 転写因子群(Foxo1, Foxo3a など)による L 鎖遺伝子再構成における重要な調節機構について述べておく(**図 6-37**).

プレ BCR を介した内因性の刺激は PI3K(phosphoinositide-3-OH kinase)の膜近傍への動員を促し，PIP2(phosphatidylinositol 4,5-bisphosphate)から生成される PIP3(phosphatidylinositol 3,4,5-trisphosphate)により Akt(PKB)がリン酸化・活性化される．この活性化 Akt は Bcl-2, Bcl-xL の活性化による大型プレ B2 細胞の生存および，c-Myc，サイクリン D による増殖を誘導する．すなわちプレ BCR に由来するシグナルによる大型プレ B2 細胞の分裂である．

またこの段階では活性化 Akt は RAG1/RAG2 の発現を亢進させる転写因子 FOXO の機能を阻害している．すなわち Akt は FOXO を不活化して RAG1/RAG2 の発現を抑制し，大型プレ B2 細胞を生存と増殖の方向に指向させている(**図 6-37 モード A**).

しかしながら，プレ BCR を介するシグナルはまた，アダプター分子 BLNK の活性化も誘導する．BLNK は PI3K 活性を抑制することで，その下流にある Akt 活性も抑制し，したがって Akt により不活化されていた FOXO が活性化されることになる．FOXO の活性化は RAG1/RAG2 の発現を亢進させ，L 鎖の再構成が開始される．また Akt の活性が抑制されることから細胞の増殖は停止する(**図 6-37 モード B**).

この過程が小型プレ B2 細胞への移行である．すなわち PI3K → Akt のシグナル伝達軸を制御することで，FOXO の機能をオフからオンに切り替え，細胞の増殖→静止期への移行→L 鎖の再構成，という分化のステップを進行させている訳である(**図 6-38**).

6 未熟 B 細胞への分化

L 鎖再構成後膜表面には，L 鎖(κ 鎖または λ 鎖)/H 鎖(μ 鎖)/Igα/Igβ で構成された BCR(膜結合型IgM)が発現する(**図6–34A**). これが未熟B細胞であり, この段階でBCRを介した自己反応性B細胞に対する「選択」が起こる. マウスにおける試算では, 毎日5×10^7個の未熟B細胞が骨髄で生成され, そのうち末梢(脾臓, リンパ節, 消化管)に移行するものは約10%である(T細胞の場合も同じようなものである). H鎖L鎖の再構成がランダムである故に, 自己反応性BCRを有するB細胞は必然的にある頻度でつくられてくる. したがって, 自己反応性B細胞はアポトーシスを起こして生体から除去されるか, あるいは存在しても不活化されている状態(アナジー anergy)にとどめられる.

さらにもう1つの方法として, 自己反応性のBCRをもつB細胞は, もう一度L鎖の再構成を行い, 抗原特異性の異なる(自己抗原をもはや認識しない)BCRにつくり直すことにより, この「自己反応性」から免れるようにすることがある. 例えば, 自己反応性のBCRがκ鎖をもつものであれば, これを再構成したλ鎖をもつものに替えて, 特異性を変化させ自己反応性BCRとは違うBCRにつくり替えたり, また対立遺伝子のもう一方に由来するL鎖遺伝子を再構成させたりする. この現象が**receptor editing**である. 本来L鎖再構成が終わった段階ではRAG1/RAG2の発現は低下・停止しているが, receptor editingを起こすためには, もう一度RAG1/RAG2の活性化を引き出さねばならない. したがって, receptor editingとは何らかのメカニズムにより, RAG1/RAG2の再活性化をもって定義できる現象とも考えられる. receptor editingのモデル系において, 転写因子FOXO(Foxo1)の減少がRAG1/RAG2誘導の低下と相関することが報告されており, receptor editingの際にも転写因子FOXOの活性化がRAG1/RAG2を誘導すると推測される.

自己反応性B細胞の忌避というこの「選択」を通過したB細胞, すなわち自己応答性BCRをもたない未熟B細胞は骨髄を離れ, 脾臓に移行してさらなる成熟を遂げることになる. 未熟B細胞から成熟B細胞へは, 2つのシグナル, ①BCRを介するトーニックシグナル(細胞表面に発現するだけで, リガンドが結合しなくても, ある一定のシグナルを細胞内に惹起すると考えられている), および②TNFレセプターファミリーの1つであるBAFFレセプターが, そのリガンド(BAFF)を認識してB細胞内へシグナル伝達する, この2つを介する生存シグナルが, 成熟B細胞の生成には必須である(**図6–34A**). BAFFレセプターの発現は, 未熟B細胞から成熟B細胞へ向かって段階的に上昇することが知られており, このレセプターを介するシグナルの要求性が, 成熟B細胞ではより高まっていると考えられている.

7 「niche」—骨髄内B細胞分化微小環境

骨髄内におけるB細胞の分化は適切な微小環境のもとで進行する. この微小環境は「ニッチ **niche**」と呼ばれる(造血幹細胞→142頁参照). 現在のところ, B細胞分化に関与する「niche」形成細胞としては, ケモカインであるCXCL12を多量に産生している骨髄ストローマ細胞がプレプロB細胞の「niche」となり, プロB細胞に移行した段階でIL–7産生ストローマ細胞(CXCL12産生細胞とは異なる)がつくる「niche」に移行し, その後, 未熟B細胞となって骨髄から離れていく(**図6–34B**).

8 末梢におけるB細胞の分化—成熟B細胞への分化

脾臓に到達した未熟B細胞は, CD93, CD21, CD23, IgM, IgDなどの発現をもとに, T1(transitional 1, 移行期あるいは過渡期), T2の2つのサブタイプに分類され, この段階でさらに自己反応性B細胞が除去され成熟B細胞となる. 成熟B細胞は, 脾臓における分布域から, 辺縁帯B細胞と濾胞B細胞に分類される. 成熟脾臓B細胞の約10%を占める辺縁帯B細胞は, 主に白脾髄辺縁部に分布し, T1サブタイプに直接由来するB細胞と考えられる. 辺縁帯B細胞は定住性の成熟B細胞であり, 血流に由来する病原性抗原に対し抗体産生応答を行うB細胞である. またT1サブタイプのB細胞は, 濾胞に分布する濾胞樹状細胞が分泌するケモカイン(CXCL13)に誘引されて, 白脾髄中心方向に移動してT2サブタイプB細胞となり, さらに分化して長寿命の濾胞 B 細胞となる．濾胞 B 細胞は循環タイプの B 細胞で，主に脾臓・リンパ節の濾胞に位置する B 細胞である．T 細胞依存性抗原で活性された濾胞 B 細胞は，T 細胞のアシストにより**胚中心**を形成する．この領域で B 細胞は増殖し，また **AID**（activation-induced cytidine deaminase）による塩基置換の結果，Ig 遺伝子の V 領域における**体細胞超変異**が惹起され BCR 親和性が増強される（変異の確率はベースペアあたり約 1/1,000 とされる，クラススイッチ➡101 頁参照）．

胚中心の機能としてもう 1 つ重要なことはこの領域において抗体のクラススイッチが誘導されることである（**図 6-35**）．B 細胞の成熟とともに，H 鎖定常領域（C_H）をコードする遺伝子に**クラススイッチ組換え** class switch recombination が起こり，IgM 産生 B 細胞から IgG，IgE 産生細胞などが生じる．この際可変領域の抗原特異性は最初の IgM と同様であるが，定常領域の差により，他の機能を付加する形で抗体の機能的多様性が生じる（免疫グロブリンのクラスとクラススイッチ➡250 頁参照）．IgG にみられるオプソニン作用はその好例である．クラススイッチは，B 細胞上の CD40 や IL-4 レセプターを介したシグナルにより誘導された AID の作用によるものである．例えば，μ 鎖定常領域の V_H 側にあるスイッチ領域と，γ 鎖定常領域の V_H 側にあるスイッチ領域に AID が作用して，スイッチ領域の切断と融合により，IgM 産生細胞から IgG 産生細胞への**クラススイッチ**が引き起こされる．

B 細胞分化の最終段階は**抗体産生細胞**（**プラズマ細胞**）である．周知のようにプラズマ細胞では膜結合型 Ig（BCR）は分泌型 Ig（抗体）へと移行する．プラズマ細胞自体はもはや分裂・増殖しないが，通常「short-lived」と「long-lived」の 2 つのタイプに分けられる．「short-lived」プラズマ細胞は一次応答により生起し，濾胞外に分布して数日で消失するが，「long-lived」のプラズマ細胞は胚中心で生成され，さらにもともとの B 細胞分化のスタート地点である骨髄に戻り，ここで長期間生存する．

9 まとめ

1. 成熟 B 細胞は BCR により外来抗原を認識し，抗体産生細胞（プラズマ細胞）に分化する．
2. BCR は B 細胞の分化の過程においても重要な役割を果たす．たとえば，プロ B 細胞からプレ B 細胞への分化にはプレ BCR（H 鎖＋代替 L 鎖）の発現が重要な役割を果たす．
3. BCR は，抗原結合後は B 細胞の運命を左右する膜表面機能分子となり，B 細胞の生存と維持に関わる．

【構成的メカニズム】

第7章 ホメオスタシス維持のメカニズム

A リンパ球トラフィキング

1 免疫系のホメオスタシス維持に重要なリンパ球トラフィキング

リンパ球は，骨髄，胸腺などの一次リンパ組織で産生された後，血管を介してリンパ節，パイエル板，脾臓などの二次リンパ組織に移住する．これらのリンパ球は外来性抗原に出会ったことがないので**ナイーブリンパ球** naive lymphocyte（➡NOTE）と呼ばれる．

ナイーブリンパ球は，二次リンパ組織の間を繰り返し循環して，外来性抗原に対するパトロール役として働き，異物の侵入に備える．このリンパ組織間のリンパ球の移動（**リンパ球トラフィキング**）は，限られた数の抗原特異的なリンパ球クローンを，効率よく，速やかに抗原の侵入個所に動員するために大きな役割を果たす．また，このリンパ球トラフィキングは，免疫反応を誘導するリンパ球だけでなく，免疫反応を制御するリンパ球〔**制御性T細胞** regulatory T cell（Treg）〕も局所に動員して免疫反応が適当な強さで起こるようにするという役割をもち，相互に地理的に隔絶されている二次リンパ組織が1つの機能的組織として働くことを可能にしている．すなわち，免疫系ホメオスタシス維持のために必須のメカニズムである．

2 リンパ球トラフィキングの分子機構

A 恒常的な状態で，リンパ節にリンパ球のみ血行性に流入する理由

ナイーブリンパ球は，血液を介して選択的にリンパ節に移動し，その後，輸出リンパ管，胸管，左鎖骨下静脈を経て血管を介して再度リンパ節に戻る．この際に，第I部で述べたように，リンパ球は必ずリンパ節の特殊な血管である**高内皮細静脈 high endothelial venule**（HEV．➡NOTE）を介してリンパ節内に血行性に移動する．この現象は渡り鳥が特定の場所から場所へと回遊する現象に似ていることから，**ホーミング** homing とも呼ばれる．

それでは，なぜリンパ球はリンパ節などのリンパ組織に選択的に移住できるのであろうか．

それは，リンパ球の細胞膜上にHEV内皮細胞を認識する接着分子群が発現し，一方，HEV内皮細胞上にはこれらの分子と相補的な構造をもつ接着分子群とリンパ球を一時的に活性化できるケモカインが豊富に発現しているからであり，これらの分子間相互作用を介して，特異的なリンパ球トラフィキングがHEVで選択的に起こる．

リンパ球は，HEVと次の3つのステップ，す

NOTE ナイーブリンパ球

抗原感作を受けていない未感作のリンパ球の総称．細胞周期はG0期にある．ナイーブT細胞，ナイーブB細胞が抗原提示細胞からしかるべき抗原シグナルを受けると，活性化を起こす．

NOTE HEV

リンパ節やパイエル板などにみられる特徴的な細静脈．この血管の内皮細胞は，タンパク質合成が盛んで，背の丈が高く，そのために高内皮細静脈（HEV）と呼ばれる．リンパ球のみを選択的に接着させ，リンパ節へのリンパ球移動を媒介する．

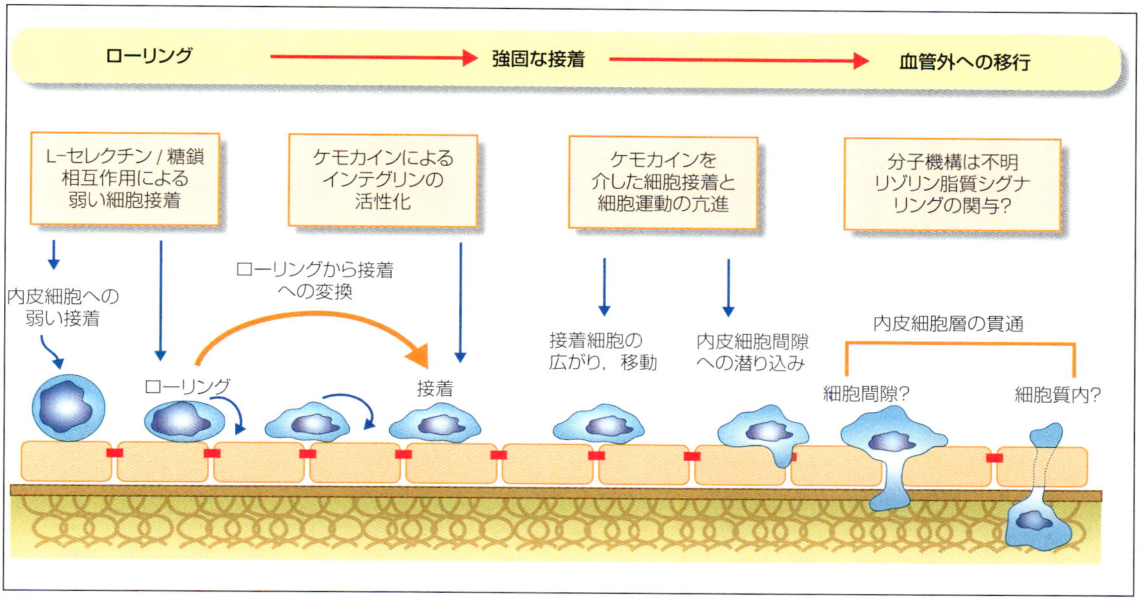

図 7–1　HEV におけるリンパ球動態

リンパ節の HEV においては，血流中の白血球の多くが内皮細胞上でローリング現象を示すが，リンパ球のみが局所で産生されるケモカインの働きを受けてその細胞膜上のインテグリンが活性化する．その結果，リンパ球は内皮細胞に強く接着し，さらに血管内皮細胞層を通過する．この内皮細胞層の通過は，内皮細胞の間隙を通るものが大部分であるが，一部は内皮細胞の細胞質内を通過するものもあると考えられている．内皮細胞層を通過したリンパ球はさらに基底膜を越えてリンパ節実質に移行するが，この血管外移動の最後の過程にはリゾリン脂質を介したシグナリングが関与していると考えられている．

なわち，①ローリング，②強い接着，③内皮細胞間隙の通り抜け（**図 7–1**）を経て，最後に，基底膜を越えてリンパ節実質へ移動する．

1 ● ローリング（L–セレクチン依存性）

このステップは，リンパ球上の接着分子 **L–セレクチン**（**図 7–2**）が，リンパ節の HEV 内皮細胞上に発現する分子群（**PNAd；peripheral node addressin** と総称される）上の特定の糖鎖構造に結合することにより，媒介される（**図 7–3**）．L–セレクチンと PNAd 糖鎖の結合により生み出される細胞接着は比較的弱く，一方，HEV の内腔には血流による「ずり応力」が存在することから，血管内腔に結合した細胞は接着したり，押し流されたりしながら，内皮細胞の上を転がるようにして移動し，次第にその流速が遅くなる．これが**ローリング**である．

L–セレクチンは I 型膜タンパク質（➡NOTE）で，そのアミノ末端には糖鎖構造を認識するレクチンドメインが存在し，このドメインは 6–硫酸化シアリルルイス X という糖鎖構造を特異的に認識する（**図 7–2**）．一方，この糖鎖は O 型糖鎖構造（ムチン）として，上記の PNAd 分子群のコアタンパク質を修飾する．PNAd 分子群は，その構造から**シアロムチン** sialomucin とも呼ばれ，GlyCAM–1，CD34，エンドムチン endomucin，ポドカリキシン podocalyxin，ネプムチン nepmucin などの糖タンパク質の存在が知られる（**図 7–3**）．

L–セレクチンはすべての白血球に発現することから，リンパ球のみならず他の白血球もすべて，HEV 内腔ではローリング現象を示す．腸管関連リンパ節では，L–セレクチンの代わりに，リンパ球上の $\alpha 4\beta 7$ インテグリンがローリングを媒介する（➡詳細は 180 頁参照）．

> **NOTE　I 型糖タンパク質**
>
> 細胞膜を貫通する糖タンパク質のうち，アミノ末端を細胞外にもつもの．細胞間の接着を媒介する接着分子の多くはこの構造をとる．

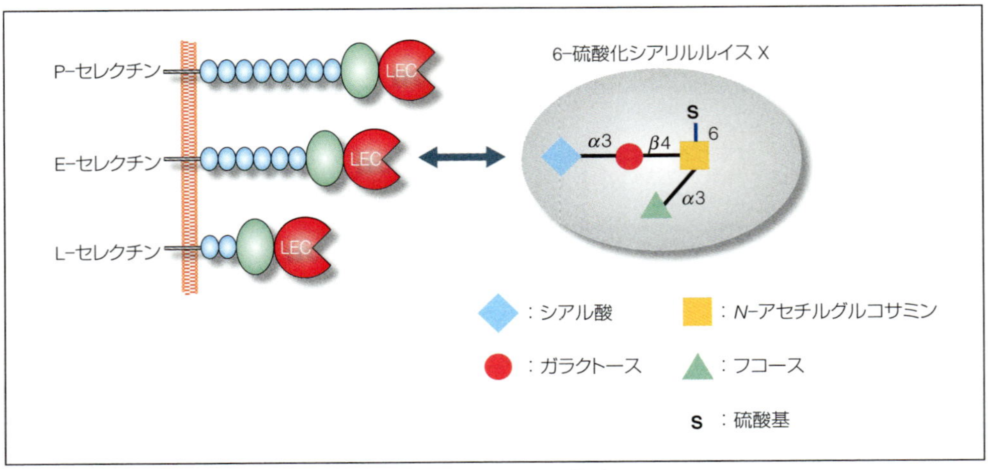

図 7-2　糖鎖認識分子セレクチンとそのリガンド糖鎖の構造
セレクチンはⅠ型膜貫通タンパク質で，N 末端に糖鎖認識領域であるレクチンドメインをもつ．白血球に発現するL-セレクチンと，活性化された内皮細胞に発現するE-セレクチン，P-セレクチンの３種類がある．いずれも，6-硫酸化シアリルルイス X という糖鎖構造を認識する．

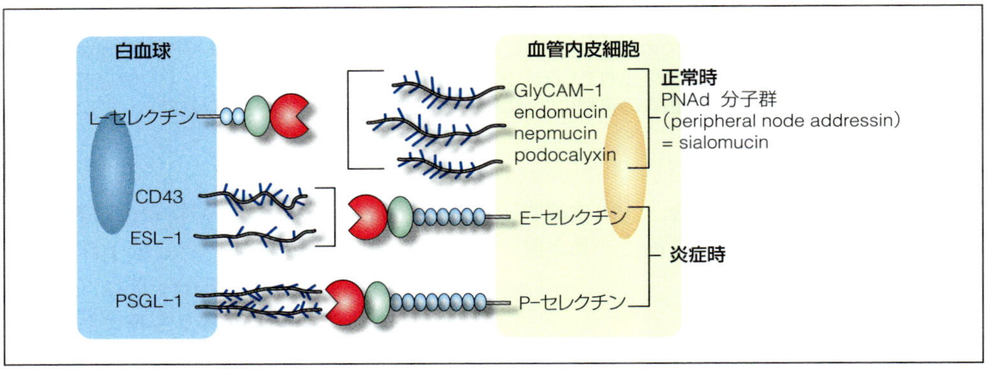

図 7-3　セレクチンとそのリガンド
リンパ節 HEV においては，白血球上の L-セレクチンがレクチンドメインを介して，PNAd（peripheral node addressin）と総称される糖タンパク質を修飾する糖鎖の末端に存在する 6-硫酸化シアリルルイス X に結合し，これがローリング現象を引き起こす．PNAd 分子としては，GlyCAM-1，endomucin，nepmucin，podocalyxin などの糖タンパク質が知られる．シアル酸修飾を受けムチン様糖鎖をもつことからシアロムチン sialomucin とも呼ばれる．いずれも HEV 内皮細胞上に構成的に発現する．一方，炎症時には，局所の内皮細胞上に E-セレクチン，P-セレクチンが発現するようになり，白血球上にはこれらのリガンド分子が発現するために，複数の分子間相互作用を介して，炎症細胞が血管内皮細胞に結合するようになり，その後，炎症巣に浸潤する．

2 ● ケモカインによる活性化とインテグリン依存性のリンパ球の強い接着

HEV 内皮細胞上には，他の血管の内皮細胞とは異なり，リンパ球を選択的に活性化できる特異的な数種類のリンホイドケモカインが多量に発現している．**ケモカイン**は，おそらく，グリコサミノグリカン（➡NOTE）やプロテオグリカンなどの

> **NOTE　グリコサミノグリカン**
>
> 長鎖の多糖で，硫酸基が付加した２糖（アミノ糖とウロン酸）の繰り返し構造からなる．多数の硫酸基をもつために負の荷電をもつ．グリコサミノグリカンが糖鎖として共有結合したタンパク質はプロテオグリカンと呼ばれる．

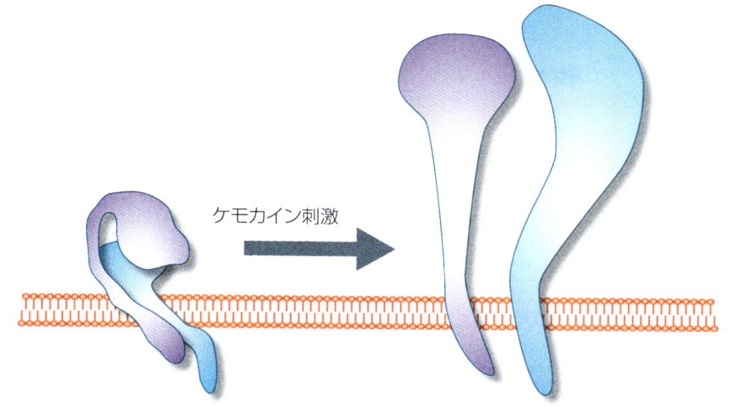

図 7-4　ケモカインによるインテグリンの活性化
インテグリンは，ナイーブリンパ球を含む静止期の細胞の上では，α 鎖と β 鎖が折り畳まれた構造を示し，リガンド結合能をもたない．HEV 内腔でナイーブリンパ球がケモカインと接触すると，ケモカインレセプターを介して細胞内にシグナルが入り，その結果，インテグリンが細胞膜から立ち上がった形をとり，リガンド結合能を獲得するようになる．リンパ球上に発現する主なインテグリンは LFA-1 であり，HEV 内腔ではリンパ球上の LFA-1 が活性化を受けて，そのリガンドである ICAM-1 に対する結合能を獲得する．

分子に静電気的に結合（➡NOTE）した形で血管内腔に提示され，HEV 内で次第に流速を落としたリンパ球にケモカインが結合するようになる．すると，ケモカインレセプター〔G タンパク質共役型レセプター(GPCR)〕を介したシグナリングによってリンパ球上の**インテグリン**（➡NOTE）の立体構造が変化して活性化され（**図 7-4**），内皮細胞上の接着分子である ICAM-1, ICAM-2 と結合し，この相互作用を介してリンパ球は HEV 内皮細胞上に強く接着するようになる．

ケモカインは多くの場合，細胞サブセット特異的に働く．例えば，ケモカイン CCL19，CCL21 は T リンパ球に働いてその膜上に存在するインテグリン LFA-1 を活性化する．一方，ケモカイン CXCL13 は B リンパ球に働いて LFA-1 を活性化する．これらのリンホイドケモカインは HEV 内腔に発現しているために，HEV 内でリンパ球のインテグリン活性化が起こり，リンパ球のみが HEV 内皮細胞上に結合するようになる．

ケモカインはこれまで液相で濃度勾配を形成することによって働くと考えられてきたが，生体内にはグリコサミノグリカンのようなケモカイン結合物質が存在する．このことから，実はケモカインはこれらの結合物質に結合した状態で働くのかもしれない．また，ケモカインの濃度勾配はこのように固相化された形で維持されるのかもしれない．あるいは濃度勾配なしに働く可能性も否定できない．

NOTE　静電気的な結合

ケモカインは一般に正の荷電をもち，一方，内皮細胞表面にはヘパラン硫酸のようなグリコサミノグリカンが発現し，硫酸基を密集してもつ部分は特に負の荷電を強く帯びることから，ケモカインは内皮細胞上のグリコサミノグリカンに提示された形で発現する．

NOTE　インテグリン

I 型糖タンパク質で α 鎖，β 鎖のヘテロダイマー構造をとる．β 鎖の構造により分類される．白血球に発現するのは主に β2 インテグリンで，中でも LFA-1 が主なものである．活性化シグナルを受けてその立体構造が変化し，リガンド結合能を獲得するようになる．

3 ● 内皮細胞間隙の通り抜け transendothelial migration

HEV 内皮細胞上にリンパ球が結合すると，内皮細胞の間隙が開き，リンパ球は内皮細胞層に侵入し，内皮細胞下面に移動する．炎症時にはリンパ球は内皮細胞の細胞質を通り抜けることもあると考えられる．このようなリンパ球の動きを制御する分子機構は不明である．

4 ● 基底膜を越えてリンパ節実質への移動

内皮細胞下面に入ったリンパ球は，さらに基底膜を越えて，リンパ節実質に移動する．HEV の基底膜は 1 枚の膜ではなく，周囲の細胞が分泌する細胞外基質から構成される多くの孔があいた膜様構造である．リンパ球はこの孔を見つけて，くぐり抜けることにより，初めて血管外へ移動できるようになる．このプロセスには HEV が局所的に産生するリゾリン脂質（➡NOTE）LPA（リゾホスファチジン酸）がメディエーターとしてかかわっていると考えられる．

HEV では以上の 4 つのステップが順番に働くことにより，ナイーブリンパ球のみが選択的に血管外に移動し，リンパ節実質に移動する．これは，抗原の非存在下で恒常的に働く重要なホメオスタシス維持機構である．体内に抗原が侵入したときには，下に述べるように，さらにリンパ球トラフィキングが亢進する．

B 抗原の侵入とリンパ球トラフィキングの亢進

リンパ節に抗原が侵入すると，リンパ球トラフィキングは亢進して，さらに多くのリンパ球がリンパ節に流入し，抗原特異的なリンパ球クローンと抗原が非常に出会いやすい状態が生まれる．抗原の侵入から免疫反応の開始までの間にみられる免疫細胞の動態の変化を時系列で示すと，次のようである．

まず，抗原が局所に侵入すると，**マクロファージや樹状細胞**の**抗原提示細胞**により**貪食**される．この際，これらの細胞は局所で種々の**サイトカイン**を産生する．次に，抗原は，抗原提示細胞とともに，あるいは未貪食の形で，**輸入リンパ管**を介して，局所で産生されたサイトカインと共に局所リンパ節に移動して，HEV の周囲の T 細胞領域や B 細胞が存在する一次濾胞内に侵入する．この刺激により，HEV では血流が増加すると共に，次第に HEV が増殖してその数が増える．これにより，HEV を通過してリンパ節に移動するリンパ球の数は著しく増え，正常の 10 倍程度にまで増加する（例えば，炎症時には 1g の大きさのリンパ節では 1 秒間に 1 万個のリンパ球が HEV を通り抜けるようになる）．

T 細胞が HEV 周囲で抗原提示細胞を介して抗原と出会うと，その動きを止め，活性化を受け，次第に増殖を始める（リンパ球クローンの抗原依存的増幅）．B 細胞は HEV 周囲で抗原に出会うと，皮質に存在する**一次濾胞**に移動して，さらに濾胞内に侵入した抗原からの刺激を受けて，濾胞内で増殖し，**胚中心**を含む**二次濾胞**を形成する．濾胞内へは一部の活性化 T 細胞（**濾胞内ヘルパー T 細胞**）も移動して B 細胞の働きを調節する．**制御性 T 細胞**（**Treg 細胞**）は主に HEV 周囲に存在し，過剰な免疫反応を抑制する．

一方，T 細胞の働きを必要としない抗原（T 細胞非依存的抗原）は，直接一次濾胞に入り，B 細胞を活性化して増殖させ，胚中心を形成させる．感作 B 細胞は**抗体産生細胞**（**プラズマ細胞，形質細胞**）に分化して髄質に移動して髄索に接着し，ここで抗体を産生する．また，一部のものは感作 T 細胞と共に所属リンパ節を離れ，**記憶**（**メモリー**）**細胞**として全身に散布される（図 7-5）．

このように，外来性抗原は，リンパ節を含む二次リンパ組織に輸入リンパ管を介して運び込まれ，これにより，恒常的な現象である HEV を介する血行性のリンパ球トラフィキングはさらに亢進し，その結果，リンパ球は外来性抗原で出会う機会が増え，速やかに反応できるようになる．

C 感作を受けた T リンパ球の特定の場所への移動

抗原に出会った T リンパ球は，最初に抗原感作を受けた組織に戻る傾向がある（組織特異的リ

NOTE リゾリン脂質

リン脂質の 2 本の脂肪酸鎖のうち，1 本を失ったもの．代表的なものとして，LPA（リゾホスファチジン酸）と S1P（スフィンゴシン-1-リン酸）がある．

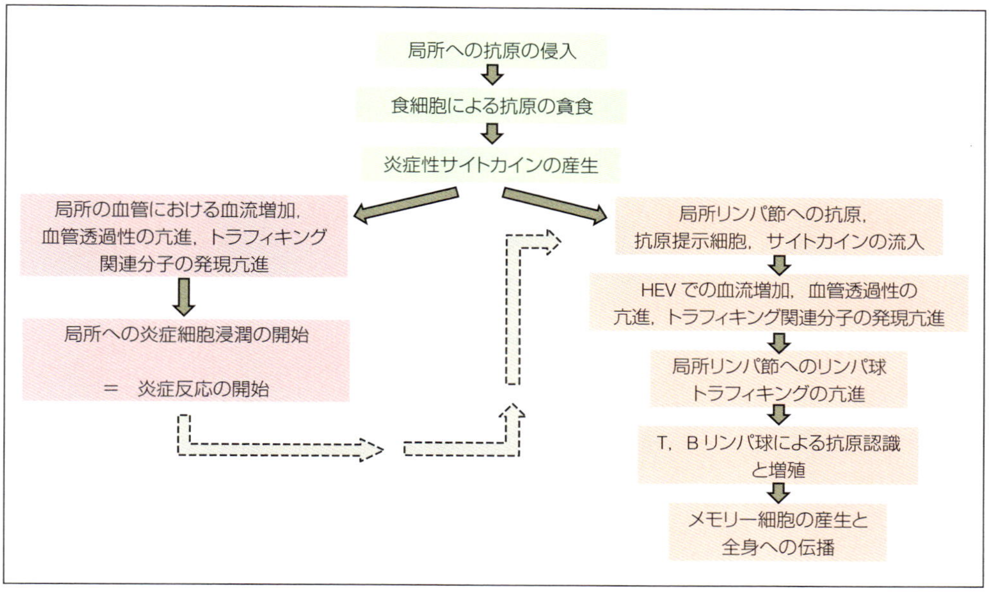

図 7-5　抗原の侵入に対する生体反応
向かって右側は局所リンパ節でみられる一連の反応を示し，左側は炎症局所でみられる一連の反応を示す．炎症局所での情報は輸入リンパ管を介して局所リンパ節に伝えられ，さらにリンパ球トラフィキングが亢進する．

ンパ球トラフィキング）．これは抗原提示をする樹状細胞が細胞の動態を規定するような情報を T 細胞に与えるためであり，この現象を**樹状細胞による T 細胞のインプリンティング**と呼ぶことがある．例えば，ナイーブ T 細胞が腸管由来の樹状細胞を介して抗原刺激を受けると，T 細胞上の **$\alpha 4\beta 7$ インテグリン**と **CCR9** の発現が上昇する（**図 7-6**）．$\alpha 4\beta 7$ インテグリンは，腸間膜リンパ節，パイエル板などの腸管リンパ組織の HEV 内皮細胞表面に選択的に発現する接着分子 **MAdCAM-1** と相補的な構造をもつ．また，CCR9 は小腸上皮細胞により分泌されるケモカイン CCL25 に対するレセプターである．これらのことから，腸管由来樹状細胞により刺激を受けた T 細胞は，$\alpha 4\beta 7$ インテグリン/CCR9 に依存的に腸管に指向性をもつようになる．

最近，この樹状細胞によるインプリンティングの分子機構の一端が明らかになってきた．それは，腸管の粘膜固有層に存在する樹状細胞が**レチノイン酸**を産生し，レチノイン酸がレチノイン酸標的遺伝子である $\alpha 4\beta 7$ インテグリンと CCR9 の発現を上昇させることである（**図 7-6**）．腸管の樹状細胞は，レチノイン酸合成酵素（RALDH）を発現するために，食物由来のビタミン A からレチノイン酸を合成することができる．レチノイン酸は T 細胞の核の中のレチノイン酸レセプター（核内ステロイドレセプタースーパーファミリーの一員）を介して，標的遺伝子上のレチノイン酸応答配列に結合し，$\alpha 4\beta 7$ インテグリンと CCR9 などの遺伝子発現を亢進させる．したがって，腸管内で樹状細胞により抗原刺激を受けた T 細胞は，樹状細胞がつくるレチノイン酸による刺激を受けて，$\alpha 4\beta 7$ インテグリンと CCR9 の発現が亢進し，腸管へ戻りやすいフェノタイプ（腸管指向性 T 細胞）を獲得する．この際にレチノイン酸と共に TGFβ が局所で産生されると，Treg 細胞への分化が促進され，腸管指向性 Treg 細胞ができる．また，レチノイン酸と共に IL-6 が産生されると Th17 細胞への分化が促進され，腸管指向性 Th17 細胞ができるようになると考えられている（**図 7-6**）．

同様の現象が皮膚においても報告されている．皮膚で感作を受けた T 細胞は，その後，皮膚に指向性を示すようになるが，これは，皮膚で感作

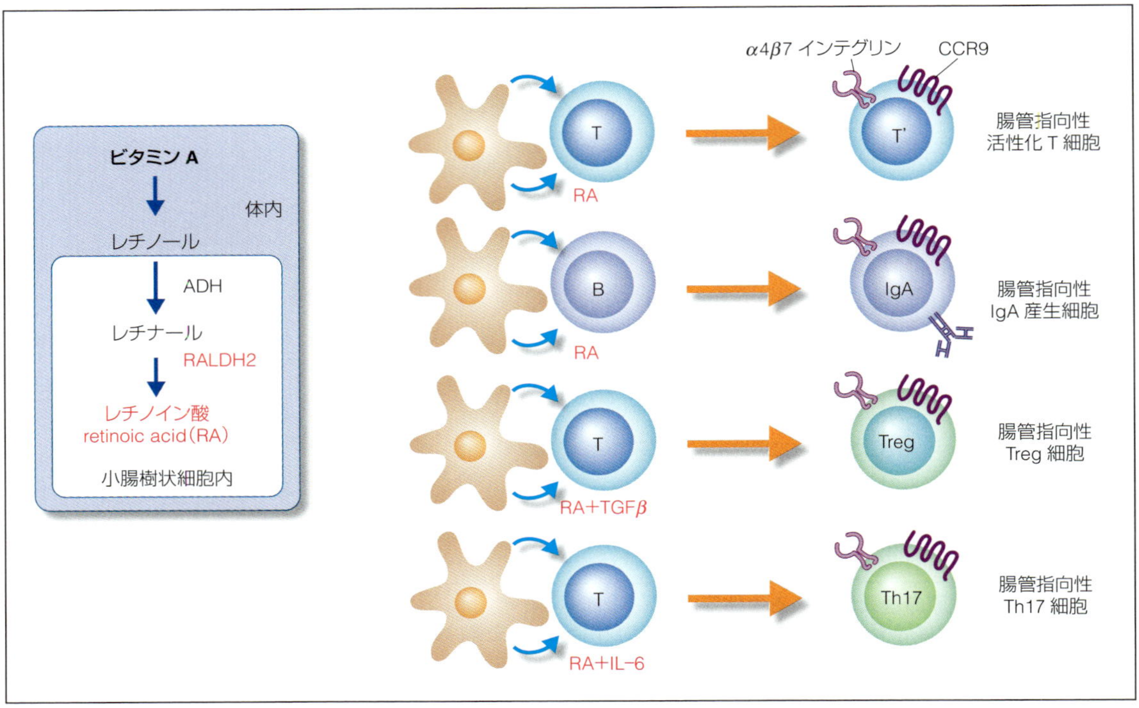

図 7-6　小腸樹状細胞はレチノイン酸を産生することにより，リンパ球のゆくえを決める
小腸粘膜固有層に存在する樹状細胞はレチノイン酸合成酵素（RALDH）を発現しているために，食物由来のビタミン A からレチノイン酸を産生することができる．T 細胞が抗原刺激を受ける際にレチノイン酸刺激を受けると，レチノイン酸標的遺伝子の発現が増強し，その結果，$\alpha 4\beta 7$ インテグリンや CCR9 の発現が増加する．これにより，T 細胞は腸管指向性を獲得する．また，レチノイン酸は B 細胞，Treg 細胞，Th17 細胞の腸管指向性付与にもかかわる．

を受けた T 細胞が **PSGL-1**，**CD43**，**ESL-1** などの接着分子やケモカインレセプター **CCR10**，**CCR4** が高発現するようになるからである．一方，抗原の侵入により炎症を起こした皮膚の血管の内皮細胞では，PSGL-1 の結合相手である接着分子 P-セレクチン，CD43, ESL-1 の結合相手である E-セレクチンが発現し（**図 7-3**），さらに皮膚のケラチノサイトでは，CCR10 結合性ケモカインである CCL27，CCL28 や CCR4 結合性ケモカインである CCL17，CCL22 が高発現するようになる．したがって，皮膚で感作を受けた T 細胞は，PSGL-1/P-セレクチン，CD43，ESL-1/E-セレクチン，CCR10/CCL27・CCL28，CCR4/CCL17・CCL22 などの相互作用により，皮膚指向性を示すようになる（**皮膚指向性 T 細胞**）．しかし，このフェノタイプを誘導するメディエーターは，腸管指向性 T 細胞の場合とは異なり，同定されていない．

D リンパ節からのリンパ球流出を調節する分子機構

HEV を介してリンパ節皮質に流入した T 細胞は，HEV 周囲の傍皮質 paracortex 領域に集積し，一方，B 細胞は濾胞に集積する．もし，それぞれの領域でしかるべき抗原に出会うと，活性化を起こして分裂を開始するが，抗原と出会わなかった場合には静止期の細胞のまま髄質に移動し，髄質のリンパ洞を経て，輸出リンパ管に入り，胸管を経て，血管系に戻る．最近，このリンパ節からのリンパ球流出を制御する機構が明らかになってきた．それは，血中に恒常的に多量に存在するリゾリン脂質，**スフィンゴシン一リン酸** sphingosine-1-phosphate（S1P）とリンパ球上の S1P レセプターの相互作用によるものである．

S1P は血中には豊富に存在するが，リンパ節中では低値を示す．このために，血中リンパ球上の S1P レセプターでは発現低下（**リガンド結合によ**

るレセプターのインターナリゼーション)が起こるが，リンパ節内のリンパ球上のS1Pレセプターの発現は低下しない．このために，リンパ節内のリンパ球はリンパ節外部に存在するS1Pの濃度勾配を認識して，リンパ洞から輸出リンパ管を経て，リンパ節外に移動し(**S1Pによるケモタキシス**)，胸管を介して，血中に移動する．

血中では，上述のごとく，リンパ球上のS1Pレセプターレベルは低下・消失するが，リンパ球がHEVを介してリンパ節内に移動すると，組織内のS1Pレベルが低いことからリンパ球上のS1Pレセプターレベルが回復し，リンパ球は再びS1Pの濃度勾配を感知することができるようになると考えられている．これを支持することに，S1Pレセプターアゴニストである免疫抑制薬フィンゴリモド(イムセラ®)は，リンパ節内のリンパ球上のS1Pレセプターに結合してレセプターレベルを低下させ，外部のS1Pレベルを感知できないようにして，リンパ球をリンパ節にとどめ置く効果をもつ．この結果，末梢血リンパ球数は減少し，免疫抑制が起こるようになると考えられている．つまり，フィンゴリモドの薬理効果はS1Pレセプターを介したリンパ球動態の修飾によるものとされている．しかし，リンパ節内に存在するリンパ球がどのようにして外部の高いS1P濃度を感知できるのか，そして，リンパ節にリンパ球がとどめ置かれればどうして免疫抑制がみられるようになるのか，現在の説だけでは理解しにくい点もある．

E リンパ組織以外の組織での炎症細胞トラフィキングを司る機構

組織に抗原が入ると，好中球，マクロファージなどの炎症細胞がその周囲に集まり(炎症細胞浸潤)，抗原を排除しようとする．この炎症細胞が局所に動員されてくるトラフィキング機構(➡NOTE)は，上に述べたリンパ球トラフィキングの機構と一部似ているが，関与する分子がかなり大きく異なる．

まず，抗原が局所に侵入すると，樹状細胞やマクロファージがToll様レセプター(TLR)やC型レクチンレセプター(CLR)などのパターン認識レセプターを介して異物を認識し，炎症性サイトカインを産生するようになる．これらのサイトカインは，前述のごとく所属リンパ節に働いてリンパ球トラフィキングを増強させるが，同時に，局所の血管内皮細胞にも働いて，炎症性接着分子であるP-セレクチン，E-セレクチン，ICAM-1や炎症性ケモカインであるCXCL8(IL-8)などの発現を亢進させる．好中球上にはP-セレクチン，E-セレクチンに対するリガンド分子発現(**図7-3**)や，ICAM-1に結合するMac-1インテグリン，さらにはCXCL8に対するレセプター(CXCR1, CXCR2)が構成的に存在するために，炎症巣の細静脈中では好中球はCXCL8ケモカインによる刺激を受けて内皮細胞表面に接着し，内皮細胞間隙を通り抜けて炎症巣に移行する．

このようにして，炎症局所に浸潤した炎症細胞の一部は輸入リンパ管を介して局所リンパ節に入り，炎症性サイトカインを産生して，さらにリンパ球トラフィキングを亢進させる(**図7-5**)．

最近，慢性アトピー性皮膚炎の炎症局所では，上に述べたCCL17，CCL22，CCL27，CCL28の他に，CCL8(MCP-2)というケモカインが産生され，そのためにCCR8陽性のTh2細胞が皮膚に浸潤することが示されている(CCL8はCCR8に結合して細胞内にシグナルを伝える)．皮膚に浸潤したTh2細胞は，局所の樹状細胞と出会うことにより，CCR8発現が増加し，真皮に移動すると共に，CCL8/CCR8相互作用によりリンパ節への移動が阻害され，さらに，局所でTNFαのような炎症性サイトカインやIL-4，IL-5のようなTh2サイトカインを多量に産生するようになる．これにより，炎症局所に好酸球浸潤や組織破壊が起こり，炎症が悪化する．このように，局所で産生されるケモカイン，サイトカインを介した反応

> **NOTE トラフィキング機構**
>
> 炎症性刺激の種類や炎症の時期によって，炎症巣の血管で発現する接着分子やケモカインの種類は異なる．一般に，炎症初期ではもっぱら好中球浸潤を促進する分子群が発現するが，炎症が持続すると，単球浸潤や特定のリンパ球サブセットの浸潤を誘導するような接着分子やケモカインが発現してくる．また，寄生虫感染の場合には好酸球や好塩基球浸潤を誘導するような接着分子やケモカインの発現が増強し，感染局所に好酸球や好塩基球が浸潤するようになる．すなわち，局所で誘導される接着分子やケモカインの種類により，組織内に浸潤する炎症細胞の種類が変わる．

性ループが，さらに炎症細胞浸潤を悪化させ，複数の炎症細胞サブセットがかかわる持続的な炎症を引き起こす例が明らかになってきた．

3 まとめ

1. リンパ球は全身を巡ること（トラフィキング）によってその機能を果たす．
2. 免疫系のホメオスタシスはリンパ球トラフィキングにより維持される．
3. リンパ球の血管外移動には，部位特異的に発現する接着分子，ケモカインが重要な役割を果たす．
4. ナイーブリンパ球を感作を受けたリンパ球では，トランフィキングの分子機構が少し異なる．

B サイトカイン，ケモカインによるホメオスタシス維持

1 はじめに

免疫担当細胞の多くは，細胞寿命が短く，毎日，細胞死によって失われ続けるため，病原体の侵入の有無にかかわらず，恒常的に産生され続けることによってホメオスタシスが維持される．現在知られているすべての免疫担当細胞は，成体では骨の中心部分にある空間を占める骨髄で，造血幹細胞（後述➡185 頁）という 1 種類の細胞から産生される．しかし，最近，中枢神経系の組織マクロファージであるミクログリア，抗原提示細胞の一種であるランゲルハンス細胞 Langerhans cells など，ごく一部の血液細胞は，胎児期に胎児肝で造血幹細胞より産生された後に末梢組織に移動し，そこで前駆細胞が自己複製（後述➡185 頁）して維持されているという説が有力になっている．免疫担当細胞は造血幹細胞から直接生み出されるのではなく，その形質を段階的に獲得した**前駆細胞**という中間の細胞への分化を重ねて産生され，幹細胞や前駆細胞の細胞分裂によって細胞数を増加させる．

恒常的な免疫担当細胞の産生においては，不足する数だけ，必要な数だけ過不足なく産生することが重要である．そこで生体は，幹細胞や前駆細胞が生体内に共通の血漿や体液成分だけでは増殖することができず，特定の場所で特異的な**サイトカイン**や**ケモカイン**（サイトカイン，ケモカインとその機能的役割➡29 頁参照）の存在下でのみ増殖や分化を開始できるしくみを備えている．さらに，サイトカインとケモカインは，多種類の免疫担当細胞の複雑で精緻な細胞数の調節を担うため，幹細胞や前駆細胞の増殖・分化の促進と停止，運動（移動や定着）をも調節しており，その多くは血液細胞でない特定の細胞（**ニッチ細胞**；後述➡189 頁）によって産生され，免疫担当細胞のホメオスタシスの維持の主役を担う（**図 7-7**）．

サイトカインとケモカインの研究が大きく進展したのは，1980 年代半ば以降である．分子生物学の進展により，試験管内で培養した細胞に対する活性をもとに各研究者が独自の名称をつけてい

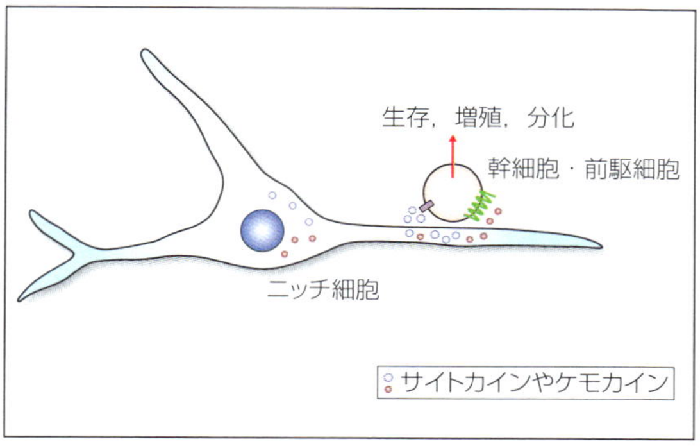

図 7-7　免疫担当細胞産生におけるサイトカインとケモカインの作用機序
造血幹細胞と免疫担当細胞の前駆細胞は主としてニッチ細胞が産生するサイトカインやケモカインによって，その生存・増殖・分化が調節される．

た多くの因子の遺伝子が同定され，異なる名称をもった複数の因子が同一分子であることが判明することで知見の整理が進んだ．その一方で遺伝子配列の類似性をもとに，機能不明の新規のサイトカインやケモカインの遺伝子が数多く同定された．1990 年代以降は，米国で開発された遺伝子欠損マウス作製法によって各分子の生体における必須の機能が解析できるようになった．そして既知のサイトカインやケモカインの一部が生体で必須の役割を果たすことが明らかになり，機能の理解が大きく進んだ．本項では，免疫担当細胞の産生と維持，リンパ組織の形成に重要なサイトカインとケモカインについての最新の知見を記載する．

2 造血幹細胞におけるケモカインのかかわり

A 造血幹細胞の定義とその発生

1 個の細胞は細胞分裂により 2 個の娘細胞となりその数が増えるが，生体の大部分の細胞は細胞分裂しないか，細胞分裂してもその回数は限られている．一方，大部分の未分化な細胞は，1 種類の成熟細胞にしか分化できない．そこで，何度でも分裂して分裂前と同じ種類の娘細胞を生み出すことができる細胞の能力を自己複製能と呼び，複数種類の前駆細胞または成熟細胞に分化する能力を多分化能，多分化能をもった前駆細胞を多能性前駆細胞と呼ぶ．幹細胞とは，自己複製能と多分化能を併せもつ細胞であり，生体には免疫担当細胞，赤血球，血小板を含むすべての血液細胞に分化する能力をもった細胞が存在し，造血幹細胞と呼ばれる．受精卵からの胎児の発生過程における造血幹細胞の起源については長年論争されてきているが，胎生中期に卵黄嚢の毛細血管と胚体の中心的な動脈の血管内皮細胞または血液・血管前駆細胞から分化して血管内皮細胞層から芽出するとの説が有力である．造血幹細胞は血管腔内では増殖できず，胎児肝に移動･定着して自己複製(増殖)し，胎生後期に骨と骨髄が形成された後，末梢血管を経て骨髄に移動・定着する．

免疫学や発生学では，細胞がある臓器に外部から移動・定着することを**ホーミング**または**トラフィキング**と呼ぶ．造血幹細胞の胎児肝へのホーミング，胎児肝での自己複製に必須のサイトカインとケモカインは不明である．しかし，造血幹細胞の骨髄へのホーミングにはケモカイン **CXCL12** とそのレセプター **CXCR4**(細胞内でのシグナル伝達に三量体 G タンパク質を用いる膜 7 回貫通型レセプター)が必須である．骨髄には**洞様毛細血管**と呼ばれる骨髄特異的な特徴をもつ毛細血管のネットワークが形成されており，洞様毛細血管に近接する間質系の細胞が産生する CXCL12 が，胎児肝を出て血管内を循環する造血幹細胞の骨髄腔内へのホーミングを促進すると推測されている．

B 生体での造血幹細胞の維持

1 個の造血幹細胞はすべての血液細胞を生涯にわたり産生し続けることができるが，成体の骨髄にはマウスでも数十万個以上の造血幹細胞が維持されている(造血幹細胞プール)．しかし，造血幹細胞は前駆細胞より増殖の速度は遅く保たれ大部分が細胞分裂していない状態であり，成熟細胞より著明に少ない細胞数に制限されている．生体は，自己複製を繰り返す造血幹細胞が，遺伝子の変異を蓄積して白血病(血液細胞のがん)を発生させる危険を減らすために細胞数を制限している可能性がある．また，放射線などの DNA 損傷刺激に曝露された際，これに脆弱な細胞分裂過程の細胞の割合を少なくすることで，幹細胞の大半が死滅することを回避しているのかもしれない．

骨髄での造血幹細胞プールの維持には，stem cell factor(**SCF**)とそのレセプター **c-Kit**(レセプ

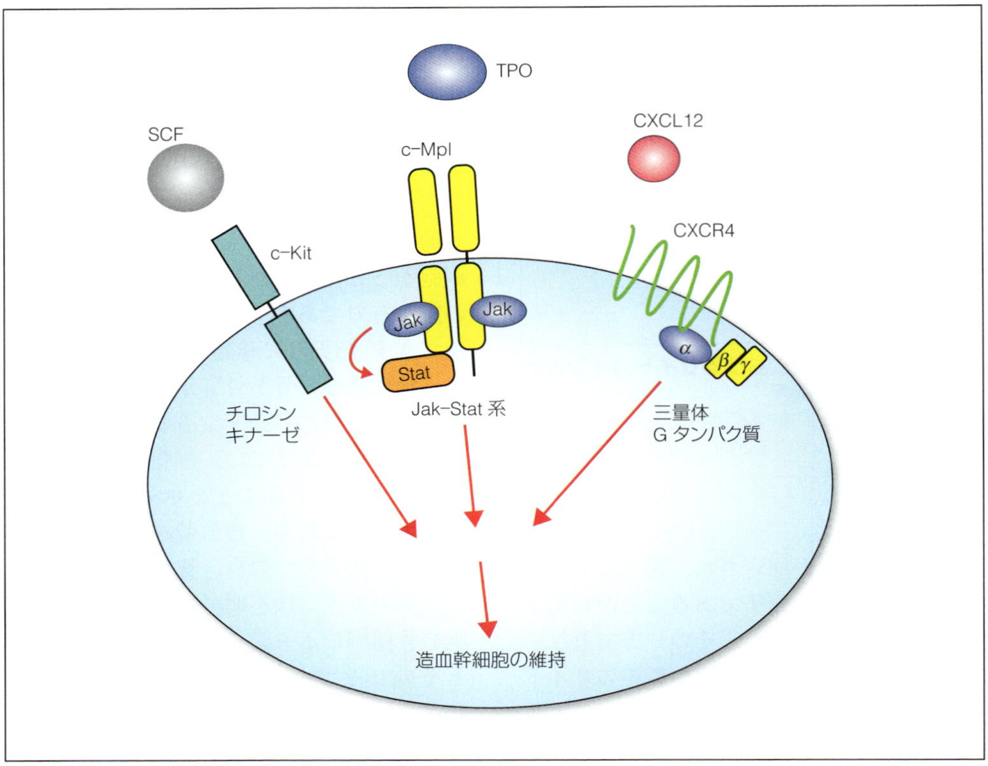

図 7-8 造血幹細胞プールの維持に必須のサイトカインとケモカイン
異なるシグナル伝達系を用いるサイトカインとケモカインが共同して造血幹細胞を維持している.

ターチロシンキナーゼ；レセプター自身がキナーゼ活性をもって細胞内シグナル伝達を行う膜1回貫通型レセプター)，トロンボポエチン thrombopoietin(**TPO**)とそのレセプター c-Mpl(シグナル伝達に JAK-STAT 系を用いる膜1回貫通型レセプター)，CXCL12 とそのレセプター CXCR4 が必須である．SCF は赤血球，TPO は血小板，CXCL12 は B 細胞の産生にも必須であり，異なるシグナル伝達系を用いるサイトカインとケモカインが共同して造血幹細胞プールを維持している(**図 7-8**)．しかし，それぞれの分子が造血幹細胞の自己複製，未分化性維持，ニッチでの局在などのうちどの過程で作用しているのかは明らかではない．また，細胞周期を長く保って細胞数を制限する過程に必須のサイトカインやケモカインは特定されていない．

3 B 細胞の産生

抗体産生細胞である B 細胞は骨髄の造血幹細胞(HSC)からプレプロ B 細胞，**プロ B 細胞**，**プレ B 細胞**と呼ばれる3段階の前駆細胞を経て細胞表面に IgM 型抗原レセプターを発現する未熟 B 細胞に分化した後，リンパ節などの二次リンパ組織に移動して成熟 B 細胞に分化する(B 細胞 ➡167 頁参照)．しかし，造血幹細胞からプレプロ B 細胞の間でどのような前駆細胞を経由するのかは明らかでない．特に B 細胞と T 細胞を含むリンパ球に共通の前駆細胞を経由するか否かについての論争は決着していない．

最も早期のプレプロ B 前駆細胞の産生にはケモカイン CXCL12，SCF，FL(Flt-3 リガンド)とそのレセプター Flt3(レセプターチロシンキナーゼ；レセプター自体がキナーゼ活性をもつ膜1回貫通型レセプター)が必須で，プロ B 細胞に分化すると CXCL12 と SCF に加えて **IL-7**(レセプターはシグナル伝達にJAK-STAT系を用いる膜1回貫通型）が必須となる（**図7-9**）．CXCL12，SCF，IL-7のいずれかを欠損すると未熟B細胞数は著しく減少する．しかし，FLを欠損させた場合は，プレプロB細胞は減少するが，プロB細胞の増殖により未熟B細胞数はほぼ正常である．SCFとFLは早期のB前駆細胞の増殖促進，IL-7はプロB細胞への分化と増殖を促進すると考えられている．

骨髄で産生された未熟B細胞はリンパ節などの二次リンパ組織に移動し成熟B細胞となり，抗原が侵入するとその抗原に特異的なレセプターを発現する成熟B細胞が増殖し，記憶B細胞や抗体産生に特化した形質細胞に分化し，その一部は同じ抗原の再侵入に備えて長期間生存する．骨髄は記憶B細胞や形質細胞が維持される主要な臓器の1つで，CXCL12は，形質細胞の骨髄での維持にも必須である（**図7-9**）．

一方，抗原レセプター遺伝子のクラススイッチを行うことで抗原との親和性を高めることができる主要なB細胞の他に，B1細胞と呼ばれるクラススイッチできない古いB細胞亜分画がある．B1細胞の産生には，IL-5とそのレセプター（シグナル伝達にJAK-STATを用いる膜1回貫通型）が関与する．

4 T細胞，NK細胞の産生

成体のT細胞の産生においては，骨髄の造血幹細胞に由来する，ある種の多能性前駆細胞が，胸腺にホーミングした後でT前駆細胞に分化すると考えられており，T前駆細胞の増殖分化は胸腺で行われる（T細胞➡151頁参照）．骨髄から胸腺に移動する前駆細胞の分化段階や実体は明らかでなく，T細胞，B細胞，NK細胞とマクロファージへの分化能をもつ前駆細胞，T細胞とB細胞およびNK細胞に共通の前駆細胞，T細胞とマクロファージに共通の前駆細胞を経由するなど複数の説がある．

胎生期のT前駆細胞の胸腺へのホーミングは，2つのケモカインレセプターCCR7（リガンドはCCL19とCCL21），CCR9（リガンドはCCL25）のいずれかを必要とする．胸腺での最も未分化なETPと呼ばれるT前駆細胞の産生には，DLL4（Delta-like 4）という膜貫通型サイトカインとそのレセプター**Notch1**が必須である（Notchシグナルの役割➡155頁参照）．DLL4は，血液細胞の中ではT細胞特異的に働くサイトカインで，レセプターのNotch1はショウジョウバエや哺乳類の神経形成や哺乳類の血管形成など動物種や細胞種を超えた発生現象に必須のNotchファミリーに属するサイトカインレセプターである．

ショウジョウバエの神経発生では，均一な外胚葉細胞層の中で，将来神経細胞に分化する細胞がNotchのリガンドであるDLLを産生して隣接する周囲の細胞の神経細胞への分化を抑制する．また，哺乳類の血管形成では，細胞突起を伸ばした将来分枝血管の先端となる血管内皮細胞がDLL4を発現し，隣接する血管内皮細胞上のNotchに結合し細胞突起の伸長を抑制する．これらは側方抑制作用と呼ばれNotch機能の特徴として知られている．胸腺では胸腺上皮で産生されるDLL4が，骨髄から胸腺にホーミングしたB細胞とT細胞の両方に分化できる多能性前駆細胞のB細胞への分化能を抑制すると同時にT前駆細胞の産生を促進する（**図7-9**）．これによって，B細胞と同様に，SCFは前駆細胞の増殖促進，IL-7は前駆細胞の分化と増殖を促進するにもかかわらず，胸腺ではT前駆細胞だけが増殖すると考えられている．T前駆細胞とT細胞の産生には，DLL4の他，SCF，IL-7が必須であるが，B細胞と異なりCXCL12は早期のT前駆細胞の産生に必須でない．

一方，抗原レセプターを用いずに腫瘍細胞やウイルス感染細胞を排除するNK細胞の産生には**IL-15**（レセプターはIL-7レセプターと同じ構成分子を含む），FL，CXCL12が必須である（**図7-9**）．

5 pDC，DCの産生

免疫応答における中心的な抗原提示細胞である樹状細胞（DC）の産生に必須のサイトカインやケモカインは明らかでない．生体でのDC産生にFLが一部関与するが，試験管内で骨髄の細胞からDCを産生させる活性があるGM-CSFは必須ではない．しかし，皮膚に常在するDCの一種であるランゲルハンス細胞の産生には**TGFβ1**というサイトカイン（レセプターはシグナル伝達に

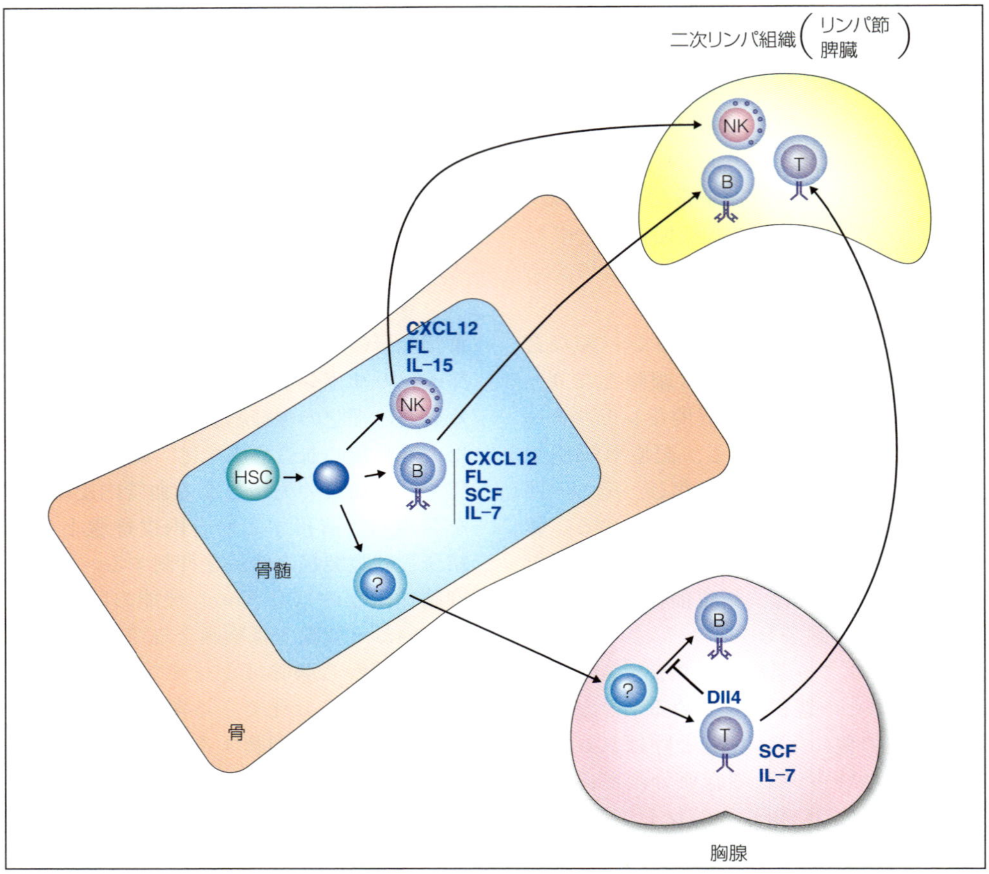

図 7-9　主要な免疫担当細胞，B 細胞，T 細胞，NK 細胞の産生に必須のサイトカインとケモカイン

免疫担当細胞は，骨髄の造血幹細胞（HSC）を起源として，サイトカインとケモカインによるシグナルを受けて常に産生され続けることで一定数維持されている．B 細胞と NK 細胞の前駆細胞はいずれも骨髄で増殖分化し，T 細胞の前駆細胞は，骨髄から未熟な前駆細胞（どのような分化能をもった前駆細胞かは明らかでない）が移動した胸腺で増殖分化する．胸腺にも B 細胞の産生に必須の CXCL12，SCF，IL-7 が存在するが，Dll4 が骨髄から移動した未熟な前駆細胞の B 細胞への分化を抑制すると同時に T 前駆細胞の増殖を促進することで T 細胞が産生されるよう切り替わると考えられる．骨髄と胸腺（一次リンパ器官と呼ばれる；22 頁参照）で産生された免疫担当細胞は，主としてリンパ節や胸腺などの二次リンパ器官に移動して抗原と反応する．

Smad を用いる）が必須である．TGFβ1 は，細胞増殖抑制作用と分化誘導作用で知られるサイトカインで，免疫系以外の多くの細胞種でも作用が認められ，血管形成や免疫応答に伴う成熟 T 細胞の分化に関与する．一方，形質細胞様樹状細胞（pDC）は，抗ウイルス免疫に重要であるⅠ型インターフェロンを他の細胞より著しく多量に分泌する細胞で，DC とは異なる細胞種であると考えられ，その産生には，FL と CXCL12 が必須である．

6 リンパ組織の形成

サイトカインやケモカインは，免疫担当細胞の産生だけでなく，一次リンパ組織である胸腺や免疫応答を行う場である二次リンパ組織（リンパ節，パイエル板，脾臓）の形成や組織構築にも必須の役割を果たす．胸腺においては，T 前駆細胞の正・負の選択（ポジティブ・ネガティブセレクション 正の選択➡157 頁，負の選択➡159 頁参照）に重要である髄質の胸腺上皮細胞の形成に TNF ファミリーに属するサイトカイン RANKL(レセプターは RANK)が必須である．TNF ファミリーには細胞死の誘導作用をもつ分子が含まれることが知られているが，胸腺の RANKL は胸腺上皮細胞の細胞死を誘導しているのではなく，増殖や分化を促進すると考えられる．骨髄の RANKL は，骨基質を吸収する骨代謝に重要なマクロファージの一種である破骨細胞の産生に必須の役割を果たす．一方，リンパ節の形成には CCL19，CCL21，CXCL13 のいずれかのケモカインと TNF ファミリーの LT(リンフォトキシン lymphotoxin：レセプターは LTβR)と RANKL が必須である．ケモカインは誘導細胞という血球系の細胞を胎生期の未熟なリンパ節である原基にホーミングさせ，誘導細胞の細胞膜上の膜型 LT が原基の非血球細胞をリンパ節を構築する支持細胞に分化させる．LT はパイエル板の形成にも必須であり，LT と TNF は脾臓の形成には必須でないが，その組織構築には必須である．

7 サイトカイン，ケモカインの産生細胞(ニッチ)

本項で述べた免疫担当細胞の産生や維持に関与するサイトカインやケモカインの大部分は，免疫担当細胞とは別の細胞で産生され，免疫担当細胞の細胞膜上のレセプターに結合してその増殖，分化，運動を変化させ機能すると考えられている．しかし，この過程でサイトカインやケモカインを産生する細胞は長らく特定されていなかった．近年の研究で，骨髄での免疫担当細胞の産生における CXCL12 や SCF の主要な産生細胞は CAR 細胞と名づけられた脂肪・骨前駆細胞であり，破骨細胞の産生に必須の RANKL の主要な産生細胞は骨表面に局在する骨芽細胞であると考えられている．

一方，造血幹細胞は，細胞数が少なく未分化な状態で長期間自己複製を繰り返すという前駆細胞や成熟細胞と異なる特徴をもつため，骨髄の中でも限られた特別な場所に局在し維持されると想定され，その場所は**ニッチ**(niche. 造血幹細胞➡144頁，174 頁参照)と呼ばれる．ニッチは造血幹細胞の維持に必須のサイトカインやケモカインが存在する環境であることから，CAR 細胞は造血幹細胞ニッチを構成する細胞の候補であり，骨芽細胞や洞様毛細血管の血管内皮細胞も候補細胞である．

一方，胸腺では，DLL4 や IL-7 の主要産生細胞は前駆細胞が局在する外側の皮質領域に分布する胸腺上皮細胞であろうと推測されている．また，内側の髄質領域に分布する胸腺上皮細胞の形成に必須の RANKL は CD4 陽性 T 細胞から産生され，リンパ節やパイエル板の形成に必須の LT は造血幹細胞由来の誘導細胞から産生される．

8 サイトカイン，ケモカインがホメオスタシスを維持する巧妙なしくみ

近年の遺伝子欠損マウスを用いた研究で，多くのサイトカインやケモカインの必須の機能が明らかになった結果，細胞種ごとに異なるサイトカインやケモカインがその産生の調節を担当していたり，細胞の増殖・分化の促進・分化の抑制・移動・定着の各プロセスをそれぞれ専門の分子が担当するような単純なしくみではないことがわかってきた．生体では，免疫担当細胞の細胞種間で共通の分子(CXCL12，SCF，FL など，**表 7-1**)と細胞種特異的な分子(Dll4 など，**表 7-1**)が使い分けられており，いくつかの分子は，血液系・免疫系の細胞だけでなく，神経細胞(CXCL12)，血管内皮細胞(CXCL12, Dll4, TGFβ1)，生殖細胞(CXCL12, SCF)にも必須の役割を担う．すなわち，細胞種や分化段階の特性に適したサイトカインやケモカインのシグナルが合目的的に役割分担をして免疫系のホメオスタシスが維持されていると考えられる．また，造血幹細胞や免疫担当細胞の産生や維持に必須のサイトカインやケモカインは，その遺伝子を欠損させても標的細胞の細胞数は著しく減少するが消失しないことが多く，サイトカインとケモカインの主たる役割は免疫担当細胞の細胞数を適切に調節することという考えが支持される．

その一方で，ホメオスタシスの維持においてケモカインの役割は必ずしも細胞運動とホーミングの調節であるとは限らないなど，多くのサイトカインやケモカインが必須の機能を発揮する際の作用機構は十分明らかになっていない．今後，新たな機能分子の同定に加え，進展著しい生体での時間空間的遺伝子工学やイメージング技術を駆使した研究によってサイトカインとケモカインが複雑

表 7-1 免疫担当細胞の産生と維持，リンパ組織の形成に必須のサイトカインとケモカイン．

造血幹細胞	大動脈から胎児肝へのホーミング	不明
	胎児肝での増殖・維持	不明
	胎児骨髄へのホーミング	CXCL12（CXCR4）
	生体骨髄での増殖・維持	TPO（c-mpl），SCF（c-Kit），CXCL12
B 細胞	プレプロ B 前駆細胞の産生	CXCL12，SCF，FL（flt3）
	プロ B 前駆細胞の産生	CXCL12，SCF，IL-7（IL-7R）
	骨髄での形質細胞の維持	CXCL12
T 細胞	前駆細胞の胎児肝から胎児胸腺へのホーミング	CCL19*，CCL21*（CCR7），CCL25*（CCR9）
	胸腺での前駆細胞の産生	DLL4，SCF，IL-7，CXCL12**
	記憶細胞の増殖・維持	IL-7，IL-15
NK 細胞	骨髄での産生	IL-15，CXCL12，FL
pDC	骨髄での産生	FL，CXCL12
DC	骨髄での産生	FL**
ランゲルハンス細胞の産生		TGF-β1
胸腺上皮細胞（髄質）の形成		RANKL（RANK）
リンパ節の形成	誘導細胞のホーミング	CCL19*，CCL21*，CXCL13*
	構成細胞の分化	RANKL，LT（LTβR）

（ ）内は受容体名．青字はケモカイン．＊単独では必須でないが，いずれかを必要とする．＊＊関与するが必須とはいえない．

な免疫系のホメオスタシスを維持する巧妙なしくみについての理解が大きく進むことが期待される．

9 まとめ

1. 大部分の免疫担当細胞は，胎児期には主として肝臓で，成体では骨髄で，造血幹細胞から産生され，それらの移動や細胞数はサイトカインやケモカインによって調節されている．
2. 造血幹細胞の維持には TPO, SCF, CXCL12 が，B 細胞の産生には CXCL12，SCF，IL-7 が，T 細胞の産生には DLL4，SCF，IL-7 が，NK 細胞の産生には IL-15 が必須である．
3. リンパ節の形成には，CXCL13 と LT が必須である．

C 免疫制御のメカニズム（制御性 T 細胞）

1 制御性 T 細胞による免疫自己寛容と免疫恒常性の維持

正常な免疫系は，病原微生物に反応し，これを排除するが，正常な身体を構成する分子に反応し，細胞・組織を傷害することはない．この自己に対する免疫不応答，すなわち**免疫自己寛容**は，主として，リンパ球産生臓器（T 細胞を産生する胸腺，B 細胞を産生する骨髄）における**自己反応性リンパ球の排除**，**末梢における不活化**（アナジー anergy の付与），さらに**活性化・増殖の抑制**によって維持される．その異常は自己免疫病の発症につながる．一方，免疫系は，自己抗原に対する不応答に加えて，腸管内常在菌や食物抗原，花粉などの非病原性非自己抗原に対する過剰な免疫反応を避け，生体の恒常性を維持している．その異常は，アレルギー，炎症性腸炎のような炎症性疾患の原因となる．**免疫反応を抑制する制御性 T 細胞**は，このような免疫自己寛容，免疫恒常性の導入・維持に必須の細胞群である．

転写因子 Foxp3（forkhead box P3）を特異的に発現する **Foxp3 陽性 CD4 陽性制御性 T 細胞**は，免疫応答の抑制機能に特化した T 細胞として，正常個体中の末梢 CD4 T 細胞の約 10％を占める．その異常は，上述のさまざまな免疫疾患の原因となる．さらに，Foxp3 CD4 制御性 T 細胞の数の増加，抑制機能を亢進することにより外来抗原（例えば臓器移植におけるアロ組織抗原，妊娠母体における胎児由来アロ抗原）に対する免疫応答の抑制と免疫寛容の誘導が可能である．逆に，数の減少，抑制能を弱化させることで免疫応答を亢進させ，がん細胞あるいは病原微生物に対する免疫応答を亢進させることができる（**図 7-10**）．

Foxp3 CD4 制御性 T 細胞の他にも，抑制性サイトカイン，例えば **IL-10 や TGFβ を産生**することで免疫反応を抑制できる T 細胞（それぞれ **Tr1 細胞**，**Th3 細胞**と呼ばれる）が存在する．IL-10 を産生する T 細胞は腸管免疫組織内に多く存在し，腸管内常在菌や食物抗原に反応する免疫応答制御に寄与していると考えられている．これらの T 細胞が抑制機能に特化した細胞であるのか，それらが，生理的条件下でどの程度機能的に安定であるか，その異常が免疫病の発症にどの程度重要であるかについては不明の点が多い．

2 制御性 T 細胞と Foxp3

1995 年に，正常マウスから，CD25 分子（IL-2 レセプター α 鎖）を発現する CD4 T 細胞を除去すると，さまざまな自己免疫疾患（例えば，自己免疫性甲状腺炎，自己免疫性胃炎，1 型糖尿病）が自然発症すること，この自己免疫疾患は，正常マウスから調製した少数の **CD25 陽性 CD4 陽性 T 細胞**の移入により完全に阻止されることが坂口志文により発見された（**図 7-11**）．CD25 CD4 T 細胞は，正常個体の末梢 CD4 T 細胞の約 10％を占める．また正常胸腺は，自己免疫病抑制能をもつ CD25 CD4 T 細胞を産生する．すなわち，胸腺は，自己免疫病の惹起能をもつ T 細胞を産生するが，それらは，同じく胸腺でつくられる抑制性 T 細胞によって能動的に制御されている．この T 細胞群は，**内在性制御性 T 細胞**（regulatory T cells）と名づけられた．

2003 年，正常個体中の CD25 CD4 T 細胞は，*Foxp3* 遺伝子を特異的に発現しており，Foxp3 の欠損あるいは突然変異は，制御性 T 細胞の発生・分化，抑制機能を障害することが見出された．*Foxp3* 遺伝子は，2001 年に致死性自己免疫・炎症性疾患を自然発症する Scurfy マウスの原因遺伝子として位置クローニング法によって X 染色体上に同定され，続いてヒトの X 染色体伴性劣性遺伝疾患 IPEX（immune dysregulation，polyendocrinopathy，enteropathy，X-linked）症候群の原因遺伝子であることが示された．**IPEX 症候群**は，臓器特異的自己免疫疾患（1 型糖尿病，甲状腺炎など），炎症性腸疾患，アレルギー（特に食物アレルギー，アレルギー性皮膚疾患）を高率に発症する致死性自己免疫・炎症性疾患である．IPEX 症候群では，CD25 CD4 T 細胞が欠損しているか，その機能的異常がみられる．また，*Foxp3* 遺伝子を正常 T 細胞に発現させると，機能的に制御性 T 細胞に転換できることから，Foxp3 陽性 CD25 陽性 CD4 陽性制御性 T 細胞が，ヒトでも免疫自己寛容，免疫恒常性の維持に不可

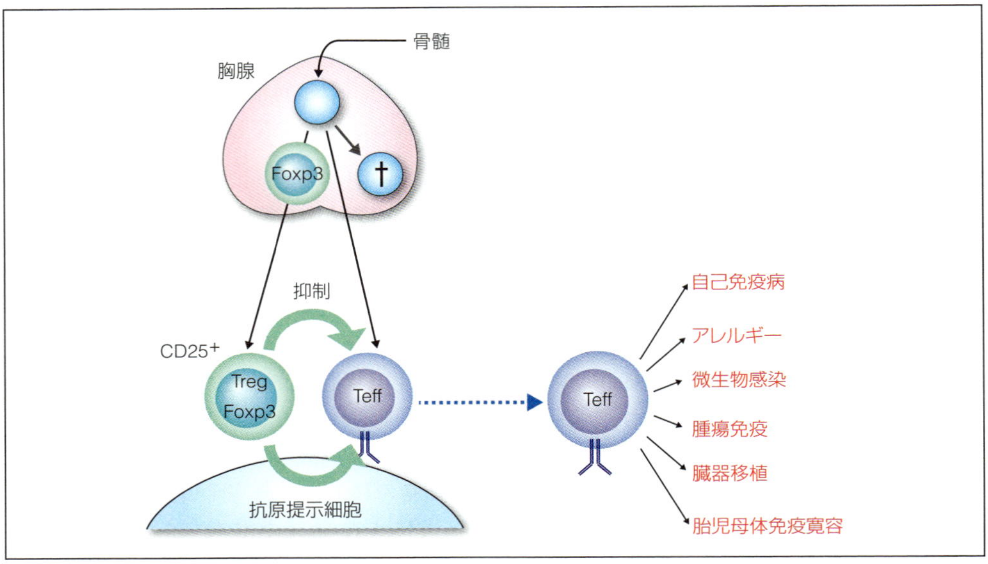

図 7-10 Foxp3 陽性制御性 T 細胞による免疫応答制御
胸腺では，強い自己反応性を呈する T 細胞はアポトーシスに陥り，排除される．一方，自己反応性 T 細胞の一部は，Foxp3 を発現する制御性 T 細胞（Treg）に分化する．胸腺で産生された制御性 T 細胞は，末梢で他の T 細胞（Teff）の活性化，増殖を抑制的に制御する．制御性 T 細胞は，Foxp3 の発現に加えて，CD25，CTLA-4 分子を高発現する．制御性 T 細胞の減少，機能不全は，自己免疫病，アレルギー，炎症性腸疾患などのさまざまな免疫疾患の原因となる．また，制御性 T 細胞の量，機能を操作して，有効な腫瘍免疫応答，微生物に対する免疫応答を惹起したり，移植臓器，あるいは妊娠時，胎児に対する安定な免疫寛容を誘導，維持できる．

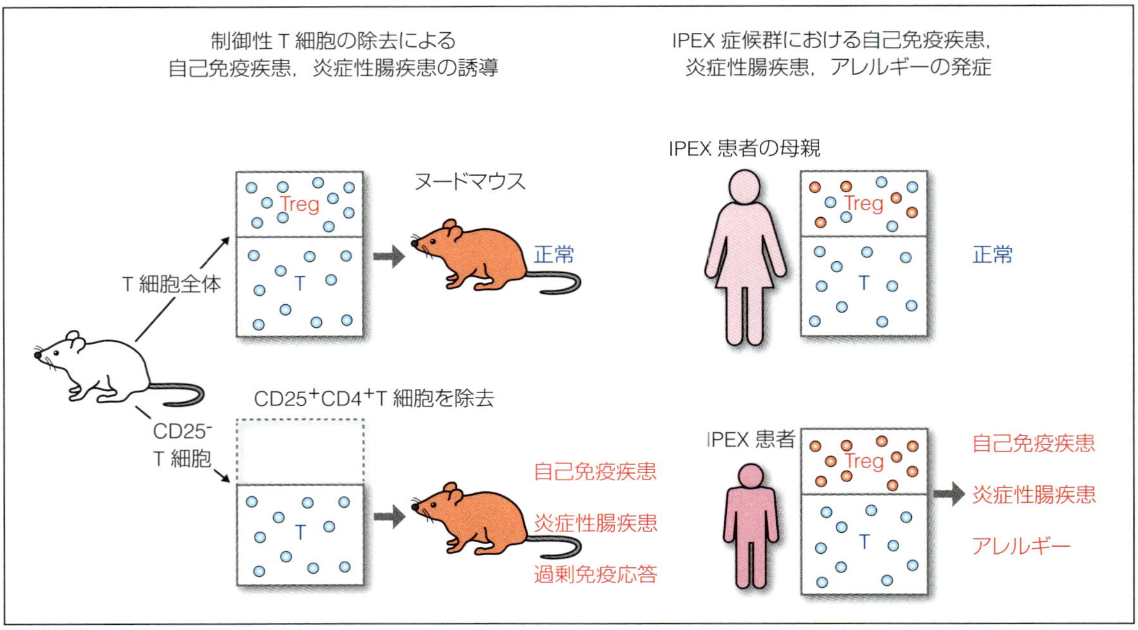

図 7-11 Foxp3 陽性制御性 T 細胞による免疫自己寛容の維持とその異常
正常マウス由来のリンパ球群から制御性 T 細胞（CD25 陽性 CD4 陽性 T 細胞，Treg）を除去後，ヌードマウスに移入すると，ヌードマウスは自己免疫疾患，炎症性腸疾患などの免疫疾患を自然発症する．ヒトの IPEX 症候群では，*Foxp3* 遺伝子の突然変異の結果，制御性 T 細胞が欠損するか，産生されても機能異常となる．その結果，自己免疫疾患，炎症性腸疾患，アレルギーが発症する．

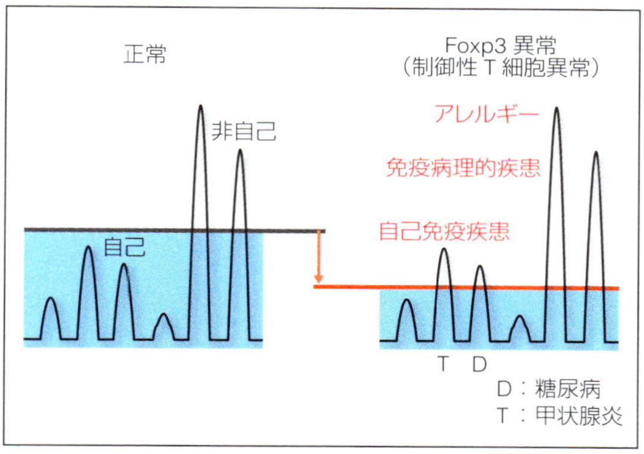

図 7–12 制御性 T 細胞は自己，非自己に対する免疫応答を共に抑制している

正常な免疫系は，非自己抗原に反応するリンパ球のみならず，潜在的に自己抗原に反応する自己傷害性リンパ球を蔵している．しかし，後者は正常状態では制御性 T 細胞による抑制的制御を受けている．制御性 T 細胞の除去，あるいはその抑制活性の低下によって，自己免疫反応のみならず，アレルゲン，腸内細菌などの非自己に対する反応が惹起され，自己免疫疾患のみならず，アレルギー，炎症性腸疾患が発症する．

欠なリンパ球であること，その異常が自己免疫病，アレルギー，炎症性腸疾患の直接的原因となりうることが明らかとなった（**図 7–11**）．

上述の実験結果，ヒト IPEX 症候群の知見は，正常個体には，自己免疫病の惹起能をもつ自己反応性 T 細胞が存在するが，その活性化・増殖は制御性 T 細胞によって抑制されている．また，非自己抗原（例えば微生物）に対して組織傷害を伴う過剰な免疫応答とならないよう，また花粉など，それ自体は人体に害を与えない物質に対して免疫反応が起きないよう抑制的に制御されている．すなわち，制御性 T 細胞は，自己抗原，非自己抗原にかかわらずさまざまな病理的，生理的免疫応答を抑制的に制御している（**図 7–12**，自己免疫 ➡363 頁参照）．

3 Foxp3 陽性 CD4 陽性制御性 T 細胞の発生分化と維持

正常胸腺内における T 細胞の発生過程では，自己抗原と反応性が高い T 細胞抗原レセプター T cell receptor（TCR）を発現する T 細胞の多くは負の選択（➡159 頁参照）により除去されるが，その一部は除去されず，Foxp3 を発現し，制御性 T 細胞に分化する（**図 7–10**）．胸腺で提示される自己抗原には，どの細胞にも共通に発現する自己タンパク質（例えば，細胞の代謝にかかわる一般的な酵素），末梢に発現し血流によって胸腺に達し，胸腺の樹状細胞によって抗原提示される自己抗原，さらには，胸腺髄質上皮細胞の一部〔*Aire*（autoimmune regulator）遺伝子を発現する上皮細胞．AIRE の働き ➡160 頁参照〕に異所性に発現する末梢自己抗原（インスリンなど）がある．Foxp3 陽性制御性 T 細胞は，これらの自己抗原に対して高親和性 TCR を発現し，他の T 細胞に比べて認識能が高いと考えられる．また，胸腺内で強く自己抗原を認識，反応することにより，制御性 T 細胞は，胸腺内ですでに抗原に感作，活性化を受けた表現型を呈すると同時に，Foxp3 を発現して抑制能も獲得している．すなわち，制御性 T 細胞の一部は，高い自己反応性を示し，すでに自己抗原に感作された状態にある．この免疫学的特性によって，制御性 T 細胞は，他の T 細胞に比べて効率よく自己抗原に反応し，安定的な免疫自己寛容の維持に寄与できる．一方，制御性 T 細胞の TCR レパトアは，自己抗原認識に偏っているといえども，全体としては他の T 細胞と同じく，非自己抗原に対して広い認識レパトアを有し，さまざまな免疫応答の抑制的制御に関与する．

さらに，内在性制御性 T 細胞の発生の特徴の 1 つとして，マウスでは，胸腺でつくられた制御性 T 細胞が生後 3 日頃から末梢に移動することである．したがって，生後 3 日に胸腺を摘出すると，末梢の制御性 T 細胞を特異的に減少させることができ，自己免疫病を誘導できる．胸腺摘出直後に，正常マウスから調整した CD25 CD4 T 細胞を移入すると自己免疫病の発症を阻止できる．この事実は，Foxp3 CD4 制御性 T 細胞が，胸腺でつくられた後，末梢で，機能的に安定な細胞系譜を形成していることを意味する．

一方，少なくともマウスでは，末梢の抗原非感作（ナイーブ）CD4 T 細胞を試験管内で IL–2 および TGFβ 存在下で抗原刺激すると高率に Foxp3 T 細胞に分化させることができ，それらは**誘導性制御性 T 細胞**（induced regulatory T cells）と呼ばれる．生体内では，正常マウスの腸管粘膜固有層で，ナイーブ T 細胞からの Foxp3 T 細胞の誘

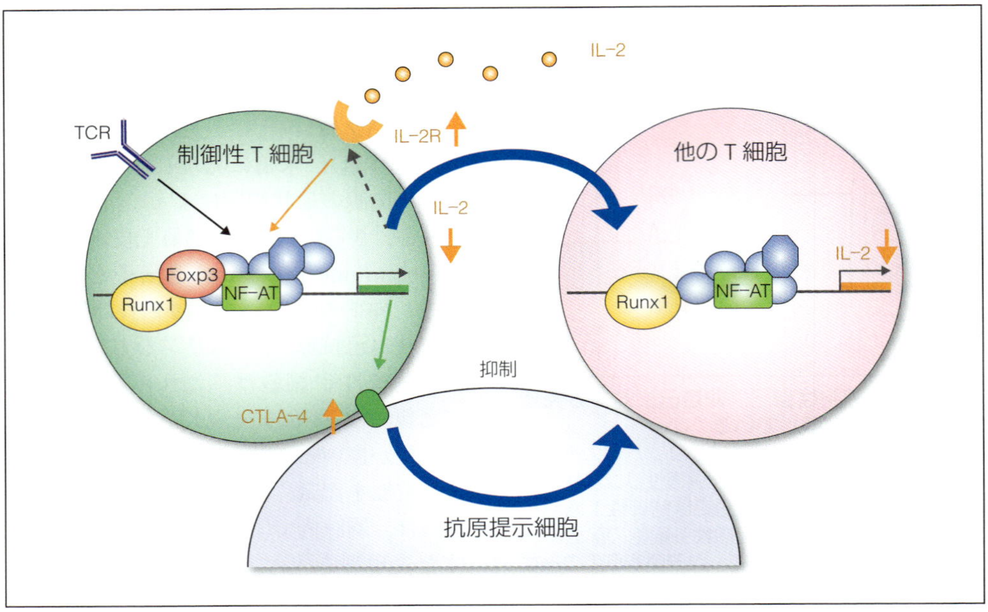

図7-13 Foxp3陽性制御性T細胞の免疫抑制の分子機序
Foxp3陽性CD4陽性制御性T細胞は，複数の免疫抑制機構を有するが，最も重要な機序は，抗原提示細胞，特に樹状細胞によるT細胞活性化の抑制である．制御性T細胞の発現するCTLA-4は，抗原提示細胞上のCD80/CD86の発現を低く抑えることで，他のT細胞の活性化に必要な副刺激を提供しない．また，制御性T細胞は，高親和性IL-2レセプターを高発現し，周囲からIL-2を吸収することで，他のT細胞からIL-2を奪い，その活性化を妨げると考えられる．また特殊な条件下では，IL-10を産生し，免疫応答を抑える．Foxp3は他の転写因子(例えば，Runx1やNF-AT)，共役活性化分子，共役抑制分子と共に転写複合体を形成し，さまざまな遺伝子の活性化を制御する．その中でも，*CTLA-4*遺伝子の活性化，*IL-2*遺伝子の抑制が重要である．

導がみられる．これには，腸管に多いレチノイン酸が，組織由来TGFβと共に誘導に関与する．常に微生物にさらされる腸管粘膜では，常在腸内細菌に対する免疫応答を避けるため，また食物から体内に取り込まれる異種タンパク質に対する免疫応答を抑えるために，内在性制御性T細胞に加えて誘導性制御性T細胞が，腸管での免疫恒常性の維持に重要な役割を担うのかもしれない．

内在性制御性T細胞の重要な特徴の1つは，上述のように，**CD25(IL-2レセプターα鎖)の高発現**である．CD25は他のIL-2レセプターβ鎖(CD122)，γ鎖(CD132)と共に，高親和性IL-2レセプターを構成する．制御性T細胞は，胸腺での産生時からすでに高親和性IL-2レセプターを発現する特異なT細胞群である．一方，制御性T細胞は，Foxp3が*IL-2*遺伝子の発現を抑えるため，IL-2を産生しない．その結果，**制御性T細胞の生存維持には，他の細胞がつくるIL-2が不可欠**である．実際，IL-2欠損マウスは，制御性T細胞の異常により致死性の自己免疫性炎症を発症する．したがって，CD25は，制御性T細胞の良いマーカーであると同時に，制御性T細胞の機能にも必須の分子である(**図7-13**)．

4 Foxp3陽性CD4陽性制御性T細胞による免疫抑制機能

制御性T細胞は，複数の機序により免疫抑制能を発揮するが，最も重要，強力な抑制機序は，**抗原提示細胞によるT細胞活性化の抑制**である．ナイーブT細胞は，抗原提示細胞，特に樹状細胞が提示する抗原によるTCR刺激(シグナル1)と，抗原提示細胞上に発現するCD80/CD86分子によるCD28補助刺激(シグナル2)によって活性化されIL-2を産生し，増殖する．制御性T細胞の重要な特徴として，CD28の分子ホモログであ

る **CTLA-4 を常時高発現**している．CTLA-4 は CD28 と同じく，CD80/CD86 分子と結合する．結合親和性は CTLA-4 のほうが CD28 よりも高い．制御性 T 細胞に発現する CTLA-4 は，抗原提示細胞上の CD80/CD86 の発現を抑制する．その結果，抗原提示細胞は抗原を提示しても，副刺激を提供できないため，他の T 細胞を活性化できない．すなわち，制御性 T 細胞による免疫抑制機構の 1 つは，**抗原提示細胞を介する T 細胞活性化の抑制**である（図 7-13）．

さらに，制御性 T 細胞は，上述のように，**高親和性 IL-2 レセプターを高発現**し，周囲から IL-2 を吸収することで，他の T 細胞の活性化・増殖に必要な IL-2 を奪い，抗原反応性 T 細胞にアポトーシスを誘導する．さらに，制御性 T 細胞は，特定の条件下（例えば，腸管粘膜）で免疫抑制性サイトカインである **IL-10 を産生**する．IL-10 は，主として抗原提示細胞の成熟を抑えることで免疫抑制に関与する．また，制御性 T 細胞は，特殊な条件下（例えば腫瘍組織）で，グランザイムおよびパーフォリンを産生して，抗原提示細胞，他の T 細胞に対して細胞傷害作用を発揮する．その他，制御性 T 細胞は，免疫抑制性サイトカイン **IL-35** を高発現しているが，IL-35 の生理的意義については議論がある．また，制御性 T 細胞は，炎症のタイプに応じて，免疫応答を制御できる．例えば，基本的な抑制活性を維持しつつ，Th1 型炎症（例えば INFγ の産生）に応じて，特定のケモカインレセプター（例えば CXCR3）を発現し，Th1 反応の場に動員され，そこで抑制能を発揮する．

5 制御性 T 細胞と病態制御

制御性 T 細胞は，上述のように，**免疫自己寛容，免疫恒常性の維持**に最も重要な T 細胞群として発見された．近年の研究によって，以下に述べるように，制御性 T 細胞はほとんどあらゆる病的，生理的免疫応答の抑制的制御に関与しており，したがって，制御性 T 細胞を標的とすることで，ヒトの免疫応答の制御が可能である．

A 自己免疫疾患，炎症性腸疾患，およびアレルギー

IPEX 症候群にみられるように，制御性 T 細胞の発生あるいは機能の異常は直接的に自己免疫病，炎症性腸疾患，アレルギーの原因となる．この症候群では，1 型糖尿病が 80%，自己免疫性甲状腺炎が 70%，その他溶血性貧血，血小板減少性紫斑病などのさまざまな自己免疫病が，生後 3 年以内に発症する．ほとんど全例で炎症性腸疾患が発症し，また高 IgE 血症，アレルギー性皮膚炎，食物アレルギーがみられる．IPEX 症候群は制御性 T 細胞異常の極型であるが，一般的な自己免疫病で，制御性 T 細胞の異常がどの程度に関与するかについては今後の研究に待つところが多い．

このような免疫疾患の治療法として，**制御性 T 細胞と自己反応性 T 細胞のバランスをいかにして，前者の優勢状態に再設定し，生理的な免疫自己寛容状態，免疫恒常性を回復する**かが重要である．そのため，組織傷害を媒介するエフェクター T 細胞の量的減少を図り，同時に制御性 T 細胞を生体内で抗原特異的に増殖させる，あるいは生体外で増殖させ生体に戻す方法が開発されている（図 7-14）．

B 腫瘍免疫

自己の腫瘍細胞に反応するリンパ球が認識する抗原として同定された**腫瘍抗原の多くは正常な自己抗原**である．例えば，黒色腫（メラノーマ）の腫瘍抗原の 1 つは，メラニンをつくる酵素であるチロシナーゼである．その意味では，腫瘍免疫は自己免疫でもある．したがって，制御性 T 細胞は，免疫自己寛容を維持すると同時に，**腫瘍に対する免疫監視機構を減弱**させている．また，腫瘍組織では制御性 T 細胞が増加し，時に腫瘍浸潤 T 細胞の大部分が制御性 T 細胞で占められることもある．実際，実験的に制御性 T 細胞を減少させることで，腫瘍に対する免疫応答を亢進させることができる．制御性 T 細胞を標的とするがん免疫療法は有望ながん治療法と考えられる．

C 臓器移植

臓器移植の理想は，移植臓器に対して，自己臓器に対するのと同じような安定的な免疫寛容を誘

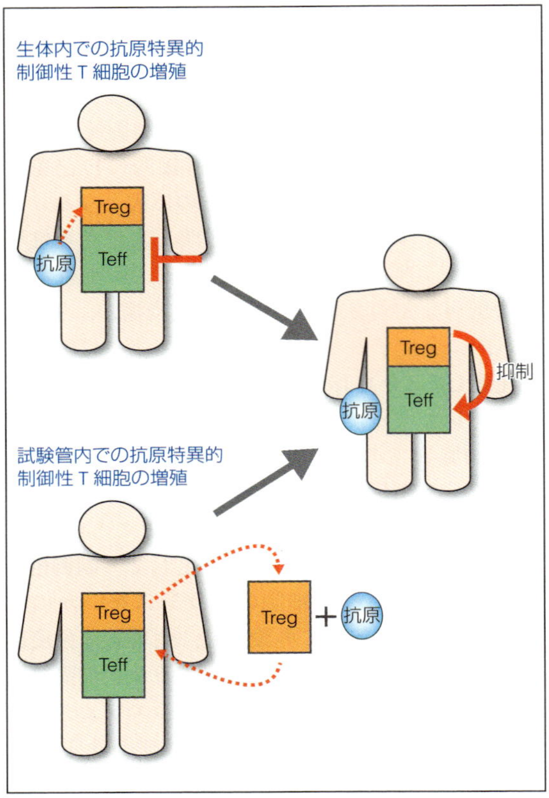

図7-14 制御性T細胞を標的とした移植免疫寛容の導入
生体内，生体外で制御性T細胞(Treg)を抗原特異的に増殖させることで，自己抗原，移植抗原に対する免疫応答を抑制し，免疫自己寛容，移植免疫寛容を誘導できる．

導することにある．実際，実験的に，**制御性T細胞を移植アロ抗原特異的に増殖させることで移植免疫寛容を誘導**できる(**図7-14**)．ヒトでも，腎臓あるいは肝臓移植後，安定的な寛容状態にある患者で，臓器ドナーに特異的な制御性T細胞を検出できる．このような実質臓器の移植のみならず，血液幹細胞移植後の**移植片対宿主病** graft-versus-host disease(GVHD)を阻止するため，ドナー特異的な制御性T細胞をあらかじめ試験管内で増殖させておき，移植と同時に移入する試みが現在進んでいる．

D 感染免疫

実験的には，ウイルス，細菌，寄生虫などのさまざまな感染症で，制御性T細胞を除去あるいは減少させることで感染の予防・治療が可能である．また，IPEX症候群にみられるように，制御性T細胞の機能異常で腸内常在細菌に対する過剰免疫応答が惹起される結果，炎症性腸疾患が発症することを考えると，制御性T細胞は，常在微生物との生理的な共生に重要と考えられる．また，ヒト免疫不全ウイルス human immunodeficiency virus(HIV)やC型肝炎ウイルスのような慢性感染症で，制御性T細胞を減少させ免疫応答の亢進を図ることで，ウイルスを排除できる可能性が考えられている．

E 胎児—母体免疫寛容

妊娠母体がどのようにして**胎児に対する免疫寛容**を維持するのかの理解は，いまだに免疫学の重要課題である．妊娠動物では胎盤に多くの制御性T細胞の集積がみられる．また，妊娠動物から，実験的に制御性T細胞を除くと流産が惹起される．このような知見から，胎児—母胎免疫寛容に制御性T細胞が重要な役割を果たしていると考えられる．

6 制御性T細胞の機能解析と疾患

制御性T細胞の研究は1980年代に始まったが，2000年代から急速な進展をみせ，多くの実験的，臨床的知見が蓄積された．その結果，このT細胞群が，末梢での免疫自己寛容，免疫恒常性の維持に不可欠のリンパ球であることが明らかとなった．制御性T細胞は，最初，特定のCD4 T細胞群を除去すると，ヒトの自己免疫疾患と酷似した病変が自然発症すること，除去した細胞群を補えば発症が阻止されることで，その存在が示された．その後，CD25が，制御性T細胞を他のT細胞と操作的に区別できる細胞表面分子として同定され，その結果，制御性T細胞の機能的解析が大幅に進むと共に，ヒトにも，CD25を発現する同等の制御性T細胞の存在が明らかとなった．さらに，制御性T細胞の発生，機能の分子的基礎の理解が進む契機となったのは，制御性T細胞特異的転写因子Foxp3の発見であり，Foxp3の遺伝子異常が，制御性T細胞の量的機能的異常を介して，さまざまな自己免疫病，アレルギー，炎症性腸疾患を惹起することが，ヒトでもマウスでも明確に示された．現在，Foxp3 制御性 T 細胞は殆どあらゆる免疫応答の負の調節に関与している．自己免疫病，アレルギー，炎症性腸炎などの免疫疾患の予防・治療，臓器移植における免疫寛容の誘導，有効な腫瘍免疫の惹起など，制御性 T 細胞を標的として，さまざまな病的あるいは生理的免疫応答の制御が可能であり，今後の医療への応用が期待される．

7 まとめ

1. 制御性 T 細胞は，転写因子 Foxp3 を特異的に発現する CD4 T 細胞で，この細胞サブセットを欠損した患者では致死的自己免疫・炎症性疾患である IPEX 症候群を発症する．
2. 制御性 T 細胞は胸腺内でつくられ，末梢に移住する．ナイーブ T 細胞も腸管粘膜などで，誘導性制御性 T 細胞(iTreg)に分化できる．
3. 制御性 T 細胞の免疫抑制の機序は複数存在する．もっとも重要なのは，抗原提示細胞による T 細胞活性化の抑制である．また，高親和性 IL-2 レセプターを高発現し，周囲から IL-2 を奪い，抗原反応性 T 細胞にアポトーシスを誘導する．さらに，抑制性サイトカインである IL-10 を産生する．
4. 制御性 T 細胞の異常は種々の疾患の病態と因果関係をもつことから，この細胞を標的としての新しい治療法の開発が期待されている．

D 粘膜における免疫ホメオスタシス

呼吸器や消化管に代表される粘膜組織は文字通り呼吸や食物の消化，吸収といった生命に必須の活動を行う部位である．これらの生命活動を介し，粘膜組織は常に多くの外来異物にさらされている．その中には，食物や一部の常在菌など生体にとって有益な異物も含まれる．また，各種感染症を引き起こす病原微生物の多くも粘膜組織を初発感染部位としている．これら外来異物や病原微生物に対する生体防御と恒常性維持を行うために，粘膜組織には非常に多くの免疫担当細胞が存在し協調的に機能している．この粘膜組織における免疫システム(粘膜免疫システム)は，粘膜組織を介し侵入してくる病原微生物に対する生体防御を担う活性型免疫応答と，食物抗原や常在細菌，環境因子などに対する寛容・不応答を行う抑制型免疫応答を同時に示すことで，免疫学的なホメオスタシスを維持している．また粘膜免疫システムは，全身系免疫システムにも発現している分子を介した応答(例，Toll 様レセプター)であっても，過剰な免疫反応を抑制するように調整されている．一方で，粘膜免疫システムの破綻は炎症やアレルギーといった粘膜関連免疫疾患の発症につながる(図 7-15)．

1 粘膜免疫を構成する粘膜関連リンパ組織

A 粘膜関連リンパ組織の種類

粘膜組織において免疫誘導を担う主要組織の総称が**粘膜関連リンパ組織** mucosa-associated lymphoid tissue(MALT)である．それぞれ存在する部位にちなみ，腸管関連リンパ組織 gut-associated lymphoid tissue(GALT)，鼻咽頭関連リンパ組織 nasopharynx-associated lymphoid tissue (NALT：齧歯類のみで観察され，ヒトでは扁桃から形成されるワイダイエル輪となる)，気管支関連リンパ組織 bronchus-associated lymphoid tissue(BALT)，涙道関連リンパ組織 tear duct-associated lymphoid tissue(TALT)などがある

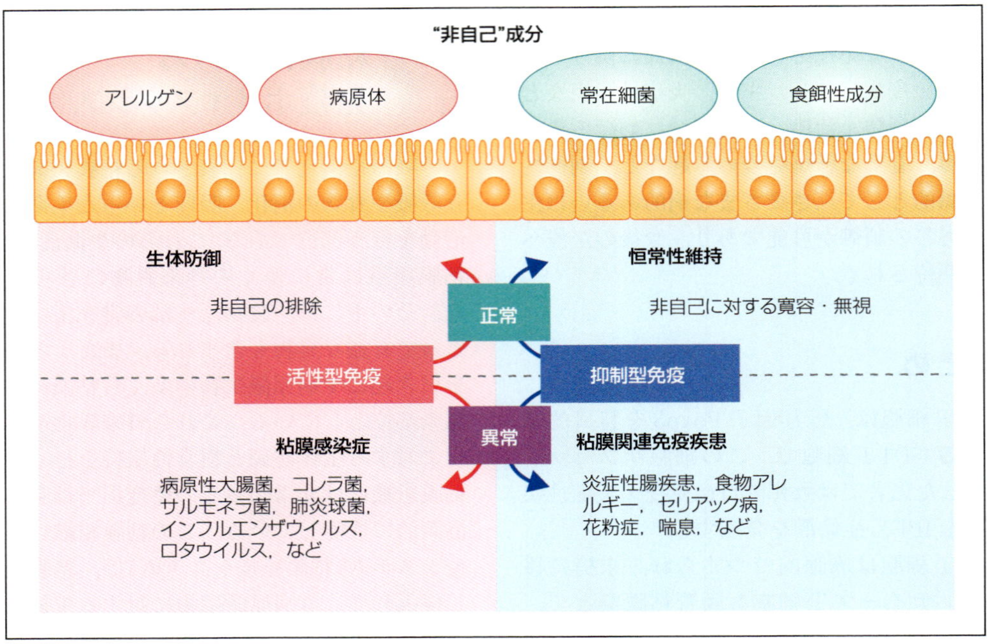

図 7-15 粘膜免疫システムを介した生体防御と恒常性維持
粘膜組織にはアレルゲンや病原体といった有害異物の初発侵入部位となっているだけではなく，常在細菌や食餌性成分などの有益異物の共存，取り込み部位ともなっている．そのため有害異物を排除する活性型免疫だけではなく，寛容・無視（不応答）を誘導するための抑制型免疫が発達している．これら粘膜免疫システムにより恒常性が維持されているが，これら免疫システムが破綻すると粘膜感染症や粘膜免疫疾患の発症につながる．

（表 7-2）．また GALT における代表的組織はパイエル板であるが，その他にも孤立リンパ小節やクリプトパッチなどがあり，それぞれ独自の免疫学的機能を担っていることがわかってきている（表 7-2）．

B 粘膜関連リンパ組織に共通する免疫的性質

粘膜関連リンパ組織は他のリンパ節と同様，二次リンパ節であり，各免疫担当細胞が厳密に分布制御された構造をもつことで抗原特異的免疫応答を効率よく誘導できるようになっている．一方で，粘膜関連リンパ組織は抗原の取り込み構造から見て，他のリンパ節と異なる性質を示す．すなわち，①従来のリンパ節において抗原の取り込み口となる輸入リンパ管が存在しない，②管腔に接する上皮細胞層には濾胞被覆上皮 follicle-associated epithelium（FAE）と呼ばれる特殊な上皮細胞層が存在し，そこには **microfold（M）細胞**と呼ばれる抗原の取り込み細胞が存在する，③FAE の下層の上皮下ドーム領域 subepithelial dome（SED）と呼

表 7-2 粘膜関連リンパ組織の名称と性質

腸管関連リンパ組織（GALT）	
パイエル板	小腸での T 細胞依存的 IgA 抗体産生の誘導
孤立リンパ小節	小腸での T 細胞非依存的 IgA 抗体産生の誘導
クリプトパッチ	胸腺非依存的 T 細胞の分化 孤立リンパ小節前駆組織
盲腸リンパ節	盲腸での免疫応答の誘導
大腸リンパ節	大腸での免疫応答の誘導
腸間膜リンパ節	パイエル板や絨毛部位を介して腸管管腔から取り込まれた抗原の一部が集積する所属リンパ節．広義では GALT に属するが，他の GALT とは異なり，抗原の取り込みを輸入リンパ管を介して行う．
鼻咽頭関連リンパ組織（NALT）	
齧歯類（マウスやラット）では口蓋にのった形で鼻腔底に一対で存在 ヒトでは扁桃から形成されるワイダイエル輪が相当	
気管支関連リンパ組織（BALT）	
定常状態で観察される BALT に加え，インフルエンザウイルスの感染などにより構築される誘導性の BALT も存在する	
涙道関連リンパ組織（TALT）	
眼窩と鼻腔を結ぶ涙道に存在．目に関連するリンパ組織として，結膜関連リンパ組織 conjunctiva-associated lymphoid tissue（CALT）も存在	

ばれる樹状細胞が集積した部位が存在し，M 細胞を介して管腔から取り込まれた抗原をすぐに補捉・処理し抗原提示を行う，という特徴がある(免疫系を司る免疫組織とその間の細胞交通➡24 頁参照).

これら①～③までの構造的性質を備えることで粘膜関連リンパ組織は呼吸，消化などの生理的行為を介して，取り込まれた抗原，または侵入してきた病原体に対して抗原特異的な免疫応答を誘導するための場として機能する．この取り込み経路において鍵となる M 細胞は微絨毛が短く粘液の産生が少ないという特徴を示し，さらにグリコプロテイン 2 や β1 インテグリンなど微生物のレセプターを発現している．これにより，M 細胞は微生物を含む管腔抗原の効率のよい取り込みを可能にしている．また M 細胞は取り込んだ抗原を分解する酵素の活性が低いため，抗原を分解することなく直下に存在する樹状細胞に引き渡している．

M 細胞を介し粘膜関連リンパ組織に取り込まれた抗原を捕捉した樹状細胞は，濾胞間領域と呼ばれる部位に移動し，T 細胞を活性化する．活性化された T 細胞の一部は濾胞性ヘルパー T(Tfh)細胞に分化し，胚中心において B 細胞のクラススイッチを誘導する．特に腸管においては，IL-4 や TGFβ，BAFF，APRIL などのサイトカインや後述する樹状細胞からのレチノイン酸の作用により，IgA への抗体クラススイッチが優位に起こる．

2 免疫ホメオスタシスを担う粘膜免疫担当細胞群のユニークな性質

A 上皮細胞

上皮細胞は外界と生体を隔てる物理的・化学的バリアとして機能するだけではなく，免疫学的にも重要な役割を担っている．上皮細胞を介した免疫機能においては常在微生物を利用した生体防御機構の発達と維持，そして生体内に侵入してきた病原微生物を識別する巧みな防御免疫制御機構が備わっている(図 7-16).

Toll 様レセプター(TLR)は代表的な自然免疫認識システムであるが，TLR のリガンドは病原微生物だけではなく，常在微生物にも発現しているため，それらを利用した生体防御増強システムを粘膜免疫システムは備えている．

例えば，グラム陰性菌から産生されるリポ多糖体(LPS)は，TLR4 を介して自然免疫を活性化するが，腸管においては上皮細胞やパネート細胞からの抗菌ペプチドの産生を促進し，さらに上皮細胞のタイトジャンクションを介した物理的バリア機能も増強させる．また上皮細胞は，鞭毛の構成成分の 1 つであるフラジェリンを認識する TLR5 を発現しているが，常在細菌の存在している管腔側には発現せず，基底膜側にのみ発現している．何らかの理由により細菌が上皮層バリアを通過した際に，上皮細胞はそれを基底膜側で認識し活性化することで，IL-8 などを産生し，好中球の浸潤を誘導する．また CpG モチーフをもつ DNA を認識する TLR9 の反応においては，基底膜側からの TLR9 刺激に対しては炎症シグナルである NF-κB の活性化を誘導するが，管腔側からの刺激に対しては抑制を行う．

このように上皮細胞は TLR の発現パターンや局在を変えることで，腸管管腔に存在する非侵襲性の常在細菌には過剰に反応せず，病原微生物が上皮細胞層を越えて体内に侵入してきた場合にのみ反応できる機構を備えている．

NOD 様レセプター(NLR)は細胞質内に存在し，細胞内寄生菌に対する生体防御として機能する(TLR による認識➡63 頁参照)．代表的 NLR である NOD には NOD1 と NOD2 があり，それぞれペプチドグリカンの異なる部位を認識している．また NLR に属する NOD 以外のレセプターとして細菌 RNA や結晶化尿酸，ATP を認識する NLRP3 や細胞内フラジェリンを認識する NLRP4 が知られている．NOD1 が非貪食細胞に，NOD2 が貪食細胞において恒常的に高発現し，共に NF-κB などの炎症系転写調節因子の活性化を誘導する．上皮細胞に発現する NOD1 は，活性化によりⅠ型 IFN 経路が活性化され，ピロリ菌感染などの消化管感染症に対して防御機能を有することが知られている．NLRP3，NLRC4 はカスパーゼ 1 の活性化を介し IL-1 β や IL-18 の成熟・産生を誘導する．

B 樹状細胞

樹状細胞は抗原提示細胞として獲得免疫の誘導

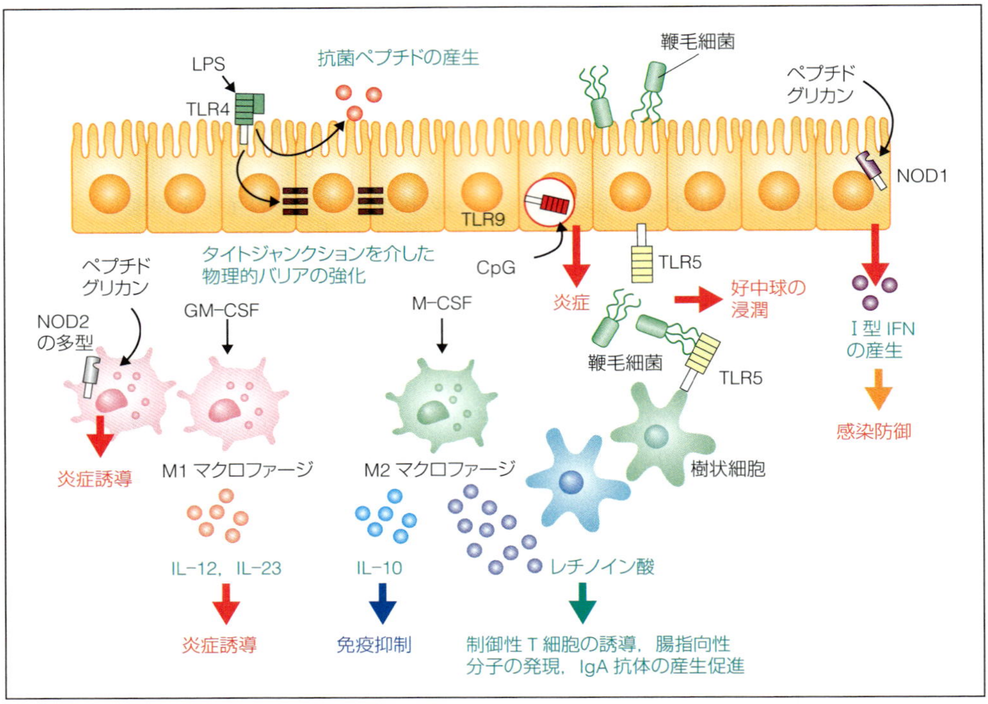

図 7-16　上皮細胞と自然免疫系細胞を介した免疫機能
粘膜組織における物理的バリアとして機能している上皮細胞は免疫機能も有する．特に TLR や NOD など自然免疫認識分子を介した刺激により，病原微生物に対する免疫的・物理的バリアを強化させている．同様に，マクロファージや樹状細胞においても，ユニークな自然免疫認識分子の発現パターンを示すことで，生体防御と恒常性維持を行うためのシステムが構築されている．

に働くだけではなく，TLR などの自然免疫レセプターを発現し，自然免疫応答の制御にも機能する．常在微生物に常時さらされている粘膜組織に存在する樹状細胞は，その他の樹状細胞と異なり，特殊な自然免疫応答を示す(**図 7-16**)．例えば，脾臓などの体内組織に存在する樹状細胞が TLR2 や TLR4 を強く発現しているのに対し，腸管に存在する樹状細胞はこれらをほとんど発現しない．これは常在細菌から産生されるペプチドグリカンや LPS に対して，過剰反応して炎症を起こさないようにする制御機構の1つであるといえる．一方で，脾臓の樹状細胞では発現が認められない TLR5 が，腸管樹状細胞において強く発現している．TLR5 は鞭毛の構成成分の1つであるフラジェリンを認識することから，腸管樹状細胞は生体内に侵入してきた病原体を直ちに認識できるようになっている．

さらに腸管樹状細胞は，免疫の抑制に機能する制御性 T 細胞を効率よく誘導できることが知られている．これはビタミン A の代謝産物である**レチノイン酸**が担っており，腸管樹状細胞はビタミン A をレチノイン酸に変換するレチノイン酸合成酵素を高レベルで発現している(**図 7-16**, DC による獲得免疫系の寛容誘導→223 頁参照)．そのため腸管においては，胸腺で分化した制御性 T 細胞だけではなく，腸管局所で分化した制御性 T 細胞が多く観察される．さらにレチノイン酸は，腸組織指向性分子である $\alpha 4\beta 7$ インテグリンとケモカインレセプター CCR9 の発現誘導や，IgA の産生にもかかわっている．そのため，腸管樹状細胞を介して，抗原提示を受け活性化されたリンパ球は，$\alpha 4\beta 7$ インテグリンと CCR9 を発現することで，腸管に再循環してくることが可能となり，さらに IL-5 または IL-6 が共存する条件下において，B 細胞に直接作用し IgM から IgA へのクラススイッチが誘導される．

C マクロファージ

マクロファージも樹状細胞と同様，腸管に多く存在し，免疫ホメオスタシスの維持にかかわっている（**図 7-16**）．現在，マクロファージは，IL-12やIL-23などの炎症性サイトカインを誘導する**M1 マクロファージ**と，IL-10などの抑制性サイトカインを産生する**M2 マクロファージ**（➡NOTE）に大別されている．腸管環境は，M1マクロファージを誘導する顆粒球単球コロニー刺激因子（GM-CSF）よりも，M2マクロファージの誘導にかかわるマクロファージコロニー刺激因子（M-CSF）が多く存在することから，抑制性であるM2マクロファージへの分化が有意に起こる環境となっている．また腸管マクロファージも樹状細胞と同様，レチノイン酸合成酵素を高レベルで発現しており，IL-10やレチノイン酸依存的に制御性T細胞を誘導する．

一方で炎症性疾患時においては，抑制性機能を有するマクロファージの機能が変化している．例えばヒトの炎症性腸疾患の1つであるクローン病の患者においては，IL-23高産生のM1マクロファージが高頻度で観察される．また上述の自然免疫レセプターの1つであるNOD2はマクロファージにおいて高発現しているが，NOD2の機能欠損多型は，炎症性腸疾患であるクローン病の患者で観察される．

D IgA 抗体産生細胞

粘膜組織において産生される抗体の多くを占める**IgA 抗体**には，自然免疫的と獲得免疫的に機能する抗体が存在する．自然免疫的なIgA抗体の多くは，非タンパク質抗原である脂質や多糖類などのT細胞非依存的抗原を認識する．これらの抗原は病原微生物だけではなく，常在細菌にも共通で発現しているため，T細胞非依存的抗原に対するIgAは，微生物の病原性を問わず反応性を示すことで，半ば非特異的に微生物に反応し，その侵入を抑制していると考えられる（**図 7-17**）．IgA抗体，特に体細胞突然変異により高親和性となった抗体は正常な腸内細菌叢の形成に必要であるため，例えば，IgA抗体へのクラススイッチに必須の活性化誘導型シチジンデアミナーゼ activation-induced cytidine deaminase（AID）を欠損したマウスにおいては，IgA産生系の機能不全などにより，腸内細菌叢の異常を伴う腸管免疫の異常な活性化が認められる．これらT細胞非依存的なIgA抗体産生は，主に腹腔や孤立リンパ小節に由来するB細胞によって担われており，そこではTLR5陽性樹状細胞やiNOS陽性樹状細胞，形質細胞様樹状細胞，上皮細胞などから産生されるBAFFやAPRILといったサイトカインが重要である．

一方，獲得免疫的に機能する腸管IgA抗体の主要誘導部位として前述のパイエル板が知られている．MALTの1つであるパイエル板においては，M細胞を介して管腔から取り込まれた抗原に対するT細胞依存的抗体産生が誘導される．主にタンパク質抗原に対する抗体が誘導され，その特異性は極めて高い．これら一連の反応にはMHC分子を介した抗原提示とT細胞が必要なため，MHC分子やT細胞を欠損したマウスにおいては誘導が認められない．

またIgA抗体は，①多（二）量体となっている，②分解酵素に対して耐性，③補体や好中球の活性化が弱い，などの性質を示すことで，多様な異物に効率よく反応しつつも，粘膜組織で安定した状態で存在し，かつ過剰な免疫反応は起こらないようになっている（**表 7-3**）．

> **NOTE M2 マクロファージ**
>
> 現在，マクロファージは少なくとも2種類に分類され，それぞれM1マクロファージとM2マクロファージと呼ばれる．M1マクロファージは，腫瘍壊死因子 tumor necrosis factor α（TNFα）やIL-1β，IL-6といった炎症性サイトカインや一酸化窒素を産生することで病原体排除や炎症形成に働く．一方，M2型マクロファージは *Arginase 1* 遺伝子や *Ym1* 遺伝子などをマーカーとして識別され，寄生虫感染やアレルギー応答，免疫抑制などに関与している．また肥満にも関連していることが示されており，肥満の進展に伴い，炎症抑制性M2マクロファージから炎症促進性M1マクロファージに変化し，炎症性サイトカインの産生を介しインスリン抵抗性を誘導する．

E 上皮細胞間リンパ球

粘膜組織の上皮細胞層には**上皮細胞間リンパ球** intraepithelial lymphocyte（IEL）と呼ばれる自然免疫型リンパ球が存在する．IELは主にT細胞から構成されている．脾臓などで観察されるT

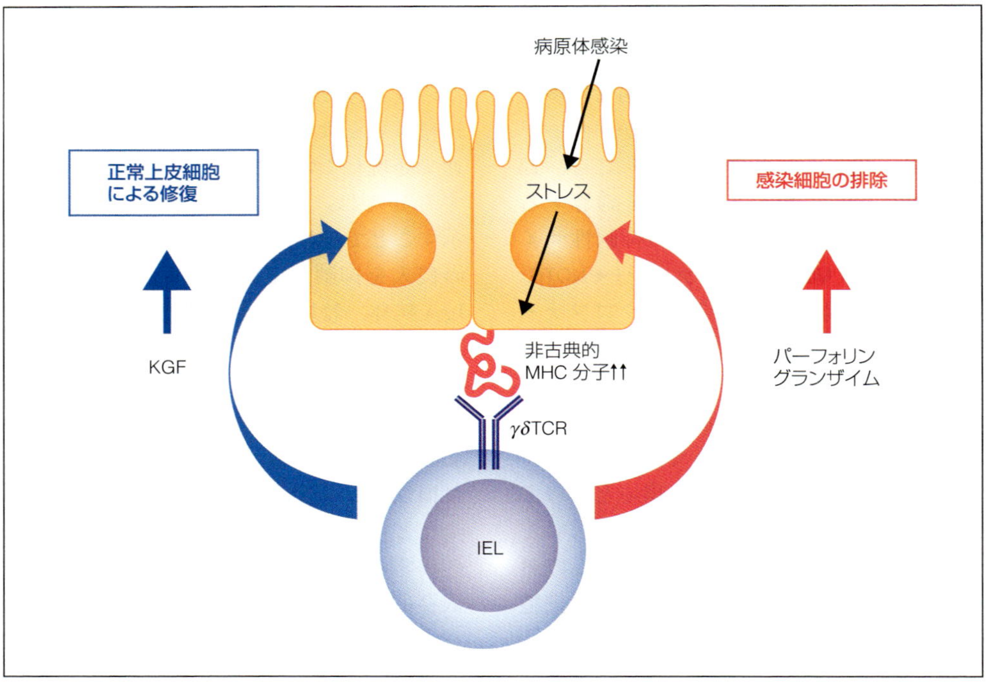

図 7-17 上皮細胞間リンパ球による病態性上皮細胞の排除と修復
上皮細胞の間に存在する上皮細胞間リンパ球(IEL)は通常の T 細胞と異なり，$\gamma\delta$ 型の T 細胞レセプター($\gamma\delta$TCR)を発現するものを多く含む．$\gamma\delta$TCR は，上皮細胞が病原体感染などのストレスを受けることで発現する MIC 分子などの非古典的 MHC 分子を認識する．これらの相互作用により，$\gamma\delta$TCR 発現 IEL はケラチノサイト増殖因子(KGF)を産生し，上皮細胞の修復を図ると共に，パーフォリンやグランザイムなどの殺細胞因子を産生することで病態性細胞の排除を行う．

表 7-3 IgA 抗体の特徴

1.	タンパク質抗原のように特異性の高い抗原だけではなく，脂質や多糖類などのように多くの微生物に共通で発現している抗原も認識する
2.	T 細胞や主要組織適合遺伝子複合体(MHC)が欠損した状態でも抗体産生される
3.	補体や好中球の活性化をほとんど行わない
4.	二量体や多量体を形成する
5.	上皮細胞の基底膜側に発現する polymeric immunoglobulin(Poly-Ig)レセプターに結合した後，管腔側に輸送され，分泌型 IgA 抗体として産生される
6.	消化酵素に対して耐性を示す

細胞のほぼすべてが，$\alpha\beta$ 型の T 細胞レセプター($\alpha\beta$TCR)を発現し，MHC 分子を介して提示されているペプチド抗原を認識しているのに対し，IEL の多くは，非古典的 MHC 分子を認識する $\gamma\delta$ 型 TCR($\gamma\delta$TCR)を発現する．非古典的 MHC 分子として，ヒトでは MIC(MHC class I-related chain)分子や ULBP ファミリー，HLA-E などが，マウスでは Rae-1 や H60 が知られている．MIC 分子はその他の多くの非古典的 MHC 分子と同様，ペプチド抗原を提示せず，それ自体が $\gamma\delta$TCR のリガンドとして機能する．粘膜組織においては主に上皮細胞が病原体感染やがん化などストレスを受けることにより MIC 分子を発現する．$\gamma\delta$TCR 発現 IEL は，MIC 分子の発現の有無によりストレスを受けた病態性上皮細胞を識別し，排除する．すなわち $\gamma\delta$TCR 発現 IEL は，感染の種類によらずストレスを受けた上皮細胞を非特異的に認識・排除することが可能である．また IEL はケラチノサイト増殖因子 keratinocyte growth factor(KGF)などを産生することで，上皮細胞の修復も同時に行っている(**図 7-17**)．

F 自然リンパ球

ナチュラルキラー natural killer(**NK**)**細胞**は，がん細胞やウイルスに感染した細胞を認識し排除する自然免疫システムにおいて重要な役割を担う

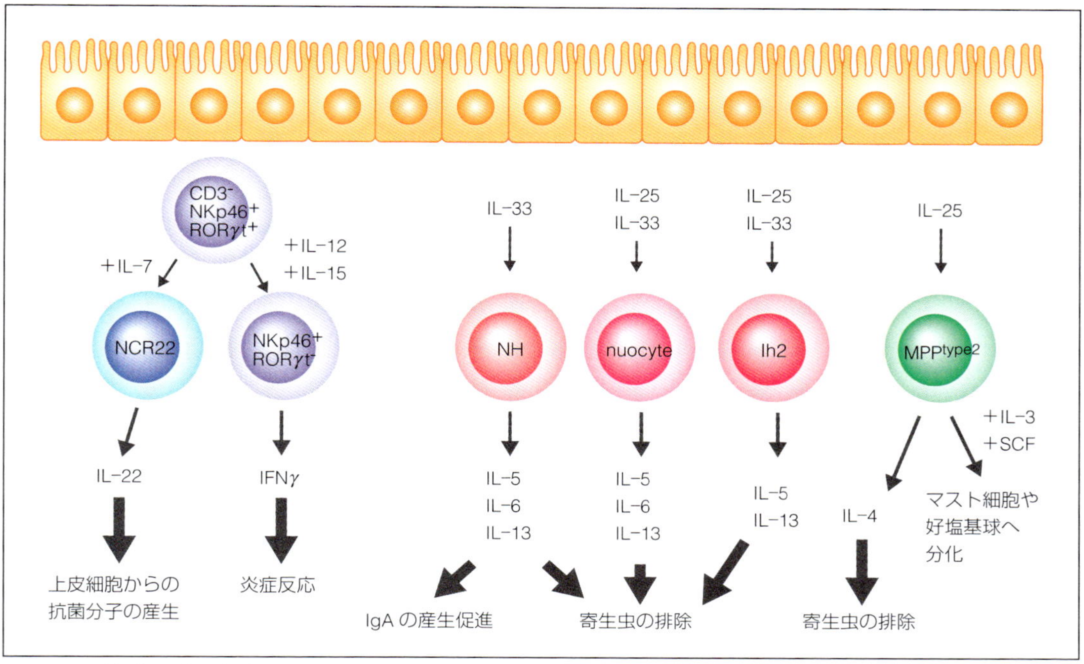

図 7-18　粘膜組織に存在するさまざまな自然免疫系リンパ球とその機能
粘膜組織においては，T 細胞や B 細胞と異なる自然免疫系リンパ球が存在する．自然免疫系リンパ球は複数種類存在することが知られており，反応するサイトカインや産生するサイトカインが異なり，それぞれ特異的な免疫応答に関与する．NH：ナチュラルヘルパー，MPP：multipotent progenitor

細胞であるが，最近，ユニークな NK(様)細胞がヒトやマウスの腸管で同定され，さらにヒトにおいては扁桃でも検出された(**図 7-18**)．これらの細胞は NK 細胞マーカーの 1 つである NKp46 を発現するが，NK 細胞と異なり LTi や Th17 細胞の分化誘導を行う転写因子の 1 つである RORγt を用い分化する．また NK 細胞の特徴の 1 つである病態細胞を殺傷する能力をもたないが，IL-22 を産生することで上皮細胞から RegIII などの抗菌分子の産生を誘導し，病原微生物に対する生体防御を担う(**図 7-18**)．また IL-22 産生 NKp46 陽性細胞は $CD3^-NKp46^-ROR\gamma t^+$ 細胞を前駆細胞とするが，同前駆細胞から IFNγ を産生する細胞も分化し，炎症性腸疾患の発症を誘導する(**図 7-18**)．つまり，このユニークな細胞群は自然免疫的防御機能と病態形成性の二面性を有していることになる．

IL-4 や IL-5，IL-6，IL-13 などのサイトカインは Th2 サイトカインと呼ばれ，寄生虫感染に対する生体防御において重要な役割を担っている一方で，アレルギー疾患の誘導因子となっている．最近，Th2 サイトカインを産生する非 T 細胞であるナ**チュラルヘルパー細胞**が同定された(**図 7-18**)．ナチュラルヘルパー細胞は腸間膜の脂肪組織に存在する FALC(fat-associated lymphoid cluster)と呼ばれるリンパ球集積に観察される．Th2 サイトカイン産生に刺激を必要とする T 細胞や肥満(マスト)細胞と異なり，ナチュラルヘルパー細胞は恒常的に IL-5，IL-6，IL-13 などの Th2 サイトカインを産生し，その産生は IL-2 と IL-25 の共刺激や IL-33 の刺激で増強する．これらのサイトカイン産生を介し，ナチュラルヘルパー細胞は寄生虫の一種であるブラジル鉤虫の防御に働く．

また上記以外にも，粘膜組織もしくは関連組織に存在するユニークな細胞が同定されている．ナチュラルヘルパー細胞と同様，ブラジル鉤虫の感染や IL-25，IL-33 の投与により出現する nuocyte や Ih2 細胞が同定されており，その機能的な違いや生体防御，免疫疾患との関連が注目され

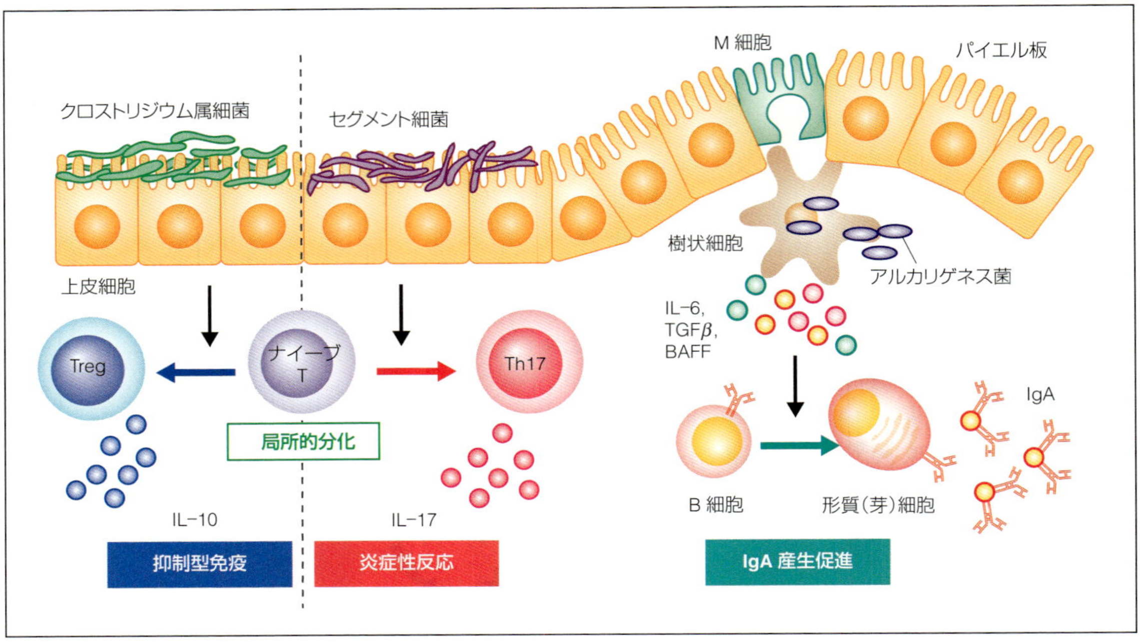

図 7-19 特異的常在細菌を介した腸管免疫制御
腸管上皮細胞に存在するクロストリジウム属細菌は抑制型免疫の中核を担う制御性 T 細胞(Treg)を誘導する．一方，同じく上皮細胞層に存在するセグメント細菌は，炎症性反応にかかわる IL-17 産生 T 細胞(Th17)を誘導する．また腸管関連リンパ組織であるパイエル板の組織内部にはアルカリゲネス菌が存在し，IgA 抗体の産生を促進している．

ている(**図 7-18**)．また，IL-25 の投与により腸間膜リンパ節に出現する multipotent progenitor (MPP)^{type2} 細胞は，肥満(マスト)細胞や好塩基球，マクロファージへと分化するとともに IL-4 を産生することで Th2 反応を誘導し，寄生蠕虫に対する生体防御に機能する(**図 7-18**)．このように恒常的に外界に直接的に曝露されている粘膜面は，全身系免疫では観察されない，ユニークな免疫担当細胞の宝庫ともいえる．

3 外的環境因子を介した粘膜免疫の制御

A 免疫制御・発達因子としての常在微生物

腸内細菌はさまざまな栄養素の分解や産生を行うことで宿主の生体応答にかかわるが，常在細菌は免疫系の発達や維持にも重要である．例えば，代表的 GALT であるパイエル板は，無菌マウスにおいても組織形成は確認されるものの，その組織は小さく，また胚中心が形成不全を起こしているなど，免疫誘導組織として十分な発達と機能が認められない．さらに，これと相関するように，無菌マウスにおいては分泌型 IgA 抗体産生および T 細胞の減少も観察される．

腸管に常在する細菌は，数千種類存在するといわれている．これまでは常在細菌の多くが培養不可能なこともあり，その詳細は明らかではなかったが，近年のゲノム解析技術の飛躍的な進展もあり，常在細菌の構成，分布，数，機能の実体が遺伝子レベルの解析でわかるようになってきた．これにより，セグメント細菌を介した腸管 Th17 細胞の誘導，クロストリジウム属細菌による制御性 T 細胞の誘導，パイエル板組織内に共生するアルカリゲネス菌による IgA 抗体の産生促進など，特定の常在細菌が特定の免疫応答を誘導・制御することが明らかとなっている(**図 7-19**)．

B 食餌性分子を介した免疫制御

腸内細菌と並ぶ代表的腸内環境因子である食餌性成分についても，食の欧米化に伴いアレルギー・炎症性疾患の患者数が増加していることから，免疫ホメオスタシスとの関連が示唆されている．免疫制御・ホメオスタシスにかかわる分子として脂質メディエーターが知られているが，これらの多くは食餌性脂質から供給される．例えば，主要な植物性食用油に含まれるリノール酸は炎症性脂質メディエーターであるロイコトリエンなどの前駆体となり，αリノレン酸は抗炎症性脂質メディエーターに代謝されることから，リノール酸とリノレン酸のバランスが免疫制御とアレルギー・炎症性疾患の発症を決定すると考えられている．しかしながら，スフィンゴ脂質などリノール酸やリノレン酸を起源としない脂質メディエーターも免疫制御にかかわることから，その他の食餌性脂質の関与も示唆されている．

4 全身系免疫システムとは異なる粘膜免疫システム

本項においては，粘膜組織における免疫システムのユニーク性について概説した．粘膜免疫システムは，異物を排除することがデフォルトとなっている全身系免疫システムと異なり，非自己成分であっても食餌性成分や腸内細菌など有益なものに対しては，寛容や不応答を積極的に誘導することで恒常性を維持している．さらにこれら腸内環境因子は免疫の制御にもかかわっている．粘膜免疫システムのもつユニーク性の理解は，現在実用化されつつある粘膜ワクチンの開発や，ここ数十年で患者数が爆発的に増加しつつあるアレルギー・炎症性疾患の予防・診断・治療法の開発につながると期待される．

5 まとめ

1. 腸管をはじめとする粘膜免疫組織のホメオスタシスは，異物に対する生体防御(＝活性型免疫応答)と食物抗原や常在細菌に対する寛容(＝抑制型免疫応答)のバランスにより保たれている．
2. 粘膜組織において免疫誘導を担うのは，GALT，腸間膜リンパ節，NALT，BALT，TALTなどの粘膜関連リンパ組織である．
3. 粘膜関連リンパ組織には多様な免疫細胞が存在し，粘膜面を覆う上皮細胞と相互作用をすることにより，ホメオスタシスの維持にかかわる．
4. 腸内細菌叢は腸管における免疫反応の制御・発達において重要な役割を果たす．

第8章 【構成的メカニズム】外来性抗原に対する反応

A 自然免疫

自然免疫系の機能

1 はじめに

病原性微生物などの異物は，日々われわれの体内に侵入してくるが，そのほとんどは感染症を引き起こすことがない．それは体内に侵入した微生物の多くが，数分から数時間という極めて速やかな時間内に，異物として認識され排除されているからである．このような，異物侵入後に数時間でその局所において異物除去のために起こる反応系が**自然免疫系**である．

リンパ球が中心となる**獲得免疫系**(➡239 頁参照)は，病原微生物の侵入後，それに特異的抗原レセプターを有するリンパ球クローンの増殖に3〜4 日の時間を要するが，自然免疫系は微生物が表皮や粘膜の上皮細胞層のバリアを越えて侵入した後，数時間以内に活性化される．一方，メモリー機構を備え，微生物の二次感染に速やかに対応する獲得免疫系に比べると，自然免疫系は早期の異物除去後，速やかにその反応系を収束させ，一度侵入した微生物に対するメモリー機能も備わっていない(図 8-1)．

自然免疫系では，異物の排除は，身体の内外を画する**上皮細胞バリア**，上皮細胞の直下で微生物の侵入に備えている**マクロファージ**や**好中球**などの**貪食細胞**，そして血清中で細菌の破壊，貪食誘導を司るタンパク質群(**補体系**)，そしてウイルス感染細胞の排除に深くかかわる**ナチュラルキラー**(NK)**細胞**が，主にエフェクターとして作用する．

2 上皮細胞のバリア機構

われわれの身体の中で，皮膚や呼吸器系，消化器系および泌尿生殖器系の管腔構造をとる粘膜組織には，外界との境界線を形成する上皮細胞層が存在する．この上皮細胞層は，皮膚など重層扁平上皮細胞により形成される**表皮**と，呼吸器，消化器の管腔組織のように単層の円柱上皮細胞により形成されている**粘膜上皮細胞層**がある．これら上皮細胞層は，表皮の場合は皮膚に付着してきた微生物の，粘膜上皮細胞層は管腔内に侵入してきた

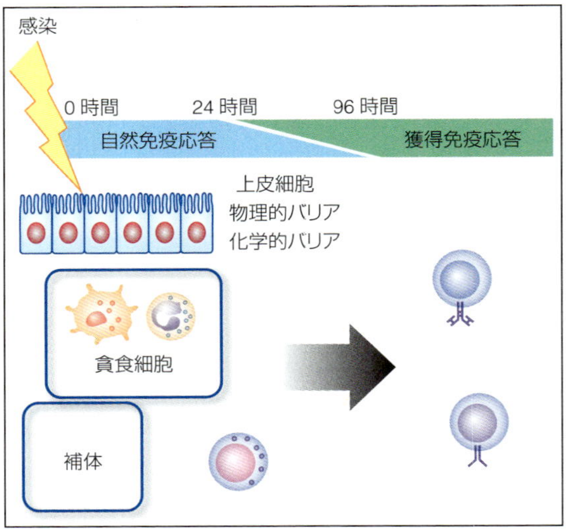

図 8-1　自然免疫応答と獲得免疫応答の時間経過
上皮細胞の物理的，化学的バリアを越えて，微生物が侵入すると，速やかに貪食細胞(マクロファージ，好中球)が微生物を貪食すると共に，サイトカイン，ケモカインを産生し炎症を引き起こす．また補体の生化学的カスケードの活性化，NK 細胞の微生物感染細胞の認識による一連の自然免疫応答が 24 時間以内に起こり，微生物が排除される．微生物の侵入後，96 時間ぐらいたつと，微生物の抗原に特異的な抗原レセプターを有する B，T リンパ球が活性化・増殖し，獲得免疫応答が繰り広げられる．

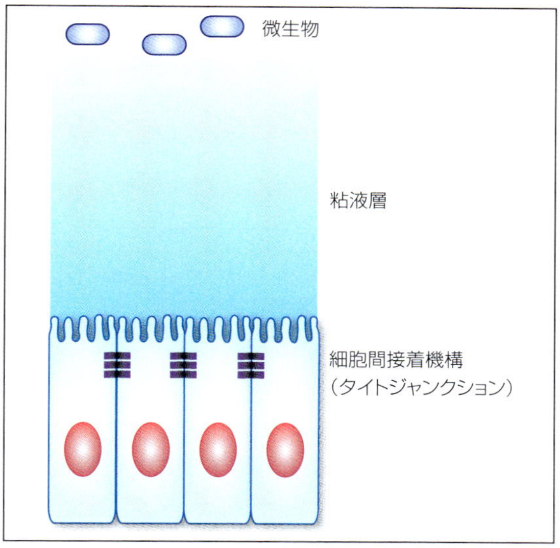

図 8-2　上皮細胞による物理的バリア
上皮細胞層は，細胞間接着機構により隙間のない層を形成すると共に，ムチンを主成分とする粘液を産生し，分厚い粘液層を構成して，微生物の侵入を防御している．

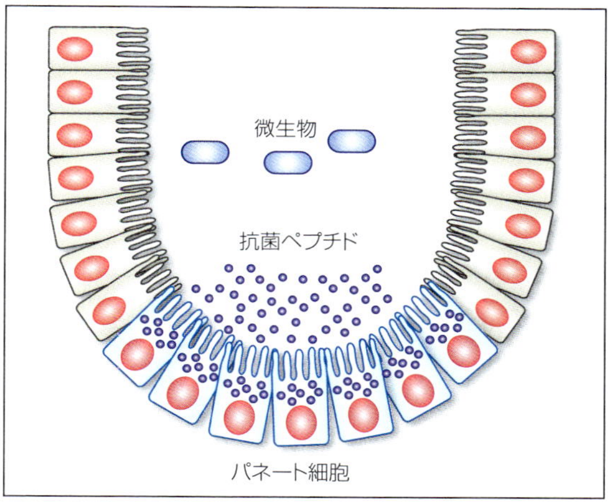

図 8-3　上皮細胞による化学的バリア
消化管の上皮細胞層の陰窩に存在しているパネート細胞は，微生物の細胞膜を破壊する抗菌ペプチドを産生分泌し，微生物の侵入を防御している．

微生物の侵入を，それぞれ物理的バリア，化学的バリアにより防御している．

A 物理的バリア

われわれの身体と外界との境界線を形成する上皮細胞は，タイトジャンクションなどの**細胞間接着機構**により，密閉された物理的バリアを形成している．細胞間接着機構による上皮細胞間の強固な結合に加えて，特に粘膜組織の上皮細胞は，さまざまな糖鎖の付加された糖タンパク質である**ムチン** mucin を主成分とする**粘液**を分泌する(図 8-2)．ムチンは分泌型と膜結合型に大きく分けられて，さらに組織ごとに異なる遺伝子にコードされるムチン(MUC1～MUC21)が分泌され，粘膜特有の粘液層を形成している．ムチンにより構成される粘液層により，病原微生物の上皮細胞への接近・接着が防御されている．呼吸器系の気管の上皮細胞には管腔側に線毛があり，この線毛が旋回運動を行うことにより粘液に，肺側から口腔側に向かっての流れをつくり出し，鼻口から侵入してくる微生物を排出する．

B 化学的バリア

上皮細胞は，上述の物理的バリアを形成するだけでなく，微生物の増殖抑制や殺菌などの抗菌作用を有する分子を産生し，化学的バリアを構築している．涙や唾液には細菌の膜を破壊する作用のあるリゾチームが含まれている．消化管では，**パネート** Paneth **細胞**から，抗菌作用を有するカテリジンや α-デフェンシンなどの**抗菌ペプチド** antimicrobial peptide が産生される．消化管以外の種々の粘膜上皮細胞からは，β-デフェンシンが産生される．抗菌ペプチドは，脊椎動物だけでなく昆虫などの無脊椎動物から植物に至るまで多種多様な生物種に存在する低分子量の物質で，陽電荷の塩基性アミノ酸(アルギニンやリシン)を多く含有していて，陰電荷の微生物細胞膜に電気的に会合し，細菌の膜に穴をあけるなどの抗菌作用を発揮する(図 8-3)．

3 貪食細胞の機能

上皮細胞層の物理的，化学的バリアを越えて侵入してきた病原微生物に対する自然免疫応答を担うのが**貪食細胞** phagocyte である．貪食細胞には，血中を循環する**単球** monocyte が血管外組織に離れて成熟した**マクロファージ** macrophage や，健康人では血中に多く存在する**好中球** neutrophil (多核白血球)，あるいは，広義では，抗原提示作用の強い**樹状細胞** dendritic cell などが含まれる．

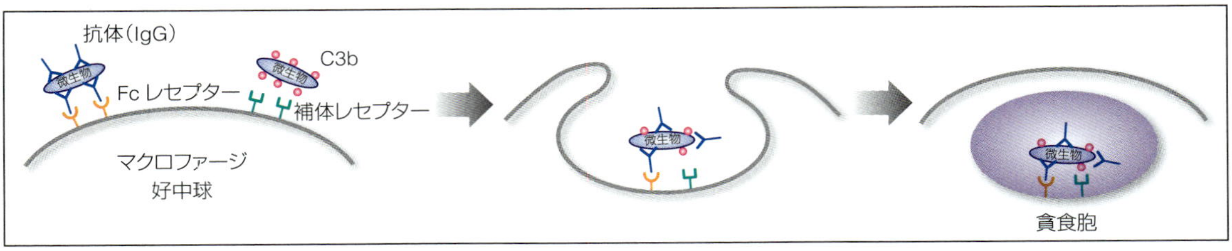

図 8-4 貪食作用
貪食細胞(マクロファージ, 好中球)は, オプソニン化された(IgG, C3b が結合した)微生物を, Fc レセプター, 補体レセプターを介して認識する. すると細胞膜がダイナミックに変化し, 微生物を取り囲み, 貪食胞が形成される.

マクロファージは, 存在する組織により肺胞マクロファージ(肺), クッパー細胞(肝), ミクログリア細胞(脳)など, 異なる名称がつけられている.

A 貪食レセプター

貪食細胞は, C3b などの補体や IgG などの抗体が結合した(**オプソニン化**された)微生物(細菌の膜に会合し, 貪食を促進する補体や IgG などの分子をオプソニンと呼ぶ)を, CR1(CD35), CR3(CD11b/CD18)などの補体レセプターや, IgG の Fc 部分を認識するレセプター FcγR[FcγRⅠ(CD64), FcγRⅡ(CD32), FcγRⅢ(CD16)]によって認識する. これらレセプターにオプソニン化された微生物が会合すると, 貪食細胞の膜のダイナミックな変化が起こり, 細菌を覆い込むように膜が変化し, 辺縁部の細胞膜同士が融合し, **貪食胞**(**ファゴソーム** phagosome)が形成され, 貪食が成立する(**図 8-4**).

オプソニン化されていない微生物でも, 直接貪食細胞上の貪食レセプターにより認識され貪食が誘導される. 変性した低密度リポタンパク質 low density lipoprotein(LDL)の取り込みを司る**スカベンジャーレセプター**が細菌の貪食にも関与している. また, カルシウム依存性にマンノースなどの糖鎖に会合する **C 型レクチン**も貪食レセプターとして知られている. マクロファージマンノースレセプター(MMR; CD206), DEC-205 などの糖鎖認識ドメイン carbohydrate recognition domain(CRD)が複数存在するⅠ型の C 型レクチンに加えて, CRD が 1 か所だけの DC-SIGN(CD209), Langerin(CD207), Dectin-1, Dectin-2, Mincle などのⅡ型の C 型レクチンも貪食にかかわる. 最近は, Dectin-1, Dectin-2, Mincle は, パターン認識レセプターとして, 貪食のみならず, 遺伝子発現も誘導することが明らかになっている.

B 貪食胞の成熟

貪食胞が形成されると, 取り込まれた微生物はこの小胞内で殺菌分解される. 貪食胞が微生物に毒性を発揮するのは, 貪食胞内の pH が強く酸性に傾いていくことに加えて, 殺菌活性を有する酵素, 抗菌物質などの種々の分子を含む**水解小体**(**リソソーム** lysosome)が融合し, ファゴリソソーム phagolysosome を形成し, リソソーム内容物が放出され微生物を攻撃するためである. リソソームから放出される物質には, グラム陽性菌などの細胞壁を破壊するリゾチーム, 細菌の活動に必須の Fe イオンの取り込みをキレートし抑制するラクトフェリン, 抗菌ペプチドであるデフェンシンなどが含まれる.

また, マクロファージや好中球が微生物を貪食すると, **活性酸素** reactive oxygen species[ROI(O_2^-)], 過酸化水素(H_2O_2), 水酸化ラジカル(・OH), **一酸化窒素**(NO)などのさまざまな有毒物質を産生する. 貪食胞膜には, $gp91^{phox}$, $gp22^{phox}$ の 2 分子が複合体を形成し存在している. 貪食が起こると, 細胞質内に存在している $p47^{phox}$, $p67^{phox}$, $p40^{phox}$ の分子群が Rac 依存性に, 貪食胞膜上の $gp91^{phox}$, $gp22^{phox}$ 複合体に会合し, **NADPH オキシダーゼ**を形成する. NADPH オキシダーゼは, 貪食胞内の酸素分子から ROI(O_2^-)を産生する. ROI 自体も毒性を有するが, さらに活性酸素ジスムターゼ superoxide dismutase(SOD)により過酸化水素(H_2O_2)が生成される. H_2O_2 は, リソソームから放出されるミエロペル

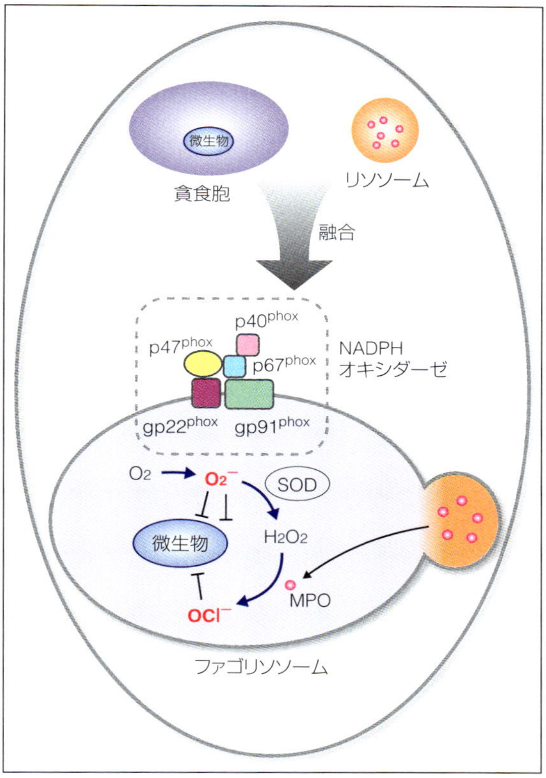

図 8-5　貪食細胞での respiratory burst による殺菌機構

貪食胞とリソソームが融合したファゴリソソームでは，NADPH オキシダーゼの作用により O_2 から活性酸素（O_2^-）が生成される．さらに活性酸素ジスムターゼ（SOD）により過酸化水素（H_2O_2），さらに次亜塩素酸（OCl^-）が生成され，殺菌効果が増強される．これら一連の反応は respiratory burst と呼ばれる．

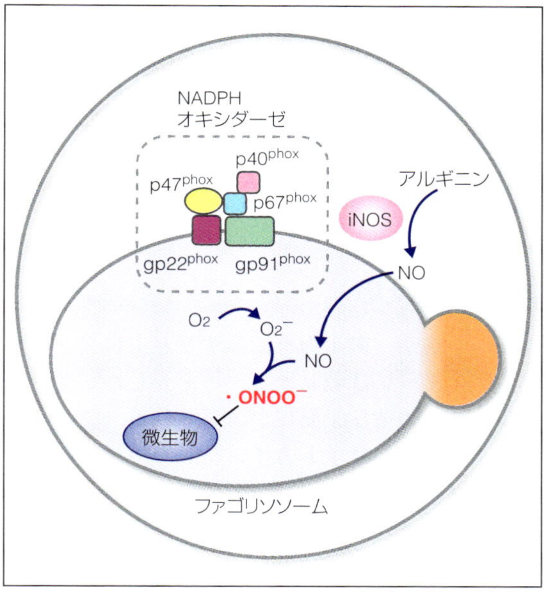

図 8-6　貪食細胞での一酸化窒素を介した殺菌機構

誘導性一酸化窒素合成酵素（iNOS）により，細胞質内でアルギニンを基質にして一酸化窒素（NO）が生成される．NO はファゴリソソーム内に流入し，活性酸素（O_2^-）と反応し，ペルオキシ硝酸（· $ONOO^-$）となり，ファゴリソソーム内の殺菌効果が増強される．

オキシダーゼ myeloperoxidase（MPO）により，極めて殺菌作用の強い次亜塩素酸（OCl^-）が生成される．また，他の酵素反応により，殺菌作用のある水酸化ラジカル（· OH）や一重項酸素（$^1O_2$）も産生される．これら NADPH オキシダーゼを介した一連の反応は，一時的に大量の酸素消費を伴うことから，respiratory burst と呼ばれている（図 8-5）．

マクロファージは，好中球に比べると活性酸素産生能が低く，定常状態では細胞内での殺菌能力は好中球より低い．しかし，パターン認識レセプターを介した刺激や Th1 細胞や NK 細胞由来の IFNγ の刺激により殺菌能が亢進する．これは，上記の刺激により誘導された誘導性一酸化窒素合成酵素 inducible nitric oxide synthase（iNOS）により，細胞質内で NO が産生されることによる．NO は膜透過性が高く，貪食胞膜を通過してファゴリソソーム内に流入する．そこで，ROI と反応し，殺菌能の極めて高いペルオキシ硝酸 peroxynitrite（· $ONOO^-$）が産生される．これら一連の毒性ガスの産生により，貪食された微生物が死滅する（**図 8-6**）．NO は，細胞質内で産生されるため，貪食胞から細胞質内にエスケープするリステリア菌などの細菌類の殺菌にも深く関与している．

活性酸素群の生成経路の重要性は，貪食細胞の機能不全により発症する**慢性肉芽腫症** chronic granulomatous disease（CGD．好中球・マクロファージの機能異常→399 頁参照）という遺伝性免疫不全症にも表れている．CGD 患者では，NADPH オキシダーゼを構成する分子群の遺伝子異常により活性酸素の産生不全が起こり，感染感受性が高まる．*p91^{phox}* 遺伝子変異によるものが最も頻度が高い．

微生物の中には，細胞内で寄生し増殖する細菌が存在する．このような細菌は，上述の貪食胞の機能を抑制することにより，細胞内で寄生する．例えば結核菌は，マクロファージ内へ貪食を利用して侵入する．貪食胞内で，pH の低下を抑制したり，ファゴリソソームの形成を抑制することにより，貪食胞内で増殖をすることが知られている．

4 炎症反応

貪食細胞が，微生物を認識すると，貪食だけでなく，パターン認識レセプターを介したシグナルにより種々の遺伝子発現が誘導される．これらの遺伝子の中で，**サイトカイン**や**ケモカイン**などの液性因子が産生され，**炎症** inflammation を誘導する．サイトカイン，ケモカインの遺伝子発現機構については，(自然免疫による認識➡62 頁参照)の記述の通りである．これら液性因子により誘導される炎症は，古くから，感染局所での発赤，腫脹，発熱，疼痛が四大主徴として知られている．マクロファージなどから産生されたサイトカインが感染局所の毛細血管を拡張させ，血流が増加することにより，発赤，発熱が現れる．また血流が増加するとともに血流の緩徐化も起こり，血管内皮細胞の接着分子の発現が亢進し，種々の炎症にかかわる細胞が血管から感染局所の組織へ浸潤していく．局所に浸潤した細胞が，痛み関連物質を産生，分泌することにより，疼痛が起こる．免疫細胞の動態の詳細なメカニズムについては(リンパ球トラフィキング➡176 頁参照)の記述の通りである．さらに血管壁の透過性が亢進し，種々の血漿成分が組織内へ漏出する．これにより局所の腫脹が起こる．これら一連のプロセスにより感染局所に免疫細胞，エフェクター分子が動員され，侵入した微生物を速やかに排除するとともに，血液凝固系やキニン・カリクレイン系のプロテアーゼ経路を活性化させ，損傷した組織の修復も行われる(炎症のメカニズム➡334 頁参照)．

5 まとめ

1. 外来性抗原（病原微生物）に対する自然免疫系の反応においては，上皮細胞による物理的バリア（ムチンを主成分とする粘液分泌）と化学的バリア（抗菌ペプチド分泌）が最前線で機能する．
2. 外来性抗原が上皮細胞のバリアを越えて侵入すると，組織内のマクロファージや好中球が貪食，殺菌作用を発揮し，感染防御作用を担う．

NK 細胞

自然リンパ球に属するナチュラルキラー（NK）細胞は，**細胞傷害活性とサイトカイン産生**という，2つのエフェクター機能をもつ．この2つの機能は，他の自然免疫細胞によって産生されるサイトカインと，5章に前述の**NKレセプター**によって制御されている（NKレセプターによる認識→86頁参照）．

NK細胞は，細胞内に細胞傷害性顆粒を有し，あらかじめの抗原感作を必要とせずに，自己の目印である**主要組織適合遺伝子複合体（MHC）クラスⅠ**を失った細胞（**ミッシングセルフ** missing self）やウイルス感染細胞，がん細胞，ストレスやDNA損傷を受けた細胞を殺傷する．リンパ球の2〜3%を占めるにすぎない細胞集団であるが，この細胞が欠損したり，細胞数が減少したりすると，ウイルス感染，特にヘルペスウイルス感染に感受性が高くなったり，がん転移が亢進する．さらに，移植骨髄の拒絶反応，母体の胎児に対する免疫寛容や，サイトカイン産生を通じて獲得免疫応答の制御にも重要な役割を果たしている．

1 NK細胞が標的細胞を傷害するしくみ

NK細胞は，細胞表面上の活性化レセプターや**Fcγレセプター Ⅲ（CD16）**を介してウイルス感染細胞やがん細胞を認識すると，これらの細胞に接着し，接着面に**免疫シナプス**を形成する．それによってNK細胞内では免疫シナプスに向かって**細胞傷害性顆粒**が集積し，脱顆粒反応によって，顆粒内容物が標的細胞に向かって放出される．顆粒には，**パーフォリン**と**グランザイム**と呼ばれるタンパク質が含まれている．パーフォリンは**補体C9**に相同性をもつ，膜穿孔活性を有するタンパク質で，Ca^{2+}存在下で多量体を形成して細胞膜に穴をあける．グランザイムは，グランザイムA，Bに代表される一群のセリンプロテアーゼで，パーフォリンによって媒介される細胞膜の損傷に依存して標的細胞の細胞内へと移動し，**カスパーゼ**と呼ばれる一群のプロテアーゼを限定分解する．こうして活性化されるカスパーゼによるタンパク質分解カスケードは最終的にDNAの断片化を引き起こし，標的細胞にアポトーシスを誘導する．

このNK細胞の細胞傷害活性は，NKレセプターによって精巧に制御されており，正常な自己細胞に対しては，NK細胞の細胞傷害活性は抑制される．これはNK細胞の抑制性レセプターが自己MHCクラスⅠに結合することによって免疫シナプス形成が抑制されるためである．

NK細胞の細胞傷害には，グランザイム／パーフォリンに依存した経路以外に，**TNF/TNFレセプターファミリー**を介した3つの経路がある．TNF/TNFレセプターファミリーは多数の分子が同定されているが，NK細胞が細胞傷害に用いる分子は，主に，①**Fas/Fasリガンド（FasL）**，②**TNF関連アポトーシス誘導リガンド** TNF-related apoptosis-inducing ligand（**TRAIL**）/TRAILレセプター，③**TNFα**/TNFレセプター，の3つである．これらのTNFファミリーの中で，リガンドはNK細胞に発現し，TNFレセプターファミリーは標的細胞上に発現する（**図 8-7**）．TNFレセプター，Fas，TRAILレセプターのいずれにも，細胞内領域に“death domain”と呼ばれるアミノ酸モチーフが存在し，TNFリガンドがTNFレセプター分子を架橋するとdeath domainを介したカスパーゼの活性化が誘導され，標的細胞にアポトーシスが起こる．TNFレセプターやFasは正常細胞を含むさまざまな細胞に発現するが，TRAILレセプターは形質転換細胞に選択的に発現している．そのため，TRAIL/TRAILレセプター経路は正常細胞に対しては細胞死を誘導せず，腫瘍細胞に選択的に細胞死を誘導する．

2 NK細胞によるサイトカイン産生と免疫制御機能

NK細胞は，細胞傷害活性を通じて生体防御にかかわる他，サイトカイン産生を通じて免疫制御を行うことによって，**自然免疫応答から獲得免疫応答への橋渡し**を行う．NK細胞が産生するサイトカインで最も重要なものの1つは，**IFNγ**である．感染早期にNK細胞によって産生される大量のIFNγは，ヘルパーT細胞の機能分化を引き起こして**Th1**応答を誘導する．さらに，抗原提示細胞の活性化とMHCの発現を亢進し，T細胞への抗原提示能を増強する他，マクロファージの

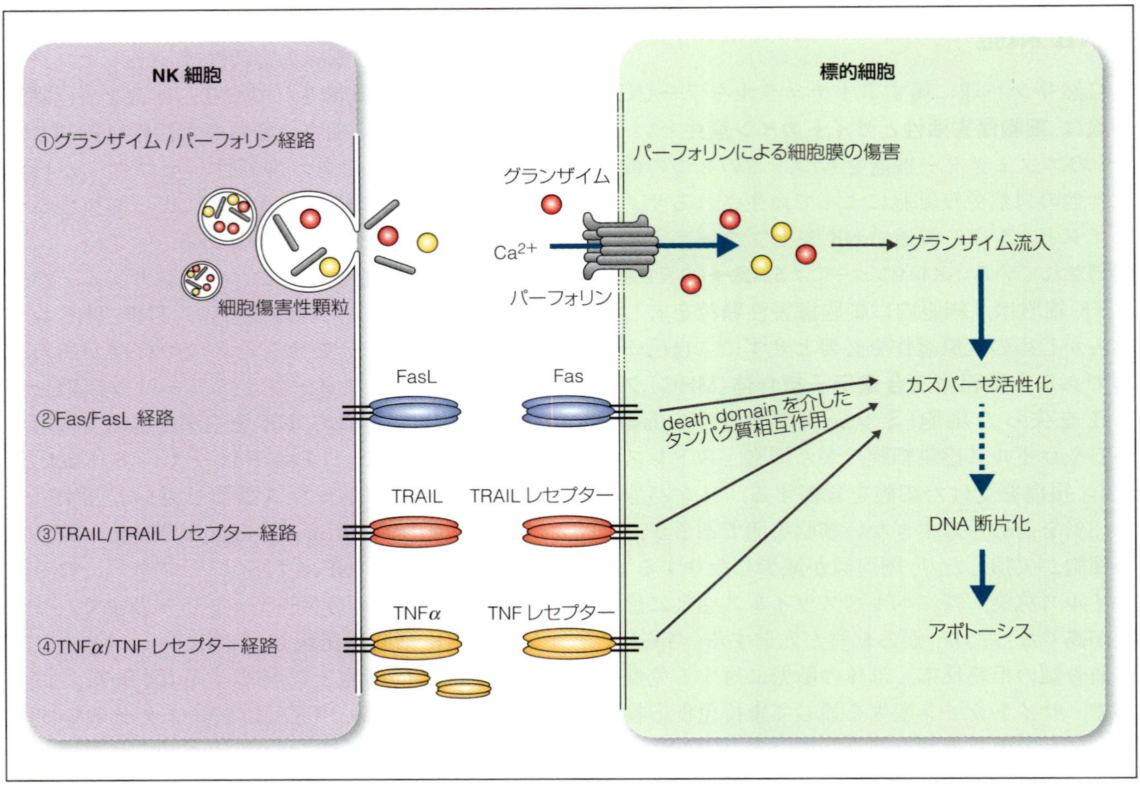

図 8-7 NK 細胞の細胞傷害機構

NK 細胞の細胞傷害活性は，グランザイム / パーフォリン経路（①）と TNF/TNF レセプター経路（②〜④）に大別される．TNF/TNF レセプター経路としては，Fas/FasL 経路（②），TRAIL/TRAIL レセプター経路（③），TNFα/TNF レセプター経路（④）が主な経路である．

①グランザイム / パーフォリン経路：NK 細胞は標的細胞に接着すると免疫シナプスを形成して極性化する．免疫シナプスに向けて細胞傷害性顆粒が集まり，脱顆粒によってグランザイムとパーフォリンが放出される．パーフォリンは重合して脂質膜に穴をあけ，Ca^{2+}の流入と膜傷害を誘導する．傷害を受けた膜からグランザイムが標的細胞の細胞質へと移動し，カスパーゼを活性化してアポトーシスを誘導する．

②〜④TNF/TNF レセプター経路：TNF/TNF レセプターファミリーに依存した細胞傷害はいずれも，TNF レセプターの細胞内領域に存在する “death domain” と呼ばれるアミノ酸モチーフを介したタンパク質相互作用によって，カスパーゼが活性化され，アポトーシスが誘導される．

殺菌能の増強を引き起こす．

サイトカイン産生を担う NK 細胞は，グランザイムやパーフォリンの含有量が低く，その結果細胞傷害活性が低い．ヒトでは CD56 をマーカーとして，CD56 強陽性 NK 細胞は高い IFNγ 産生能を有し，一方で CD56 弱陽性 NK 細胞は高い細胞傷害活性を示す．こうした NK 細胞のサブセットによる機能の違いに関する詳細は後述する．

さらに NK 細胞は TNFα，GM-CSF，IL-5，IL-13 などのサイトカインを産生することによって，ウイルス複製の抑制や，獲得免疫応答の活性化を誘導する他，MIP1α/β，RANTES といったケモカインを産生することによって炎症細胞を動員し，感染早期の炎症病態の形成を促進する．

これら液性因子を介した免疫制御の他にも，NK 細胞は細胞同士の直接接触を介して免疫応答を制御する．NK 細胞は，免疫抑制機能が高い未熟樹状細胞を傷害することによって免疫抑制や免疫寛容を負に制御している．また，NK 細胞上の CD40L や OX40L といった補助刺激分子は，T 細胞や B 細胞に対して共刺激を与える．

このように NK 細胞は，他の免疫細胞に直接作

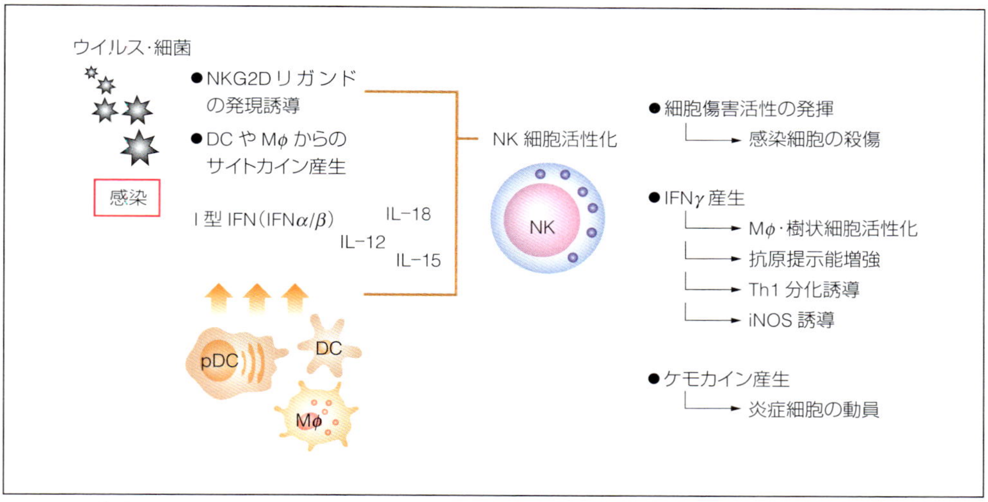

図 8-8　感染によって誘導される NK 細胞の活性化とエフェクター機能
ウイルスや細菌が感染すると，樹状細胞やマクロファージ(Mφ)の TLR や RIG-I などのパターン認識分子によって認識され，I 型 IFN(IFNα/β)や IL-12 などのサイトカインが産生される．これらのサイトカインは NK 細胞を活性化する．I 型 IFN(IFNα/β)と IL-12 は細胞傷害活性の誘導に，IL-12，IL-15，IL-18 は NK 細胞の IFNγ の産生誘導に有効なサイトカインである．さらに，感染細胞では，感染によるストレスやウイルス由来産物によって，NKG2D をはじめとする NK 細胞の活性化レセプターのリガンドの発現が亢進する．それによって NK 細胞は感染細胞に対して細胞傷害活性を発揮できるようになる．
さらに NK 細胞は，産生する IFNγ を通じて抗原提示の増強と Th1 分化を引き起こし，獲得免疫応答の始動に重要な役割を果たしている．

用して免疫制御にかかわる他，腸管の粘膜固有層に存在するユニークな NK 細胞(NK22)は，上皮細胞の分化増殖に重要な IL-22 の産生を通じて，腸管上皮の分化・増殖を制御している．

3 NK 細胞の活性化のしくみ

NK 細胞がそのエフェクター機能を発揮するためには，NK 細胞が活性化される必要がある．**NK 細胞活性化の主な経路はサイトカインと活性化レセプターである**(図 8-8)．

A サイトカインによる活性化

感染初期に最も効率よく NK 細胞の細胞傷害活性を誘導するのは，**IFNα** や **IFNβ** といった **I 型インターフェロン**(**IFN-I**)である．I 型 IFN 産生能はほぼすべての細胞がもっており，ウイルスに感染すると少量の I 型 IFN を産生するが，樹状細胞やマクロファージ，中でも**プラズマ細胞様樹状細胞** plasmacytoid DC(pDC)と呼ばれる樹状細胞サブセットは，ウイルスや細菌感染によって大量の I 型 IFN を産生する．さらにこれらの細胞は，IL-12，IL-15，TNFα も産生し，NK 細胞の細胞傷害活性を誘導する．

IL-12 は NK 細胞の細胞傷害活性のみならず，IFNγ 産生を速やかに誘導するという点で重要なサイトカインである．IL-12 存在下において，**IL-18** や **IL-15** が存在すると，IFNγ 産生はさらに増強される．これらのサイトカインは，**Toll 様レセプター** Toll-like receptor(**TLR**)などのパターン認識レセプターを介してウイルスや細菌を認識した樹状細胞やマクロファージによって産生される．そのため，感染早期に樹状細胞と NK 細胞の連携によって，NK 細胞の機能が効率よく活性化される．

NK 細胞はまた，高親和性 IL-2 レセプターを恒常的に発現しており，わずかな IL-2 によっても活性化されて増殖する．二次リンパ組織では，NK 細胞は樹状細胞と T 細胞と近接して存在しており，樹状細胞や T 細胞が産生する IL-2 によってさらに活性化を受ける．樹状細胞と NK 細胞による相互の活性化は，樹状細胞の抗原提示と T

表 8-1 生体防御に NK 細胞が重要な働きをするウイルス

ウイルス名		
アレナウイルス科	LCMV	リンパ球性脈絡髄膜炎ウイルス
コロナウイルス科	MHV	マウス肝炎ウイルス
ヘルペスウイルス科	HSV-1 VZV MCMV HCMV EBV	単純ヘルペスウイルス 1 型 水痘・帯状疱疹ウイルス マウスサイトメガロウイルス ヒトサイトメガロウイルス エプスタイン・バーウイルス
オルソミクソウイルス科	influenza virus	インフルエンザウイルス
パポバウイルス科	HPV	ヒトパピローマウイルス
ピコルナウイルス科	CV	コクサッキーウイルス
ポックスウイルス科	VV	ワクシニアウイルス

LCMV：lymphocytic choriomeningitis virus, MHV：mouse hepatitis virus,
HSV-1：herpes simplex virus type1, VZV：varicella zoster virus,
MCMV：murine cytomegalovirus, HCMV：human cytomegalovirus, EBV：Epstein-Barr virus,
HPV：human papilloma virus, CV：coxsackie virus, VV：vaccinia virus

細胞の活性化を促進し，これらの細胞が産生する IL-2 によって NK 細胞がさらに活性化される．このように，NK 細胞は自然免疫応答と獲得免疫応答の橋渡し的役割として重要である．

B 活性化レセプターを介した活性化経路

サイトカインで活性化された NK 細胞でも，正常な自己細胞をむやみに殺傷することはない．活性化 NK レセプターや FcγRⅢを介したシグナルが存在することが，細胞傷害活性の発揮に必要である．ウイルス感染やストレス，DNA ダメージなどは活性化レセプターのリガンドの発現を誘導するため，こうした異常な細胞は NK 細胞を活性化して殺傷される．NK 細胞は，**NKG2D**，NKp30，NKp44，NKp46 など複数の活性化レセプターを発現している（活性化レセプターとリガンドの詳細は，NK レセプターによる認識➡86 頁参照）．活性化レセプターには，DAP12 や DAP10 といった **ITAM** を有するアダプタータンパク質が会合しており，DAP12 は **Syk キナーゼ**を，DAP10 は **PI3 キナーゼ**を介した下流のシグナル経路を活性化する（免疫系で使われるレセプターとそのシグナル➡35 頁参照）．

C その他の因子

NK 細胞自体は，TLR3，4，7，8 を発現している．しかしながら TLR や他の**パターン認識分子**を介した NK 細胞の活性化とその生理的役割については不明な点が多い．

4 生体における NK 細胞の役割

ここまでは，NK 細胞の基本的なエフェクター機能とその制御について述べてきた．ここからは，具体的に NK 細胞が生体でどのような役割を果たしているのかをみていこう．

A NK 細胞 vs ウイルス ―その終わりなき戦い

ウイルス感染細胞では，MHC クラスⅠ分子の発現低下や，活性化レセプターのリガンド発現が起こる．NK 細胞は，ウイルス複製が起こる前にそうした感染細胞を見つけ出して殺傷し，ウイルス価の上昇を抑えている．そのため，感染早期の NK 細胞による免疫監視は極めて重要である．NK 細胞を欠損する個体では，**サイトメガロウイルス**や EB ウイルスなど，健常人ではあまり問題にならないウイルスに対して致死性を示す（**表 8-1**）．

このような NK 細胞の標的認識機構は，**CD8 陽性 T 細胞の機能を補完する**という点で重要である．サイトメガロウイルスや HIV による MHC クラスⅠ分子の発現低下は，T 細胞への抗原提示の阻害と免疫監視からのエスケープにつながる．しかしながら，このような細胞は，NK 細胞に対して抑制性レセプターを介した細胞傷害の抑制シグナルを伝達できないため，NK 細胞の標的となる．

一方で**ウイルスは，NK 細胞による免疫監視をも逃れる**ためのさまざまなストラテジーを進化させている．ウイルスの中には，MHC クラスⅠ分子に相同性が高い decoy MHC 分子を感染細胞で発現するものがある．それらが NK 細胞上の抑制性レセプターに結合して細胞傷害活性が抑制されることにより，ウイルスは NK 細胞による免疫監視を逃れている．また，サイトメガロウイルスは miRNA を用いて NKG2D リガンド発現を抑制して NK 細胞の細胞傷害を抑制する他，pox ウイルスは可溶化型 NKG2D を産生して NK 細胞の機能を抑制する．しかしながら NK 細胞は，多種類のレセプター群を用いてさらにそうしたウイルス感染細胞を感知して殺傷する機構を有しており，**NK 細胞によるウイルス感染細胞の認識機構の多様性と多重性**には，興味深い免疫系の進化の足跡が刻まれている．

B がん細胞の排除における NK 細胞の重要性

がんの免疫監視における NK 細胞の重要性は，NK 細胞を欠損するマウス個体でがんの発生や転移が亢進すること，さらに NK 細胞活性が低い人では有意にがんの発生率が上昇すること，試験管内で活性化 NK 細胞はがん細胞を効率よく殺傷することから示されている．多くのがん細胞では MHC クラスⅠ分子の発現が低下することが知られている．そのため，抑制性レセプターからの抑制シグナルが伝達されず，NK 細胞はこのようながん細胞を標的として殺傷する．また，MIC-A，-B などの活性化 NK レセプターのリガンドの発現が上昇しているがん細胞や，後述する急性骨髄性白血病 acute myeloid leukemia（AML）は，NK 細胞に対する感受性が高く，こうしたがんに対しては NK 細胞の治療応用が期待される．また NK 細胞は FcγRⅢを発現しているため，がん細胞に対する抗体が存在する場合には，抗体に依存した**抗体依存性細胞介在性細胞傷害** antibody-dependent cell-mediated cytotoxicity（**ADCC**）活性によってがん細胞を殺傷することができる．

C 移植免疫における NK 細胞の役割

1 ● 骨髄移植での NK 細胞は要注意

臓器移植の中でも，免疫細胞を多量に含む骨髄移植では，**宿主対移植片拒絶反応 graft-versus-host disease（GVHD）**や移植拒絶に NK 細胞が関与する．宿主（レシピエント）NK 細胞は，移植骨髄に自己 MHC クラスⅠ分子が発現していない場合，移植された骨髄細胞を殺傷して生着を阻害する．骨髄移植では，主要な**組織適合抗原（HLA）**が一致しているドナーが選択されるが，NK 細胞は古典的および非古典的 MHC クラスⅠ分子をはじめ，多くの MHC 関連分子を認識するため，一卵性双生児間での移植以外は MHC クラスⅠ関連分子の遺伝子型不適合となる．これは，レシピエント NK 細胞の特定の抑制性レセプターに対するリガンドを欠損する状況を生じ，NK 細胞の細胞傷害活性がドナー骨髄細胞に対して発揮され，拒絶される結果となる（移植片に対する反応➡298 頁参照）．

しかしながら，白血病の治療で行われる骨髄移植の場合は，レシピエント造血系が放射線照射と免疫抑制薬によって制御されるため，GVHD がより大きな問題である．移植骨髄に含まれるドナー NK 細胞が，MHC クラスⅠ関連分子の遺伝子型の不適合による同様の理由から，レシピエントの組織細胞に対して細胞傷害活性を発揮することによって，重篤な GVHD が発症する場合がある．

一方で，HLA が一致しないアロ造血幹細胞移植は，白血病の治療に有用である．移植骨髄に含まれる NK 細胞上の **KIR** がレシピエントの HLA を自己として認識しないような組み合わせでは，効率のよい**移植片対白血病効果** graft-versus-leukemia effect（GVL effect），または**移植片対腫瘍効果** graft-versus-tumor effect（GVT effect）を誘導する．移植成績に基づいた調査では，HLA-C 遺伝子型の不一致は GVHD のリスクを高める一方で，GVL では良好な成績が得られている．

2 ● hybrid resistance と HLA 半合致移植

骨髄移植においては，古くから **hybrid resistance** という現象が知られていた．hybrid resistance とは，第一代雑種（すなわち子）が両親の骨髄細胞を拒絶する現象で，その機構は NK 細胞の抑制性レセプターによる MHC クラスⅠ分子の認

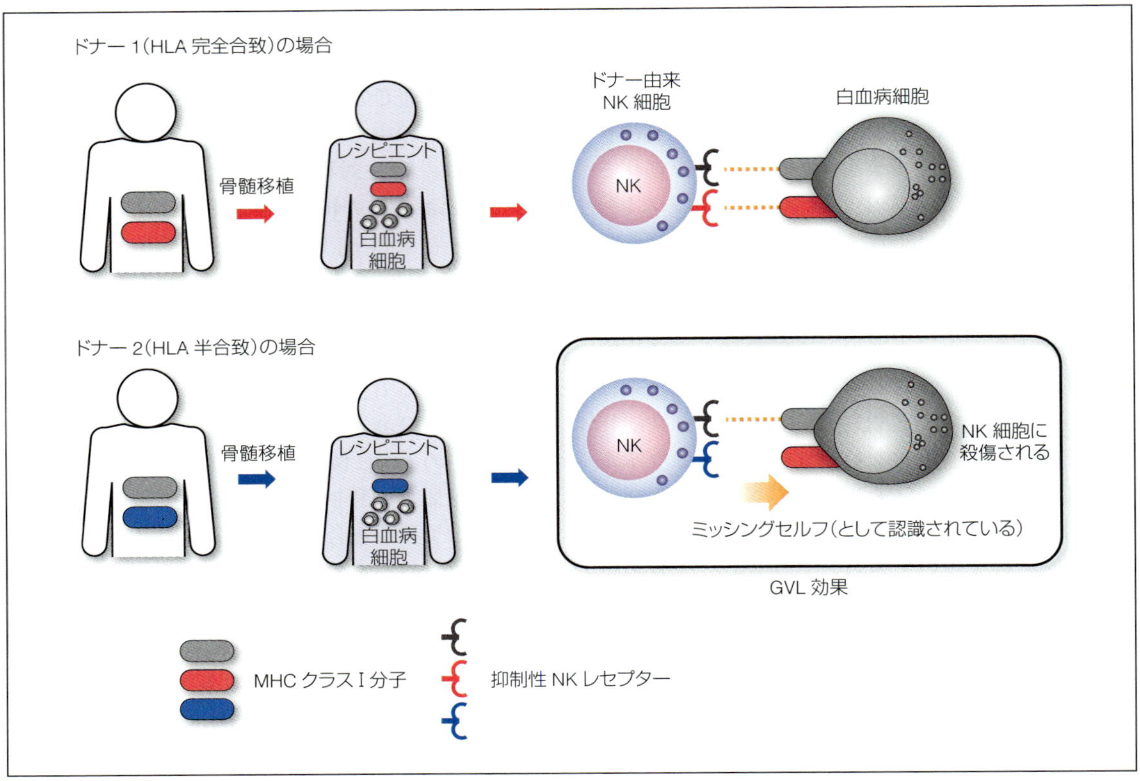

図8-9 HLA半合致骨髄移植で期待されるGVL効果
NK細胞は自分のHLAを欠損する細胞(ミッシングセルフ)を標的にするという性質を利用して，白血病治療の骨髄移植にNK細胞の細胞傷害機能を応用する試みが行われている．HLAが完全に合致しているドナー由来の骨髄移植では，NK細胞はレシピエントHLAに対する抑制性レセプター(図中グレーと赤の抑制性レセプター)を発現しているため，レシピエント内に残存する白血病細胞に対して強い細胞傷害活性を発揮できない(上段赤矢印)．しかしながら，HLA半合致ドナーから骨髄移植を受けた場合，ドナー由来NK細胞上にはレシピエントの一部のHLAに対する抑制性レセプターは発現しているものの(図中グレーの抑制性レセプター)，一致していないHLAに対しては抑制性レセプター(図中青の抑制性レセプター)を発現していないため，レシピエント由来の白血病細胞に対して強い細胞傷害活性を発揮し，効果的なGVL効果が期待できる(下段青矢印)．

識にある．つまり，子は両親のMHCクラスI分子を有するが，親は子がもう一方の伴侶から受け継ぐMHCクラスI分子を有していないため，親から子へ骨髄移植を行った場合，子のNK細胞が親の骨髄細胞をミッシングセルフと認識する．

これを応用して，NK細胞によるGVLを期待してのHLA半合致血縁者(HLAハプロタイプの一組を共有する親子あるいは同胞)を造血幹細胞移植のドナーとする試み(haploidentical T cell-depleted stem cell transplantation)が行われている(**図8-9**)．

D 胎児を守るNK細胞

母親にとっての胎児は，遺伝子の半分が父親由来の同種移植片である．臓器移植では，移植片のHLAがレシピエントのそれと異なる場合，拒絶反応が引き起こされるが，妊娠においてはHLAの適合性がないにもかかわらず，母体は妊娠期間中胎児を拒絶せず生着させている．これは胎児と母体の物理的接触部位である胎盤において免疫寛容が成立するためと考えられ，NK細胞が重要な役割を果たしている．胎盤は，母体由来の基底脱落膜と，胎児部である絨毛膜に由来する栄養膜で構成されているが，脱落膜に存在するリンパ球のおよそ70%がNK細胞であり，末梢血中NK細胞とは機能や性状が異なるサブセットである．これらのNK細胞は，感染症から胎児を守るうえでも重要であるが，胎児を母体の免疫応答から守る

表 8-2 NK 細胞に異常が認められる原発性免疫不全症

疾患名	遺伝子名	NK 細胞にみられる異常
重症複合型免疫不全症	*IL2RG* *JAK3* *ADA*	細胞数の減少，細胞傷害活性の低下，サイトカイン産生の低下
チェディアック・東症候群 Chédiak-Higashi syndrome	*LIST*	細胞傷害活性の低下
家族性血球貪食症候群	*PFP1* *UNC13D*	細胞傷害活性の低下
グリセリ症候群 Griscelli syndrome	*RAB27A*	細胞傷害活性の低下
X 連鎖性リンパ増殖症候群	*SH2D1A*	細胞傷害活性の低下
白血球接着不全症	*ITGB2*	細胞数の増加，細胞傷害活性の低下
ウィスコット・オールドリッチ症候群 Wiskott-Aldrich syndrome	*WASP*	細胞数の増加，細胞傷害活性の低下，サイトカイン産生の低下
裸リンパ球症候群 bare lymphocyte syndrome	*TAP1*，*TAP2*	細胞傷害活性の低下(ADCC 活性は正常)
IL-12，IL-12 レセプター欠損症	*IL12RB1*，*IL12B*	サイトカイン産生の低下

という点においても重要である．栄養膜にはHLA クラスⅡ分子や古典的 HLA クラスⅠ分子は発現しておらず，非古典的 HLA-E，-F，-G が発現している．特に HLA-G は胎盤に限局して発現しており，NK 細胞上の抑制性レセプターである KIR2DL4 や ILT2 が HLA-G を認識する．それにより**胎児に対する母体 NK 細胞の細胞傷害活性が抑制**され，胎児という移植組織に対する免疫応答が抑制される(生殖免疫➡306 頁参照)．

5 NK 細胞の分化と教育

NK 細胞は骨髄で**リンパ球系共通前駆細胞** common lymphoid progenitor(CLP)から，プロ NK 細胞，プレ NK 細胞，未熟 NK 細胞を経て成熟 NK 細胞へと分化する．その過程には，c-Kit，Flt-3，IL-15 が必要であるが，中でも **IL-15 は NK 細胞の生存維持に重要**である．NK 細胞を欠損するノックアウトマウスや遺伝病の解析から，NK 細胞の分化成熟にかかわる因子が明らかになっている(**表 8-2**)．

NK 細胞がエフェクター機能を獲得するためには，MHC クラスⅠ分子の存在が必要である．MHC クラスⅠ分子欠損マウスでは，NK 細胞は分化するものの，細胞傷害活性やサイトカイン産生が著しく低下している．不思議なことにこの NK 細胞は，MHC クラスⅠ分子を欠損する自己の細胞を殺傷しない．この現象から，MHC クラスⅠ分子欠損下で分化した NK 細胞は，自己 MHC クラスⅠ分子を認識するよう教育を受けていないため，機能不全をきたすと考えられている．この NK 細胞の教育 “education” は，“licensing” または “arming” などとも呼ばれる．メカニズムは不明だが，抑制性レセプターの発現量や活性化レセプターの機能や感度などが，MHC クラスⅠ分子を認識する抑制性レセプターによって調節されるという考え方に基づいたモデルが複数提唱されている．

6 NK 細胞の多様なサブセット

NK 細胞には局在や機能の異なる複数のサブセットが存在する．特にヒト NK 細胞では，CD56 の発現強度の違いによって区別される機能的サブセットが詳細に解析されている(**表 8-3**)．マウスは CD56 を欠損するため，CD27 による分類がなされているが，ヒトとマウスで完全に一致した機能的サブセットが存在するかは不明である．これら以外にも，前述した腸管粘膜固有層の IL-22 産生 NK 細胞(NK22)や脱落膜 NK 細胞，インターフェロン産生キラー樹状細胞 IFN-producing killer dendritic cell(IKDC)と呼ばれる CD11c 陽性 NK 細胞などが同定されている．IKDC は，活性化 NK 細胞の機能的サブセットで，

表 8-3　ヒト NK 細胞の主要な機能的サブセット

	CD56 強陽性，CD16 陰性	CD56 弱陽性，CD16 陽性
サブセットの割合	＜10%	～90%
細胞傷害活性	±	＋＋＋
サイトカイン産生（IFNγ，TNF，GM-CSF）	＋＋＋	＋
抑制性レセプター	CD94/NKG2A	KIR
活性化レセプター	NKG2D NKp30 NKp44 NKp46	NKG2D NKp30 NKp44 NKp46
ケモカインレセプター	CCR7 CXCR3	CXCR1 CX3CR1
局在・集積先	二次リンパ組織	炎症組織

細胞傷害活性をもちながらも抗原提示活性を有するユニークな細胞である．これら以外にも NK 細胞には多くのサブセットが存在し，機能分担をしている．

7 NK 細胞の免疫記憶

NK 細胞は自然リンパ球であり，これまで T 細胞や B 細胞にみられるような免疫記憶は存在しないと考えられてきた．しかしながら，一度活性化レセプターを介して刺激を受けた NK 細胞は，増殖したのちに長期間にわたって生存し，再び活性化刺激を受けると，より速やかに大量の IFNγ を産生する．この性質は，獲得免疫における免疫記憶細胞とよく似た性質であることから，NK 細胞にも免疫記憶が成立するという考え方も存在する．

8 NK 細胞の機能，性質の重要性

自然免疫に属する NK 細胞は，リンパ球の数% を占めるにすぎないが，ウイルス感染，がんの免疫監視，妊娠，移植片拒絶において重要な役割を果たす集団である．樹状細胞が産生するサイトカインや活性化 NK レセプターを介して活性化された NK 細胞は，あらかじめの抗原感作を必要とせずに IFNγ を産生したり，ウイルス感染細胞やがん細胞を殺傷したりすることができるため，獲得免疫応答が誘導される以前の初期免疫応答での機能的重要性が高い．一方で NK 細胞は，自身の正常な細胞を殺傷しないように，自己の目印である MHC クラス I 分子を認識する抑制性レセプターを用いて，細胞機能を負に制御している．そのため，この認識システムはウイルスの免疫監視からのエスケープに利用される場合もあるが，MHC クラス I 分子を欠損する細胞に高い細胞傷害活性を発揮するという NK 細胞の性質は，MHC クラス I 分子に提示された外来抗原を認識して殺傷する CD8 陽性 T 細胞の機能をうまく補完することによって，免疫監視システムとしての多重性の構築を可能にしている．

9 まとめ

1. NK 細胞は，ウイルス感染細胞，がん細胞の排除にかかわるだけでなく，移植免疫においても重要な役割を果たす．
2. NK 細胞は主に，グランザイム / パーフォリン経路と TNF/TNF レセプター経路を介して標的細胞を傷害する．
3. NK 細胞は IFNγ を産生し，マクロファージ・樹状細胞の活性化や Th1 細胞の分化にかかわる．

B 自然免疫系と獲得免疫系を繋ぐ機能

樹状細胞の機能

1973年のラルフ・スタインマン Ralph Steinman らによる**樹状細胞** dendritic cell (DC) の発見以来，自然免疫系だけでなく獲得免疫系の調節細胞としての DC の重要性は揺るぎないものになった．DC による抗原捕捉，成熟とリンパ節への移動に関しては，他項で詳細に述べられているので，ここでは主に，DC による外来抗原提示を介した獲得免疫系の調節メカニズムに関して学ぶことにする．

1 DC による獲得免疫系の活性化

A 抗原特異的 T 細胞に出会うまで

皮膚や粘膜などの末梢組織には未熟な DC が常在しており，**TLR リガンド**をはじめとする病原微生物由来分子が **TLR** を介して DC を刺激することによって DC の成熟が促され，所属リンパ節への移動に必要なケモカインレセプター **CCR7** を発現するようになる．そしてリンパ管内皮細胞が発現するケモカイン **CCL19/21** によってリンパ管に誘引され，所属リンパ節へと移動する(免疫システムは異物に対してどのように反応するか➡50頁，図 4-1 参照)．また，成熟に伴って抗原提示に重要な **MHC クラス I 分子**や **MHC クラス II 分子**さらには **B7** などの発現も高まる．所属リンパ節へ移動した DC は，そこで抗原特異的 T 細胞に出会う．DC がナイーブ T 細胞と出会うと一過性に弱く結合する．この結合を担うのが接着分子群である．DC 上には ICAM-1，ICAM-2，DC-SIGN，CD58 が，ナイーブ T 細胞上には LFA-1，ICAM-3，CD2 が発現しており，ICAM-1，ICAM-2 は LFA-1 と，DC-SIGN は ICAM-3 と，CD58 は CD2 と各々抗原非特異的に結合する．ちなみに DC-SIGN は DC のみに発現する C 型レクチンである．DC によって提示される抗原に特異的な T 細胞でない場合，DC と T 細胞の結合が解消され，DC は別の T 細胞と同様の結合を繰り返す．そして抗原特異的 TCR を発現する T 細胞と出会うと，MHC-抗原ペプチド複合体が T 細胞レセプター (TCR) と結合し，TCR を介したシグナルによって LFA-1 のコンフォメーションが変化し，ICAM-1，ICAM-2 との結合力 (親和性) が強くなる (**図 8-10**)．その結果，DC と T 細胞の結合が数日間維持され，T 細胞の十分な活性化とクローン増殖が誘導される．

B T 細胞活性化に必要な 3 つのシグナル

DC は外来抗原を捕獲後，近傍の所属リンパ節において MHC 分子と共に抗原を提示して，未感

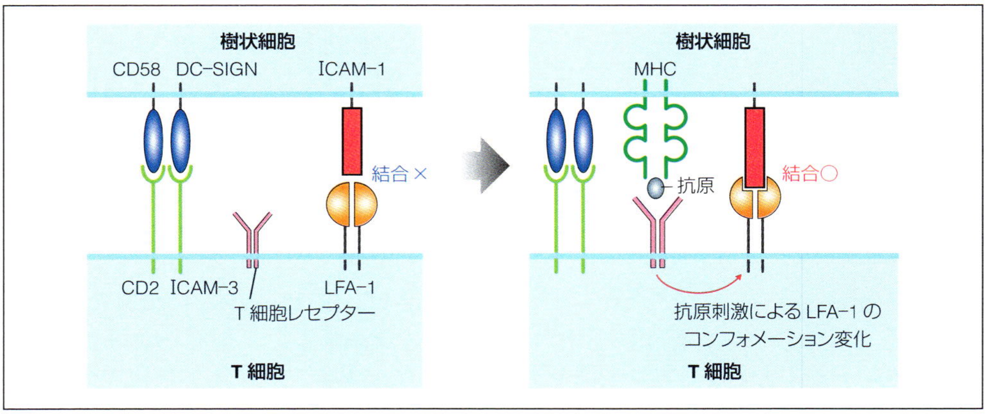

図 8-10　抗原認識における接着分子の役割
DC が抗原特異的 T 細胞に出会うと，TCR を介したシグナルによって LFA-1 のコンフォメーションが変化し，ICAM-1，ICAM-2 との結合力 (親和性) が強くなり，T 細胞の活性化とクローン増殖が誘導される．

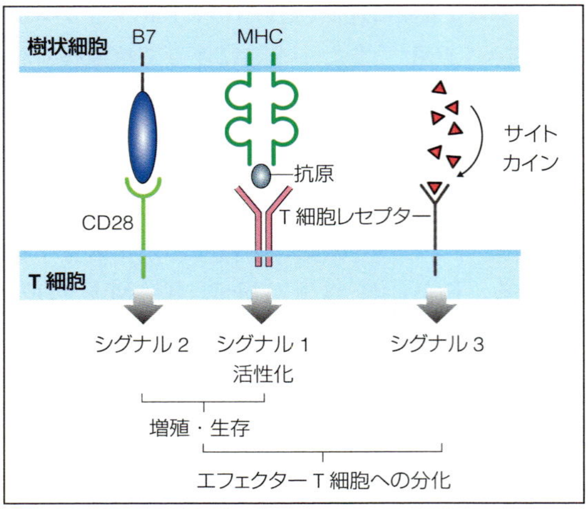

図 8-11　エフェクターT細胞への分化に必要な3つのシグナル
シグナル1：MHC-抗原ペプチドとTCRの結合によりT細胞に伝わるシグナル．シグナル2：B7とCD28の結合によりT細胞に伝わるシグナル．シグナル3：サイトカイン刺激によりT細胞に伝わるシグナル．シグナル1で一過性に活性化して，シグナル1+2で増殖・生存が促され，さらにシグナル3によってエフェクターT細胞へ分化する．

作のT細胞(これを**ナイーブT細胞**という)を活性化する．マラリア原虫のように外来抗原が直接血中に侵入した場合には脾臓のDCに抗原が捕獲され，同様にT細胞に提示されることになる．なお，DCは，通常のT細胞以外にNKT細胞も活性化するが，詳細は「NKT細胞」(➡226頁参照)を参照されたい．DCの抗原提示によりナイーブT細胞が活性化されてエフェクター細胞に分化・成熟するためには3つのシグナルが必要であり，それぞれ**シグナル1**，**シグナル2**，**シグナル3**と呼ばれる(**図8-11**)．

1 ● シグナル1

シグナル1は，DC上のMHC-抗原ペプチド複合体がTCRに結合することによって生まれるものである．

2 ● シグナル2

シグナル2は，DC上に発現する補助(刺激)レセプターのリガンドがT細胞上の補助刺激レセプターと結合することによって生じるもので，T細胞の増殖や生存を促す．その代表的なものがDC上の**B7**(構造的に類似のB7.1およびB7.2が含まれ，B7.1は**CD80**，B7.2は**CD86**とも呼ばれる)とT細胞上のCD28の結合である．

a CD28を介したT細胞の増殖

シグナル1により活性化したT細胞に**CD28**を介するシグナル2が加わると，IL-2 mRNAの転写や安定化が促され，IL-2の生産は100倍にも増加する．その結果，IL-2依存性にT細胞が増殖する．CD28ファミリー分子には**CTLA-4**(CD152)やICOSなども含まれる．

b CTLA-4を介したT細胞の増殖抑制

CD28がナイーブおよび活性化T細胞の両者に発現しているのとは対照的に，CTLA-4はナイーブT細胞には発現しておらず，活性化T細胞になってから発現する．しかもCD28に比べB7への結合力(親和性)が約20倍も高いため，速やかにCD28-B7結合が解消され，CTLA-4-B7結合が形成される．CTLA-4は細胞内に**ITIM**(immunoreceptor tyrosine-based inhibitory motif)という特有のアミノ酸配列を有し，ITIMのチロシン残基がリン酸化されると，SHP(SH2-containing phosphatase)やSHIP(SH2-containing inositol phosphatase)などの抑制性のホスファターゼが結合し，チロシンキナーゼによって付加されたリン酸基を取り除くことによってT細胞増殖を抑制・低下させる(**図8-12**．免疫レセプターチロシン活性化モチーフ➡74頁参照)．このシステムは過剰なT細胞の増殖を監視し恒常性を維持するために重要と考えられる．

3 ● シグナル3

シグナル1とシグナル2によってナイーブT細胞は活性化・増殖するが，この2つのシグナルだけではエフェクター細胞を生み出すには至らない．エフェクター細胞への分化に重要なのがシグナル3である．シグナル3は，DCにより抗原が提示される場のサイトカイン環境であり，DC自体から生産されるサイトカインもこの中に含まれる(**図8-13**)．

例えば，IL-12，IFNγは細胞性免疫に重要な**Th1**や細胞傷害性T細胞 cytotoxic T cell(**CTL**)の分化を促す．活性化T細胞の発現するCD40リガンド(CD154)がDC上のCD40に結合することによってもIL-12が産生される．DCからのIL-12の生産はIFNγによってさらに亢進する．

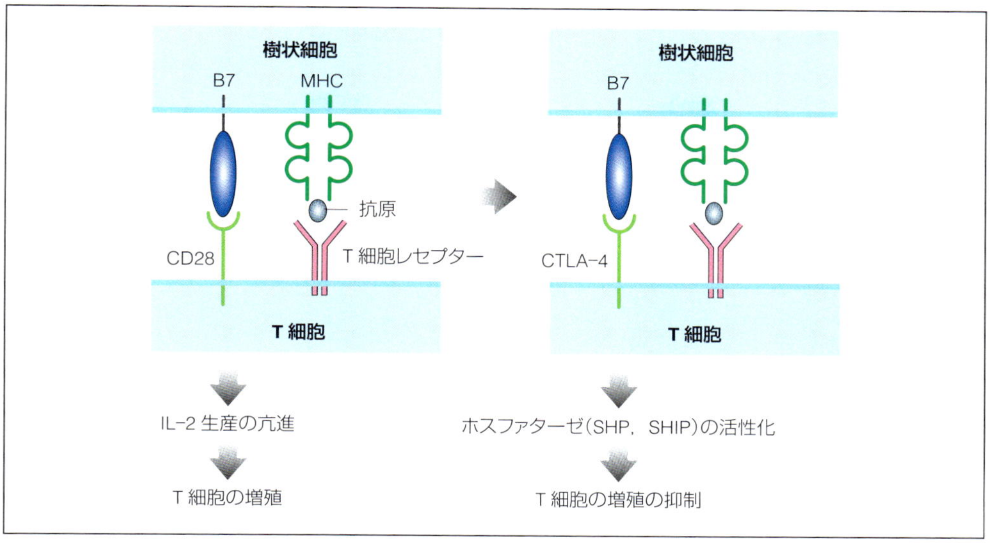

図 8-12 CTLA-4 による T 細胞増殖の抑制
CTLA-4 は T 細胞の活性化に伴い発現する．CTLA-4 は CD28 に比べて B7 への結合力が強く，CD28 に替わって B7 と結合し，ホスファターゼを活性化して T 細胞の増殖を抑制する．

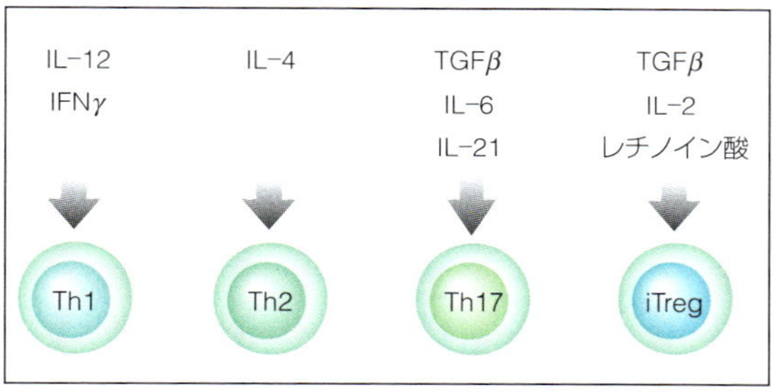

図 8-13 シグナル 3 によるエフェクター T 細胞への分化
シグナル 3 は，DC により抗原が提示される場のサイトカイン環境であり，DC 自体から産生されるサイトカインもこの中に含まれる．IL-12，IFNγ は Th1，IL-4 は Th2，TGFβ，IL-6，IL-21 は Th17，TGFβ，IL-2，レチノイン酸は誘導性制御性 T 細胞（iTreg）の分化を各々誘導する．

また，IL-4 は液性免疫に重要な **Th2** の分化を，トランスフォーミング増殖因子 β（TGFβ），IL-6，IL-21 は自己免疫疾患の誘導や感染防御を担う **Th17** の分化を，TGFβ，IL-2，レチノイン酸 retinoic acid（RA）は制御性 T 細胞 regulatory T cell（**Treg**）の分化を各々誘導する．Treg は 2 つに分類され，1 つは胸腺内で初めから制御性 T 細胞として分化してくるもので，内在性制御性 T 細胞 naturally occurring Treg（**nTreg**），もう 1 つは末梢組織でナイーブ T 細胞から分化するもので誘導性制御性 T 細胞 induced Treg（**iTreg**）である．後者は TGFβ，IL-2，RA によって誘導される．それぞれのエフェクター T 細胞が生産する特徴的なサイトカインおよび分化に必須の転写因子も明らかになっている（詳細は獲得免疫→276 頁参照）．

場の環境は DC の性質にも影響を及ぼす．通常，末梢二次リンパ組織の DC は iTreg の誘導能が低いが，腸管の所属リンパ組織である腸間膜リンパ節の DC は，食物由来ビタミン A の代謝産物である RA の生産能に優れ，RA は腸間膜リンパ節に比較的豊富に存在する TGFβ と協調して，ナイーブ T 細胞から iTreg への分化を効率よく誘導する．また，一度エフェクター T 細胞に分化してしまうと，抗原を認識してエフェクター機能を発揮する際に補助刺激レセプターからの補助刺激は必要ない．例えば，ウイルス感染細胞に補助刺激レセプターのリガンドが発現していなくても，CTL はウイルス感染細胞を破壊できる．

C DC サブセットの役割

DC は**通常型樹状細胞** conventional DC（cDC）と**形質細胞様樹状細胞** plasmacytoid DC（pDC）に大別される（**図 8-14**）．pDC はウイルス感染を感知するため核酸センサーである TLR7 や TLR9

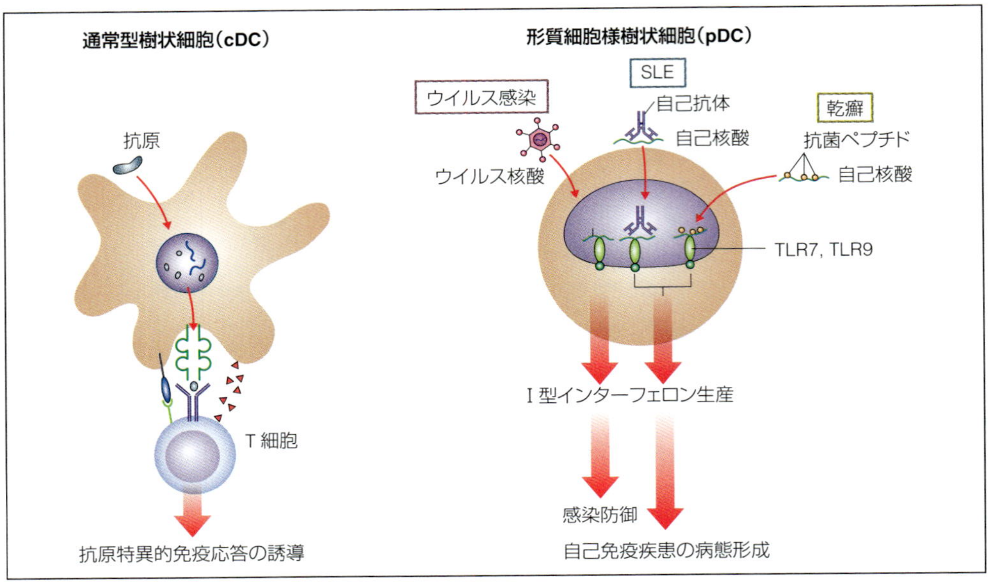

図 8-14 DC サブセットの役割
通常型樹状細胞(cDC)は抗原提示によるナイーブ T 細胞の活性化能に優れており，エフェクター T 細胞への分化を促す．形質細胞様樹状細胞(pDC)は核酸認識センサー TLR7，TLR9 を細胞内に発現しており，ウイルス核酸を認識して大量に I 型インターフェロン(IFN)を生産し感染防御免疫応答を誘導する．また自己抗体や抗菌ペプチドの結合した自己核酸も TLR7，TLR9 によって認識され I 型 IFN の生産を介して自己免疫応答を誘導する．

を細胞内エンドソームに発現している．そして細胞内に感染した，あるいは取り込まれたウイルス由来の一本鎖 RNA を TLR7 で，非メチル化 CpG DNA を TLR9 で認識して，通常の細胞の約 1,000 倍もの大量の I 型インターフェロン(IFN)を産生する．これら pDC の核酸(DNA および RNA)センサーは自己免疫疾患の病態形成にも重要な機能を担う．**全身性エリテマトーデス** systemic lupus erythematosus(SLE. 自己免疫➡363 頁参照)では自己抗体と結合した自己核酸が，**乾癬** psoriasis では皮膚抗菌ペプチド LL37 と結合した自己核酸が各々 pDC に取り込まれ，I 型 IFN の産生に依存して免疫炎症反応が亢進することで病態が形成されると考えられている(**図 8-14**)．

一方，cDC は，pDC よりもナイーブ T 細胞の活性化能に優れており，脾臓やリンパ節などの二次リンパ組織に多く存在する．皮膚のランゲルハンス細胞も cDC の一種である．DC は外来性抗原を取り込み，MHC クラス II 分子と共に CD4 T 細胞に提示する．その結果，CD4 T 細胞はさまざまなエフェクター細胞に分化して，B 細胞のクラススイッチさらには抗体生産形質細胞への分化を促したり，さまざまなサイトカインを生産して免疫応答を強化する．DC は直接 B 細胞にクラススイッチを誘導することもできる．特に腸などの粘膜組織に存在する DC は，TNF ファミリーサイトカインである APRIL(a proliferation inducing ligand)や BAFF(B cell activating factor belonging to the TNF family)を産生し，TGFβ と共にそれらサイトカインが直接 B 細胞を刺激して，B 細胞の増殖・生存・クラススイッチを促す．

DC に感染したウイルス由来の抗原などの内因性抗原は MHC クラス I 分子と共に CD8 T 細胞に提示されて，同細胞の CTL への分化が促される．マウスの場合，cDC はさらに CD8α ホモ二量体の発現の有無によって二分される．特に **CD8α 陽性 DC** は死細胞の取り込みに優れ，取り込まれた膜結合型抗原や可溶性抗原を MHC クラス I 分子とともに CD8 T 細胞に提示することができる．この現象を**クロスプレゼンテーション** cross-presentation という(詳細は MHC クラス I 分子による抗原提示のメカニズム➡122 頁参照)．この経

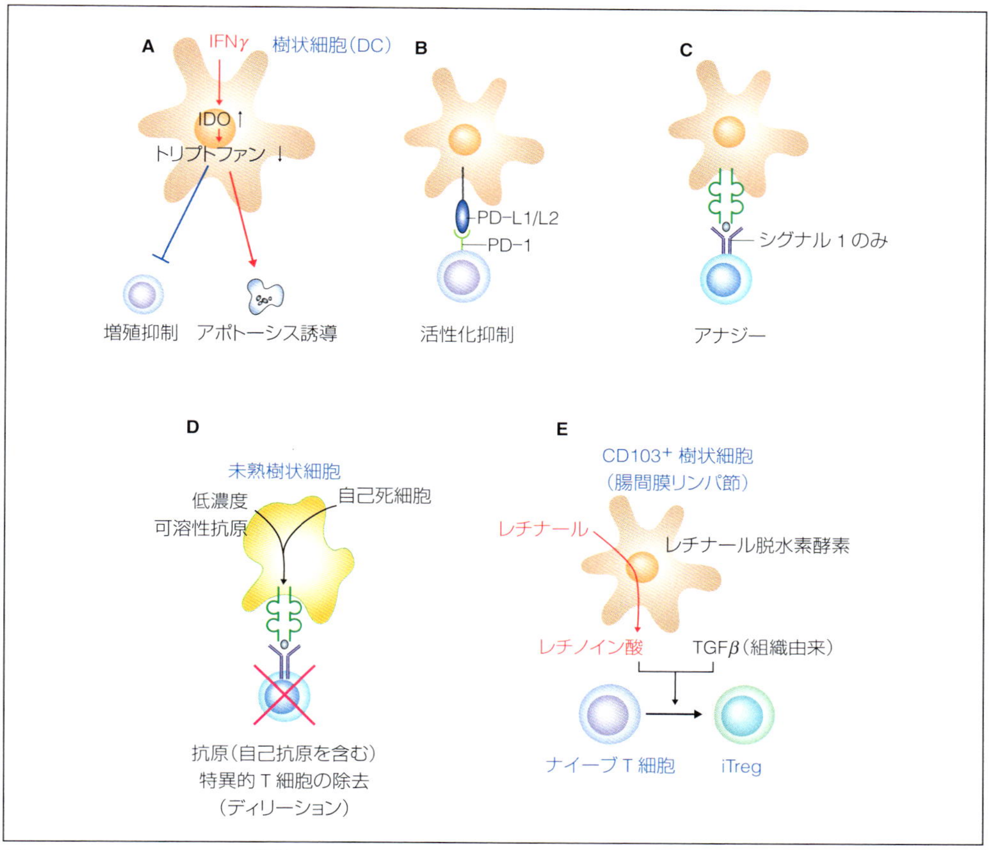

図 8-15　DC による寛容誘導のしくみ

A：DC に IFNγ が作用するとトリプトファン分解酵素 IDO の産生が誘導され，T 細胞の増殖・生存に重要なトリプトファンが枯渇する．

B：DC に発現する PD-L1，PD-L2 は T 細胞上の PD-1 に結合する．PD-1 は細胞内に ITIM を 2 つもっており T 細胞活性化を抑制する．

C：シグナル 1 のみでシグナル 2 が入らない場合，ナイーブ T 細胞は活性化されずアナジーになる．

D：低濃度の可溶性抗原や自己死細胞が取り込まれた場合，DC は未熟なまま抗原を提示する．この場合，抗原特異的 T 細胞は除去される．

E：腸間膜リンパ節の $CD103^+$ DC はレチナール脱水素酵素を発現しており，レチナールからレチノイン酸を産生する．レチノイン酸と腸粘膜組織に豊富に存在する TGFβ がナイーブ T 細胞に作用して iTreg が誘導される．

路が存在することによって，DC 以外の細胞に感染したウイルスの抗原も，DC が感染死細胞を取り込むことによって CD8 T 細胞に提示することが可能になり，効率よく CTL が誘導されることになる．クロス・プレゼンテーションによって CTL が誘導されることを**クロスプライミング** cross-priming という．

2　DC による獲得免疫系の寛容誘導

DC は獲得免疫系の活性化やエフェクター T 細胞の分化を誘導するだけでなく，さまざまなメカニズムによって T 細胞のエフェクター機能を抑制または修飾する．抗炎症性因子の生産，**アナジー**（**anergy；麻痺**）や**ディリーション**（**deletion；消失**）の誘導，iTreg の誘導などが含まれる（**図 8-15**）．これらのしくみはなぜ必要なのであろうか？　生体内のさまざまな組織由来の自己抗原の多くは，胸腺内で胸腺上皮細胞を含む抗原提示細胞により提示され，自己抗原に弱い親和性をもつ TCR を発現する T 細胞クローンのみが成熟し（正の選択 positive selection），反対に強い親和性をもつ TCR を発現する T 細胞クローンが DC により除去される（負の選択 negative selection ➡159 頁参照，または**中心性寛容** central tolerance）．しかしながら，中心性寛容は効率的ではあるが完璧ではない．自己抗原にやや低い親和性をもつ TCR を発現する T 細胞クローンは中心性寛容による除去を免れ末梢組織に出現する．また，胸腺の抗原提示細胞により提示されない組織抗原も存在し，その場合，同自己抗原特異的 T 細胞クローンも消失しない．それらの理由により中心性寛容が完璧に機能しない場合，末梢組織が T 細胞に攻撃される可能性が残る．これを回避・抑制し，中心性寛容を補完するしくみを**末梢性寛容** peripheral tolerance という．ここでは DC による末梢性寛容誘導のしくみを学ぶ．

A 抗炎症性因子の生産・発現

インドールアミン酸素添加酵素 indoleamine 2, 3-dioxygenase（IDO）は，必須アミノ酸トリプトファンを分解する酵素で，リンパ節などの末梢リンパ組織の DC に発現しており，IFNγ あるいは CTLA-4 の B7 を介する刺激で IDO の産生が亢進する（**図 8-15A**）．トリプトファンは T 細胞の増殖にも重要なため，IDO によるトリプトファンの分解は T 細胞増殖の抑制さらには T 細胞アポトーシスを誘導する．また肺や腸などの粘膜組織の DC は常在菌の影響下にあり，IL-10 を産生してナイーブな T 細胞から免疫応答を抑制する Tr1 や Th3 を分化誘導するといわれている．DC の産生するレチノイン酸（RA）の役割は後述する．

B 活性化を抑制する分子

DC は B7 ファミリーである **PD-L1**（**programmed death ligand-1，B7-H1**）や **PD-L2**（**programmed death ligand-1，B7-DC**）を発現しており，活性化 T 細胞や B 細胞に一過性に発現する **PD-1**（**programmed death-1**）に結合する．PD-1 の細胞内領域には 2 つの ITIM があり，CTAL-4 同様，T 細胞の過剰な活性化を制御している．

PD-L1 は組織の非造血系細胞にも発現していることから，PD-L1 を介する抑制は，末梢リンパ組織だけでなく組織内でも起こっている可能性がある（**図 8-15B**）．

C アナジー（anergy；麻痺）

さまざまな組織の細胞は B7 をはじめとする補助刺激レセプターリガンドを発現していないため，MHC-組織抗原ペプチド複合体が TCR を介して T 細胞に提示されるものの（シグナル 1），補助刺激レセプターを介するシグナル（シグナル 2）が T 細胞に入らない．このようにシグナル 1 のみでシグナル 2 のない場合，ナイーブ T 細胞は活性化されずアナジーになる（**図 8-15C**）．アナジーが誘導された T 細胞は，その後シグナル 1＋2 刺激を受けても活性化しないことが知られているが，その機構の詳細はわかっていない．いずれにしても，シグナル 1 のみではナイーブ T 細胞が活性化しないことは，常に自己抗原を提示しているさまざまな組織に対して免疫応答を起こさない，言い換えれば，寛容を維持するために都合のよいしくみということになる．

D ディリーション（deletion；除去・消失）

しかしながら，さまざまな組織の細胞は生理的にアポトーシスを起こし，組織内に存在するマクロファージや DC に取り込まれる．DC はその後所属リンパ節に移動し，組織由来の自己抗原が T 細胞に提示されている．自己抗原に対する免疫反応は起こらないのであろうか？　幸い，TLR リガンドをはじめとする病原微生物由来分子に比べ，組織由来の自己成分は DC の成熟を促す力が弱い．成熟 DC に比べて，未熟な DC は MHC の発現レベルが低く，補助刺激レセプターの発現や炎症性サイトカインの生産もわずかである．低濃度の可溶性抗原（DC の成熟を促すには不十分）がエンドサイトーシスによって未熟な DC に取り込まれ，MHC によって提示されると，抗原特異的ナイーブ T 細胞は一過性に活性化後除去されることが知られている（**図 8-15D**）．

一方，活性化 T 細胞上に発現する CD40 リガンドの刺激を，模倣・代替する抗 CD40 抗体を可溶性抗原と同時に投与して DC を成熟させておくと，同 T 細胞は除去されずにエフェクター T 細胞に分化する．可溶性抗原同様，膵臓ランゲルハンス島β細胞，腸管や胃の粘膜上皮細胞由来の膜関連抗原も，それら細胞の生理的なアポトーシスに伴い所属リンパ節でDCに取り込まれ，組織細胞由来の自己抗原が所属リンパ節でT細胞に提示されていることが示されている．この場合も，抗原特異的ナイーブT細胞は一過性に活性化後除去される．これらの例は，さまざまな組織細胞由来の自己抗原が常にDCによって提示され，それぞれの組織抗原特異的T細胞が除去されることで末梢性寛容が維持されていることを示している．

E iTregの誘導

腸や肺に代表される粘膜関連リンパ組織は常在菌や食物由来の抗原に常にさらされる場であり，故にこれらの抗原に対して容易に免疫反応を起こさない環境が構築されていなければならない．その1つがDCによるiTregの誘導である．腸管粘膜固有層でこれらの抗原を捕捉したDCは，所属リンパ節である腸間膜リンパ節にCCR7依存性にリンパ管を介して移行し，ナイーブT細胞からiTregへの分化を効率よく誘導する．なぜエフェクターT細胞ではなくiTregへの分化が促されるのであろうか？　このDCはCD103分子およびレチナール脱水素酵素 retinal dehydrogenase（RALDH）を発現しており，食物から摂取するビタミンA由来のレチナールをレチノイン酸（RA）に変換する．このDCの生産するRAと粘膜組織に豊富に存在するTGFβなどがナイーブT細胞へ作用してiTregへの分化を誘導することが知られている（**図8-15E**）．

3 DCの重要性—生体の恒常性維持

DCには，病原微生物由来の抗原を提示して獲得免疫系を活性化する機能と，自己抗原を提示して免疫寛容を誘導する機能があることを学んだ．前者は病原微生物を駆逐・排除するために，後者は自己免疫疾患の抑制に各々重要であり，両者が正常に機能することによって生体の恒常性が維持される．また，腸などの粘膜関連リンパ組織では食物や常在菌由来の抗原に対する免疫寛容が誘導されているが，DCはこの環境構築にも重要な役割を担っている．そしてこれらのしくみの異常は，さまざまな疾患の発症や増悪の原因になりうる．

4 まとめ

1. 樹状細胞による抗原提示を介してT細胞の活性化・分化・成熟が起こるためには，3つのシグナルが必要である．シグナル1は抗原ペプチドの抗原レセプターへの結合によるもの，シグナル2は樹状細胞上の補助刺激レセプターとT細胞上のリガンド分子との結合によるもの，シグナル3は樹状細胞から産生されるサイトカインにより提供される．
2. 樹状細胞には，通常型樹状細胞（cDC）と形質細胞様樹状細胞（pDC）に大別される．マウスではcDCはさらにCD8分子の発現により二分され，CD8α陽性樹状細胞はクロスプレゼンテーションにかかわる．
3. 樹状細胞はさまざまな機構を介して，免疫寛容にもかかわる．

NKT 細胞

1 NKT 細胞の免疫系における意義—自然免疫系と獲得免疫系を繋ぐ NKT 細胞

NKT 細胞の免疫系における役割は，自然免疫系（多形核白血球，マクロファージ，好酸球，好塩基球などの炎症細胞群および樹状細胞や NK 細胞など）と獲得免疫系（T 細胞と B 細胞）の細胞増殖・機能を活性化し，効果的な免疫反応を誘導し，がん・感染細胞排除などの生体防御のみならず，臓器移植片維持，自己免疫疾患発症制御など免疫反応を抑制する機能など多彩である（**図 8–16**）．

実際，NKT 細胞だけを欠損した NKT 細胞欠損マウスは病原体を除いた環境 specific pathogen free（SPF）下で飼育しないと乳児期にすべて死亡する．また，NKT 細胞だけを欠損するヒト XLP 症候群 X-linked lymphoproliferative syndrome 患者では，自然免疫系も獲得免疫系も共に正常であるのに，健常人であれば数日で治癒する EB（Epstein-Barr）ウイルス感染で死に至ることから，自然免疫系と獲得免疫系だけでは生体防御には無力で，NKT 細胞の免疫系における重要性がよくわかる．

NKT 細胞の最も重要な機能は，直接機能よりも，自然免疫系の細胞群の機能を賦活し，獲得免疫系の T 細胞，B 細胞のクローン性増殖〔➡NOTE（次頁）〕を助け，機能を増強する賦活〔アジュバント作用：➡NOTE（次頁）〕機能である．すなわち，自然免疫系や獲得免疫系の免疫細胞が直接病原体やがんなどを攻撃する最前線の細胞であるのに対し

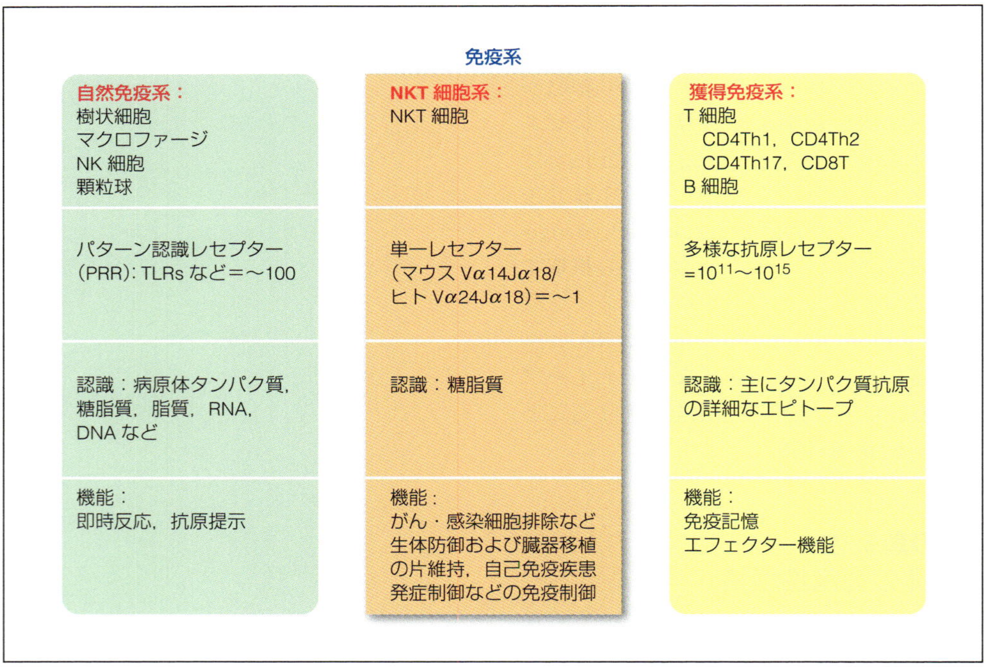

免疫系
自然免疫系：
樹状細胞
マクロファージ
NK 細胞
顆粒球
パターン認識レセプター（PRR）: TLRs など＝〜100
認識：病原体タンパク質，糖脂質，脂質，RNA，DNA など
機能：
即時反応，抗原提示
NKT 細胞系：
NKT 細胞
単一レセプター（マウス Vα14Jα18/ヒト Vα24Jα18）＝〜1
認識：糖脂質
機能：
がん・感染細胞排除など生体防御および臓器移植の片維持，自己免疫疾患発症制御などの免疫制御
獲得免疫系：
T 細胞
CD4Th1，CD4Th2
CD4Th17，CD8T
B 細胞
多様な抗原レセプター＝10^{11}〜10^{15}
認識：主にタンパク質抗原の詳細なエピトープ
機能：
免疫記憶
エフェクター機能

図 8–16　免疫系における NKT 細胞の役割
自然免疫系は，病原体成分（病原体タンパク質，糖脂質，脂質，RNA，DNA など）をパターン認識するレセプター pattern recognition receptor（PRR）で認識し，サイトカインを分泌して即時的に病原体に対処すると共に，活性化シグナルを NKT 細胞へ，さらに抗原情報を獲得免疫系に伝える（PRR の詳細は 233 頁 NOTE および 15 頁 自然免疫を担う細胞群と異物認識の項参照）．
獲得免疫系は 1,000 兆種類の多様なレセプターでさまざまな抗原に対処できるが，特定のレセプターをもつ免疫細胞がクローン性に増殖するプロセスが必要で，それらのクローンは免疫記憶，免疫エフェクター機能を司る．
NKT 細胞は，自然免疫系シグナルを受けて最初に活性化される細胞で，自然免疫系細胞機能，獲得免疫系細胞のクローン性増殖・機能を活性化して，効果的な免疫反応を誘導し，生体防御および免疫制御を行う．

て，NKT 細胞は直接，病原体やがん細胞に対峙する機能よりも，これら前線の細胞群を賦活し，免疫系を制御する働きが主であり，NKT 細胞の作用によって，はじめて効率的な免疫反応が誘導でき，外敵と対処できる．

特に獲得免疫系リンパ球は約 1,000 兆種類の膨大なレセプターレパトアの中から特定の抗原で活性化されたものだけが，選択されるしくみであり，同じレセプターをもつ細胞の数が増えることによって，はじめて病原体と闘うことができる．しかしながら，抗原刺激だけでは効率的なクローン増殖を起こせず，病原体に対抗できない．対抗するには，病原体の増殖スピードにまさるクローン性増殖が必要だからである．それを可能にするのが NKT 細胞によって担われるアジュバント作用である．

一方，NKT 細胞は，免疫系を抑制する機能ももつ．NKT 細胞だけを欠損したマウスでは，免疫寛容，自己免疫疾患発症制御，移植臓器生着の維持などの生体制御機能が不全となり，自己免疫疾患の発症，移植拒絶が起こる（免疫制御を担う NKT 細胞➡236 頁参照）．

2 NKT 細胞を特徴づける Vα14 抗原レセプター

NKT 細胞は発生学的には骨髄幹細胞から分化し，T・B・NK 細胞と共に派生する．骨髄幹細胞が，胸腺環境下で分化すると T 細胞や NKT 細胞になり，一方，胸腺外環境下で分化すると B 細胞や NK 細胞になる．

NKT 細胞の抗原レセプターは，獲得免疫系の T 細胞抗原レセプターと同様の構造をとり，$\alpha\beta$ 鎖から構成されるものの，他の T 細胞レセプターとは大いに異にする．マウスにおいては，NKT 細胞レセプター α 鎖は多様性のないただ 1 種類で均一の Vα14 レセプター（invariant Vα14Jα18）（➡NOTE）で，T 細胞では使われておらず，NKT 細胞だけに使用される点が特徴的である（**図 8–17A**）．Vα14 レセプター V 領域の CDR3 領域〔➡NOTE（次頁）〕である Vα14Jα18 結合部は 1 塩基からなる N（germline 遺伝子によらない non-coding）領域〔➡NOTE（次頁）〕によって構成され，それはグリシンをコードする第 3 番目の塩基（GGX の X）にあたるため，いかなる塩基の挿入でもすべてグリシンとなり，アミノ酸レベルでは均一な Vα14 レセプター（invariant Vα14Jα18）となる（**図 8–17B**）．Vα14 レセプターとペアになる Vβ 鎖は限られていて，その 90% 以上が Vβ8.2 鎖である．したがって，Vα14 レセプターは NKT 細胞の絶対的マーカーであり，その点で NKT 細胞自体は均一な細胞集団といえる．ヒト NKT 細胞レセプターも，マウスのそれとアミノ酸配列でも極めて類似した均一な Vα24Jα18 レセプターであり，Vα24 レセプターは Vβ11 とのみ会合する．

この均一な Vα14Jα18 レセプター遺伝子のクローニングは 1986 年に成功し，それをプローブ

8 【構成的メカニズム】外来性抗原に対する反応

NOTE クローン性増殖

ランダムな遺伝子再構成メカニズムによってできあがる獲得免疫系リンパ球抗原レセプターの種類は 1,000 兆にも及ぶ．1 個のリンパ球表面には 1 種類の抗原レセプターしか発現していないから，論理的には 1,000 兆種類のリンパ球が存在することになる．すなわち，免疫系は 1,000 兆種類のサンプルセットをもっているにすぎないため，病原体と闘うためには，その病原体に対応したレセプターをもっている特定のリンパ球が数を増やす必要がある．特定のレセプターをもつリンパ球だけが増えることをクローン性増殖という（クローン選択説➡6 頁参照）．

NOTE アジュバント作用

NKT 細胞が IL-12 サイトカインで活性化されると IFNγ を大量に産生する．この IFNγ は NK 細胞や CD8 T 細胞を活性化して，これらの細胞から IFNγ を産生させるように働く．このような NKT 細胞由来の IFNγ の働きを NKT 細胞のアジュバント作用と呼ぶ．

NOTE Vα14 レセプター遺伝子

Vα14 遺伝子は，ヒトもマウスも TCRα 鎖遺伝子座の中に存在するが，他の *Vα* 遺伝子のようにランダムに *Jα* 遺伝子と遺伝子再構成を起こすことはなく，多くの場合 Jα18 とだけ遺伝子再構成を起こし，Vα14Jα18 レセプターをつくる．なぜ *Vα14* 遺伝子だけが他の *Vα* 遺伝子と異なり，特別なのか不明である．**図 8–17B** 参照．

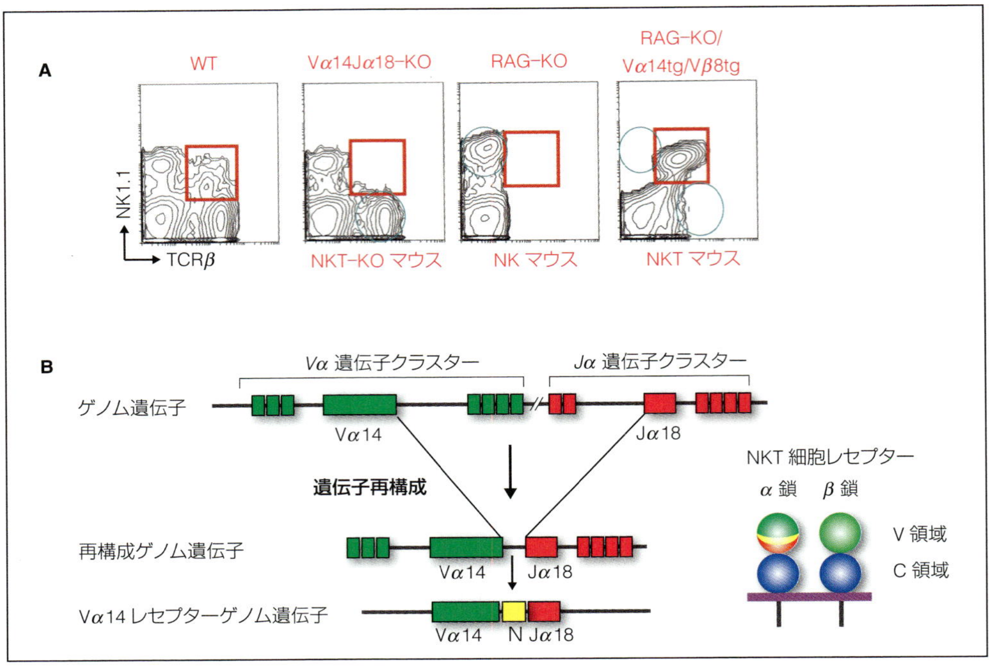

図 8-17　NKT 細胞特異的 Vα14 レセプター発現

A：Vα14 レセプター遺伝子欠損（Vα14Jα18-KO）マウスでは，正常マウス（WT）と比較して NKT 細胞だけが欠損（NKT-KO マウス，赤い囲み部分）．一方，*RAG* 遺伝子欠損マウス（RAG-KO：NK 細胞だけが存在するので NK マウス）に，NKT レセプター遺伝子（Vα14Jα18/Vβ8.2）を導入（tg）すると，NKT 細胞だけが出現し，T 細胞を含め，他のリンパ球は分化しない（NKT マウス）．これは，Vα14Jα18 レセプターが NKT 細胞だけに使用され，T 細胞には使用されないことを示す．RAG（recombination activating gene）は遺伝子再構成に必須の酵素で，これが欠損したマウスは獲得免疫系ができない．

B：Vα14 レセプター遺伝子は，Vα14（緑）と Jα18（赤）遺伝子断片が，1 塩基挿入によって構成される N 領域（赤）を介して結合し，*Vα 14* 遺伝子の Vα 領域を構成する．*Vα 14* 遺伝子の場合，N 領域はグリシン GGX をコードする 3 番目の塩基となるため，どの塩基挿入でも均一なアミノ酸となる．*Vα 14Jα 18* 遺伝子 Vα 領域は定常部である C 領域と結合して α 鎖を構成し，同様の機序でつくられた β 鎖と会合して NKT 細胞レセプターとなる．

NOTE　CDR（complementary determining region）領域

抗体や T 細胞抗原レセプターが抗原と結合する際，最大 6 か所（抗体の場合は H 鎖 L 鎖に 3 か所ずつ，T 細胞レセプターの場合も α 鎖，β 鎖に 3 か所ずつ）のレセプターアミノ酸で結合反応を起こすが，その結合基のアミノ酸が存在する領域を CDR 領域という．抗体・T レセプターの各可変部アミノ酸 N 末端から順に CDR1，CDR2，CDR3 領域に区分けしているが，その中でも CDR3 領域は極めて強い結合力を生むところで，通常，*V* 遺伝子と *J* 遺伝子の結合によって形成される領域である．この部分は，ランダムな塩基の挿入によってつくられる N 領域を含む部分であり，V 領域から J 領域の端までの塩基数が 3 の倍数でない限りアミノ酸に翻訳されないため 1/3 しかレセプター遺伝子にならない．そのため膨大なムダを産むが，それと引き換えに，多くのものに反応できるレセプターを生み出すメカニズムでもある．**図 8-17B** では NKT 細胞レセプターの赤（Jα18）と黄（N 領域）色の部分．

NOTE　N 領域

抗体あるいは T 細胞レセプターの可変部は，遺伝子再構成機序により *V* 遺伝子断片と *J* 遺伝子断片が結合して形成される．*V* 遺伝子下流と *J* 遺伝子上流には相補的な塩基から構成されるシグナル配列（7 個と 9 個の塩基が 12/23 塩基のスペーサーを挟んでそれぞれ相補的になる配列）があり，特定の *VJ* 遺伝子が選ばれると接近し，シグナル配列が相補的に結合し，パリンドローム構造ができ，その DNA 構造を RAG 酵素が認識して結合し，*VJ* 遺伝子間の DNA を切断する．時間と共に *VJ* 遺伝子は断端からエクソヌクレアーゼにより噛じり取られ，欠損が生じる．その直後からランダムな塩基の挿入が起こり，欠損した VJ 部分を埋めて結合する．この後で埋められた部分はゲノム遺伝子にはない配列 non-germline encoded sequence となるため，この領域を N 領域と呼ぶ．**図 8-17B** では NKT 細胞レセプターの黄色部分．

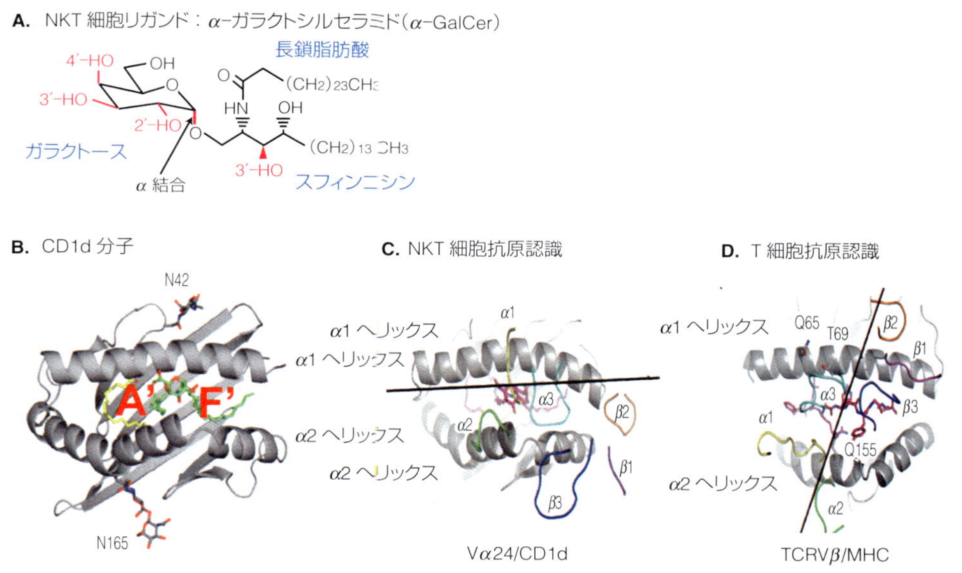

図 8-18　アルファ・ガラクトシルセラミド(α-GalCer)と CD1d 分子の結合と Vα24Jα18 レセプターによる認識

A：NKT 細胞リガンド α-GalCer 糖脂質は，親水性糖鎖(ガラクトース)が疎水性セラミド(スフィンゴシンと長鎖脂肪酸がアミド結合)とアルファ結合．赤字部分：ガラクトース 2′-OH，3′-OH，4′-OH，スフィンゴシン 3′-OH および糖とセラミドのアルファ結合はレセプターとの結合に重要である．

B：CD1d 分子の構造：セラミドのスフィンゴシンは CD1d 分子の F′ ポケットに，長鎖脂肪酸は A′ ポケットに疎水結合する．

C：α-GalCer/CD1d と Vα24 レセプターとの結合は，Jα18 部分が CD1d の溝に突っ込むようにして結合する．

D：T 細胞レセプター認識は，TCRVβ が行い，MHC の溝に対して直角に結合する．

にした分子生物学的手法(RNase protection assay ➡NOTE)で調べると，NKT 細胞はすべての実験用純系マウスにおいて，高頻度にしかも普遍的に存在し，肝・骨髄では T 細胞系列の細胞群の約 50%，脾では 5%，胸腺では 0.5% を占めている．Vα14 レセプターのように，ある特定のレセプターをもつリンパ球が均一な細胞集団として増殖している例は，同じ病原体に繰り返し感染したときにみられる現象であるが，生理的条件下では Vα14 レセプターだけであり，内在性の抗原刺激を受けていることを示唆している．

獲得免疫系 T 細胞が免疫反応を起こすためにはクローン性増殖を必要としているのに反して，NKT 細胞は内在性抗原を認識し，生理的条件下でクローン増殖しているため，クローン増殖を起こす必要がない点，自然免疫系に属する細胞と似ている．

> **NOTE　RNase protection assay**
>
> RNase Protection 法は生体内の遺伝子発現量を知るための分子生物学的手法の 1 つで，これを NKT 細胞レセプター *Vα14Jα18* 遺伝子の生体内発現を調べるために利用した．マウス由来の Vα14cDNA を T7 プロモーターに接続し，試験管内でアンチセンス RNA を合成．これを標識プローブとして胸腺細胞由来 mRNA(センス RNA)と混ぜると，標識プローブが生体内 Vα14mRNA と相補的に結合し，二重鎖 RNA ができる．次に，RNase を反応させ，結合しない一本鎖 RNA 部分(ミスマッチ部分の)を消化し，切断する．それを電気泳動ゲル上で展開すると，全く同じ *Vα14* 遺伝子が存在する場合，二重鎖 RNA はそのままの長さで残り，Vα14 だけ使用し，Jα18 と異なる場合は，ゲル電気泳動で Vα14mRNA 量を反映したプローブのバンドとして表出される．

3　Vα14 レセプターの抗原認識

通常の T 細胞免疫系が主としてタンパク質抗原を認識するのと異なり，NKT 細胞は糖脂質を抗原として認識する点で，抗原認識の守備範囲を異にする免疫系であるといえる．Vα14レセプターは，種属に1種類しか存在しないCD1d分子に提示された糖脂質を認識することが1997年明らかにされた．NKT細胞のリガンド（➡NOTE）として発見された糖脂質はα-ガラクトシルセラミド（α-GalCer）で，この発見によって，NKT細胞機能研究が大いに進展した．α-GalCer糖脂質は2本の脂肪鎖（長鎖脂肪酸とスフィンゴシン）からなるセラミドに糖鎖がアルファ結合した構造である（**図8-18A**）．Vα24/Vα14レセプター認識にはガラクトースの2′-OH，3′-OH，4′-OH，スフィンゴシン3′-OH，それにセラミド・糖鎖間のアルファ結合が重要である．CD1d分子とα-GalCerの結合（➡NOTE 糖脂質の抗原提示）は，セラミドの2本の脂肪鎖がCD1d分子の底面を構成する2つの疎水性ポケット（A′，F′）に疎水結合し，糖鎖部分はCD1dの溝を構成するアミノ酸と結合し，安定化する（**図8-18B**）．

2007年に成功したα-GalCer・ヒトCD1d・ヒトVα24Vβ11レセプターの三者複合体の結晶化構造解析から，T細胞抗原レセプターのMHC分子結合ペプチド認識と大きく異なることが明らかになった（**図8-18C，D**）．すなわち，(1)通常のT細胞抗原レセプターは，主としてVβ鎖だけで抗原認識を行い，ペプチド結合したMHC分子の溝に対してVβ鎖が直角に結合する．それに対して，(2)NKT細胞抗原認識の場合，Vα24レセプターが糖脂質を結合したCD1d分子の溝と平行に，しかもCD1dの溝部分に手を入れるように結合する．Vα24鎖のみで抗原認識を行い，Vβ鎖は抗原との直接結合には関与しない（**図8-18C**）．Vβ鎖はCD1dの外側部で，抗原認識には無関係で，抗原認識をサポートするだけである．(3)Vα24レセプターはVα24とJα18断片からなるが，抗原認識は主としてJα18部分の最初から4個のアミノ酸（Asp94，Arg95，Gly96 and Ser97）が担っている（➡NOTE 糖脂質の抗原提示）．

ヒトJα18配列で抗原結合に関係のある最初の4アミノ酸はマウスでも保存されており（➡NOTE 糖脂質の抗原提示），α-GalCerはヒトおよびマウスNKT細胞リガンドとして機能する．CD1d分子も種属間で極めて類似しており，ヒトNKT細胞はマウスのCD1dを認識し，活性化される．逆もまた同じである．通常T細胞の抗原認識におけるMHC分子の遺伝型は，厳密な同種同系（すなわち，T細胞と同じMHC分子に結合した抗原は認識できるが，同種であっても異系のMHCに結

NOTE NKT細胞リガンド

通常，獲得免疫系T細胞が認識する抗原は主としてタンパク質である．実際，CD8キラーT細胞（細胞傷害性T細胞）は，MHC分子に結合したペプチドをMHC分子と共に認識する．MHC-抗原ペプチドを形成する分子メカニズムは細胞質内の抗原分子がユビキチン化され分解を受け，それらのアミノ酸は再利用経路に入るが，その際一部はペプチドのままペプチドトランスポーター（TAP）を通過して小胞体endoplasmic reticulum（ER）に取り込まれMHC分子と結合し，安定な複合体として細胞表面に表出され，それをT細胞が認識する．したがって，*TAP*遺伝子を欠損させるとペプチドがERに取り込まれず，CD8 T細胞を活性化できなくなるために，CD8 T細胞は免疫系から消えてなくなる．ところが，この状態でもNKT細胞は存在した．このためにNKT細胞リガンドはペプチドではなく，タンパク質以外の分子，すなわち糖，脂質，あるいは糖脂質である可能性が考えられた．通常TCRが反応するためには親水基をもつ必要があり，さらにCD1d分子は疎水性分子しか結合できないので，親水性部分と疎水性部分をもつ分子ということで糖脂質である可能性が示唆され，合成糖脂質をスクリーニングすることで，α-ガラクトシルセラミド（α-GalCer）がNKT細胞リガンドであることが発見された．

NOTE 糖脂質の抗原提示

樹状細胞dendritic cell（DC）に取り込まれたα-GalCerはエンドソームに運ばれ，CD1d分子と同じコンパートメントに入る．エンドソーム内はpHが低いためCD1d分子の構造変化により，2つのαヘリックスでできている溝部分が開き，α-GalCerのセラミド部分が疎水性のCD1dポケット底辺へ移動し，疎水性結合すると考えられている．糖鎖部分はDC1d分子の溝の辺縁部のアミノ酸と結合して安定化する．

α-GalCer-CD1d結合に重要なVα24レセプターJα18部分の最初の4アミノ酸（Asp94，Arg95，Gly96，Ser97）はヒトとマウスで保存されている．

マウス・ヒトNKTレセプター比較

	Vα14	N	Jα18					
アミノ酸番号			94	95	96	97		
マウス	YICVV	G	D	R	G	S	A	L
ヒト	YICVV	G	D	R	G	S	T	L

図 α-GalCer・ヒトCD1d・ヒトNKTレセプターVα24Vβ11の三者結晶構造

表 8-4 NKT 細胞と T 細胞の性状の違い

	NKT 細胞	T 細胞
レセプター	1 種類で均一な Vα14 レセプター（ヒト Vα24 レセプター）	10^{15} に及ぶレパトア
抗原提示分子	種属に 1 種類の MHC 分子：CD1d	多型のある MHC 分子
リガンド	内在・外来糖脂質	外来性ペプチド
主な局在	肝臓，骨髄，肺	胸腺，脾臓，リンパ節
機能	標的に対して間接的に働く機能 ・感染防御，抗腫瘍活性 ・自己免疫発症抑制，免疫寛容 ・アレルギー性喘息 ・非アレルギー性喘息，COPD 発症	標的に対して直接的に働く機能 Th1: 感染防御，抗腫瘍活性 Th2: アレルギー発症 Treg: 自己免疫発症抑制，免疫寛容

合した抗原とは反応できない)である必要があるが，NKT 細胞レセプターのように，同種異系のみならず，種属を超えて異種に反応できる例は他にはない(➡NOTE TCR 認識のルール)．NKT 細胞と T 細胞の性状の違いは**表 8-4** に示した．

4 NKT 細胞が認識する内在性抗原

病原体を除いた SPF 環境下で，しかも，免疫もせずに生理的条件下で飼育している実験用マウスの胸腺や脾臓の *Vα14Jα18* 遺伝子の発現を解析すると，Vα14Jα18 鎖だけで全 TCRα 鎖の 2〜4% を占めることがわかった．全 TCRα 鎖の多様性(➡NOTE TCRα 鎖の多様性)は計算上 10^8 であるので，1 つの TCRα が出現する頻度は $1/10^8$ である．全 Vα 数はゲノム解析から約 100 個存在するので，Vα14 に限っても Vα14Jα18 鎖のような特別な配列が出現する頻度は概ね $1/10^8 \times 100 = 1/10^6$ である．ところが，実測値は 2〜4% 存在するので，NKT 細胞は期待値の 1,000〜10,000 倍も多く生理的条件下でクローン性増殖を起こしていることになる．このことから，NKT 細胞は内在性糖脂質抗原によって絶えず活性化され，増殖していることが予想された．isoGb3 などの内在性糖脂質が内在性抗原として候補に挙がっている．

5 さまざまな病態にかかわる NKT 細胞群とその分子メカニズム

NKT 細胞機能は，①IFNγ によるアジュバント作用によって自然免疫系・獲得免疫系細胞の増殖と活性化を誘導し，病原体感染細胞やがん細胞を排除する，②Th2 サイトカインによって，アレルギー性喘息などのアレルギー性炎症を惹起する，③IL-17 を産生し，多形核白血球などの炎症細胞を炎症局所に誘導し，自己免疫疾患，非アレルギー性喘息などの発症に関与する，④IL-10 によって移植生着，免疫寛容や疾患発症予防などの免疫制御を担い，制御性樹状細胞，Treg 細胞(制御性 T 細胞)を誘導して免疫制御を行うことが知られている．しかし，抗原認識に関与する Vα14 レセプターは 1 種類であるのに，どのようなメカニズムで，異なる機能をもつサイトカインが産生され，異なる機能を果たすことができるのか不明

NOTE TCR 認識のルール

抗体による抗原認識は抗原への直接結合であるが，T 細胞抗原レセプター(TCR)の認識は MHC 分子に結合している抗原ペプチドを認識するため抗原だけではなく MHC 分子とも結合する必要がある．そのため，MHC が異系(アロ)であると，MHC のレセプター結合部のアミノ酸配列が異なるために結合できなくなる．したがって，TCR の抗原認識には同種同系であることが条件である．これを TCR 抗原認識における遺伝的拘束性(MHC 拘束性)ともいう．

NOTE TCRα 鎖の多様性

ゲノム上 TCRα 鎖 V 領域遺伝子は 100 個，*Jα* 遺伝子はおおよそ 100 個存在する．したがって，単純な組み合わせだけで 10^4 種類の TCR ができる．また N 領域の多様性は 10^4 あると計算されているので，TCRα 鎖は 10^8 あるということになる．*Vα* 遺伝子はおおよそ 100 個存在するため，*Vα14* 遺伝子に限ってみると，その 10^6 の多様性があることになり，特定の配列の *Vα14* 遺伝子の頻度は $1/10^6$ の頻度でしか出現しないことになる．

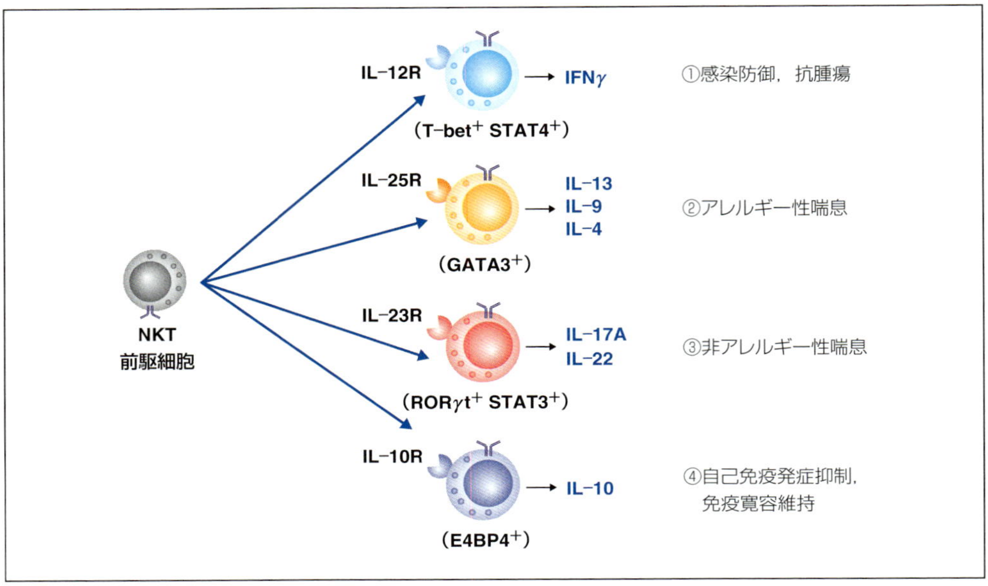

図 8-19　異なる機能を担う NKT 細胞亜集団
NKT 細胞機能は，サイトカインレセプターとサイトカイン産生を決定する転写因子の発現で決まる．①がんや感染防御に働く NKT 細胞：IL-12R 陽性 NKT 細胞は，T-bet，STAT4 を発現．IL-12 で活性化され，IFNγ を産生．IFNγ によるアジュバント作用で自然免疫系・獲得免疫系免疫細胞の増殖と活性化，病原体感染細胞・がん細胞を排除．②アレルギー性喘息を起こす NKT 細胞：IL-25R 陽性 NKT 細胞は，GATA3 を発現．IL-13，IL-9 などの Th2 サイトカインで，アレルギー性炎症を惹起．③慢性炎症性疾患・非アレルギー性喘息を起こす NKT 細胞：IL-23R 陽性 NKT 細胞は，RORγt，STAT3 を発現．IL-17 を産生し，多形核白血球などを主体とする自己免疫疾患，非アレルギー性喘息などを発症．④免疫制御を担う NKT 細胞：免疫制御を担う NKT 細胞は，E4BP4 を発現．濾胞辺縁 B 細胞や制御性樹状細胞が産生する IL-10 で活性化され，IL-10 を産生．直接または制御性樹状細胞，Treg を誘導して移植生着や自己免疫疾患発症を制御．注：IL-10 産生 NKT 細胞が独立集団か，どこから由来するか今のところ不明．

であった．

最近，明らかにされた機能発現メカニズムは，以下のようになる．NKT 細胞が機能を担うためには，他の細胞と同様，2 つの活性化シグナル（➡NOTE）が必要である．第 1 シグナルである Vα14 レセプターはすべての NKT 細胞において同じであるが，活性化第 2 シグナルとなるサイトカインレセプターの異なる発現パターンとサイトカイン産生を規定する転写因子の発現により，異なる NKT 細胞亜集団に分類でき，機能の異なる NKT 細胞の存在が明らかになった（図 8-19）．

A がんや感染防御のために働く NKT 細胞

生体防御にかかわる NKT 細胞は，IL-12 レセプター（IL-12R）を発現し，IFNγ 産生に必要な T-bet 転写因子，STAT4 シグナル分子の発現を特徴としている．大量の IFNγ を産生し，そのアジュバント作用により，自然免疫系・獲得免疫系のエフェクター細胞群の増殖，機能活性化を引き起こし，がんや感染細胞を排除する（図 8-19）．このNKT 細胞は，病原体成分をパターン認識する TLR，NRL，RLR レセプターなどの自然免疫レ

NOTE　2 つのシグナルによるリンパ球活性化

外からの刺激に反応して細胞が活性化されるためには，質の異なる 2 種類以上のシグナルが必要であるとされている．T 細胞の場合は，レセプターと MHC 分子-抗原ペプチドの相互作用が第 1 のシグナルで，T 細胞上の補助レセプター（例えば CD28）と樹状細胞上に発現するそのリガンド（CD80/CD86）との相互作用が第 2 シグナルとなる．第 2 シグナルは細胞膜分子だけではなくサイトカインでも可能である．例えば，特定のレセプターをもつ T 細胞がクローン性増殖を起こすときは，最初抗原レセプターと MHC 分子-抗原ペプチドの反応によって，そのリンパ球だけに IL-2 サイトカインレセプターが発現し，その後抗原を提示している樹状細胞からの IL-2 シグナルと反応して増殖が始まる．これが，抗原特異的に起こるクローン性増殖の機序でもある．

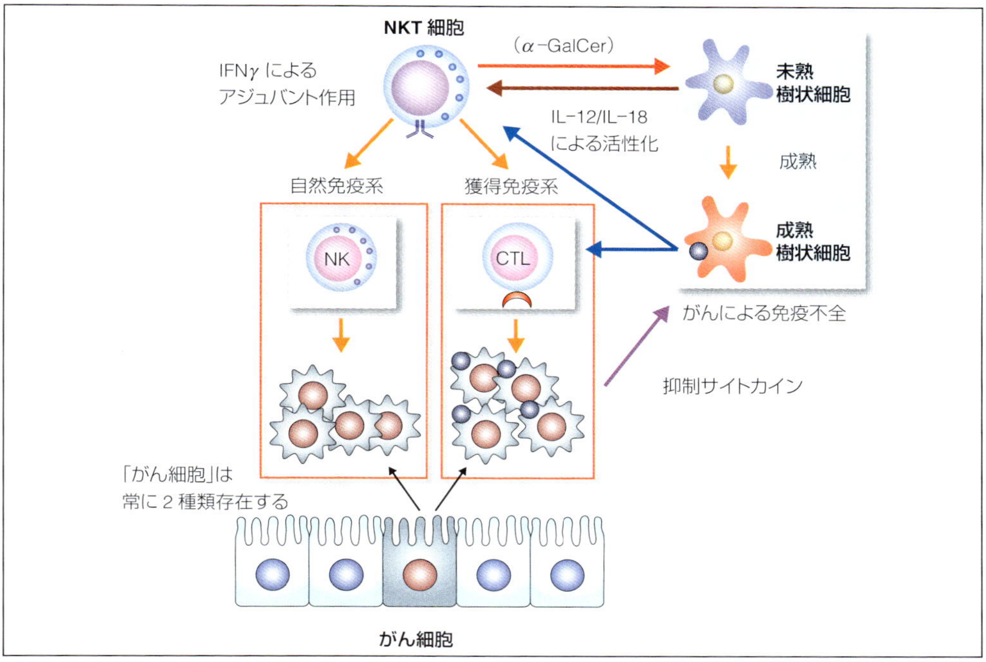

図 8-20　NKT 細胞の抗腫瘍メカニズムとその概念に基づく免疫細胞治療
がん組織には「MHC 分子を失ったがん細胞」と「MHC 分子を発現しているがん細胞」が混在．これらを同時に排除することが再発を防ぐ．「MHC 分子を失ったがん細胞」は NK 細胞が，「MHC 分子を発現しているがん細胞」は CD8 キラー T 細胞（細胞傷害性 T 細胞）が排除．NKT 細胞が産生する IFNγ は，NK･CD8 キラー T 細胞を活性化でき，2 種類のがん細胞を同時に排除．また，NKT 細胞は α-GalCer を介して未熟樹状細胞を成熟し，免疫不全を改善．この NKT 細胞を標的にした治療の場合は，「がん」の種類を問わない．

セプター（➡NOTE）からの刺激で樹状細胞が産生する IL-12 に反応する最初の細胞（➡NOTE）である．

IL-12 に反応して初期に産生される IFNγ のほとんどが NKT 細胞由来であることは，NKT 細胞しかいない NKT マウスに IL-12 を投与すると正常マウスと同じ量の血中 IFNγ が産生され，NKT 細胞欠損マウスを用いた場合は IFNγ が産生されないことから明らかになった．CXCR3，CXCR6 などのケモカインレセプターを発現し，そのリガンドを多く発現している肝臓，脾臓に存在する．NKT 細胞は直接標的細胞を殺す細胞傷害活性〔➡NOTE（次頁）〕をもっているが，NKT 細胞の絶対数がもともと少ないために，抗腫瘍効果としては，直接の細胞障害作用よりも，むしろアジュバント作用（➡227 頁 NOTE）のほうが主である．

1 ● 抗腫瘍・感染防御機能

抗腫瘍・感染防御には，IL-12R 陽性 NKT 細

> **NOTE　自然免疫レセプター**
>
> 病原体成分である病原体タンパク質，糖脂質，脂質，DNA，RNA などの成分を哺乳類のそれらと区別し，パターン認識するレセプター pattern recognition receptor（PRR）で，TLR（Toll-like receptor），RIG-I（retinoic acid-inducible gene-I）-like receptor（RLR），NOD（nucleotide binding oligomerization domain）-like receptor（NLR）などが知られている（➡62 頁参照）．

> **NOTE　IL-12 に反応する最初の細胞は NKT 細胞**
>
> TLR などの自然免疫レセプターが活性化されると IL-12 サイトカインが産生され，その後次々に免疫細胞が活性化されるカスケード反応が起こる．特に，IL-12 に反応する最初の細胞は NKT 細胞であり，それによって NKT 細胞は大量の IFNγ を産生して，その作用（アジュバント作用）により NK 細胞や，CD8 T 細胞を活性化する．実際，免疫系に NKT 細胞だけしか存在しない NKT マウスに IL-12 を注射すると，免疫系が完全なマウスと同じ量の IFNγ が産生されるが，免疫系から NKT 細胞だけを欠損させたマウスは IFNγ の産生は起こらなかったことから明らかである．

胞によるアジュバント作用が必須であるが，それをがん治療モデルで説明するとわかりやすい(**図8-20**)．がん細胞が体内に発生すると，2種類のがん細胞「MHC分子を失ったがん細胞」と「MHC分子を発現したがん細胞」が必ずできる．この状態はウイルス感染でも同じである．これら2種類のがん細胞あるいは感染細胞群を同時に排除できないと再発する．

NK細胞は「MHC分子を失ったがん細胞」を殺すが「MHC分子を発現したがん細胞」を殺すことはできない．それに反して，獲得免疫系CD8キラーT細胞(細胞傷害性T細胞)は「MHC分子を発現したがん細胞」だけが標的になり，「MHC分子を失ったがん細胞」は殺すことができない(➡NOTE CD8キラーT細胞とNK細胞の細胞傷害作用)．しかし，IL-12R陽性NKT細胞が産生するIFNγは，NKおよびCD8キラーT細胞を同時に活性化できるため，「MHC分子を失ったがん細胞」と「MHC分子を発現したがん細胞」を同時に排除できる(**図8-20**)．

さらに，がん患者では，がん細胞からつくられる抑制性サイトカイン(IL-10，TGFβなど)が，樹状細胞の成熟を妨げ，未熟樹状細胞のまま成熟できない状態であるため抗原提示ができずCD8キラーT細胞を活性化できないが，NKT細胞はα-GalCer存在下で未熟樹状細胞と反応できる唯一の細胞であり，NKT細胞は活性化され，それによって成熟樹状細胞に誘導し，免疫不全を改善できる．実際，進行肺がん症例17例に対して行ったNKT細胞標的治療の臨床試験結果は，60%の症例の平均生存期間が，標準治療後の平均生存期間と比べて，数倍有意な延長がみられた(➡NOTE 進行肺がん患者に対するNKT細胞標的療法)．

がん細胞はもともと，病原体と異なり，アジュバント作用をもたないので，「がん」を治療する場合は，がん抗原だけあっても治療は不可能で，アジュバント作用が必須である．がん患者の場合は

NOTE NKT細胞の直接細胞傷害活性

IL-12R陽性NKT細胞は，それ自体の直接細胞傷害効果は限定的ではあるが，NK細胞と同じ直接細胞傷害活性をもつ．NKT細胞の直接細胞傷害メカニズムは以下の機序が示されている．①Fas-FasLを介する細胞障害：IL-12R陽性NKT細胞は，Fasリガンド(FasL)を発現し，標的細胞のプログラム細胞死を誘導．FasL-Fas相互作用によって標的細胞のカスパーゼを活性化，細胞骨格タンパク質(ラミニン，アクチンなど)を融解・断裂し，細胞は死に至る．②パーフォリン/グランザイムによる細胞障害：NKT細胞がパーフォリン/グランザイムなどの細胞障害分子を放出，標的細胞を殺す．パーフォリン分子は活性型補体第9成分と相似の分子で，標的細胞膜に穴をあけ，そこを通ってグランザイムが注入され，カスパーゼを活性化し，細胞死を誘導する．

NOTE CD8キラーT細胞とNK細胞の細胞傷害作用

図は，NK細胞とCD8キラーT細胞(細胞傷害性T細胞)の細胞傷害機序の違いを示す．NK細胞はNK抑制レセプターを介してがん細胞のMHC分子と結合すると抑制シグナルが発信，NK細胞の機能がストップし「MHC分子を発現しているがん細胞」は殺せない．これは，正常細胞を殺さず「MHC分子を失ったがん細胞」「異常細胞」だけを殺すメカニズムで，究極の自己非自己を区別するメカニズム．一方「MHC分子を失ったがん細胞」は，NK細胞に抑制シグナルが入らないため殺すことができる．CD8キラーT細胞は，MHC分子に結合した抗原ペプチドを認識するため「MHC分子を発現したがん細胞」だけが標的になり「MHC分子を失ったがん細胞」は殺せない．

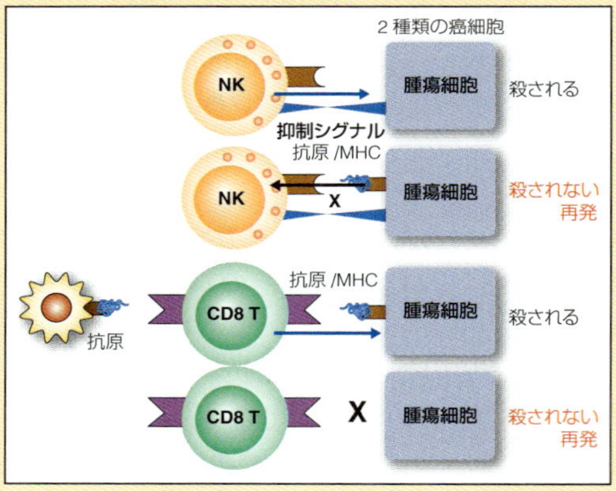

NOTE 進行肺がん患者に対するNKT細胞標的療法

進行肺がん症例(病型分類ⅢB，Ⅳ期および再発)は，がんが進行期にあるため外科的手術，抗がん剤，放射線療法などあらゆる治療に抵抗性で，無治療の場合(ベストサポーティブケア)の平均生存期間は4.6か月である．これらの症例17例に対して行ったNKT細胞標的治療第Ⅱ相臨床試験の結果は，初回治療だけで全17症例の平均生存期間中央値は19.6か月，60%症例の高IFNγ産生群では31.9か月であり，標準治療の抗がん剤・分子標的薬治療の平均生存期間の約8〜10か月に比べて，有意に延長した．このように，これまでの免疫治療が最前線の免疫細胞を標的に治療していたのと異なり，NKT細胞のアジュバント作用を利用する新しい概念のがん治療は2011年に高度医療に認定された．

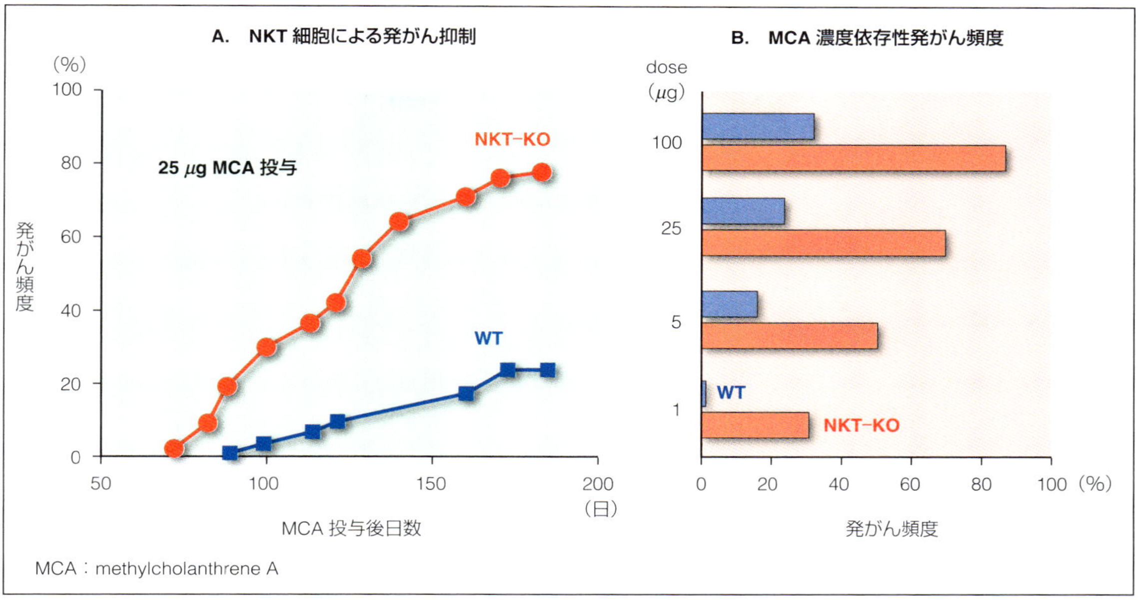

図 8-21 NKT 細胞の発がん抑制

メチルコラントレン A(MCA：化学発がん剤)をマウスに注射し，線維肉腫の発がんを観察すると，NKT 細胞を欠損したマウスでは約 1 か月早く(**A**)，しかも，さまざまな MCA 投与量の違いにかかわらず(**B**)，発がん頻度は 3～5 倍高かったことから，NKT 細胞は生体内の発がんを抑制していることを示唆している．この場合も，NKT 細胞の直接作用というよりはアジュバント作用によると思われる．NKT-KO：NKT 細胞だけ欠損しているマウス，WT：遺伝的改変をしていない普通のマウス．

免疫抑制が強く，未熟樹状細胞(➡NOTE)のままでいるためキラー T 細胞はつくられていても，活性化やクローン性増殖ができない状態にある．したがって，未熟樹状細胞を成熟型につくり替え，免疫不全状態を脱して，キラー T 細胞を効率よく活性化する NKT 細胞のアジュバント作用があれば，がんに対する免疫反応は作動する．また，NKT 細胞のアジュバント作用は，直接作用ではなく，がん抗原非特異的に作用するため，「がん」の種類を問わず，応用することが可能である．

> **NOTE 未熟樹状細胞の抗原提示**
>
> 未熟樹状細胞は，骨髄幹細胞から分化したばかりで，樹状細胞としての抗原提示機能はない．成熟するためには GM-CSF，TNFα などのサイトカインや LPS などの自然免疫レセプター刺激が必要である．担がん状態では，がん細胞から分泌される IL-10 や TGFβ などによって樹状細胞の成熟が妨げられ，未熟樹状細胞の状態になっているために，がん抗原の提示ができない状態である．NKT 細胞は α-GalCer 存在下で未熟樹状細胞と相互作用できる免疫細胞であり，NKT 細胞も活性化されるばかりか，未熟樹状細胞を成熟させることが可能である．

2 がんの免疫学的監視機能

メチルコラントレン A(MCA：化学発がん剤)をマウスに注射し 3 か月後くらい経つと線維肉腫 fibrosarcoma が発生する．しかし，NKT 細胞を欠損したマウスでは約 1 か月早く，しかも発がん頻度は 3～5 倍高かった．NKT 細胞欠損マウスには NK 細胞が存在しているため，「発がん」を免疫学的に監視していると考えられるが，それでは不十分で，NKT 細胞が存在することによってより効果的に，発がんを抑えることができることを示唆している(図 8-21)．

3 マラリア感染阻止

NKT 細胞は，がんを阻止するメカニズムと同じ原理で感染症にも対処している．スポロゾイトの肝臓増殖期に α-GalCer を微量マウスに投与すると，ほぼ 100％マラリア感染を阻止できる．これは NKT 細胞が肝臓に多く存在することに加えて，α-GalCer によって活性化された IL-12R 陽性 NKT 細胞が大量に IFNγ を産生し，それによってスポロゾイトに感染した肝細胞が破壊され，感染阻止に働くためである．ちなみに，赤血球に感染するマラリア原虫には効果は全くみられない．

B アレルギー性喘息を起こす NKT 細胞

IL-25 レセプターをもつ NKT 細胞は，Th2 サイトカイン産生に必要な転写因子 *GATA3* 遺伝子を発現し，IL-4，IL-13，IL-9 などの Th2 サイトカインを産生する．特に NKT 細胞が産生する IL-4 は大量で，活性化 4 時間以内に急速に産生されるために early IL-4 と呼ばれ，IgE へのクラススイッチを誘導し，IgE 抗体産生に重要な働きをしている．この IL-25R 陽性 NKT 細胞は，同時に Th2 ケモカイン（TARC/CCL17 や MDDC/CCL22）および好酸球ケモカイン（chitinase3-like-3）を分泌して Th2 細胞や好酸球を呼び寄せ，急性アレルギー炎症を発症させる（**図 8-19 ②**）．IL-25R 陽性 NKT 細胞から産生される IL-13 は喘息発症，気道上皮のリモデリングなどのアレルギー喘息発症にかかわり，アレルギー炎症の慢性化に関与する．CCR4，CCR7 ケモカインレセプターを発現し，そのリガンドが多く発現する肺，消化管リンパ節などに局在するが，肝臓には存在しない．組織像は，NKT 細胞が産生するケモカインによって誘導される CD4 T 細胞および好酸球浸潤を主とする．

C 慢性炎症性疾患，非アレルギー性喘息

IL-23 レセプターをもつ NKT 細胞は，IL-17 サイトカイン産生に必要な転写因子 RORγt，*STAT3* 遺伝子の発現を特徴とし，IL-17 を産生するとともに，IL-17 によって補充される多形核白血球などの炎症細胞によって引き起こされる自己免疫疾患発症および非アレルギー性喘息を誘導する（**図 8-19 ③**）．この NKT 細胞は CCR4，CCR6，CCR7 ケモカインレセプターを発現することも特徴で，肺，消化管リンパ節，皮下組織などへの組織分布を決定している．

IL-23R 陽性 NKT 細胞は，1 型糖尿病発症，非アレルギー性喘息である RS ウイルス誘発性気管支喘息発症に関与する．1 型糖尿病を自然発症する NOD マウスの膵島へは疾患発症前から IL-23R 陽性 NKT 細胞が浸潤しており，発症に関与する．この細胞が産生する IL-17 は多形核白血球などを炎症組織に集める働きがあり，特徴的な炎症病理像をつくる．非アレルギー性喘息の病理組織像は，マクロファージ，多形核白血球，CD8 T 細胞の浸潤を主体とする．

D 免疫制御を担う NKT 細胞

免疫制御を担う NKT 細胞は，IL-10 産生に重要な転写因子 E4BP4 を発現し，IL-10 を産生する（**図 8-19 ④**）．制御性樹状細胞（DCreg：主として IL-10 を産生し，通常の樹状細胞が産生する IL-12 を産生しない樹状細胞）や濾胞辺縁帯 B 細胞 marginal zone B cell のように IL-10 を主として産生する細胞からの IL-10 によって活性化され，それ自体も IL-10 を産生し，未熟樹状細胞に働きかけて IL-10 を産生する制御性樹状細胞をつくり出すことによって，抑制サイクルをつくる（**図 8-22**）．このような状態は，最初の刺激だけでも長期（30 日以上）にわたって続き，免疫制御機能を安定的に発揮する．最終的に，制御性樹状細胞は，IL-10 を産生する CD4 制御性 T 細胞を誘導し，免疫系を抑制する．抑制の標的細胞は，Th17 細胞や Th2 細胞，CD8 キラー T 細胞などの最前線の細胞群である．

1 ● 移植片生着維持

ラットの膵臓 β 細胞をマウスの肝臓に移植し，同時に少量の抗 CD4 抗体を投与すると免疫寛容が導入され，移植片は長期にわたって生着する（**図 8-23**）．これと同じ処置を NKT 欠損マウスに行っても免疫寛容はできず，移植片は拒絶される．しかし，NKT 細胞欠損マウスに NKT 細胞を移入すると，免疫寛容は回復し，移植片は長期に生着した．この事実から，移植免疫寛容維持には NKT 細胞が必須であることがわかる．心臓移植においても移植片組織では，IL-10 優位の反応になっており，集積している NKT 細胞，樹状細胞さらに CD4 T 細胞も IL-10 を産生する Treg 細胞に変化している．この場合，制御性樹状細胞が IL-10 を産生する Treg 細胞を誘導し，免疫抑制を行っている．IL-10 に対する抗体を注射すると，免疫寛容維持ができず移植片は拒絶される．

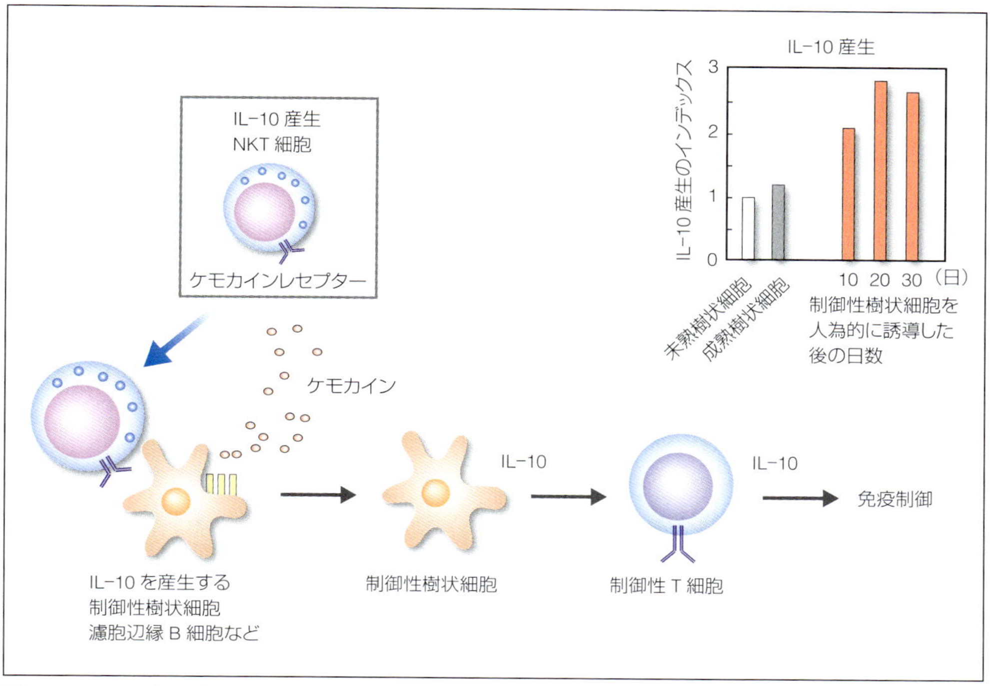

図 8-22　NKT 細胞抑制サイクル

NKT 細胞は，制御性樹状細胞や濾胞辺縁 B 細胞のように IL−10 を主として産生する細胞からの IL−10 によって活性化され，それ自体も IL−10 を産生し，IL−10 を産生する制御性樹状細胞をつくり出すことによって，抑制サイクルをつくる．このような状態は，長期（30 日以上）に続き（図上部右），IL−10 を産生する CD4 制御性 T 細胞を誘導し，安定的に免疫系を抑制する．

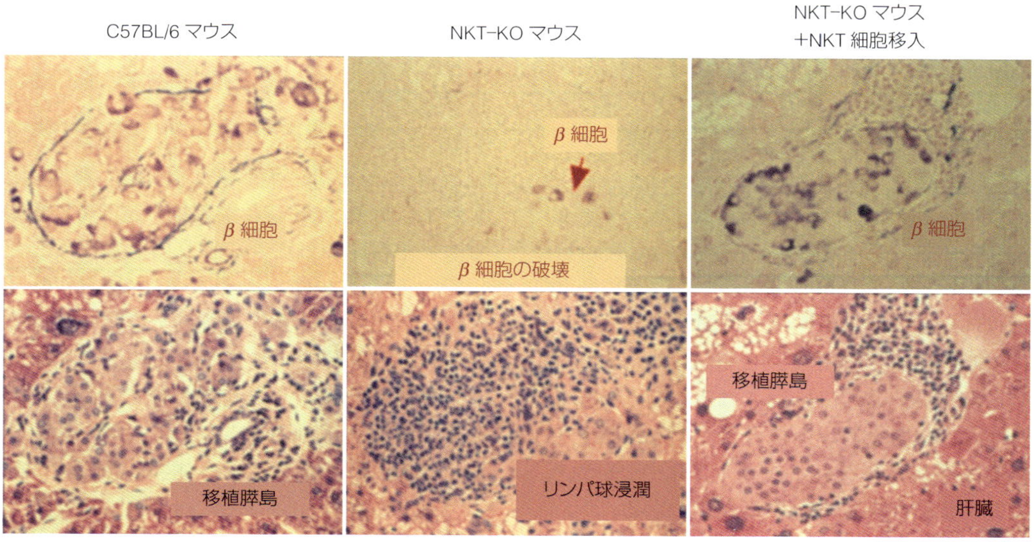

図 8-23　NKT 細胞による移植免疫寛容維持

ラット膵臓 β 細胞をマウス肝臓に移植．抗 CD4 抗体投与により免疫寛容を導入．移植片は 120 日以上生着（左）．NKT 細胞欠損マウス（NKT−KO）に同じ処置を行っても移植片は拒絶される．その場合は，移植ラット β 細胞の破壊とリンパ球浸潤がみられる（中）．しかし，NKT 細胞移入により，移植片は生着し，β 細胞は拒絶されない（右）．図上段はアルデヒドフクシン染色でラット膵臓 β 細胞の産生するインスリンを染色．下段はヘマトキシリンエオジン染色．（福岡大学安波洋一教授提供）

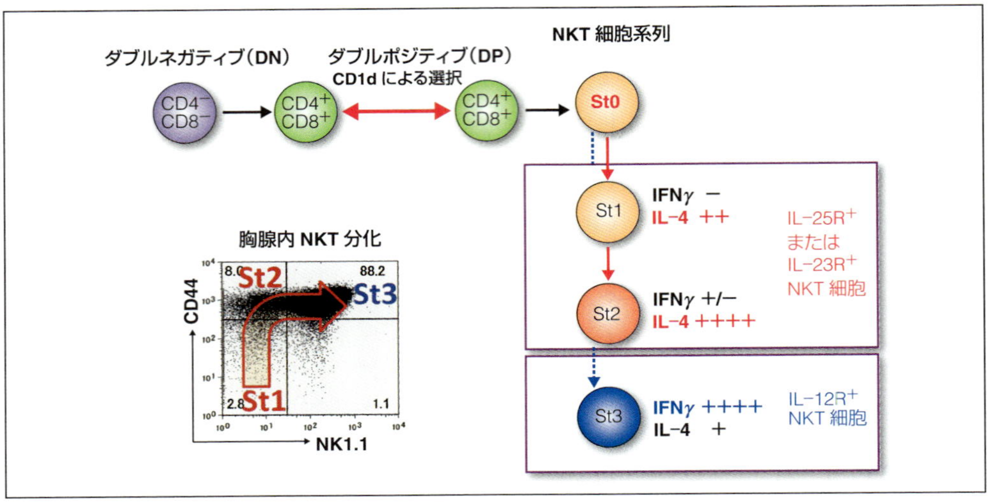

図 8-24　NKT 細胞の胸腺内分化

CD4 CD8 ダブルネガティブからダブルポジティブ胸腺細胞に分化すると，NKT 細胞は Vα14 レセプターを発現．ステージ(St)0 から St3 の胸腺内分化プロセスで，St1/St2 では Th2 サイトカインを産生する IL-25R 陽性 /IL-23R 陽性 NKT 細胞が分化し，St3 には移行しない．一方，St3 では IFNγ を産生する IL-12R 陽性 NKT 細胞が主として分化する．したがって，分化に伴って機能を獲得するのではなく，初期から機能の異なる独立亜集団として分化することが判明した．

2 ● 1 型糖尿病発症制御

糖尿病が発症する前に 1 型糖尿病発症 NOD マウスに α-GalCer を頻回注射あるいは NKT 細胞を移入すると糖尿病発症は抑制される．自己免疫疾患発症が抑制された膵島には IL-10 産生 NKT 細胞の集積と IL-10 産生の亢進がみられ，抑制の結果，IFNγ，IL-17 産生が抑制される．

3 ● 実験的アレルギー性脳脊髄炎発症抑制

ミエリン塩基性タンパク質 myelin oligodendrocyte glycoprotein(MOG)を注射すると，実験的アレルギー性脳脊髄炎 experimental allergic encophalomyelitis(EAE)を発症する．制御性 NKT 細胞によって誘導された制御性樹状細胞に MOG 抗原を取り込ませて，EAE 発症マウスに投与すると，脳炎発症は抑制される．*IL-10* 遺伝子欠損の樹状細胞を用いた場合は，同じ処置をしても脳炎は抑制されないことから，IL-10 が免疫抑制に重要な働きをしていることがわかる．

6 NKT 細胞の胸腺内分化

胸腺内 NKT 細胞分化は，CD4 CD8 ダブルネガティブ胸腺細胞から CD4 CD8 ダブルポジティブ胸腺細胞のステージで CD1d と会合できるレセプター(Vα14Jα18)をもつ細胞が選択され，NKT 細胞として運命づけられると考えられている．

幹細胞から分化し Vα14 レセプターを細胞表面上に発現した後は，ステージ(St)0 から St3 まで連続的に分化する間に段階的に Th2 および IFNγ などのサイトカイン産生能力を獲得するという説が有力であったが，最近の研究では，St1/St2 には IL-25R 陽性 NKT 細胞と IL-23R 陽性 NKT 細胞がほとんどで，St3 には IL-12R 陽性 NKT 細胞が主に存在することが判明し，NKT 細胞亜集団は分化初期から別々に独立の亜集団として分化していることが明らかとなった(**図 8-24**)．末梢組織で検出される NKT 細胞亜集団のサイトカインレセプター発現パターンは，すでに胸腺時代に確立されており，それぞれ機能の異なる NKT 細胞集団は相互移行することもなく，機能分類のマーカーとして使用できる(**図 8-19**)．

7 異なる機能を担う NKT 細胞

1986 年に単離された *Vα14* 遺伝子の特徴的な性状から，第 4 のリンパ球として記載されてきた NKT 細胞は，1997 年 NKT 細胞欠損マウスの作

出および α-ガラクトシルセラミドが NKT 細胞リガンドであることを発見するに及んで，通常の T 細胞と異なり糖脂質を標的にした免疫系であることが判明した．系統発生的にみても，Vα14 レセプター遺伝子はほとんどの哺乳類で保存されている．また，進化論的に極めて重要な細胞であることが示されており，その自然免疫的な性状から感染症生体防御に必須の細胞であると考えられる．その意味で，がん，感染症に働く NKT 細胞は，NKT 細胞全体の 90% を占め，他の機能をもつ NKT 細胞がたかだか 10% を占めるにすぎないことからも，感染防御を主体として進化してきたことがわかる．このことから，アレルギー炎症機能を獲得した進化的背景を考えることは，免疫細胞がさまざまな機能をもつようになった進化の系譜を考えるうえで興味深い．

8 まとめ

1. NKT 細胞は，自然免疫系と獲得免疫系を繋ぎ，活性化するアジュバント機能をもつ．自然免疫系や獲得免疫系の免疫細胞が，直接，病原体やがんなどを攻撃する最前線の細胞であるのに対して，NKT 細胞は直接，病原体やがん細胞に対峙する機能よりも，これら前線の細胞群を賦活し，免疫系を制御する働きが主である．したがって，この NKT 細胞機能がないと自然免疫系・獲得免疫系とも正常でも免疫反応は十分な効果を出せないため，ウイルス，細菌感染で死亡する．
2. NKT 細胞は唯一種類の Vα14Jα18 レセプターを発現し，種属に 1 種類しか存在しない CD1d 分子に結合した内在・外来性糖脂質を認識する免疫系であり，通常の T 細胞系が外来性タンパク質を認識する免疫系である点で大きく異にする．
3. NKT 細胞は多くの機能をもつが，それらは異なるサイトカインレセプターを発現する NKT 細胞亜集団によって担われ，それぞれ抗感染・抗腫瘍，アレルギー性喘息，非アレルギー性喘息・自己免疫疾患および移植片生着・免疫寛容・自己免疫疾患発症制御などの免疫制御機能を司る．

C 獲得免疫（免疫担当細胞の機能）

ヘルパー T 細胞

1 獲得免疫反応の司令塔としての CD4 陽性ヘルパー T 細胞

CD4 陽性 T 細胞は，獲得免疫反応の中心的な役割を果たす細胞である．例えば，B 細胞に作用して抗体産生を誘導（ヘルプ）する．CD8 陽性 T 細胞やマクロファージを活性化し，その機能を上昇させる．さらに，免疫反応を抑制的に調節する細胞もあり，自己免疫反応や T 細胞依存性の免疫反応を抑制する．また，免疫記憶に対しても重要な役割を果たす．逆に，CD4 陽性 T 細胞の機能に障害があると，いろいろな感染症にかかりやすくなる．例えば，ヒト免疫不全ウイルス human immunodeficiency virus（HIV）感染患者では CD4 陽性 T 細胞の数が減少し，生命にかかわるさまざまな感染症に罹る．

2 Th1/Th2 パラダイム

A Th1/Th2 細胞の発見

CD4 陽性のヘルパー T 細胞（Th）に IFNγ を産生する **Th1 細胞**と，IL-4 や IL-5 を産生する **Th2 細胞**という違ったサブセットが存在することが 1986 年にティム・モスマン Tim Mosmann とロバート・コフマン Robert Coffman によって報告された．T 細胞クローンが樹立できるようになり，サイトカイン遺伝子のクローニングが盛んに行われていた当時大きな注目を浴びた．以後十数年にわたってヘルパー T 細胞については Th1/Th2 細胞の概念をもとに多くの研究がなされ，さまざまな免疫反応や免疫病態の理解が飛躍的に進んだ．

B Th1/Th2 細胞の分化と免疫反応

Th1/Th2 パラダイムの概要を，**図 8-25** に従って説明する．

胸腺で成熟した T 細胞は末梢に移行するが，

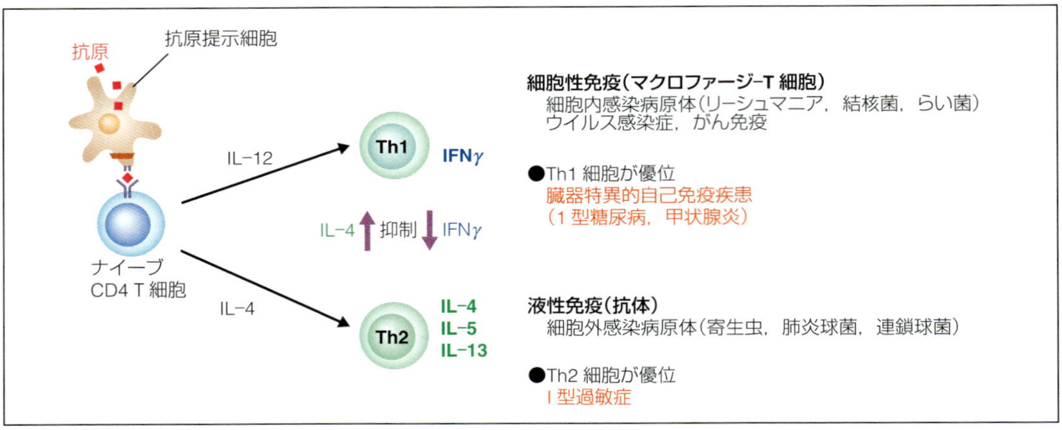

図 8-25 Th1/Th2 細胞の分化と免疫反応
ナイーブ CD4 陽性 T 細胞が，末梢リンパ組織内で T 細胞抗原レセプター(TCR)によって抗原提示細胞上に提示された抗原を認識すると Th1 や Th2 細胞に分化する．抗原認識時の TCR や補助レセプターからのシグナル伝達の強さとサイトカインによって，Th1/Th2 細胞の分化方向が決まる．IL-12 が存在するときには Th1 細胞に，IL-4 が存在するときには Th2 細胞に分化する．Th1 細胞は再び抗原を認識すると大量の IFNγ を産生し，Th2 細胞は大量の IL-4，IL-5，IL-13 を産生する．Th1/Th2 細胞はそれぞれの産生する IFNγ，IL-4 によってお互いを抑制している．分化した Th1/Th2 細胞は抗原認識後，異なるサイトカインを産生するために図に示したような異なる免疫反応を担う．Th1/Th2 細胞のバランスが崩れると，アレルギーや自己免疫疾患といった炎症性の免疫疾患が起こる．

その細胞はまだ一度も抗原認識をしていない細胞という意味でナイーブ T 細胞と呼ばれる．ナイーブ CD4 陽性 T 細胞は Th0 細胞と呼ばれることもある．このナイーブ CD4 陽性 T 細胞は，少量の IL-2 を産生する能力はあるが，大量のサイトカインを産生する能力はない．ナイーブ CD4 陽性 T 細胞が，末梢リンパ組織内で T 細胞抗原レセプター(TCR)によって抗原提示細胞上に提示された抗原を認識すると，1〜2 週間で機能型の Th1 や Th2 細胞に分化する．これは，胸腺での T 細胞の分化と区別する意味で，「**機能分化** functional differentiation」と呼ばれることもある．重要な点は，ナイーブ CD4 陽性 T 細胞の最初の抗原認識では，抗原排除に至る免疫反応が誘導されるのではなく，自らが生体防御の最前線で活躍できる機能型の Th1 や Th2 細胞に分化する，という点である．

どちらに分化するかは，①抗原認識時の TCR や補助レセプターからのシグナル伝達経路(TCR による認識→128 頁参照)の違い，シグナルの強さ，②周囲に存在するサイトカインの種類などによって決まる．サイトカインについては，IL-4 が存在するときには Th2 細胞に，IL-12 が存在するときには Th1 細胞に選択的に分化する．Th1 細胞の分化に必要な IL-12 は，樹状細胞などの抗原提示細胞から産生される．Th2 細胞の分化に必要な IL-4 は，議論の余地はあるがナイーブ CD4 陽性 T 細胞が出す少量の IL-4 である可能性が高い．Th1 細胞は再び抗原を認識すると大量の IFNγ を産生することができる．Th2 細胞は大量の IL-4，IL-5，IL-13 を産生する．Th1 細胞は IL-4，IL-5，IL-13 を産生せず，Th2 細胞は IFNγ を産生しない．このため，**IFNγ は Th1 サイトカイン**やタイプ 1 サイトカイン，**IL-4，IL-5，IL-13 は Th2 サイトカイン**やタイプ 2 サイトカインと呼ばれる．

分化した Th1/Th2 細胞は抗原認識後，異なるサイトカインを産生するために異なる免疫反応を担う．Th2 細胞は，B 細胞に働き抗体産生を誘導し液性免疫を担う．抗体を介して**細胞外感染病原体**(蟯虫(ぎょうちゅう)などの寄生虫，肺炎球菌，連鎖球菌など)に対する免疫反応を起こす．一方，Th1 細胞は，IFNγ を産生しマクロファージを強力に活性化するため，細胞性免疫を誘導し**細胞内感染病原体**(リーシュマニア，結核菌，らい菌など)の排除にかかわる免疫反応を誘導できる．さらに，産生する IFNγ によって CD8 陽性 T 細胞や NK 細胞を活性化し，さまざまなウイルス感染症やがん細胞

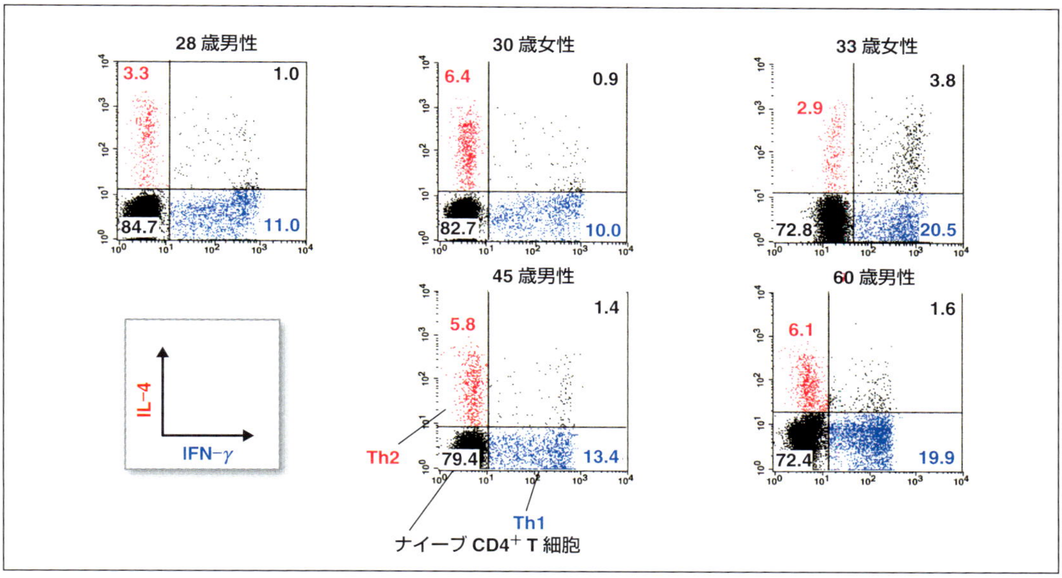

図 8-26　ヒト末梢血に存在する Th1/Th2 細胞
健常成人の末梢血単核球を PMA(phorbol 12-myristate 13-acetate)とイオノマイシン ionomycin で刺激し，抗 IFNγ 抗体と抗 IL-4 抗体で細胞内染色を行い，CD4 陽性 T 細胞にゲートをかけて Th1/Th2 細胞を表示したもの．例えば，45 歳男性では，CD4 陽性 T 細胞の 13.4%が IFNγ を産生する Th1 細胞で，5.8%が IL-4 を産生する Th2 細胞であることがわかる．ナイーブ CD4 陽性 T 細胞は刺激しても IFNγ も IL-4 も産生しないので，左下の分画(79.4%)に表示される．それぞれの人はそれぞれの割合で Th1 細胞と Th2 細胞をもっている．

の排除に大きな役割を果たしている．

Th1 細胞の産生する IFNγ は Th2 細胞の分化を抑制し，Th2 細胞の産生する IL-4 は Th1 細胞の分化を抑制する．そのためお互いを抑制する機能をもつことになり，Th1/Th2 細胞は生体内ではあるバランスをもって存在している．また，Th2 細胞の産生する IL-4 はさらに Th2 細胞の分化を促進し，Th1 細胞の産生する IFNγ は IL-12 依存性の Th1 細胞分化を増強する．つまり，Th1/Th2 細胞の産生するサイトカインは自らの分化をさらに促進する(positive amplification)．**図 8-26** は，健常人の末梢血にある Th1/Th2 細胞の数を調べたフローサイトメトリーの実験結果で，それぞれのヒトは IFNγ を産生する Th1 細胞と IL-4 を産生する Th2 細胞，どちらも産生しないナイーブ CD4 陽性 T 細胞を一定数もつことがわかる．

Th1/Th2 細胞のバランスが崩れると，アレルギーや自己免疫疾患といった炎症性の免疫疾患が起こるといわれている．**図 8-25** のように，Th2 細胞が優位な炎症である I 型過敏症は **Th2 病**，Th1 細胞によって起こる 1 型糖尿病などは **Th1 病**とも呼ばれる(炎症のメカニズム→334 頁，アレルギー疾患→348 頁参照)．

C 「Th1/Th2 パラダイム」から確立した概念

Th1/Th2 細胞の分化は最初 *in vitro* の実験で証明されたが，現在では，生体レベルでも，マウスとヒトの両者において正しいことがわかっている．その後 Th1/Th2 細胞以外の Th 細胞サブセットが発見され(後述→242 頁)，「Th1/Th2 パラダイムは古い」とか「間違いである」，という論議もなされたが，以下にまとめるような，免疫学上の重要な概念はいまでも正しく，「Th1/Th2 パラダイム」の考え方をもとにして行われた多くの研究によって確立されたものである．

①Th 細胞には機能の違う細胞分画(Th1/Th2 細胞)があり，共通のナイーブ CD4 陽性 T 細胞から末梢リンパ組織において周囲に存在するサイトカインの影響などを受けて分化する．

②Th1 細胞は IFNγ，Th2 細胞は IL-4，IL-5，IL-13 という異なるサイトカインを産生するため，それぞれ異なる局面で免疫反応を担う．もう一方のサイトカインは産生しない．

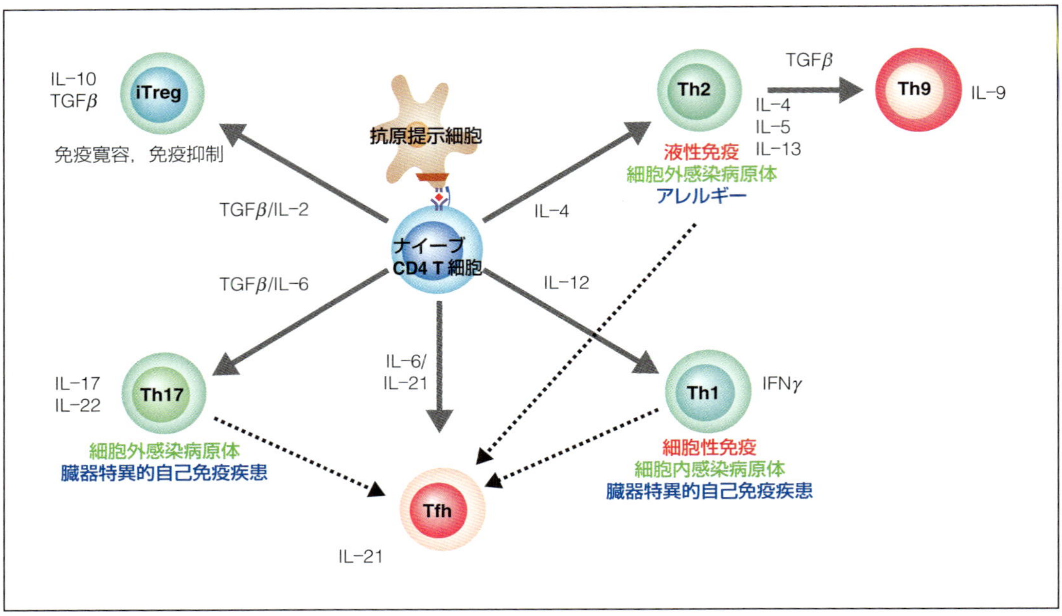

図 8-27　Th1/Th2/Th17/iTreg 細胞サブセット
これまで報告されている Th 細胞サブセットの分化に必要なサイトカイン，分化後に抗原認識を行った場合に産生するサイトカイン，担当する免疫反応とバランスが崩れた場合の病態などをまとめた．分化した Th1/Th2/Th17 細胞が Tfh になる，ということも報告されている（点線矢印）．

③分化した Th1/Th2 細胞は，それぞれが産生するサイトカイン，すなわち IFNγ と IL-4 によって互いを抑制する機能をもち，生体内では常にあるバランスをもって存在している．

④Th1/Th2 細胞のバランスが崩れると，**アレルギー**や**自己免疫疾患**といった炎症性の免疫疾患が起こりやすくなる．

3 Th1/Th2/Th17/iTreg/Tfh/Th9 細胞の分化と機能

A Th17 細胞

2003 年になって，ナイーブ CD4 陽性 T 細胞から分化する新たな Th 細胞である **Th17 細胞**が同定された（図 8-27）．それまで Th1 細胞が担うと考えられていた一部の**臓器特異的自己免疫疾患**を起こす細胞が **IL-17** を産生するため，Th17 細胞と命名された．Th17 細胞は，IL-17A，IL-17F，IL-22 を選択的に産生する．IL-21 も産生するが，IL-21 は他の Th 細胞からも産生される．IL-17 ファミリーに属する IL-17A と IL-17F はホモロジー（相同性）が高く，約 35 kD のホモダイマーまたはヘテロダイマーを形成して作用する．

マウスのナイーブ CD4 陽性 T 細胞は，**TGFβ と IL-6** の存在する環境で抗原を認識すると Th17 細胞へ分化する．IL-6 は STAT3 を活性化し，RORγt の発現が誘導され Th17 細胞になる．また，Th17 細胞分化を制御する他のサイトカインとして，IL-1β，IL-21 による増幅，および IL-23 による維持が知られている．

ヒトとマウスの Th17 細胞の相違点として，マウスでは TGFβ と IL-6 が分化に必要なのに対し，ヒトの Th17 細胞分化には TGFβ は必要なく，末梢血単核球から **IL-1β と IL-23** で誘導できる．しかし，TGFβ や IL-6 の関与も報告されている．IL-23 レセプターやケモカインレセプター CCR6 の発現はヒトとマウスの Th17 細胞で共通に認められる．

Th17 細胞が産生する IL-17A，IL-17F，IL-22 は，真菌や細菌などの細胞外感染病原体の感染防御に働く．事実，慢性皮膚粘膜カンジダ症患者では，これらのサイトカインの産生に障害が認められる．また，一部の細胞内感染病原体のリーシュ

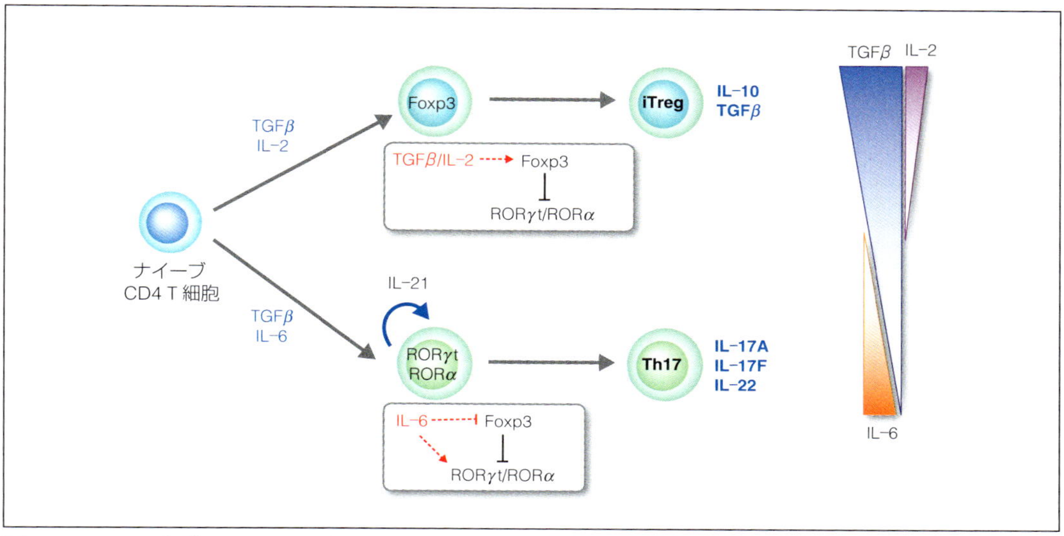

図 8-28　Th17 細胞と iTreg 細胞の分化制御
マウスのナイーブ CD4 陽性 T 細胞は，TGFβ と IL-2 の存在する環境で抗原を認識すると iTreg 細胞へ分化する．TGFβ と IL-6 の存在する環境では Th17 細胞へ分化する．iTreg 細胞へ分化するか Th17 細胞に分化するかは IL-2 の存在や，TGFβ と IL-6 のバランスによって決定されている．TGFβ が多い環境下では iTreg 細胞となり，一方 TGFβ も存在するが IL-6 が多くある環境下では Th17 細胞となる．これは，Th17 細胞へ分化誘導を行う転写因子 RORγt の発現を Foxp3 が抑制して iTreg 細胞になるか，もしくは IL-6 シグナルが Foxp3 発現を抑制すると共に，RORγt 発現を誘導して Th17 細胞になるかによる．

マニアや結核に対する感染防御にも重要であることが知られている．一方で，これらのサイトカインは**多発性硬化症**，**関節リウマチ**，および**炎症性腸疾患**（**クローン病**，**潰瘍性大腸炎**）などの自己免疫疾患の病態形成に関与する（自己免疫➡363 頁参照）．

B iTreg

一次リンパ組織である胸腺で **Foxp3** を発現し免疫抑制機能をもつ regulatory T 細胞を naturally occurring regulatory T（**nTreg**）細胞と呼ぶ．これに対し，ナイーブ CD4 陽性 T 細胞が TGFβ と IL-2 存在下で抗原提示を受けることにより Foxp3 を発現し抑制活性をもつように分化した細胞を induced regulatory T（**iTreg**）細胞と呼ぶ．iTreg 細胞は抑制性サイトカインである IL-10 や TGFβ を産生し，炎症反応の抑制や免疫寛容に働く．nTreg 細胞や iTreg 細胞による細胞機能抑制に関しては，免疫制御のメカニズム（➡191 頁）参照．

末梢ナイーブ CD4 陽性 T 細胞は転写因子 Foxp3 を発現していないが，TGFβ と IL-2 存在下で抗原提示を受けると Foxp3 を発現し iTreg 細胞へと分化する．Th17 細胞も iTreg 細胞も TGFβ が分化に必要である．iTreg 細胞へ分化するか Th17 細胞に分化するかは IL-2 の存在や，TGFβ と IL-6 のバランスによって決定されている（**図 8-28**）．TGFβ が多い環境下では iTreg 細胞となり，一方 TGFβ も存在するが IL-6 が多くある環境下では Th17 細胞となる．これは，Th17 細胞へ分化誘導を行う転写因子 RORγt の発現を Foxp3 が抑制して iTreg 細胞になるか，もしくは IL-6 シグナルが Foxp3 発現を抑制するとともに，RORγt 発現を誘導して Th17 細胞になるかによるものと考えられる．

C Tfh

CD4 陽性 T 細胞の大きな機能の 1 つに，**胚中心** germinal center で B 細胞に働いて Ig のクラススイッチや体細胞突然変異 somatic hypermutation を誘導する現象がある．この機能をもつ細胞は **Tfh 細胞** follicular helper T cell と呼ばれ，選択的に CXCR5 を発現し胚中心に存在している．Tfh 細胞は胚中心の形成と維持に必要であり，

表 8-5 Th1/Th2/Th17/iTreg/Tfh/Th9 細胞の分化にかかわる主要転写因子と機能分子発現

	Th1	Th2	Th17	iTreg	Tfh	Th9
転写因子	STAT4 (STAT1) T-bet	STAT6 GATA3	STAT3 RORγt/RORα	STAT5 Foxp3	STAT3 Bcl-6	PU.1?
サイトカイン産生	IFNγ	IL-4 IL-5 IL-13	IL-17A IL-17F IL-22	IL-10 TGFβ	IL-21	IL-9
ケモカインレセプター発現	CCR5 CXCR3	CCR4 CCR8	CCR6	CCR4 CCR8	CXCR5	?

それぞれの Th 細胞の分化を誘導する主要転写因子，分化後の抗原認識時に産生するサイトカインとケモカインレセプターの発現をまとめたもの.

B 細胞から形質細胞への分化や記憶 B 細胞の形成に必須の役割を果たす. **図 8-27** にあるように，この Tfh 細胞はナイーブ CD4 陽性 T 細胞から IL-6 と IL-21 で誘導できるため，第 5 の Th 細胞分画とも捉えることができるが，Th1/Th2/Th17 の 3 種類のエフェクター Th 細胞が一時的に CXCR5 を発現し，胚中心で Tfh 細胞機能をもつようになった状態と捉える考え方が優勢である.

D Th9

その他に，TGFβ 存在下で Th2 細胞から分化する **Th9 細胞**は IL-9 を産生する. Th9 細胞は，ナイーブ CD4 陽性 T 細胞から分化させることもできるが，生理的機能など不明な点が多い.

4 Th1/Th2/Th17/iTreg/Tfh/Th9 細胞の分化にかかわる主要転写因子

それぞれの Th 細胞は，ナイーブ CD4 陽性 T 細胞からの分化過程でそれぞれ異なる転写因子が発現することで，ある特有のサイトカイン産生能を獲得する(**表 8-5**). この分化過程で発現誘導される転写因子は，**マスター転写因子**と呼ばれ，1 つの Th 細胞の分化を誘導すると同時に他の Th 細胞への分化を抑制する. また，それぞれの Th 細胞分化には，ナイーブ CD4 陽性 T 細胞の抗原認識時に周囲に存在するサイトカインの影響が大きく，それぞれのサイトカインレセプターの下流の **STAT 分子**の活性化が重要である. すなわち，主要転写因子としては，マスター転写因子と STAT 分子があり，マスター転写因子は発現誘導され，STAT 分子はリン酸化などによって活性化される.

A GATA3

GATA3 は最初に同定されたマスター転写因子で Th2 細胞の分化を誘導する. ナイーブ CD4 陽性 T 細胞も低いレベルで GATA3 を発現しているが，Th2 細胞に分化するときに IL-4 レセプター下流の **STAT6** の活性化により GATA3 の発現レベルは数倍以上に上昇する. Th1 細胞に遺伝子導入法などを用いて GATA3 を強制的に発現させると，IL-4 を産生するようになる. GATA3 は，サイトカインをコードする遺伝子が近傍に並んで存在している Th2 サイトカイン遺伝子座(IL-4，IL-5，IL-13)に結合し，クロマチンリモデリングを起こして Th2 サイトカイン遺伝子座のクロマチン状態をオープンにし Th2 細胞に分化させる. GATA3 は逆に Th1 細胞の分化を抑制する.

B T-bet

T-bet は，T-box 転写因子ファミリーに属し，IFNγ を産生する Th1 細胞誘導のマスター転写因子といわれる. 事実，Th2 細胞に T-bet を強制発現させると，IFNγ を産生するようになる. しかしながら，T-bet 遺伝子欠損マウスでも正常レベルの IFNγ を産生できることから，T-bet は GATA3 の発現を抑制し，Th1 細胞分化の方向に進めるという作用が大きいと考えられる. CD8 陽性 T 細胞では，同じ T-box 転写因子ファミリーのエオメソデルミン **eomesodermin** も IFNγ 産生を誘導するが，記憶型の CD4 陽性 Th 細胞ではエオメソデルミンが IFNγ の産生調節を行っていることもわかっている.

C RORγt/RORα

RORγt/RORα は，共に Th17 細胞のマスター転写因子である．RORγt は TCR での抗原認識後，TGFβ と IL-6 によって数時間のうちに急速に誘導される．Th17 細胞の分化や IL-17 の産生には RORγt/RORα の両方が働いている．

D Foxp3

Foxp3 は，nTreg 細胞のマスター転写因子として報告され，抑制活性を担っていることがマウスの系(scurfy mouse)でもヒトの系(IPEX 症候群)でも報告されている(自己免疫疾患の遺伝因子➡367 頁参照)．ナイーブ CD4 陽性 T 細胞は，TCR での抗原認識後，活性化する NF-AT と TGFβ 刺激によって活性化する Smad3 の協調的な作用により Foxp3 を発現するようになる．Foxp3 は，iTreg においても免疫反応の抑制活性を担う．

E Bcl-6

Bcl-6 は転写抑制因子として知られており，ノックアウトマウスでは Th2 細胞によるアレルギー性炎症に似た炎症反応が自然に起こる．これは，GATA3 の発現抑制ができないためといわれている．最近，Bcl-6 は Tfh 細胞に高発現しており，Bcl-6 の発現が Tfh 細胞特異的分子(CXCR5, PD-1, IL-6R, IL-21R)の発現に必要十分であることがわかった．そこで，**Bcl-6** は Tfh 細胞のマスター転写因子と呼ばれるようになった．

F STAT

STAT 分子は，サイトカインレセプターの下流のシグナルにより活性化される．Th1 細胞分化において，**STAT4** は IL-12 によって活性化され，**STAT1** が IFNγ で活性化する．T-bet の発現と協調して IL-12Rβ の発現や IFNγ の産生を誘導し，Th1 細胞の分化を増強する．Th2 細胞分化に関しては，**STAT6** が IL-4 によって活性化され，GATA3 遺伝子に働いてクロマチンリモデリングを起こし Th2 細胞分化を誘導する．Th17 細胞に関しては，**STAT3** が IL-6, IL-21, IL-23 などによって活性化され，IL-17 や IL-21 遺伝子座に直接結合すると同時に，RORγt や IL-23 レセプターの発現を誘導する．STAT3 は Tfh 細胞の分化にも重要である．iTreg 細胞の分化においては，IL-2 による **STAT5** の活性化が Foxp3 分子を誘導し，Th17 細胞の分化を抑制する．このように，STAT の中にもある Th 細胞の分化を促進し別の Th 細胞分化を抑制するという二重の機能をもっているものもある．その他にも，多くの転写因子(RUNX ファミリー，IRF ファミリー，Ikaros ファミリー，Gfi-1，c-Maf，PU.1，FOG，ROG)が Th 細胞分化を調節していることがわかっている．

5 Th 細胞の機能維持と実際の炎症病態(図 8-29)

Th1/Th2/Th17/iTreg/Tfh/Th9 細胞についてそれぞれの機能や分化のメカニズムについて解説してきたが，それぞれの Th 細胞の機能に関しては強固に変化しないものではなく**可塑性** plasticity があることもわかってきた．Th1 や Th2 細胞は，かなり可塑性が低いことから，**"細胞系譜** cell lineage" といってもよいが，iTreg 細胞や Th17 細胞は周りのサイトカインの環境によって容易に他の Th 細胞の産生するサイトカインを産生するようになる．むしろ，**"一時的な表現形"** と考えたほうが適当である．iTreg 細胞は IL-6 と IL-21 で Th17 細胞になり，Th17 細胞は IL-4 産生 Th2 細胞や IFNγ 産生 Th1 細胞に，それぞれ IL-4 や IL-12 存在下で分化させることができる．

さらに，実際の炎症組織では，Th1，Th2，Th17，Th9 細胞や抑制作用のある iTreg 細胞が混在しており，特に炎症が慢性期になると，複雑な炎症細胞の浸潤を呈す．**図 8-29** は，それぞれのサブセットの機能をアレルギー性の気道炎症(喘息)を例にまとめたものである．Th1 や Th17 細胞も Th2 細胞とは違った形で気道炎症反応を誘導しており，iTreg 細胞以外は，増悪の方向で作用している．

6 まとめ

1. 獲得免疫の司令塔である CD4 陽性ヘルパー T 細胞には Th1/Th2/Th17/Treg/Th9 細胞などのサブセットがあり，それぞれ異なった働きを

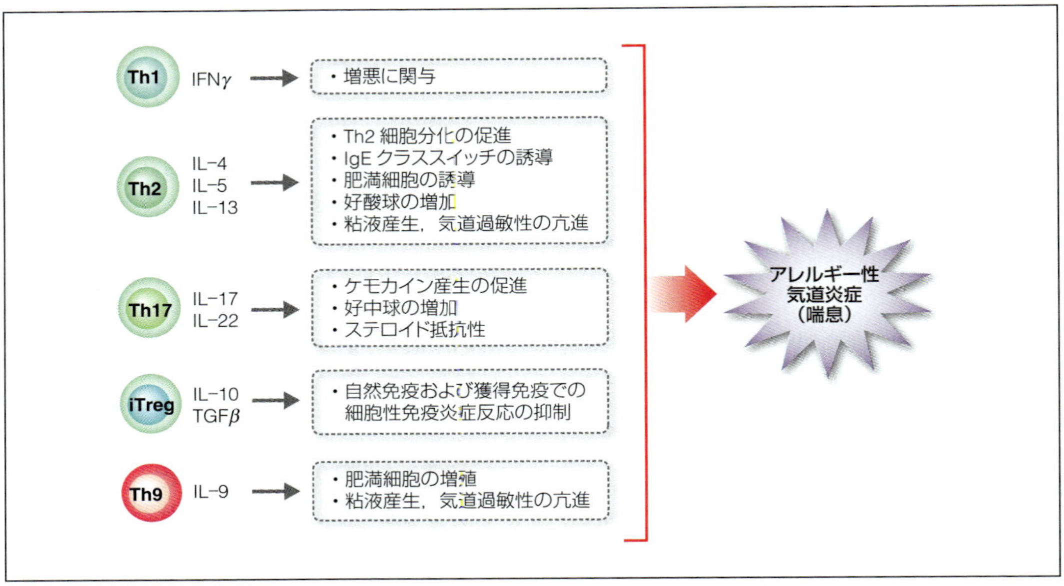

図 8-29 Th 細胞サブセットによるアレルギー性気道炎症（喘息）の病態形成
Th1/Th2/Th17/iTreg/Th9 細胞はすべてアレルギー性気道炎症の病態形成にかかわる．違った炎症細胞（好酸球，好中球，肥満細胞など）をリクルートし，炎症像は違うものの，iTreg 以外はすべてアレルギー性気道炎症の発症を増悪させる．

もつ．

2. ナイーブ CD4 陽性 T 細胞から 1 つのサブセット，例えば Th1 細胞に分化するときには，Th2 細胞のような他のサブセットへの分化が抑制される．また，分化した Th1 細胞は Th2 細胞の分化を抑制するなどの機序があり，それぞれ機能の違うサブセットが干渉し合いながら，あるバランスをもって生体内に存在し，多種多様の病原微生物に対して巧妙かつ効率のよい生体防御や炎症反応を誘導する．
3. 体内の Th 細胞サブセット間のバランスが崩れると，アレルギーや自己免疫疾患などさまざまな免疫関連疾患が発症したり病態が進行したりする．

B 細胞

B1 細胞は主に腹腔や胸腔に存在し，リンパ節や脾臓などの末梢リンパ組織のほとんどを占める通常のB細胞とは，種々の性質が異なる．通常のB細胞はB1細胞に対比して**B2 細胞**と呼ばれることもあるが，単にB細胞と呼ばれる場合がほとんどであるので，ここでもB1細胞と対比する際にのみ通常のB細胞をB2細胞と呼び，それ以外は単にB細胞と表記する．

1 特異抗体の産生

B細胞は免疫応答の際に活性化・増殖し，**形質(プラズマ)細胞**に分化して抗体を産生する．B細胞は集団としては，多様なV領域の配列により多種多様な抗原特異性をもつ免疫グロブリンを産生できるが，個々のB細胞は単一の抗原特異性をもつ免疫グロブリンしか産生できない．このため，抗原で免疫すると，抗原に特異的な抗体を産生するB細胞が活性化して抗体を産生するが，その他の特異性のB細胞は活性化しない．その結果，もっぱら抗原に特異的に結合する抗体のみが産生される．このような特異的な抗体産生により，感染症などの際には効率よく微生物が排除される一方，不要な抗体産生が起きないために，自己免疫などの危険は最小限となる．しかし，ワクチンの際には，個々の微生物や場合によっては個々の型の微生物のワクチンを用意することが必要になる．

A 膜型および分泌型免疫グロブリンの産生

免疫グロブリンは選択的スプライシングにより**膜型免疫グロブリン**と**分泌型免疫グロブリン**を産生する．H鎖のC領域には免疫グロブリンドメインやヒンジ領域に対応する合計4つのエキソンが存在し，さらに疎水性の膜貫通領域と細胞内領域をコードする5番目および6番目のエキソンが存在する．4番目のエキソン内に**スプライスドナーサイト**があり，続いて**分泌コンポーネント**と呼ばれる領域がある．このスプライスドナーサイトを用いたスプライシングが起こると，膜貫通領域と細胞内領域をもった膜型免疫グロブリンH鎖が産生され，このスプライシングが起こらないと，分泌コンポーネントをもった分泌型免疫グロブリンH鎖が産生される(**図 8-30**)．分泌型および膜型H鎖がL鎖と会合して，それぞれ分泌型および膜型免疫グロブリンとなる．したがって，分泌型と膜型免疫グロブリンはC末端のごく一部が異なるのみで，抗原特異性を決定するV領域をはじめ免疫グロブリンの主な領域は全く同一である．

膜型免疫グロブリンはB細胞の表面に発現され，抗原と結合するためにB細胞の抗原レセプターB cell receptor(**BCR**)として機能する．抗原が結合するとBCRは細胞内シグナル分子を活性化する．免疫応答の際には，BCRで抗原と反応したB細胞のみが，活性化・増殖し，プラズマ細胞に分化して抗体(**分泌型免疫グロブリン**)を産生する．膜型および分泌型免疫グロブリンが同一の抗原特異性をもつために，産生された抗体は，BCRに反応した抗原に特異的に結合する(**図 8-31**)．このように，選択的スプライシングにより同じ抗原特異性の膜型および分泌型免疫グロブリンが産生され，それぞれBCRおよび抗体として機能することにより，特異的な抗体産生が起こる．

2 B細胞の活性化，増殖とプラズマ細胞への分化

A T細胞依存性抗原とT細胞非依存性抗原

B細胞がタンパク質に反応して抗体を産生するには，T細胞からのヘルプが必要である．このため，タンパク質抗原は**T細胞依存性抗原**と呼ばれる．一方，多糖などのタンパク質以外の分子の中には，T細胞からのヘルプなしに抗体産生が起こるものがある．このような分子は**T細胞非依存性抗原**と呼ばれる．髄膜炎菌などの一部の細菌の表面はもっぱら多糖で覆われている．このような微生物への感染防御には，T細胞非依存性の抗体応答が重要である．後述のように，T細胞依存性抗原に反応した場合には免疫記憶が成立するが，T細胞非依存性抗原には免疫記憶は誘導されない．

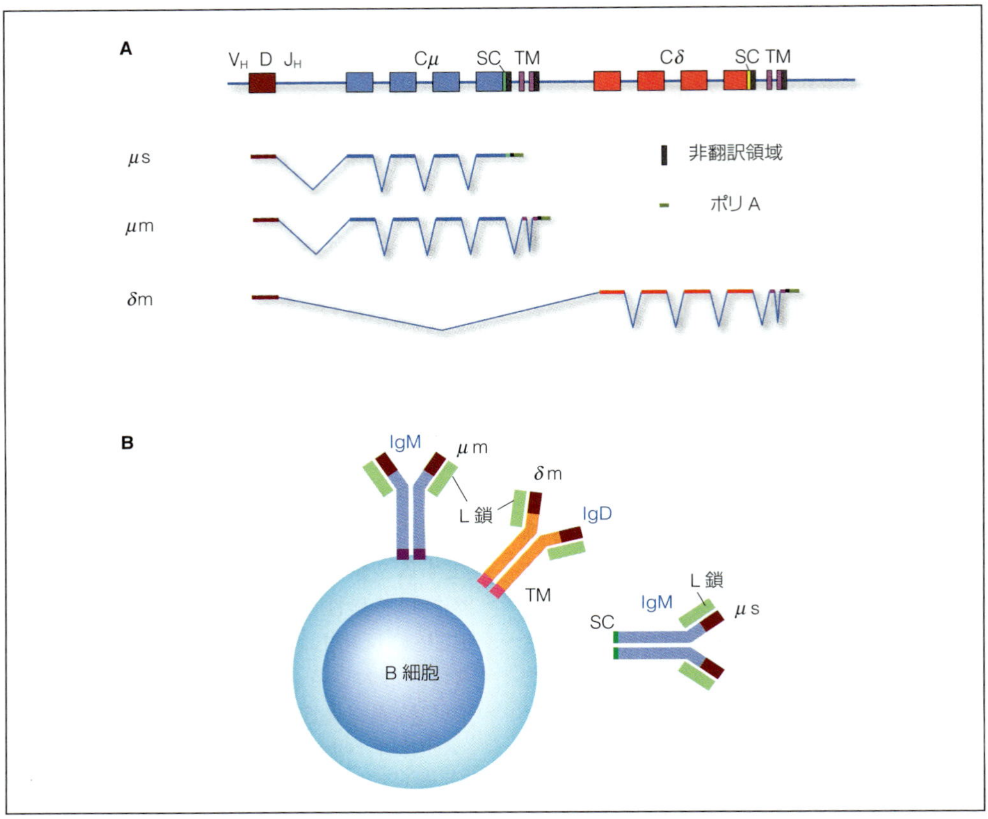

図 8-30　分泌型および膜型 IgM と IgD の産生
A：IgM および IgD の H 鎖の遺伝子と mRNA の産生．選択的スプライシングにより分泌型および膜型 IgM H 鎖（μ 鎖）および IgD H 鎖（δ 鎖）が産生される．μs：分泌型 μ 鎖，μm：膜型 μ 鎖，δm：膜型 δ 鎖，Cμ：μ 鎖 C 領域遺伝子，Cδ：δ 鎖 C 領域遺伝子，SC：分泌コンポーネント，TM：膜エキソン
B：膜型 IgM および IgD と分泌型 IgM タンパク質（抗体）．分泌型 IgM は実際には五量体を形成する．TM：膜貫通領域，SC：分泌コンポーネント

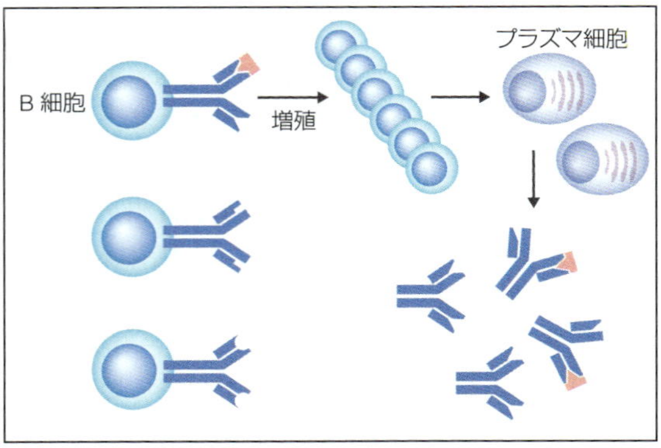

図 8-31　特異抗体産生のメカニズム
B 細胞は集団としては多様な抗原特異性をもつ免疫グロブリンを産生するが，個々の B 細胞は単一の特異性をもった免疫グロブリンのみを産生する．免疫応答の際には，BCR で抗原と反応した B 細胞が活性化・増殖して抗体を産生するが，BCR（膜型免疫グロブリン）と抗体（分泌型免疫グロブリン）の抗原特異性が同一であるために，抗原に特異的な抗体の産生が起こる．

B 濾胞 B 細胞と辺縁帯 B 細胞

B 細胞の大部分は脾臓やリンパ節の濾胞（または一次濾胞と呼ばれる）に局在し，**濾胞 B 細胞**と呼ばれる．一部の B 細胞は白脾髄の最も外縁の辺縁帯に局在し，**辺縁帯 B 細胞**と呼ばれる（**図 8-32**）．辺縁帯 B 細胞は種々の膜分子の発現が濾胞 B 細胞とは異なる．辺縁帯 B 細胞は，T 細胞非依存性抗原への反応をもっぱら担う．一方，濾胞 B 細胞は T 細胞依存性抗原に応答し，抗体産生反応を行う．濾胞 B 細胞は生下時より存在するが，辺縁帯 B 細胞は遅れて発生し，マウスで生後 2〜3 週，ヒトでは生後 1〜2 歳にならないと形成されない．おそらくこのために，細菌多糖への抗体産生は 2 歳ごろにならないと起こらない．

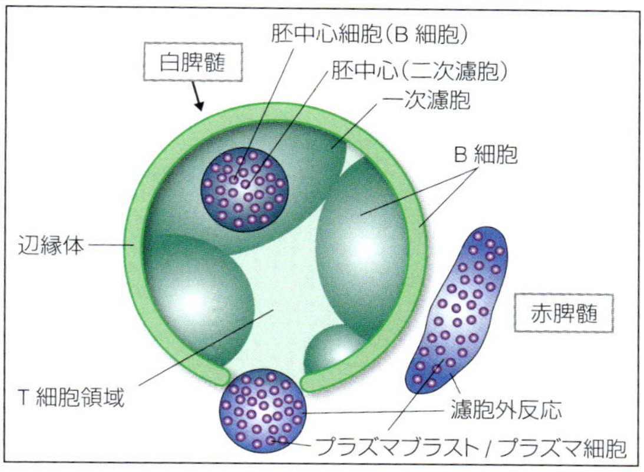

図 8-32　脾臓での B 細胞の局在と免疫応答
濾胞 B 細胞は濾胞に局在し，T 細胞依存性抗原との反応により，活性化・増殖して胚中心反応を起こす．また，濾胞外の白脾髄や赤脾髄でプラズマブラストからプラズマ細胞に分化する(濾胞外反応)．辺縁帯 B 細胞は，辺縁帯に局在し，T 細胞非依存性抗原に反応して速やかに濾胞外反応を起こしてプラズマ細胞に分化する．

C 濾胞ヘルパー T 細胞と T 細胞ヘルプ

末梢リンパ組織では，T 細胞と B 細胞は別々の局在を示し，T 細胞の存在する領域は T 細胞領域と呼ばれる．免疫応答の際には，抗原で刺激された B 細胞と T 細胞が濾胞と T 細胞領域の境界に移動する．B 細胞は T 細胞と接触し，T 細胞のヘルプを受けて活性化・増殖する．**濾胞ヘルパー T 細胞**と呼ばれるヘルパー T 細胞サブセットが，B 細胞をヘルプし，以下に述べる胚中心反応などを含めて T 細胞依存性反応を誘導する．

D B 細胞と T 細胞の相互作用

T 細胞と B 細胞の反応には B 細胞が発現する MHC クラスⅡ分子を介した抗原提示が重要な役割を果たす．BCR と結合した抗原は，効率よく細胞内に取り込まれ，エンドソームに輸送される．エンドソームでは，抗原が部分分解され，その結果生成した抗原ペプチドが MHC クラスⅡ分子と会合して複合体を形成し，細胞表面に輸送される(**図 8-33**)．活性化 B 細胞は樹状細胞と同様に MHC クラスⅡ分子の他に T 細胞補助刺激分子 CD80 および CD86 も発現するが，ナイーブ T 細胞を活性化することはできない．B 細胞による抗原提示は，樹状細胞とは異なり，もっぱら BCR を介して細胞内に取り込んだ抗原を提示する．その結果，免疫応答の際には，抗原に反応した B 細胞は，提示した抗原を介して，樹状細胞により活性化した同じ抗原を認識する T 細胞と反応する．その結果，B 細胞は T 細胞からのヘルプを受けて活性化すると共に，B 細胞との反応により濾胞ヘルパー T 細胞の分化が誘導される．T 細胞ヘルプが同じ抗原に反応して活性化した T 細胞からのみ誘導されることにより，非特異的な B 細胞の活性化を起こさず，抗原に反応した B 細胞のみが T 細胞からのヘルプを受け，特異抗体の産生が保証される．

活性化した B 細胞と T 細胞の相互作用には，種々の分子の関与が明らかになっている．T 細胞は活性化と共に，**CD40L(CD154)**を発現するようになる．T 細胞上の CD40L との反応により産生された，CD40 を介するシグナルは抗原と反応した B 細胞の生存と増殖を誘導する．一方，抗原と反応した B 細胞が T 細胞と反応できないと，CD40 を介するシグナルがないために B 細胞はアポトーシスにより死滅する．また，活性化 B 細胞が発現する **ICOSL** は活性化 T 細胞上の **ICOS** と反応する．ICOS を介するシグナルは，濾胞ヘルパー T 細胞の分化に必須である．さらに，T 細胞由来の **IL-21** が B 細胞のプラズマ細胞への分化を促進する．また，B 細胞と T 細胞の接触に，SLAM や CD84 などの SLAM ファミリー分子が接着分子として重要である(**図 8-33**)．

E 濾胞外反応

T 細胞依存性抗原により活性化した B 細胞の一部は，免疫応答の初期に速やかにプラズマブラスト，さらにプラズマ細胞に分化する．この際，プラズマブラストやプラズマ細胞は主に濾胞外の白脾髄や赤脾髄にみられるので，このような反応は**濾胞外反応**(**図 8-32**)と呼ばれる．濾胞外反応ではもっぱら短寿命のプラズマ細胞が産生される．T 細胞非依存性抗原に反応した B 細胞も同様に濾胞外反応により抗体を産生する．T 細胞非依存性応答では，後述の胚中心反応を起こさず，もっぱら濾胞外反応により抗体を産生する．

F 胚中心反応

T 細胞依存性抗原に反応して活性化した B 細

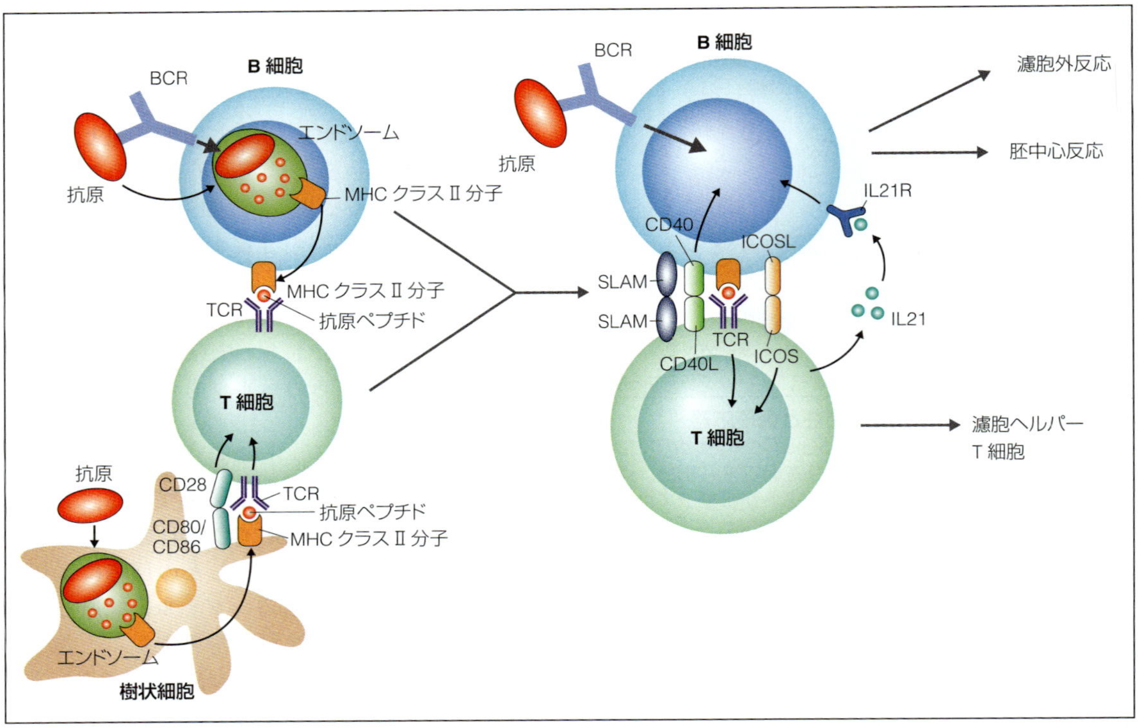

図 8-33　B 細胞と T 細胞の相互作用
抗原と BCR を介して反応した B 細胞は抗原を取り込んで分解し MHC クラスⅡ分子と共に細胞表面に発現する．同じ抗原で活性化した T 細胞は，TCR を介して B 細胞と反応する．この際に，B 細胞上の CD40 および IL-21R はそれぞれ T 細胞由来の CD40L および IL-21 と反応し，T 細胞上の ICOS が B 細胞上の ICOSL と反応し，シグナル伝達が起こる．これらのシグナルは B 細胞の生存や分化，T 細胞の濾胞ヘルパー T 細胞への分化で重要である．

胞の一部は，さらに濾胞内で増殖し，**胚中心**(二次濾胞とも呼ばれる)を形成する(**図 8-32**)．胚中心は主に活性化して増殖する B 細胞からなるが，濾胞樹状細胞と濾胞ヘルパー T 細胞も存在する．**濾胞樹状細胞**は，濾胞に局在する間葉系の細胞で，細胞表面に補体レセプターや Fc レセプターを発現し，これらのレセプターを介して抗体や補体に結合した抗原をトラップする．胚中心 B 細胞では，免疫グロブリン遺伝子の V 領域に多数の**体細胞突然変異**が導入される．その結果，多くの B 細胞は抗原への反応性が低下するが，一部の B 細胞では抗原に対するより高い親和性を獲得する．このような高親和性 B 細胞は，他の B 細胞との競合に勝って濾胞樹状細胞上の抗原に結合し，選択的に生存する(**図 8-34**)．一方，抗原に反応できなかった低親和性 B 細胞はアポトーシスで死滅する．このため，胚中心では多量のアポトーシスを起こした細胞がみられる．高親和性 B 細胞が選択的に生存することにより，高親和性抗体が産生される．このような現象を抗体の**親和性成熟**と呼ぶ．高親和性 B 細胞は，記憶 B 細胞または長寿命プラズマ細胞に分化して胚中心から移動し，長期間生存することにより免疫記憶にかかわる．

3 免疫グロブリンのクラスとクラススイッチ

A 免疫グロブリンのクラス

免疫グロブリンには，**IgM**，**IgD**，**IgG**，**IgE**，**IgA** の 5 つのクラスがあり，クラスによってはサブクラスがあるものもある．ヒトでは IgG には IgG1，IgG2，IgG3，IgG4 の 4 つのサブクラスが，

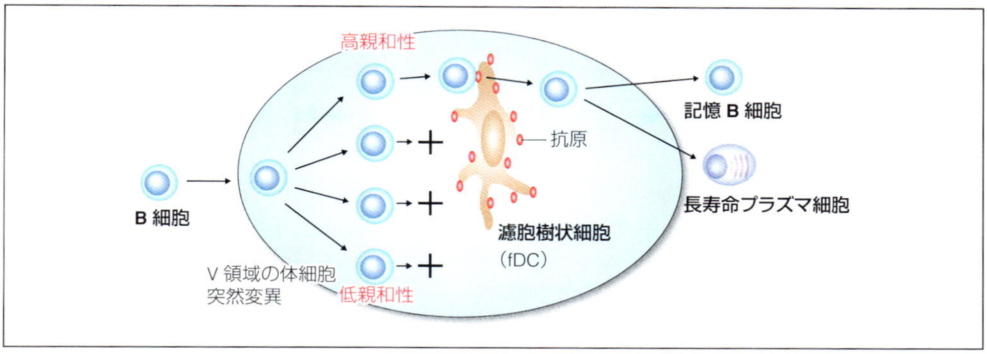

図 8-34 胚中心反応
胚中心では，B 細胞が増殖すると共に，免疫グロブリンの V 領域の体細胞突然変異が高頻度で起き，その中から濾胞樹状細胞上の抗原に結合できる高親和性の B 細胞のみが選択的に生存することで，抗体の親和性成熟が起こる．また，クラススイッチも起こる．高親和性 B 細胞は，記憶 B 細胞または長寿命プラズマ細胞に分化する．

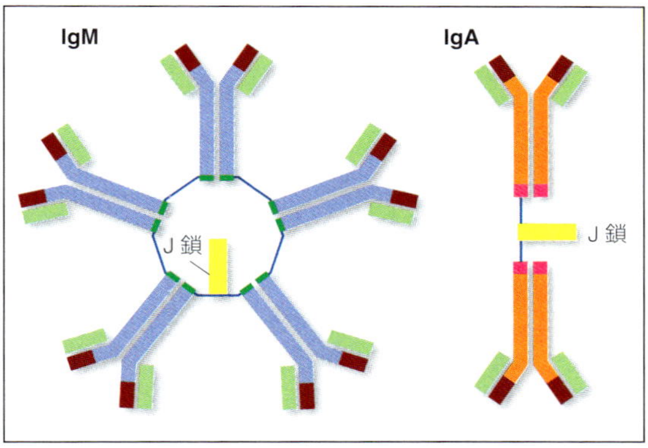

図 8-35 免疫グロブリンの多量体形成
2 本の H 鎖と 2 本の L 鎖からなる分子複合体が免疫グロブリンモノマーと呼ばれる．IgM はモノマーの五量体を形成する．また，IgA の一部は二量体を形成する．

IgA に IgA1 と IgA2 の 2 つのサブクラスがある．IgG，IgA および IgE についての選択的スプライシングにより膜型と分泌型が産生され，それぞれ BCR および抗体として機能する．IgM および IgA 抗体は J 鎖と会合し，それぞれ五量体および二量体を形成する（**図 8-35**）．多量体を形成することにより，個々の V 領域の抗原への親和性が低くても，繰り返し構造をもつ抗原に強い結合力（アビディティー avidity）をもつことができる．一方，IgM は組織への移行が IgG に比べて悪く，また，胎盤も通過しない．IgA はもっぱら粘膜組織で産生される．免疫グロブリンのクラスやサブクラスは，H 鎖の C 領域によって決まる．これらの H 鎖 C 領域の遺伝子は，μ 鎖 C 領域（Cμ），δ 鎖 C 領域（Cδ）さらにその他の C 領域が V 領域の下流にクラスターをなして存在する．

B IgM と IgD

抗原と反応したことがない**ナイーブ B 細胞**は，IgM と IgD の 2 つの異なるクラスの免疫グロブリンを BCR として細胞表面に発現する．RNA スプライシングの際に，V 領域エキソンから Cμ エキソンへのスプライシングが起こると IgM が，Cδ エキソンへのスプライシングが起こると IgD が産生される（**図 8-36**）．IgM と IgD は V 領域が同じであるので，抗原特異性は同じである．このような選択的スプライシングにより複数のクラスの免疫グロブリンが産生されるのは IgM と IgD の場合だけで，他にはない．

C 抗体のクラススイッチ

免疫応答の初期には，ナイーブ B 細胞が活性化し，IgM 抗体を産生されるが，時間の経過と共に B 細胞は IgM に代わって IgG などの他のクラスの免疫グロブリンを産生するようになる（**図 8-36**）．この現象を**クラススイッチ**と呼び，クラススイッチは濾胞外反応，胚中心反応にかかわらずに起こる．クラススイッチ組換えについては，遺伝子再編成の機構（➜94 頁）参照．

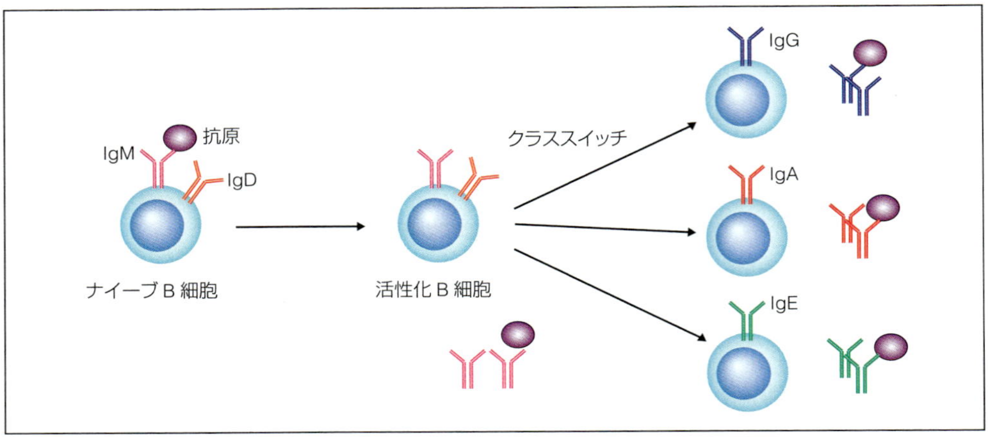

図 8-36 免疫グロブリンのクラススイッチ
抗原と反応して活性化したB細胞は，クラススイッチ組換えによりIgG，IgA，IgEを産生するようになる．この際に免疫グロブリンのV領域は保存されるために，抗原特異性は変わらない．また，IgG，IgA，IgE遺伝子はいずれも膜型および分泌型免疫グロブリンタンパク質を産生し，それぞれ，BCRおよび抗体として機能する．なお，IgM抗体は実際にはペンタマー（五量体）を形成する．

4 B1細胞

B1細胞は主に腹腔および胸腔に分布する．B1細胞は胎生期に前駆細胞から産生され，自己複製することにより維持される．IgMクラスの自然抗体を産生すると共に，一部は腸管に移動してIgAを産生し，微生物に対する第一線の防御を行う．

B1細胞は，当初CD5を発現するB細胞として同定されたが，その後CD5を発現しないがCD5陽性B細胞と類似の性状のB細胞が存在することが明らかとなり，あわせてB1細胞と呼び，CD5陽性B細胞をB1a細胞，CD5陰性だがCD5陽性B細胞と類似のB細胞をB1b細胞と呼ぶようになった．B1細胞は，マウスで明らかになってきたB細胞亜集団で，胎生期にはもっぱらB1細胞が産生される．B2細胞が生涯にわたって骨髄などの前駆細胞から産生し続けるのに対し，B1細胞は胎生期に産生された細胞が自己複製することにより維持され，成体では主に腹腔および胸腔に分布する．B1細胞のレパトアには偏りがあり，自己抗原や種々の微生物抗原に弱く反応する交差反応性抗体を産生する．B1細胞が産生される際には，胸腺内でのT細胞分化と同様に，自己抗原との弱い反応による正の選択が必要である．このような正の選択によって，微生物抗原へも幅広く交差反応する抗体を産生する細胞が選択的にB1細胞に分化する．

IgM自然抗体の大部分はB1細胞に由来し，微生物抗原に幅広く交差反応することによって，微生物への第一線の防御にあたる．このような抗体は，感染時に補体活性化などを介して特異的なB2細胞の活性化も増強する．また，B2細胞では抗原との反応により特異的なB細胞がクローナルに増殖し，多量の特異抗体産生が起こるが，B1細胞はTLRリガンドやサイトカインにより速やかに局所リンパ節などに移動し，B2細胞よりも迅速に交差反応性抗体を産生する．この抗体産生は，感染症の際にB2細胞が特異抗体を産生するまでの間の感染防御で重要とされている．ただしB1細胞，とりわけB1b細胞では，抗原刺激の際にクローナルな増殖をして特異抗体を産生し，長期間生存することにより免疫記憶を誘導する場合もあることが示されている．B1細胞は腸管粘膜固有層にも分布し，局所の環境によってIgAにクラススイッチしてIgA抗体を産生する．腸管粘膜固有層のIgA陽性B細胞の約半分がB1細胞に由来するとされ，粘膜免疫で重要な役割を果たす．

脾臓の辺縁帯に局在する辺縁帯B細胞は，免疫応答の際にT細胞非依存的に速やかな抗体産生を起こすなどでB1細胞と類似点があり，B1

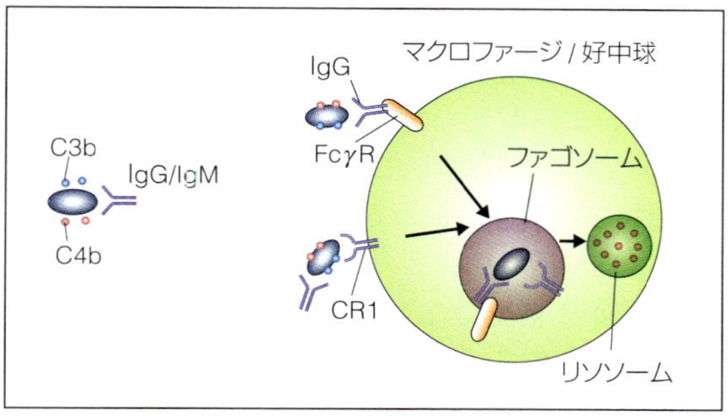

図 8-37　オプソニン化
IgG が結合した抗原は，マクロファージや好中球の細胞膜上の Fcγ レセプター（FcγR）に結合すると効率的に貪食されて分解される．また，補体が結合した抗原も補体レセプター CR1 を介して効率的に貪食される．

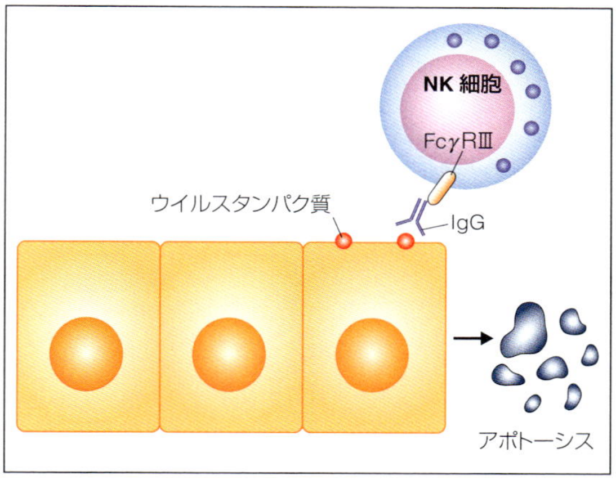

図 8-38　ADCC
ウイルス感染細胞は細胞表面にウイルスタンパク質を発現するが，このウイルスタンパク質へ IgG が結合すると，IgG は NK 細胞表面上の Fcγ レセプターⅢ（FcγRⅢ）に結合して，NK 細胞を活性化する．活性化した NK 細胞はウイルス感染細胞を殺す．

細胞などとあわせて先天様 B 細胞 innate-like B cell と呼ばれる．また，ヒトでも先天様 B 細胞に相当する B 細胞の存在は示唆されているものの，マウス B1 細胞と性状が同じ B 細胞は健常人ではまだ同定されていない．

5 免疫グロブリンのエフェクター機能

抗体はウイルスに結合し，宿主細胞のレセプターとの結合を阻害することにより，ウイルスの感染を阻害する．このような作用を中和という．中和以外の抗体の作用は，先天免疫系の細胞や分子の活性化を介する．先天免疫細胞は免疫グロブリンの Fc 部分を認識するレセプターである **Fc レセプター**を発現する．Fc レセプターには IgG に反応する FcγRI，FcγRⅡ，FcγRⅢ が，また IgE に反応する FcεRI，IgA に反応する FcαRI などがある．抗体はこれらの Fc レセプターを介して先天免疫細胞を活性化し，微生物の貪食や感染細胞の排除などを行う．また，IgM や一部の IgG は補体を活性化することにより，微生物の貪食などを促進する．

A オプソニン化

マクロファージや好中球などの貪食細胞は，マンノースなど微生物が共通に発現する分子へのレセプターを発現し，これらのレセプターに結合した微生物を貪食する．しかし，IgG 抗体が微生物に結合すると，好中球やマクロファージは Fcγ レセプターを介して抗体と微生物の複合体を極めて効率よく貪食する．また，微生物表面に IgM や IgG 抗体が結合すると，補体の活性化が起こり，補体成分の一部が微生物に結合する．微生物上の補体成分は好中球やマクロファージ上の補体レセプター CR1 によって認識され，効率よく貪食される．このような Fcγ レセプターや補体レセプターを介した貪食能の促進を**オプソニン化**という（**図 8-37**）．

B ADCC

NK 細胞は自己細胞を殺すことはできないが，抗体が結合して自己細胞を殺すことができる．この現象は**抗体依存性細胞傷害** antibody-dependent cell-mediated cytotoxicity（**ADCC**）と呼ばれる．ウイルスに感染してウイルス抗原を細胞表面に発現する細胞が，ウイルス抗原への抗体に反応すると，ADCC により傷害を受け，ウイルス感染細胞が排除される（**図 8-38**）．

C 脱顆粒

Fcγ レセプターがマクロファージや好中球，NK 細胞に発現するのに対し，Fcε レセプターはマスト細胞，好塩基球や活性化した好酸球に発現する．また，Fcγ レセプターがもっぱら抗原と複合体を形成した IgG に反応し，フリーの IgG に

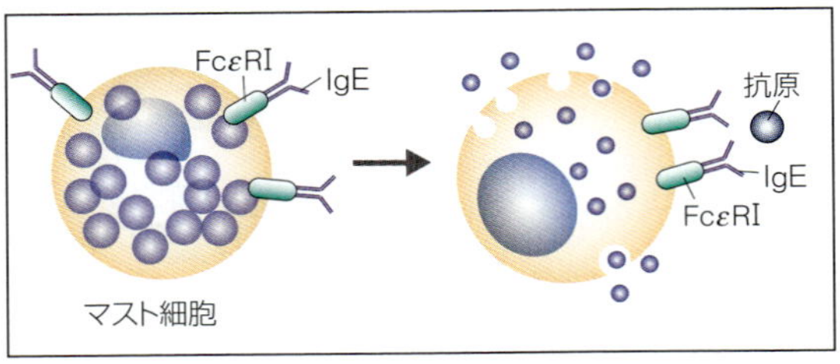

図 8-39 脱顆粒
IgE は抗原非存在下でマウス細胞表面の Fcε レセプター (FcεR) に結合する．この IgE が抗原と反応すると FcεR を介するシグナル伝達により顆粒として細胞内に蓄えられているヒスタミンなどのケミカルメディエーターの分泌が起こる．

は反応しないのに対し，FcεR はフリーの IgE にも反応する．この結果，IgE が産生されるとマスト細胞などの発現する FeεR にトラップされる．抗原が反応すると FeεR が架橋されてシグナル伝達が起こる．このため，フリーの IgE が結合した FcεRI はあたかも抗原レセプターのように機能する．FcεRI を介するシグナル伝達により，細胞内顆粒に蓄えられたヒスタミンなどの炎症誘導物質(**ケミカルメディエーター**)が放出される．この反応を**脱顆粒**と呼ぶ．これらの炎症誘導物質は，寄生虫の排除を促進すると共に，アレルゲンに反応した際のアレルギー症状の発症に関与する(**図 8-39**)．

6 まとめ

1. B 細胞は集団としては多様な抗原特異性をもつが，個々の B 細胞は単一な特異性をもった BCR(＝膜型免疫グロブリン)を発現し，刺激を受けると，BCR と特異性を同じくする単一種の分泌型免疫グロブリン，すなわち抗体を産生する．
2. リンパ組織の B 細胞の大部分はリンパ組織の濾胞に存在し，濾胞 B 細胞と呼ばれる．免疫応答の際には，抗原により活性化した T 細胞の一部が濾胞ヘルパー T 細胞となり，同じ抗原で刺激された B 細胞と接触して B 細胞の活性化を補助する．B 細胞は活性化・増殖して濾胞内に胚中心を形成する．B 細胞の一部は胚中心での反応により一部は長寿命のプラズマ細胞や記憶 B 細胞となり，免疫記憶を形成する．胚中心では免疫グログリン V 領域の体細胞突然変異が高頻度で起こり，その中から高親和性 B 細胞のみが選択的に生存することで抗体の親和性成熟が起こる．また，クラススイッチが起こる．
3. 辺縁帯 B 細胞は主に脾臓の辺縁帯に存在し，多糖などの T 細胞非依存性抗原に反応し，抗体をつくる．
4. B1 細胞は主に腹腔や胸腔に存在し，種々の自己抗原や微生物抗原に反応する交差反応性抗体を産生する．自然抗体の大部分は B1 細胞に由来し，感染防御の第一線を構成する．
5. 抗体は，抗原に結合してその機能を直接阻害する他，Fc レセプターを発現する自然免疫細胞を活性化することにより作用を発揮する．その例として，マクロファージや好中球を活性化して抗原の貪食を促進するオプソニン化，NK 細胞による抗体依存性細胞傷害(ADCC)，マスト細胞を活性化してケミカルメディエーターの分泌を誘導する脱顆粒などがある．

細胞傷害性 T 細胞（CTL）

1 CTL の分化

A 感染に対する CTL 反応

ウイルスや細胞内寄生病原体に感染した細胞は，これら病原体由来の抗原ペプチドを MHC クラス I 分子によって提示するので，主に CD8 T 細胞由来の**細胞傷害性 T 細胞**（**CTL**）がこれらを認識して感染細胞を除去する．感染に対する CTL 反応は，**誘導相** induction phase と**奏効相** effector phase に分けられる（**図 8-40**）．

誘導相においては，まず最初に，感染局所での病原体に対する自然免疫応答として，樹状細胞の活性化と抗原の取り込みが起こる．次に，活性化された樹状細胞は局所リンパ節に移動し，末梢リンパ組織を循環しているナイーブ CD8 T 細胞に抗原を提示して活性化する．活性化された抗原特異的な CD8 T 細胞は，リンパ節内で活発に増殖（クローンの拡大）すると共に，細胞傷害活性を有するエフェクター CTL へと分化する．このようにして生じた CTL はリンパ節を出て末梢の炎症組織へと移動し，感染局所に浸潤すると感染細胞を直接的に破壊すると共に，IFNγ や TNF といった炎症性サイトカインを産生して局所のマクロファージを活性化し，貪食による死細胞の除去と炎症による組織修復が促進される（**奏効相**）．

このような誘導相におけるナイーブ CD8 T 細胞のクローン増殖と CTL への分化誘導には，TCR を介した抗原刺激（シグナル①）と共に，活性化した樹状細胞上に高発現する B7（CD80, CD86）による T 細胞上の CD28 を介した補助刺激（シグナル②）が必要であるが，奏効相でのエフェクター CTL は，抗原刺激（シグナル①）のみで B7 などの補助刺激分子を発現していない感染細胞を破壊することができる（**図 8-41**）．

B ナイーブ CD8 T 細胞のプライミング

樹状細胞自身に感染するウイルスの抗原は，プロテアソームで生じたウイルスタンパク質のペプチド断片が小胞体内で MHC クラス I 分子に結合し，ゴルジ体を経て細胞表面に直接提示される（**図 8-42**）．ウイルス成分に対する自然免疫応答によって十分に活性化された樹状細胞は，B7（T 細胞上の CD28 に対するリガンド）や CD70（T 細胞上の CD27 に対するリガンド）といった補助刺激分子を高発現し，ナイーブ CD8 T 細胞の IL-2 産

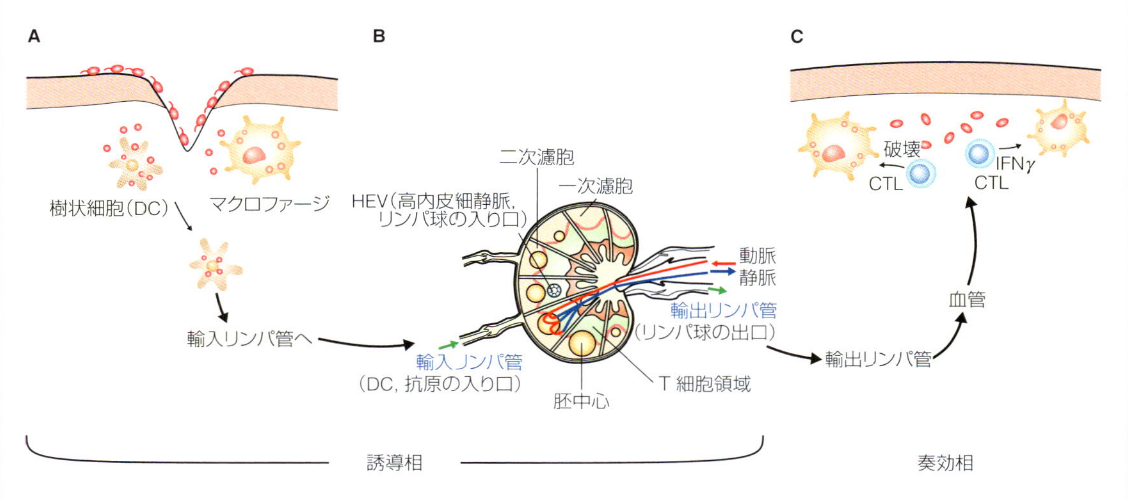

図 8-40 感染に対する CTL 反応の概略
A：感染局所での樹状細胞の活性化と抗原の取り込み．
B：局所リンパ節に移動した樹状細胞によるナイーブ CD8 T 細胞の活性化増殖とエフェクター CTL への分化．
C：感染局所へのエフェクター CTL の浸潤と CTL による感染細胞の破壊．

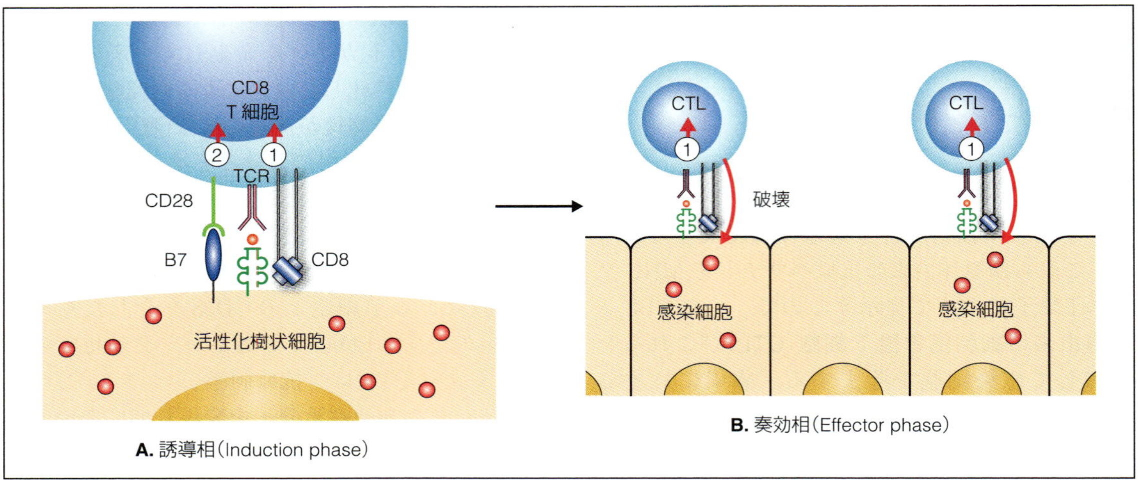

図 8-41　CTL 反応の誘導相と奏効相における補助刺激要求性の差異
A：ナイーブ CD8 T 細胞の活性化によるクローン増殖と CTL への分化誘導には TCR を介した抗原刺激(シグナル①)と共に，活性化した樹状細胞上に高発現する B7 による CD28 を介した補助刺激(シグナル②)も必要である．
B：エフェクター CTL は抗原認識(シグナル①)のみで，B7 などの補助刺激分子を発現していない感染標的細胞を破壊する．

生による自立的な増殖・分化を誘導できる(**図 8-43**)．

樹状細胞はまた，それ自体が感染しなくても，ウイルス感染によってアポトーシスを起こした感染細胞を貪食し，取り込んだウイルス抗原のペプチド断片を MHC クラス I 分子で提示(**クロスプレゼンテーション** cross-presentation)することができる(**図 8-44**)．この際に，ウイルス由来の DNA や RNA といった病原体関連分子パターン pathogen-associated molecular pattern(PAMP)，あるいは死細胞由来の ATP や HMGB1 といった傷害関連分子パターン damage-associated molecular pattern(DAMP)によって十分に樹状細胞が活性化されると，抗原特異的な CD8 T 細胞の活性化(**クロスプライミング** cross-priming)が起こる(**図 8-45**)．一方，正常細胞のアポトーシスによる自然細胞死では PAMP や DAMP による樹状細胞の活性化が起こらないので，TCR を介したシグナル①のみを受け取った自己反応性 T 細胞はアナジー anergy(麻痺)となる(**クロストレランス** cross-tolerance)(**図 8-45**)．このような機序は末梢での自己寛容の成立に重要な役割を果たしている．

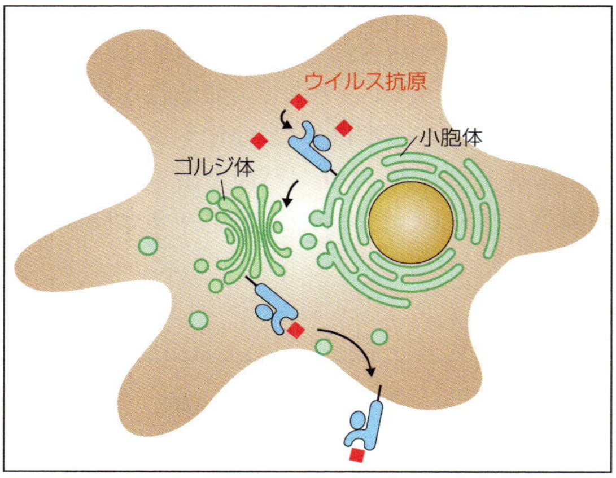

図 8-42　ウイルス感染した樹状細胞による細胞内ウイルス抗原の直接的な提示
プロテアソームで生じたウイルスタンパク質のペプチド断片が小胞体内で MHC クラス I 分子に結合し，ゴルジ体を経て細胞表面に直接提示される．

C CTL 誘導における CD4 T 細胞のヘルプ

一般に，感染源あるいは感染細胞による樹状細胞の活性化は不十分なことが多く，このような場合の CTL 誘導には CD4 T 細胞によるヘルプが必要となる．樹状細胞上の MHC クラスⅡ分子で提示されるウイルス抗原を認識する CD4 T 細胞は樹状細胞上の CD40 に対するリガンド(CD40L)を発現して樹状細胞を活性化し，ナイーブ CD8 T 細胞の活性化に必要な B7 や CD70 の発現を高める(**図 8-46**)．また，CD4 T 細胞が大量に産生

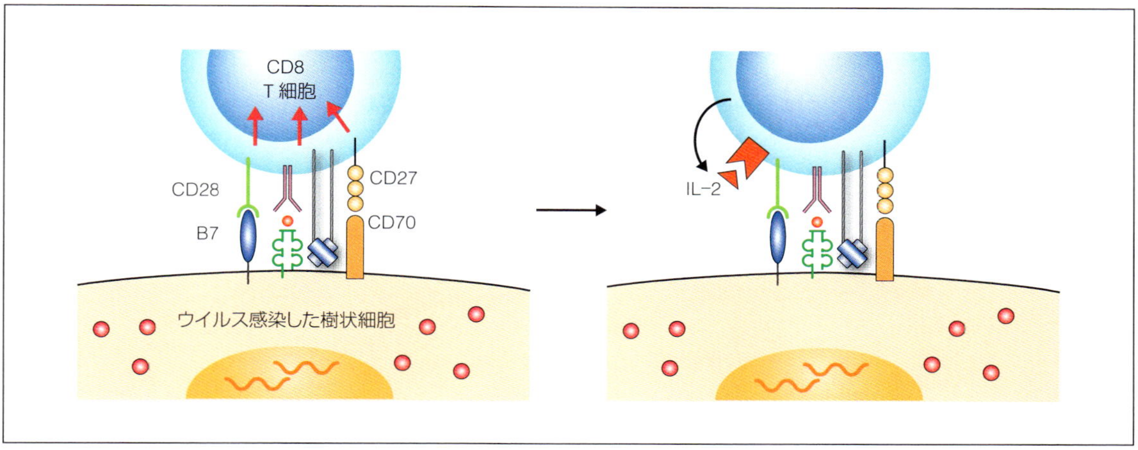

図 8-43　活性化した樹状細胞によるナイーブ CD8 T 細胞の活性化
ウイルス感染に対する自然免疫応答によって活性化された樹状細胞は，B7 や CD70 といった副刺激分子を高発現し，ナイーブ CD8 T 細胞の IL-2 産生による自立的な増殖・分化を誘導する．

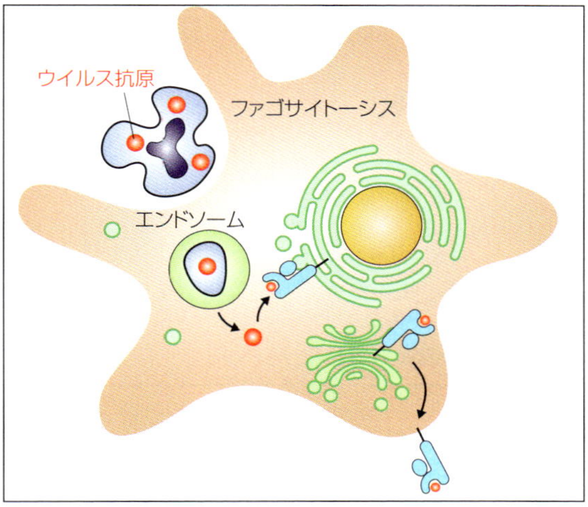

図 8-44　樹状細胞による細胞外抗原のクロスプレゼンテーション
樹状細胞は，ウイルス感染によってアポトーシスを起こした感染細胞を貪食し，取り込んだウイルス抗原のペプチド断片を MHC クラスⅠ分子で提示することができる．

する IL-2 や IL-21 は，抗原刺激によってこれらに対するレセプターを発現した CD8 T 細胞の増殖・分化を助ける（**図 8-46**）．

D エフェクター CTL への分化

抗原特異的なナイーブ CD8 T 細胞が増殖・分化する過程で，CTL の標的細胞傷害活性を担うパーフォリンやグランザイム B といった細胞傷害因子（後述）や炎症性サイトカインである IFNγ といったエフェクター分子が発現する．これらの転写調節においては，CD8 T 細胞に恒常的に発現している Runx3 と TCR シグナルで誘導される T-bet および IL-2 レセプターシグナルで誘導されるエオメソデルミン eomesodermin（Eomes）やリン酸化 STAT5 が協調して働く（**図 8-47**）．したがって，CD8 T 細胞自体あるいはヘルパー CD4 T 細胞が産生する IL-2 は，抗原特異的 CD8 T 細胞の増殖によるクローン拡大のみならず，エフェクター CTL への分化にも重要である．

E メモリー CTL への分化

あるウイルスでの一次および二次感染時のウイルス量（赤）とそのウイルスに特異的な CD8 T 細胞数（青）の時間的な動態を**図 8-48** に示す．もともとは 100 個程度の偶然にウイルス抗原に特異的なナイーブ CD8 T 細胞は，抗原刺激によって 10^6 個以上に増殖 expansion し，また，エフェクター CTL に分化して一次感染を排除する．抗原刺激の消失によって 90％以上のエフェクター CTL は死滅 contraction し，残りの 5％ほどが**メモリー細胞**（**記憶細胞**）として長期間維持される．二次感染に対してメモリー細胞は速やかにエフェクター CTL に増殖・分化してこれを排除し，再び一部がメモリーとして維持される．

近年，いくつかの機能的なマーカーによって，

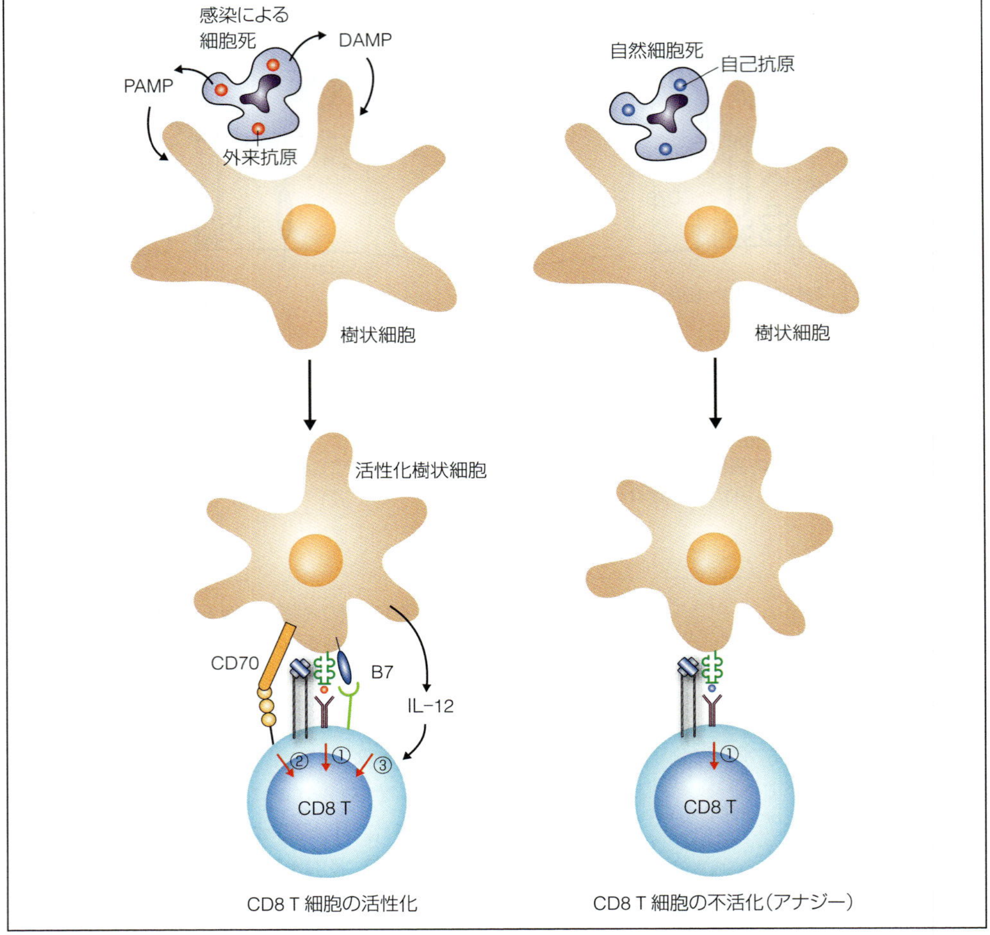

図 8-45　クロスプライミングとクロストレランス
感染細胞由来の PAMP（ウイルス DNA や RNA など）や DAMP（HMGB1 や ATP など）は，樹状細胞を活性化し，TCR（①），CD70（②），IL-12（③）を介したシグナルによって外来抗原に特異的な CD8 T 細胞の活性化による増殖・分化が惹起される（クロスプライミング）.
自己細胞のアポトーシスによる自然細胞死では PAMP や DAMP による樹状細胞の活性化が起こらないので，TCR を介したシグナル①のみを受け取った自己反応性 CD8 T 細胞はアナジーとなる（クロストレランス）.

エフェクター/メモリー細胞の区別とその分化経路が明らかとなってきた（**図 8-49**）．感染局所の所属リンパ節で特異的抗原を認識したナイーブ CD8 T 細胞はクローン増殖し，大部分は短命なエフェクター細胞 short-lived effector cells（SLEC）あるいはエフェクターメモリー細胞（T_{EM}）となり，ごく一部が自己複製能に富むセントラルメモリー細胞（T_{CM}）となる．SLEC はリンパ節ホーミングレセプターである CD62L や CCR7 の発現低下によってリンパ節から末梢の炎症組織へと移動し，感染細胞に出会うとこれを破壊・除去するが，標的細胞と出会わない大部分は死滅する．T_{EM} も同様に末梢に移動するが，抗原と出会うとクローン増殖し，その一部が標的を破壊するが，大部分は死滅する．T_{CM} は所属リンパ節から全身のリンパ組織へと循環して長期間生存し，再感染時の二次応答を担う．樹状細胞由来の IL-12 や IFN は SLEC への分化を促す．一方，IL-7 レセプター（CD127）を高発現する T_{EM} や T_{CM} の維持には，リンパ組織内の IL-7 や IL-15 が重要な役割を果たす.

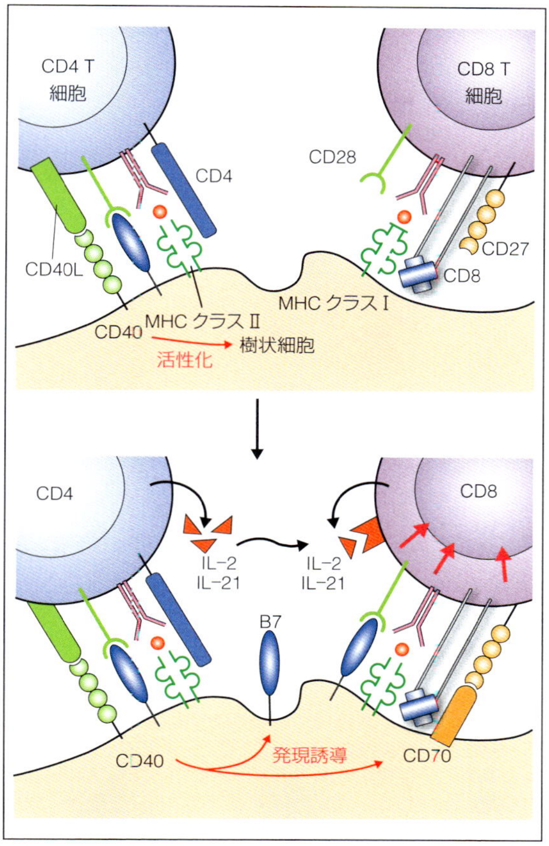

図 8-46　CTL 誘導における CD4 T 細胞のヘルプ
樹状細胞上の MHC クラスⅡ分子で提示されるウイルス抗原を認識する CD4 T 細胞は樹状細胞上の CD40 に対するリガンド（CD40L）を発現して樹状細胞を活性化し，ナイーブ CD8 T 細胞の活性化に必要な B7 や CD70 の発現を高める．また，CD4 T 細胞が大量に産生する IL-2 や IL-21 は，抗原刺激によってこれらに対するレセプターを発現した CD8 T 細胞の増殖・分化を助ける．

F 慢性感染によるメモリー CTL の消耗

B 型肝炎ウイルス，C 型肝炎ウイルス，あるいは HIV といった慢性感染においては，急性感染時に生じたメモリー CTL が恒常的な抗原刺激によって，増殖・サイトカイン産生・標的細胞傷害といった機能の不全に陥ることが知られており，**クローンの消耗** clonal exhaustion と呼ばれる．

最近になって，このような機能不全に陥った CTL 上には，PD-1 や Tim-3 といった T 細胞活性化を抑制する分子が高発現しており，これらを阻害することによって，メモリー CTL の再活性化が可能であることが明らかとなってきた．図 8-50 には，CTL 上に発現する代表的な抑制分子を示した．CTLA-4 は CD28 と同一リガンド（CD80，CD86）を競合すると共に，細胞質部の ITIM（immunoreceptor tyrosine-based inhibitory motif）（免疫レセプターチロシン抑制性モチーフ➡75 頁参照）を介して T 細胞活性化を抑制する．

PD-1 は，抗原提示細胞あるいは標的細胞上の PD-L1，PD-L2 に結合し，細胞質部の ITSM（immunoreceptor tyrosine-based switch motif）を介して T 細胞活性化を抑制する．

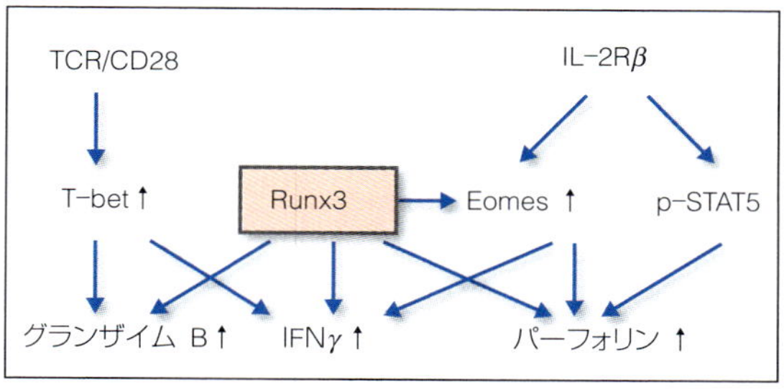

図 8-47　CTL 分化過程におけるエフェクター分子の転写調節
CTL 活性誘導の中枢となる Runx3 は CD8 T 細胞に恒常的に発現しているが，TCR シグナルで誘導される T-bet や IL-2 レセプターシグナルで誘導されるエオメソデルミン（Eomes），リン酸化 STAT5 と協調して，細胞傷害活性を担うパーフォリンやグランザイム B，あるいは IFNγ といったエフェクター分子の発現が誘導される．

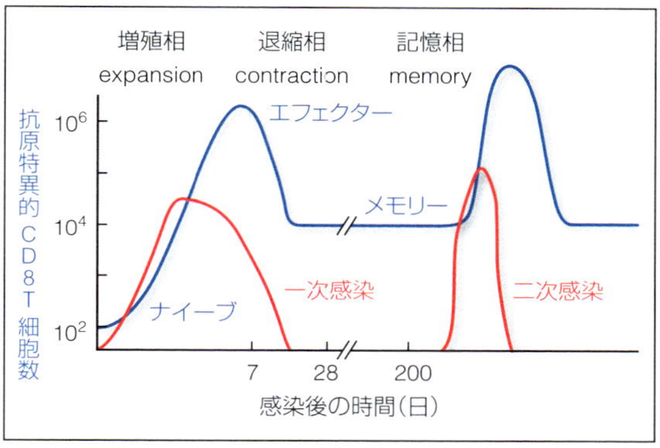

図 8-48　エフェクターおよびメモリー CTL 誘導の動態
赤は一次および二次感染時の体内ウイルス量，青はそのウイルスに特異的な CD8 T 細胞数の推移を示す．一次感染時に爆発的に増殖したエフェクター CTL はウイルスの消失と共に大部分が死滅し，ごく一部がメモリー細胞として長期間維持される．二次感染時には，メモリー細胞は速やかにエフェクター CTL に増殖・分化してウイルスを排除し，再び一部がメモリーとして維持される．

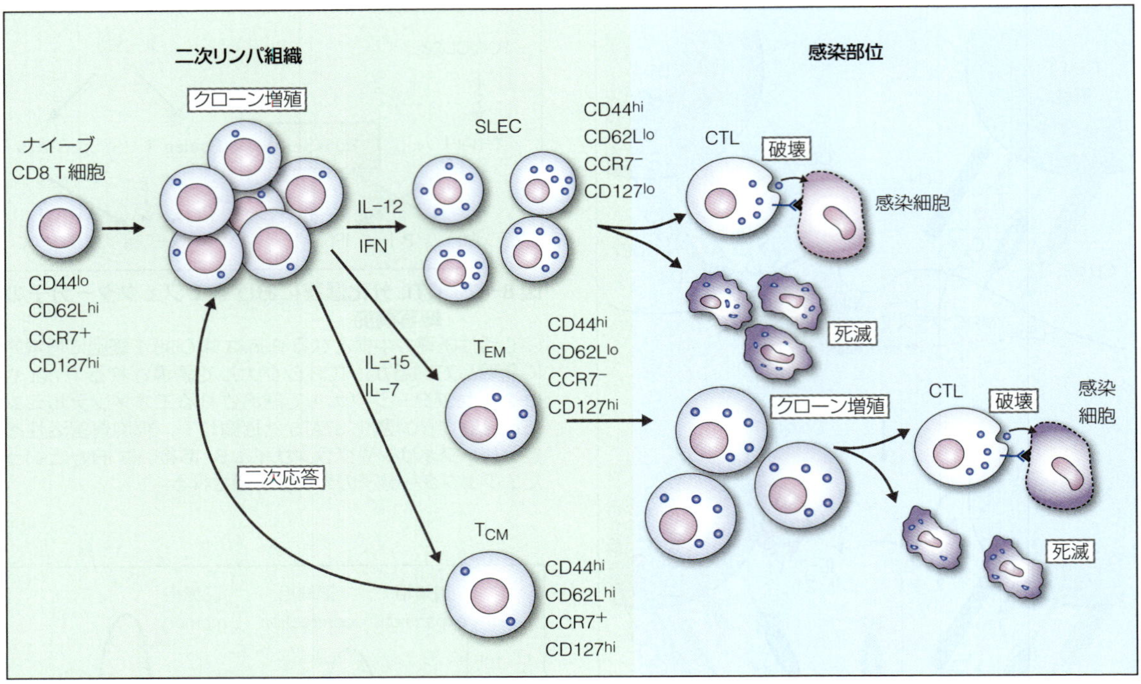

図 8-49　エフェクター細胞とメモリー細胞への分化

感染局所の所属リンパ節で特異的抗原を認識したナイーブ CD8 T 細胞はクローン増殖し，大部分は短命なエフェクター細胞(SLEC)あるいはエフェクター･メモリー細胞(T_{EM})となり，ごく一部が自己複製能に富むセントラル･メモリー細胞(T_{CM})となる．SLEC はリンパ節ホーミングレセプターである CD62L や CCR7 の発現低下によってリンパ節から末梢の炎症組織へと移動し，感染細胞に出会うとこれを破壊・除去するが，標的細胞と出会わない大部分は死滅する．T_{EM} も同様に末梢に移動するが，抗原と出会うとクローン増殖し，その一部が標的を破壊するが，大部分は死滅する．T_{CM} は所属リンパ節から全身のリンパ組織へと循環して長期間生存し，再感染時の二次応答を担う．樹状細胞由来の IL-12 や IFN は SLEC への分化を促す．一方，IL-7 レセプター(CD127)を高発現する T_{EM} や T_{CM} の維持には，リンパ組織内の IL-7 や IL-15 が重要な役割を果たす．

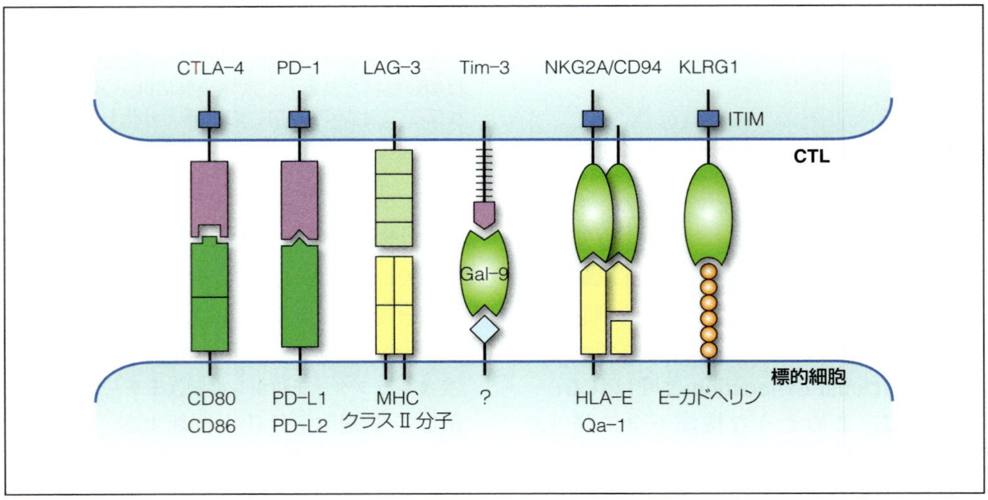

図 8-50　CTL 上の抑制分子

CTL 上に発現する CTLA-4，PD-1，LAG-3，Tim-3，NKG2A/CD94，KLRG1 といった分子は標的あるいは抗原提示細胞上のリガンドを認識して，CTL の過剰な活性化による正常組織への傷害を抑制する．

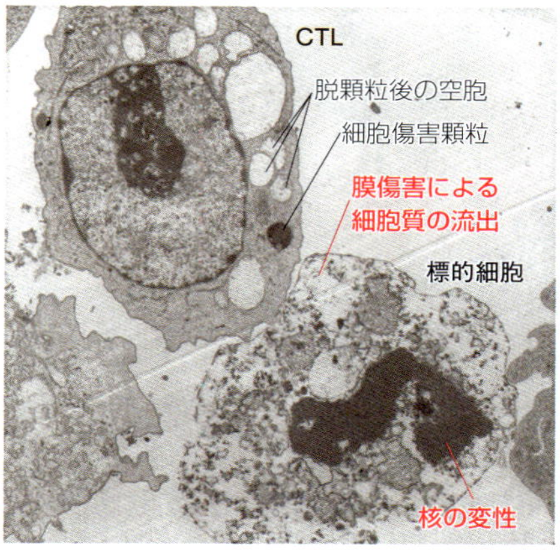

図 8-51　CTL による標的細胞傷害の電顕像
CTL の攻撃によって破壊された標的細胞には，ネクローシスに特徴的な細胞膜傷害による細胞質の流出とアポトーシスに特徴的な核の変性の両方が認められる．

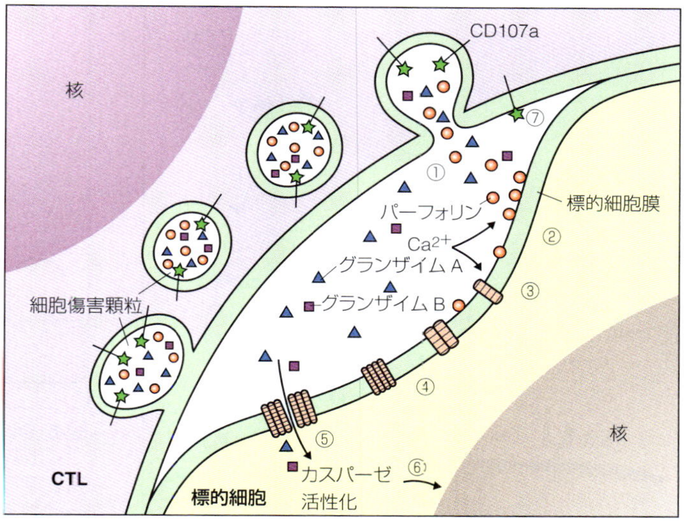

図 8-52　細胞傷害顆粒放出による標的細胞傷害機序
CTL と標的細胞間に形成された免疫シナプスにおいて，パーフォリンやグランザイム B といった細胞傷害顆粒中の分子が脱顆粒によって放出される（①）．放出されたパーフォリンは標的細胞膜に結合·挿入·重合して，補体によって形成されるのと同様な小孔が形成されてネクローシス様の細胞膜傷害が起こる（②〜④）．この小孔から標的細胞内に流入したグランザイムによって標的細胞内のカスパーゼが活性化される（⑤）．活性化されたカスパーゼによって核の変性といったアポトーシスが起こる（⑥）．細胞傷害顆粒膜に存在する CD107a（LAMP-1）は脱顆粒によって CTL 細胞膜上に露出するので，CTL の脱顆粒の良い指標となる（⑦）．

LAG-3 は MHC クラス II 分子をリガンドとして，また，Tim-3 はガレクチン（Gal）-9 をリガンドとして，CTL の増殖や活性化を抑制する．また，ITIM を有する NKG2A/CD94 および KLRG1 は，それぞれ，HLA-E（マウスでは Qa-1）および E-カドヘリン（cadherin）をリガンドとして，CTL の増殖や活性化を抑制する．

これらの抑制分子は，CTL の過剰な活性化による周囲の正常組織傷害を抑えるためのフィードバック機構と考えられ，これらの抑制経路の阻害によって慢性感染の根絶が期待される一方，致死的な臓器障害をもたらす危険もある．同様なクローンの消耗は，がんに対する腫瘍抗原特異的 T 細胞にも認められ，これらの経路の阻害（例えば，転移性メラノーマ患者への抗 CTLA-4 抗体イピリムマブ ipilimumab の投与）によるがんに対する免疫増強が試みられている．

2 CTL の機能

A 標的細胞傷害

CTL の最も重要な機能は感染細胞を特異的に認識して破壊することである．**図 8-51** には CTL の攻撃によって破壊された標的細胞の電顕像を呈示したが，ネクローシスに特徴的な細胞膜傷害による細胞質の流出とアポトーシスに特徴的な核の変性の両方が認められる．このような標的細胞死の誘導には，以下の 2 つの経路の関与が知られている．

1 パーフォリン/グランザイム経路

最終分化したエフェクター CTL はその細胞質内に特徴的な細胞傷害顆粒 cytotoxic granule を有しており，その中にはパーフォリンやグランザイム B といった細胞傷害性のエフェクター分子を貯留している．このような細胞傷害顆粒の放出 granule exocytosis による標的細胞傷害機序を**図**

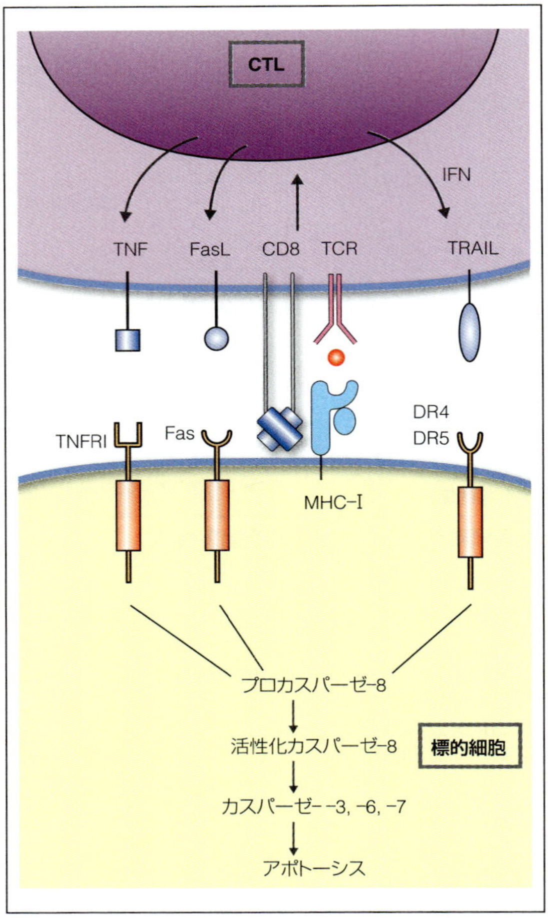

図 8-53 TNF ファミリー分子による標的細胞傷害
CTL において TCR シグナルは IFNγ などのサイトカインの分泌と同様に，TNF や FasL といった膜結合型サイトカインの発現も誘導する．TNF は標的細胞上の細胞死誘導性の TNF レセプター(TNFRI)，FasL は Fas を介して標的細胞にアポトーシスを誘起する．IFNγ はまた，CTL に TRAIL の発現を誘導し，TRAIL は標的細胞上の DR4，DR5 を介してアポトーシスを誘起する．

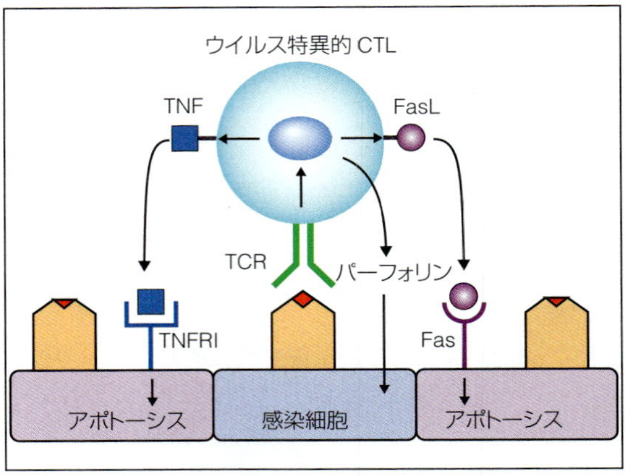

図 8-54 TNF や FasL を介した非特異的傷害
ウイルス特異的 CTL は主にパーフォリンを介して感染細胞を特異的に傷害するが，活性化により発現した TNF や FasL は近傍の非感染細胞も非特異的に傷害してしまう．

8-52 に示す．まず，CTL と標的細胞間に形成された免疫シナプスにおいて，パーフォリンやグランザイム B といった細胞傷害顆粒中の分子が脱顆粒によって放出される(①)．次に，放出されたパーフォリンが標的細胞膜に結合・挿入・重合して，補体によって形成されるのと同様な小孔が形成されてネクローシス様の細胞膜傷害が起こる(②～④)．この小孔から標的細胞内に流入したグランザイムによって標的細胞内のカスパーゼが活性化される(⑤)．活性化されたカスパーゼによって核の変性といったアポトーシスが起こる(⑥)．細胞傷害顆粒膜に存在する CD107a(LAMP-1)は脱顆粒によって CTL 細胞膜上に露出するので，CTL の脱顆粒の良い指標となる(⑦)．最近，パーフォリンとグランザイム B はプロテオグリカンであるセルグリシンと複合体を形成して標的細胞質内に運ばれるとの説もある．

2 ● FasL，TNF，TRAIL 経路

CTL において TCR シグナルは IFNγ などのサイトカインの分泌と同様に，TNF や Fas リガンド(FasL)といった膜結合型サイトカインの発現も誘導する(**図 8-53**)．TNF は標的細胞上の細胞死誘導性の TNF レセプター(TNFRI)，FasL は Fas(CD95)を介して標的細胞にアポトーシスを誘起する．IFNγ はまた，CTL に TRAIL(TNF-related apoptosis-inducing ligand)の発現を誘導し，TRAIL は標的細胞上の DR4，DR5 を介してアポトーシスを誘起する．これらの経路による標的細胞死は，標的細胞上の各レセプターの発現レベルや各レセプターからの細胞死シグナルへの感受性に依存する．

TNF や FasL は活性を保持した分泌型としても CTL から放出される．ウイルス特異的 CTL は主にパーフォリンを介して接触依存性に感染細胞を特異的に傷害するが，活性化によって分泌さ

れたTNFやFasLはこれらに高感受性を有する近傍の非感染細胞をも非特異的に傷害してしまう（**図8-54**）．このような非特異的傷害bystander killingが，劇症肝炎や急性肺炎といった激しい組織傷害に関与していると考えられる．

B CTLのサイトカイン産生

CTLはIFNγやTNF，GM-CSFといったサイトカインも産生する．CTLが産生するIFNγは，感染細胞内でのウイルスの複製を直接阻害するとともに，MHCクラスI分子の発現や抗原ペプチドの生成を亢進してCTLによる認識を助ける．また，IFNγは感染局所でのCXCL9(Mig)，CXCL10(IP-10)，CXCL11(I-TAC)といったケモカイン産生を誘導し，これらに対するレセプターCXCR3を発現したエフェクターCTL(SLEC)の浸潤を促進する．さらに，IFNγは感染局所で炎症性マクロファージを活性化して，死細胞の貪食による除去と炎症による組織修復を促す．CTLが産生するTNFは，一部の標的細胞にアポトーシスを誘起する他，近傍のマクロファージや樹状細胞を活性化する．GM-CSFは炎症局所に浸潤してきた単球の樹状細胞への分化を誘導する．

3 まとめ

1. 感染に対するCTL反応は誘導相induction phaseと奏効相effector phaseに分けられる．誘導相では，感染局所での樹状細胞の活性化と抗原の取り込みが起こり，樹状細胞が局所リンパ節に移動して，抗原特異的なCD8 T細胞の活性化と増殖を誘導し，CD8 T細胞はエフェクターCTLへと分化する．奏効相では，局所に移動したエフェクターCTLが感染細胞を破壊する．
2. 樹状細胞自体にウイルスが感染する場合，ウイルス抗原由来ペプチドは小胞体内でMHCクラスI分子に結合し，細胞表面に直接提示され，CTLの誘導を起こすことができる．樹状細胞はウイルスが感染しなくても，ウイルス感染によりアポトーシスを起こした感染細胞を貪食し，取り込んだウイルス抗原由来ペプチドをMHCクラスI分子で提示できる．これがクロスプレゼンテーションである．いずれの場合にも，CTL誘導はCD4 T細胞からのヘルプにより促進される．
3. CTLはパーフォリン/グランザイム経路，FasL，TNF，TRAIL経路などにより標的細胞を傷害する．

D 免疫細胞の動態

1 自然免疫を担う細胞の動態

細菌などの病原体に感染すると，血中から感染部位に好中球が素早く大量に浸潤する．この好中球の浸潤には，三量体 G タンパク質に共役した種々の**7 回膜貫通型のレセプター** G protein-coupled receptor（**GPCR**）が重要な役割を果たす．その 1 つは，**細菌に由来するペプチド**を認識するレセプターであり，細菌から放出されたこれらのペプチドの濃度の高いほうへと，好中球の運動を促進する．2 つ目の GPCR は，細菌に補体が結合することによって産生される **C5a と呼ばれる補体の分解産物**のレセプターであり，これも C5a の濃度の高いほうへと，好中球の運動を促進する．3 つ目の種類の GPCR は，感染部位で産生される**炎症性ケモカイン**のレセプター（CXCR2 など）であり，炎症性ケモカインの濃度の高いほうへと好中球の運動を促す．また感染部位で産生された炎症性サイトカインの働きにより，近傍の血管の透過性が上昇する．これによって，血中の好中球による細菌由来ペプチド，C5a，炎症性ケモカインなどの認識と，また大量の好中球の迅速な血管外浸潤が促進される．感染部位の 4 次元（空間＋時間）イメージングを行うと，上述のように複数の走化性物質に導かれた好中球は，非常に直線的に毎分約 10 μm の平均速度で，細菌などの存在する場所に向かって移動する様子がリアルタイムで観察できる．その結果，病原体やこれに感染したマクロファージなどの細胞を，大量の好中球が取り囲んで殺傷する（**図 8-55**）．好塩基球，好酸球，肥満（マスト）細胞，NK 細胞も感染や炎症部位に集まることが知られているが，生体内でのリアルタイム動態観察は始まったばかりである．

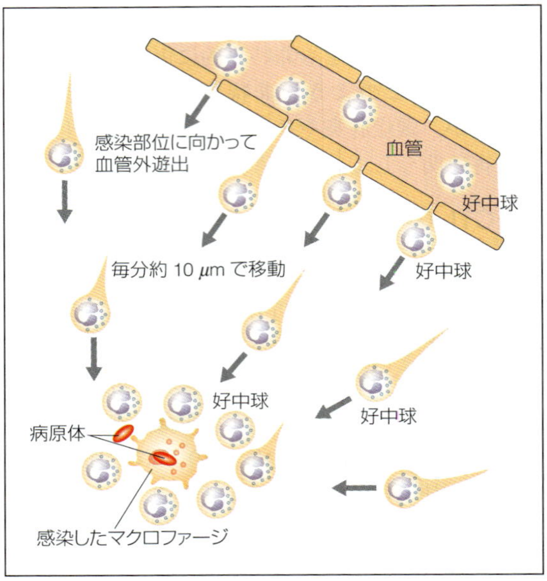

図 8-55　感染部位へ向かう好中球の動態
好中球は病原体由来ペプチドや，補体，炎症性ケモカインなどに導かれて，血流から感染部位に向かって殺到する．感染部位近傍の血管は透過性が上がっており，これにより血管外遊出が促進される．遊走中の好中球には後方に長い仮足がみられる．

2 自然免疫系と獲得免疫系を繋ぐ細胞の動態

皮膚などの組織にいる樹状細胞は，感染・炎症に起因するアジュバント作用によって活性化されると，病原体などに由来する抗原を提示しながら，**ケモカインレセプター CCR7** を発現する．皮膚などにあるリンパ管には CCR7 のリガンドであるケモカインが発現しており，その働きによって活性化樹状細胞はリンパ管へと移入することができる．リンパ管に入った樹状細胞はさらにリンパ節へと移動する．活性化される前の樹状細胞はほとんど移動を行わないが，活性化されると毎分数 μm の速度で移動し，リンパ節内の T 細胞のいる領域に到達する．一方，リンパ節に常在する樹状細胞のサブセットも存在し，これらの樹状細胞はリンパ液の流れに乗ってリンパ節に到達した抗原を捕捉する．移動してきた活性化樹状細胞は，リンパ節に常在する多数の樹状細胞が形成するネットワークに組み込まれる．常在型の樹状細胞や，そのネットワークに組み込まれた活性化樹状細胞は，あまり移動せずに樹状突起を四方八方に伸縮させる．これらの樹状細胞の一個一個が，周りを活発に運動する T 細胞との接触を毎時数百から数千回行うことで，抗原特異的な T 細胞との迅速な出会いを可能にしている．一方，NKT 細胞が活性化されて，アジュバント細胞としての機能を果たす際に，どのような動態変化を起こす

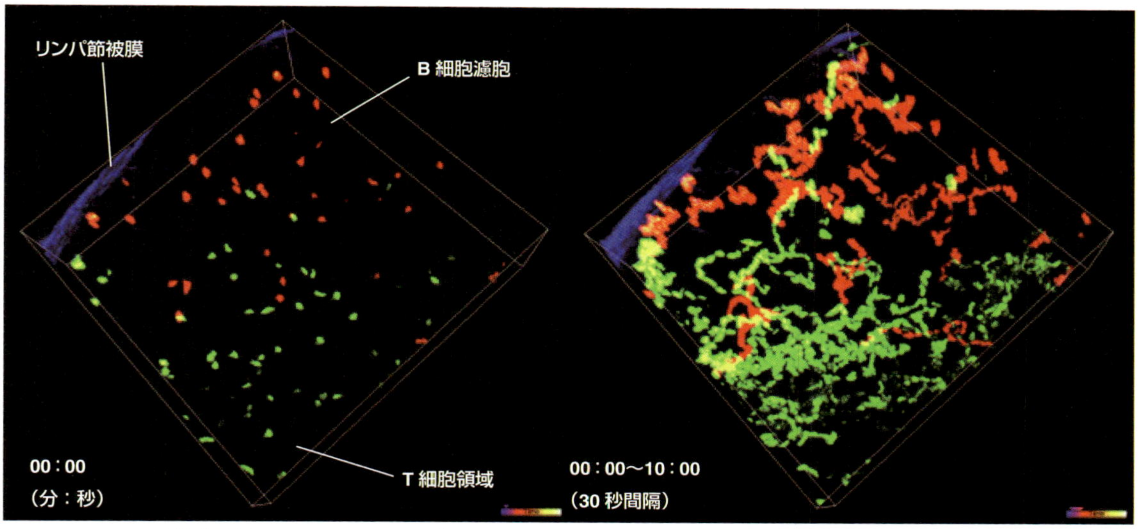

図 8-56　リンパ節皮質内におけるナイーブリンパ球の運動
左：リンパ節皮質における B 細胞（赤），T 細胞（緑），リンパ節被膜に豊富なコラーゲンファイバー（青）の二光子レーザー顕微鏡による観察像．観察体積：300×300×100 μm．視野に存在するリンパ球のうち，1%にも満たない数だけが可視化されており，黒い部分にも実際にはリンパ球，樹状細胞，マクロファージ，濾胞樹状細胞，線維芽細胞などが数多く存在する．右：10 分間のリンパ球移動の軌跡．

かについては未知の部分が多い．

3 獲得免疫を担う細胞の動態

A T 細胞の動態

リンパ節や脾臓などの二次リンパ組織内のナイーブ T 細胞は，毎分 10 μm 以上の平均速度で非常に活発に運動する（**図 8-56**）．活性化樹状細胞などと同様に，ナイーブ T 細胞は CCR7 を強く発現している．二次リンパ組織の T 細胞領域では，構造的骨組みの役割をする特殊な線維芽細胞が，CCR7 リガンドのケモカイン CCL21 と CCL19 を強く発現している．ナイーブ T 細胞はこのケモカインの働きによって T 細胞領域内に局在するが，その活発な運動によってこの領域内を余すところなくカバーし，特異抗原を提示する樹状細胞を探す．樹状細胞のネットワークは，上記の線維芽細胞のつくるネットワークに沿ってつくられており，T 細胞はこれらのネットワーク上をランダムに移動することによって，樹状細胞上の**抗原ペプチド-MHC 分子複合体を走査**する．CCR7 などのレセプターと共役する Gi タンパク質による細胞内シグナル伝達を，百日咳毒素や遺伝子ターゲティングによって阻害すると，ナイーブ T 細胞の運動は強く抑制される．**CCR7** などのレセプターは，リガンドの濃度勾配を登る**細胞移動を誘導**するだけでなく，高濃度のリガンドが存在する領域内においては，**方向性のランダムな細胞移動を誘導**することが知られている．

T 細胞が特異抗原を提示する樹状細胞に出会うと，移動速度を落としてその樹状細胞と相互作用を行うことで，TCR および補助刺激レセプターによるシグナル伝達によって活性化される．個々の樹状細胞の提示する特異抗原の密度や，TCR と抗原ペプチド-MHC 分子複合体の親和性が比較的低い場合には，T 細胞と樹状細胞の相互作用は数分程度しか持続しないが，この短い相互作用を複数回繰り返すとシグナルが蓄積され，T 細胞は増殖や分化をある程度行えるようになる．抗原密度や親和性が高い場合は，T 細胞は樹状細胞に強固に接合し，数時間以上も持続する相互作用を行い，**非常に強い増殖・分化のシグナルを受け取る**ことになる（**図 8-57**）．抗原刺激を受けた T 細

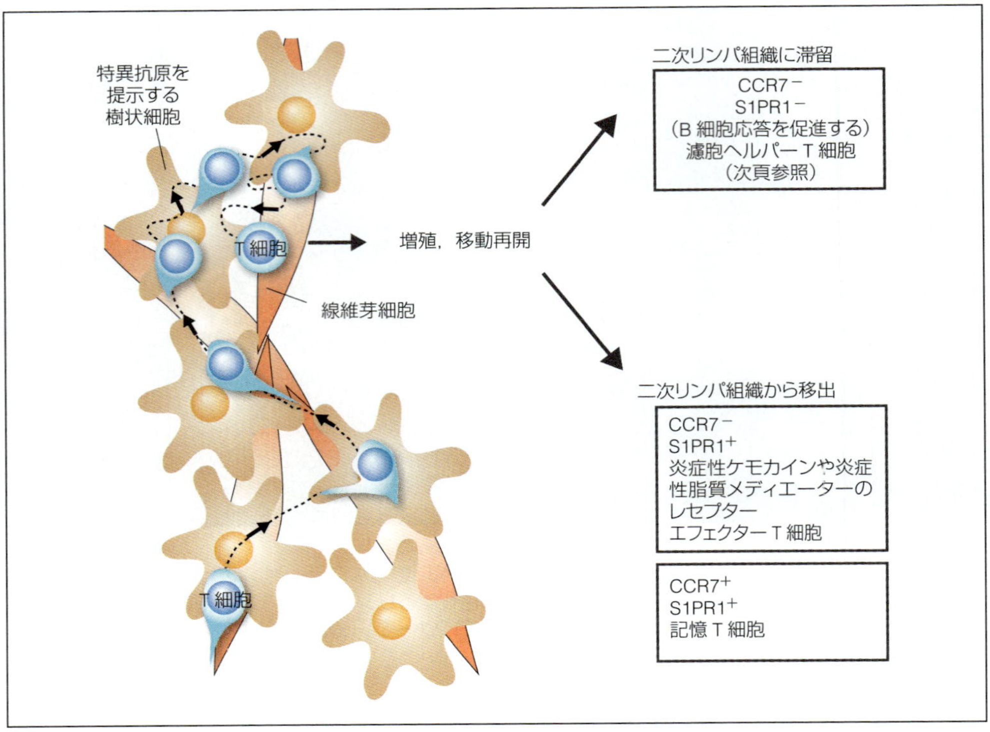

図 8-57 T 細胞領域における T 細胞の移動と樹状細胞との相互作用
T 細胞はリンパ節などの二次リンパ組織内で線維芽細胞と樹状細胞のネットワーク上を移動し，特異抗原を提示する樹状細胞に出会うと移動速度を落として，その樹状細胞と数分程度の相互作用を繰り返す．抗原の密度や TCR への親和性が高い場合には，樹状細胞に数時間以上にわたり接合する．その後，増殖するに伴い移動性を取り戻し，細胞分化に応じて異なったケモカインや脂質のレセプターを発現し，適切な場所へと向かう．

胞が移動速度を落として樹状細胞との相互作用を持続するのは，TCR シグナル伝達に起因する**インテグリンなどの接着分子の活性化**や，細胞移動に重要な細胞骨格タンパク質のリモデリングが起こるためであると考えられている．T 細胞が樹状細胞と相互作用を始めてから，数回の細胞分裂を終えるまでの間は，T 細胞のリンパ節からの移出を誘導する GPCR である，スフィンゴシン一リン酸レセプター（S1PR1）の発現が低下する（➡NOTE）．これによって T 細胞が十分に活性化される前に，リンパ節から移出してしまうことを回避している．

T 細胞がリンパ節内で十分増殖し，**ヘルパー T 細胞**や**細胞傷害性 T 細胞**としての機能を獲得した**エフェクター T 細胞**や**記憶 T 細胞**へと分化すると，S1PR1 の発現が回復してリンパ管へと移出し，その後胸管を経て血中に入る．そのうち**記憶 T 細胞**は，ナイーブ T 細胞のように CCR7 やその他の二次リンパ組織ホーミングのための分子を高く発現し，体の別の場所へと拡大した感染や，将来の感染に備えて体中の二次リンパ組織を再パトロールする．**エフェクター T 細胞**は，CCR7 な

NOTE S1PR1 シグナルによるリンパ球の動態制御

スフィンゴシン一リン酸のレセプターの 1 つである S1PR1 は，T 細胞や B 細胞がリンパ節などの組織から，リンパ液流へと移出するために必須の役割を果たしている．また胸腺で分化した T 細胞や骨髄で分化した B 細胞が，それぞれ血流へと移出する過程にも重要である．スフィンゴシン一リン酸の濃度は，リンパ液や血中で高く，リンパ節などの組織実質中では低くなるように制御されている．スフィンゴシン一リン酸と結合した S1PR1 は，Gi タンパク質による細胞内シグナルを誘導し，リンパ洞や血管内への細胞運動を促進すると考えられている．（リンパ球トラフィキング➡176 頁参照）

どの発現を低下させ，代わって炎症部位で産生されるケモカインや脂質メディエーターのレセプター（CXCR3やロイコトリエンレセプターなど）や，皮膚（CCR4，CCR10）や腸管（CCR9）などの組織へと移入するためのケモカインレセプターを発現するようになる（図8–57）．これによって感染した組織に移動することができるようになり，サイトカイン産生や感染細胞の殺傷などのエフェクター機能を発揮する．皮膚や腸管，また肝臓や肺での感染部位，さらには腫瘍組織内におけるエフェクターT細胞の動態も，4次元イメージングによって解明され始めている．さらに一部のヘルパーT細胞は，CCR7の発現を低下させるが，炎症部位や別の組織へと移入するレセプターではなく，後述のようにB細胞濾胞へと浸潤するためのケモカインレセプターを発現するようになり，二次リンパ組織にとどまって，B細胞応答を促進・制御する役割を果たす（図8–57，58）．

B B細胞およびB細胞応答をヘルプするT細胞の動態

ナイーブB細胞は二次リンパ組織内の**B細胞濾胞内を活発に運動し**（図8–56），**濾胞樹状細胞によって提示される特異抗原を探す**．その平均運動速度はナイーブT細胞よりもやや遅く，毎分約6 μmでB細胞濾胞内の濾胞樹状細胞の形成するネットワーク上を移動する．T細胞の運動と同様に，B細胞の運動性にもGiタンパク質による細胞内シグナル伝達は重要である．B細胞はGiタンパク質と共役する**CXCR5**を強く発現しており，そのリガンドであるケモカインCXCL13は濾胞樹状細胞によってつくられている．このケモカインシグナルによって，B細胞の濾胞内運動が促進されると考えられている．

B細胞は特異抗原によって活性化されると，一過的に運動速度を落とし，その後CCR7の発現を高めて，**B細胞濾胞とT細胞領域との境界領域に局在する**ようになる（図8–58A）．4次元イメージングによって，抗原によって活性化された濾胞中のB細胞はそれまでの方向性のランダムな細胞移動から，CCR7依存的にT細胞領域へ向かう移動に切り替えることが観察されている．境界領域に到達した活性化B細胞は，境界に沿って活発に運動を行う．この時点で，B細胞は取り込んだ特異抗原に由来するペプチドを，MHCクラスII分子上に提示しており，これを認識することのできるヘルパーT細胞を探す．一方，樹状細胞によって活性化されたヘルパーT細胞の一部も，CCR7の発現を低下させて，T細胞領域から境界領域に局在を変える．特異抗原を提示する活性化B細胞に出会うと，ヘルパーT細胞はB細胞に接合する．ここでもTCRシグナル伝達により，T細胞は運動性を低下させるが，B細胞はヘルパーT細胞と接合しても運動性を低下させず，接合体はB細胞を先頭に連なったまま細胞運動を行う（図8–58B）．

この細胞間相互作用によって，ヘルパーT細胞はB細胞と同様にケモカインレセプターCXCR5を発現するようになり，B細胞濾胞内へと移入する．これらのT細胞は，**濾胞ヘルパーT細胞**と呼ばれる．また活性化B細胞は，一度増強したCCR7の発現を低下させて濾胞内へと戻り，特に濾胞外縁部に局在するようになる．濾胞内でも活性化B細胞とヘルパーT細胞は，増殖しながら相互作用を繰り返し行い，一部のB細胞はここで**プラズマ細胞の前駆細胞に分化**し，**CXCR5の発現を失うことで濾胞から移出**する（図8–58C）．プラズマ細胞前駆体は，毎分5 μmの平均速度で活発に移動を行い，プラズマ細胞が局在するリンパ節髄索に到達すると，その運動性を低下させ，プラズマ細胞として成熟する．

他の活性化B細胞は濾胞外縁部で胚中心B細胞への分化を開始し，濾胞中心部に集まって胚中心を形成する．濾胞外縁部や胚中心へのB細胞サブセットの局在は，複数の脂質レセプターの発現の増強や消失によって制御されている．胚中心内部でもB細胞は活発に増殖と運動を続ける．胚中心内は増殖のためのDNA複製を活発に行うB細胞の豊富な**暗領域**と呼ばれる領域と，濾胞樹状細胞と濾胞ヘルパーT細胞が豊富な**明領域**と呼ばれる領域に分かれている（図8–58D）．**胚中心B細胞**は主に**暗領域**で，増殖と共に**体細胞変異による抗体の多様化**を行い，**明領域**で濾胞樹状細胞に提示された抗原，および濾胞ヘルパーT細胞との相互作用によって選択を受けると考えられる．実際に4次元イメージングによって，胚中心B細胞が2つの領域間を移動する様が確認されている．抗原に親和性の高い抗体をつくる胚中

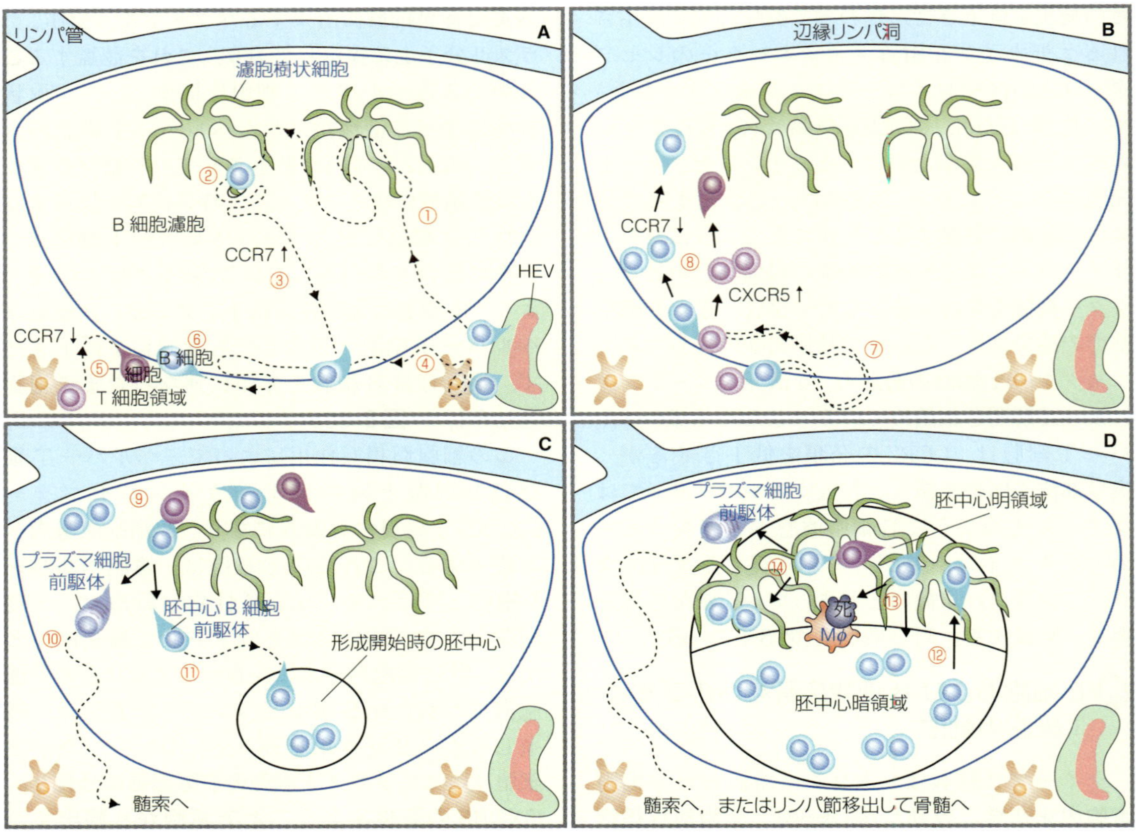

図 8-58　リンパ節における応答中の B 細胞の動態

A：①高内皮性小静脈（HEV）から移入した B 細胞は，ケモカインレセプター CXCR5 の作用で B 細胞濾胞へと入り，濾胞樹状細胞のネットワーク上を移動する．②特異抗原に出会うと，一過的に移動速度を落とす．③その後 CCR7 の発現を上昇させて，T 細胞領域に向かって移動し，境界領域に達する．④抗原がすでにリンパ節に運ばれた後に，特異的な B 細胞がリンパ節に移入してきた場合，HEV 付近の樹状細胞などが保持する抗原から刺激を受けることもある．⑤一方，樹状細胞によって活性化されたヘルパー T 細胞の一部は，CCR7 の発現を下げることで，境界領域に来る．⑥境界領域を活発に移動することで，活性化 B 細胞は特異的なヘルパー T 細胞と出会う．

B：⑦特異的なヘルパー T 細胞と出会った B 細胞は，T 細胞に抗原を提示する．T 細胞は B 細胞に接合して，細胞間相互作用を行う．その間，B 細胞は境界領域で移動を続け，T 細胞は接合したまま B 細胞の後ろを付いて移動する．個々の接合は 10 分から数時間続き，これが数多く繰り返される（接合相手を交換する場合もある）．⑧この細胞間相互作用により B 細胞と T 細胞は増殖する．それに伴い B 細胞は CCR7 の発現を下げ，T 細胞は CXCR5 を発現するようになり，どちらの細胞も B 細胞濾胞内（特に辺縁リンパ洞近傍の濾胞外縁部）へと向かう．

C：⑨濾胞外縁部で T 細胞との相互作用と増殖を続けながら，プラズマ細胞の前駆体や，胚中心 B 細胞の前駆体へと分化する．⑩プラズマ細胞前駆体は濾胞外へと移動して，最終的にリンパ節髄索に定着する．⑪胚中心 B 細胞前駆体は B 細胞濾胞中心部へと向かい，胚中心となる細胞塊を形成し，増殖を続ける．

D：⑫完成した胚中心は 2 層に分かれている．胚中心暗領域では，特に活発な B 細胞増殖が行われる．増殖と共に B 細胞レセプター遺伝子に変異を入れた胚中心 B 細胞は，胚中心明領域へと移動する．⑬明領域には濾胞樹状細胞が密集して抗原を提示している．B 細胞レセプター遺伝子の変異によって，抗原への親和性を大きく失った場合，その B 細胞は死に至り，マクロファージ（Mϕ）に捕食される．また遺伝子変異によって親和性を完全に失わないまでも，向上させることのできなかった B 細胞は，再び暗領域に移動して細胞分裂と変異を行うと考えられている．⑭親和性を向上させることに成功した B 細胞は，より多くの抗原を勝ち取って提示し，明領域にいる濾胞ヘルパー T 細胞との相互作用により，生存，増殖，または分化のシグナルを受け取る．

心B細胞の一部は，プラズマ細胞前駆体へと分化する．胚中心由来のプラズマ細胞前駆体も，濾胞外縁部で形成されたものと同様に，CXCR5の発現を消失して濾胞から移出するが，一部は**S1PR1**を発現してリンパ節から移出し，**成熟したプラズマ細胞として骨髄内に定着**し，長期にわたり**持続して抗体を産生**する．

4 まとめ

1. 自然免疫，獲得免疫を担う細胞はいずれも，然るべき「場」に移動することにより機能する．
2. いずれの場合においても，ケモカイン，ケモカインレセプターを介したシグナリングが重要であり，インテグリンの活性化を誘導して細胞の運動性，接着性を変化させる．
3. 脂質メディエーターの1つであるスフィンゴシン一リン酸はスフィンゴシン一リン酸レセプターを介して免疫細胞の動態制御にかかわる．

第9章 【誘導的メカニズム】外来性抗原排除のメカニズム

A 細菌感染に対する反応

1 概要

細菌が飛沫や食物などを介して宿主の体に侵入して，さらに組織内で増殖し，宿主に形態の変化を引き起こしたとき，感染が成立したという(**図 9-1**)．感染の成立は病原体と宿主応答のせめぎ合いであり，感染症の成立を防ぐ防御機構が免疫機構である．細菌の侵入に際して，あらかじめ備わった**自然免疫**とリンパ球の免疫応答によって獲得される**獲得免疫**でこの侵入者を撃退する．自然免疫を担う細胞性因子の代表として，**好中球**や**マクロファージ**などの食細胞(貪食細胞)が挙げられる．これらの細胞は，細菌由来の繰り返しパターン，**病原体関連分子パターン**(**PAMP**)を認識する**パターン認識レセプター**(PRR)で，迅速に貪食，排除を行う．**自然免疫リンパ球**と呼ばれる**ナチュラルキラー**(**NK**)**細胞**，$\gamma\delta$型T細胞やNKマーカーをもったNKT細胞は細菌の感染細胞の発現する細菌由来または自己細胞由来の成分を認識して活性化され，感染細胞を傷害する一方で，サイトカインを産生して獲得免疫を方向づける自然免疫と獲得免疫との橋渡し的役割を担う．獲得免疫を担う**T細胞**および**B細胞**は細菌由来の抗原で活性化され，直接的に細胞傷害活性で感染細胞を排除し，サイトカインや抗体を産生して自然免疫と共同で，効率よく細菌の排除を行う．細菌が完全に排除され，戦いが終了するとほとんどの活性化リンパ球はアポトーシスで細胞死を起こし，免疫反応が終息する．一部のリンパ球は**記憶細胞**となり，再感染時には迅速に応答して感染防御を行う．結核などの慢性感染症では抗原刺激が持続して獲得免疫が**疲弊** exhaustion に陥る．これは過剰な免疫応答で正常組織の傷害を防ぐためと考えられる(図 9-2)．

2 自然免疫

A 皮膚と粘膜によるバリア

1 ● 機械的(物理的)バリア

細菌の侵入を防ぐ第一線のバリアとして皮膚や

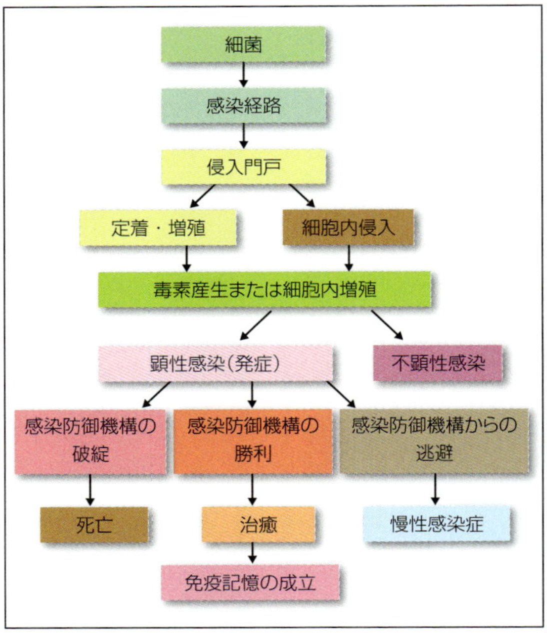

図 9-1 細菌感染症の成立
感染経路によって決定される微生物の侵入門戸は微生物が付着し，定着するために重要な要素である．細菌のもつ定着因子が宿主細胞が発現するレセプターと結合し，細胞内に侵入して，細胞内増殖や毒素産生によって感染症が発症する．

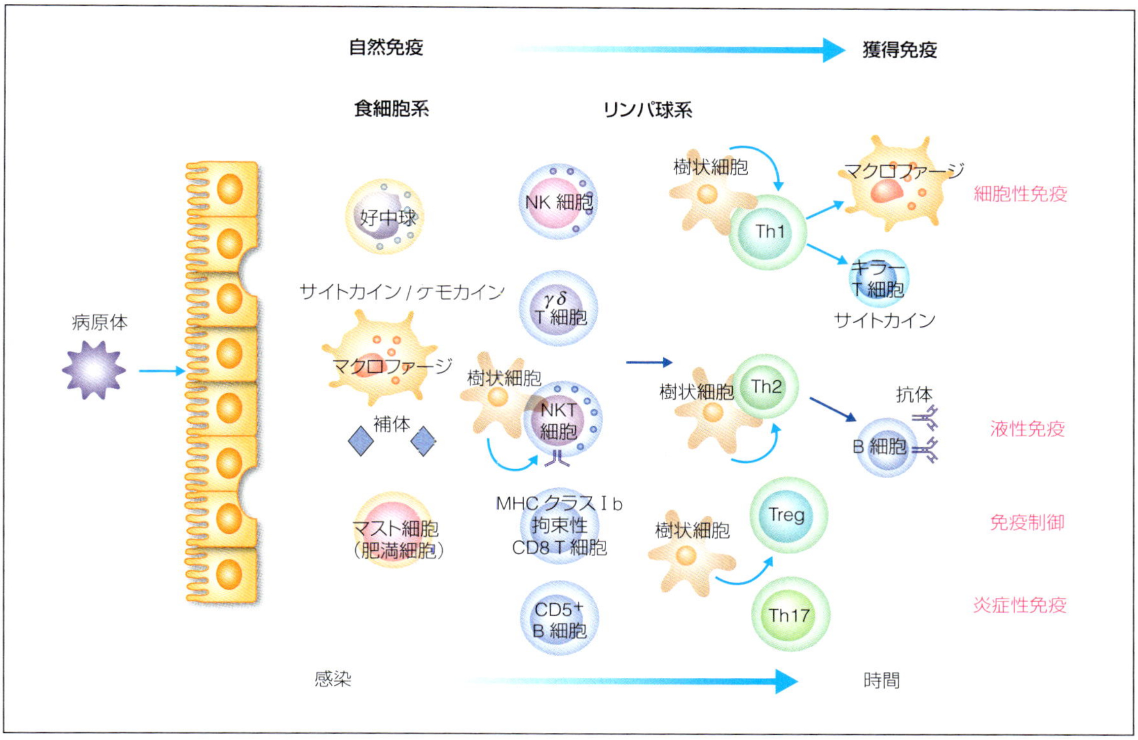

図 9-2　感染防御機構の概要
病原微生物の侵入に戦う免疫系はあらかじめ備わった自然免疫と，リンパ球のクローン増殖によって感染数日後から働くTおよびB細胞（リンパ球）による適応免疫に大きく分類される．自然免疫では，好中球やマクロファージなどの食細胞が担う．それら自体は持続する免疫には繋がらないが，初期の感染防御と獲得免疫を誘導する役割を担う．自然免疫リンパ球（NK細胞，γδ型T細胞，NKT細胞やCD5$^+$B細胞）は，感染の早期に反応して自然免疫と獲得免疫との橋渡し的役割を担う．引き続いて起こる獲得免疫（適応免疫）ではT細胞とB細胞がクローンの分裂，増殖と分化の結果，抗体やエフェクターリンパ球が産生される．記憶細胞（リンパ球）によって免疫が持続することが特徴である．

表 9-1　上皮系バリア

機械的バリア	上皮細胞同士の密着結合によって侵入防止 上皮の長軸方向への動き（線毛など）による排除
化学的バリア	脂肪酸（皮膚） 酵素：リゾチーム（唾液，汗，涙） 低 pH（胃） αデフェンシン（腸管）
生物学的バリア	常在細菌叢による結合部位や栄養の競合阻害

粘膜の**機械的バリア**がある．皮膚は何重もの細胞層（重層扁平上皮）で覆われ，病原細菌の侵入を防ぐ．呼吸器の上皮線毛の運動は細菌を粘液と共に体外に追い出す．泌尿器では尿の機械的洗浄が外来細菌の排除に役立っている（**表 9-1**）．

2 ● 化学的バリア

上皮系から産生される物質は**化学的バリア**として防御に働く．皮脂腺からの脂肪酸や汗の中の乳酸に殺菌作用がある．気管や消化管，尿路などの粘膜上皮はムチン層で被覆されており，病原細菌の侵入を阻害している．また腸管のパネート細胞からはムチンのみならず，抗菌ペプチドである**α-デフェンシン**が産生される．血清や体液中に存在する**リゾチーム**は，グラム陽性菌の細胞壁の成分であるムコペプチドの *N*-アセチルグルコサミン *N*-acetylglucosamine と，*N*-アセチルムラミン酸 *N*-acetylmuramic acid 間の結合を切ることによって殺菌する．グラム陰性桿菌では外側をリポタンパク質層で覆われているために，リゾチームに抵抗性を示す．肺胞上皮からは**サーファ**

クタントが産生され，細菌の表面を覆い，マクロファージに貪食されやすくする．胃液は塩酸によって pH が低く抑えられており，病原細菌を殺菌する．

3 ● 生物学的バリア

常在細菌叢は**生物学的バリア**として感染防御に重要な役割を果たしている．皮膚に常在する細菌から産生されたリパーゼが皮脂を脂肪酸に分解することで病原細菌の増殖を防ぐ．皮脂腺から出る脂質は皮膚表面を酸性に保ち，病原細菌が増殖しにくくしている．ヒトの表皮の常在細菌叢には，好気性菌として表皮ブドウ球菌 *Staphylococcus epidermidis* とコリネバクテリア属 *Corynebacterium* があり，嫌気性菌としてはプロピオニバクテリウム・アクネス *Propionibacterium acnes* がある．これら細菌の出すリパーゼによって皮脂が分解され，分解産物である長鎖脂肪酸（オレイン酸）が抗菌作用をもつ．一方で長鎖脂肪酸が皮膚を刺激して痤瘡（ニキビ）の原因ともなる．

腸内細菌叢は腸管での病原細菌の増殖を防ぐ．その感染症防止の機序としては，炭素源，エネルギー源の競合，還元電位の著明な低下，pH の低下，乳酸や遊離脂肪酸の産生およびバクテリオシン（コリシン）などの抗菌薬様産物の産生などが考えられる．腟内に定着する乳酸桿菌（Döderlein 桿菌）は乳酸を産生することによって細菌の増殖を抑えている．

B 液性因子

1 ● 補体

上皮系によるバリアを乗り越えて組織内に侵入してきた病原細菌に対して，まず**補体** complement が働く．細菌の侵入ではまず第二経路が活性化され，続いて急性期反応タンパク質であるマンノース結合タンパク質によるレクチン経路が活性化する．種々の活性断片を産生しながら，最終的には **C5b-C9 複合体**（**膜侵襲結合体**）となり，ナイセリア属 *Neisseria* などの一部の細菌の細胞壁にトンネル構造をつくり溶菌する．補体の活性化断片（C3a，C5a）は，組織内のマスト細胞からヒスタミンなどを放出させて，血管の透過性を亢進させる．その結果，血管内の好中球や単球などが血管外に遊出し，さらに走化性因子である C5a によって引き寄せられて，炎症部位すなわち異物侵入部位に集合する．細菌表面に補体の活性断片（C3b，iC3b）が付着すると，細菌は組織内の好中球やマクロファージなどの貪食細胞の補体レセプター（CR1，CR3 など）を介して認識される（**図 9-3**，認識のメカニズム→62 頁参照）．

2 ● サイトカイン

自然免疫を担う上皮細胞やマクロファージ，マスト細胞が TLR などの PRR で細菌成分を認識するとサイトカインが産生される．これらサイトカインには**腫瘍壊死因子（TNFα）**，IL-1，IL-6 などのさまざまな炎症性サイトカインがあり，血管透過性因子として働き，さらに食細胞の血中からの放出を促進する（サイトカイン，ケモカインとその機能的役割→29 頁参照）．

感染によって誘導されるサイトカインの中には**ケモカイン**と呼ばれるファミリーに属するものが，マクロファージのみならず，内皮細胞，皮膚のケラチノサイト，線維芽細胞や平滑筋などにより産生される．ケモカインは白血球の血管外移動に重要な役割を担う．ケモカインファミリーは α と β に分類され．α グループでは IL-8 が代表であり，マクロファージ走化因子は β グループの代表である．これらケモカインは白血球に対して血流中の細胞の動きを止め，濃度勾配に従って感染局所に細胞を動員させる．

ウイルス感染のみならず細菌感染によっても **I 型インターフェロン（IFN）α と β** が産生される．IFNα は白血球が，IFNβ は主に線維芽細胞がその産生細胞である．I 型 IFN は，①ウイルスの翻訳過程を阻害するタンパク質の産生，②NK 細胞の活性化，③MHC クラス I 抗原提示経路を高めて，CD8 キラー T 細胞（細胞傷害性 T 細胞）に対する感受性の増加などの機序によってウイルス感染防御機構として働く一方で，細菌感染症では IL-10 の産生を誘導して，Th1 細胞による細胞内寄生性細菌の感染防御機構を抑制する作用を示す．過剰な炎症による正常組織傷害を防止していると考えられる．

グラム陰性菌の敗血症では**エンドトキシンショック**に陥って，播種性血管内凝固 disseminated intravascular coagulation（DIC）で死亡する．このときに産生される過剰な炎症生サイトカ

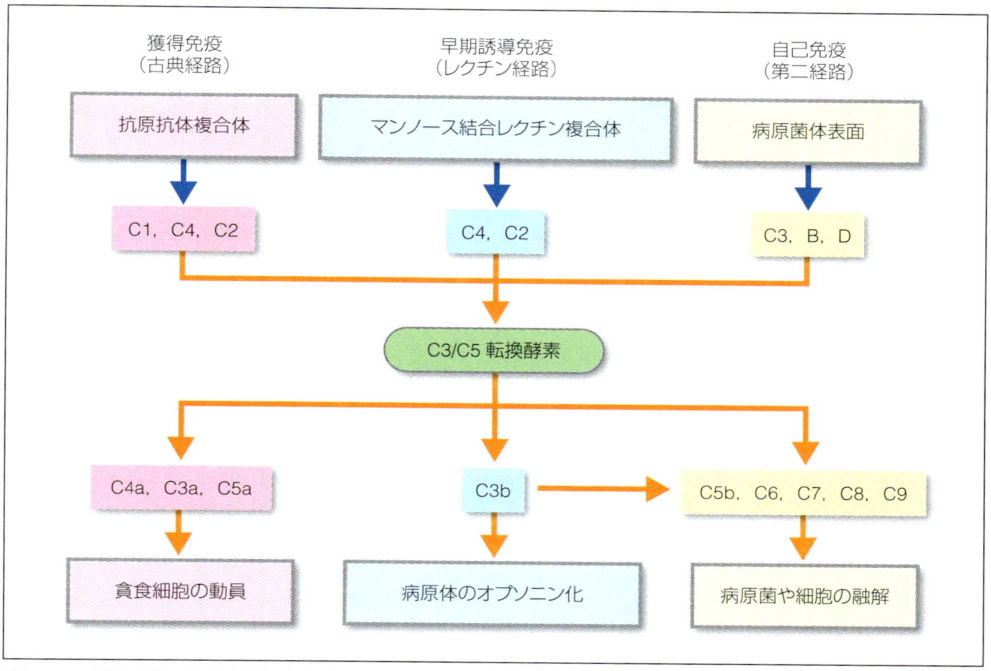

図 9-3　補体系による細菌感染防御機構
細菌の侵入ではまず第二経路が活性化され，続いて，急性期反応タンパク質であるマンノース結合レクチン経路，抗体ができると古典経路で活性化される．種々の活性断片を産生しながら，最終的には C5b〜C9 複合体（膜侵襲結合体）となり一部の細菌を溶菌する．補体の活性化断片（C3a，C5a）は，血管の透過性を高めてさらに走化性因子として炎症部位，すなわち異物侵入部位に集合する．微生物など表面に補体の活性断片（C3b）が付着すると，微生物は組織内の好中球やマクロファージなどの食細胞の補体レセプター（CR3 など）を介して認識される．

イン，特に TNFα が血管透過性や内皮の傷害を引き起こすことが引き金となる．外来微生物由来に PAMPs と並んで PRR に認識される内因性のリガンドを，**ダメージ関連分子パターン** damage-associated molecular pattern（**DAMP**）と呼び，炎症性疾患の増悪因子として注目されている（細胞傷害性 T 細胞→255 頁参照）．損傷された細胞から細胞外へ遊離した自己 DNA が HMGB1（high mobility group box1），RNP（ribonucleoprotein），抗菌ペプチド，自己抗体などの細胞タンパク質と結合して DAMPS として認識される．これらの PRR のリガンドがさらなるサイトカインストームを引き起こして組織傷害が全身に広がり，DIC で死亡する．

C 細胞性因子

1 ● 食細胞（貪食細胞）

組織内に定着しているマクロファージや血中から遊走してきた好中球や単球は細菌由来高分子多糖体やリポタンパク質などの PAMP を一群の PRR によって認識する．PRR には膜型 C 型レクチン様レセプター C-type lectin receptor（CLR）ファミリー，スカベンジャーレセプター scavenger receptor（SR）ファミリー，Toll 様レセプター（TLR）ファミリー，nucleotide-binding oligomerization domain（NOD）様レセプター NOD-like receptor（NLR）ファミリー，retinoic acid-inducible gene-Ⅰ（RIG-Ⅰ）様ヘリカーゼ RIG-1-like helicase（RIH）ファミリーがある．

貪食された細菌は**食胞**（**ファゴソーム** phagosome）として細胞内に取り込まれる．ファゴソームは細胞膜が被膜化したもので，その中では酵素依存性の**活性酸素** reactive oxygen intermediate（**ROI**）や**一酸化窒素**（**NO**）と酵素非依存性の塩基性タンパク質，ラクトフェリン，リゾチームなどが細胞内殺菌を担っている．異物と食細胞間の結

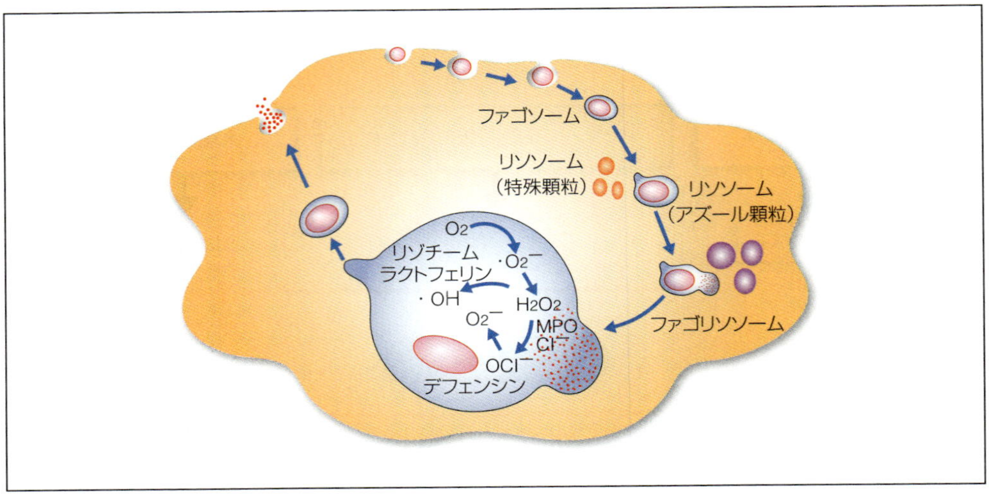

図 9-4 食細胞の殺菌機構
貪食された細菌は食胞(ファゴソーム phagosome)として細胞内に取り込まれる．ファゴソームは細胞膜が被膜化したもので，その中では酵素依存性の活性酸素や一酸化窒素(NO)と酵素非依存性の塩基性タンパク質，ラクトフェリン，リゾチームなどが，細胞内殺菌を担っている．

合によって膜のNADPHオキシダーゼが活性化され，O_2^-(スーパーオキシドアニオン superoxide anion)などの活性酸素が産生され，強い殺菌作用を示す．ファゴソームがリソソームと融合してファゴリソソーム phagolysosome が形成されると，ミエロペルオキシダーゼ myeloperoxidase (MPO)やハロゲンによって，次亜塩素酸(OCl^-)などが生成される．一方，細菌は活性酸素に対してスーパーオキシドジスムターゼ superoxide dismutase(SOD)やカタラーゼ catalase を有することによって抵抗する．リポ多糖体(LPS)や IFNγ で活性化されたマクロファージは NO 合成酵素が発現し，NO に代表される**活性窒素** reactive nitrogen intermediate(**RNI**)が産生され結核菌などが比較的抵抗性の高い細胞内寄生性細菌に対して傷害する(**図 9-4**)．

細胞内寄生性細菌はファゴソームの成熟を阻害してファゴソーム内で生き残り，いわゆる細胞内ニッチを形成する．サルモネラ *Salmonella* はリソソーム酵素抵抗性を高めることでその攻撃から免れる．リステリア *Listeria* はファゴソーム膜を損傷して細胞質に脱出する．結核菌 *Mycobacterium tuberculosis* は，ファゴソームの成熟，すなわちリソソームとの融合を阻害してリソソーム酵素からの攻撃を免れ，ファゴソーム内で生き残る．さらに，ファゴソームの酸性化の防止をもたらし，ファゴソームの後期エンドソームへの成熟を阻害する．また，結核菌は，過酸化物アルキルヒドロペルオキシド還元酵素 C を産生して，NO と O_2^- との反応で形成されたRNIから自らを保護する．さらに感染マクロファージのアポトーシスを防ぐことで，細胞内細菌の殺害のみならず，細菌の抗原の源としてのエフェクターT細胞のクロスプライミングを阻害する(**図 9-5**)．

連鎖球菌などの細胞質内に侵入する菌に対して，**オートファジー** autophagy が菌排除に働く．オートファジーは細胞内のタンパク質を分解してリサイクルするしくみである．飢餓などのストレス時に細胞質内のタンパク質がリン脂質による脂質二重膜から取り囲まれてオートファゴソームという細胞内構造を形成する．さらにリソソームと融合してオートリソソームとなり，取り込まれていたタンパク質が分解される．このしくみを使って細胞質内に侵入した細菌の排除に働く．

2 ● マスト(肥満)細胞

マスト細胞 mast cell は，腸管や気道の粘膜下組織や皮膚真皮などの上皮組織下の結合織の血管周囲に多く存在する．TLR などの PRR が発現しており，細菌の侵入に対してサイトカインを産生

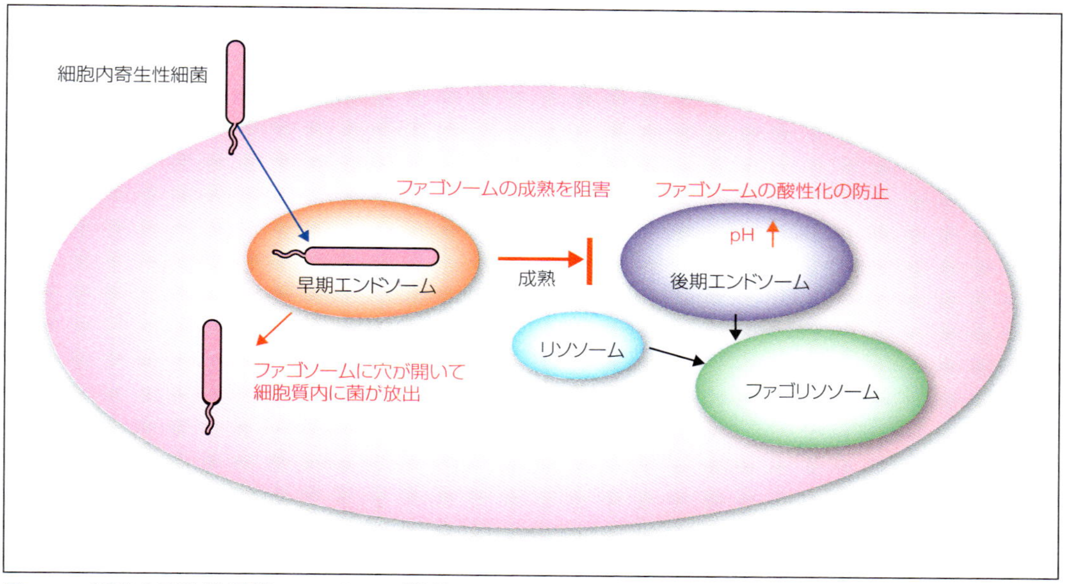

図 9-5　細胞内寄生性細菌のエスケープ機構
マクロファージに貪食された菌は，食胞（ファゴソーム）の中に取り込まれる．ファゴソームは早期エンドソームから後期エンドソームさらにリソソームが融合してファゴリソソームに成熟して，菌を殺菌する．結核菌（*Mycobacterium tuberculosis*）は，このファゴソームの成熟を阻害して，ファゴソーム内で生き残り，いわゆる細胞内ニッチを形成する．リステリア（*Listeria monocytogenes*）はファゴソーム膜を損傷して細胞質へ脱出する．

して第一線の防御機構として働く．

3 ● NK 細胞

NK 細胞は細菌感染症での早期の感染防御に重要な役割を担っている．感染細胞から産生される IFNα/β や IL-12 で活性化され，細胞傷害活性 IFNγ を産生する．NK 細胞から産生される早期の IFNγ は獲得免疫の Th1 細胞の活性化を誘導する．NK 細胞のレセプターには活性化レセプターと抑制性レセプターがあり，正常の自己細胞は自己の MHC クラス I 分子に結合すると NK 活性が抑制されるので自己細胞に対しては細胞傷害活性を示さないが，自己の MHC クラス I 分子の発現が消失した感染細胞に対して細胞傷害活性を示す．

4 ● 自然免疫 T 細胞 innate T cell

典型的な T 細胞は $\alpha\beta$ 型 TCR を介して MHC クラス I または II 分子に結合したペプチド抗原を認識するが，$\gamma\delta$ 型 TCR をもつ **$\gamma\delta$ 型 T 細胞**は多様性の少ない TCR を有しており，皮膚や腸管などの上皮間に多く存在する．ヒト $\gamma\delta$ 型 T 細胞の中で，末梢で多数を占める Vγ9/Vδ2 T 細胞は細菌や腫瘍細胞由来のリン酸化非ペプチド抗原を認識する．一方，腸管上皮間に多く存在する Vδ1 T 細胞は，ストレスで誘導される MHC クラス I 様分子である MIC-A，MIC-B などの自己抗原を認識する（上皮細胞間リンパ球➡201 頁参照）．マウスでも MHC クラス I 様分子を認識する $\gamma\delta$ 型 T 細胞が存在する．

$\gamma\delta$ 型 T 細胞においても $\alpha\beta$ 型 T 細胞同様に多様な機能をもち，IFNγ を産生するタイプと IL-17 を産生するタイプに分類される．CD27 陽性 CD122 陽性 NK1.1 陽性 $\gamma\delta$ 型 T 細胞は IFNγ を産生する．IL-15 をその増殖維持因子に使う．一方，IL-17 産生 $\gamma\delta$ 型 T 細胞は CD27 陰性 CD25 陽性で，子宮，肺に多く存在し，細菌感染早期の防御機構を担う．

$\gamma\delta$ 型 T 細胞と同様に多様性の少ない $\alpha\beta$ 型 TCR を発現する T 細胞として **NKT 細胞**がある．NKT 細胞は MHC クラス I 様の CD1 分子に提示された細菌由来または自己細胞由来の糖脂質を認識して IL-4 や IFNγ を産生し，また細胞傷害活性を示す（NKT 細胞を特徴づける Vα14 抗原レセプター

表 9-2 自然免疫Tリンパ球と微生物抗原

NKT 細胞	CD1d 分子に結合した微生物および自己細胞由来のグリコシルセラミドなどの糖脂質
γδT 細胞	マイコバクテリアや腫瘍細胞由来のリン酸化非ペプチド抗原
$CD4^-CD8^-\alpha\beta$ T 細胞	CD1 分子に結合した結核菌由来のリポアラビノマンナン，ムコール酸，自己細胞の糖脂質
$CD4^-CD8^+\alpha\beta$ T 細胞	H2-M3 に結合した細菌およびミトコンドリア由来の *N*-ホルミルメチオニンを含む疎水ペプチド

➜227 頁参照）．古典的な NKT 細胞はタイプⅠとも呼ばれ，$CD4^-CD8^-$ または $CD4^+CD8^-$ の T 細胞でマウスでは N 多様性（結合部）がない単一の Vα14-Jα18 鎖と Vβ8，Vβ2，Vβ7 鎖という非常に限られた TCR を発現し，ヒトでは Vα24/Vβ11 T 細胞がこれに相当する．CD1d 分子に提示された細菌および自己細胞由来の糖脂質を認識する．リケッチア（α プロテオバクテリア）の *Ehrlichia* や *Sphingomonas* はグラム陰性菌でありながら LPS を含まず，その代わりにスフィンゴ糖脂質を外膜に含む菌である．NKT 細胞は CD1 に結合したそのスフィンゴ糖脂質を認識して活性化される．このタイプはⅠ型とも呼ばれる．

タイプⅡは同じ CD1d 分子に結合したスルファチドなどの芳香族の疎水性の抗原を認識する．Vα3.2-Jα9 鎖と Vβ8 鎖という非常に限られた TCR を発現する．

ヒトではグループ 1 の CD1（CD1a，-b，-c）に結合した結核菌由来のムコール酸，リポアラビノマンナンを認識する $CD4^-CD8^-$ または $CD8^+$T 細胞が存在する．これらの T 細胞はパーフォリン perforin/グラニュリシン granulysin を産生して，細胞内の結核菌を直接殺菌する．マウスでも MHC クラス Ib である H2-M3 は TAP 非依存性に細菌由来の *N*-ホルミル化ペプチド *N*-formylated peptides を提示する．マウスリステリア感染症やマイコバクテリア感染症で H2-M3 に提示された細菌由来のペプチドを認識するキラー T 細胞が見出されている．MHC クラス Ib 拘束性 CD8 陽性 T 細胞は感染の早期に活性化されるが，長続きはしない．さらに再感染時では活性化されにくいと考えられている（**表 9-2**）．

粘膜関連インバリアント T 細胞（**MAIT 細胞** mucosa-associated invariant T cell）は NK T 細胞と同様に N 多様性（結合部）がない単一の Vα7.2（ヒト），Vα19-Jα33（マウス）を発現して，MHC クラスⅠ関連分子 MR1 に選択される．MAIT 細胞はヒト末梢血の T 細胞の 1～8% を占め，腸管粘膜や腸間膜リンパ節に豊富に存在する．ヒト MAIT 細胞は $CD4^-CD8^-$ でメモリー形質を有しているが，臍帯血ではナイーブ形質を示すことから腸内細菌の代謝産物に反応して増殖すると考えられる．

5 ● B1 細胞

B 細胞の中で CD5 陽性 B 細胞は **B1 細胞**とも呼ばれ，腹腔内や腸管粘膜固有層など限られた場所に存在し，特定の V_H-J_H 遺伝子を使用して核酸，熱ショックタンパク質 heat shock protein（HSP），多糖体，さらに肺炎球菌やホスファチジルコリンなどのリン脂質に反応して自然 IgM 抗体を産生する．この自然 IgM ノックアウトマウスでは，腸内細菌による腹膜炎に対して感受性を示すようになる．CD5 陽性 B 細胞自体，IL-4 を産生し，IL-5 が増殖因子として働く．腸管粘膜などに産生される常在細菌叢に対する IgA 抗体はこの B1 細胞が T 細胞非依存性に，またパイエル板の構築に関係なく産生されることが明らかとなった．IgA 抗体は自然免疫の重要な液性因子と考えられる（外的環境因子を介した粘膜免疫の制御➜204 頁参照）．

3 獲得免疫

大部分の細菌は食細胞を中心とした自然免疫によって排除され，感染症などの病気を引き起こすことは稀である．しかしながら，強い病原性をもつ細菌は自然免疫による防御バリアに抵抗するエスケープ機構を有しており，組織に定着，増殖をはじめ，さらに血行性やリンパ行性に全身に広がる．このような細菌に対しては獲得免疫によるより強い防御システムが不可欠となる．

A T 細胞

免疫応答はまず抗原エピトープが樹状細胞（DC）などの抗原提示細胞の細胞表面へ提示されることから始まる．一般に細菌由来の外来性抗原はMHCクラスⅡ分子に提示され，主にCD4陽性T細胞に認識される．一方，細胞質に侵入した細菌由来の抗原はMHCクラスⅠ分子に提示され，CD8陽性T細胞に認識される．

細胞膜から直接にまた，いったんエンドソームに取り込まれて，そこから細胞質内へ侵入した細菌由来の抗原は，主にMHCクラスⅠと粗面小胞体内で結合する．MHCクラスⅠ経路で抗原提示される細菌として，溶血素hemolysin(Hly)をもつリステリア(*Listeria monocytogenes*)がある．リステリアは細胞内寄生性細菌であり，その抗原は主にMHCクラスⅡ分子の経路で抗原提示される．しかしながら，Hly陽性リステリアはエンドソームに取り込まれた後，細胞質内へ侵入するのでMHCクラスⅠ分子を介する抗原提示機構が働く．一方，結核菌(*Mycobacterium tuberculosis*)，牛型結核菌(*M.bovis*)，ネズミチフス菌(*Salmonella typhimurium*)などの細菌由来の抗原もMHCクラスⅡ分子のみならず，MHCクラスⅠ分子でも抗原提示されることが知られている．これらの細胞内寄生性細菌はエンドソーム(ファゴソーム)内で増殖するが細胞質には侵入しない．おそらくエンドソーム内で長く生存する細菌由来の分泌タンパク質や代謝産物がエンドソームより漏れ出て，これらの抗原がMHCクラスⅠ分子の経路で抗原提示されるのであろう．

MHCクラスⅡ分子に結合したペプチドを認識する典型的なヘルパーT細胞(CD4陽性T細胞)はそのサイトカイン産生の特徴によってIFNγを産生する**Th1細胞**，IL-4を産生する**Th2細胞**，IL-17を産生する**Th17細胞**，さらにTGFβ/IL-10を産生する制御性**Treg細胞**に分類される．リステリア，サルモネラ，マイコバクテリアなど細胞内寄生性細菌は食細胞内での殺菌機構に抵抗するエスケープ機構を有しており，マクロファージ内で増殖することができる．これらの感染症に対しては細胞性免疫が重要な防御機構を担う．Th1細胞からのIFNγによって活性化されたマクロファージやIL-2により分化・増殖したCD8陽性の細胞傷害性T細胞が感染防御に関与する．らい菌(*Mycobacterium leprae*)感染症の中で，予後のよい結核腫型はTh1サイトカインが優位であり，逆にらい腫型ではTh2型のサイトカインが優位で組織破壊が強い．Th1型のサイトカインがこれらの菌の感染防御に重要であり，Th2型の反応はむしろ病態形成を促進する．Th17細胞はIL-17を産生して好中球を集簇させて細胞外寄生性細菌の排除に働く(**図9-6**)．

ブドウ球菌エンテロトキシンなど，細菌性毒素の中にはT細胞を強力に活性化するスーパー抗原活性を有するものが存在する．**スーパー抗原**はMHCクラスⅡ分子に結合して特定のT細胞レセプターVβで認識される抗原である．ブドウ球菌によるトキシックショック症候群や表皮剝脱性皮膚炎などの病態形成に際し，スーパー抗原による過剰の免疫反応が働くと考えられている．

B 抗体

ブドウ球菌などのグラム陽性菌，腸内細菌，緑膿菌などの細胞外で増殖する細菌感染症に対する防御は，主に抗体に依存している．細菌の生物活性は，抗体分子の結合によりその活性が阻害される．これを抗体による**中和**(**反応**)という(**図9-7**)．毒素タンパク質では毒素活性がみられなくなり，細菌の定着因子adhesinやウイルスの標的細胞結合部に特異抗体が結合すれば，感染の第一段階である定着阻止により感染が起こらない．それぞれ毒素中和，感染力中和と呼ぶ．ジフテリアや破傷風のトキソイド，インフルエンザワクチンなどによる予防接種は，抗毒素抗体や吸着阻害抗体などの中和抗体をつくらせることによる感染防御効果を期待するものである．一般に細菌抗原の結合価valencyは多価(単一抗原物質上に同じエピトープが複数存在)であり，一方，抗体は2価または10価(IgM)であるので，抗原サイズが大きな粒子であると連鎖的な結合反応の結果，肉眼的に認められる凝集塊をつくる．これを**凝集反応**と呼び，感染防御の機序となる．抗体のFc部には抗原特異性に関与する構造はないが，抗体が他の生体分子と反応する機能を有している．特にH鎖の定常部にあるドメインにはそれぞれ固有の機能がみられる．抗原抗体反応が起こるとCH2ドメインに補体第1成分(C1q)が結合するようになり，これを契機として順次補体成分の活性化が起こり**MAC**が作製される(古典経路，補体活性化経路→80頁参照)．

食細胞の表面にはIgGのCH3ドメインに特異的なレセプター(Fcレセプター；FcR)が3種存

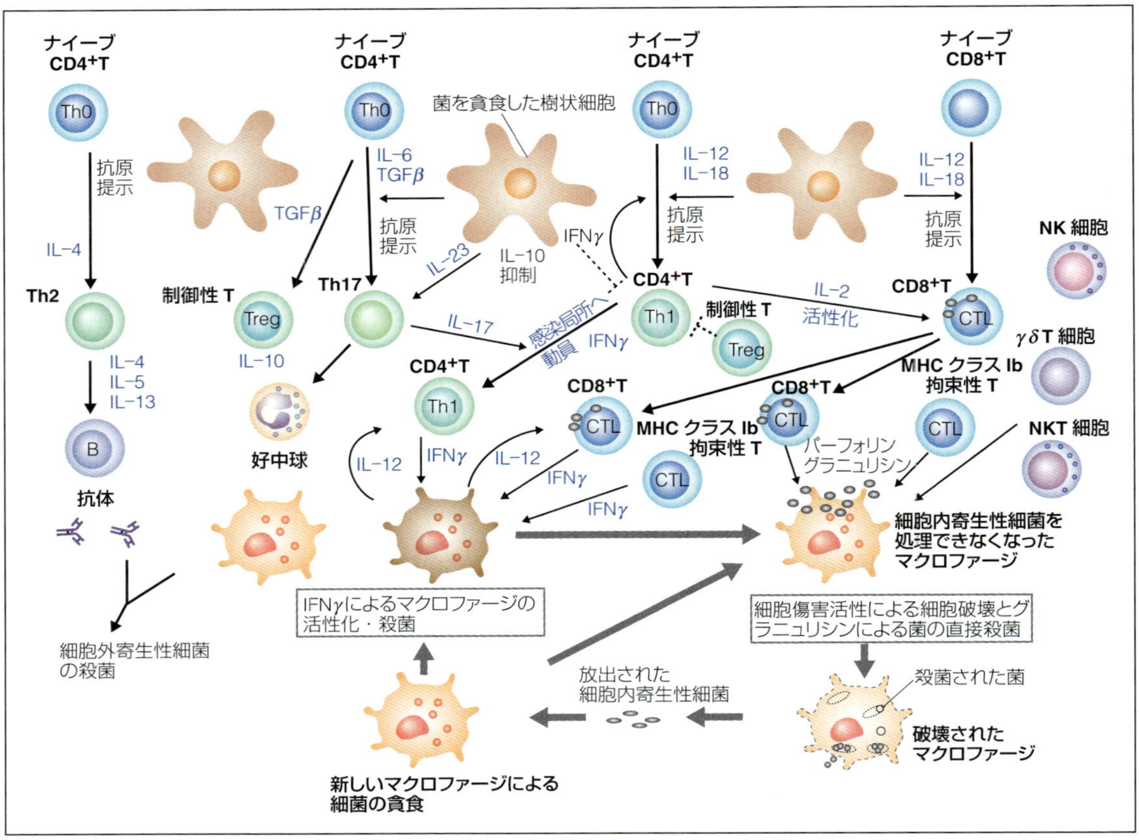

図 9-6　T 細胞による細菌感染防御機構

サイトカインの産生を行う CD4 陽性 T 細胞は，IFNγ を産生してマクロファージを活性化する Th1 型，IL-4，IL-5，IL-6 などを産生して抗体産生を促進する Th2 型，IL-17 を産生して炎症を引き起こす Th17 型，さらに TGFβ/IL-10 を産生して免疫応答を制御する Treg 型に分類される．抗体は中和，オプソニン化，補体活性化で感染防御に働く．

在している．FcR には結合する抗体のアイソタイプによって FcγR，FcεR がある．FcγR は I 型，II 型 A，B1，B2，III 型 A，B に分けられる．I 型は単球，マクロファージに発現される高親和性で，II 型，III 型は主に好中球と NK 細胞に発現される低親和性の FcγR である．抗体が FcR のリガンドとなって細菌の認識貪食を促進する．このような貪食促進作用を，前述の補体レセプターを介する機構と併せて**オプソニン作用**（**またはオプソニン効果**，貪食レセプター➡208 頁参照）と呼ぶ．病原細菌の莢膜に対する抗体による感染防御効果には，主として抗体や抗体＋補体によるオプソニン作用が主体となっている．IgG1 や IgG3 の抗体で覆われた標的細胞に対して FcγRIIIA を発現した NK 細胞やマクロファージが細胞傷害活性を示す．このことを**抗体依存性細胞傷害** antibody-dependent cell-mediated cytotoxicity（**ADCC**）と呼ぶ．

マスト細胞は高親和性 IgE 特異的 FcR（FcεRI）を発現しており，ほとんどの IgE がマスト細胞に結合している．マスト細胞に結合している IgE は単量体なのでマスト細胞は活性化されないが，この IgE に多価抗原が結合すると FcεRI が架橋され，マスト細胞が活性化される．活性化されたマスト細胞からいろいろな化学伝達物質を含む顆粒が放出される．この顆粒にはヒスタミン，セロトニンなどの血管作動性アミンが含まれ，血管透過性亢進，平滑筋の収縮が起こる．さらにマスト細胞は**アナフィラキシー低速反応物質** slow reacting substance of anaphylaxis（**SRS-A**）や**血小板活性化因子** platelet activating factor（**PAF**）を新たに合成放出し，IL-4 や TNFα などの種々の

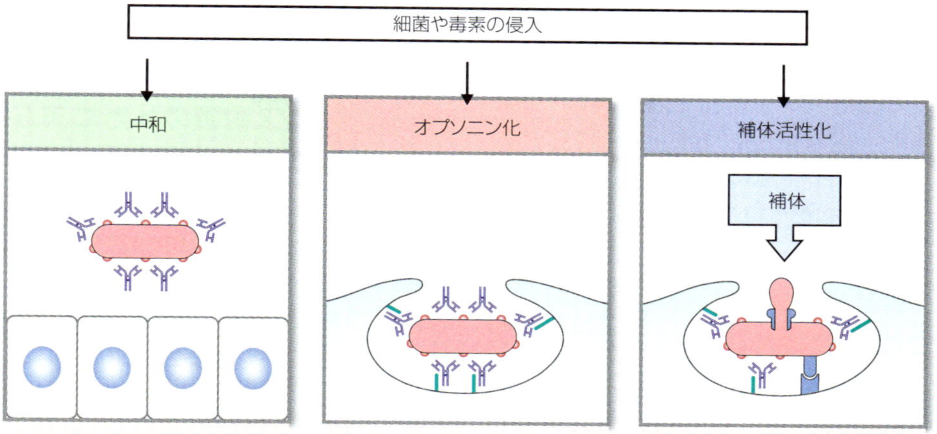

図 9-7　抗体による細菌感染防御機構
細菌や毒素の侵入は，抗体分子の結合により阻害される．これを抗体による中和（反応）という．抗原抗体反応が起こると，Fc 領域に補体第 1 成分（C1q）が結合するようになり，これを契機として順次補体成分の活性化が起こり膜侵襲複合体 membrane attack complex（MAC）が作製される（古典経路）．貪食細胞の表面の FcR に抗体がリガントとなって細菌の認識貪食を促進する．このような貪食促進作用をオプソニン化と呼ぶ．

サイトカインを分泌する．これらのマスト細胞の反応によって好中球やマクロファージなどの防御因子の動員が起こる．平滑筋の収縮によって感染細菌が外界への排出される．IgE は，特に寄生虫に対する免疫として重要な役割を担う．しかし現代社会ではアナフィラキシー反応などの I 型アレルギーの原因として大きな問題となっている．

粘膜上皮細胞の粘膜下組織側の膜表面に，ポリ Ig レセプター（poly IgR）が配置され，IgA に結合する．poly IgR は分泌片 secretory component（SC）として IgA に結合したまま，粘膜上皮細胞内の小胞に取り込まれる．SC は IgA のタンパク質分解酵素作用点を保護する役割を担う．小胞は腸管腔側の細胞膜へと移動し，融合してエキソサイトーシスの機序によって IgA を粘液中に分泌する．肺炎連鎖球菌，髄膜炎菌，インフルエンザ菌などの細胞外寄生性細菌は IgA を分解するプロテアーゼをもち IgA の作用を阻害する．

4 免疫反応の終息

細菌を排除した後は大部分のエフェクター細胞は**アポトーシス** apoptosis で死滅する．アポトーシスの機構として，抗原刺激で誘導される IL-2 などの増殖因子が産生されなくなったための飢餓死と，Fas 抗原など TNF レセプターファミリーを介した活性化誘導死がある．

Treg 細胞の出現によってエフェクター T 細胞の機能が抑制される．その抑制機構として Treg 細胞の発現する CTLA-4 がエフェクター T 細胞の CD28 の役割を阻害することによって，また TGFβ などの抑制性サイトカインを産生することによって免疫反応を抑制する．CD28 から補助シグナルを受け取れないような不適切な抗原提示細胞で抗原刺激を受けた T 細胞は**アナジー** anergy に陥る．慢性感染症などで抗原刺激が持続する場合，T 細胞は**疲弊** exhaustion に陥る．その機序として CD28 ファミリーの programmed death-1（PD-1）の発現が考えられている．一部のリンパ球は**記憶細胞**として存在する．

T 細胞の記憶細胞は活性化 T 細胞と区別するのが難しい．CD62L の減少と CD44 の発現の増強，CD45 分子の細胞外領域部分のエキソンの選択的スプライシングなどがみられる．一方，記憶 B

細胞はアイソタイプスイッチや体細胞突然変異のような免疫グロブリン遺伝子に起きる変化によって区別することができる．B 細胞の記憶細胞は，ナイーブ B 細胞よりも短時間で形質細胞へ分化して，高親和性の抗体(IgG，IgE，IgA)をより多く産生する．記憶 T 細胞には IL-7 や IL-15 などの Cγ サイトカインがその維持に重要であることが明らかとなっている．

5 まとめ

1. 病原性細菌の侵入に際しては，自然免疫系(皮膚，粘膜などのバリア，補体，食細胞や食細胞が産生するサイトカインなど)とリンパ球の免疫応答によって誘導される獲得免疫が一連の反応として働き，病原体の排除がなされる．
2. 自然免疫リンパ球(NK 細胞，γδ 型 T 細胞，NKT 細胞や CD5 陽性 B 細胞など)は感染の早期に反応して，自然免疫と獲得免疫の橋渡し的役割を担う．

B ウイルス感染に対する反応

1 ウイルス複製のメカニズム

ウイルスは，宿主細胞の機能を利用して自己を複製する．その複製メカニズムを知るには，ウイルスの構造ならびにウイルスと宿主の相互作用を理解することが必要である．本項では，ヒトを中心とする哺乳類動物を宿主とするウイルス感染について記載する．

A ウイルスの構造

ウイルスの最も重要な構成要素はゲノム(核酸)である．ウイルス粒子は，ゲノムとその遺伝子産物であるウイルスタンパク質とから構成される(**図 9-8**)．ウイルスゲノムおよびウイルスタンパク質(抗原)は各々，自然免疫および獲得免疫の重要な認識対象である．ゲノムの種類により **DNA ウイルス**と **RNA ウイルス**に大別されるが，RNA ウイルスのうち**レトロウイルス**は，複製中に逆転写反応により DNA(プロウイルス)を生成する過程があるため，他の RNA ウイルスとは区別される．ウイルス粒子を構成するタンパク質として，ウイルス粒子の核を形成するコアタンパク質，ウイルス複製に必要な酵素タンパク質，細胞侵入時にレセプターに結合する表面タンパク質は，基本

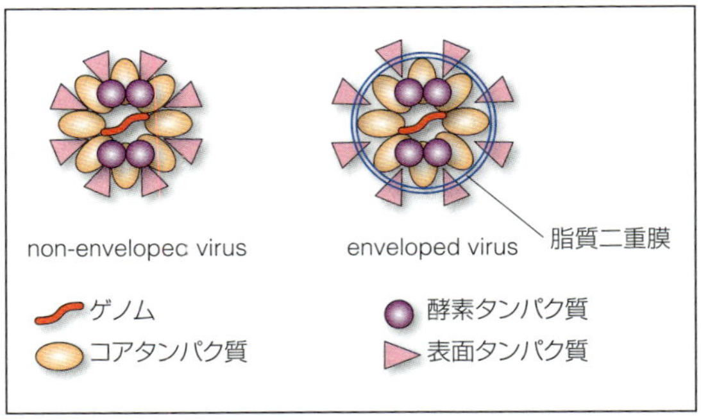

図 9-8 ウイルスの粒子構造
ウイルス粒子は，ウイルスゲノムとウイルスタンパク質から構成される．ウイルス粒子を構成するタンパク質として，コアタンパク質，酵素タンパク質および表面タンパク質は基本となるタンパク質である．脂質二重膜の有無により，non-enveloped virus と enveloped virus に大別される．ウイルス粒子に結合可能な抗体は，特に enveloped virus では表面タンパク質を認識するものに限られる．

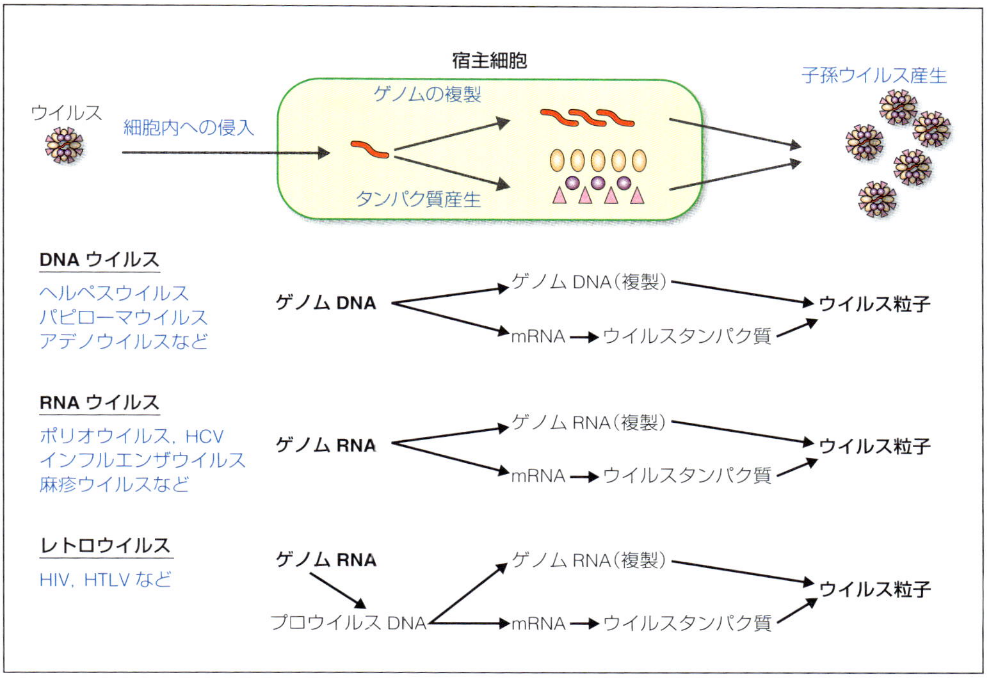

図 9-9　ウイルスの複製機序
ウイルスは細胞内に侵入後，ウイルスゲノムの複製とタンパク質産生を行い，これらがアセンブルして子孫ウイルス粒子産生に至る．この複製機序を知ることは，宿主免疫のウイルス感染認識および複製阻害機序を知るためにも重要である．

となる構造タンパク質である．その他，ウイルスの種類によってさまざまなウイルス粒子構成タンパク質およびウイルス粒子に取り込まれないタンパク質が知られている．後者も感染細胞における抗原として免疫の認識対象となりうる．

なお，ウイルスには，細胞膜由来の脂質二重膜によってコアタンパク質が包み込まれる構造をとるもの(enveloped virus)と，そのような構造を有しないもの(non-enveloped virus)とがある．前者においては抗体が粒子の脂質二重膜内の抗原にはアクセスできないことなど，これらの違いは免疫反応に影響する．

B ウイルスの複製

ウイルスは宿主細胞に侵入し，細胞内でゲノムの複製とウイルスタンパク質の産生を行い，子孫ウイルス粒子を細胞外に放出する(**図 9-9**)．このウイルス複製の各ステップにおいては，各種の宿主細胞因子との相互作用が必要である．そのため，相互作用できる宿主因子の有無は，ウイルス複製の可否に大きく影響する．例えば，ウイルスの細胞侵入時に結合するレセプターは，ウイルスによって各々決まっており，そのレセプターの構造あるいは発現の差異は，ウイルスの種指向性および組織指向性の決定要因となる．

一方，宿主細胞因子の中には，ウイルス複製に抑制的に働くものも知られている．ヒト免疫不全ウイルス human immunodeficiency virus(HIV)感染に対する抑制因子として同定された APOBEC(apolipoprotein B mRNA-editing enzyme-catalytic subunit)や TRIM5α(tripartite interaction motif 5 alpha)などである．これらの抑制因子は，広義の自然免疫の役割を担っていると考えられる．

2 ウイルス感染に対する免疫反応

ウイルス感染に対する免疫反応については，宿主免疫が感染を認識し応答する機序と，その応答が感染に作用する機序とに分けて考えることができる．一般的には，自然免疫応答が引き金となり獲得免疫応答に結びつく．

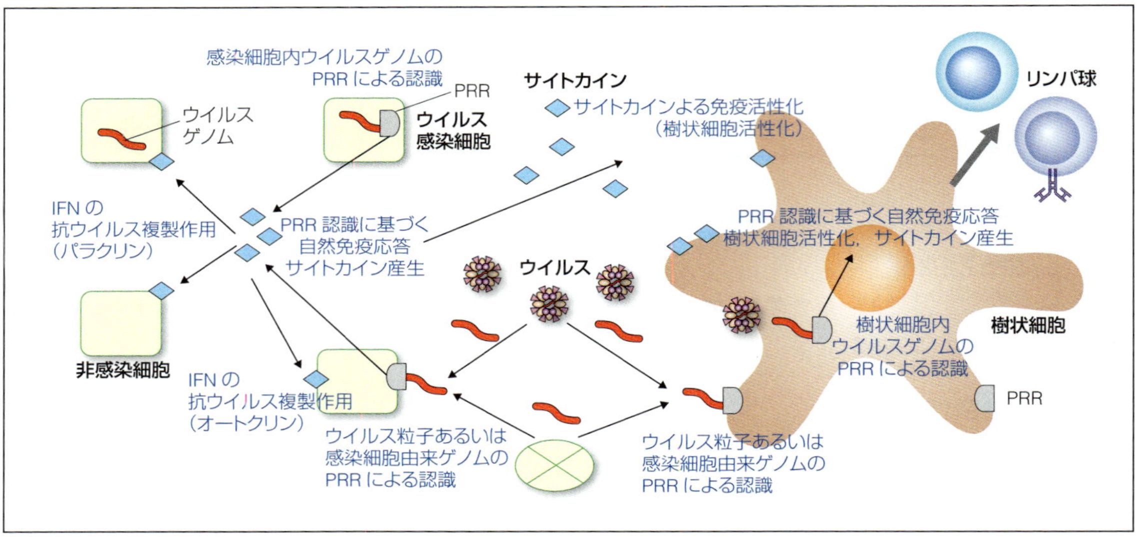

図 9-10 ウイルス感染に対する主な自然免疫応答
主にウイルスゲノム由来の核酸を PRR が認識することにより自然免疫応答が誘導される．IFN をはじめとするサイトカインが産生され，樹状細胞活性化を介する獲得免疫応答促進ならびに IFN の抗ウイルス複製作用発揮（翻訳阻害など）に至る機序が基本である．

A 自然免疫反応

基本となる応答は，**パターン認識レセプター（PRR）**によるウイルス感染の認識に基づくサイトカイン産生誘導である．特に，各種サイトカインによる獲得免疫反応活性化および I 型**インターフェロン（IFN）**によるウイルス複製阻害作用は重要と考えられている（**図 9-10**）．

1 ● ウイルス感染の認識および自然免疫誘導

ウイルス感染を最初に認識する宿主側のセンサーとしては各種の PRR が知られている（自然免疫による認識→62 頁参照）．これらが認識する対象は，ウイルス感染によって特異的に存在するもので，細胞質や細胞外の DNA，cap 構造を有さない RNA，二本鎖 RNA など，ウイルスゲノム由来のものが基本である．RNA センサーとしては，膜貫通型の **TLR3**（二本鎖 RNA を認識），**TLR7/TLR8**（細胞外一本鎖 RNA を認識）および細胞質型の **RIG- I**（cap 構造を有さない RNA を認識）や **MDA5**（二本鎖 RNA を認識）がよく知られている．一方，DNA センサーについては，膜貫通型の **TLR9**（非メチル化 CpG-DNA を認識）の他，いくつかの細胞質型のセンサーの同定が進んでいる状況である．具体的にどの PRR が中心的役割を果たしているかについては，ウイルスの種類によってさまざまであるが，いくつかのウイルスでは明らかとなってきている．例えば，インフルエンザウイルス感染では RIG-I によるウイルス RNA 認識に基づく IFN 誘導の機序が重要視されている．ウイルスによっては，ウイルスタンパク質修飾糖鎖などが特異的に認識される場合もある．基本的な自然免疫応答として，これらの PRR によるウイルス感染の認識から MyD88 や TRIF などを介した細胞内シグナル伝達系を経て，IFN をはじめとする各種サイトカイン産生に至る（センサーと連関するシグナル伝達経路→69 頁参照）．

2 ● インターフェロンの作用

ウイルス感染に対する自然免疫応答で誘導されるサイトカインの役割については，免疫反応の活性化と，獲得免疫反応を介さないウイルス複製阻害作用とに大別して考えることができる．前者においては，特に樹状細胞の活性化を介する獲得免疫反応の誘導が重要である（DC による獲得免疫系の活性化→219 頁参照）．一方，後者に関しては，特に I 型 IFN の抗ウイルス複製作用がよく知られ

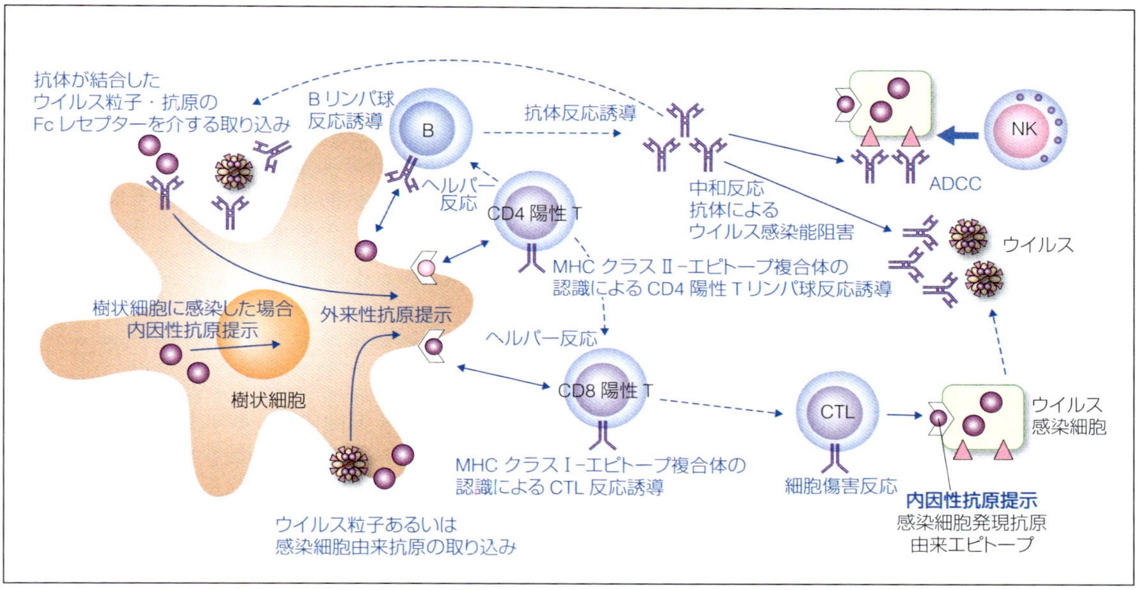

図 9-11　ウイルス感染に対する主な獲得免疫応答
樹状細胞の抗原提示に基づく抗原特異的 B 細胞および T 細胞反応誘導が基本である．B 細胞反応で誘導される抗体には，樹状細胞の Fc レセプターを介する抗原取り込みを促進し，さらなる免疫反応亢進に貢献する役割とともに，ウイルス粒子に結合してその感染能を阻害する役割(中和反応)および感染細胞表面抗原に結合し抗体依存性細胞傷害(ADCC)を促進する役割がある．T 細胞反応で誘導される CTL は感染細胞を特異的に認識して細胞傷害活性を発揮する．

ている．ウイルス感染細胞から自然免疫応答にて産生されるⅠ型 IFN は，感染細胞あるいは周囲の非感染細胞の表面に存在するⅠ型 IFN レセプターに結合し，それらの細胞におけるウイルス複製に阻害的な反応を引き起こす(オートクリン/パラクリン)．その阻害機序は多様であり，未解明のものも多い．代表的なものとしては，活性型 PKR(RNA 依存性タンパク質リン酸化酵素 RNA-dependent protein kinase)産生が誘導され，翻訳因子 eIF-2α のリン酸化を介してウイルスや宿主細胞の mRNA からの翻訳が阻害される機序や，2′-5′A 合成酵素活性化から RNaseL 活性化を介してウイルスや宿主細胞の RNA 切断分解が促進される機序が知られている．これらはいずれも，感染細胞の機能を犠牲にしながらもウイルス産生の阻害に結びつくものである．その他，IFN により発現が誘導される Mx タンパク質が，インフルエンザウイルス複製の核内輸送と初期転写過程に阻害的に働くことも報告されている．

3 ● NK 細胞の作用

自然免疫反応において，IFN は抗ウイルス複製作用を有する代表的な液性因子であるが，抗ウイルス複製作用を有する細胞性因子として，ナチュラルキラー natural killer(NK)細胞が知られている(NK 細胞→211 頁参照)．ウイルス感染により MHC-I の細胞表面発現の低下に至る場合があるが，NK 細胞はそのような感染細胞を認識して細胞傷害活性を発揮する．

B 獲得免疫反応

基本となる獲得免疫応答は，**樹状細胞**による抗原提示に基づく抗原特異的 **B 細胞**および **T 細胞**反応である．**抗体**および CD8 陽性**細胞傷害性 T 細胞**(**CTL**)は各々，直接的なウイルス複製阻害作用を有する液性および細胞性因子として重要である(図 9-11)．

1 ● 抗原提示および獲得免疫誘導

獲得免疫の認識対象はウイルスタンパク質抗原であり，反応の始動は樹状細胞による抗原提示が基本となる(獲得免疫の起動→54 頁参照)．一般的に，樹状細胞のウイルス抗原の取り込みに基づく**外来性抗原提示**が中心的役割を果たすと考えられている．取り込む抗原としては，ウイルス粒子そのものの他，感染細胞から分泌された抗原や，破壊されたウイルス粒子・感染細胞由来の抗原の可能性がある．一方，ウイルスによっては，樹状細胞へのウイルス感染に基づく**内因性抗原提示**も役割を果たしていると考えられている．抗原提示には樹状細胞の活性化が必要であるが，上述の自然免疫応答で産生されたサイトカインは，その活性化に重要な役割を果たしている．この抗原提示に基づき，抗原特異的B細胞ならびにT細胞が活性化される．CD4陽性T細胞の**ヘルパー反応**も生じ，B細胞およびCD8陽性T細胞の増殖・成熟が促進され，抗体産生ならびにCTL誘導に至る（CTLの分化➡255頁参照）．

2 ● 抗体反応

ウイルス感染における抗体の役割については，免疫反応活性化とウイルス複製阻害作用とに大別できる．前者に関しては，抗体が結合したウイルス抗原–抗体複合体の免疫担当細胞への取り込みによる免疫反応活性化が基本である．特に，ウイルス粒子あるいはタンパク質に抗体が結合することにより，Fcレセプターを介する樹状細胞への抗原–抗体複合体の取り込みが促進され，その結果，抗原提示亢進を介してさらなる獲得免疫反応活性化に結びつく．抗体が認識する抗原としては，ウイルス粒子表面タンパク質，感染細胞表面に発現されたタンパク質，感染細胞から分泌されたタンパク質および壊れたウイルス粒子・感染細胞由来のウイルスタンパク質が考えられるが，いずれを認識する抗体でも免疫活性化に貢献しうる．

一方，抗体のウイルス複製阻害機序としては，抗体がウイルス粒子に結合することによりその感染能を阻害する**中和抗体反応**が最も重要である．ウイルスが細胞表面レセプターに結合して細胞内に侵入する過程を阻害するものであり，中和能を有する抗体はウイルス粒子表面タンパク質に結合しうるものに限られる．ウイルス粒子表面タンパク質のレセプター結合部位あるいはそれ以外の部位に結合してウイルスの細胞表面レセプターへの結合を阻害する機序が代表的であるが，レセプター結合後の細胞内侵入過程を阻害するものなども知られている．

抗体によるその他のウイルス複製阻害機序として，**抗体依存性細胞傷害** antibody–dependent cell–mediated cytotoxicity（ADCC）も知られている．感染細胞表面に発現されたウイルス抗原に抗体が結合し，その結果，NK細胞による細胞傷害反応に至るものである（生体におけるNK細胞の役割➡214頁参照）．原則的に，この反応を引き起こす抗体は，細胞表面に発現されるウイルスタンパク質を認識するものに限られる．

3 ● CD8陽性細胞傷害性T細胞（CTL）反応

CTLはウイルス感染細胞を特異的に認識して細胞傷害活性を発揮する．樹状細胞における抗原提示とは異なり，標的感染細胞に発現されたウイルスタンパク質由来の内因性抗原提示の認識が基本である．具体的には，ウイルスタンパク質由来のペプチド断片（**エピトープ**）が**MHCクラスI分子**と結合して細胞表面に提示された複合体を，**T細胞レセプター**（**TCR**）が特異的に認識する（TCRによる認識➡128頁参照）．ウイルス感染に対し，複数のエピトープ特異的CTLが誘導されるが，CTLによってウイルス複製抑制能に差があることが知られている．CTLの成熟度やエピトープ結合能などで決定される細胞傷害活性の違いに加え，標的感染細胞における抗原発現量やプロセシング効率などで決定される抗原提示側の要因も，CTLのウイルス複製抑制能に大きく影響すると考えられている．なお，CD8陽性T細胞から産生されるケモカインであるCCL3（**MIP–1α**），CCL4（**MIP–1β**）およびCCL5（**RANTES**：regulated upon activation, normal T–cell expressed and secreted）は，HIVの共レセプターであるCCR5に結合することにより，感染阻害作用を発揮しうることが知られている．

3 ウイルス感染症のメカニズム

生物界には数多くの種類のウイルスが存在するが，大部分は自然免疫反応によりその複製・増殖が阻害され，病原性を呈するに至らないと考えられる．しかし，一部のウイルスは，何らかの機序により自然免疫による制御を逃れ，病原性を発揮する（**図9–12**）．

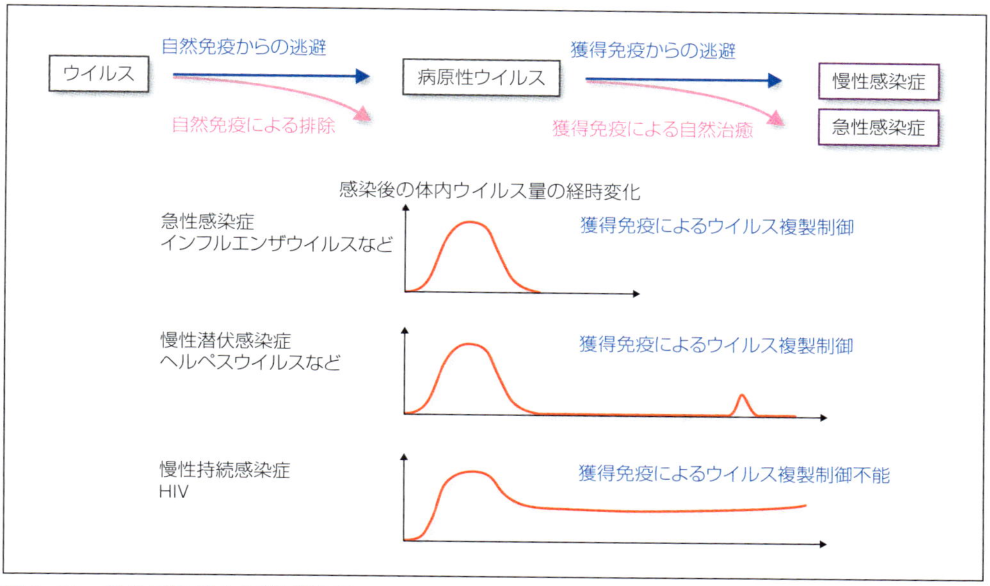

図 9-12　急性感染症と慢性感染症
多くのウイルスの感染は自然免疫により制御され，病態形成に至らない．自然免疫による抑制を逃れ複製する能力を獲得したウイルスは感染により病原性を呈する．大多数の病原性ウイルス感染では，急性感染症状を呈するものの，獲得免疫反応の誘導に至ればウイルス複製が制御され自然治癒に至る．一部の病原性ウイルスは，獲得免疫により制御されるものの十分には排除されず，慢性潜伏感染を呈する．HIV 感染症では獲得免疫による制御も不能で，慢性持続感染を呈し AIDS 発症に至る．

A 急性感染症と慢性感染症

多くの病原性ウイルス感染症では，ウイルス増殖に伴い急性症状を呈するが，獲得免疫反応の誘導によりウイルス複製が制御され自然治癒に至る．しかし，ポリオウイルス，エボラウイルスなどの感染症のように，獲得免疫反応による制御に至る前に致死的な病態を呈する頻度が高いものもある．これらの急性感染症とは異なり，ヘルペスウイルス感染症のように，獲得免疫反応によりウイルスが体内から十分に排除されず，**慢性潜伏感染**を呈するものがある．これらの感染慢性期にはウイルス複製は認められず潜伏状態にあるが，宿主免疫機能が低下するとウイルス複製が再活性化され病態形成に至る．さらに HIV 感染症では，獲得免疫反応によってもウイルス複製は制御されず**慢性持続感染**を呈し，AIDS 発症に至る．つまり HIV 感染症は，一般的に宿主免疫による制御が不能で自然治癒のない致死的感染症である．多くの急性感染症では中和抗体反応がウイルス複製制御に中心的役割を果たすが，慢性感染症では CTL 反応によるウイルス複製制御が重要である．

B 免疫逃避のメカニズム

病原性ウイルスの多くは，自然免疫，特にⅠ型 IFN の抗ウイルス複製作用から逃れる機序を有している．また一部のウイルスでは，獲得免疫，特に CTL の細胞傷害活性から逃れる機序も報告されている．

1 ● Ⅰ型 IFN 反応からの逃避（図 9-13）

ウイルスの種類によって多種多様な機序が報告されている．PRR による認識に関しては，インフルエンザウイルス NS1 タンパク質の二本鎖 RNA への結合による TLR3 からの認識阻害などが知られている．PRR の下流に関しては，C 型肝炎ウイルス hepatitis C virus（HCV）NS3/4A タンパク質のセリンプロテアーゼ活性が，TLR3 下流分子の活性化を抑えることにより，IRF3 のリン酸化を介する IFN 産生誘導を抑制する機序などがある．IFN 刺激・シグナル伝達に関しては，ポックスウイルス IFN レセプター様分子の IFN

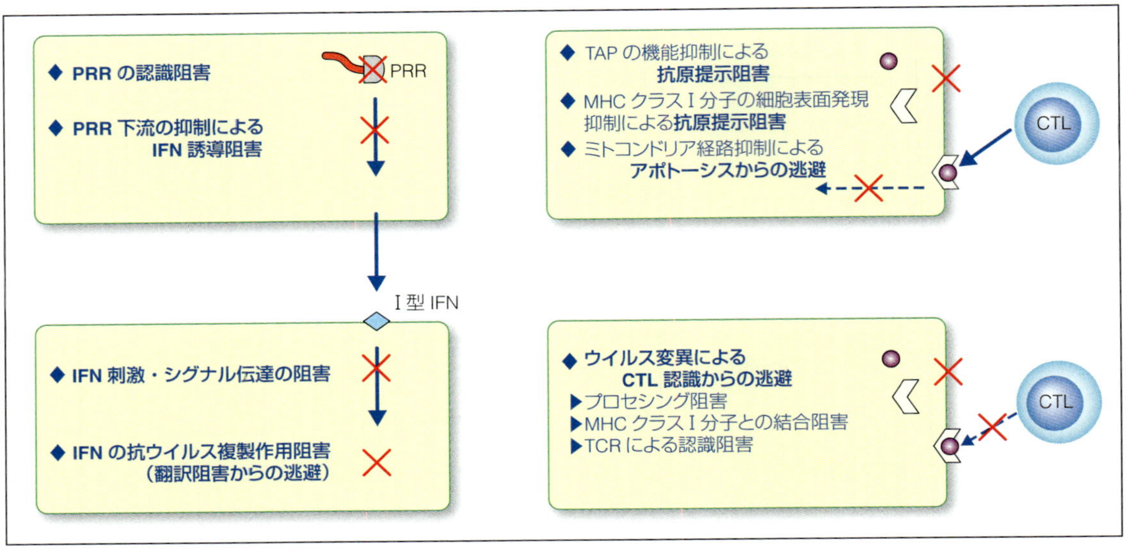

図 9-13　ウイルスの免疫逃避機序
ウイルスによって多種多様な機序が知られており，逃避の程度もさまざまである．代表的な IFN 反応からの逃避機序（左）と CTL 反応からの逃避機序（右）を示す．

との結合による競合阻害，アデノウイルス E1A タンパク質の転写因子 ISGF3 との結合による転写阻害，ムンプスウイルス V タンパク質の STAT タンパク質分解，麻疹ウイルス V タンパク質の STAT タンパク質リン酸化阻害などの報告がある．抗ウイルス複製作用に関しては，アデノウイルス VAI-RNA の PKR との結合による PKR 活性化阻害，単純ヘルペスウイルス（HSV）γ34.5 タンパク質による eIF-2α の脱リン酸化など，翻訳機能を維持する機序が知られている．

2 ● 獲得免疫反応からの逃避（図 9-13）

CTL からの逃避についても多種多様な機序が報告されている．CTL への抗原提示に関しては，HIV Nef タンパク質による MHC クラスⅠ分子の細胞表面発現低下や，HSV ICP47 タンパク質による抗原提示関連トランスポーター transporter associated with antigen processing（TAP）機能阻害などによる MHC クラスⅠ分子-エピトープ複合体の細胞表面発現抑制が知られている．CTL のウイルス複製阻害作用からの逃避については，EBV（Epstein-Barr virus）Bcl-2 homologue の BHRF-1 によるミトコンドリア経路を介したアポトーシス抑制機序などがある．さらに，ウイルスの変異による CTL からの逃避もよく知られている．この CTL 逃避変異については，抗原変異によるエピトープ断片形成（抗原プロセシング）阻害，エピトープの MHC クラスⅠ分子への結合阻害，TCR による認識阻害の機序がある．

なお，HIV 感染症においては，誘導される抗体のほとんどが中和能を示さないことが知られている．このように中和抗体誘導が困難な機序としては，HIV 表面タンパク質が高度に糖鎖修飾を受けていることに加え，レセプター結合部位の構造特殊性が挙げられており，そのために中和能を発揮できる部位に抗体が結合困難であると考えられている．

4 ウイルス感染に対する免疫記憶

自然治癒に至るウイルス感染症では，獲得免疫記憶を維持し，同じウイルスによる再度の感染・発症を抑制する機序を有している（図 9-14）．

A 免疫記憶

抗原特異的メモリー B 細胞ならびにメモリー T 細胞の誘導・維持が基本である（免疫記憶→315 頁参照）．産生された抗体も比較的長期に維持される．このように免疫記憶を維持する宿主では，ウイルス曝露時，残存する抗体によるウイルス感染

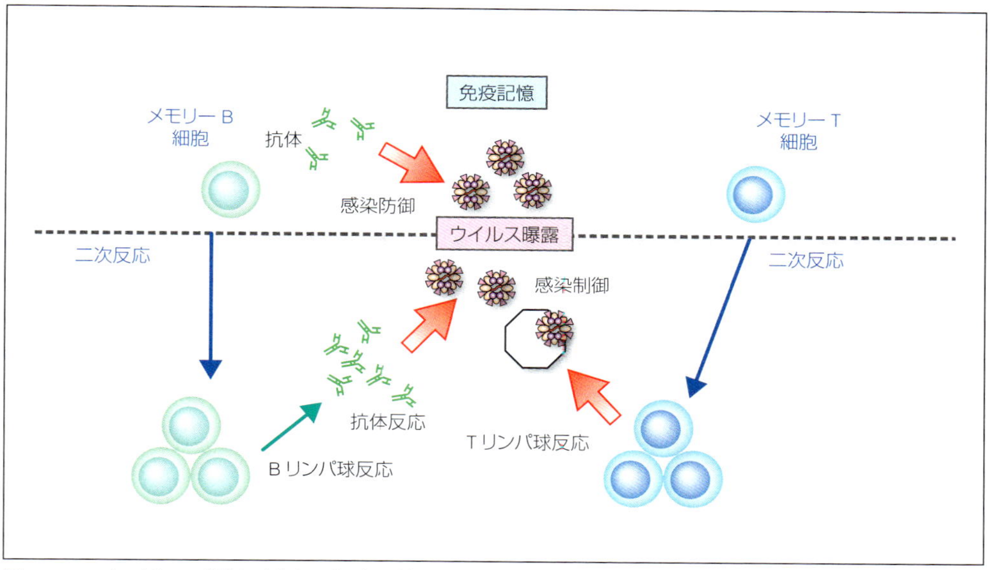

図 9-14　ウイルス感染に対する免疫記憶
初回ウイルス感染により，抗原特異的メモリー B 細胞およびメモリー T 細胞が誘導され，免疫記憶として維持される．さらに抗体も維持される．メモリーリンパ球は，次回のウイルス曝露後，迅速な二次反応を生じ，ウイルス複製の制御に貢献する．抗体は，次回の曝露時に感染防御効果を有する．ワクチンは，病原性のない抗原を用い，初回感染で誘導される免疫記憶の誘導を目的とするものが基本である．

防御効果および曝露後のメモリー細胞の二次反応によるウイルス複製阻害効果が期待される．

B ワクチン

自然治癒のあるウイルス感染症では，病原性のない不活化ウイルス，精製タンパク質，弱毒化生ウイルスなどの接種により，自然感染における免疫誘導機序を模倣し，獲得免疫記憶を誘導することがワクチンの基本戦略である．これまでのところ，臨床応用されてきたワクチンの作用機序について明らかになっていないものも多いが，中和抗体誘導による有効性獲得が一般的である．原則自然治癒のない HIV 感染の制御には，自然感染時と異なる有効な免疫反応に結びつくワクチンが必要と考えられるが，その開発は難航している．

5 ウイルスと宿主免疫の相互作用

ウイルス感染症において，宿主はウイルス感染に対しさまざまな免疫応答を示し，その応答はまた，ウイルス増殖に変化をもたらす．ウイルス感染病態の解明には，このようなウイルスと宿主免疫の相互作用の理解が必要である．

A 個体レベルでのウイルス感染症

個体レベルでは組織特異性の理解も重要であるが，ウイルスの組織指向性の決定要因も多種多様である．ウイルスレセプターの分布で決まるものもあるが，ポリオウイルスの中枢神経系指向性については低 IFN 応答によることが示唆されている．

ウイルスの伝播経路は多様であるが，その中で各種粘膜を介する感染経路は重要であり，それと関連して**粘膜免疫**反応についても機序解明が進んできている（**図 9-15**）．ウイルスが粘膜上皮を通過する機序としては，粘膜損傷部位を通過するだけでなく，上皮細胞に apical surface（頂端面）側から感染して basal surface（基底面）側にウイルスを産生する場合と，トランスサイトーシス transcytosis などにより上皮細胞を通過する場合とがある．粘膜上皮通過前のウイルスに対する免疫反応としては，IgA 抗体反応が中心的役割を担う一方，粘膜直下では IgG 抗体反応に細胞性免疫反応も加わる．

感染症における宿主免疫応答としては，自然免疫・獲得免疫を中心とした防御免疫の活性化反応

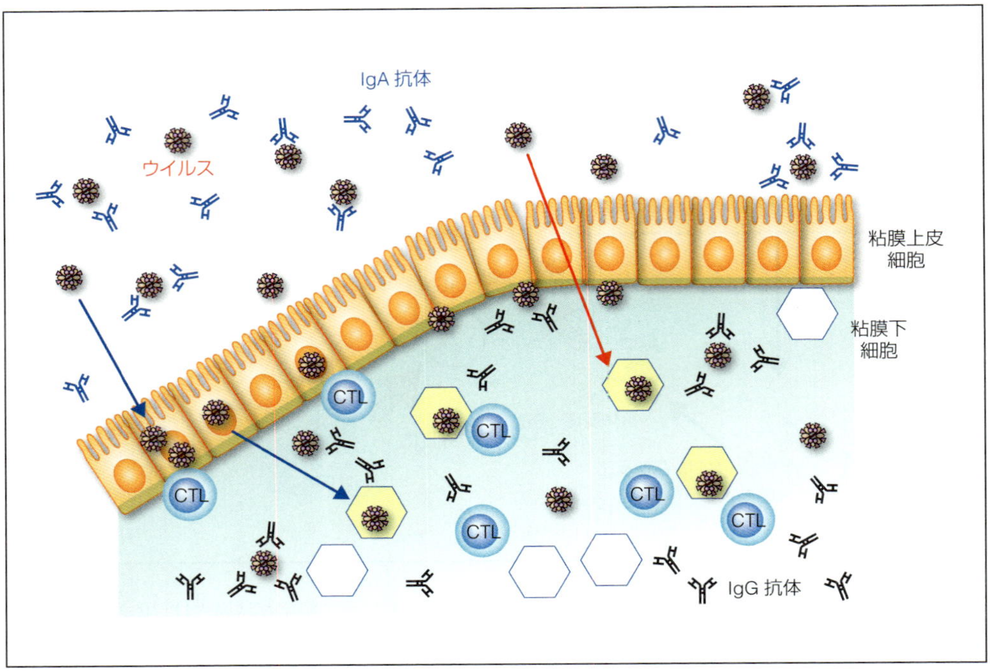

図 9-15　ウイルス粘膜感染と粘膜免疫
経粘膜感染がみられるウイルスには，粘膜上皮細胞に感染するもの(青矢印)と粘膜上皮細胞を通過するもの(赤矢印)がある．粘膜上皮通過前のウイルスに対する免疫反応としては IgA 抗体反応が中心的役割を担う一方，粘膜直下では IgG 抗体反応に加えて，細胞性免疫反応も重要な役割を担っている．

に加えて，制御性 T 細胞や IL-10 などの制御反応がある．いくつかの感染症では，これらの宿主応答の一部がウイルス増殖や病態形成を促進している可能性があり，ウイルス感染症における宿主免疫応答の功罪を明らかにしていくことは今後の課題である．例えば HIV 感染症では，ウイルスが免疫担当細胞を標的とするため，免疫活性化が標的細胞の増殖・活性化を介しウイルス増殖促進に結びつく場合が多い．

B 集団レベルでのウイルス感染症：宿主とウイルスの多様性

ウイルス感染症においては，**免疫逃避変異**を有するウイルスの選択が観察される．特に中和抗体からの逃避変異は伝播により集団レベルで選択されていく傾向にある．一方，CTL 反応は MHC クラス I 遺伝子型の異なる宿主間では抗原認識部位が異なるため，CTL 逃避変異ウイルスは伝播後，復帰変異を生じる場合もある．HIV 感染症では CTL の選択圧が強く，CTL 逃避変異が多数認められ，伝播により集団に徐々に蓄積していく傾向にあることが示唆されている．

6 ウイルス感染症病態理解の重要性

ウイルス感染病態の解明には，ウイルス複製と宿主免疫応答の相互作用の理解が必要である．基本的には，宿主免疫が感染を認識し応答する機序と，その応答が感染に作用する機序とに分けて考えることが重要である．各種ウイルス感染においてさまざまな免疫逃避機序が知られているが，今日なお未知のものも数多くあると考えられ，今後も新たな機序の解明が進み，感染免疫学の発展に繋がることが期待される．

7 まとめ

1. ウイルスゲノム由来の核酸を PRR が認識することにより，自然免疫応答が誘導される．IFN などのサイトカインが産生され，樹状細胞活性化を介する獲得免疫応答が促進されるとともに，IFN による抗ウイルス複製作用が発揮される.
2. 樹状細胞の抗原提示に基づき，抗原特異的Tリンパ球，Bリンパ球反応が誘導され，中和抗体がウイルスに結合してその感染能を阻害するとともに，抗ウイルス抗体は感染細胞に結合し，さらに，NK細胞などの細胞サブセットがADCCの機序を介して感染細胞を傷害する.
3. Tリンパ球反応で誘導されるCTLは，感染細胞を特異的に認識して細胞傷害活性を発揮する.
4. 病原性ウイルスの多くは，自然免疫や獲得免疫による反応から逃避するためのメカニズムをもつ.

C 寄生虫感染に対する反応

1 寄生虫感染

寄生虫は，特に熱帯諸国において非常に多くの人々に感染しており，医療上の大きな問題となっている．例えば，マラリアには年間2～3億人が罹患し，毎年70万人以上もの命が失われている．その多くはアフリカの子どもたちである．また腸管寄生虫には世界の人口の1/3が感染しているといわれる．寄生虫に感染すると，寄生虫体の数によっては貧血や栄養失調を起こし，特に子どもの場合は中等度の感染でも身体の発育障害，知能の発達遅延がみられることもある．寄生虫感染はしばしば慢性化する．宿主は寄生虫の侵入に対してどのように対応しているのであろうか.

A 原虫と蠕虫

寄生虫が感染すると，通常宿主の体内で多様な免疫防御機構が働く．しかし，どのような免疫応答が強く発現するかは，寄生虫の種類や寄生部位，その寄生虫の発達段階(卵/幼虫/成虫など)，寄生虫の分泌する分子の違いなどによって異なる．寄生虫の種類は，大別して単細胞性真核生物である**原虫**と，多細胞性の**蠕虫**に分けることができる．蠕虫はさらに吸虫類(住血吸虫)，条虫類，線虫類(旋毛虫，鉤虫，蟯虫，回虫，糸状虫)などに分けられる.

寄生虫はさまざまな感染経路をもつ．皮膚や口から侵入するものもあれば，蚊などの昆虫(**ベクター**：媒介体)(➡NOTE)を介して感染するものもある．多くの寄生虫は感染後，宿主体内のさまざまの部位を移行していき，その寄生虫に適した場

NOTE ベクター

病原体の「運び屋」のことをベクター(媒介体)と呼ぶ．トキソプラズマやアメーバは，ベクターがなくても経口で感染する．しかし，多くの原虫の感染には昆虫による媒介が必要である．例えば，マラリア原虫は蚊が感染を媒介する．アフリカ睡眠病はツェツェバエがベクターとなって感染するトリパノソーマ症である．蠕虫感染においてもベクターが必要とされる場合がある．例えば，糸状虫は蚊を介して，人から人へと伝搬する．主要な寄生虫感染と媒介するベクターの例は，**表9-3**に記されている.

9 【誘導的メカニズム】外来性抗原排除のメカニズム

表 9-3 主な寄生虫感染症の病原体と感染経路，感染部位

	疾患名	病原体	感染経路，ベクター	ヒトでの主な寄生部位
原虫	赤痢アメーバ症	赤痢アメーバ	経口	大腸（肝臓，肺，脳）
	ジアルジア症	ランブル鞭毛虫	経口	十二指腸
	アフリカ睡眠病	ローデシアトリパノソーマ ガンビアトリパノソーマ	ツェツェバエ	血液，脳脊髄液
	シャーガス病	クルーズトリパノソーマ	サシガメの糞（経皮）	マクロファージ，血液，心筋細胞，神経細胞
	内臓リーシュマニア症	ドノバンリーシュマニア	サシチョウバエ	マクロファージ（肝臓，脾臓）
	皮膚リーシュマニア症	熱帯リーシュマニア	サシチョウバエ	マクロファージ（皮膚）
	粘膜皮膚リーシュマニア症	ブラジルリーシュマニア	サシチョウバエ	マクロファージ（粘膜皮膚）
	マラリア	三日熱マラリア原虫 四日熱マラリア原虫 卵形マラリア原虫 熱帯熱マラリア原虫	ハマダラカ	肝細胞，赤血球
	トキソプラズマ症	トキソプラズマ	経口，経胎盤	さまざまな細胞
	クリプトスポリジウム症	クリプトスポリジウム	経口	小腸粘膜上皮細胞微絨毛
	トリコモナス症	腟トリコモナス	性行為	腟，尿道
蠕虫	回虫症	回虫	経口	小腸
	アニサキス症	アニサキス	海産魚，イカの生食	胃壁，腸壁
	糞線虫症	糞線虫	経皮	小腸粘膜
	鞭虫症	鞭虫	経口	盲腸
	蟯虫症	蟯虫	経口，逆行性感染（肛門から侵入）	盲腸
	リンパ系フィラリア症	バンクロフト糸状虫 マレー糸状虫	蚊	リンパ系，血液
	肝吸虫症	肝吸虫	コイ科淡水魚の生食	胆管
	肺吸虫症	ウェステルマン肺吸虫	モズクガニの生食	肺
	肝蛭症	肝蛭，巨大肝蛭	セリ，クレソンなど水草の生食	胆管
	住血吸虫症	日本住血吸虫 マンソン住血吸虫	経皮	肝門脈，腸間膜静脈
	裂頭条虫症	日本海裂頭条虫	サクラマス，カラフトマスの生食	小腸
	有鉤条虫症	有鉤条虫	ブタの生食	小腸
	無鉤条虫症	無鉤条虫	ウシの生食	小腸
	多包虫症	多包条虫	経口	肝臓

所で成長，分化，増殖，あるいは産卵するなどして，次の宿主への感染に備える．主な寄生虫の種類と感染部位を**表 9-3** にまとめる．

B 感染の慢性化と宿主の反応

寄生虫は感染によって宿主に傷害を与えるが，次の宿主へ伝播しないうちに宿主の命を奪うことは，寄生虫にとっても好ましいことではない．そこで，寄生虫は急激にダメージを与えないように宿主に感染する．寄生虫感染が慢性的に推移している場合，免疫応答はしばしば抑制されている．これは寄生虫が宿主の免疫系を回避する，あるい

表 9-4　主なパターン認識レセプター(PRR)と病原体由来分子パターン(PAMP)

PRR	PAMP	寄生虫
TLR2	リゾホスファチジルセリン	マンソン住血吸虫
	グリコホスファチジルイノシトール	クルーズトリパノソーマ
TLR4	ES-62	線虫 *Acanthocheilonema viteae*
TLR9	ヘモゾイン	マラリア
TLR11	プロフィリン様タンパク質	トキソプラズマ
マンノースレセプター	可溶性卵抗原(SEA)	マンソン住血吸虫
DC-SIGN		
コレクチン(マンノース結合レクチン)	マンノースリポホスホグリカン	リーシュマニア，マラリア，トリパノソーマ，住血吸虫
スカベンジャーレセプター	PfEMP	マラリア

は変化させるメカニズムを発達させているからである．感染後どのような経過をたどるのかは，寄生虫側だけの問題ではなく，宿主の主要組織適合遺伝子複合体(MHC)など多くの遺伝子や，生活習慣などの要因も影響する．

宿主は寄生虫の感染に対して傍観している訳ではなく，侵入者を排除するためにさまざまな防御機構を動員する．宿主が免疫を獲得するまでには，自然免疫系と獲得免疫系の相互作用による複雑な過程があり，その間にはさまざまな種類の細胞が活性化される．感染している寄生虫の種類によって生体防御に有効なエフェクター機構は異なる．またある寄生虫が単独で感染した場合でも，その寄生虫の発育段階に応じて，異なるエフェクター機構が作動することもある．またある種の寄生虫では，最初の感染は排除されずにむしろ確立しているのに，宿主は同じ種類の寄生虫の再感染に対して抵抗性を獲得する「随伴免疫」がみられることもある．免疫システムの攻撃に対して寄生虫はさまざまな回避手段も発達させているため，寄生虫感染に対する宿主の応答を一概に述べることはできない．

2 自然免疫による寄生虫の認識

自然免疫は免疫防御の最前線であり，寄生虫が今どこにいて，どんな形態で感染しているのかを見つけ出す役割を果たしている．自然免疫による病原体の認識は，**病原体由来分子パターン(PAMP)**が**パターン認識レセプター(PRR)**に結合することによる．寄生虫にもPRRを活性化する特異的な分子パターンがあることが明らかにされつつある(**表 9-4**)．例えば，TLRファミリー分子のTLR2, 4, 9やあるいはTLR11は原虫の成分を認識し，樹状細胞からのIL-12産生を誘導する．スカベンジャーレセプター，コレクチンなどの古典的なPRR(自然免疫による認識➡62頁参照)はマクロファージなどによる貪食の誘導に必要である．スカベンジャーレセプターは，寄生虫表面分子に直接結合することでマクロファージによる貪食を促す．コレクチンは可溶性因子で，病原体の表面に結合することで，オプソニンとして寄生虫の補体系による破壊や好中球やマクロファージによる貪食を誘導する．コレクチンの1つである**マンノース結合レクチン**はリーシュマニアやマラリア原虫，トリパノソーマ，住血吸虫のマンノースリポホスホグリカンに結合する．この遺伝子に変異をもつ人は重症のマラリアになりやすい．

寄生虫あるいは寄生虫由来成分を取り込んだ樹状細胞はリンパ節へ移行して抗原をT細胞に提示することで，獲得免疫を活性化する．蠕虫感染では上皮細胞由来の**TSLP**(**胸腺間質性リンパ球新生因子** thymic stromal lymphopoietin)や**IL-25**，**IL-33**などのサイトカインが樹状細胞やナチュラルヘルパー細胞，肥満細胞，好塩基球を刺激してTh2型サイトカインの産生を誘導する．

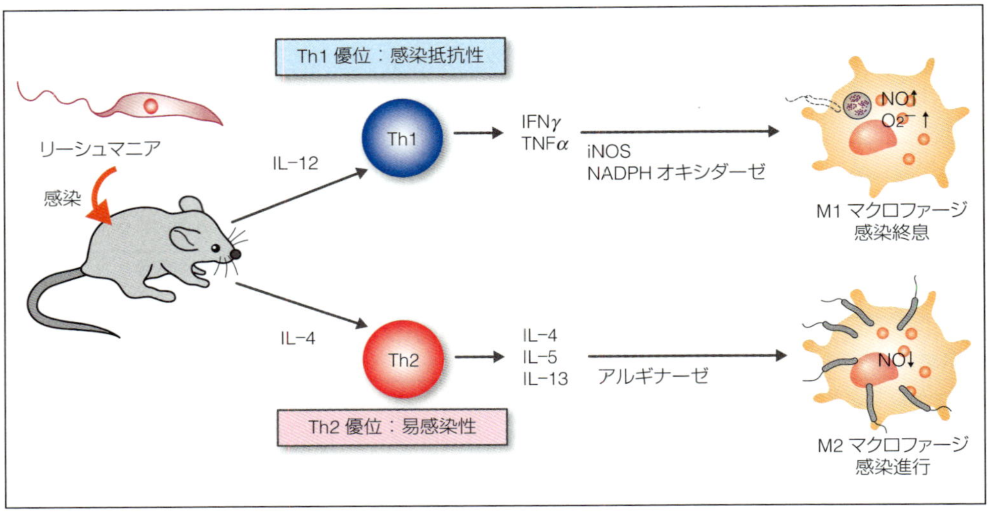

図 9-16　リーシュマニア感染と Th1/Th2 分化
リーシュマニアはマクロファージに感染するが，通常状態のマクロファージではこれを殺すことはできず，原虫は細胞内で増殖する．Th1 優位な系統では，感染に伴い Th1 細胞から IFNγ が産生され，マクロファージが活性化されて NO の産生が亢進して原虫を殺滅する．このため Th1 型応答が誘導される系統は抵抗性を示す．Th2 型応答になる系統は Th2 サイトカインの作用によりアルギナーゼが誘導され，NO 産生のための基質となるアルギニンが分解されるため NO を産生できず，慢性感染を引き起こす．iNOS: 誘導型 NO 合成酵素

3 獲得免疫

A Th1 と Th2

多くの場合，寄生虫感染防御において T 細胞は非常に重要である．T 細胞は発現する表面マーカーの違いから CD4 と CD8 に大別され，さらに CD4 はその働きの違いから Th1，Th2 などに分けられる．感染の制御に関与する T 細胞のタイプは寄生虫の種類や感染のステージによってさまざまであり，そのタイプによって産生するサイトカインの種類が異なる．特に CD4 T 細胞の産生するサイトカインは重要で，**Th1 細胞**および **Th2 細胞**が産生するサイトカインは互いに干渉し合うことから，寄生虫感染の結末を左右する．これをもとに，マウスにおける多くの寄生虫感染では一定の原則が考えられている．

・Th1 応答：細胞内病原体の殺滅
・Th2 応答：細胞外病原体の排除

Th1/Th2 の重要性はマウスにおけるリーシュマニア（**図 9-16**）やマウス鞭虫（**図 9-17**）の感染実験を例に挙げるとわかりやすい（**図 9-16，17**）．

Th1 細胞の誘導に伴う IFNγ 産生とそれによるマクロファージからの一酸化窒素（NO）の産生増加は，**リーシュマニア感染防御**に必須である．感染時に，IL-4 や IL-13，IL-10，抗体産生の上昇を特徴とする Th2 応答が誘導される系統のマウスでは，進行性の，最終的には死に至る病気へと発展する．逆に鞭虫感染の場合，Th2 型サイトカインによって誘導されるエフェクター機構が感染排除に重要であり，Th1 応答が誘導されるマウスでは寄生虫を排除できない．

樹状細胞などの抗原提示細胞が寄生虫を認識することによって，獲得免疫応答のタイプが決まる．しかし Th1 応答が IL-12 によって誘導されるのに対して，Th2 応答誘導のメカニズムはよくわかっていない．虫卵抗原あるいは蠕虫の排出物や分泌物は IL-12 産生を抑制したり，TSLP や IL-33 のようなサイトカインの産生を促して Th2 応答を誘導するようである．

Th2 サイトカインは，特に**腸管寄生蠕虫**を排除するために重要なさまざまなエフェクター機構を制御している（**表 9-5**）．

IgE は寄生虫に対する顆粒球の抗原特異的な攻

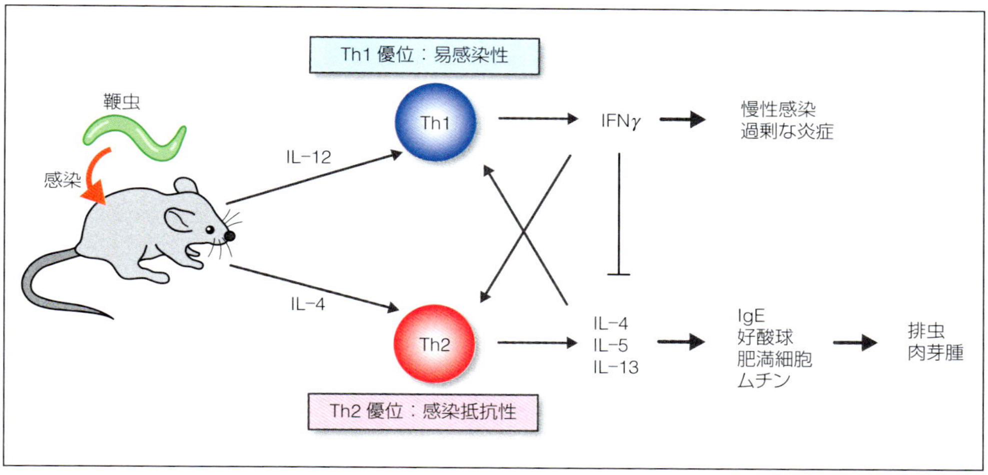

図 9-17 鞭虫感染と Th1/Th2 分化
Th2 型応答が誘導されるマウスでは，鞭虫感染に対して抵抗性となる．一方，Th1 型応答が誘導されるマウスは病原体を排除できず慢性化する．Th2 型免疫応答が誘導されると，Th2 サイトカインの作用により蠕虫排除のためのさまざまなエフェクター機構が働く．

表 9-5 腸管寄生蠕虫排除にかかわる Th2 サイトカインとその作用

IL-4	IgE 産生，Th2 細胞の誘導，Th2 細胞と好酸球に対する遊走性ケモカインの産生
IL-13	杯細胞誘導とムチン産生，パネート細胞からの抗菌ペプチドの産生，腸管平滑筋の蠕動運動亢進，Th2 細胞と好酸球に対する遊走性ケモカインの産生，上皮細胞増殖
IL-3，IL-9	肥満細胞・好塩基球増殖
IL-5	好酸球増殖

撃に重要であり，IgE を介して寄生虫を認識した肥満細胞などは虫体に向けて顆粒内の物質を放出する．蠕虫の種類などによって有効なエフェクターは異なるが，消化管に感染する蠕虫の体外への排出にかかわる(**図 9-18**)．

Th1/Th2 による考え方は便利であるが単純化しすぎであり，これだけでは寄生虫に対する免疫応答を理解するには不十分である．CD4 T 細胞のみならず，CD8 T 細胞も IFNγ の産生や，細胞内寄生原虫に感染された細胞に細胞傷害作用を示すことで寄生虫排除に貢献する．

B 寄生虫の隔離

免疫システムは寄生虫を完全には排除できない場合，炎症細胞や線維で寄生体を囲んで隔離する．この反応は，T 細胞による，主に組織内を移動する寄生虫に対する反応であり，マクロファージや好酸球浸潤を特徴とする(**図 9-19**)．宿主は局所で放出された抗原の刺激に応じてサイトカインやケモカインを産生し，その局所にマクロファージや T 細胞，顆粒球などを集める．このようにして成虫への分化に必要な寄生虫の体内移動を抑えている．住血吸虫卵による**肝臓の肉芽腫**は，宿主による寄生虫を「隔離」する反応の一例である．この反応は虫卵から分泌される毒素から肝細胞を守る点では宿主にとって有益であるが，肝臓に肝硬変のような不可逆的な変化をもたらし，肝機能を損なう主な病因ともなってしまう．

C 抗体の役割

多くの寄生虫感染では高免疫グロブリン血症が起こる．その多くはおそらく寄生虫から放出される物質が B 細胞マイトジェン(分裂促進因子)として作用することによる非特異的なものであるが，寄生虫抗原に特異的な抗体もつくられる．特異的抗体は単独または補体系の活性化によって，寄生虫に直接に作用して損傷を与える．また抗体は細胞内に寄生する原虫には結合できないが，細胞の死や他の細胞への感染のために細胞外に出てきた場合には，これに結合して細胞への侵入を阻

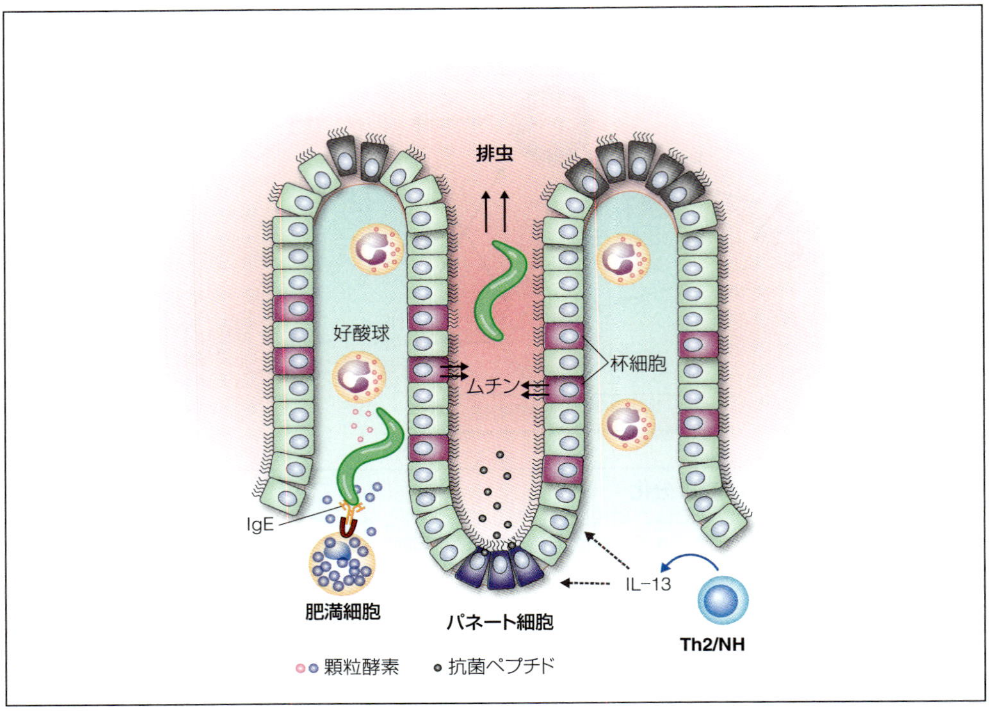

図 9-18　マスト細胞による寄生虫排除
蠕虫感染に伴って Th2 細胞から産生された IL-3，IL-9 などによって小腸粘膜に大量の粘膜型肥満細胞が誘導される．マスト細胞は IgE を介して寄生虫抗原を認識し，顆粒内のプロテアーゼ(mMCP-1)やムコ多糖(コンドロイチン硫酸)を分泌して排虫作用を示す．また好酸球を感染部位へ遊走させる．
Th2 細胞やナチュラルヘルパー細胞から産生された IL-13 は杯細胞誘導やパネート細胞からの抗菌ペプチド産生を促す．

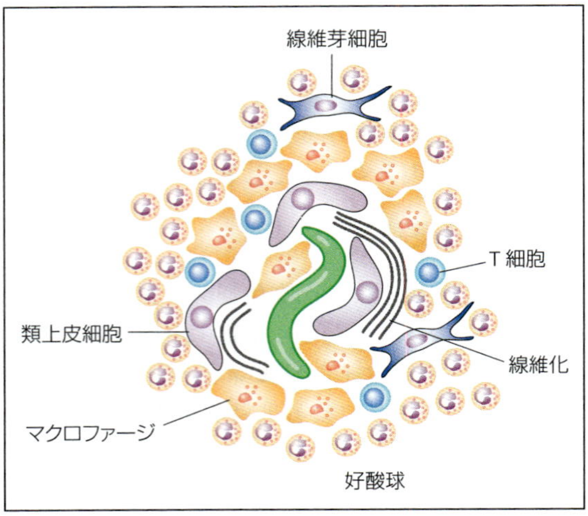

図 9-19　肉芽腫の形成
図は好酸球性肉芽腫．蠕虫の周囲にマクロファージや，その分化した細胞である類上皮細胞が取り囲んでいる．T 細胞は Th2 サイトカインを産生して線維化や好酸球浸潤を起こす．

止する．抗体は寄生虫に結合(オプソニン化)することでマクロファージの食作用を亢進させ，その作用は補体の作用によっていっそう強められる(図 9-20)．**抗体依存性細胞傷害** antibody-dependent cell-mediated cytotoxicity(**ADCC**)も感染防御に重要であり，マクロファージ，好中球，好酸球，NK 細胞などの細胞傷害性細胞は，Fc レセプターおよび補体レセプターを介して抗体が結合した寄生虫に向けてタンパク質分解酵素などを含む顆粒内物質を放出する．非特異的抗体は宿主の抑制性 Fc レセプターに結合して宿主の免疫応答を抑えていると考えられる．

4 エフェクター細胞

マクロファージ，好中球，好酸球，マスト細胞(肥満細胞)，NK 細胞および血小板などはエフェクター細胞として寄生虫を攻撃する．これらの細

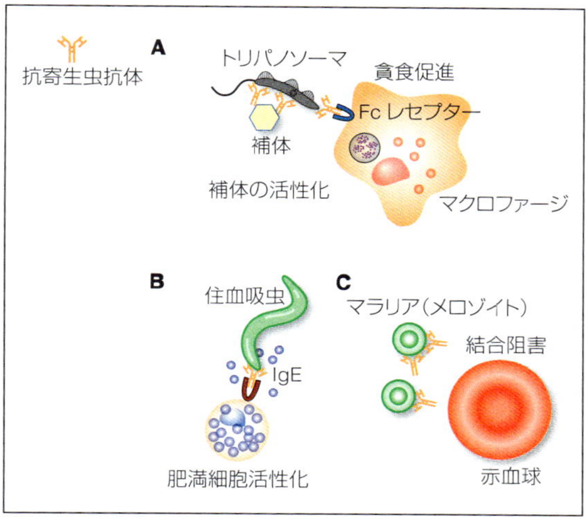

図 9-20　抗体の役割

A：抗体は寄生虫に結合し，補体を介して虫体を破壊する．また Fc レセプターを介して貪食を促進する(例；トリパノソーマ)．

B：IgE 抗体は肥満細胞表面の Fcε レセプターに結合し，脱顆粒を引き起こす(例；住血吸虫)．

C：細胞侵入に必要な分子に結合し，新たな細胞への感染を阻害する(例；マラリア)．

トリパノソーマ原虫とマラリア原虫は 1 つの細胞から構成され，その大きさはトリパノソーマ原虫で 20～30 μm，また，マラリア原虫ではそのステージにより異なるが，雌性生殖母体で 10～12 μm，有性生殖母体は，もう少し小さい．一方，住血吸虫は多細胞から構成された蠕虫で，その大きさは，体長　雄：約 15 mm，雌：約 25 mm である．

胞は自然免疫でも重要であるが，寄生虫抗原に特異的な抗体や T 細胞からのサイトカインはこれらの細胞の抗寄生虫活性を著しく高める．

マクロファージや好中球は貪食作用や ADCC 活性をもつことで，寄生虫を貪食，傷害する．原虫を貪食した際には活性酸素中間体(ROI)や**一酸化窒素(NO)**を産生するが，サイトカインによって活性化されたマクロファージは，より多量の活性酸素や過酸化水素，NO を産生する．そして，NO はリーシュマニア症や住血吸虫症，マラリアなどに対する宿主抵抗性に関与していることから，ほとんどの寄生虫に対する感染の制御に重要なものと思われる．マクロファージはまた，類上皮細胞や巨細胞となって肉芽腫を形成して寄生虫の封じ込めに働く．

寄生虫から放出された抗原は肥満細胞に IgE 依存性の脱顆粒を誘導し，顆粒内の因子を遊離させる．これらの因子は好酸球を選択的に感染部位に引き寄せると共に，さらに好酸球の活性を高める．好酸球の増多はしばしば血清 IgE の増加と同時にみられるが，これらは両方とも寄生虫感染の目安となる．好酸球は，特に組織内に侵入した，貪食には大きすぎる寄生虫に対する防御に関与していると考えられる．

5 寄生虫の免疫回避機構

このように，宿主は寄生虫の感染に対してさまざまな排除機構を働かせる．これに対し，持続的な感染が成立するためには，寄生虫は宿主のあらゆる免疫応答から逃れることが必須である．そのため，寄生虫は免疫システムによる攻撃を回避するためにさまざまな方法を発達させてきた．

A 物理的な回避

防御用の硬い膜で覆われた嚢子(シスト)を形成したり，単純に免疫細胞の作用できない腸管内腔に寄生することで宿主免疫機構によるさまざまな攻撃を回避する．また多くの線虫は細胞外に厚い角皮を有し，免疫応答による殺傷作用から身を守っており，さらには免疫攻撃にさらされた際に脱皮できる．

B 液性因子からの回避

補体は宿主防御に重要なエフェクター因子であるが，寄生虫は補体系を活性化する体表面分子を切り離したり，補体の活性を抑える物質を産生することで補体による破壊に抵抗できる．

寄生虫表面分子は抗体の重要なターゲットであるが，変異しやすく，特異的抗体が産生されても抗原性が変化するために，抗体の効果から逃れることができる(**抗原変異：図 9-21**)．また可溶性の寄生虫抗原が多量に放出されると，免疫変調と呼ばれる作用によって宿主の免疫応答が減弱することもある．熱帯熱マラリアの可溶性抗原は「煙幕」を張って循環抗体を除いてしまうと考えられており，虫体を抗体から守っている．体表に宿主由来の抗原成分を獲得して宿主が寄生虫を「自己」と区別できないようにするものもある．線虫や吸虫の中には，プロテアーゼを分泌して免疫グロブリンを切断し，Fc 部分を除いてしまうことで抗体の効力を失わせるものもいる．細胞内寄生虫は

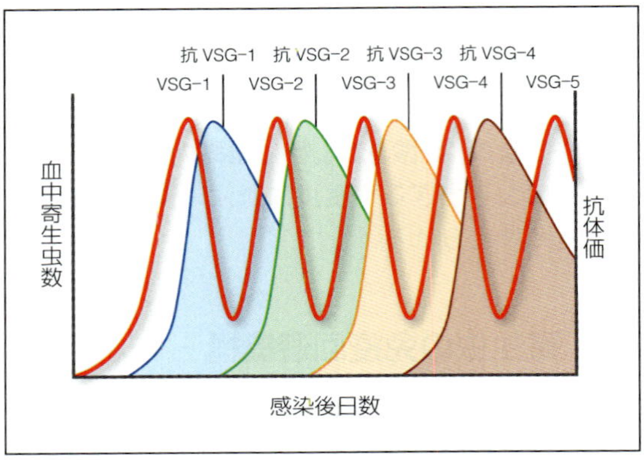

図 9-21　トリパノソーマの VSG の変化と寄生虫血症

トリパノソーマはその細胞表面を VSG(variable surface glycoprotein)と呼ばれる糖タンパク質で覆われている．VSG は約 1,000 もの遺伝子のプールがあり，そのうちの 1 つだけが発現している．宿主に VSG に対する抗体ができると，この VSG をもつ原虫は排除されるが，新しい VSG を発現するものが現れて増殖する．例えば，感染後はじめの原虫は VSG-1 を表出しており，これに対する抗体が宿主内につくられ，原虫数は減少する．しかし，VSG が変化して VSG-2 をもつものが現れると，VSG-1 に対する抗体は結合できないため，原虫は再び増える．これを繰り返すため，血中の寄生虫数(寄生虫血症)は増減を繰り返す．

細胞内に寄生することで抗体や補体の攻撃から身を隠すことができる．

C 細胞内での攻撃回避

補体レセプターの 1 つである CR3 は貪食細胞の作用に重要であるが，病原体の殺滅には Fc レセプターのような他のレセプターが必要であり，CR3 単独による貪食では貪食細胞は活性酸素を産生しない．さらに CR3 に病原体が結合すると，IL-12 の産生が抑制されることから，さまざまな細胞内寄生虫の細胞内への侵入の足掛かりとなっている．

細胞内寄生原虫には，タンパク質分解酵素の働きを抑える分子を産生することで，リソソーム内酵素による殺滅から逃れることができるため，マクロファージ内に寄生できるものもある．マクロファージや好中球は貪食できない大きな寄生虫に対しても活性酸素などで攻撃できるが，この場合も細胞外寄生虫は活性酸素群に対抗する酵素を産生することで生存する場合がある．

D 免疫調節

蠕虫の産生するプロスタグランジン(PG)などのさまざまな分泌物は，IL-12 産生を抑制するなど抗原提示細胞の働きを調節することで T 細胞を自己に有利な型に誘導する．

ある種の寄生虫は**制御性 T 細胞**(Treg 細胞)を誘導するが，制御性 T 細胞が極端な Th2 や Th1 応答を調節するため，免疫からの攻撃を減弱できる．免疫抑制は，寄生虫特異的であれ非特異的であれ, 慢性的な寄生虫感染の共通した特徴である．特異性の低い免疫抑制はある状況では宿主にとって有益であることもある．先進国では生活環境が清潔になり，寄生虫感染がほぼ完全に駆逐されたことがアレルギーや自己免疫疾患などの免疫病が現れてきた原因であるという「**衛生仮説**」が提唱されている．

6 マラリアに対する生体防御

マラリアはハマダラカによって感染が媒介される．マラリア原虫は，蚊の体内でスポロゾイトという発育段階の虫体となって唾液腺に集まり，蚊の吸血時に宿主に注入される．スポロゾイトは宿主の血液やリンパ管を経由して肝細胞に侵入する．マラリア原虫はこの肝細胞期に増殖し，赤血球侵入型であるメロゾイトに分化すると，肝細胞を出て赤血球に感染する．赤血球内でメロゾイトは増殖し，次に赤血球を破壊して他の赤血球に感染する．このようにマラリアは発育段階によって異なる形態で異なる細胞に感染するため，生体の反応も複雑である．マラリアに対する免疫応答に T 細胞は必須であり，CD4 T 細胞は赤血球期に，CD8 T 細胞は肝細胞期に，というようにマラリア原虫の異なる発育段階に対してそれぞれ防御的に作用する．CD8 T 細胞の働きは 2 つあり，① IFNγ を産生して肝細胞における原虫の分裂を抑制することと，②感染肝細胞を直接破壊することである．しかし感染赤血球は MHC を発現しないため破壊できない．CD4 T 細胞は Th1 に分化してマクロファージを活性化して感染赤血球を脾臓で排除する．

抗体もまた感染制御に重要である．メロゾイトは赤血球表面に結合し，侵入するためのタンパク質を発現している．抗体はこの分子に結合し，赤血球表面への接着を阻止する．再感染を繰り返すと，寄生虫の発達を妨げる高親和性抗体の産生が宿主に誘導されることによって効果的な抗寄生虫免疫が誘導される．

一方で，これらの免疫系の攻撃をマラリアはさまざまな方法で回避する．熱帯熱マラリア赤血球膜タンパク質-1（PfEMP1）は感染赤血球表面に発現しており，血管内皮に発現しているインテグリンなどに結合する．これによって感染赤血球は異常な赤血球が処理される脾臓への流入を避ける．脳の微小血管や胎盤に結合すると，脳マラリアや妊娠マラリアを発症する．PfEMP1は赤血球膜上にあることから免疫システムに常にさらされているために，抗体の標的となるが，抗原性の異なる多重遺伝子であり，次々と新しい遺伝子を発現させて抗体の攻撃をかわす．

また，熱帯熱マラリアの可溶性抗原（S抗原あるいは熱耐性抗原）は「煙幕」を張って循環抗体を除いてしまうと考えられており，虫体を抗体から守っている．

さらに，マラリアに感染したヒトでは，制御性T細胞（Treg細胞）が誘導される．これにより強い免疫応答が抑えられ，感染が持続する．一方で，過剰なTNFαなどの炎症性サイトカイン産生を抑え，重症化を防いでいると考えられる．

7 ヒト寄生虫ワクチン

弱毒化した生の寄生虫をワクチンとして用いることは獣医学の分野で実用に供され成功している．しかしながら，特にマラリア原虫や住血吸虫に対する抗原サブユニットワクチンの開発が精力的になされてはいるが，今のところ人体寄生虫に対して用いられるものは1つもない．防御的であると推定されるペプチドを組み合わせたマラリアワクチンの臨床試験が進行中である．

8 寄生虫感染の特異性と宿主応答

細菌やウイルスと比較して，寄生虫はさまざまな点で異なる．まず，寄生虫には単細胞でできた原虫と多細胞でできた蠕虫が存在する．次に，寄生虫は複雑な生活史をもつ．さらに，寄生虫感染はしばしば慢性化する．これは寄生虫が宿主の体内を移動したり，抗原変異を繰り返したり，宿主免疫を変調させたりして，宿主の免疫系を回避するからである．もちろん，宿主動物は自然免疫と獲得免疫を駆使して，寄生虫を排除しようとする．本編で述べたように，原虫感染に対してはTh1とCTL応答で排除しようとする．一方，蠕虫感染に対してはTh2/IgE応答で排除しようとする．これまでのところ，寄生虫に対する有効なワクチンは開発されていない．寄生虫に対する宿主応答の研究は，われわれの免疫系を深く理解するヒントを与えてくれる．

9 まとめ

1. 一般に，寄生虫感染では，細胞内病原体の殺滅にはTh1応答が働き，一方，細胞外病原体の排除にはTh2応答が働く．
2. 原虫感染に対しては，主にTh1応答とCTL応答が働く．
3. 蠕虫感染に対しては，主にTh2/IgE応答が働く．

D 移植片に対する反応

臓器の不可逆的な機能不全の治療法の1つとして，その臓器(の機能)を置換または補完するという治療法がある．置換・補完するものとしては，人工的な機械(人工腎臓＝透析，人工心臓など)である場合もあるし，ヒトまたは動物の臓器を用いる場合もある．臨床的に最も一般的に行われるのは他人であるヒトから臓器の提供を受ける同種異系**臓器移植**である(➡NOTE)．臓器移植は提供者(ドナー)の状態によって死体移植と生体移植に分けられる．死体移植はさらに脳死移植と心停止下移植に分けられる(➡NOTE)．

他者の臓器が受給者(レシピエント)の体内に入ってくると，それは異物と認識され免疫反応が起きる．いわゆる**拒絶反応**である．本項では腎臓や心臓，肝臓などの固形臓器の移植に際して起きる免疫反応の一般的特徴とメカニズム，そしてその制御法について解説する．特に限定しない場合，同種異系臓器移植について述べている．

1 移植抗原とその認識機構

移植された臓器が異物と認識されるには，各個体に特有の分子が存在し，移植片の中に存在するそのようなドナー特有の分子をレシピエントが認識する必要がある．このような分子のことを**移植抗原**と呼ぶ．

では，どのような分子が移植抗原になりうるであろうか．まず，重要な移植抗原として主要組織適合遺伝子複合体(**MHC**)［ヒトでは**HLA**］が挙げられる．MHCは移植可能腫瘍の拒絶様式から見出された，免疫学的に各個体を規定・識別する分子である(MHCの構造と機能➡115頁参照)．異なるMHCが体内に入ってきた場合，レシピエントのT細胞はこれを異物と認識し活性化する．この際，移植免疫特有の2つの認識経路が存在する．**直接認識**と**間接認識**である(**図9-22**)．

直接認識は，レシピエントのT細胞がドナーの**MHC分子-ペプチド複合体**を直接認識するしくみである．この場合，移植片上の**MHCクラスⅠ分子**を認識する場合もあるし，移植片に含まれていたドナーの**抗原提示細胞**(樹状細胞など)が所属リンパ節に移動し，そこでレシピエントのT細胞がドナー抗原提示細胞上の**MHCクラスⅡ分子**およびクラスⅠ分子を認識することがありうる(➡NOTE)．一方，移植片のMHC分子やその他のタンパク質，もしくは細胞が脱落し，レシピエントの抗原提示細胞がこれを取り込み，自身の免

NOTE 移植の種類

自家移植 autotransplantation：自分自身の細胞や組織を自身に移植するもの．皮膚移植など．

同種移植：同じ種(マウスからマウス，ヒトからヒトなど)の間での移植．

- 同種同系移植 syngenic transplantation：同じ遺伝子型をもつ個体間(例えばマウスであればC57BL/6からC57BL/6など，ヒトであれば一卵性双生児間の組み合わせ)での移植．動物実験ではコントロール実験としてしばしば行われる．ヒトでは1954年，ボストンの外科医マレー Joseph E. Murrayらが腎臓移植で成功させたことで有名．臓器移植に関する研究を継続したマレーは後にノーベル賞を受賞(1990年)．
- 同種異系移植 allogenic transplantationは別の遺伝子型をもつ個体間(例えばマウスであればBALB/cからC57BL/6など，ヒトであれば一卵性双生児間以外の組み合わせ)での移植．

異種移植 xenogenic transplantation：他の種からの移植．例えばマウスからラット，サルやブタからヒトなど．

NOTE 移植可能な臓器と組織

生体移植：腎臓，肝臓，肺，小腸など(2つあるか部分的に切除してもドナーの生存が可能な臓器)．

心停止下移植：腎臓，角膜(心臓死後もバイアビリティー viabilityが保たれるもの)．

脳死移植：基本的にすべての臓器と組織．

NOTE 直接認識の不思議

T細胞によるMHC分子の認識には拘束性があり，自分と異なるMHC分子によって提示されたペプチドをT細胞は認識することができないことを学んだ(➡86，128頁)．では，なぜ移植の場合は直接認識という現象があるのであろうか．この詳細は実はまだよくわかっていない点もあるが，異系とはいえ同種であるので，そのMHC分子-ペプチド複合体は自分のものとよく似ている．そのため**交差反応**という現象が起き，レシピエントのT細胞がドナーのMHC分子-ペプチド複合体を直接認識できるのだと考えられている．

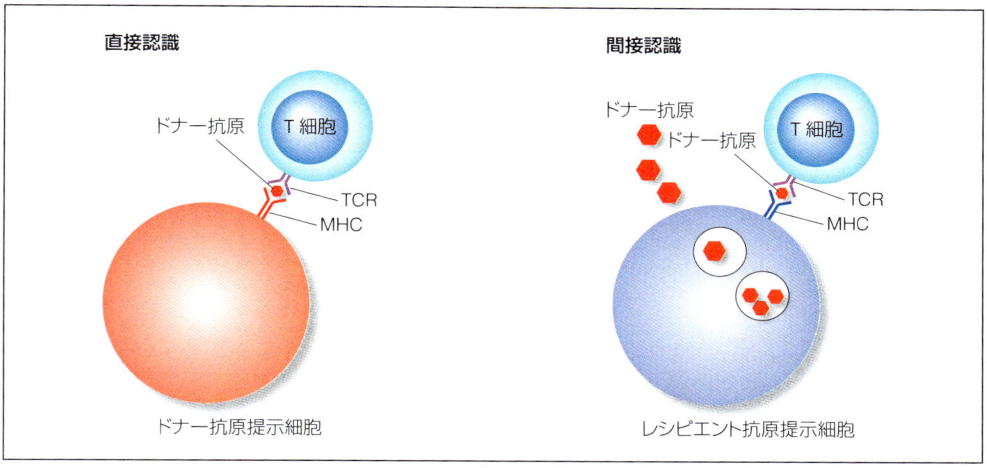

図 9-22　直接認識と間接認識
直接認識では，レシピエントの TCR がドナーの MHC 分子-ペプチド複合体をそのまま認識する．これに反応する T 細胞クローンの頻度は非常に高いことが知られている．間接認識では，移植片由来のタンパク質がレシピエントの抗原提示細胞に取り込まれ，処理され，ペプチドとしてレシピエントの MHC 分子によって提示される．

疫系にこれを提示する経路が間接認識である．移植免疫の 1 つの特徴はこの直接認識と間接認識という 2 つの抗原認識経路があることである．

次に，臨床的臓器移植の際，非常に重要な移植抗原として ABO 血液型抗原が挙げられる．赤血球の輸血の際に ABO 血液型によって輸血できる組み合わせとそうでない場合がある．固形臓器の移植においても同じことがいえる．このことを **ABO 適合**または**不適合**という（**図 9-23**）．ABO 不適合の際に起こる免疫反応は，MHC 分子に対する T 細胞の反応とは異なり，主に ABO 血液型抗原に対する**抗体反応**である．以前は ABO 不適合の組み合わせは臓器移植の禁忌とされていた．しかし現在はこの抗体反応を抑える免疫抑制療法が発達し，多くの臓器で ABO 不適合でも移植可能となった（➡302 頁参照）．

さらに，上記の分子以外にも多くの分子が移植抗原となりうる．MHC（M は major：メジャー）に対して**マイナー抗原**と呼ばれることもある．マイナー抗原の例として，メスがレシピエントの場合 Y 染色体上にあるオスに特異的な分子が移植抗原として機能する．マイナー抗原が存在する根拠として，MHC を一致させた場合にも拒絶反応が起こることが挙げられる．マイナー抗原による免疫反応は一般的に MHC 不一致の場合より弱いとされる．一方，臨床的には MHC を一致させた移植でも十分な免疫抑制療法が必要であることから，十分配慮しなくてはならない因子であるともいえる．

2 移植片に対する免疫反応

移植抗原をレシピエントの T 細胞が認識した後，どのような反応が起こるであろうか．基本的には**獲得免疫**の項（➡239 頁参照）で学んだような**細胞性および液性免疫**の活性化が引き起こされる（**図 9-24**）．細胞性免疫としては**ヘルパー T 細胞**（Th1）の活性化，それによる IL-2，IL-15，IFNγ などの**サイトカイン**を介した抗原特異的細胞傷害性 T 細胞（**CTL**）の誘導，CTL による移植片の攻撃が起きる．一方，液性免疫としてはヘルパー T 細胞（Th2）が IL-4，IL-5，IL-6 などのサイトカインを介し，抗原特異的な**抗体**を産生する B 細胞を誘導，活性化する．この反応によって産生された抗体も移植片に結合し，**補体**の活性化や**血栓**の形成を引き起こし拒絶反応に寄与する．ヘルパー T 細胞（Th1）の産生する IFNγ によって活性化されたマクロファージは Fc レセプターを介して移植片に結合した抗体を認識し，**抗体依存性細胞傷害** antibody-dependent cell-mediated cyto-

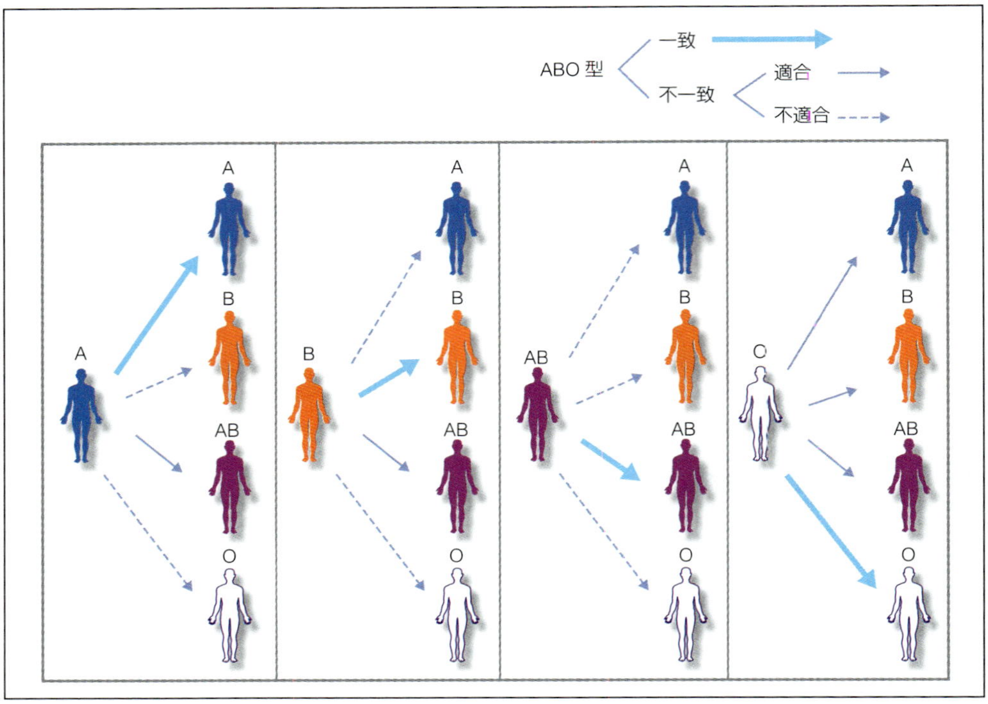

図 9-23　ABO 適合と不適合
ABO 血液型は一致していることが望ましいが不一致でも適合なら移植可能である．不適合の場合は事前に抗体を除去するなど特別な処置が必要となる．

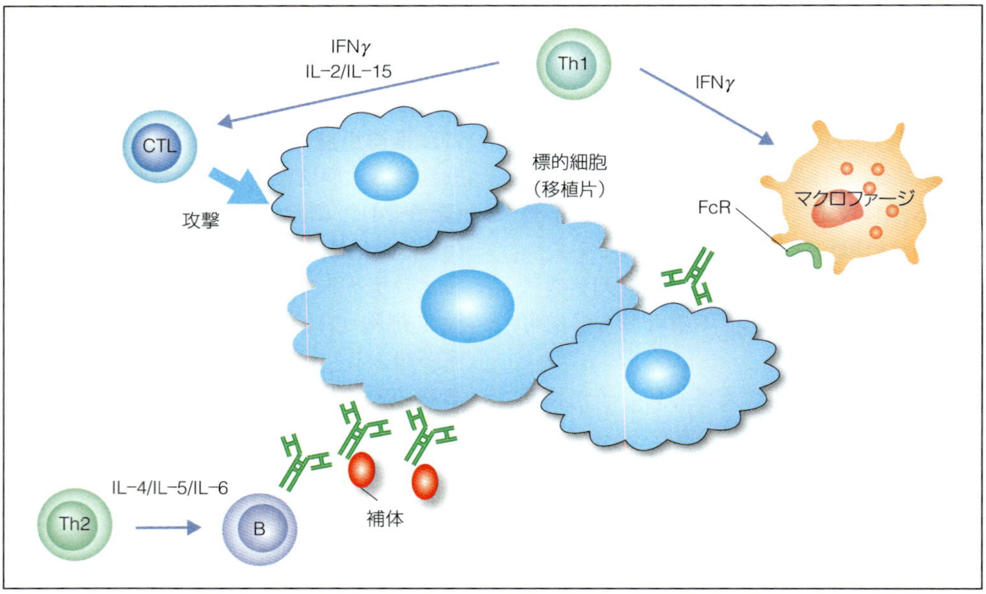

図 9-24　細胞性免疫と液性免疫
ヘルパー T 細胞は直接または間接認識経路（図 9-22）によって活性化され Th1 または Th2 細胞に分化する．Th1 および Th2 細胞はそれぞれサイトカインの産生などを通じてマクロファージ，CTL，B 細胞などのエフェクター細胞を活性化し，移植片の破壊を引き起こす．

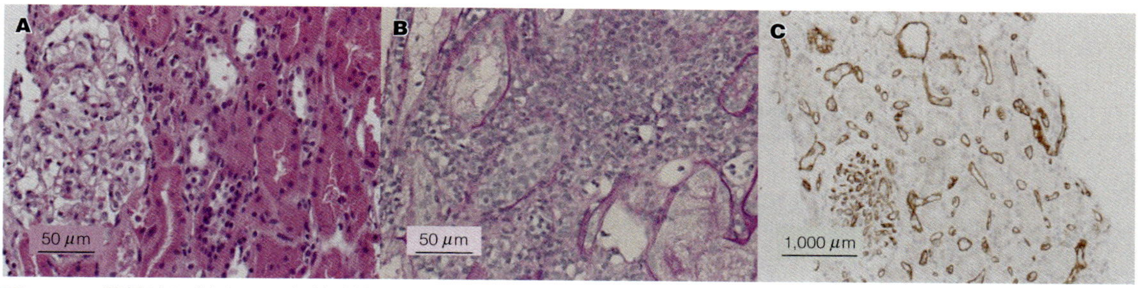

図 9-25　移植片に対する反応(急性拒絶反応の写真)
A：**移植腎生検正常像**，HE 染色．
B：**細胞性拒絶反応**，リンパ球が尿細管間質や尿細管壁内に浸潤し，尿細管細胞質の淡明化や尿細管の破壊が認められる．PAS 染色．
C：**抗体関連拒絶反応**，傍尿細管毛細血管 peritubular capillary(PTC)壁および糸球体毛細血管に補体 C4d が陽性である．これは，抗原抗体反応よって補体(古典経路)が活性化され，その分解産物であるC4dが沈着したものと考えられている．C4d 染色．

(写真提供：北海道大学病院病理部　久保田佳奈子医師)

toxicity(ADCC. ➡253 頁参照)を発揮する．なお，T 細胞が十分に活性化されるためには，8 章で学んだように CD80/CD86 と CD28 などを介した**補助刺激シグナル**が入ることも極めて重要である(T 細胞活性化に必要な 3 つのシグナル➡219 頁参照および図 9-27)．

3 拒絶反応の種類

前述の通り，その発現メカニズムの違いにより，拒絶反応は**細胞性免疫**によるものと抗体関連(すなわち**液性免疫**)によるものに分けて考えることができる．以前より，拒絶反応はその発現の時期により超急性，急性，慢性に分類されてきた．これらはそれぞれ拒絶反応の発現メカニズムは全く異なる．単に移植後の発現時期の違いだけでなく，メカニズムの違いを踏まえて理解することが重要である．

A 超急性拒絶反応

レシピエント体内に**抗ドナー抗体**がすでに存在する場合に起きる．抗ドナー抗体としては**抗 HLA 抗体**がまず挙げられる．この抗体は，輸血歴や妊娠歴がある場合に産生されることが多い．超急性拒絶反応は移植直後から数時間以内に発症し，血栓形成などが起こり，臓器虚血に陥る．抗 HLA 抗体だけでなく，**抗 ABO 抗体**の既存によってもこの拒絶は起こる．また，異種移植の際，糖鎖などの異種抗原に対する抗体(**自然抗体**と呼ばれる)が存在するため，この拒絶反応が起こる．この過程は免疫抑制薬などの薬剤のみでは抑制できず，既存抗体が存在する症例(クロスマッチ陽性例)での臓器移植は禁忌とされてきた．しかし最近では後述するように，さまざまな方法を組み合わせ，既存抗体を消失させることにより，超急性拒絶反応を克服することも可能となった．

B 急性拒絶反応

移植後 1 週間から 3 か月くらいで起こる反応である．細胞性免疫，液性免疫ともに関与する．臓器移植発展の歴史はこの急性拒絶反応との戦いの歴史であった．特に 1980 年代以降登場した**カルシニューリン阻害薬** calcineurin inhibitor による急性拒絶反応の制御が重要であった．この薬剤は主に T 細胞の活性化を抑制する(➡302 頁参照)．よって，細胞性免疫はもちろん，ヘルパー T 細胞を介した液性免疫の活性化も抑制することができ，結果的に急性拒絶反応をコントロールすることが可能となった．しかし，液性免疫による拒絶(**抗体関連型拒絶**)反応のコントロールはこの薬剤だけでは不十分なことも判明しつつあり，細胞性免疫，液性免疫共に適切に制御することが重要である(図 9-25)．

C 慢性拒絶反応

移植後 3 か月以降に発症する．移植後数年後に

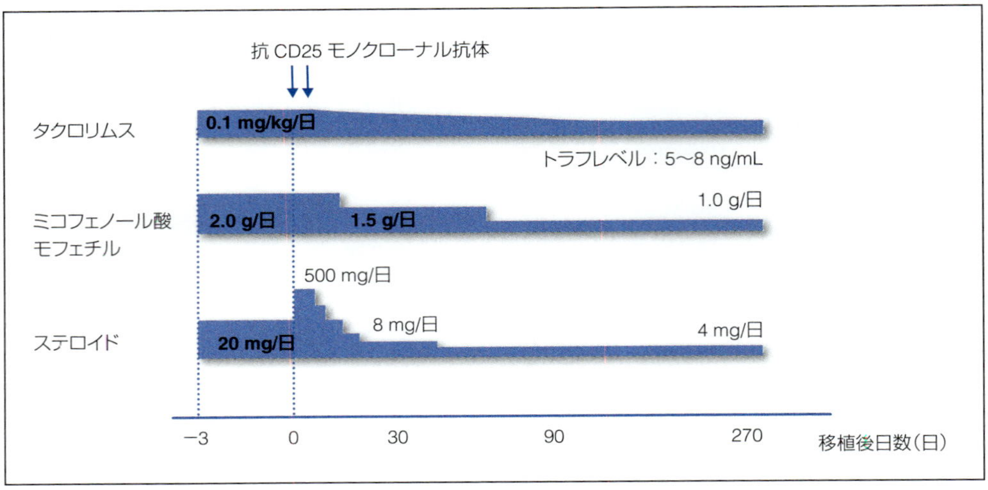

図 9-26　生体腎移植後免疫抑制療法の 1 例
状態と血中濃度をみながら徐々に投与量を減らす．術後 1 年程度経つとステロイドはオフにすることもある．トラフレベル：最低血中薬物濃度．

病態が顕在化することもある．液性免疫の関与が大きいと考えられているが，詳細な原因はいまだ不明である．超急性拒絶反応を引き起こす既存抗体と異なり，慢性拒絶反応の場合は臓器が移植されてから体内で徐々につくられた抗ドナー抗体（***de novo* 抗体**と呼ばれる）が関与すると考えられている．また非免疫学的要因として，高血圧，メタボリックシンドローム，薬物毒性などの関与も考えられている．組織学的変化としては間質の線維化や萎縮（腎臓移植であれば尿細管萎縮），動脈硬化（心臓移植であれば冠動脈の求心性内膜肥厚）や細動脈硝子化などがみられる．慢性拒絶に陥ると移植臓器の機能は徐々に低下する．原因が不明なため確実な治療法はいまだ確立されておらず，再移植となるケースもある．*de novo* 抗体を産生させないような予防的免疫抑制療法が模索されている．

4 免疫抑制療法

これまでみてきた通り，組織不適合の移植片を生着させるためにはレシピエントの免疫を抑制する必要がある．臓器移植の黎明期（1950〜60 年頃）は，レシピエントに全身 X 線照射を行う，あるいは抗がん剤の一種［メルカプトプリン 6-mercaptopurine（MP）］を投与するなどによる非特異的な免疫抑制が試みられた．しかし，副作用が強く移植臓器の生着成績も芳しくなかった．

その後さまざまな薬剤が開発され，現在では**シクロスポリン**や**タクロリムス**といった**カルシニューリン阻害薬**，ミコフェノール酸モフェチル mycophenolate mofetil（MMF）などの**代謝拮抗薬**，抗炎症作用をもつ**副腎皮質ステロイド**，そして抗 CD25 モノクローナル抗体など**リンパ球表面抗原に対する抗体**といった作用機序の異なる 4 種類の薬剤を基本とし，これらを組み合わせることによる**免疫抑制療法**が行われている（**図 9-26**）．以下，さまざまな免疫抑制薬，抑制療法についてみていく．

A カルシニューリン阻害薬

T 細胞が TCR で抗原を認識すると，さまざまな分子がリン酸化されシグナルが伝達される．その 1 つ**カルシニューリン**は IL-2 の転写に重要である**転写因子 NF-AT** の細胞質から核内への移行を調節している（TCR シグナル下流の活性化カスケード➡138 頁参照）．カルシニューリン阻害薬である**シクロスポリン**や**タクロリムス**はそれぞれサイクロフィリン，FKBP12 という細胞内タンパク質と結合し，その複合体はカルシニューリンと結合しその活性を抑制する．すなわちシクロスポリンやタクロリムスは結果的に NF-AT の核内移行を阻

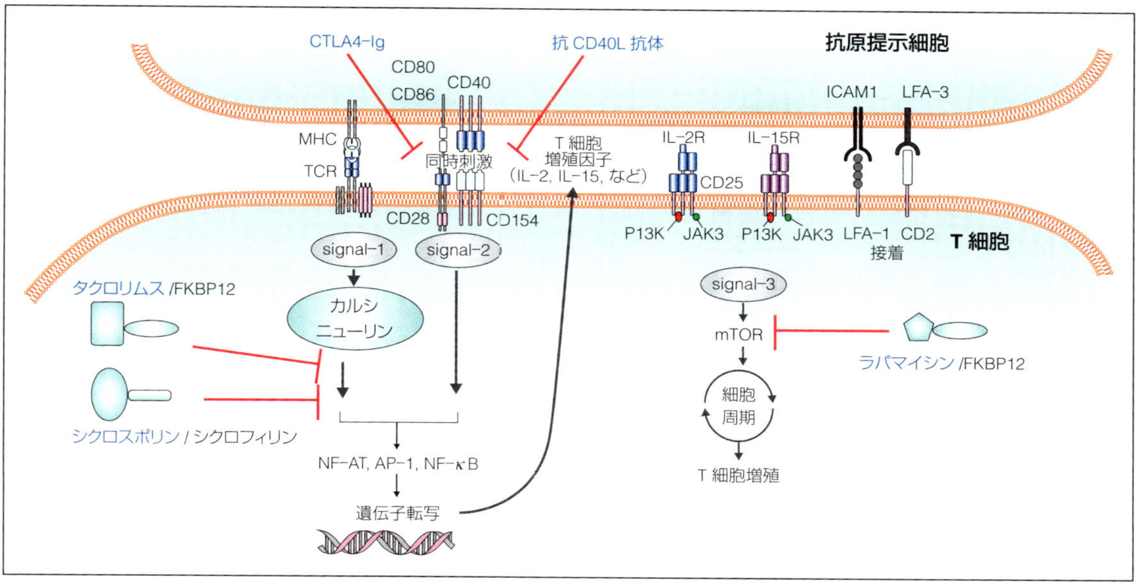

図 9-27　抗原提示細胞と T 細胞間の分子相互作用ならびに免疫抑制薬の作用機序
カルシニューリン阻害薬とラパマイシンの作用機序の違いを含め，さまざまな免疫抑制薬作用部位を示している．

害し，**IL-2 の産生を抑制**することで T 細胞の活性化を抑制し，免疫抑制機能を発揮する(**図 9-27**)．

B 代謝拮抗薬

リンパ球が活性化され増殖するためにはプリン核酸の *de novo* 合成が不可欠である．**MMF** や**アザチオプリン**(6-MP の誘導体)は，この合成を阻害することで免疫抑制薬として機能する．カルシニューリン阻害薬の臨床応用以前(1978 年以前)，アザチオプリンおよび副腎皮質ステロイドの組み合わせは，約 20 年間臓器移植後の免疫抑制療法として中心的役割を果たした．現在も広く使われている．

C 副腎皮質ステロイド

細胞内レセプターに結合し，さまざまな作用を引き起こす．炎症性サイトカインの産生を抑制し，強い**抗炎症作用**を示す．免疫抑制薬として用いられる主なステロイドはプレドニゾロン，メチルプレドニゾロンで，急性拒絶反応が起きた際にはパルス療法も行われる．

D リンパ球表面抗原に対する抗体

IL-2 のレセプターは α 鎖(CD25)，β 鎖(CD122)，γ 鎖(CD132)からなる．α 鎖(CD25)は活性化された T 細胞に発現し，β 鎖，γ 鎖と共により親和性の高いレセプターを形成する．それゆえ，**抗 CD25 モノクローナル抗体**は IL-2 で誘導される活性化 T 細胞のクローン性増殖を抑え，活性化 T 細胞を標的にした選択的な免疫抑制薬となりうる．現在，遺伝子組換え技術を利用してつくられたヒト-マウスキメラ型(バシリキシマブ)またはヒト型化(ダクリズマブ)モノクローナル抗体が急性拒絶反応の予防に用いられている．

E mTOR 阻害薬

哺乳類ラパマイシン標的タンパク質 mammalian target of rapamycin(**mTOR**)は IL-2 や IL-15 などのレセプターの下流で細胞周期を回し細胞増殖を促進するシグナルを伝える働きをもつ．**ラパマイシン**やその誘導体**エベロリムス**はこの **mTOR 阻害薬**であり，カルシニューリン阻害薬に代わって使用されることがある．タクロリムスとは構造は異なるが，細胞内では FKBP12 と結合して作用する(**図 9-27**)．

F 抗体関連型拒絶反応に対する治療法

前述した通り，この拒絶反応はレシピエントに存在する抗ドナー抗体が原因となる．そのため，既存の抗体の存在が明らかな場合(妊娠や輸血で感作されている，あるいはABO不適合など)，これを除去する目的で術前に**血漿交換**が行われる．さらにB細胞の除去を目的として**抗CD20モノクローナル抗体**(リツキシマブ)の投与が行われる．また，**γ-グロブリン製剤**の投与も抗体産生の抑制に効果がある．さらに，骨髄腫の治療に用いられるプロテアソーム阻害薬である**ボルテゾミブ**は形質細胞を標的とし，抗体産生を抑制する．慢性的な抗体関連型拒絶反応の予防としては，これらの薬剤に加え，上記のカルシニューリン阻害薬やMMFといった薬剤を適切に投与していくことが重要と考えられている．

5 免疫寛容と今後の治療法

臓器移植の発展の陰には免疫抑制薬の進歩があったことはすでに述べた．一方，免疫抑制薬はそれ自体の薬理作用から，レシピエントを免疫抑制状態に陥らせてしまう．このため，日和見感染や悪性リンパ腫の発症という副作用が問題となる．また，その他の副作用として臓器障害や高血圧，糖尿病，脂質異常症などがある(➡NOTE)．このため，遺伝的背景が異なる個体から臓器や細胞を移植した後，免疫抑制薬を投与しなくてもそれらが生着する状態，すなわち**免疫寛容**の誘導が期待されている．

ピーター・メダワー Peter Medawarらの有名な実験により，胎生期にドナー細胞を注射されると生後ドナーに対して免疫寛容となることが示されている(新生仔寛容➡9頁，メダワーの仮説➡307頁参照)．しかし，この方法は臨床的に応用することは不可能である．

動物実験ではさまざまな方法で免疫寛容が誘導されることが示されている．例えばT細胞の活性化にとって重要である補助刺激シグナルを阻害するという方法がある．抗原提示細胞上のCD80/86とT細胞上のCD28の結合を阻害するような抗体，あるいはCTLA-4とIgG定常部の融合タンパク質(**CTLA4-Ig**)はこのシグナルを阻害し，T細胞の活性化を強く抑制し移植臓器の生着を促す(**図9-27**)．また抗原提示細胞上のCD40とT細胞上のCD40Lの結合を阻害する**抗CD40L抗体**も同様に移植臓器を生着させる(**図9-27**)．サルなどの大動物を用いた実験においても，これらの薬剤は免疫寛容を誘導しうることが示されている．そこでヒトへの応用が期待されたが，単独投与では動物実験でみられたような免疫寛容の誘導は達成されないようである．今後，他の免疫抑制薬との組み合わせや**免疫制御性細胞**(➡NOTE)の活用などの工夫により，ヒトにおいても比較的容易に免疫寛容が誘導される方法が確立されるかもしれない．

また，ドナーの**血液幹細胞**をレシピエントに投与し(もちろん生着させるために放射線照射や免疫抑制薬の投与など複雑な前処置の後)，**骨髄キメラ**状態をつくり出してから移植するという方法も報告されている．この方法により，ドナー反応性T細胞の**クローン除去** clonal deletionが起きることが確認されている．欧米では本法がヒト腎臓移植患者へ応用され，数名の患者で免疫寛容が

> **NOTE 移植後リンパ増殖性疾患(PTLD)**
>
> 免疫抑制薬の副作用として，本文に挙げたものの他，移植後リンパ増殖性疾患 post-transplant lymphoproliferative disorder(PTLD)が重要である．PTLDは臓器移植後の免疫抑制状態を背景に出現するリンパ球増殖症の総称であり，リンパ節腫大など伝染性単核球症様の反応性病変から明らかな悪性リンパ腫までを含んだ概念である．心肺移植，小腸移植で比較的高頻度に発症する．そのほとんどはEpstein-Barrウイルス(EBV)感染B細胞の増殖であり，急速に進行し予後不良な臓器移植合併症の1つである．PTLDを発症したら，免疫抑制薬の減量など緻密な管理が必要となる．

> **NOTE 免疫寛容と免疫制御性細胞**
>
> 動物実験において，免疫寛容と免疫制御性細胞の関連が明らかにされている．**Foxp3陽性制御性T細胞**を除去するとマウス肝臓移植後の免疫寛容は誘導されなくなった．このことより免疫寛容におけるこの細胞の重要性がうかがえる．また，**NKT細胞**を欠損するマウスでは補助刺激シグナルを阻害することによるマウス心臓移植後の免疫寛容の誘導は維持されず，移植された心臓は最終的に拒絶された．この現象には，NKT細胞の産生するIL-10とそれによって誘導される制御性樹状細胞，末梢性制御性T細胞の出現が重要であることがわかっている(➡188, 233頁)．

誘導されたことが報告されている．しかし，この治療法は非常に複雑かつ高度であり，一般的に普及するまでにはまだ相当長い時間を要すると思われる．

肝臓移植は他の臓器の移植とは少々異なる特徴がある．レシピエントに生着しやすいのである．マウスやラットでは全く免疫抑制を行わなくても生着することがある．この性質を利用し，ヒトの肝臓移植後，免疫抑制薬を徐々に減量する試みが行われた．その結果，ある一定の割合で免疫寛容になる症例が現れることが判明した．肝臓移植で免疫寛容が誘導されやすい理由ははっきりとはわかっておらず，今後その分子メカニズムが解明されることが望まれる．

免疫寛容を誘導できないまでも，より安全で有効性の高い免疫抑制薬の開発が続けられている(**図 9-27**)．抗原提示細胞上の LFA-3 と T 細胞上の CD2 の結合を阻害する LFA-3-IgG 融合タンパク質，抗原提示細胞上の ICAM-1 と T 細胞上の LFA-1 の結合を阻害する抗 LFA-1 抗体などである．他にも，細胞内シグナル伝達を担う分子の 1 つ JAK3 の阻害薬が T 細胞の活性化を抑制することがわかっており，臓器移植への応用が図られている．

本項では主に同種異系移植に伴う免疫反応(拒絶反応)の特徴とその抑制法について概説し，今後の展望について述べてきた．今日，自己免疫疾患やアレルギーなど，他の領域の疾患にも広く応用されているシクロスポリンやタクロリムスといった重要な免疫抑制薬は，臓器移植に伴う拒絶反応を抑えることを目的に発見，開発されてきた経緯がある．すなわち，移植片に対する免疫反応を理解しその制御法を学ぶことは，広く基礎的にも臨床的にも有意義かつ重要なことであると考えられ，今後ともこの分野の研究が進むことが期待される．

6 まとめ

1. 主な移植抗原は，主要組織適合遺伝子複合体(MHC：ヒトでは HLA)である．
2. T 細胞の MHC 認識には，直接認識と間接認識の 2 つの経路がある．直接認識では，レシピエントの T 細胞がドナーの MHC 分子-ペプチド複合体を直接認識する．間接認識では，レシピエントの T 細胞が，レシピエントの抗原提示細胞に取り込まれ提示されたドナー由来の MHC 分子やタンパク質を認識する．
3. 移植片に対する免疫反応は，主に CTL による細胞傷害，抗体の結合によって起こる補体の活性化や ADCC による細胞傷害である．
4. 拒絶反応の抑制に有効な種々の免疫抑制薬が開発されているが，長期の免疫抑制によりリンパ球増殖症の発生が増加する．

E 生殖免疫

1 はじめに

哺乳類は進化の過程で，卵生生殖から子宮内で胎児(仔)を育む生殖形態(胎生生殖)をとるようになった．胎児は子宮内で母親から栄養を受け，安全に発育するというメリットを有するが，その反面，本来異物である胎児が母体の免疫系細胞からの攻撃を，いかに防ぐかという難問に直面した．いまだその機序は十分には解明されてはいないが，**免疫寛容**(**トレランス**)が重要な役割を果たすことが明らかとなっている．妊娠という神秘的な現象を解き明かすことは，移植医療やがん免疫療法，自己免疫疾患治療に貢献する可能性がある．

本項では，生殖免疫，特に母子間免疫応答について解説する．

2 母子間の遺伝的背景と拒絶反応の可能性

哺乳類では卵管内で精子と卵子が受精し，その後，胞胚が子宮内膜上に着床した後，子宮内膜へ浸潤し，母体の血流と交流し，胎盤を形成する．一方，内部細胞塊から発生した胎芽は，胎盤から栄養素を取り入れ，種々の臓器に分化しつつ胎児は発育し，やがて成長した胎児は娩出される．胎児と胎盤は胎児成分であり，子宮内膜もしくは脱落膜(妊娠すると子宮内膜が厚く肥厚して脱落膜と呼ばれる)は母体である(**図 9-28**)．ここで免疫学的に解決しなければならない問題点がある．す

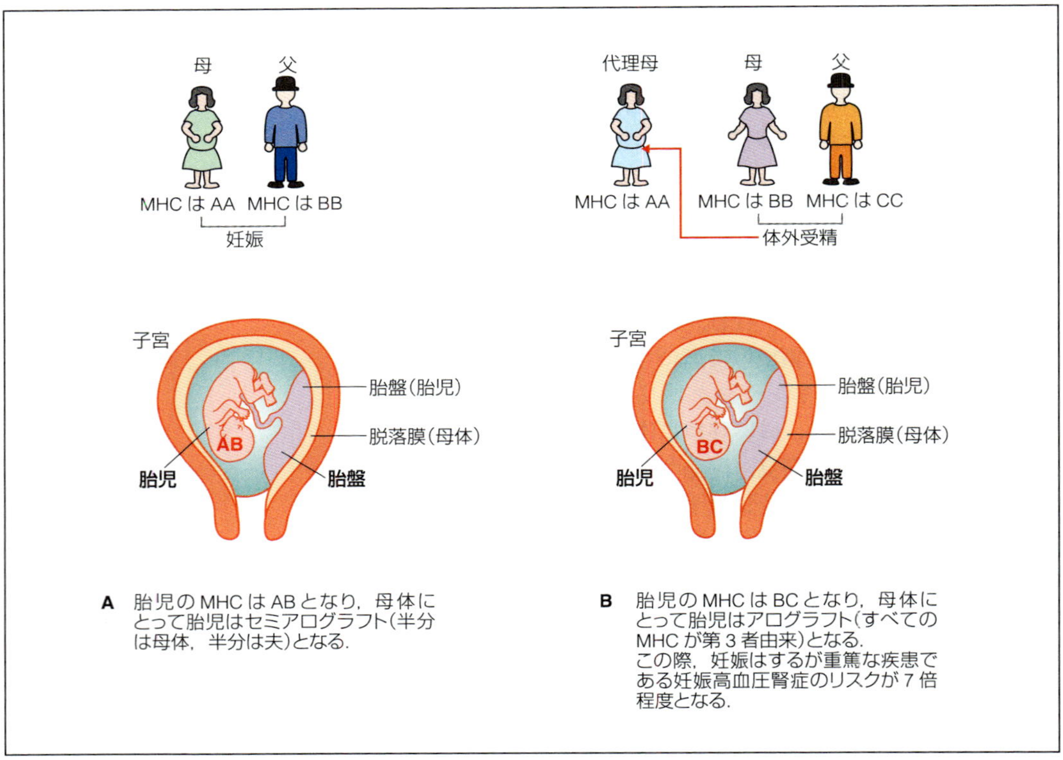

図 9-28　胎児と母体の MHC との関係
通常の妊娠では胎児の半分は自己で半分は父親由来の MHC をもつため非自己となる(**A**)．一方，最近の生殖医学の進歩により，第三者が体外受精した際の余剰胚を提供されたり，卵子提供を受けて妊娠(実際は母が BB，父が CC となることはないが，理解を容易にするためにこのように表現した)するケースが出てきている．この場合，胎児は母親にとり全くの異物となり，より強いトレランスの誘導が必要となる(**B**)．妊娠中の重篤な疾患である妊娠高血圧腎症(妊娠中毒症)のリスクが高まることは，十分なトレランスが誘導されないためと考えられている．

表 9-6　脱落膜と末梢血のリンパ球構成率

リンパ球サブセット	脱落膜(%)	末梢血(%)
T 細胞	10	70〜75
CD4 T 細胞	4〜5	40〜45
CD8 T 細胞	5〜6	20〜30
NK 細胞	80〜85	15〜20
$CD16^+$NK 細胞	2〜3	15〜20
$CD16^-CD56^{bright}$NK 細胞	80	0.5
NKT 細胞	1	0.05
B 細胞	1	10

でに5章や8章で述べたように，自己・非自己の識別は主要組織適合遺伝子複合体(MHC)分子の構造を介して行われている．すべての生物は進化の過程で多様性を獲得しているため，雌の MHC と雄の MHC は異なっている．したがって，胎児の MHC の，半分が雌由来(自己)，半分が雄由来(異物)であり，母体にとって胎児は**セミアログラフト**(**半異物**)の状態にある．ただし代理母では遺伝的に全く異なる第三者の胚の妊娠(**アログラフト**)となっている(**図 9-28**)．しかし，この際，高血圧，タンパク質尿を呈する重篤な合併症である妊娠高血圧腎症のリスクは通常の7倍程度となり，胎児が完全に異物であれば拒絶反応が起こりやすいのかもしれない．

母体免疫細胞は脱落膜で胎児成分である胎盤と直接接している．母体の免疫細胞が，なぜ MHC の異なる胎児や胎盤を攻撃しないのであろうか．このことを免疫学的に考えてみたい．

3 胎児が母体免疫細胞から攻撃されない理由

A メダワーの仮説

移植免疫寛容現象を実験的に証明したピーター・メダワー Peter Medawar は，1953年に妊娠現象を次の4つの機序により説明しようとした．

①胎児抗原の未熟性

②子宮の免疫学的特殊性

③母体免疫能の低下

④胎盤の免疫学的障壁作用

約60年後の現在，メダワーの仮説を検証してみると，①については，ヒトの8細胞以降の胚細胞においては，MHC クラスⅠ抗原が発現しており，かつ母体血中にも，父親由来 MHC 抗原に対する抗体が検出されることから，否定的となっている．また，同種移植片を子宮内膜へ移植すると，移植片は拒絶されることから，②の説も否定されている．ただし，子宮内膜(脱落膜)における免疫系は末梢血と大きく異なっている．

表 9-6 に末梢血と脱落膜におけるリンパ球の構成を示した．特徴的なことは，脱落膜中には末梢血では0.5%しか存在しない $CD16^-CD56^{bright}$NK 細胞が70〜80%と著増していることである．妊娠子宮に NK 細胞が増加することは，ヒトのみならずサル，マウス，ラット，ウマ，コウモリ，ブタでも確認されており，哺乳類に共通の現象と考えられている．NK 細胞，T 細胞を欠く CD3ε トランスジェニックマウスでは妊娠はするが，胎盤形成期の妊娠12〜14日以降に胎盤発育が悪くなり，段階的に流産が生じる．ただし CD3ε トランスジェニックマウスに SCID(スキッド)マウス(T 細胞$^-$B 細胞$^-$NK 細胞$^+$)の骨髄を移植し，CD3ε トランスジェニックマウスに NK 細胞を再構築させると流産は生じなくなることから，子宮内の NK 細胞は胎盤形成に重要な役割を果たすことが証明されている．子宮内の NK 細胞は細胞傷害作用が弱く，IL-10 やトランスフォーミング増殖因子(TGF)β などの免疫反応を抑制するサイトカインを分泌する．

③の説も妊娠中の細胞性免疫能は低下しているが，妊娠中に移植した同種移植片も拒絶されるため否定的である．

④の説は胎盤を構成する**トロホブラスト**(**栄養膜**)には MHC 分子の中でもクラス Ia(古典的クラスⅠ；ヒトでは HLA-A，B，C)とクラスⅡ(ヒトでは HLA-DR，DQ，DP)が発現せず，脱落膜内に侵入する絨毛外トロホブラストにのみ MHC クラスⅠα の HLA-C ならびに MHC クラス Ib(ヒトでは HLA-E，G)が発現していることや，トロホブラストからは母体の免疫系を抑制する因子も産生されていることから，現在でもこの説は生き続けている．

このようにメダワーの仮説は，批判を受けながらも免疫抑制という概念から支持されてきた．しかし，脱落膜内のリンパ球は活性化されており，サイトカインを大量に産生していることが明らか

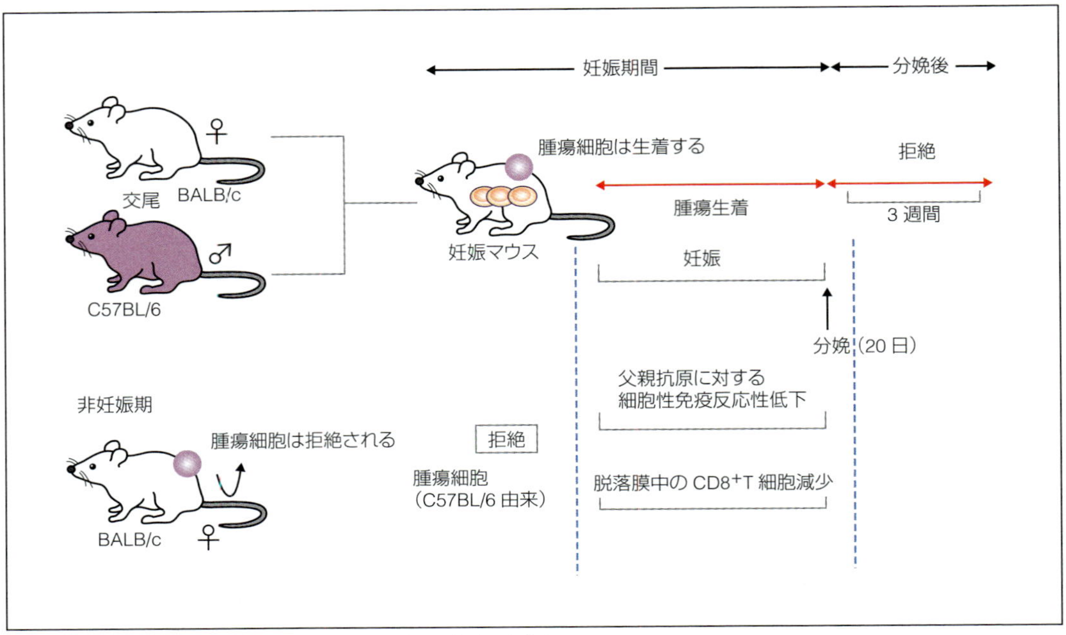

図 9-29 妊娠中に限り父親抗原特異的免疫寛容が成立する
妊娠していないBALB/c雌マウスにC57BL/6由来の腫瘍細胞を移植しても，直ちに拒絶される．しかし，あらかじめBALB/c雌マウスとC57BL/6雄マウスを交配して妊娠させておくと，C57BL/6由来の腫瘍細胞は生着する．ただし分娩してから3週間以内にすべての腫瘍細胞は拒絶されてしまう．つまり妊娠時には父親抗原に対してのトレランスが誘導されているため，父親由来の腫瘍細胞は生着できるが，分娩後にトレランスが消失するため腫瘍細胞は拒絶される．

となった．これらのサイトカインはトロホブラストの増殖や分化を誘導し，妊娠に好都合に働くことも判明している．すなわち，母体免疫系は抑制されておらず，むしろ活性化しており，活性化リンパ球より産生されたサイトカインが着床や胎盤発育に重要であることが1990年以降明らかにされてきている．これらリンパ球の活性化は胎盤形成に重要であるが，移植免疫学的に考えると，胎児は母体から攻撃されることになる．しかし，胎児は巧妙なしくみで子宮内の母体免疫系を調節し，妊娠は維持されている．

B 妊娠時には胎児抗原特異的免疫寛容（トレランス）が存在する

1 ● マウスでの知見

BALB/c ♀マウス（**図 9-29** の白マウス）にC57BL/6 ♂マウス（**図 9-29** の紫マウス）由来の腫瘍細胞を接種した際，腫瘍細胞はMHCが異なる**アロ移植**となるため，容易に拒絶・排除される．しかしBALB/c ♀マウスとC57BL/6 ♂マウスを交配させ，妊娠させてから，C57BL/6由来腫瘍細胞を妊娠マウスに移植すると，拒絶されることなく生着する．しかし，C57BL/6以外のマウス由来腫瘍細胞を移植しても，腫瘍細胞は排除される．つまり父親抗原特異的なトレランスが妊娠中，存在することになる．重要なことに，生着したC57BL/6由来腫瘍細胞は，出産後21日以内に排除される．以上をまとめると，妊娠時には父親抗原特異的なトレランスが存在するが，出産後にはトレランス機構は減弱することがわかる．トレランスの誘導には7章（制御性T細胞と病態制御→195頁参照）に述べられているように，$CD4^+CD25^+$ $Foxp3^+$ の制御性T細胞が主要な役割を果たす．

またT細胞を欠損するBALB/c nu/nuマウスにBALB/c由来のCD25陽性細胞を除去した（制御性T細胞を含まない）リンパ球を移入したところ，アロ妊娠では流産するが，BALB/c同系マウス妊娠では流産をしないことから，妊娠時の父親抗原に対する免疫寛容には，**制御性T細胞**が重要な役割を果たすことが証明されている（**図 9-**

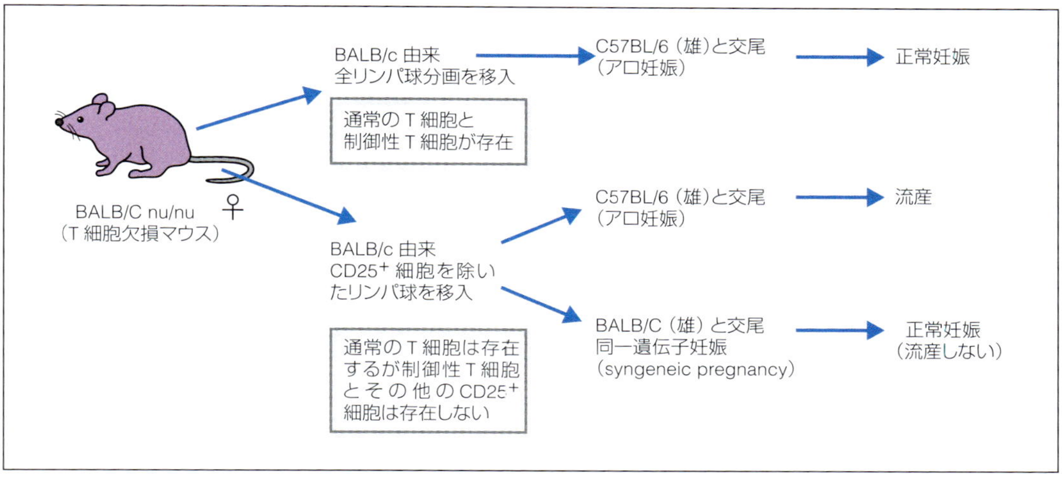

図 9-30　制御性 T 細胞はアロ妊娠維持には必要である

BALB/c nu/nu マウスは T 細胞を欠損している．このマウスに BALB/c 由来（MHC が同じ）のリンパ球を移入すると T 細胞を有することになる．この雌マウスを C57BL6 雄マウスと交配させても，流産せず正常の妊娠結果をたどる（上段）．一方，制御性 T 細胞を除いたリンパ球を BALB/c nu/nu マウスに移入すると，制御性 T 細胞欠損マウスとなる．このマウスをアロ交配（C57BL/6 雄との交配）させると，流産となる（中段）が，BALB/c 雄マウスとの交配では流産しない（下段）．すなわち，制御性 T 細胞は異物である胎児を拒絶しないように作用しており，アロ妊娠維持に必須である．

30）．つまりセミアログラフトである胎児を許容するために制御性 T 細胞が重要な役割を果たしている．制御性 T 細胞には胸腺由来のものと，末梢で誘導される胸腺外制御性 T 細胞があるが，胎盤を有する哺乳類では胸腺外制御性 T 細胞が妊娠維持に重要である．その後の研究で，父親抗原特異的トレランス誘導には精漿（精液の成分で精嚢腺から分泌される液体成分）中に含まれる可溶性の MHC 抗原が重要であり，父親抗原特異的免疫反応を抑制する制御性 T 細胞は胚が子宮内に潜り込む着床前に，すでに子宮の領域リンパ節に増加しており，着床後は妊娠子宮に増加し，**母子間免疫寛容**（トレランス）に重要な役割を果たすことが明らかになっている（**図 9-31**）．

最近になり**抗原提示細胞**である**樹状細胞**を着床前に除去すると，着床が起こらないことがわかった．しかし，この現象はアロ（allogenic）の妊娠のみならず syngeneic な妊娠でも認められることより，樹状細胞は着床後の血管新生に関与していることが考えられている．つまり樹状細胞は免疫寛容というより，着床そのものに必要な細胞である．

2 ● ヒトでの知見

胎児の血管系は，胎盤という障壁があるため，母体血とは直接接しないが，微量の血液交流は存在する．ヒト胎児（妊娠 18〜22 週）のリンパ節中には，微量（0.01〜0.8%）であるが母体リンパ球が存在し，胎児の制御性 T 細胞は，母親由来リンパ球に対して特異的に免疫反応を制御するが，父親抗原に対しては抑制しない．また，母親由来制御性 T 細胞も胎児抗原に対して，特異的に免疫反応を抑制する．これらの成績は，ヒトでも**母子間免疫寛容**が存在し，制御性 T 細胞が重要な役割を果たしていることを示唆している．また，流産や重篤な産科合併症である**妊娠高血圧腎症**では，制御性 T 細胞の減少が認められており，免疫寛容の破綻が妊娠異常と関連していることが，ヒトでも明らかになっている．

C マイクロキメリズムと母子間免疫寛容

妊娠中には，ほぼすべての母子間で，お互いの血液が少量であるが交流している．自己以外の細胞が少数混ざっていることを，**マイクロキメリズム**と称するが，出産の約 20 年後でも母親の 80% に子どもの血液が検出され，さらに子どもの

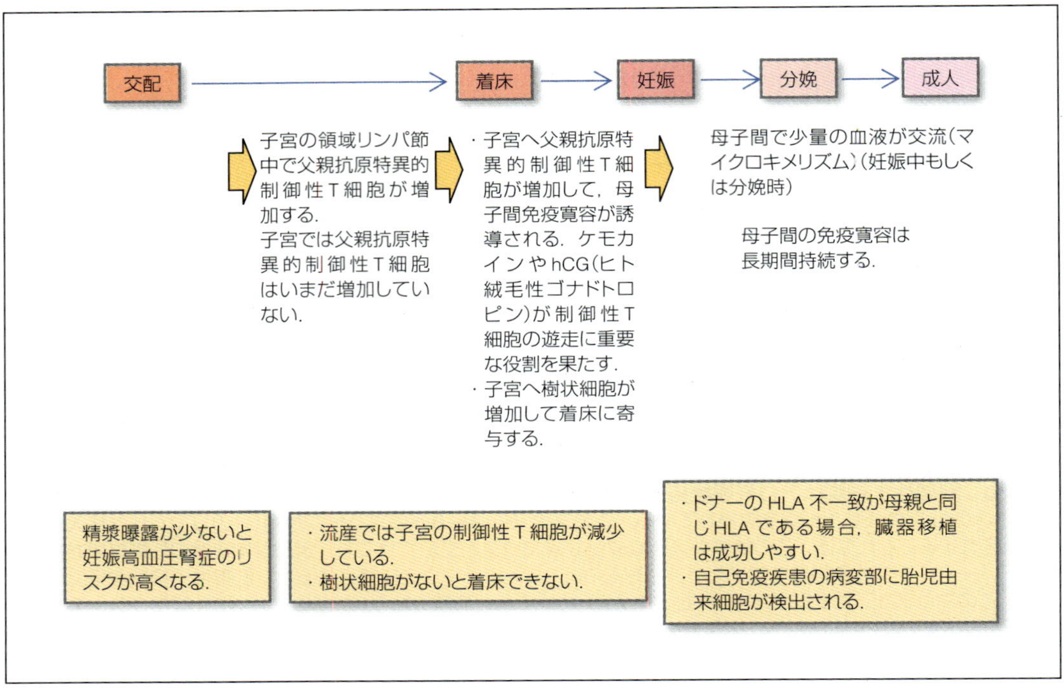

図 9-31　父親抗原特異的免疫寛容の誘導
種々の機序で母子間免疫寛容(トレランス)が成立している．精液は卵と受精する精子と，液体成分である精漿より構成されている．精漿中には可溶性の MHC 抗原が含まれており，妊娠した雌が父親由来抗原のトレランスを誘導することに役立っている．受精卵が子宮に着床する前に，すでに精漿のプライミングにより父親抗原特異的制御性 T 細胞は子宮領域リンパ節に集まっており，胚が着床すると直ちに子宮へ移動して，胚が拒絶されないようになる．ヒトではその他，トロホブラストから産生される hCG により制御性 T 細胞が子宮に集簇し，トレランス誘導に役立っている．妊娠中に少量の母親と胎児の血液交流があり，母子間の免疫寛容が成立している．この母子間免疫寛容を利用して臓器移植が行われている.

70%に母親の血液が検出される．興味あることに，臓器移植の際，母親の臓器は HLA の 6 座のうち，2～3 座の不一致があっても子どもに移植可能だが，父親からの臓器では HLA の 6 座のうち 1 座の不一致がないものしか子どもに移植できない．母親以外のドナーでも，HLA 不一致が母親と同じ HLA 型をもつ場合[非遺伝母親由来 HLA 抗原 non-inherited maternal antigens(NIMA)]，移植は成功しやすい．つまり，子どもは母親の MHC 抗原に対して免疫寛容の状況にあるといえる．以上のことは，出産後も母子間のマイクロキメリズムが成立し，母子間免疫寛容は長期間続くことを示唆している.

D 胎児由来細胞と母親の自己免疫疾患

全身性エリテマトーデス(SLE)，シェーグレン Sjögren 症候群，バセドウ病，橋本病，強皮症，全身性硬化症，原発性胆汁性肝硬変などの自己免疫疾患は，いずれも女性に多い．この 1 つの理由として，自己免疫疾患の病巣部に，しばしば胎児由来細胞が検出され，自己免疫疾患での病変部では，移植片対宿主病 graft-versus-host disease (GVHD)病変と類似していることから，母子間免疫寛容の破綻がその病因であるとも考えられている．出産経験のある女性では，マイクロキメリズムが形成されており，何らかの機序で免疫寛容が減弱すると，自己免疫が発症する可能性がある．そのため，女性に自己免疫疾患が多いのではないかと考えられている.

E 母子間免疫寛容の破綻と産科疾患との関連

流産の約 70～80% は胎児染色体異常のため引き起こされ，その頻度は約 15%である．しかし，

表 9-7　免疫が妊娠高血圧腎症 preeclampsia（PE）の発症に関与することを示唆する疫学的データ

疫学的データ	トレランス誘導	精液の曝露の欠如	胎児が母体にとり完全に異物（allograft）
初めての妊娠に多い	○		
初回の妊娠が流産であっても，2 回目の妊娠ではリスクが低下する	○		
2 回目以降の妊娠でもパートナーが代わった初回の妊娠でリスクが高まる	○		
最後の分娩から 10 年以上経過すると，年齢でリスクを補正しても，PE のリスクが高まる	○		
コンドームを使用しているカップルでは PE のリスクは高い		○	
同棲してから短期間で妊娠したカップルでは PE のリスクが高い		○	
顕微授精の際，外科的に採取した精子を用いた場合のほうが PE の頻度が高い		○	
精子を第三者から提供された妊娠では PE のリスクが高い		○	
卵子を第三者から提供された妊娠では PE のリスクが高い			○
胞状奇胎（全遺伝子は父親由来）では PE のリスクが高い			○
胚を第三者から提供された妊娠では PE のリスクが最も高い		○	○
分娩すると症状は急速に改善する	○		

妊娠高血圧症候群は初めての妊娠に多い，1 回目の妊娠が流産でも 2 回目の妊娠ではリスクが低下する，パートナーが代わると 2 回目以降の妊娠でもリスクが高まることなどから，父親に対するトレランスの誘導が不十分であればそのリスクが高まることを示している．また最終分娩から 10 年以降してからの妊娠ではトレランスを誘導するメモリー T 細胞の寿命のため，トレランス誘導が不十分になるとも考えられる．
また，精液の曝露期間が短いもしくは少ない，コンドーム使用例，同棲してから短期間で妊娠した症例，もしくは夫の精液の曝露を全く受けていない胚や卵子提供を受けた妊娠の例では，精漿による父親抗原に対するトレランス誘導が不十分になり妊娠高血圧腎症のリスクになっている可能性がある．胎児が母体にとり完全な異物となる卵子提供妊娠，胚提供妊娠や，胞状奇胎では拒絶反応がトレランスを上回ることになってしまい，妊娠高血圧腎症のリスクが高まっている可能性がある．

繰り返す流産症例（**不育症**）の場合，何らかの流産を引き起こす因子が存在する．例えば両親のいずれかの染色体異常，子宮の形態異常，甲状腺機能異常，抗リン脂質抗体症候群，凝固因子欠乏症などがあるが，これらのリスク因子のない原因不明の不育症例では，流産した際，子宮ならびに末梢血中の制御性 T 細胞が減少している．また，免疫を抑制する**制御性 T 細胞**と，炎症を惹起し拒絶反応にも関与する **Th17 細胞**は共通の**前駆細胞** progenitor cell から分化するが，原因不明不育症の流産例では末梢血，子宮内ともに Th17 細胞が増加し，制御性 T 細胞が減少しているため，制御性 T 細胞への分化障害が，Th17 細胞の増加に繋がり，流産を引き起こしている可能性がある．

妊娠高血圧腎症 preeclampsia（PE）は，妊娠中に血圧が上昇し，タンパク尿も併発し，母子共に重篤な疾患である．疫学的データから，母子間免疫寛容の破綻が，その原因の 1 つであることが指摘されている（**表 9-7**）．妊娠高血圧腎症は初めての妊娠に多いこと，初回の妊娠が流産でも 2 回目の妊娠で，妊娠高血圧腎症のリスクが低下すること，再婚の場合，新たなパートナーとの初回の妊娠でリスクが高まること，分娩すると急速に症状が改善することは，免疫寛容の誘導が不十分である際に，妊娠高血圧症候群が生じやすいと考える根拠となっている．また，最後の分娩から 10 年以上経過すると，妊娠高血圧腎症のリスクが高まることは，父親抗原特異的な制御性 T 細胞が，その寿命のため年々少しずつ減少すると考えると理解しやすい．またコンドーム装着や同棲してから短期間での妊娠，第三者からの精子を提供された妊娠では，妊娠高血圧腎症のリスクが高まることは，先にマウスの系で述べた精漿中の父親抗原のプライミングがないため，十分な父親抗原に対する免疫寛容が誘導されないためと考えることができる．通常，胎児はセミアログラフトだが，第三者から卵子や胚を提供された場合や，雄核発生である胞状奇胎では，胎児・胎盤は完全な異物となるが，その際には妊娠高血圧腎症のリスクは高まる．つまり，胎児が完全にアログラフトであっても妊娠は可能であるが，強力な免疫寛容が必要で，不十分な免疫寛容では，妊娠高血圧腎症を呈するのかもしれない．

以上述べたように，母子間免疫寛容はヒトにおいても確実に存在しており，その破綻は重篤な合併症を引き起こす．

4 抗リン脂質抗体症候群と不育症

細胞膜の重要な構成成分であるリン脂質に対する自己抗体が測定可能になると，この抗リン脂質抗体陽性例における一連の臨床的特徴(①動・静脈血栓，②血小板減少，③不育症)が明らかになり，**抗リン脂質抗体症候群**と称されるようになった．

不育症とは，妊娠は可能だが，その後，流産や死産を起こし生児が得られない病態を指す．これらの病態は，**表 9-8** に示すような自己抗体が存在すると，胎盤や脱落膜内の血管内皮細胞や血小板のリン脂質に反応して凝固を亢進させ，血栓を形成させるために生じると考えられている．その他，抗リン脂質抗体がトロホブラストに反応して着床を障害したり，トロホブラストの脱落膜への侵入を障害する可能性も指摘されている．

抗リン脂質抗体症候群は血栓形成により脳梗塞や心筋梗塞などの生命にかかわる病態を引き起こすが，流・死産が初発症状として現れることが多い．また最近では不育症以外にも，**子宮内胎児発育遅延**や**妊娠高血圧症候群**の際にも，抗リン脂質抗体が検出されている．抗リン脂質抗体症候群の治療法としては血栓症予防のため，ヘパリンおよび低用量アスピリン療法が施行され，生産率(流産，死産せずに分娩する率)が向上している．ヘパリンの作用は抗凝固作用以外に補体活性化の抑制作用があり，後者の作用のため流産が予防されていることがわかってきている．

表 9-8　抗リン脂質抗体症候群における自己抗体

自己抗体	対応抗体
抗カルジオリピン抗体	β_2 グリコプロテイン I・CL 複合体
ループス抗凝固因子	プロトロンビン
抗アネキシン V 抗体	アネキシン V
抗ホスファチジルセリン抗体	キニノゲン・PE 複合体
抗 XII 因子抗体	XII 因子

5 母子間の免疫グロブリンの移行

胎児，新生児の免疫系の中で，特に抗体産生系の発達は極めて不良である．これを補完するために2つの機構が存在する．すなわち，胎児期の経胎盤的 IgG 移行と，出生後の母乳を介する IgA の補給である．胎盤のトロホブラスト上には IgG レセプターが存在し，妊娠 16 週から母体の IgG は胎児へ選択的に輸送され，出生時(妊娠 40 週)の児の IgG 値は母体血中 IgG より軽度であるが高値を示す(**図 9-32**)．ただし，IgG 以外の免疫グロブリンは胎盤を通過しない．このため臍帯血中(胎児血)の IgM 抗体値が高ければ胎内(子宮内)感染の根拠となる．母体から移行した IgG の半減期は1か月であり，新生児の IgG 産生が不良であるため，出生後の血中 IgG 値は漸減し，出生後 3〜4 か月では出生児の約 40%にまで減少する．その後，新生児の IgG 産生量が増加するため，血中 IgG 値は漸増し，生後1年で成人値の約 60%の値となる．出生4か月頃から1年の間に乳幼児は種々の感染症に罹患するが，これは母親の**移行抗体**が減少するためである．

経胎盤的 IgG の移行は，新生児を感染から防御するために役立っているが，母親由来の IgG 抗体により，胎児が溶血性貧血や，母親と同様の自己免疫疾患を引き起こす場合がある．

母親の血液型が RhD 陰性で，父親が RhD 陽性の際には，胎児の血液型は RhD 陽性となりうる．分娩周辺期では，母子間の血液交流が少量ながら存在する．その際，胎児の血液流入が多ければ母親は感作されて抗 RhD IgG 抗体を産生する．**ABO 型不適合妊娠**の際，児に溶血性貧血が稀にしか起こらないのは，抗 A・抗 B 抗体は自然抗体の IgM であるため，胎盤を通過しないためである．一方，**Rh 不適合妊娠**では初回の分娩時に胎児血が母体に混入し，2回目以降の妊娠時に母体が抗 RhD IgG 抗体を産生し，その結果，抗 RhD IgG 抗体が胎児へ移行し，児に**溶血性貧血**

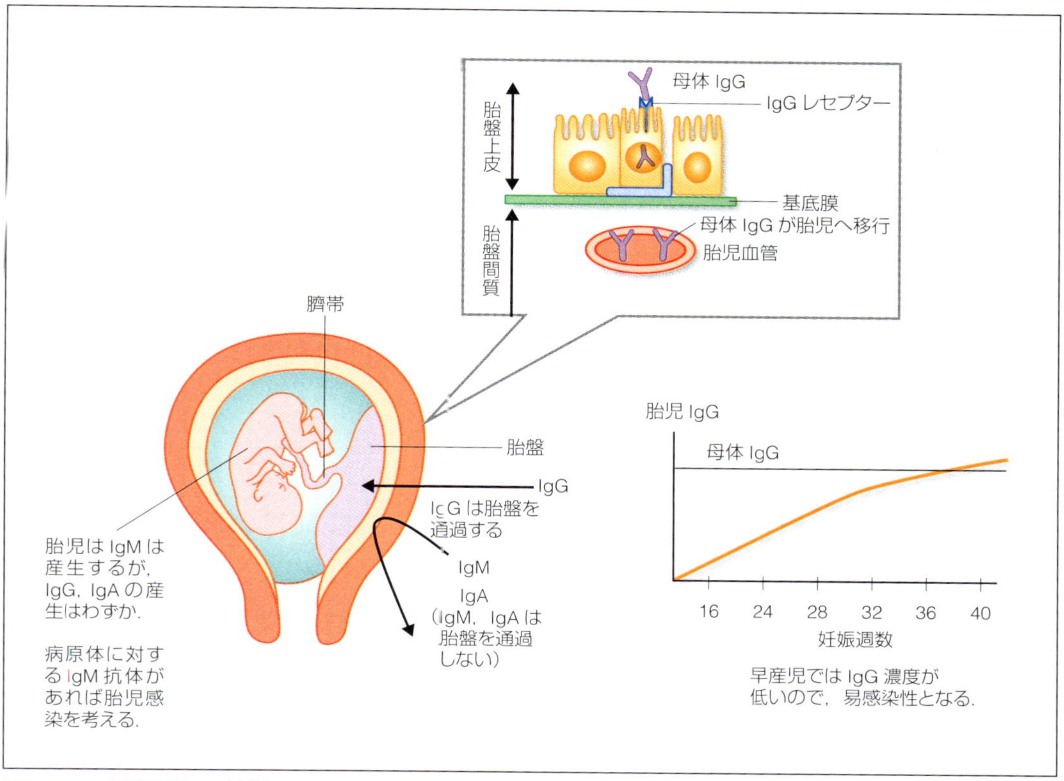

図 9-32　経胎盤的 Ig 輸送
胎盤を介して母親と胎児の血流は隔てられている. 免疫グロブリンの中で IgG のみが胎盤を介して母親から胎児へ移行する(上段). 早産児では IgG 量が少ないため(下段右), 感染症に対しての防御力が低下している. 母子感染において, 胎児に感染が生じているか判断することは重要である. その際, 胎児もしくは新生児血中の病原体に対する IgM 抗体は参考になる. 一方, IgG 抗体価は大半が母体由来であり, 胎内感染の指標にはならない. IgM 値が高値であれば胎内感染があったと判断できる.

が生じる.

母親が自己免疫疾患で IgG クラスの自己抗体を有する際は, 児に母親と同様の症状が発現する. 例えば, 母親が SLE, バセドウ病, 特発性血小板減少性紫斑病, 重症筋無力症などに罹患している際に, 新生児に一過性に母親同様の症状が現れる(**表 9-9**). その他, 母親が SLE やシェーグレン症候群で抗 SS-A および抗 SS-B 抗体を有する際, 児に治療困難な**先天性完全房室ブロック**が生じることがある. これは, 発達段階にある胎児心臓の伝導組織に, 母親由来の自己抗体が沈着して起こると考えられている.

児は出生後, 母乳中に含まれる IgA を大量に摂取する. 母体が腸管や呼吸器系などの粘膜で病原体にさらされると, 活性化された B 細胞は乳腺へ積極的に動員され, 乳房局所で抗原特異的な IgA を産生する. 母乳中に含まれる IgA 量は, 1 日当たり 0.5～1g にも達し, また母乳中の IgA は分泌型 IgA であるため胃酸や消化酵素により分解されにくい. 出生後の児の IgA 産生は極めて

表 9-9　自己免疫疾患合併妊娠が児に与える影響

母親の疾患	児に与える影響
全身性エリテマトーデス(SLE)	新生児ループス, 新生児完全房室ブロック
重症筋無力症	新生児重症筋無力症
特発性血小板減少症(ITP)	胎児・新生児血小板減少症(分娩時に頭蓋内出血をきたすことがある)
関節リウマチ(RA)	妊娠中は軽快し, 児への影響は少ない
バセドウ病	先天性甲状腺機能亢進症
橋本病	先天性甲状腺機能低下症

不良であり，血中 IgA 値は思春期になり，ようやく成人レベルに達する．したがって，母乳中の IgA は出生後の児の免疫不全を補っている．また，母乳中に大量に含まれる TGFβ が児の NK 活性や抗体産生を増強する作用を有しており，母乳哺育は IgA の補給という受動免疫のみならず，児の免疫能を高める作用もある．

6 まとめ

1. 子宮内では，免疫系は活性化を受け，多くのサイトカインを産生し，着床や胎盤発育を促進する．
2. 妊娠時には強力な胎児抗原特異的な免疫寛容が存在し，出産後も母子間のマイクロキメリズムが持続し，母子間免疫寛容は持続する．
3. 母子間免疫寛容を誘導するのは主に制御性 T 細胞である．

【誘導的メカニズム】
第10章 免疫記憶

A T 細胞

外界から抗原物質が侵入すると，その侵入局所にいる樹状細胞やマクロファージに捕捉される．抗原を保持した樹状細胞やマクロファージは，リンパ流に乗って所属リンパ節に至り，そこにいるT細胞に抗原を提示する．抗原提示細胞と特異的に反応したT細胞は，活性化して増殖しつつ機能的に成熟する(獲得免疫→239頁参照)．その後，活性化したT細胞は所属リンパ節から抗原侵入部位に移動して，そのエフェクター機能を発揮する．抗原提示細胞からの活性化を受ける前のT細胞を**ナイーブ** naive **T細胞**といい，活性化を受けて機能的に成熟したT細胞を**エフェクター** effector **T細胞**という．エフェクターT細胞の90%以上は機能を発揮した後に**アポトーシス**により死滅する(contraction)が，一部のエフェクターT細胞はアポトーシスを免れて，より成熟したT細胞へと分化して長期間にわたり生存する．この長期生存するT細胞を記憶(メモリー memory)T細胞という．**メモリーT細胞**は，同一抗原を提示している抗原提示細胞からの再刺激を受けると著しく素早くエフェクター機能を発揮する．そのときに細胞増殖を伴うか伴わないかで大きく2種類に分類される．すなわち，同一抗原の再刺激後に増殖せずにすぐにエフェクター機能を発揮する**エフェクターメモリー** effector memory **T細胞**と再刺激により増殖してからエフェクター機能を発揮する**セントラルメモリー** central memory **T細胞**の2種類である．

メモリーT細胞が生体内で長期生存する場としては，骨髄やリンパ節などが明らかにされている．実際に，メモリーCD4 T細胞の80%以上は骨髄に存在して，IL-7を産生する細網ストローマ細胞 reticular stromal cell や血管内皮細胞 vascular endothelial cell と接着して長期生存している．またメモリーCD8 T細胞は，IL-15の刺激によりゆっくりと分裂し続けて長期生存する．一部のメモリーT細胞は，血流に乗って全身をめぐっていろいろな臓器にとどまり，その部位への同一抗原の侵入に備える．このようにしてメモリーT細胞は年余(ヒトでは10年前後)にわたって生存し，全身をパトロールして，同一抗原の再侵入に備えている．そして，ひとたび同一抗原が再侵入すると，いち早く活性化してエフェクター機能を発揮する．この免疫記憶細胞の存在がワクチン療法の原動力であり，ヒトの生体防御の根幹をなすといっても過言ではない．

1 メモリーT細胞の種類(表10-1)

メモリーT細胞は，過去に抗原刺激を受けて一度活性化したことがあるために，CD44やCD25などの活性化マーカーの細胞表面における発現パターンによりナイーブT細胞($CD25^-$, $CD44^-$)やエフェクターT細胞($CD25^+$, $CD44^+$)と区別される．すなわちメモリーT細胞($CD25^-$, $CD44^+$)は，エフェクターT細胞と同様に**CD44**を細胞表面に発現し続けているがエフェクターT細胞と異なり**CD25**は消失する．また，ヒトT細胞はCD45分子のアイソフォームであるCD45RAとCD45ROの発現でも区別される．ナイーブT細胞($CD45RA^+$, $CD45RO^-$)や多くのエフェクターT細胞($CD45RA^+$, $CD45RO^-$)は**CD45RA**を発現しているが，メモリーT細胞($CD45RA^-$, $CD45RO^+$)はCD45RAを発現せず，ナイーブT細胞やエフェクターT細胞では発現

表 10-1 メモリー T 細胞の種類と細胞表面抗原型

CD4/CD8 T 細胞		細胞表面抗原					
		CD25	CD44	CD45RA	CD45RO	CD62L	CCR7
ナイーブ		−	−	+	−	+	+
エフェクター		+	+	+	−	−	−
メモリー	エフェクター	−	+	−	+	−	−
	セントラル					+	+

＋：陽性（細胞表面に発現），−：陰性（細胞表面に発現していない）

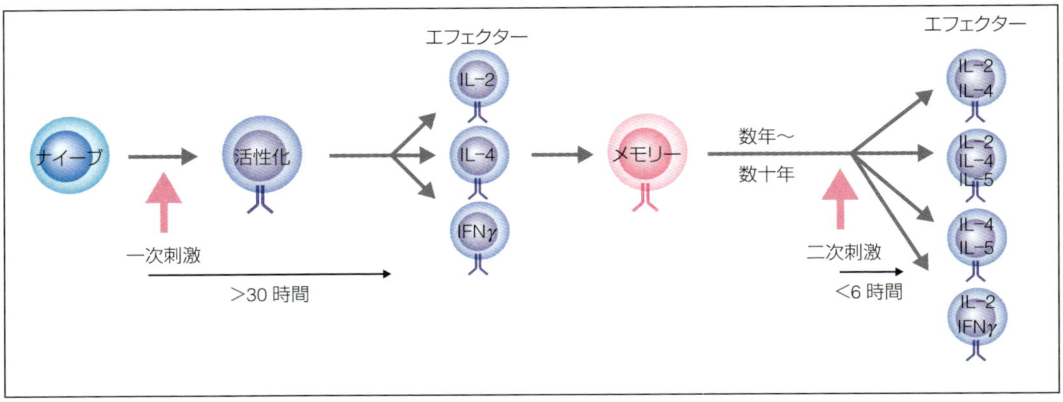

図 10-1 メモリー T 細胞の特徴
メモリー T 細胞は，ナイーブ T 細胞と比べてより弱い抗原刺激でより早くエフェクター T 細胞へ分化することができる．さらに，メモリー T 細胞から分化したエフェクター T 細胞は，1 つのエフェクター T 細胞が複数の異なるサイトカインを同時に産生することができる．しかし，ナイーブ T 細胞から分化したエフェクター T 細胞は 1 種類のサイトカインしか産生できない．

のみられない **CD45RO** を発現している．

さらに，メモリー T 細胞も前述したように同一抗原の再刺激後にエフェクター機能を発揮する前に細胞増殖を伴うかどうかで大きく 2 種類（エフェクターメモリー T 細胞とセントラルメモリー T 細胞）に分類される．これら 2 種類のメモリー T 細胞は，ケモカインレセプターである **CCR7** やナイーブ T 細胞のもつ表面抗原である **CD62L**（L-セレクチン）の発現パターンで区別される．エフェクターメモリー T 細胞（$CD62L^-$，$CCR7^-$）は，CCR7 陰性でかつエフェクター T 細胞において発現消失した CD62L を失ったままである．セントラルメモリー T 細胞（$CD62L^+$，$CCR7^+$）は CCR7 陽性で，かつナイーブ T 細胞と同様に CD62L を発現するようになる．そして，CCR7 と CD62L の両方を発現しているナイーブ T 細胞（$CD62L^+$，$CCR7^+$）が CCR7 と反応するケモカインを産生する網状細胞の存在するリンパ節などの T 細胞領域に存在するように，セントラルメモリー T 細胞（$CD62L^+$，$CCR7^+$）も主に脾臓やリンパ節の T 細胞領域に存在する．これに対してエフェクターメモリー T 細胞（$CD62L^-$，$CCR7^-$）は，脾臓やリンパ節以外の肝臓や肺臓といった末梢の臓器に多く存在する．実際マウスにウイルスを感染させると，これら 2 種類のメモリー CD8 T 細胞が分化してくるが，時間の経過と共にエフェクターメモリー CD8 T 細胞は徐々に消滅し，セントラルメモリー CD8 T 細胞がより長期にわたって生存し続ける．

2 メモリー T 細胞の機能的な特徴（図 10-1）

メモリー T 細胞は，ナイーブ T 細胞と比べてより弱い抗原刺激でより早くエフェクター T 細胞へ分化することができる．さらに，メモリー T

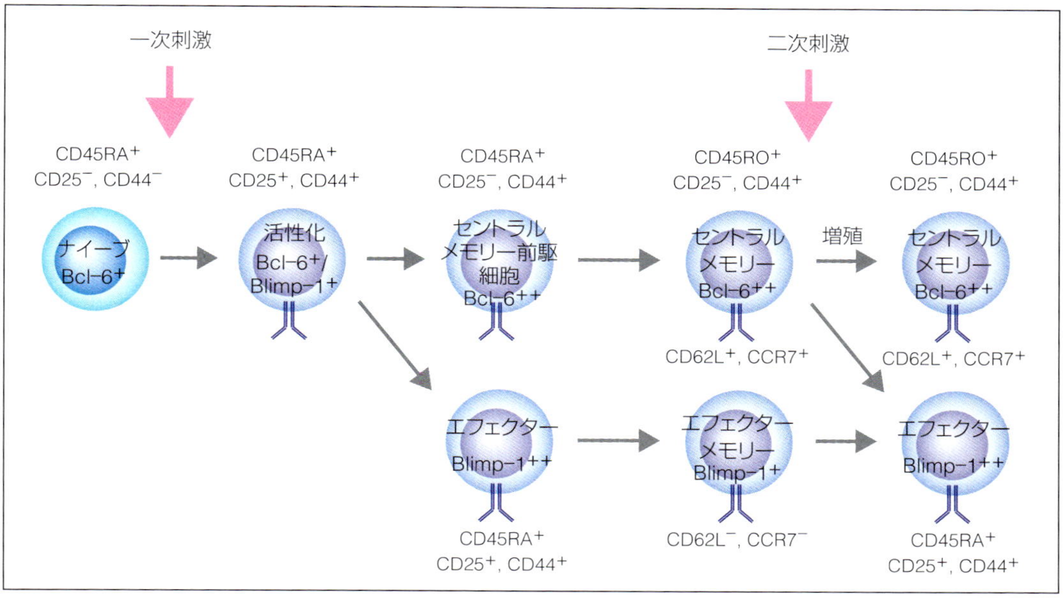

図 10-2　メモリー CD8 T 細胞の分化と転写抑制因子 Bcl-6 と Blimp-1
抗原提示細胞から抗原刺激を受けたナイーブ CD8 T 細胞は，活性化 CD8 T 細胞からセントラルメモリー前駆 CD8 T 細胞やエフェクター CD8 T 細胞への分化を経たのち，それぞれの一部がセントラルメモリー CD8 T 細胞やエフェクターメモリー CD8 T 細胞に分化する．Bcl-6 はセントラルメモリー前駆 CD8 T 細胞やセントラルメモリー CD8 T 細胞に強く発現しており，Blimp-1 はエフェクター CD8 T 細胞，エフェクターメモリー CD8 T 細胞に強く発現している．

細胞から分化したエフェクター T 細胞は，1 つのエフェクター T 細胞が複数の異なる**サイトカイン**を同時に産生することができる．しかし，ナイーブ T 細胞から分化したエフェクター T 細胞は 1 種類のサイトカインしか産生できないことから，機能的にも異なっている．実際に CD8 T 細胞を抗 CD3 抗体で刺激してサイトカインの産生が始まるまでの時間を調べると，ナイーブ CD8 T 細胞では活性化後約 30 時間以上を必要とするのに，メモリー CD8 T 細胞では 6 時間程度で十分である．このようにメモリー T 細胞によるサイトカイン産生は，非常に素早くかつ効率がよい．

さらにメモリー T 細胞の中でも，エフェクターメモリー T 細胞は同一抗原の再刺激後に素早くエフェクター機能を発揮するが，セントラルメモリー T 細胞は再刺激後に細胞増殖してからエフェクター機能を発揮する．ただし，一部のセントラルメモリー T 細胞は，再刺激後すぐにエフェクター機能を発揮する．また，セントラルメモリー T 細胞は生体内で増殖しながら長期間維持されるメモリー T 細胞であり，エフェクターメモリー T 細胞よりもより長期間生存できる．セントラルメモリー T 細胞が，同一抗原による再刺激後にエフェクター機能を発揮する前に細胞増殖する理由として，エフェクターメモリー T 細胞が時間の経過と共に著しく減少したような生体環境で同一抗原が再侵入した場合には，残存しているセントラルメモリー T 細胞がその数を増やしてからエフェクター機能を発揮するほうが，生体防御効果が高いからと考えられている．

3 メモリー T 細胞の分化誘導

A 抗原刺激（図 10-2）

ナイーブ T 細胞は抗原提示細胞上の MHC 分子と抗原の複合体と T 細胞抗原レセプター（TCR）を介した刺激と抗原提示細胞上の CD80 や CD40 による T 細胞上の CD28 や CD40L などを介した補助刺激を受けて，CD25 や CD44 などの活性化マーカーを発現するエフェクター T 細胞（$CD25^+$，$CD44^+$）に分化した後，大部分はアポトーシスにより死滅する．その中で一部の T 細胞はアポトーシスを免れてメモリー T 細胞（$CD25^-$，$CD44^+$）へと分化する．ナイーブ CD4 T 細胞が抗原提示細胞から刺激を受けるときに，抗原提示細胞などから放出されるサイトカインの種類により，その後のエフェクター T 細胞やメモリー T 細胞の機能分化が誘導される（獲得免疫➡239 頁参照）．すなわち，抗原提示細胞から IL-12 を受け取った活性化 CD4 T 細胞はエフェクター Th1 細胞やメモリー Th1 細胞へ分化し，IL-4 を受け取るとエフェクター Th2 細胞やメモリー Th2 細胞へと分化する．この分化過程で，CD4 T 細胞の場合は，エフェクター T 細胞とメモリー T 細胞は別々に分化すると考えられている．しかし，培養系で分化させた Th1 細胞や Th2 細胞などの CD4 T 細胞では，エフェクター T 細胞からメモリー T 細胞に分化する経路も存在する．

CD8 T 細胞の分化はマウスを用いた感染モデルの系で，詳しく研究されている．活性化した CD8 T 細胞から**セントラルメモリー前駆 CD8 T 細胞**とエフェクター CD8 T 細胞とが分化し，セントラルメモリー前駆 CD8 T 細胞から**セントラルメモリー CD8 T 細胞**が分化することが報告されている．さらに，エフェクター CD8 T 細胞は多くが細胞死を起こして減少していくが，一部が**エフェクターメモリー CD8 T 細胞**へ分化する．同一抗原による再刺激を受けると，エフェクターメモリー CD8 T 細胞はエフェクター CD8 T 細胞になり，セントラルメモリー CD8 T 細胞は，増殖してセントラルメモリー CD8 T 細胞として維持されるものと，エフェクター CD8 T 細胞になり細胞傷害活性などの機能をもつ細胞とに分化する．ヒトの CD8 T 細胞では，ナイーブ T 細胞が強い抗原刺激を受けるとエフェクター T 細胞からエフェクターメモリー T 細胞へ分化し，弱い抗原刺激を受けるとセントラルメモリー T 細胞へ分化することが報告されている．

B homeostatic proliferation

ナイーブ T 細胞からメモリー T 細胞への分化は，抗原刺激を受けなくても，**homeostatic proliferation** の過程で誘導される．homeostatic proliferation とは，末梢での成熟 T 細胞の減少した環境において，胸腺からの成熟 T 細胞の供給だけでなく，末梢の成熟 T 細胞が自ら増殖し，末梢における成熟 T 細胞の数を一定に保とうとする生体の恒常性維持機構である．

例えば，放射線照射したマウスに成熟 T 細胞を移入すると，脾臓などの末梢リンパ組織において放射線照射によりアポトーシスになったリンパ球の空間を埋めるようにして，移入した成熟 T 細胞が自己増殖する．そのとき，移入した成熟 T 細胞は決してリンパ組織を拡張させてまで過増殖しないことから，homeostatic proliferation と呼ばれている．この過程で増殖してくる成熟 T 細胞の抗原レセプターのレパトアは変化しない．老化に伴い胸腺が萎縮しても末梢の成熟 T 細胞数が一定に保たれているのは，末梢リンパ組織での homeostatic proliferation によるものと考えられている．

この homeostatic proliferation の過程で，成熟 T 細胞は CD44 や CD45RO などのメモリー T 細胞のマーカーをもち，かつ機能的にも抗原刺激に対して効率よくエフェクター機能を発揮するメモリー T 細胞に分化誘導される．しかし，このようにして分化誘導されたメモリー T 細胞は，そのリンパ組織の空間が埋まり細胞増殖が停止すると，CD44 の発現を失い，かつサイトカイン産生などの機能においても元のナイーブ T 細胞に戻る．現在までのところ，抗原刺激と homeostatic proliferation で誘導されるメモリー T 細胞の違いを区別する細胞表面抗原は見つかっていない．

4 メモリー T 細胞と転写抑制因子 Bcl-6 と Blimp-1（図 10-2）

ナイーブ CD4 T 細胞から，Th1 細胞や Th2 細胞といった機能分化したエフェクター CD4 T 細胞やメモリー CD4 T 細胞が分化誘導され，その分化誘導過程を決定する細胞核内因子（Th1 では T-bet，Th2 では GATA3 など）が明らかにされてきた（獲得免疫➡238 頁参照）．そしてナイーブ T 細胞からエフェクター T 細胞やメモリー T 細胞への分化過程を制御している細胞核内因子として **Bcl-6**（B 細胞免疫反応中心における胚中心の形成➡323 頁参照）と **Blimp-1** が明らかにされている．Bcl-6 タンパク質は，標的遺伝子の転写を負に制御する**細胞核内転写抑制因子**（リプレッサー）として機能する．実際に胚中心 B 細胞内で Bcl-6 が転写制御している標的遺伝子の 1 つが，活性化 B 細胞からプラズマ細胞への分化を正の方向に調節している Blimp-1（B lymphocyte-induced maturation protein-1）であることが明らかにされている．この Blimp-1 も，遺伝子の転写を抑制的に調節するリプレッサーで，その標的遺伝子の 1 つが Bcl-6 であり，活性化 B 細胞内では Bcl-6 と Blimp-1 は相互に抑制的に作用し合っている．

CD8 T 細胞にも Bcl-6 と Blimp-1 は発現しており，相互に抑制的に作用し合っている．Blimp-1 はエフェクター CD8 T 細胞に強く発現しており，Bcl-6 はメモリー CD8 T 細胞に強く発現している．Bcl-6 を欠損したナイーブ CD8 T 細胞では，抗原提示細胞からの刺激を受けると Blimp-1 の発現が強く誘導されてエフェクター CD8 T 細胞が分化するが，Bcl-6 を欠損しているためにメモリー CD8 T 細胞の分化誘導はみられない．逆に Bcl-6 を強発現させたトランスジェニックマウス由来のナイーブ CD8 T 細胞が抗原提示細胞からの刺激を受けるとエフェクター CD8 T 細胞よりもメモリー CD8 T 細胞への分化誘導が優位にみられる．そのときに，メモリー CD8 T 細胞の中でも特にセントラルメモリー CD8 T 細胞が有意に増加してくる．Bcl-6 が Blimp-1 の発現抑制を介してエフェクター CD8 T 細胞への分化を抑制することによりメモリー CD8 T 細胞への分化に向かわせると考えられているが，セントラルメモリー CD8 T 細胞が優位に誘導される機序はいまだ不明である．一方 Blimp-1 は，エフェクター CD8 T 細胞の機能に関与して，Bcl-6 の発現を抑制することでエフェクター機能分子である**パーフォリン**や**グランザイム**の産生を誘導する．Blimp-1 はまた，CCR7 の発現を低下させ **CCR5** の発現を高めてエフェクター CD8 T 細胞がリンパ節を離れて炎症部位へ遊走しやすくしている．

5 免疫記憶に関する研究の動向

抗原により活性化されたナイーブ T 細胞が，エフェクター T 細胞を経てメモリー T 細胞へ分化する分子機構は，いまだ完全には明らかにされていない．ナイーブ T 細胞のときに，すでにエフェクター T 細胞かメモリー T 細胞へ分化することが運命づけられているのか，抗原提示細胞からの抗原刺激の強度がこれらの分化を決定しているのかなど，これからの課題である．また，エフェクターメモリー T 細胞とセントラルメモリー T 細胞の分化制御機序なども不明である．これらの点に関する分子レベルでの研究が盛んに行われている．このような研究成果は，これまでワクチンが効果的でなかったエイズやインフルエンザなどのウイルス感染症に対する新しいワクチン療法の開発を可能にする．また，メモリー T 細胞からの持続的なヘルプにより胚中心 B 細胞が IgE 抗体や自己抗体を産生するようになり発症するヒトのアレルギー疾患や自己免疫疾患の治療法への応用，さらにはキラー T 細胞を応用したがんの免疫療法の改良などに繋がる．

6 まとめ

1. ナイーブ T 細胞が抗原刺激を受けて活性化すると次にサイトカインを産生するエフェクター T 細胞とメモリー T 細胞に分化する．メモリー T 細胞はその後長期間生体内に生存して，同一抗原の再侵入に備えている．
2. メモリー T 細胞は，細胞表面抗原の発現により，エフェクターメモリー T 細胞とセントラルメモリー T 細胞に分けられる．
3. メモリー T 細胞が抗原刺激を受けると多量のサイトカインを素早く産生するエフェクター T 細胞に分化して生体から抗原を排除する．そのためメモリー T 細胞の分化が免疫による生体防御の根幹の 1 つと考えられている．
4. メモリー T 細胞は，抗原刺激はなくても homeostatic proliferation の過程で誘導される．
5. メモリー T 細胞生成の機構には不明な点が多い．

B B 細胞

1 はじめに

ヒトが特定の伝染病にかかり回復すると，以後その疫から逃れることが古くから知られていた．

この伝聞を斟酌しエドワード・ジェンナー Edward Jenner により初めて開発された牛痘膿疱内容の種痘ワクチンの接種(免疫学の第一歩：2 度なし現象➔4 頁参照)からおよそ 50 年後の 1842 年に牛痘 cowpox ワクチン製造法が開発され顕著な防御効果を収め，その後天然痘(痘瘡)ウイルス variola virus と同一のファミリーに属する vaccinia virus が生ワクチンとして用いられた．この手法により，同一のファミリーに属する痘瘡，牛痘，およびサル痘 monkey pox に対する中和抗体を主体とした強い交差免疫が賦与され，95% 以上のワクチン接種者で痘瘡に対する防御能が獲得された．その結果，1979 年には WHO により天然痘の根絶が宣言された．

ジェンナー以降多くの伝染性の疾病が病原体の感染を原因とすることが明らかにされ，また病原体の不活化を介してワクチンの開発が続けられた．現在，ワクチンは，毒性を弱めた病原体(**弱毒生ワクチン**)，不活化された病原体や毒素(**不活化ワクチン**)，あるいは病原体の構成成分の一部を用いたワクチン(**コンポーネントワクチン**)が接種され，病原体の感染前に免疫を構築し感染に備える．病原体感染で形成された免疫記憶は，再感染時に初回感染より迅速に強い免疫活性を発揮する(**二次免疫反応**，**図 10-3**)．これがワクチンの基盤である．

ワクチン効果とその持続性は，接種時の強い自然免疫反応の活性を反映して弱毒生ワクチンが最も優れ，接種後に維持される免疫記憶は 50～70 年と推定されるが，毒性復帰の可能性とその強い病原性を考慮すると開発が困難な例が多い(SARS，エボラウイルス，HIV など)．一方安全であるが接種時に強い**自然免疫反応**を伴わないジフテリアトキシン，破傷風ワクチンなどのワクチンにより惹起される免疫記憶は約 10 年と短く，強力な免疫記憶の産生と長期の維持を可能にする何らかの免疫学的手段が必要とされている．

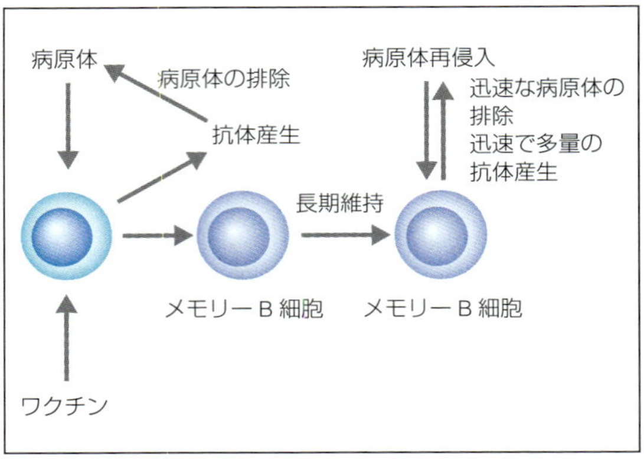

図 10-3　一次，二次免疫反応における抗体産生
B 細胞の免疫反応．初回感染により抗体が産生され，しばらくして産生された IgG 抗体は病原体の構成成分に対して高親和性を示す．初回感染で産生維持されるメモリー B 細胞は，同一の病原体の再感染により迅速かつ多量の抗体を産生し速やかに病原体を体内から排除する．

2 感染防御と B 細胞免疫反応

ウイルス感染防御の中心は中和抗体の産生である．例えばインフルエンザ感染では，ウイルス粒子に発現するヘマグルチニン(HA)が細胞に発現するシアル酸と結合し細胞内へ取り込まれ感染が成立するが，この部位に対する抗体(**中和抗体**)はウイルス粒子の細胞への侵入をブロックする(**図 10-4**)．抗体が感染防御に重要であることは，抗体欠乏を主徴とする原発性免疫不全の患者の感染予防に抗体免疫グロブリン補充療法が著効することからも明らかである．

B 細胞免疫反応の特徴は反応の即応性と，時間的経過に対応した機能の成熟である．病原体侵入後には速やかに IgM 抗体が産生される．IgM 抗体は補体活性が強く病原菌と反応し病原菌の膜を傷害する．先天的に IgM 抗体産生の不全を示す原発性免疫不全の患者では，時に易感染性を示す場合が小児に認められる．IgM 産生後，生理学的活性に優れる IgG 抗体の産生量が徐々に増加し，やがて防御効率がより優れた高親和性の IgG 抗体が産生され長期に維持される．病原体感染から防御効率の高い抗体産生までの時間差は，時として増殖の早い病原体の感染拡大を誘発する．ワクチンは微量の抗原刺激で迅速に反応し多量の抗体を産生するメモリー B 細胞をあらかじめ用意し，感染予防に効果を発揮する．

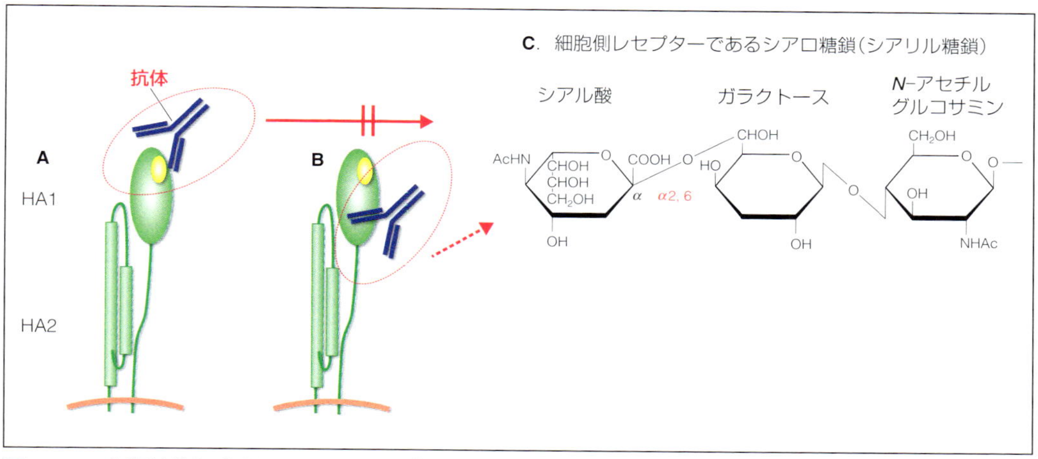

図 10-4 中和抗体によるインフルエンザの感染のブロック
インフルエンザ感染における HA1 とシアル酸結合レセプターとの反応は中和抗体でブロックされる．インフルエンザウイルスはウイルス粒子に発現する HA と細胞側レセプターのシアル酸(**C**)に結合して細胞内へ感染する．結合部位(黄色)に対する抗体(中和抗体)はウイルス粒子の細胞への侵入をブロックするが(**A**)，他の部位に反応する抗体での抑制効果は少ない(**B**)．図ではホモ三量体で構成されるヘマグルチニン(HA)のモノマーを示す．

3 メモリー B 細胞の産生様式

この項では B 細胞免疫反応を俯瞰する．複数の病原体には複数の**抗原決定基**(**エピトープ**)が存在し，B 細胞は抗原レセプター可変部を介して抗原エピトープを認識する．1 つの抗原エピトープに対して，異なった抗原レセプター可変領域を発現する複数の B 細胞クローンが反応する．免疫反応の進行の過程で，複数のクローンから抗原エピトープに対してより強い親和性を示すクローンが選択され，メモリー細胞，抗体産生細胞が産生され，しばらくして二次リンパ組織 B 細胞濾胞に**胚中心**が形成される(**図 10-5**)．胚中心は発達した**濾胞樹状細胞**内に増殖分裂を続ける B 細胞と共に少数の T 細胞(濾胞 T 細胞，Tfh ➡243 頁参照)，マクロファージ，樹状細胞が集積する(**図 10-5**)．

B 細胞免疫反応は胚中心形成前後で様相を大きく異にする(**図 10-6**)．胚中心形成前では，胚細胞型遺伝子でコードされた免疫グロブリン遺伝子を発現するメモリー B 細胞および抗体産生細胞が産生される．胚中心形成後には，免疫グロブリン遺伝子に**体細胞超変異**を蓄積し，特定の抗原エピトープに対してより強い親和性を示すメモリー B 細胞および抗体産生細胞が産生される．また胚中心形成前と形成過程での B 細胞免疫反応は，異なった亜群の T 細胞が関与する．さらに，胚中心形成前の免疫反応は**転写抑制因子 Bcl-6** (➡318 頁)の発現に非依存的で，胚中心形成以降の免疫反応は Bcl-6 の発現に依存する．

> **NOTE 抗原決定基(エピトープ)**
>
> 抗体が認識して結合する抗原の特定の構造を抗原決定基あるいはエピトープと呼び，この構造はアミノ酸や単糖あるいは脂質の少数の配列により構築される．通常 1 分子のタンパク質抗原には複数のエピトープが存在する．

4 B 細胞免疫反応の開始

A T 領域，B 領域の境界で開始される B 細胞免疫反応

1 ● 抗原未刺激の状態

B 細胞と T 細胞はリンパ組織で B 細胞領域(B 細胞濾胞)および T 細胞領域を構築し局在を別にし，双方の細胞の静止状態が空間的な距離をもって確保される(**図 10-5，6**)．B 細胞と T 細胞の局在はケモカイン-ケモカインレセプターの相互反応により規定される．B 細胞はケモカインレセプター CXCR5 を発現しそのリガンドである CXCL13 を発現する **B 細胞濾胞**に局在する．一

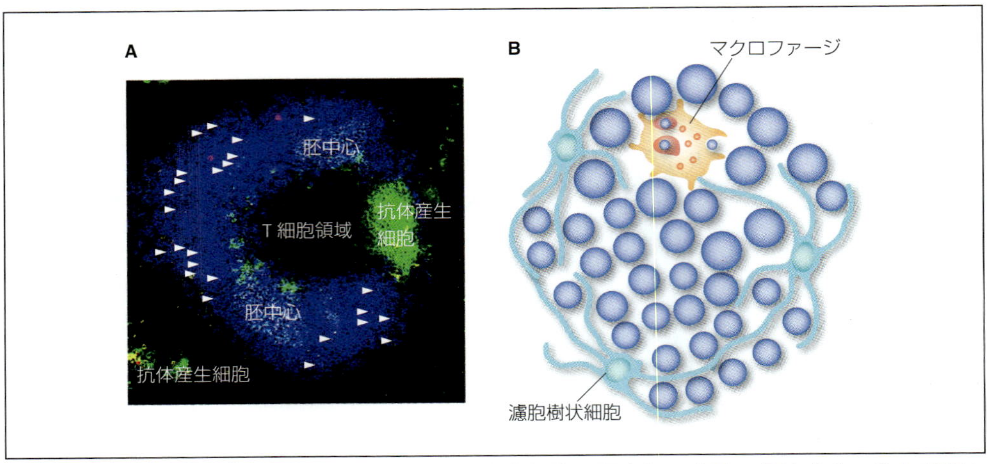

図 10-5　脾臓におけるメモリー B 細胞，抗体産生細胞，胚中心 B 細胞の局在（A），および胚中心組織模倣図（B）

A：マウスを免疫後 7 日目の IgG1 陽性細胞（緑の擬似カラー）を示す．B 細胞（青の擬似カラー）領域にメモリー B 細胞（白頭）および胚中心 B 細胞が集積する胚中心が認められる．IgG1 抗体を多量に細胞質内で産生する抗体産生細胞は赤脾髄へ移動する．

B：胚中心の維持に必要な濾胞樹状細胞の長い突起の間にリンパ球が局在する．胚中心マクロファージがアポトーシスに陥った細胞を取り込む像が認められる．胚中心 B 細胞は抗原レセプターを発現する細胞集団が局在する領域（明帯 light zone）と抗原レセプターの発現は低くサイズの大きい細胞集団が局在する領域（暗帯 dark zone）に大別される．dark zone では体細胞変異が盛んに誘導され，light zone で高親和性の細胞が選択されると考えられている．

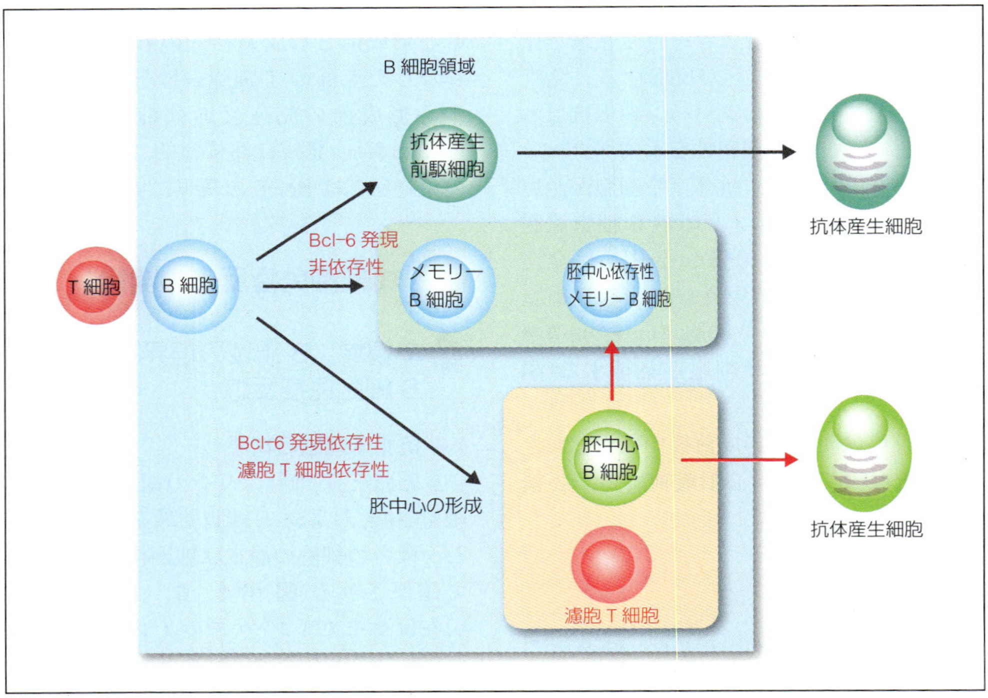

図 10-6　胚中心形成前後における B 細胞免疫反応

抗体産生細胞，メモリー B 細胞は胚中心形成前，胚中心形成時期で二相性に産生される．

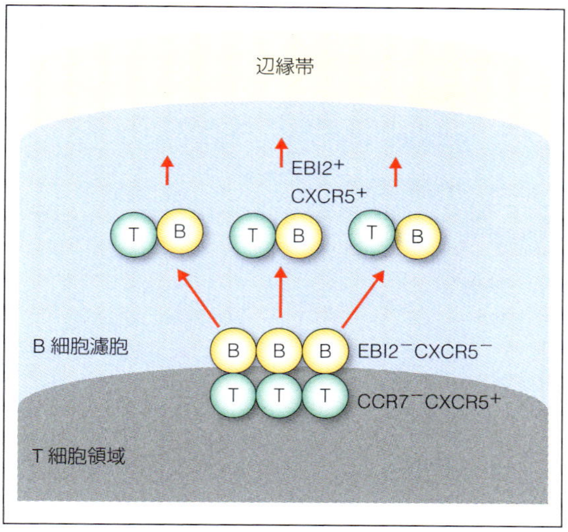

図 10-7　T 細胞，B 細胞の相互反応
T 細胞，B 細胞は B-T 細胞領域間で抗原特異的に相互反応する．活性化された B，T 細胞は相互反応を続け B 細胞濾胞に向けて遊走する．

方 T 細胞は CXCR5 を発現せず **CCR7** を発現し，そのリガンドである **CCL19** が産生される **T 細胞領域**にとどまる．

2 ● 病原体侵入後

粘膜や皮膚から体内に侵入した病原体は樹状細胞に取り込まれ，細胞内でペプチドとして分断され，MHC に組み込まれ細胞表面に提示される．病原体を取り込んだ樹状細胞は病原体侵入に伴う自然免疫反応で活性化され，リンパ組織の T 細胞領域へ移動して，抗原ペプチドを CD4 陽性 T 細胞に提示してこれを活性化する(獲得免疫→239 頁参照)．活性化された T 細胞はケモカインレセプター CXCR5 を発現する一方，CCR7 の発現を減少させ，B 領域へ向け遊走する．

一方，抗原で刺激された B 細胞は抗原レセプターを介し抗原を細胞内部に取り込み，細胞内で分断された抗原ペプチドは主要組織適合遺伝子複合体(MHC)分子に組み込まれ細胞表面に提示される．活性化された B 細胞集団は CXCR5 の発現を減少させ，逆に CCR7 の発現を上昇し T 領域に向け遊走する．この結果，T 細胞と B 細胞は相互の境界領域に達し，B 細胞表面に提示された抗原ペプチドを特異的に認識する T 細胞レセプター(TCR)を発現する T 細胞が反応する(**図 10-7**)．この細胞の相互反応は TCR と MHC 分子に組み込まれたペプチドとの反応と共に，**CD40-CD40L**，**ICOS-ICOSL** などの補助レセプターとそのリガンドとの反応が相互の活性と成熟を促す(TCR による認識→128 頁参照)．

B 免疫反応初期でのメモリー B 細胞，抗体産生細胞産生

B 細胞の活性化と成熟を時系列で追うと，T-B 細胞相互反応で活性化された B 細胞は直ちに IgM 抗体産生細胞へ分化し速やかに抗体を産生する．他の集団はケモカインレセプター CXCR5 および 7 回膜貫通型レセプター **EBI2** を発現増強し，EBI2 のリガンド oxysterol を発現する B 領域外領域に向け遊走する(**図 10-7**)．この領域で B 細胞は分裂増殖を続け，免疫グロブリン H 鎖に IgM から IgG への**クラススイッチ**(免疫グロブリンのクラスとクラススイッチ→250 頁参照)が誘導される．この過程で一部の IgG 陽性 B 細胞は**メモリー B 細胞**と**抗体産生細胞**に分化する．

産生されたメモリー B 細胞は B 細胞濾胞に長期に維持される．免疫初期に産生されるメモリー B 細胞が発現する免疫グロブリン遺伝子可変領域は**胚細胞系遺伝子**によりコードされ，後に産生される胚中心由来メモリー B 細胞と比較し低親和性の抗原レセプターを発現する．胚中心非依存性メモリー B 細胞は特定の遺伝子の発現を増強させ，その多くは胚中心依存性メモリー B 細胞にも発現増強することから，両者は共通した機構で制御されている可能性が示唆される．

一方，産生された IgG 抗体産生細胞はケモカインレセプター CXCR4 を発現し，濾胞から赤色髄に移動する(**図 10-8**)．最終的に CXCR4 のリガンドである CXCL13 を発現する骨髄に遊走し，特定の**微小環境**(niche. →144，174 頁)下で維持され長期に抗体を産生すると考えられている．このような長期に生存する抗体産生細胞を**エフェクターメモリー細胞**と呼ぶ．

C B 細胞免疫反応における胚中心の形成

Bcl-6 遺伝子はヒト B 細胞性リンパ腫の転座部位よりクローニングされた遺伝子である．Bcl-6 は転写抑制活動を有し，標的となる多くの遺伝子の発現制御にかかわる．

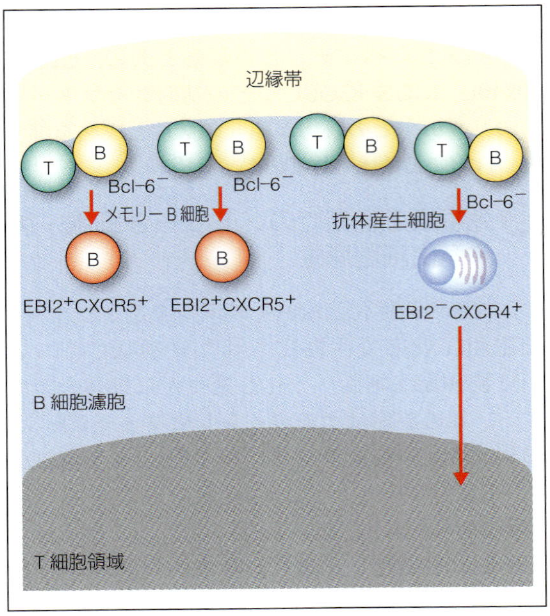

図 10-8 胚中心形成前におけるメモリー B 細胞，抗体産生細胞の産生

免疫初期に活性化され，CXCR5 を発現上昇した B 細胞は EBI2 を発現し B 細胞濾胞で T 細胞と反応しクラススイッチが誘導され，その後メモリー B 細胞，抗体産生細胞へ分化する．抗体産生細胞は直ちに T 細胞領域を介して他領域に移行する．

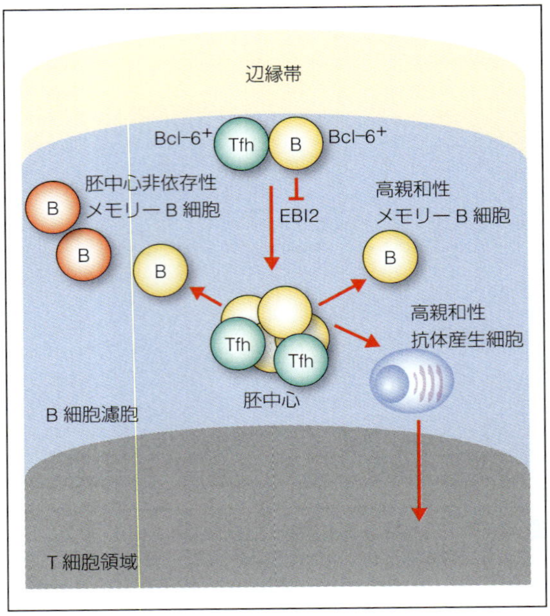

図 10-9 胚中心形成を介する高親和性メモリー B 細胞，抗体産生細胞の産生

B 細胞濾胞で Bcl-6 を発現した濾胞 T 細胞と，同様に Bcl-6 を発現した B 細胞は相互反応し胚中心を形成する．胚中心では B 細胞抗体遺伝子に体細胞変異が導入され，その結果高親和性抗原レセプターの発現を獲得した B 細胞は選択され記憶細胞，抗体産生細胞に分化する．

B 細胞において **Bcl-6** は B 細胞濾胞で分裂を続ける過程で発現され，この結果胚中心が形成される．Bcl-6 の発現により EBI2 の発現は抑制され，B 細胞は B 細胞領域の中心部に向け遊走し，膜型リンホトキシンや TNF の発現を増強する．この結果，B 領域に局在する濾胞樹状細胞は活性化され，発達した樹状突起を網目状に広げ，活性化された B および濾胞 T 細胞が集積し胚中心が形成される（**図 10-5，図 10-9**）．転写抑制因子である **Bcl-6 は胚中心の形成に必須**で，この遺伝子を欠損するマウスでは胚中心は形成されない．胚中心では抗原に対して親和性の高い抗原レセプターを発現する B 細胞が選択されると同時に，クラススイッチが高率的に誘導される．

メモリー T 細胞と Bcl-6，Blimp については「T 細胞」の項（➡318 頁）参照．

D 胚中心における免疫グロブリン遺伝子への体細胞変異の導入

胚中心で，B 細胞は濾胞樹状細胞表面に捕捉された抗原を細胞内に取り込み T 細胞に提示し，相互の反応により爆発的な増殖を続ける．この過程で B 細胞は**活性化誘導型シチジンデアミナーゼ** activation-induced cytidine deaminase（AID．➡325，326 頁参照）の発現を増強させ，この結果，免疫グロブリン遺伝子可変領域の塩基は高頻度に他の塩基に置換される（**表 10-2**）．この変異を**体細胞変異** somatic hypermutation と呼ぶ．塩基の置換以外に欠失や挿入の例も認められる．変異の頻度は他の体細胞で誘発される変異の頻度と比較して極めて高く，約 300 の塩基により構成される *V* 遺伝子 DNA 上に 3 回の細胞分裂で 1 つの塩基対の置換が起こると推定される．人工的に *IgV* 遺伝子の位置に組み換えられた免疫グロブリンと無関係な遺伝子にも体細胞変異が誘導されることから，体細胞変異を誘導する因子の標的選択においては，*IgV* 遺伝子エキソンの塩基配列には一義的重要性はない．事実，がん原遺伝子である *c-Myc*，*Bcl-6* などの遺伝子にも AID の働きにより変異が導入されることがわかっている．また多

表 10-2　免疫グロブリン H 鎖遺伝子に導入された体細胞超突然変異

	CDR1					CDR2 の一部									
	31	32	33	34	35	53	54	55	56	57	58	59	60	61	62
V186.2	AGC	TAC	TGG	ATG	CAC	AAT	AGT	GGT	GGT	ACT	AAG	TAC	AAT	GAG	AAG
day 40 GC-1	AAC	–	–	GTA	CAG	–	–	–	–	–	AGG	–	–	–	AAA
day 40 GC-2	–	–	TTG	–	–	–	–	GCT	GAT	–	–	–	AGT	–	–
day 40 GC-3	–	–	–	–	–	CAT	ATT	AAT	GAT	–	–	–	–	–	–
day 40 GC-4	–	–	TTG	–	CAG	–	–	–	–	–	–	–	AGT	–	–
day 40 GC-5	–	–	TTG	–	–	–	–	–	–	–	–	–	–	–	–

マウスをトリ免疫グロブリンに結合させたハプテン NP（➡NOTE）に対する免疫反応 40 日後の胚中心 B 細胞（day 40 GC）クローンで産生された IgG 抗体の抗原結合領域（CDR1，CDR2）内の変異を示す．上段は抗 NP 抗体のプロトタイプの塩基配列を示す．

くのリンパ腫で抗体遺伝子の体細胞変異様の変異蓄積が *pim1*，*rhoH*，*Pax5* などに蓄積され，リンパ腫発症に関連することが明らかにされている．

AID は体細胞変異と同時にクラススイッチ組換えを誘導し，AID 変異を有するヒトではクラススイッチが障害された**高 IgM 症候群**（抗体産生不全症➡396 頁参照）を呈する．AID は RNA 編集酵素である Apobec-1 と構造が類似することから，当初 AID による免疫グロブリン遺伝子変異は未知の mRNA の編集を介して誘導され，この編集された mRNA の産物がおそらく DNA を切断すると考えられた（RNA 編集モデル）．しかし間もなく，AID は DNA のシトシン塩基（C）からアミノ基を取り除きウラシル塩基（U）を生ずる脱アミノ酵素であることが示唆された．この反応により，標的 DNA 上に U：G のミスマッチを誘導することが遺伝子変異を誘発するというモデルが提唱されている（**図 10-10**）．このように U：G ミスマッチを引き金としてエラー効率の高い修復機構の動員により C：G のみならず A：T まで高率に変異が入ると考えられているがその全容は明らかでない．

NOTE　ハプテン，NP

それ自体免疫反応を惹起することはできないが，特異抗体と反応性を有する物質の総称．ハプテンは高分子のタンパク質抗原と結合することにより免疫原性を獲得しハプテン特異的な抗体が産生される．（4-hydroxy-3-nitrophenyl）acetic acid（NP）はハプテン抗原の 1 つである．

E 高親和性 B 細胞のメモリー B 細胞，抗体産生細胞への分化

胚中心で B 細胞は活発に分裂し，その過程で免疫グロブリン遺伝子の変異が蓄積され，この結果，抗原に対し結合性が異なる抗原レセプターを発現する B 細胞クローンが産生される（**図 10-11**）．

抗原に高い親和性を獲得した胚中心 B 細胞は，抗原を細胞内に多く取り込み十分量の抗原ペプチドを**濾胞ヘルパー T 細胞**（Tfh 細胞）へ提示する．この結果，T 細胞との相互反応の過程で，T 細胞から産生されるサイトカインや発現する補助レセプターとの反応で胚中心 B 細胞はメモリー B 細胞あるいは抗体産生細胞へ分化すると考えられている．

一方，低親和性の B 細胞は高親和性 B 細胞との競合で十分な T 細胞との相互反応を得られず，その結果**アポトーシス**に陥り除去される．胚中心反応で産生されたメモリー B 細胞は濾胞に局在し，あらかじめ胚中心形成前に産生されたメモリー B 細胞と共に長期に維持される（**図 10-9**）．抗体産生細胞は濾胞をただちに離れ骨髄へ移動する．

メモリー B 細胞の発現遺伝子プロファイルは他の B 細胞集団と異なり独立した細胞集団であることが示唆されるが，メモリー B 細胞の形質を決定する遺伝子の同定はまだない．メモリー B 細胞に特異的に発現する表面マーカーは同定されていないが種々の抗体の組み合わせでマウス（**図**

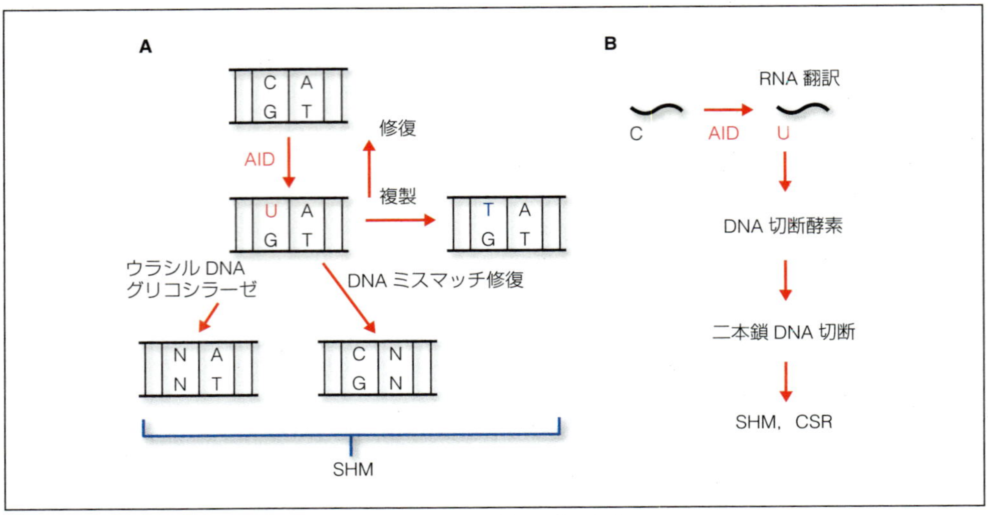

図 10-10 DNA 脱アミノ基モデル(A)と RNA 編集モデル(B)

A：AID は標的 DNA のシトシンを脱アミノ化しウラシルに転換，U：G ミスマッチを誘導する．体細胞突然変異は，①U：G ミスマッチの複製の際の C-T 転移による変異の導入，②ウリジンウラシル DNA グリコシラーゼ(UDG)によるウリジンの除去，複製に伴う無作為の塩基挿入，あるいは DNA ミスマッチ修復機構タンパク質の関与するエラー効率の高いパッチ修復による周辺領域の無作為な変異の導入による．

B：AID は未知の mRNA 上で U-C 変換を行い新たな mRNA として編集する．この mRNA が翻訳され DNA 切断酵素として働き DNA を切断，クラススイッチ，体細胞変異が導入される．

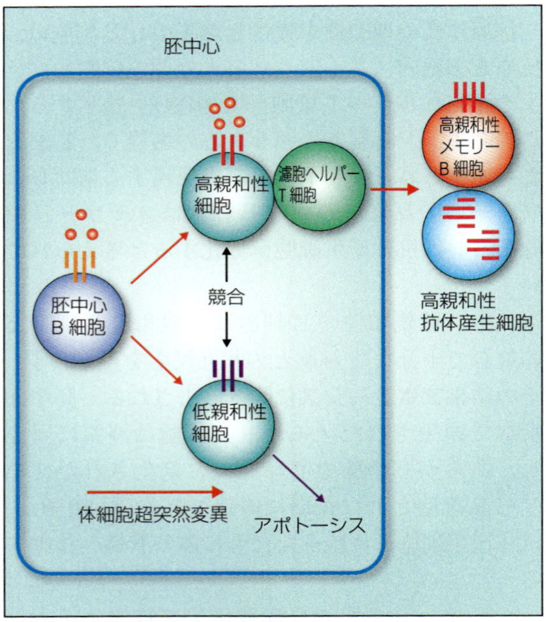

図 10-11 胚中心における抗原エピトープに高親和性を有するメモリー B 細胞，抗体産生細胞の選択

胚中心内で B 細胞は盛んに増殖を続け，この結果免疫グロブリンは遺伝子に体細胞変異が挿入される．変異により高親和性が獲得された細胞は効率よく抗原を濾胞ヘルパー T 細胞に提示し，メモリー細胞，抗体産生細胞に分化する．

10-12A）およびヒト(**図 10-12B**)メモリー B 細胞集団が濃縮される．

5 抗体産生細胞産生にかかわる転写因子ネットワーク

胚中心 B 細胞の分化に必須な制御因子 Bcl-6 は他の核内因子と複合体を形成し，ヒストンリジンの脱アセチル化酵素(HDAC)に組み込まれて遺伝子転写制御にかかわる．さらに Bcl-6 はゲノム DNA の特定の配列を認識し結合して転写を抑制する．胚中心 B 細胞で発現する Bcl-6 は転写抑制因子 **Blimp-1** の発現を抑制し，抗体産生細胞への分化を抑制する．胚中心 B 細胞で **Pax5** および Bcl-6 の発現が抑制されると，Blimp-1 が活性化され，胚中心機能と B 細胞機能維持に関連する遺伝子の発現が抑制される．Pax5 発現抑制に伴い**転写因子 X ボックス結合タンパク質**(XBP-1)の発現が誘導され，胚中心 B 細胞は抗体産生細胞に分化する(**図 10-13**)．同様に胚中心 B 細胞で Bcl-6 発現が抑制されると，胚中心 B 細胞はメモリー B 細胞へ分化する．しかし，その

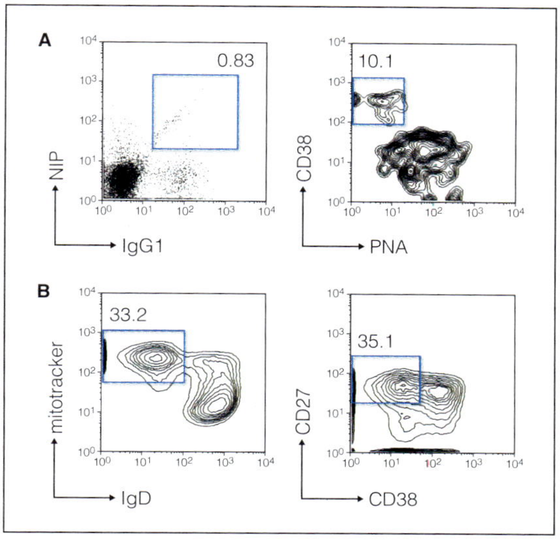

図 10-12 種々の抗体の組み合わせを用いて分画されるメモリー B 細胞

A：マウスでのハプテン NP 特異的 IgG1 抗体陽性の B 細胞は（左図），CD38 陽性でピーナッツ凝集素（PNA）レセプター陰性のメモリー B 細胞で構築される．CD38 は NAD から ADP リボース産生にかかわる細胞表面糖タンパク質酵素である．

B：ヒトの末梢血中のメモリー B 細胞は，クラススイッチが誘導され ATP-結合カセット輸送体 ATP-binding cassette transporter 陰性（mitotracker 陽性）で（左図），CD27 陽性かつ CD38 陰性の集団に濃縮される．

制御機構は不明である．

6 濾胞ヘルパー T 細胞は高親和性メモリー B 細胞の産生に必要

樹状細胞との抗原特異的反応で活性化された一部の T 細胞は Bcl-6 を発現する．この結果 T 細胞の T 細胞領域の局在に関与するケモカインレセプターである CCR7 の発現の減少，B 細胞ホーミングレセプターである CXCR5 の発現の増強が誘導される．この結果，Bcl-6 を発現する T 細胞は B 細胞濾胞内に移動し（**図 10-9**）B 細胞と反応し，CXCR5 および PD-1 を細胞表面に強く発現する濾胞ヘルパー T 細胞 T follicular helper cell（Tfh 細胞）へ発達する（**図 10-14**）．Tfh 細胞と Bcl-6 を発現した B 細胞との相互反応で胚中心が形成され，胚中心の維持には Tfh 細胞が必要で，また Tfh 細胞の維持には胚中心が必要である．Tfh 細胞はサイトカイン **IL-21**，**IL-4** を産生し胚中心内で誘導される高親和性メモリー B 細胞および抗体産生細胞の選択に主要な役割を果たす（**図 10-11**）．Tfh 細胞の発達に Bcl-6 の発現は必須で，Bcl-6 が欠損すると Tfh 細胞産生は阻害される．Tfh 細胞の欠損は胚中心形成不全を誘導し，この結果高親和性メモリー B 細胞および抗体産生細胞の産生も抑制される．一方，胚中心形成前に産生されるメモリー B 細胞と抗体産生細胞の産生は，Tfh 細胞以外の T 細胞との相互反応により誘導される．

7 メモリー B 細胞抗体産生細胞の長期維持

メモリー B 細胞は産生後長期に体内のリンパ組織で維持され，血液を介して体内を循環する．ヒトでは，ウイルス感染後産生されたメモリー B 細胞は約 50～70 年体内に維持されることが示唆されている．長期生存には，抗体産生細胞がそうであるように，組織内での特定の微小環境 niche が必要であるが詳細は不明である．維持には抗原の刺激や CD4 陽性 T 細胞のヘルパー機能は大きな要因とはならない．

抗体産生細胞はケモカインレセプター CXCR4 を発現し，産生後そのリガンドである CXCL12 を産生する骨髄に移動して特定の支持細胞で構築される微小環境下で長期に維持される．抗体産生細胞は IL-6 レセプターや TNF レセプターファミリー BCMA を発現し支持細胞から産生される CXCL12，IL-6 や BCMA リガンドとの反応は長期生存に必要である．これらの相互反応によりアポトーシスを抑制する Bcl-2 ファミリーに属する MCL1 が発現し生存を支持する．生体ではこの niche のスペースは限られ，新たに産生された抗体産生細胞と既存の抗体産生細胞との間で競合されると考えられている（**図 10-15**）．おそらくメモリー B 細胞の niche のスペースも限られており，胚中心非依存性および依存性に産生されたメモリー B 細胞間での競合が観察される．

8 メモリー B 細胞の迅速な抗体産生細胞への分化

メモリー B 細胞は微量な抗原による再刺激で，

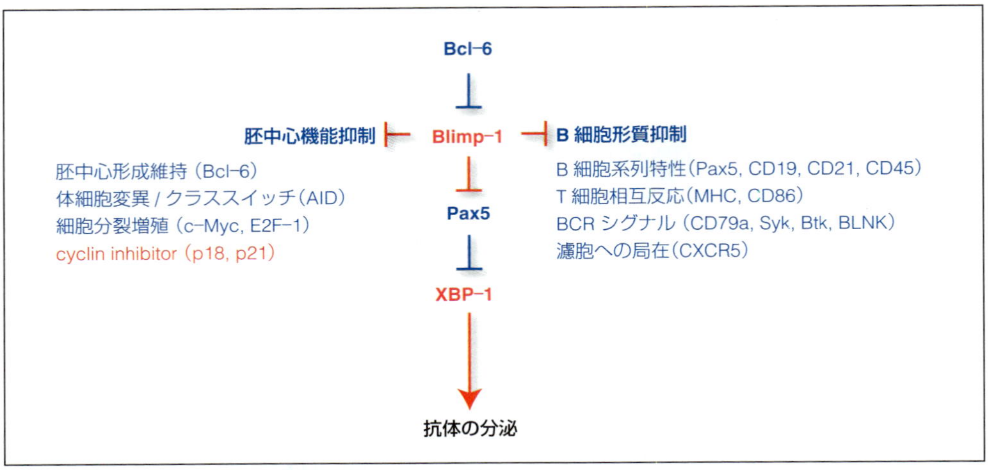

図 10-13　胚中心 B 細胞の抗体産生細胞への分化
抗体産生細胞の分化は Bcl-6 発現抑制に伴う Blimp-1 発現により調節される.

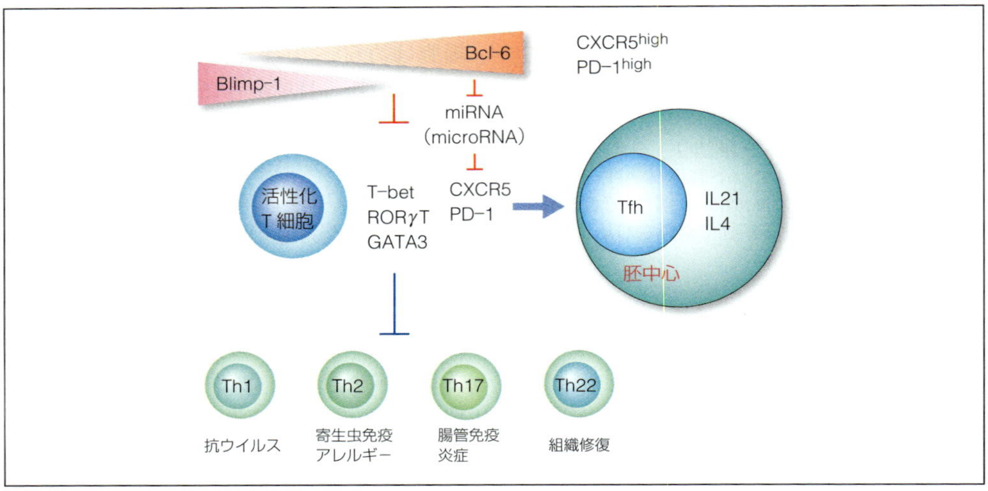

図 10-14　濾胞ヘルパー T 細胞の分化
樹状細胞と相互反応し Bcl-6 を発現した CD4 陽性 T 細胞ではエフェクター T 細胞の分化に必要な種々の転写因子の発現が抑制され，濾胞ヘルパー T 細胞へと分化する. CXCR5, PD-1 などの特有の分子を発現する.

迅速に多量の抗体を産生する抗体産生細胞に分化する. この際，T 細胞との相互反応，特にメモリー T 細胞との相互反応が必要である. メモリー B 細胞はおそらく二次免疫反応で形成された胚中心内で増殖し抗体産生細胞へと分化する. 多量の抗体産生は，抗原特異的メモリー B 細胞の高い頻度に相関する. 微量な抗原刺激に対するメモリー B 細胞の迅速な反応を司る機構は不明である. メモリー B 細胞が抗原刺激に対し感受性の高いシグナル伝達経路を有する可能性が推察されているが，責任分子は不明である. メモリー B 細胞は未刺激 B 細胞と比較し，強い抗原提示機能を有することから，少ない抗原量でも効率的に T 細胞と相互反応すると考えられる.

マウスモデルでの知見では，胚中心依存性，非依存性に産生されたメモリー B 細胞は，二次免疫反応で新たに抗体可変領域遺伝子に体細胞変異を蓄積し，その結果二次刺激での抗原に対して高い親和性を有する抗体産生細胞が選択される. したがって，B 細胞記憶は，新たな変異を蓄積し再

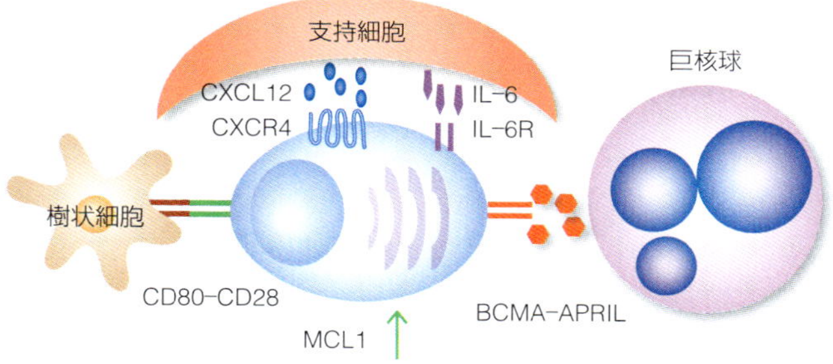

図 10-15　抗体産生細胞の長期維持
抗体産生細胞の長期維持を支える微小環境 niche で構成される．抗体産生細胞は接着分子を介して支持細胞に接着し，樹状細胞，マクロファージ，巨核球などの細胞群から産生される因子の刺激を受ける．例えば抗体産生細胞が発現する BCMA のリガンド APRIL は巨核球より産生される．抗体産生細胞が発現する CD28 には樹状細胞が発現する CD80 が反応し，長期維持をヘルプする．この結果，抗体産生細胞では MCL1 に代表される生存を支持する細胞内因子が産生される．

侵入した病原体に対しても迅速に反応する能力を保持し，変異病原体に適合した抗体を産生する能力を有すると考えられる．

9 自己抗原特異的なメモリー B 細胞の産生

胚中心における極めて高率な体細胞超変異により自己抗原反応性 B 細胞の産生がヒトで観察されているが，疾患の発症に関与するかは明確でない．しかし，全身性エリテマトーデスの患者では自己抗原反応性メモリー B 細胞が維持され，一部の患者では疾患活動性と自己抗体価の有意な相関が報告されている．また B 細胞を標的とした抗 CD20 抗体の臨床試験治療で，一部の症例では病態からの回復とメモリー B 細胞数の減少の相関が示唆される．自己抗原特異的なメモリー B 細胞の産生維持と自己免疫疾患発症への関与は今後の検討課題である．

10 まとめ

1. メモリー B 細胞胚中心非依存性，胚中心依存性の 2 つの経路で生成される．
2. 抗原刺激を受けた B 細胞は，胚中心において濾胞ヘルパー T 細胞の介在により胚中心 B 細胞に分化し，免疫グロブリン遺伝子の体細胞超変異を起こす．
3. 抗原に対して高い親和性を示す B 細胞は，濾胞ヘルパー T 細胞の介在により選択され，高親和性のメモリー B 細胞へと分化する．
4. 濾胞ヘルパー T 細胞の発達には B 細胞との反応が必要である．
5. メモリー B 細胞の二次免疫反応には T 細胞との相互作用，特にメモリー T 細胞との相互作用が必要である．

第 III 編

免疫疾患のメカニズム

第Ⅲ編　免疫疾患のメカニズム　の構成マップ

第 11 章　炎症のメカニズム 334
- A　炎症とは 334
- B　炎症の原因 335
  - 外的因子：病原微生物 335
  - 内的因子：代謝産物，アレルギー反応，自己免疫疾患，遺伝的要因 335
- C　急性炎症 336
  - メディエーター 337，サイトカインとケモカイン 339，炎症局所の変化 339
- D　慢性炎症 342
  - 自己炎症症候群 344

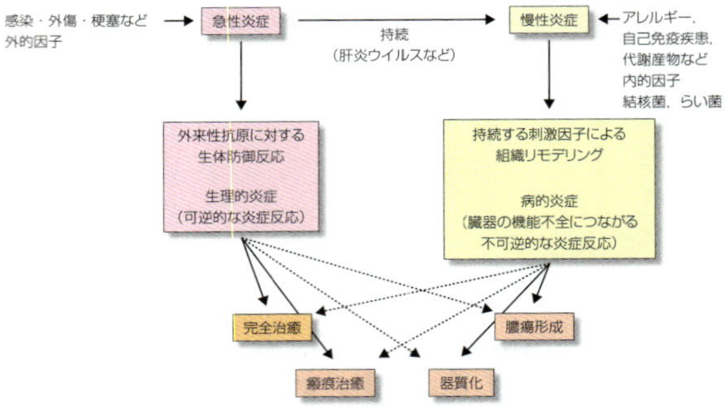

急性炎症と慢性炎症

第 12 章　アレルギー疾患 348
- A　気管支喘息 348
  - 疾患概念と診断 348，病態生理 349，治療 353
- B　アレルギー性鼻炎 354
  - 疾患概念と診断 354，病態生理 354，治療 356
- C　アトピー性皮膚炎 356
  - 疾患概念と診断 356，病態生理 356，治療 358
- D　食物アレルギー 359
  - 疾患概念と診断 359，病態生理 360，治療 361

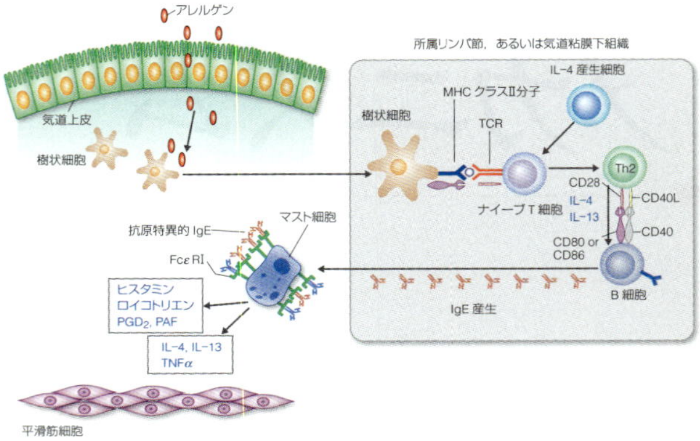

IgE 依存的なアレルギー性気道炎症誘導機構

第 13 章　自己免疫 363
- A　免疫力は諸刃の剣 363
- B　自己免疫 363
  - 自己と非自己の区別 363，正常な自己免疫 364，自己免疫疾患 365
- C　膠原病 367
- D　自己免疫疾患の遺伝因子 367
- E　自己免疫疾患発症のメカニズム 369
- F　自己免疫疾患 372
  - 全身：関節リウマチ 372，SLE 372，強皮症 373，多発性筋炎 / 皮膚筋炎 373，血管炎症候群 373，混合性結合組織病 374，シェーグレン症候群 374
  - 臓器特異的：慢性甲状腺炎(橋本病)，甲状線機能亢進症(バセドウ病)，重症筋無力症，多発性硬化症 374
- G　自己免疫疾患の治療薬 375
  - ステロイド，免疫抑制薬，生物学的製剤 375

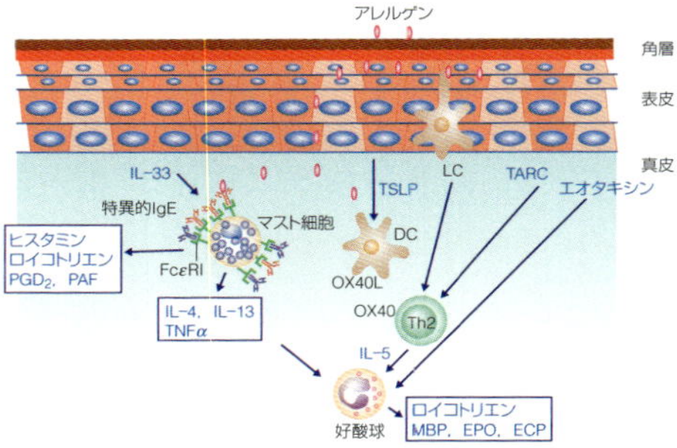

アトピー性皮膚炎の病態

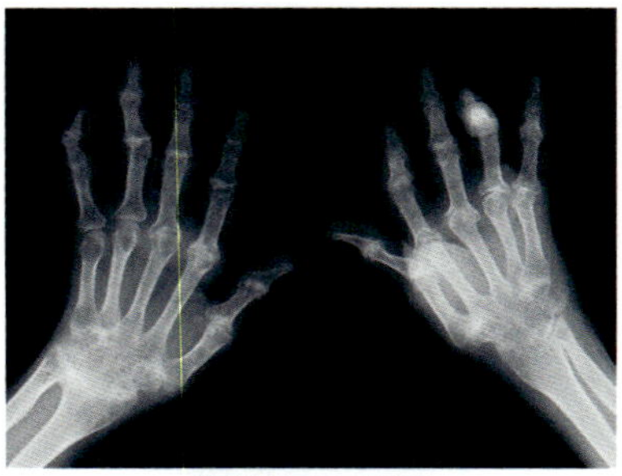
関節リウマチの X 線所見

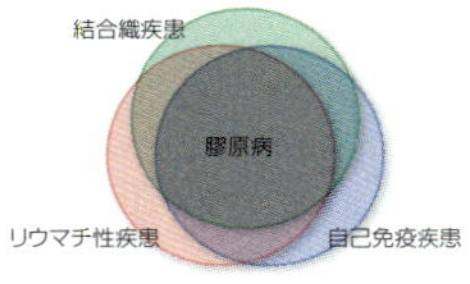

膠原病の概念

第 14 章　腫瘍免疫　378

- A　腫瘍免疫とは　378
- B　腫瘍免疫研究と免疫療法開発の歴史　378
- C　がんの発生と免疫細胞のかかわり　379
  - がんの発生と進展 379,
  - がん形成過程における免疫細胞のかかわり 380
- D　抗腫瘍免疫応答ネットワーク　382
- E　がんの免疫療法　387

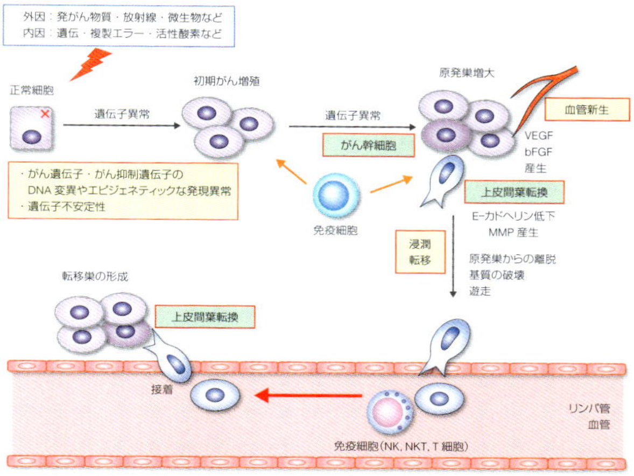

がんの発生と進展

第 15 章　原発性免疫不全　392

- A　原発性免疫不全症　392
- B　複合免疫不全症　393
- C　抗体産生不全症　396
- D　免疫制御異常症　398
- E　貪食細胞異常症　399
- F　自然免疫不全症　400
- G　自己炎症性疾患　401
- H　補体欠損症　402
- I　免疫不全症を伴う症候群　402

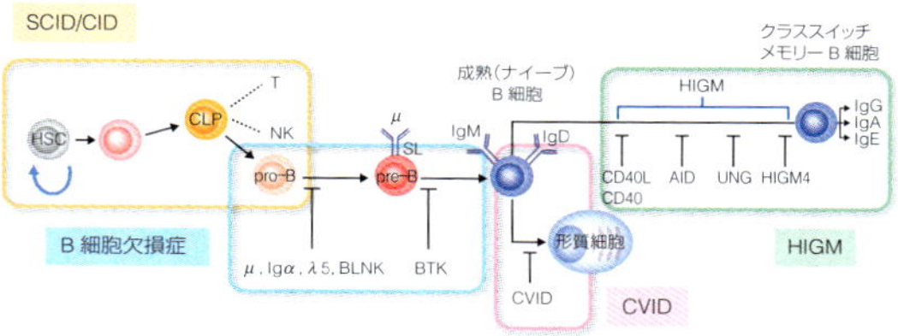

B 細胞の分化と抗体産生不全症の障害部位

第 16 章　後天性免疫不全（AIDS）　405

- A　HIV-1 と AIDS　405
- B　AIDS の発生病理　406
- C　HIV-1 のウイルス学的特性　407
- D　HIV-1 感染症と AIDS の臨床像　409
- E　HIV-1 感染症と AIDS に対する抗ウイルス薬　410
- F　HIV-1 感染症と AIDS に対する多剤併用療法とその効果　411
- G　HIV-1 感染症と AIDS の今後　413

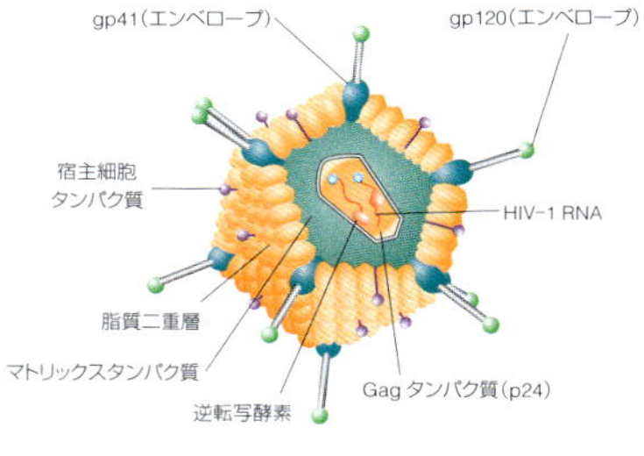

HIV-1

第11章 炎症のメカニズム

A 炎症とは

炎症 inflammation とは，細菌感染をはじめとする傷害因子が作用した局所における生体の防御反応のことで，局所における傷害因子の排除から組織修復に至るまでの過程である．炎症という現象は非常に古くから記述されており，「**発赤**」「**腫脹**」「**熱感**」「**疼痛**」が**炎症の四主徴**としてケルスス Celsus（B.C.25～A.D.50 頃）によって定義づけられている．

「発赤」とは傷害部位での小血管の拡張による症状で，肉眼的に組織が赤色調になることを示している．「腫脹」は血管透過性の亢進による血管外への滲出液の貯留であり，浮腫を意味する．「熱感」は皮膚局所における温度上昇で，充血していることを指す．また「疼痛」は炎症性浮腫である「腫脹」に伴う局所の痛みであり，直接の神経刺激による場合もある．この四主徴に加えて，炎症局所の運動が疼痛や腫脹によって障害されることを意味する「**機能障害**」を伴うことをガレヌス Galenus（A.D.130～200）により提唱されている．これら炎症の五主徴は，急性炎症の症状をよくとらえている重要な特徴である．

炎症反応は各臓器に起こり，臓器名の後に「炎」をつける．脳炎，結膜炎，皮膚炎，肝炎，腎炎などである．これらを総じて**炎症性疾患** inflammatory disease と呼んでいるが，感染症以外にもさまざまな原因で生じている．炎症には多くの免疫細胞や，サイトカインをはじめとするさまざまなメディエーターが関与している．また炎症反応には経時的に，数時間から数日間で収束する**急性炎**

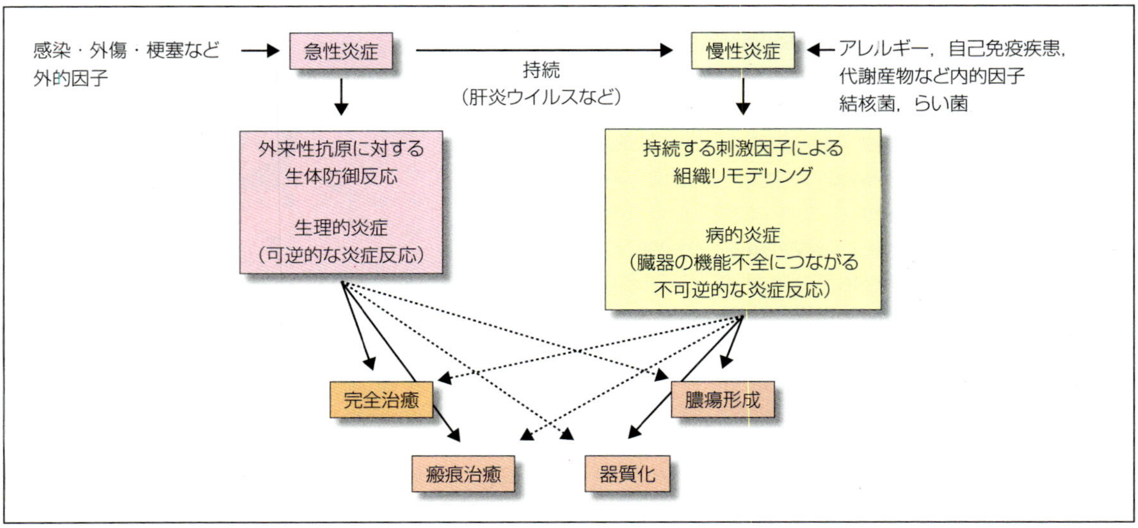

図 11-1　急性炎症と慢性炎症
急性炎症と慢性炎症の収束過程を示す．急性炎症は組織が修復される完全治癒あるいは一部が線維化する瘢痕治癒となり炎症反応は収束する．一方，慢性炎症では器質化が繰り返され線維化が進行し組織のリモデリングへ至る．

表 11-1　炎症の傷害因子

外的因子	内的因子
病原微生物 細菌，ウイルス **物理的因子** 機械的刺激，熱刺激，寒冷刺激，放射線(紫外線も含む) **化学的因子** 酸・アルカリ性物質，有機・無機溶液，発がん物質 **金属(吸入金属)** 珪酸粒子，アルミニウム，ボーキサイト，酸化鉄，石綿など	**代謝産物** TLR2/4 のリガンドとなるもの 死細胞由来成分：HSP22，60，70，HMGB1 など 細胞外基質：ヒアルロン酸，ヘパラン硫酸など 脂質代謝：酸化リン脂質，酸化 LDL，飽和脂肪酸 NLRP3 のリガンドとなるもの 尿酸結晶，コレステロール，アスベスト，シリカ **アレルギー反応** **自己免疫疾患** **血栓，塞栓，腫瘍** **遺伝的要因** 原発性・後天性免疫不全症，自己炎症症候群

HMG：high mobility group box, HSP：heat shock protein, NLRP 3：nucleotide-binding oligomerization domain (NOD)-leucine-rich repeat (LRP)-containing family, pyrin domain-containing 3, TLR：Toll-like receptor

症と長期間にわたる**慢性炎症**の 2 つに大別される(**図 11-1**)．急性炎症は局所血管に遊走する白血球，特に好中球が主体となる一過性の反応である．多くは組織の機能が回復する可逆的な炎症で，これを**生理的炎症**と呼ぶ．一方，慢性炎症は次章以降で詳しく学ぶ免疫疾患の基盤となる病態を形成している．各臓器の機能が不可逆的に低下するため，**病的炎症**とも呼んでいる．本章では急性炎症と慢性炎症の原因と病態について学ぶ．

B 炎症の原因

炎症の原因となる傷害因子には，大きく外的因子と内的因子に分類することができる(**表 11-1**)．これらは急性炎症や慢性炎症の原因となる．外的因子としては，病原微生物の他に物理的・化学的因子などがある．内的因子には，生体での代謝産物，例えば痛風の原因となる尿酸も代表的な炎症の原因物質である．またアレルギー反応や，血栓，遺伝的背景も原因となる．

1 外的因子

A 病原微生物

細菌やウイルス，真菌，原虫など感染症を引き起こす病原微生物は代表的な炎症の原因となる因子である．微生物の産生する毒素や酵素も原因となる．多くは急性炎症を引き起こすが，いくつかの細菌やウイルスは慢性炎症反応を引き起こす．細菌では結核菌やらい菌が代表的である．結核菌やらい菌はマクロファージに感染するが，リソソームとの融合を阻害することで生存するため，慢性炎症の原因となり，次章で学ぶ遅延型アレルギー反応(Ⅳ型アレルギー)を惹起し，肉芽組織を形成する．一方，B 型や C 型肝炎ウイルスが原因となるウイルス性肝炎では，急性炎症反応ではウイルスを排除できず，感染が持続するために慢性炎症が引き起こされる．

B 物理的因子

機械的刺激や，熱刺激や寒冷刺激，電気的刺激，紫外線を含む放射線刺激が原因となる．

C 化学的因子

酸やアルカリ性物質，有機や無機溶液(発がん物質も含む)も炎症反応を引き起こす．

D 金属

金属を含む微粒子を吸引すると，生体内では分解できず塵肺(じんぱい)と呼ばれる慢性炎症性肺疾患を引き起こす．珪酸粒子や，アルミニウム，ボーキサイト，酸化鉄，石綿(アスベスト)などが原因となる．

2 内的因子

外的因子とは異なり，内的因子による炎症反応の多くは後述する慢性炎症の原因となる．

A 代謝産物

生体内で産生される代謝産物も炎症反応を惹起することがある．尿酸，コレステロール，酸化リン脂質，飽和脂肪酸などで，これらは外的因子である病原微生物をリガンドとして認識する Toll 様レセプター（TLR）や NLRP3〔nucleotide-binding oligomerization domain（NOD）-leucine-rich repeat（LRP）-containing family, pyrin domain-containing 3〕などの自然免疫系のレセプターのリガンドともなり，免疫細胞を活性化する．動脈硬化など循環器疾患やメタボリックシンドロームなど生活習慣病の原因となることが考えられている．これらの因子は，病原微生物の PAMP（pathogen-associated molecular pattern）に対して，内因性であり，生体からの危険信号（danger signal）を伝達するという意味で，**DAMP**（damage-associated molecular pattern）とも呼ばれている．

B アレルギー反応

アレルギー反応も炎症の原因となる．傷害刺激因子に抗原性がある場合，あるいは花粉など生体が抗原性を獲得した傷害刺激因子に対して，生体はアレルギー反応を引き起こす．抗原と抗体からなる免疫複合体が組織に沈着すると，免疫細胞が強く活性化され強い炎症反応が起こる．アレルギー反応で惹起される炎症を**アレルギー性炎症** allergic inflammation と呼ぶ．花粉症などでは一過性の急性炎症が主体となるが，気管支喘息やアトピー性皮膚炎などでは急性炎症と慢性炎症の 2 つの病態が混在して生じている（アレルギー→348 頁参照）．

C 自己免疫疾患

第 13 章（自己免疫→363 頁参照）で学ぶが，自己反応性 T 細胞や自己抗体を産生する B 細胞が原因となる自己免疫疾患も炎症反応を引き起こす．また本来ならすぐに分解されて TLR に認識されない自己の核酸に対しても，核酸に対する自己抗体との免疫複合体が形成されると，B 細胞や樹状細胞の TLR7/9 を刺激できる．そのため，自己免疫疾患では自己核酸も炎症の原因因子となる．自己免疫疾患は，複数の臓器が標的となる全身性自己免疫疾患と，1 型糖尿病や甲状腺疾患など特定臓器が標的となる臓器特異的自己免疫疾患に大別される．いずれの自己免疫疾患も，抗原の排除や寛容誘導が困難で，慢性炎症の原因となる．

D 血栓，塞栓，腫瘍

血栓性静脈炎に代表されるように，血液中の凝血が血管壁の炎症を惹起する場合がある．一方，炎症性サイトカインなどを分泌する腫瘍も存在しており，腫瘍内や腫瘍周囲組織に炎症反応を引き起こす場合がある．

E 遺伝的要因

第 5，6 章で学ぶが，原発性および後天性免疫不全症では免疫細胞の機能が欠失もしくは低下しているために，炎症反応が遷延する．また自然免疫系の細胞の活性化にかかわる分子の遺伝子変異により，炎症反応が収束せず慢性炎症性疾患を起こす場合がある．後述の**自己炎症症候群** autoinflammatory syndrome と呼ばれる稀な慢性炎症性疾患である．例えば家族性地中海熱をはじめとする遺伝性周期熱症候群では，炎症性サイトカインであるインターロイキン interleukin（IL）-1β を活性化型へと変換させるタンパク質複合体，**インフラマソーム** inflammasome の構成タンパク質に遺伝子変異があるため，IL-1β が過剰産生され，慢性炎症の原因となる．また常染色体優性に TNF レセプター I 型 TNF receptor I（TNF-R I）の変異が継承され，発熱発作を繰り返す TNF レセプター関連周期性症候群 TNF receptor associated periodic syndrome（TRAPS）も自己炎症症候群の 1 つである．

C 急性炎症

炎症は経時的に急性炎症と慢性炎症に分けられる．急性炎症は傷害に対する数時間から数日間にわたる初期反応で，局所血管を主体として生じる反応である．主に自然免疫系が働くことになる．傷害因子の刺激から始まる一連の急性炎症反応は以下のように進行する．毛細血管から細静脈の拡張→細動脈の拡張→血管透過性の亢進→滲出液（血漿成分）の漏出→うっ血に伴う白血球の血管壁

炎症細胞	メディエーター	代表的な生理作用
マスト細胞，好塩基球，血小板	ヒスタミン	血管拡張作用，血管透過性亢進
血小板，マスト細胞，好塩基球	セロトニン	血管透過性亢進，発痛作用
好中球，マクロファージ	プロテアーゼ(リソソーム酵素)	殺菌作用，細胞外基質分解作用
すべての白血球，血小板，血管内皮細胞	プロスタグランジン	血管拡張作用
すべての白血球	ロイコトリエン	気管支収縮作用
すべての白血球，血管内皮細胞	血小板活性化因子	血小板凝集作用，気管支収縮作用
好中球，マクロファージ	一酸化窒素 nitric oxide(NO)	血管拡張作用，殺菌作用(マクロファージ)
リンパ球，マクロファージ，血管内皮細胞	サイトカイン(IL-1, 6, TNFα など)	発熱，血管拡張作用，血管透過性の亢進，炎症細胞の活性化
	ケモカイン(CXCL8 など)	好中球，単球，リンパ球の血管外遊出や組織内遊走
血漿成分	ブラジキニン	血管拡張作用，血管透過性の亢進，発痛作用
	フィブリンペプチド	血管透過性の亢進
	補体(C3a，C5a)	マスト細胞や好塩基球からのヒスタミン遊離作用，好中球・好酸球の遊走

図 11-2　炎症にかかわるメディエーターと細胞
メディエーターの産生細胞と代表的な作用を示す．

への接着→白血球の血管外遊走と貪食，赤血球の漏出→マクロファージの遊走と貪食→白血球とマクロファージによる組織破壊→線維化を伴う再生・修復へと至る．すべての炎症がこのような過程をたどるとは限らず，傷害因子の種類や傷害の程度，また臓器によっても異なる．

炎症に関与する細胞は，炎症性細胞とも呼ばれ，白血球，特に好中球が主体で，好塩基球，好酸球，マスト(肥満)細胞，樹状細胞，マクロファージ，リンパ球，形質細胞からなる．また血管内皮細胞や線維芽細胞なども関与している．これらの炎症性細胞はさまざまなメディエーターを産生・放出する(**図 11-2**)．メディエーターの主たる役割は，血管への作用や，傷害因子の除去にあたる炎症性細胞の遊走や活性化で，炎症性細胞はメディエーターを分泌・産生し，相互作用することで炎症反応を進行させる．ここでは，炎症反応にかかわるメディエーターと，それらにかかわる炎症反応について学ぶ．

1 炎症性細胞から分泌・産生されるメディエーター

A 血管の拡張や透過性の亢進に関与するメディエーター

1 ● アラキドン酸代謝産物

プロスタグランジン prostaglandin(PG)や**ロイコトリエン** leukotriene(LT)に代表されるアラキドン酸代謝産物は，細胞膜を構成するリン脂質にエステルとして結合しているアラキドン酸 arachidonic acid が，ホスホリパーゼ phospholipase により遊離され，アラキドン酸カスケードと呼ばれる代謝過程で生成される(**図 11-3**)．はじめにアラキドン酸にシクロオキシゲナーゼ cyclooxygenase が作用するとプロスタグランジン(PG) G_2，PGH_2，PGI_2，PGD_2，PGE_2，$PGF_{2}\alpha$，トロンボキサン thromboxane(TXA_2)が生成される．一方，5-リポキシゲナーゼ lipoxygenase が作用すると 5-HPETE(hydroperoxyeicosatetraenoic acid)がつくられ，ロイコトリエン A_4(LTA_4)，LTB_4，引き続いて LTC_4，LTD_4，LTE_4 が生成される．また 5-HPETE に 12-リポキシゲナーゼ

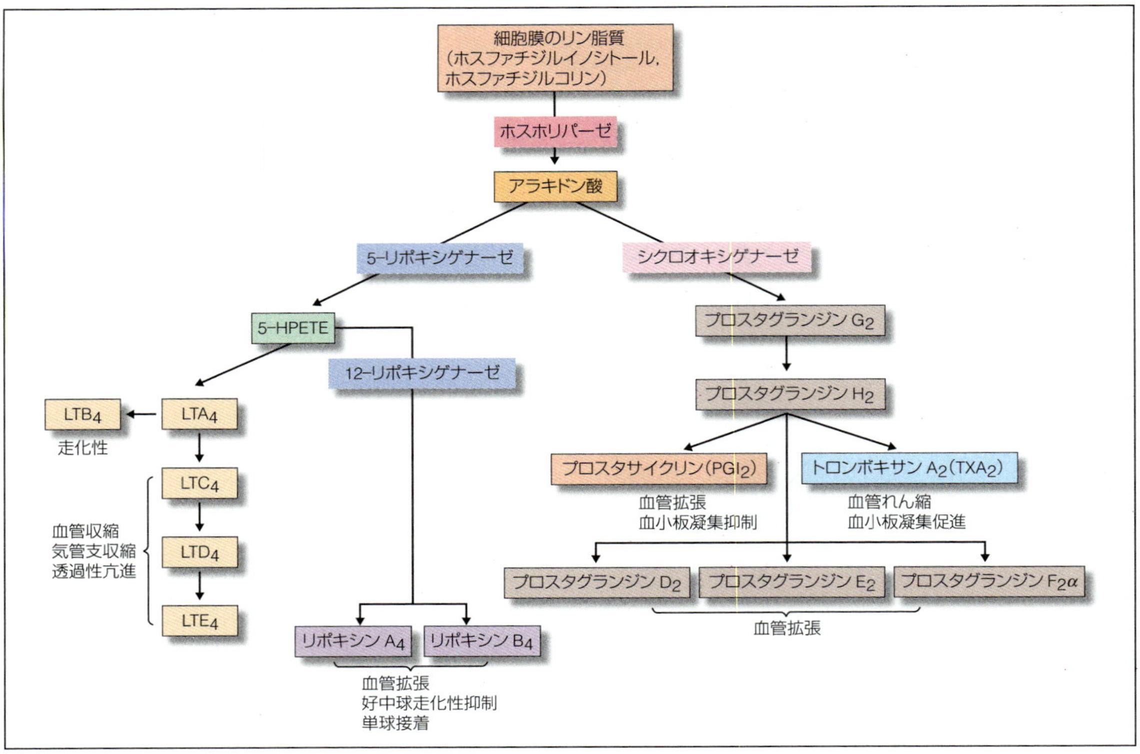

図 11-3　アラキドン酸代謝産物の産生と役割
細胞膜リン脂質にホスホリパーゼが作用してアラキドン酸が産生される．アラキドン酸にリポキシゲナーゼもしくはシクロオキシゲナーゼが作用して各種メディエーターが産生される．
HPETE：hydroperoxyeicosatetraenoic acid

が作用すると，リポキシン lipoxin(LX)A_4 および LXB_4 が生成される．PGD_2，PGE_2 や PGF_2 は血管拡張作用があり，浮腫を引き起こす．PGI_2 はプロスタサイクリン prostacyclin とも呼ばれ，抗血栓薬として使用されているが，血管拡張作用に加えて血小板凝集抑制作用がある．一方，TXA_2 は血小板凝集作用が強い．また LT は，リポキシゲナーゼを豊富にもつ好中球で主に産生され，LTB_4 は，血管外に出た白血球を傷害部位に遊走させる走化性因子として働く．LTC_4，LTD_4，LTE_4 は血管収縮作用や血管透過性の亢進作用を有するが，気管支収縮作用が強く気管支喘息の病態にも強く関与している．LXA_4 および LXB_4 は血管拡張作用や好中球の走化性を抑制する．

2 ● ヒスタミンとセロトニン

詳しくは次章で学ぶが，マスト細胞や好塩基球，血小板から産生される**ヒスタミン**や**セロトニン**は代表的なⅠ型アレルギーのメディエーターである．ヒスタミンは血管拡張作用や透過性亢進作用を有している．この他に白血球の遊走や神経刺激作用も有している．一方，セロトニンは血管透過性亢進作用の他に傷害受容神経線維を刺激し，疼痛の原因ともなる．

3 ● 補体分解産物

詳細は「補体」(→77 頁参照)で述べたが，C3 の分解産物である **C3a** や C5 の分解産物である **C5a** は**アナフィラトキシン**と呼ばれ，マスト細胞や好塩基球からのヒスタミン遊離作用を有している．C5a はまた好中球や好酸球の遊走を促す．

4 ● キニン系および血液凝固線溶系

血液凝固第Ⅻ因子(ハーゲマン Hageman 因子)が活性化されて生成されるキニン系および凝固線溶系のメディエーターも炎症反応にかかわる．**ブラジキニン**は血管拡張作用および血管透過性の亢進作用を有している．また傷害受容神経線維を刺激し疼痛を誘導する．線溶系のプラスミンはC3aの産生を誘導する．また凝固系ではフィブリノゲンからフィブリンへ生成される過程で生じるフィブリンペプチドは，血管透過性や白血球の遊走に関与している．

5 ● 血小板活性化因子

血小板活性化因子 platelet activating factor (PAF)は，リン脂質でホスホリパーゼ A_2 により細胞膜から遊離される．血小板を刺激して凝集させることにより，血小板の脱顆粒を促し，セロトニンを放出させ，血管透過性を促進させる．また平滑筋に作用し，血管収縮作用や気管支収縮作用も有している．

B 組織傷害作用を有するメディエーター

1 ● タンパク質分解酵素(プロテアーゼ protease)

好中球や単球，マクロファージの顆粒には細胞内で働く酸性プロテアーゼの他に，細胞外で働く中性プロテアーゼが存在する．酸性プロテアーゼは細菌などを貪食してできるファゴリソソーム内で限局して作用するが，中性プロテアーゼは，エラスチン，コラーゲンなど基底膜を形成する細胞外基質を分解してしまう．

2 ● 一酸化窒素

一酸化窒素 nitric oxide(NO)は半減期が数秒間の可溶性のフリーラジカルで，好中球やマクロファージのみならず，さまざまな細胞でも産生される．NOは一酸化窒素合成酵素 nitric oxide synthase(NOS)によって合成され，**血管内皮型NOS(eNOS)**，**神経型NOS(nNOS)**，**誘導型NOS(iNOS)**の3つのアイソフォームがある．NOの作用は，血管拡張作用，血小板活性化(接着，凝集，脱顆粒)の拮抗作用，マクロファージ内での殺菌作用などである．

C サイトカインとケモカイン

炎症局所でサイトカインを産生するのはマクロファージで，**IL-1**や**腫瘍壊死因子** tumor necrosis factor(TNF)α，**IL-6**などで，いずれも発熱作用を有する．IL-1は血管内皮細胞やマクロファージ，好中球を活性化させる．TNFαは血管内皮細胞の活性化や血管透過性の亢進作用を有する．また全身性に働くとショックを引き起こす．IL-6は，B細胞による抗体産生の増強に加えて，肝細胞によるC反応性タンパク質 C-reactive protein(CRP)やマンノース結合レクチンの産生を促す．またIL-1とTNFαは，血管内皮細胞やマクロファージ，線維芽細胞を刺激して，**CXCL8**をはじめとするケモカインの産生を誘導するが，ケモカインは白血球の血管外遊出や組織内遊走に関与する．

2 炎症局所でみられる変化

炎症の局所で起こる変化は血管を中心とした変化である．血管の変化は，拡張と透過性の亢進であり，炎症性細胞が血管内皮細胞に接着し，血管外に遊出して傷害因子の除去にあたる．以下に血管の変化から治癒に至る過程を順番にみていく．

A 血管の拡張と透過性の亢進

傷害因子の刺激により，毛細血管は一過性の収縮反応を経て数十分から数時間にわたる血管拡張反応を起こす(**図11-4**)．四主徴の中でも「発赤」と「熱感」を引き起こす血管拡張反応は，いわゆる充血であり，血流量が10倍にも増加した状態である．血管拡張には，PGE_2，PGF_2，PGI_2などのアラキドン酸代謝産物やNOなどが関与する．次にヒスタミンによる即時的な血管透過性の亢進が起こる．さらにIL-1やTNFαにより血管内皮細胞のアクチンフィラメントが収縮し，内皮細胞間隙が開大することにより透過性の亢進が起こる．すると血漿タンパク質成分が組織間質に漏出する**滲出** exudationが起こり，**浮腫** edemaを引き起こす．血管透過性の亢進は，炎症反応が進んで好中球顆粒からのプロテアーゼによる内皮細胞損傷でも拡大する．また放射線や化学薬品など物理・化学的因子により内皮細胞が損傷された場合も生じる．

B 白血球の遊走

血流の変化の次に白血球，主として好中球の血管外への遊走が開始される(**図11-5**)．白血球の遊走については第I編4章や第II編5章で学んだので，ここでは詳細は省くが，①**辺縁趨向** margination，②**血管内皮細胞への接着**，③**血管**

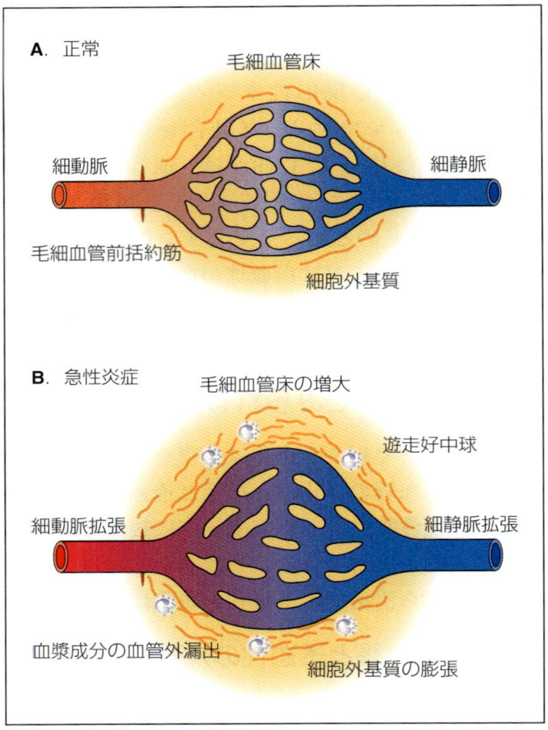

図 11-4　急性炎症における血管の局所変化

A：正常では毛細血管前括約筋が収縮し血流が制限されている．

B：急性炎症では括約筋が弛緩し，血流が増大する．血漿成分が血管外に漏出し，好中球の遊走･集簇が起こる．

外への遊出，④**組織内遊走**，の大きく 4 つの段階に分かれている．まず第 1 段階であるが，血管透過性の亢進に伴い血管外に血漿成分が滲出するようになると，血管内の血球密度や粘稠度が上昇し，血流はうっ滞する．すると好中球を主体とする白血球は血管内腔の外側で血管内皮よりに流れるようになる．これを辺縁趨向（すうこう）と呼ぶ．一方，血管内皮細胞内には，ワイベル・パラーデ Weibel-Parade 小体と呼ばれる **P-セレクチン**を含んだ顆粒が存在しているが，LTB_4，C5a，ヒスタミンなどのメディエーターにより，P-セレクチンは細胞表面上に輸送される．また TNFα の作用により **E-セレクチン**も発現してくる．2 つのセレクチンは好中球の細胞表面上にあるシアル酸を多く含む**糖鎖シアリルルイス X(sLeX)**に結合する．2 つのセレクチンと sLeX の結合は可逆的で，一方が結合すると，後方の一方は解離することから，好中球は血管内皮細胞表面上に沿ってゆっくりと回転(ローリング)するようになる．

第 2 段階は，好中球の接着である．好中球表面上のインテグリンである **LFA-1** と **Mac-1(CR3)** と血管内皮細胞上の接着分子 **ICAM1** との結合によりなされる．これらの接着分子の発現誘導は TNFα などのメディエーターが関与している．

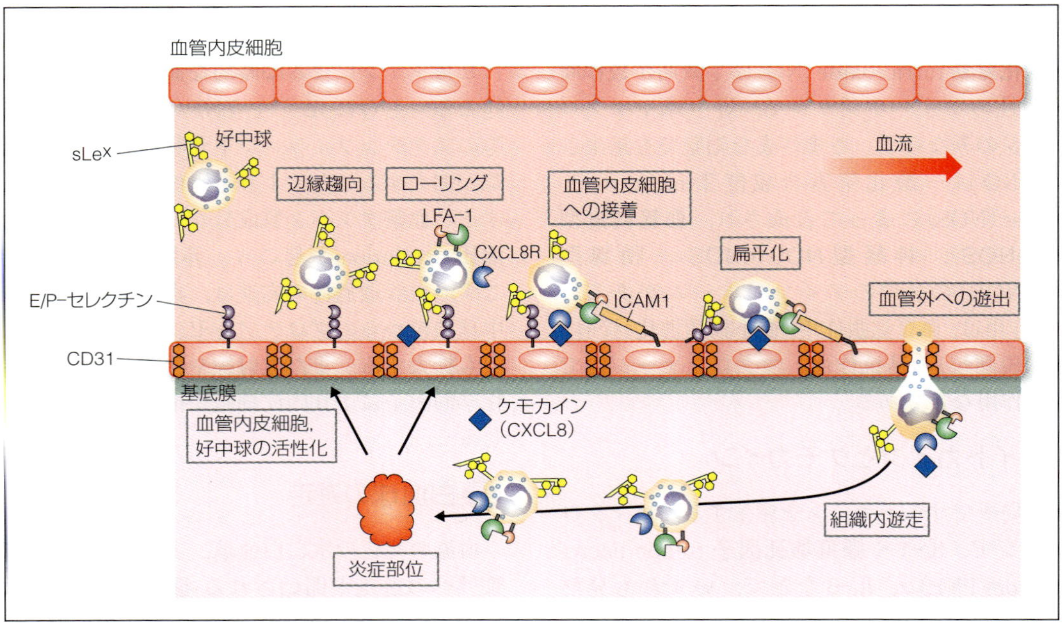

図 11-5　急性炎症における好中球の遊送

局所が傷害因子の侵入により刺激されると，血管の局所変化に次いで好中球の遊走が起こる．遊走は，辺縁趨向，ローリングを経て，血管内皮細胞への接着，血管外への遊出，組織内遊走の過程からなる．

さらに炎症性細胞や血管内皮細胞から分泌されるケモカイン CXCL8が，血管内皮へと好中球を誘導する．こうして好中球は血管内皮に強固に接着するようになる．

接着すると好中球は扁平化し，第３段階の血管外への遊出が始まる．ここで好中球は血管内皮細胞間隙に沿って細胞間を通り抜ける．これを遊出と呼ぶが，好中球と血管内皮双方に発現する**CD31**(**PECAM−1**)との相互作用が関与している．遊出の過程で，好中球では細胞質の微小管の収縮と原形質流動によりアメーバ様運動を引き起こし，細胞外基質である基底膜に到達する．好中球は基底膜をプロテアーゼ(コラゲナーゼ)により破壊し，血管外(組織)へと遊出する．

最後の第４段階で，白血球は傷害部位局所で産生される各種メディエーターの濃度勾配に沿って遊走する．この現象は**走化性ケモタキシス** chemotaxis と呼ばれ，LTB_4，C5a，CXCL8 が関与している．

C 白血球の活性化

傷害局所に遊走した白血球は貪食作用と脱顆粒反応によって傷害因子の除去にあたる．貪食作用についての詳細は他章を参照してほしいが，炎症を引き起こす最大の傷害因子である感染症においては，好中球は補体分解産物や抗体によってオプソニン化された微生物を貪食し，呼吸バーストによって殺菌する．またマクロファージは，好中球にはない TLR をはじめ細菌成分に特異的なレセプターが発現しており，それらを介して微生物を認識し，貪食する．一方，白血球の貪食過程では顆粒に含まれるプロテアーゼが，細胞外にも放出される．コラゲナーゼやエラスターゼをはじめとするこれらのプロテアーゼは細胞傷害や細胞外基質を分解する．この作用は正常組織の破壊につながるが，炎症反応によって傷害され壊死した組織や滲出物の消化に不可欠であり，組織の治癒過程での重要な反応である．

D リンパ系による炎症の収束作用

炎症反応は血管が主たる傷害部位であるが，炎症の収束にはリンパ管とリンパ節からなるリンパ系も関与する．リンパ管は滲出液や血管外に遊走した白血球や細胞断片などをドレナージすることで炎症の収束にかかわっている．また急性炎症の局所で処理できなかった傷害因子が出た場合は，リンパ管を通じてリンパ節へと傷害因子が運ばれ，獲得免疫系が活性化される．あるいは局所で樹状細胞が傷害因子を捕捉すると，リンパ管を通ってリンパ節に入り，T 細胞へと抗原提示を行い，獲得免疫系を活性化する．

E 炎症の治癒

傷害因子の種類や傷害臓器にもよるが，傷害因子が除去されると炎症は，①完全治癒，②瘢痕治癒，③膿瘍形成，④器質化のいずれかに収束する(**図 11−1**)．このうち膿瘍形成および器質化は，次に述べる慢性炎症の一般的な治癒形態である．

完全治癒は正常組織が機能的にも再生した場合である．炎症性細胞はプロテアーゼに加えて拮抗するプロテアーゼインヒビターも分泌しており，さまざまなメディエーターはフィードバック機構により中和もしくは除去される．浮腫液や壊死組織はリンパ管のドレナージやマクロファージによる貪食・消化により除去され，正常組織が再生を促進する．

一方，瘢痕治癒は，組織傷害の程度がひどい，あるいは心筋のように再生できない組織が損傷された場合に生じる．結合組織が成長し，修復されない組織が線維化される．これを瘢痕 scar と呼ぶ．

また膿瘍形成は深部組織に感染症が起きた場合に稀に生じる．脳，肺，肝臓，腎臓などの組織に化膿性の細菌や真菌感染が起きた場合，炎症局所に遊走した好中球から放出されたプロテアーゼにより組織が融解する場合がある．滲出物と好中球からなるこの病巣を膿瘍 abscess と呼ぶ．膿瘍周囲にはやがて被膜が形成され，膿瘍が排出されると空洞となる．また，粘膜あるいは皮膚表面まで通じる管が形成される場合があるが，これを瘻(ろう) fistula と呼ぶ．肺結核などでは，気管支がその役目を果たすことになる．

最後に器質化であるが，肉芽組織により組織が置換された状態である．肉芽組織とは，線維芽細胞や血管内皮細胞が遊走し，フィブリンからなる線維組織に新たに毛細血管が侵入し，さらに線維芽細胞や炎症細胞が浸潤した状態を指している．大量の線維組織を処理できない場合に形成される．経過と共に線維芽細胞が産生する細胞外基質に置換され組織は線維化していく．

D 慢性炎症

慢性炎症は，結核などの感染症のみならず，自己免疫疾患や生活習慣病，がんや神経疾患など，さまざまな慢性疾患の基礎病態を形成している．その主体となる反応は組織の再構築である．炎症での治癒形態の 1 つである器質化に加えて，好中球ではなく，マクロファージやリンパ球の浸潤が主体となる反応である．組織の再構築とは，血管新生とそれに伴う線維化であり，**リモデリング** remodeling とも呼ぶ．急性炎症の原因となった傷害因子が除去されず，炎症反応が継続する場合や，炎症反応の収束過程に問題が生じた場合，さらには急性炎症過程がなくはじめから慢性炎症病態を引き起こす細菌やウイルスなどが原因となる．またアレルギーや自己免疫疾患，動脈硬化が原因となる循環器疾患や糖尿病，メタボリックシンドロームなどは内的因子が原因となって慢性炎症を引き起こしている．

さらに非常に稀ではあるが，自己炎症症候群のように，炎症性細胞の活性化に関与する分子の遺伝子の突然変異が原因となる場合がある．いずれの疾患も組織のリモデリングが起こるが，代表的な例としては，気管支喘息での気道リモデリング，動脈硬化巣での血管壁リモデリング，肥満形成にかかわる脂肪組織リモデリング，心不全での心臓（心筋）リモデリングなどである．いずれもマクロファージを主体とする炎症反応である．ここでは慢性炎症での免疫細胞の役割と，近年の研究により発症機序の一部が明らかになった自己炎症症候群について学ぶ．

1 慢性炎症の特徴

慢性炎症の特徴は，経過と共に収束する急性炎症とは異なり，増殖性炎症反応である．血管の変化や浮腫などの滲出性変化に乏しく，組織細胞の増殖が顕著で，リモデリングにつながる．その特徴は，**①マクロファージを主体とし，T 細胞や B 細胞の浸潤，②これら炎症細胞による組織破壊，③血管内皮細胞や線維芽細胞など間質細胞の増殖を伴う組織再構築**，である．

A マクロファージによるリンパ球の活性化と組織損傷

急性炎症の主体となる免疫細胞は好中球であるが，慢性炎症の主体はマクロファージである（**図 11-6**）．急性炎症においては，マクロファージは，傷害因子の除去に加えて，損傷を受けた細胞や滲出物などの組織の除去に関与し，やがて炎症局所から消失する．しかしながら，慢性炎症では持続する炎症刺激によりマクロファージが持続して集簇しているのが特徴である．例えば，B 型・C 型肝炎では肝炎ウイルスが，動脈硬化巣では酸化 LDL の蓄積が，脂肪組織では遊離飽和脂肪酸が持続する炎症刺激となる．慢性炎症では，末梢血から遊走してくる単球は活性化してマクロファージに分化し，NO やプロテアーゼなどのメディエーターにより，組織破壊や炎症細胞の動員，さらには間質細胞の増殖を促し，肉芽組織を形成する．次章で学ぶが，結核菌やらい菌など細胞内寄生菌では，遅延型過敏反応（Ⅳ型アレルギー）が生じている．遅延型過敏反応では Th1 細胞から放出される IFNγ をはじめとするサイトカインによりマクロファージは活性化し，活性化したマクロファージはさらに抗原提示を行い，ナイーブ T 細胞を活性化する．Th1 細胞で活性化されたマクロファージは炎症局所で死滅し，リソソーム内のプロテアーゼを大量に放出し，組織破壊を引き起こす．また抗体が関与するアレルギーや自己免疫疾患などでは，マクロファージからの IL-6 が B 細胞による抗体産生を刺激し，Fc レセプターを介した反応を活性化する．さらにマクロファージは，TGFβ や血小板由来成長因子 platelet-derived growth factor（PDGF）や線維芽細胞成長因子 fibroblast growth factor（FGF）を産生し，線維芽細胞に作用して線維増生も促し，肉芽組織を形成する．

B 炎症にかかわる 2 つのマクロファージ分画

マクロファージは末梢血単球から分化するが，大きく **M1 マクロファージ**と **M2 マクロファージ**の 2 つの分画に分類される（**表 11-2**）．M1 マクロファージは LPS をはじめ TLR 刺激により誘導

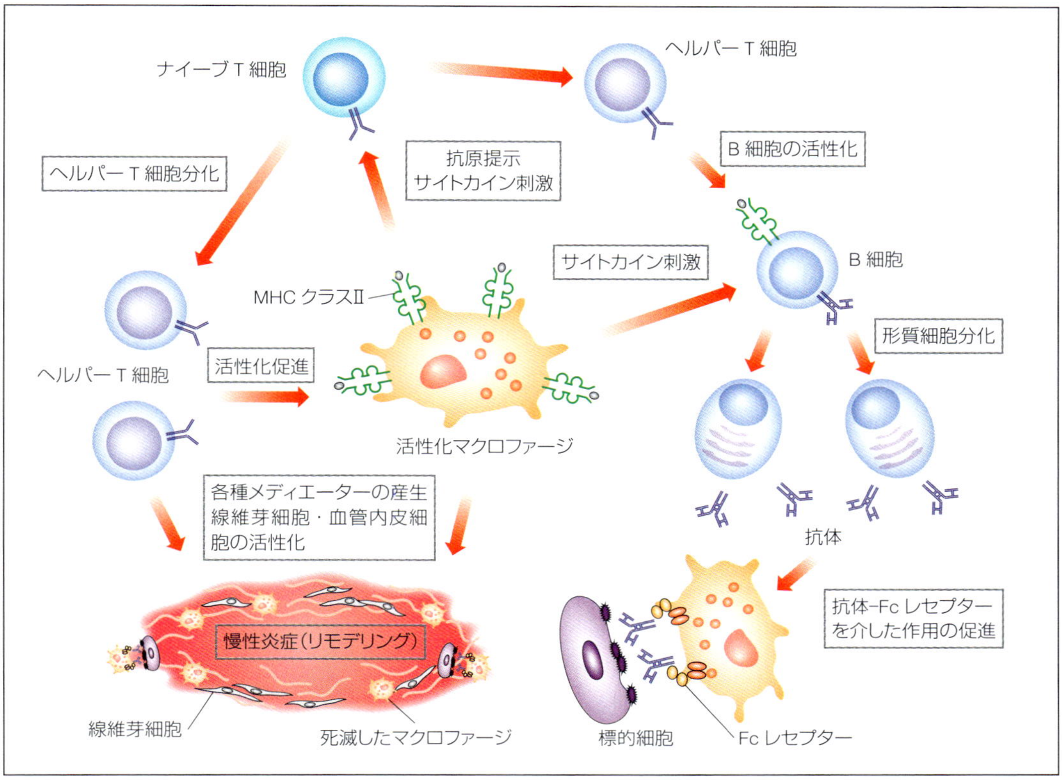

図11-6　慢性炎症の病態
慢性炎症ではマクロファージが主体となり，リンパ球や線維芽細胞，血管内皮細胞の増殖反応を促し，組織のリモデリングが生じる．

表11-2　M1マクロファージとM2マクロファージの特徴

M1マクロファージ	M2マクロファージ
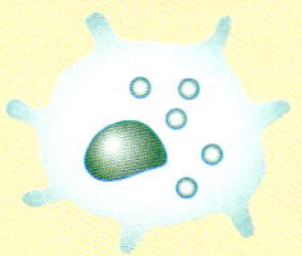	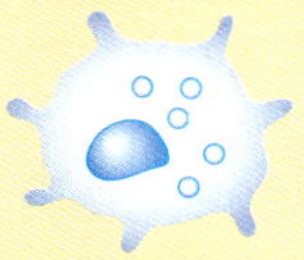
TLR刺激で誘導される	IL-4, IL-13で誘導される
産生する主なメディエーター IL-1, IL-6, IL-12, TNFα, CXCL8, NO, TLR2, TLR4	産生する主なメディエーター IL-10, TGFβ, IL-1レセプターアンタゴニスト，アルギナーゼ(NO産生を抑制)
炎症反応を促進する	炎症反応を収束する

され，IL-1，6，TNFαやNOなど炎症反応を惹起するメディエーターを産生する．M2マクロファージはIL-4，IL-13などにより誘導され，IL-10やTGFβといった制御性サイトカインを産生する．感染症をはじめとする急性炎症の局所では，はじめにM1マクロファージが誘導され炎症反応を活性化し，傷害因子の除去に伴ってM2マクロファージが誘導され，壊死組織の除去が行われる．多くの慢性炎症では，傷害因子が持続して存在して起こるためM1マクロファージの活性化が遷延する．

M1マクロファージは，リンパ球や間質細胞を強く刺激し，組織損傷へと導く．例えば脂肪組織においては，健常人ではM2マクロファージが優位に存在しているが，肥満となり脂肪細胞が肥大化すると，脂肪細胞から走化性因子が分泌されM1マクロファージの浸潤が誘導される．また肥大化した脂肪細胞からはTLRリガンドである飽和脂肪酸が分泌され，M1 マクロファージは活性化され，脂肪組織のリモデリングにつながる慢性炎症反応が引き起こされる．

一方，炎症を収束するように働く M2 マクロファージの作用が生体にとって有害となる場合がある．例えば，らい種型らいやウイップル Whipple 病（➡NOTE）では，M1 マクロファージではなく M2 マクロファージに偏って誘導されてしまう．M2 マクロファージは，細菌排除に働く炎症細胞の誘導を抑制するため，らい種型らいやウイップル病では細菌の増殖が亢進し慢性炎症病態となると考えられている．このマクロファージの 2 つの分画は，生体においてダイナミックに変動していると考えられており，そのバランスの破綻が慢性炎症の病態に深く関与している．

C 血管新生と線維化

炎症の修復過程では血管の再疎通のためにも毛細血管や細動静脈の再生は不可欠であるが，慢性炎症ではこれが繰り返される．また線維化は線維芽細胞によって行われる細胞外基質の沈着の結果として起こる．急性炎症では線維芽細胞の増殖は減少するが，慢性炎症では肉芽組織の形成と共に線維化は進行し，不可逆的な組織のリモデリングへと繋がる．慢性炎症でも急性炎症と同様な治癒過程をたどるが，自己免疫疾患など多くの慢性炎症疾患では器質化が繰り返され，やがてコラーゲンなどの線維組織に置換され，臓器機能の低下へと至る．

2 自己炎症症候群

自己炎症症候群は，1999 年ダニエル・ケストナー Daniel Kastner，ジョン・オシェイ John O'Shea，マイケル・マクダーモット Michael MacDermott 博士らによって提唱された比較的新しい疾患概念である．自己炎症症候群の定義は，**①感染など誘因が明らかではない炎症所見を有し，②自己抗体や自己反応性 T 細胞を認めず，③先天的な自然免疫の異常を有する**，の 3 つである．自然免疫系の異常が主体となる慢性炎症性疾患で，獲得免疫系の異常が主体である自己免疫疾患とは区別する．当初は責任遺伝子が同定されている**遺伝性周期熱症候群**が自己炎症症候群として提唱されていたが，近年では自然免疫に関する研究の進展により痛風などさまざまな疾患が自己炎症症候群に分類されている．**表 11-3** に現時点での臨床分類を示す．また**表 11-4** には遺伝性周期熱症候群の特徴を示す．

表 11-3　自己炎症症候群の分類

1）hereditary recurrent fevers：遺伝性周期熱症候群 家族性地中海熱，TNF レセプター関連周期熱症候群，高 IgD 症候群，家族性寒冷蕁麻疹，マックル・ウェルズ症候群，慢性乳幼児神経皮膚関節症候群
2）idiopathic febrile syndromes：特発性発熱症候群 全身型若年性特発性関節炎，成人発症スティル病
3）pyogenic disorders：化膿性疾患 化膿性関節炎，壊疽性膿皮症，痤瘡，pyogenic arthritis with pyoderma gangrenosum and acne（PAPA）症候群
4）granulomatous diseases：内芽腫性疾患 ブラウ症候群 / 若年性サルコイドーシス，クローン病
5）autoinflammatory disorders of skin and bone：皮膚，骨の自己発症性疾患 deficiency in IL-1 receptor antagonist（DIRA），慢性再発性多巣性骨髄炎 chronic recurrent multifocal osteomyelitis（CRMO）
6）metabolic disorders：代謝性疾患 痛風，偽痛風
7）complement disorders：補体疾患
8）vasculitis：血管炎 ベーチェット病
9）macrophage activation syndromes：マクロファージ活性化症候群
10）storage diseases：蓄積症
11）fibrosing diseases：線維性疾患 石綿肺，珪肺

1 ● クリオピン関連周期性発熱症候群（CAPS）

遺伝性周期熱症候群のうち痒みを伴わない蕁麻疹様発疹や関節炎などの症状を認める CAPS

NOTE　ウィップル病

ウィップル病は，グラム陽性桿菌である *Tropheryma whipplei* 菌によって引き起こされる稀な全身性の炎症疾患である．1934 年度のノーベル生理学・医学賞を受賞したジョージ・H・ウィップル George Hoyt Whipple によって初めて報告された．白人中年男性に多いとされ，わが国では極めて稀である．主な症状は移動性の多関節炎，体重減少，下痢である．小腸粘膜を中心に感染し，生検で粘膜固有層内に遊走した PAS 染色陽性のマクロファージを認めることが特徴である．

表 11-4　遺伝性周期熱症候群の特徴

症候群名	遺伝形式	変異遺伝子	原因タンパク質	臨床症状
家族性地中海熱	常染色体劣性	*MEFV*	ピリン	周期熱，漿膜炎(腹膜炎，胸膜炎)，単関節炎，頭痛
TNF レセプター関連症候群	常染色体優性	*TNFRSF1A*	TNFα レセプター I 型	周期熱，移動性発疹，筋痛症，腹膜炎，大関節の関節炎，結膜炎
家族性寒冷蕁麻疹	常染色体優性	*NLRP3*	NRLP3 (クリオピリン)	寒冷誘発蕁麻疹，多関節痛，頭痛
マックル・ウェルズ症候群	常染色体優性	*NLRP3*	NRLP3 (クリオピリン)	蕁麻疹様発疹，多関節炎，結膜炎，感音性難聴，頭痛
慢性乳幼児神経皮膚関節症候群	常染色体優性	*NLRP3*	NRLP3 (クリオピリン)	蕁麻疹様発疹，骨端部の過成長，関節炎，拘縮，結膜炎，ぶどう膜炎，感音性難聴，頭痛，慢性髄膜炎，てんかん，精神発達遅滞
高 IgD 症候群	常染色体劣性	*MVK*	メバロン酸キナーゼ	移動性斑丘疹様発疹，腹痛，対称性多関節痛 / 関節炎，頭痛
ブラウ症候群 / 若年性サルコイドーシス	常染色体優性	*NOD2/CARD15*	NOD2/CARD15	苔癬様発疹，嚢腫状関節炎，手指屈曲拘縮，ぶどう膜炎

MEFV：Mediterranean fever, MVK：mevalonic acid kinase
NOD/CARD：nucleotide-binding oligomerization domain/caspase recruitment domain
TNFRSF1A：tumor necrosis factor receptor superfamily, member 1a

(cryopyrin-associated periodic syndrome)は，インフラマソームの構成タンパク質である NLRP3 (別名クリオピリン)をコードする *NLRP3* 遺伝子異常が原因となる．**図 11-7** にインフラマソームの構成を示す．NLRP3 はウイルスなどの PAMP のみならず尿酸結晶などの DAMP の刺激により活性化型となり，重合体を形成する(NLR によるインフラマソームの活性化➡67 頁参照)．インフラマソームは NLR の重合体にさらに ASC(apoptosis-associated speck-like protein)と呼ばれるアダプタータンパク質とカスパーゼ 1 が結合した複合体である．インフラマソームが形成されると，カスパーゼ 1 が活性化し，IL-1β の前駆体である pro-IL-1β は IL-1β に変換され，分泌される．CAPS 患者においてはリガンド刺激によらずとも NLRP3 が自己重合化するため，インフラマソームが形成され，IL-1β が過剰産生されることが主たる病態と考えられている．

CAPS には重症度別に 3 疾患群に分類されており，軽症から順に**家族性寒冷蕁麻疹**，**マックル・ウェルズ** Muckle-Wells **症候群**，**慢性乳幼児神経皮膚関節症候群** chronic infantile neurologic cutaneous articular syndrome/neonatal-onset multisystem inflammatory disease(**CINCA 症候群** / NOMID)が存在している．

2 ● *MEFV* 遺伝子変異

周期熱と漿膜炎を特徴とし，世界で 10 万人以上の患者が存在する**家族性地中海熱** familial Mediterranean fever(FMF)はピリン pyrin をコードする Mediterranean fever(*MEFV*)遺伝子変異が原因である．ピリンは定常状態において ASC と結合することにより NLRP3 との重合を制御するタンパク質である(**図 11-7**)．FMF の患者ではピリン異常により定常状態における ASC と NLRP3 との複合体形成が制御されず，インフラマソームが過剰に形成されることが発症機序とされている．

3 ● *NOD2/CARD15* 遺伝子変異

ブラウ Blau **症候群 / 若年性サルコイドーシス**では，細菌ペプチドグリカンの共通成分である MDP(muramyl dipeptide)をリガンドとして認識する細胞内レセプター NOD2/CARD(caspase recruitment domain)15 の遺伝子異常が原因となる．NOD2/CARD15 は MDP 刺激により活性化し NF-κB を活性化することで炎症性サイトカインの産生を引き起こす．ブラウ症候群 / 若年性ア

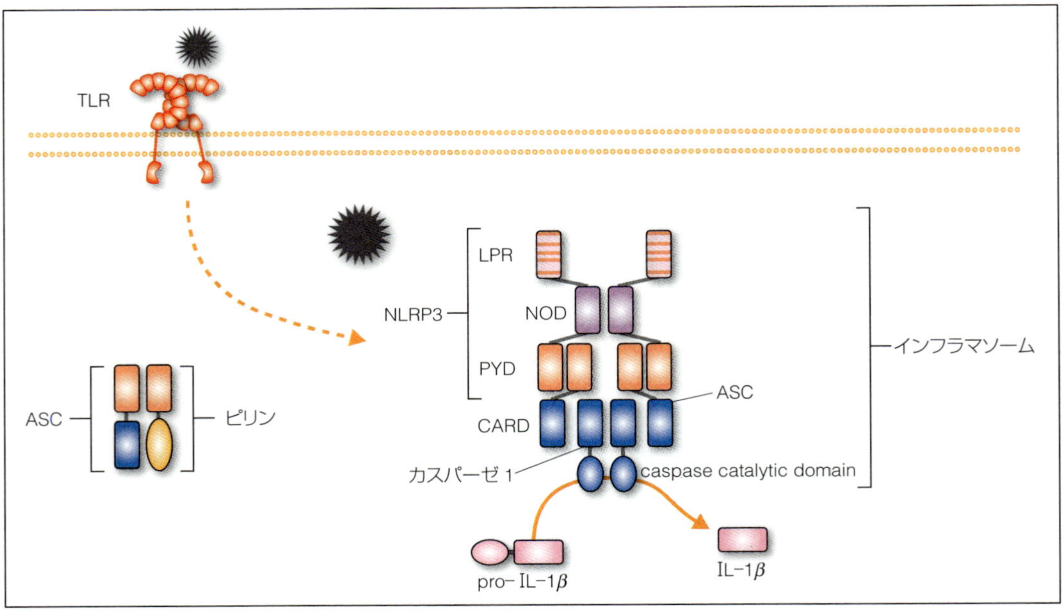

図 11-7　インフラマソームを介した IL-1β の活性化
TLR 刺激は NLRP3 の発現を誘導する．また一部の傷害因子は NLRP3 を活性化する(表 11-1 参照)．NLRP3 はリガンド認識部位である LPR ドメインと NOD および PYD からなる．NLRP3 は活性化すると NOD を介して自己重合する．活性化すると PYD を介して ASC と会合する．ASC は PYD と CARD からなる．ASC はさらに CARD を介してカスパーゼ 1 と会合し，インフラマソームを形成する．インフラマソームが形成されるとカスパーゼ 1 は活性化し，IL-1β の前駆体である pro-IL-1β を活性化型の IL-1β に転換する．cryopyrin-associated periodic syndrome(CAPS)患者では NOD 領域の変異により NLRP3 が常に自己重合している．一方，ピリンは PYD を介して ASC と結合することによりインフラマソームの形成を制御している．家族性地中海熱患者では PYD 領域の変異により ASC と結合できず，インフラマソームの過剰形成につながる．
CARD：caspase recruitment domain, LPR：leucine-rich repeat, NLRP3：NOD-LRP-containing family, pyrin domain-containing 3, NOD：nucleotide-binding oligomerization domain, PYD：pyrir domain, TLR：Toll-like receptor

ミロイドーシスでは，MDP 非存在下でも NOD2/CARD15 が活性化し，NF-κB が過剰に活性化されることが主な機序である．この *NOD2/CARD15* の遺伝子変異は**クローン** Crohn **病**にも認められている．クローン病では MDP 結合領域に変異があるため，菌体に対する正常な炎症反応が惹起されないことが原因の 1 つとして考えられている．

4 ● *TNFRSF1A* 遺伝子変異

TNF レセプター I 型をコードする *TNFRSF1A* (tumor necrosis factor receptor superfamily, member 1a)遺伝子変異が原因となる **TNF レセプター関連周期性症候群**は，TNF レセプターからの過剰なシグナル伝達が発症機序と考えられている．

5 ● *MVK* 遺伝子変異

一方，**高 IgD 症候群**はメバロン酸キナーゼをコードする *MVK*(mevalonic acid kinase)遺伝子変異が原因となる．コレステロール生合成経路でメバロン酸をリン酸化する酵素であるメバロン酸キナーゼの欠乏がなぜ IL-1β の過剰産生につながるのかは不明のままである．これら遺伝性周期熱症候群は多くは，副腎皮質ステロイド，IL-1β や TNFα を標的とする生物学的製剤が有効である．

6 ● その他

また近年，遺伝性周期熱症候群以外の疾患においてもインフラマソームの過剰形成につながる遺伝子異常が原因となる疾患が報告されている．常染色体優性遺伝で，無菌性化膿性関節炎を主病変とする化膿性無菌性関節炎，壊疽性膿皮症，痤瘡 pyogenic arthritis with pyoderma gangrenosum and acne（PAPA）症候群は，CD2 結合タンパク質 1（CD2BP1）をコードする *PSTPIP*（proline-serine-threonine phosphatase interacting protein）*1* 遺伝子変異が原因となる疾患である．CD2BP1 はピリン関連タンパク質であり，PAPA 症候群の患者では異常 CD2BP1 によるピリンとの結合が亢進することにより，ピリンの ASC 結合抑制が阻害され，インフラマソームの過剰形成につながると考えられている．この他にも遺伝子異常による自己炎症症候群が報告されている．

E 生体における炎症の重要性

生体にとって炎症反応は重要な防御機構であり，急性炎症により細菌やウイルスをはじめとする傷害因子はすみやかに排除される．しかしながら，傷害因子の種類によっては組織リモデリングへと至る慢性炎症が生じる．また免疫不全症では正常な炎症反応が起こらず，慢性炎症のみならず敗血症など重篤な疾患となる場合がある．炎症は次章以降で学ぶ免疫疾患の基本病態をなしていることを理解したい．

F まとめ

1. 炎症には急性炎症と慢性炎症がある．急性炎症は一過性の生体防御反応で，いずれ組織は修復され炎症反応は収束する．一方，慢性炎症では器質化が繰り返され，その結果，線維化が進行し，組織のリモデリングが起こる．
2. 炎症反応の惹起，進展においては，アラキドン酸代謝産物，ヒスタミン，セロトニン，補体分解産物，キニン系・凝固線溶系産物，タンパク質分解酵素，一酸化窒素，炎症性サイトカイン/ケモカインなどの種々の液性因子が関与する．
3. 先天的な自然免疫機構の異常により，インフラマソームの過形成が起こり，種々の自己炎症症候群の発症につながる．

第12章 アレルギー

A 気管支喘息

1 疾患概念と診断

A 定義

気管支喘息は,「慢性の**アレルギー性気道炎症**,**可逆性気道狭窄**と**気道過敏性の亢進**により，臨床的には繰り返し起こる咳，喘鳴，呼吸困難を呈する閉塞性呼吸器疾患」と定義される．気道狭窄は，自然にあるいは治療により改善し可逆性を示すのが特徴である．気道炎症には，**好酸球**，**リンパ球**，**マスト(肥満)細胞**，**好塩基球**などの血球系細胞，**気道上皮細胞**，**線維芽細胞**，**気道平滑筋細胞**などの気道構築細胞，種々の液性因子が関与する．気道炎症が持続することにより，気道傷害とそれに引き続き起こる構造の変化(**リモデリング**)が惹起され，非可逆性の気流制限や気道過敏性の亢進が誘導される．

B 病型

アトピー型と非アトピー型に分類される．アトピー型はIgE依存型や外因型とも呼ばれ(➡NOTE)，ヒョウヒダニなど環境アレルゲンに対する特異的IgE抗体が検出される．一方，非アトピー型はIgE非依存型や内因型とも呼ばれ，環境アレルゲンに対する特異的IgE抗体は検出されない．小児期発症の喘息はアトピー型が90%以上であり非アトピー型は少ない．小児期発症の喘息は，思春期までに約70%が寛解するが，残りの30%は成人喘息に移行し，一度寛解した後に成人になってから再発することも少なくない．一方，成人発症の喘息はアトピー型と非アトピー型がほぼ同じ比率で存在する．特殊型として，**感染誘発喘息**，**運動誘発喘息**，**アスピリン喘息**，**咳喘息**がある．

> **NOTE IgE依存型とアトピー型の位置づけ**
>
> IgE依存型とアトピー型はほぼ同義に用いられるが，IgE依存型・IgE非依存型の区分は病態のメカニズムを意識した際に用いられ，アトピー型・非アトピー型の区分は病態の臨床的な側面を意識した際に用いられる傾向がある．

C 診断

喘息の臨床診断は，①発作性の呼吸困難，喘鳴，胸苦しさ，咳などの症状の反復(夜間，早朝に出現しやすい)，②可逆性の気流制限(自然にあるいは治療により改善する)，③気道過敏性の亢進，④アトピー素因(環境アレルゲンに対する特異的IgE抗体の存在，あるいはアレルギー疾患の既往歴・家族歴)，⑤気道炎症の存在，⑥他の心肺疾患などの除外により総合的になされる．受診時に症状を認めない場合や，喘鳴や呼吸困難を伴わない咳喘息では診断に苦慮することもある．

2 疫学

わが国における成人喘息の有病率は約3%であり過去30年間で2.5倍に増加している．小児喘息の有病率は約6%であり，その増加はより顕著である．一方，治療薬の進歩および医療環境の整備により喘息死は30年前の30%程度(年間約2,000人)まで減少している．

3 病態生理

A 病理組織学的特徴

喘息患者の気道では，好酸球，リンパ球，マスト細胞，好塩基球などの炎症細胞の浸潤と気道上皮の剥離，杯細胞の増生，粘膜下腺の過形成，血管新生，基底膜部の肥厚，平滑筋の肥大などが認められる．好酸球の浸潤はアレルギー性気道炎症の最も特徴的な所見であり，アトピー型，非アトピー型を問わず認められる．リンパ球，特にIL–4，IL–5，IL–13などの**サイトカイン**を産生するCD4陽性T細胞（Th2細胞）の浸潤もアトピー型，非アトピー型を問わず認められる．CD8陽性T細胞，γδT細胞，NKT細胞の浸潤も認められる．重症喘息においては，好中球の浸潤も認められ，喘息の重症度と好中球浸潤との間に正の相関があることも報告されている．

気道上皮の傷害・剥離も喘息の特徴的な病理組織学的所見であり，発作時の喀痰中にはクレオラCreola体と呼ばれる剥離した上皮細胞の塊が多数認められる．気道炎症を繰り返すうちに気管支腺の過形成，基底膜部の肥厚，平滑筋の肥大などリモデリングによる既存構造の変化が起こり，非可逆的な気道閉塞に至る．浸潤した好酸球が，主要塩基性タンパク質major basic protein（MBP），好酸球由来陽性タンパク質eosinophil cationic protein（ECP），好酸球ペルオキシダーゼeosinophil peroxidase（EPO）などの組織傷害性タンパク質の放出とTGFβなどのサイトカインの産生を介して，組織傷害とリモデリングを誘導すると考えられているが，好酸球を欠くマウスでも組織傷害とリモデリングが認められることが報告されており，その誘導には複数のメカニズムが関与していると推測される．

B アレルギー性気道炎症の誘導機構

アレルゲンを捕捉した樹状細胞は所属リンパ節，あるいは気道粘膜下組織でCD4陽性T細胞に抗原提示する（**図12–1**）．抗原提示を受けたCD4陽性T細胞は，IL–4の存在下で**Th2細胞**に分化し，IL–4，IL–5，IL–13などのサイトカインを産生してアレルギー性気道炎症を惹起する（**図12–2**）．

1 ● IgE依存的なアレルギー性気道炎症の誘導機構

B細胞はTh2細胞の存在下で**IgE産生形質細胞**へと分化し，アレルゲン特異的IgEを産生する（**図12–1**）．アレルゲン特異的IgEは，マスト細胞上に発現する**高親和性IgEレセプター**（FcεRI）に結合しアレルゲンに対する感作が成立する．再侵入したアレルゲンがIgEに結合しFcεRIが架橋されると，マスト細胞はヒスタミン，ロイコトリエン，プロスタグランジン，PAFなどの気道収縮作用のある**メディエーター**を放出し，即時型喘息反応を惹起するとともに，アレルギー性気道炎症を誘導する（**図12–1**）．マスト細胞が産生するIL–4，IL–13，TNFαなどのサイトカインもアレルギー性気道炎症の誘導に関与する．マスト細胞と同様にFcεRIを高発現する好塩基球がアレルギー性炎症の遅発相の誘導に重要な役割を果たしていることも示されている．好塩基球はIgE–FcεRIを介してアレルゲンを捕捉し，抗原提示細胞として機能することも報告されている．**ヒト化抗IgE抗体**（オマリズマブ）の投与が喘息患者における好酸球性気道炎症を抑制することが明らかとなり，アレルギー性気道炎症の誘導におけるIgEの重要性がヒトにおいても証明された．

2 ● IgE非依存的なアレルギー性気道炎症の誘導機構

Th2細胞は，IL–4，IL–5，IL–13，IL–25（IL–17E）などのサイトカインを産生し，IgE非依存的にアレルギー性気道炎症を誘導する．自己免疫疾患への関与が示された**Th17細胞**が**重症喘息**の病態に関与していることも示されている．**NKT細胞**や**Th9細胞**がアレルギー性気道炎症の誘導に関与していることも示唆されている．これらT細胞レベルでの誘導機構に加え，気道上皮細胞などの気道構築細胞の産生するサイトカインやケモカインが直接，あるいは血球系細胞を介して，アレルギー性気道炎症の誘導に関与している（ヘルパーT細胞→239頁参照）．

a Th2細胞によるアレルギー性気道炎症の誘導機構

アレルギー性気道炎症の惹起にはTh2細胞が産生するIL–4，IL–5，IL–13，IL–25などのサイトカインが深く関与している（**図12–2**）．**IL–4**はTh2細胞の分化増殖およびB細胞からのIgE産

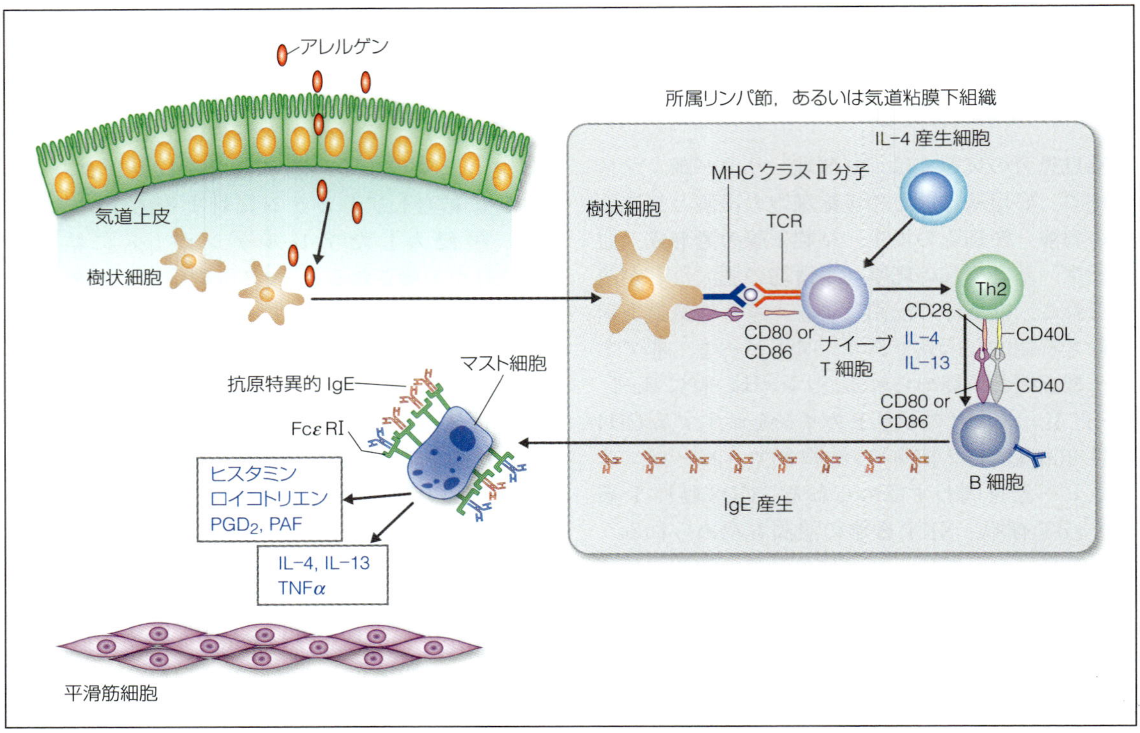

図 12-1　IgE 依存的なアレルギー性気道炎症誘導機構
アレルゲンを捕捉した樹状細胞は所属リンパ節あるいは粘膜下組織で，IL-4 の存在下で Th2 細胞の分化を誘導する．Th2 細胞は IL-4 を産生し IgE 産生 B 細胞の分化を誘導する．産生された IgE はマスト細胞上に発現する高親和性 IgE レセプター（FcεRI）に結合し感作が成立する．アレルゲンの再侵入により IgE-FcεR I が架橋されると，マスト細胞はサイトカインやメディエーターを放出し，アレルギー性炎症を惹起する．

生を誘導し，**IL-5** は好酸球の活性化と生存延長を誘導する．**IL-13** は VCAM-1 をはじめとする接着分子の発現，杯細胞の増生，線維芽細胞や気道上皮細胞によるケモカインの産生を誘導する．**IL-25** はメモリー Th2 細胞，あるいは NKT 細胞に作用して IL-4，IL-5，IL-13 などの Th2 サイトカインの産生を誘導し，アレルギー性気道炎症の増悪に関与する．**IL-25** は Th9 細胞に作用して IL-9 の産生を増強することも示されている．

b　Th17 細胞によるアレルギー性気道炎症の誘導機構

重症喘息患者の気道では IL-17A の発現が高く，喘息の重症度と気道における IL-17A の発現との間に正の相関が認められること，IL-17A は好中球性炎症を誘導することも示されている．さらに喘息モデルマウスを用いた解析により，Th17 細胞は好中球性炎症を誘導すること，Th17 細胞に誘導される好中球性気道炎症はステロイド治療に抵抗性であることが報告されている．Th17 細胞は，Th2 細胞により誘導される好酸球性気道炎症を増悪させることも示されており，Th17 細胞が喘息の重症化・難治化に多角的に関与していることが示唆される（**図 12-3**）．ウイルスや細菌感染により樹状細胞が産生する IL-23 が Th17 細胞の生存や機能発現に重要な役割を果たすことが示されており，IL-23-Th17 細胞経路は感染による喘息増悪への関与も示唆される．

c　非血球系細胞由来サイトカインによるアレルギー性気道炎症の誘導機構

アレルギー性気道炎症の誘導には，T 細胞やマスト細胞が産生するサイトカインに加え，胸腺間質性リンパ球新生因子 **thymic stromal lymphopoietin（TSLP），IL-25，IL-33** など非血球系細胞が産生するサイトカインも関与している（**図 12-4**）．TSLP は，気道上皮細胞から産生され，樹状細胞の活性化を介して Th2 細胞の分化を誘導す

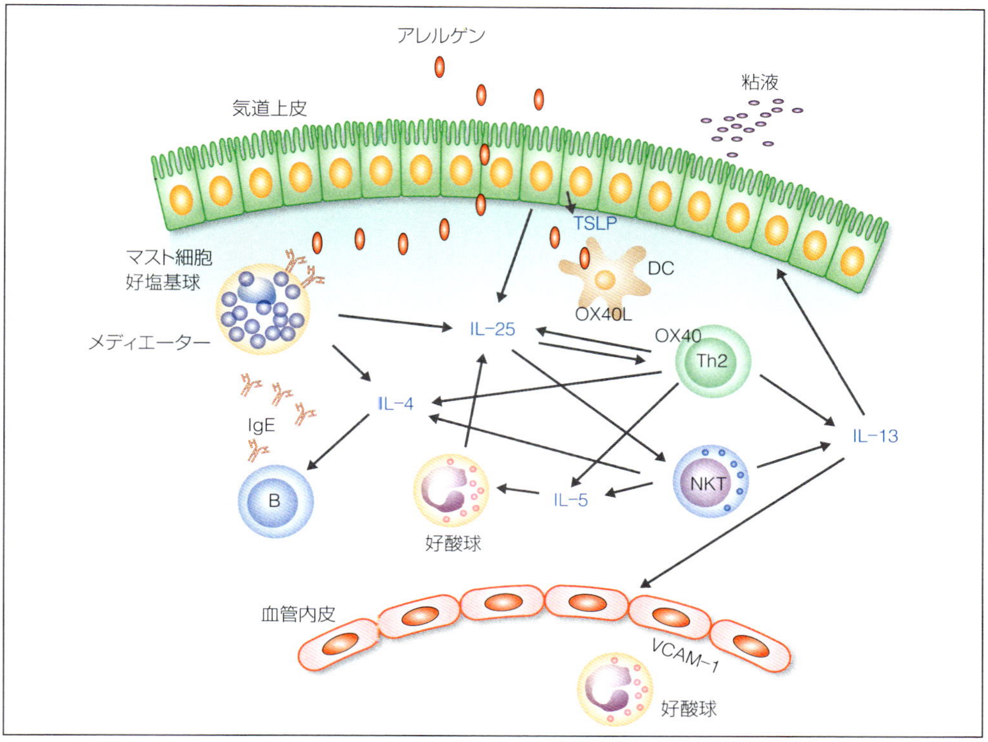

図 12-2　Th2 細胞によるアレルギー性気道炎症誘導機構
アレルゲン刺激を受けた気道上皮細胞は TSLP，IL-25 などのサイトカインを産生する．TSLP は樹状細胞(DC)に OX40L の発現を誘導し，Th2 細胞の分化を誘導する．Th2 細胞は，IL-4 により IgE の産生誘導，IL-5 により好酸球の活性化，IL-13 により接着分子の発現や粘液の産生を誘導する．IL-25 は，Th2 細胞や NKT 細胞に作用して，IL-4，IL-5，IL-13 などの Th2 サイトカインの産生を誘導し，アレルギー性炎症を増強する．

る．喘息患者の気道上皮細胞では TSLP の発現が亢進しており，病態への関与が示唆される．IL-25 は，Th2 細胞やマスト細胞などの血球系細胞に加え，アレルゲン刺激を受けた気道上皮細胞からも産生される．IL-33 は，傷害を受けた気道上皮細胞や血管内皮細胞から放出され，気道局所において Th2 細胞，マスト細胞，好塩基球などを刺激し，IL-5，IL-13 などの産生を誘導する．IL-25 と IL-33 は，ナチュラルヘルパー(NH)細胞，多能性前駆 multipotent progenitor(MPP)細胞，nuocyte などの自然免疫系の細胞にも作用して，IL-5，IL-13 など Th2 サイトカインの産生を誘導することが示されているが，喘息患者の気道でいかなる細胞が IL-25 と IL-33 の標的細胞として機能しているかは不明である(自然リンパ球➡202 頁参照)．

C 気流制限のメカニズム

1 ● アレルゲン吸入による気流制限の経時的変化

アトピー型喘息患者ではアレルゲンを吸入すると，吸入 15〜30 分後をピークとする即時性の気道狭窄が起こり(**即時型喘息反応**)，1〜2 時間後に回復し，多くは 3〜8 時間後に再び気道狭窄が生じ 24 時間後まで持続する(**遅発型喘息反応**)．即時型喘息反応は，マスト細胞による気道収縮性メディエーターの放出により誘導され，**気管支拡張薬**により抑制される．遅発型喘息反応は，マスト細胞や Th2 細胞が産生するサイトカイン，ケモカインにより組織に浸潤した好酸球をはじめとする炎症細胞が産生するロイコトリエンなどのメディエーターにより誘導され，**ステロイド製剤**により抑制される．

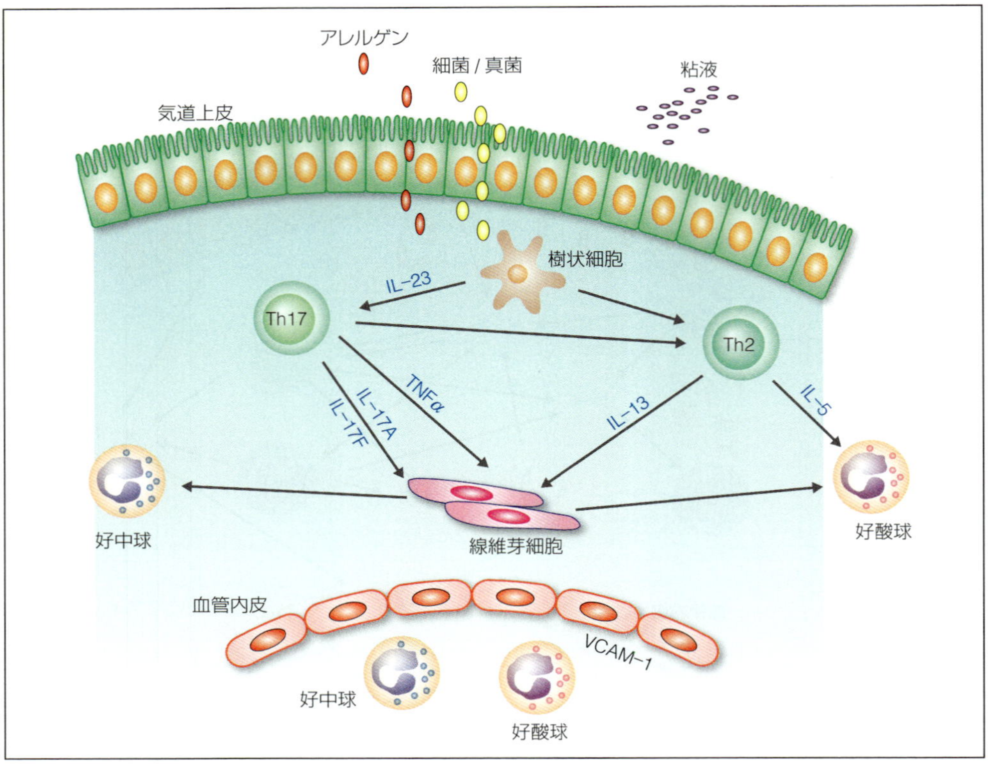

図 12−3　Th17 細胞によるアレルギー性気道炎症誘導機構
IL−23 は，Th17 細胞の生存やその機能発現に重要な役割を果たす．Th17 細胞は，IL−17 により好中球性気道炎症を誘導すると共に，Th2 細胞依存的な好酸球性気道炎症を増強する．

2 ● 気流制限の誘導機構

気管支喘息では，下記 a〜e が相乗的に作用して気流制限が生じる(**図 12−5**)．

a　気道平滑筋の収縮

アレルゲン刺激を受けたマスト細胞から放出されるヒスタミン，プロスタグランジン，ロイコトリエンなどのメディエーターは気道平滑筋を収縮させ，気流制限を誘導する．冷気，煙，化学物質などアレルゲン以外の外因性刺激や運動，心理的ストレスなど内因性刺激も類似の反応を誘導する．

b　気道の浮腫

ロイコトリエン，ブラジキニン，プロスタグランジン，トロンボキサン A_2，ヒスタミン，PAF，血管内皮増殖因子 vascular endothelial growth factor(VEGF)など，マスト細胞や好酸球から放出されるメディエーターは，肺微小血管の透過性を亢進させ，血漿成分の血管外漏出を増加させる．その結果，浮腫が生じ，気流制限が誘導される．

c　粘液の分泌亢進

マスト細胞や Th2 細胞の産生する IL−13 は杯細胞の分化と粘膜下腺の過形成を誘導し，粘液の過剰分泌により気流制限を誘導する．

d　気道壁のリモデリング

慢性的な気道炎症により気道平滑筋の肥厚，気道粘膜下組織の線維化，粘膜下腺の過形成などのリモデリングが起こり，永続的な気道壁の肥厚により，非可逆的な気流制限が生じる．

e　気道過敏性の亢進

喘息患者では気管支平滑筋の易収縮性(気道過敏性の亢進)を認め，健常人では反応しない程度の弱い非特異的な刺激に反応して収縮し，気流制限が生じる．気道過敏性の亢進は，喘息の特徴的病態の1つであり，重症度と相関する．

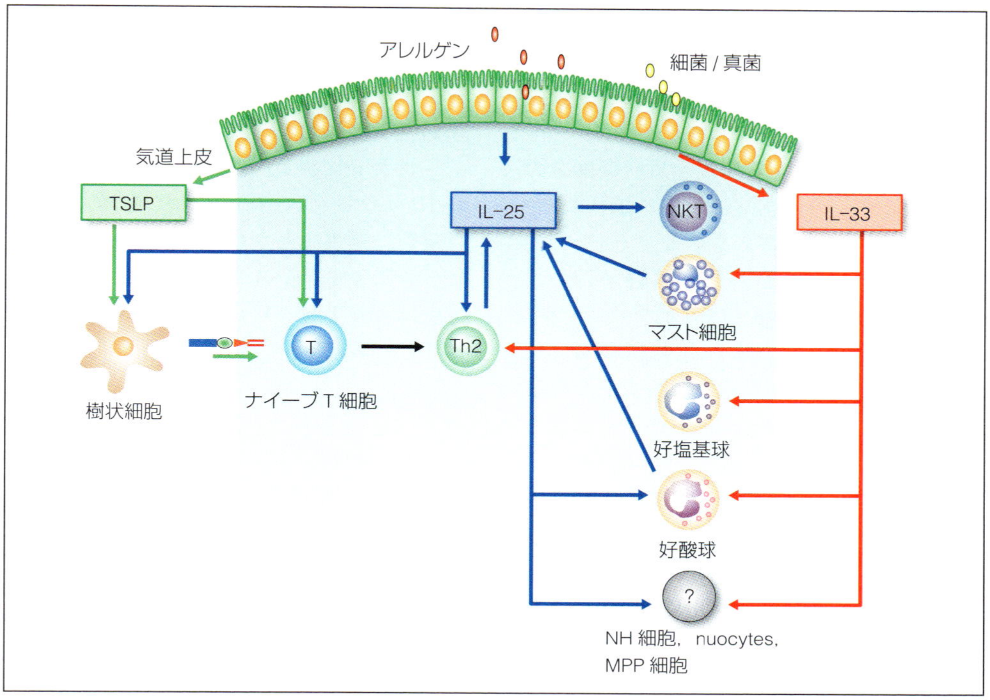

図 12-4　気道上皮細胞由来サイトカインによるアレルギー性気道炎症誘導機構
気道上皮細胞はアレルゲンや細菌・真菌の刺激により TSLP と IL-25 を産生し，また，細胞傷害により IL-33 を放出する．TSLP は，樹状細胞を介して，あるいは直接 Th2 細胞に作用して Th2 細胞の活性化を誘導する．IL-25 と IL-33 は，好酸球や好塩基球などの顆粒球系細胞や未同定の非リンパ球系細胞に作用して，アレルギー性炎症を誘導する．

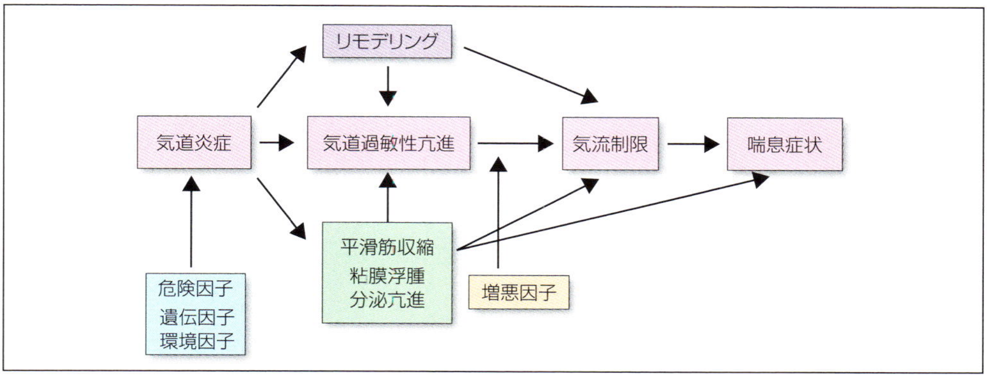

図 12-5　気管支喘息の病態
気管支喘息は可逆性の気流制限を特徴とする．気流制限の惹起には，平滑筋の収縮，粘膜浮腫，分泌亢進，気道過敏性の亢進，リモデリングが複合的に関与するが，その根底にはアレルギー性気道炎症が存在する．

4 治療の現状と今後の治療戦略

喘息患者は，重症度に応じ，**吸入ステロイド製剤**，**ロイコトリエン受容体拮抗薬**，**長時間作用型気管支拡張薬**，**テオフィリン徐放製剤**などを用いた**段階的薬物療法**で治療される．喘息予防・管理ガイドラインの普及と吸入ステロイド製剤の積極的な導入により治療成績は格段に向上したが，5〜10%は治療抵抗性の重症・難治性喘息であり，さらなる治療戦略の確立が急がれている．抗原特異的免疫療法(減感作療法)も一部の症例に施行されているが，アナフィラキシーショックや喘息発作の誘発など，重篤な副作用のリスクがあり実施数は減少している．

重症・難治性喘息に対する新規治療戦略開発のため，IgE や Th2 サイトカインに対する抗体製剤，可溶性 TNF レセプター(エタネルセプト)などの生物学的製剤を用いた多くの臨床試験が行われた．その結果，**ヒト化抗 IgE 抗体**(オマリズマブ)は抗原誘発による即時型および遅発型の喘息反応，気道過敏性の亢進，好酸球性気道炎症を軽減させ，アトピー型喘息に対し有用であることが明らかになり，すでにわが国でも臨床応用されている．**ヒト化抗 IL-5 抗体**(メポリズマブ：本邦未発売)も好酸球増多を伴う重症喘息に対して急性発作の頻度を減少させ，経口ステロイド製剤の減量を可能にすることが報告され，臨床応用が期待されている．メポリズマブより強力に好酸球を除去する抗 IL-5 レセプター抗体の開発も進んでいる．エタネルセプトが重症喘息の気道過敏性を改善することも報告されている．一方，IL-4 および IL-13 を標的にした治療戦略は，各種試みられたが，いずれも大きな効果は得られず，臨床応用には至っていない．その他，IL-9，IL-17A，IL-23，IL-25，IL-33，TSLP などのサイトカインやそのレセプター，thymus and activation-regulated chemokine(TARC)，エオタキシンなどのケモカイン，CRTH2，CCR3，CCR4 などのケモカインレセプター，VCAM-1 などの接着分子を標的とした治療薬の開発が進んでいる．

B アレルギー性鼻炎

1 疾患概念と診断

A 定義

アレルギー性鼻炎 allergic rhinitis は，「鼻粘膜のⅠ型アレルギー疾患で，**発作性反復性のくしゃみ**，**水様性鼻汁**，**鼻閉**を三主徴とする」と定義される．**鼻過敏症** hyperesthetic rhinitis，**鼻アレルギー** nasal allergy，**花粉症** pollinosis などがほぼ同義に用いられる．

B 病型

アレルギー性鼻炎は**通年性アレルギー性鼻炎**と**季節性アレルギー性鼻炎**に分けられる．アレルギー性鼻炎の病因抗原の大部分は吸入抗原であり，ヒョウヒダニ，花粉(樹木，草木，雑草類など)，真菌類，昆虫などが代表的な抗原である．ヒョウヒダニによるアレルギー性鼻炎は通年性，花粉や昆虫によるアレルギー性鼻炎は季節性の病型をとることが多い．

C 診断

病歴，症状(くしゃみ，水様性鼻汁，鼻閉，かゆみなど)，耳鼻科的診察(鼻粘膜の外観，閉塞度など)，検査(鼻汁中における**好酸球**の有無，**アレルゲン特異的 IgE 抗体**，**皮膚テスト**)，アトピー素因(他のアレルギー疾患の合併や家族歴)を参考に診断する．**アレルゲン誘発試験**で陽性となれば診断は確実となる．アレルゲン特異的 IgE 抗体は非発症者にも高頻度に検出されるため，診断に際しアレルゲン特異的 IgE 抗体の検出に頼りすぎるべきではない．

2 疫学

通年性アレルギー性鼻炎と季節性アレルギー性鼻炎を合わせると 30％以上の成人がアレルギー性鼻炎に罹患していると推計される．特にスギ花粉症を代表とする季節性アレルギー性鼻炎の増加が著しく，発症の若年化も認められる．スギ花粉に対する感作率は年々上昇しており，今後も患者数の増加が予測される．

3 病態生理

アレルギー性鼻炎の病態生理は気管支喘息と類似しているが，アレルギー性鼻炎では IgE 依存的な機序がより顕著である．吸入されたアレルゲンの一部は鼻粘膜上皮細胞間隙を通過し，鼻粘膜組織に分布するマスト細胞の表面においてアレルゲン特異的 IgE 抗体を架橋し，マスト細胞を活性化する．その結果，マスト細胞からヒスタミン，ロイコトリエンを主とする多くのメディエーターが放出され，これらのメディエーターが鼻粘膜の

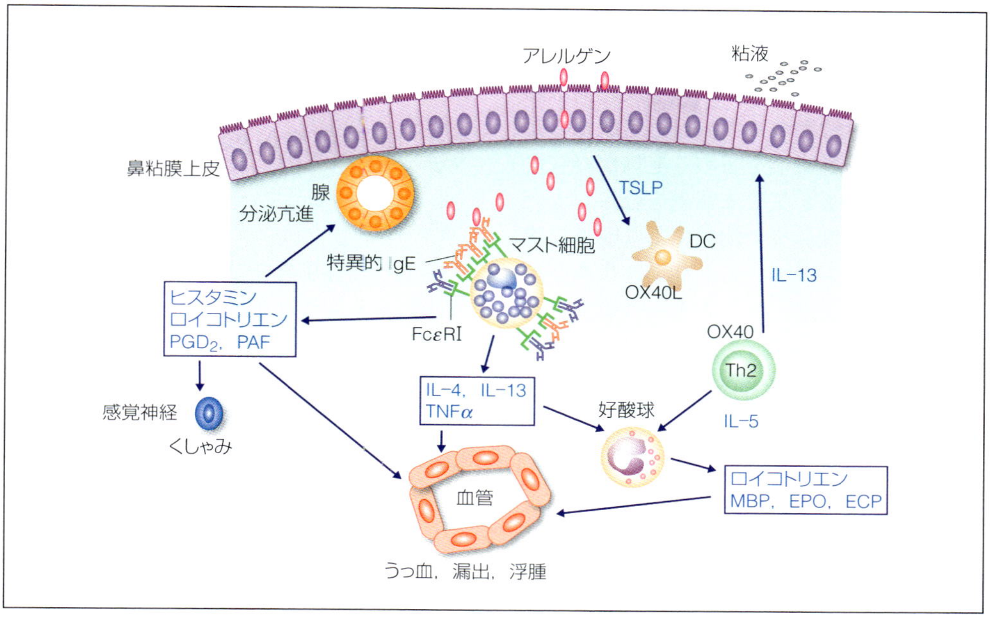

図 12-6　アレルギー性鼻炎の病態
アレルゲン刺激によりマスト細胞からヒスタミン，ロイコトリエンなどのメディエーターや IL-4，IL-13 などのサイトカインが放出され，浮腫や粘液分泌が誘導される．マスト細胞が産生する IL-13，TNFα などのサイトカインは T 細胞が産生するサイトカインと協調的に作用し，好酸球の組織浸潤を誘導する．

感覚神経終末や血管に作用して，くしゃみ，水様性鼻汁，鼻粘膜腫脹(鼻閉)を誘導する(**即時相反応**)(図 12-6)．

さらにマスト細胞が産生するメディエーター，サイトカイン，ケモカインによって好酸球を中心とするさまざまな炎症細胞が鼻粘膜内に浸潤し，浸潤した炎症細胞が産生するロイコトリエンなどによってアレルゲン曝露 6〜10 時間後に鼻粘膜が腫脹する(**遅発相反応**)(図 12-6)．

アレルギー性鼻炎では，さまざまな非特異的な刺激に対する鼻粘膜の反応性も亢進する．実際のアレルギー性鼻炎患者では，断続的なアレルゲン刺激により即時相反応と遅発相反応が複雑に影響し合い，症状の出現に至る．

A 主要徴候のメカニズム

1 くしゃみ

くしゃみは，ヒスタミンをはじめとするメディエーターが鼻粘膜の感覚神経(三叉神経)を刺激し，それが延髄のくしゃみ中枢に伝えられた結果生ずる呼吸反射である．アレルギー性鼻炎患者では，ヒスタミンによる感覚神経刺激に対して過敏となっており，特有のくしゃみ発作が起こる．

2 水様性鼻汁

鼻粘膜におけるヒスタミンによる感覚神経刺激は，副交感神経の興奮も誘導し，鼻腺から鼻汁が分泌される．ヒスタミン，ロイコトリエン，PAF などのメディエーターは鼻粘膜において血管に直接作用して血漿の漏出も誘導する．

3 鼻粘膜腫脹

鼻粘膜腫脹は，鼻粘膜血管のうっ血と血漿漏出による鼻粘膜の間質浮腫による．鼻粘膜の腫脹には鼻粘膜に浸潤したマスト細胞や好酸球が産生するヒスタミン，ロイコトリエン，PAF，プロスタグランジン D_2，ブラジキニンなどのメディエーター，中でもロイコトリエンの鼻粘膜血管に対する作用が大きく関与する．

B アレルギー性鼻炎と気管支喘息の関連

1 one airway, one disease

気管支喘息患者の 50% 以上にアレルギー性鼻炎が合併し，アレルギー性鼻炎患者の約 20% に気管支喘息が合併する．気管支喘息患者では鼻炎症状の合併がなくても上気道の好酸球性炎症を認める症例が存在し，一方，アレルギー性鼻炎患者では気管支喘息の合併がなくても気道過敏性の亢進や下気道の好酸球性炎症を認める症例が存在する．アレルギー性鼻炎と気管支喘息を合併している場合，アレルギー性鼻炎の治療により喘息症状が改善することも示されている．高い合併頻度，および病態の類似性より，アレルギー性鼻炎と気管支喘息を，気道という同一器官における一連の疾患として認識する "one airway, one disease" という疾患概念が提唱されている．

4 治療の現状と今後の治療戦略

アレルギー性鼻炎の治療の中心はアレルゲンの回避と薬物療法であり，難治例では外科療法が適応となる．抗原特異的免疫療法も一部の症例に施行されている．薬物療法としては，ケミカルメディエーター遊離抑制薬，抗ヒスタミン薬，ロイコトリエン受容体拮抗薬，トロンボキサン阻害薬，点鼻ステロイド薬などが使用される．ヒト化抗 IgE 抗体(オマリズマブ)はアレルギー性鼻炎に対して有効であるが，費用対効果の観点から臨床応用されていない．抗原特異的免疫療法は，現時点で唯一の根治療法となりうる治療法であるが，治療期間が 2〜3 年と長く，ときに重篤な副作用が認められるため，実施数は減少している．

一方，欧米諸国では抗原特異的免疫療法が広く普及しており，アレルゲンを口腔内投与する舌下免疫療法も一部のアレルゲンに対して臨床応用されている．舌下免疫療法は，皮下注射による抗原特異的免疫療法と同程度の効果が期待され，重篤な副作用は少ないとされている．その他，CpG アジュバントワクチン，BCG ワクチン，抗 IL-5 抗体，抗 CCR4 抗体，Syk キナーゼ阻害薬などの臨床応用が期待されている．

C アトピー性皮膚炎

1 疾患概念と診断

A 定義

アトピー性皮膚炎は，「増悪・寛解を繰り返す，瘙痒のある湿疹を主病変とする疾患であり，患者の多くはアトピー素因をもつ」と定義されている．アトピー素因とは，アレルギー疾患(気管支喘息，アレルギー性鼻炎，アレルギー性結膜炎，アトピー性皮膚炎のうちいずれか，あるいは複数の疾患)の家族歴・既往歴を有し，IgE 抗体を産生しやすい素因を意味する．

B 病型

①四肢屈側型，②四肢伸側型，③小児乾燥型，④頭・頸・上胸・背型，⑤痒疹型，⑥全身型，に分類される．四肢屈側型は，最も一般的に認められる病型であり，四肢伸側型は小児期に多く，頭・頸・上胸・背型は思春期や成人期に多い．痒疹型と全身型は難治性であることが多い．これらの病型が混在する症例や移行する症例も存在する．

C 診断

アトピー性皮膚炎の診断は，皮疹の分布，性状，経過に基づいて行われる．日本皮膚科学会の診断基準を**表 12-1** に示す．

2 疫学

アトピー性皮膚炎は，生後 1〜2 か月頃から皮疹を認めだし，幼児期に増悪し，成長に伴い，軽快・治癒することが多い．アトピー性皮膚炎の有病率は 3〜4 歳児で 10〜15%，その後徐々に低下し，成人では 2% 程度である．

3 病態生理

A 炎症の分子機構

皮膚に付着したアレルゲンの一部は**バリア機能**の低下した表皮細胞間隙を通過し，皮下組織に至

表 12-1　アトピー性皮膚炎の診断基準(日本皮膚科学会)

1. 瘙痒
2. 特徴的皮疹と分布
　1)皮疹は湿疹病変
　　• 急性病変：紅斑，湿潤性紅斑，丘疹，漿液性丘疹，鱗屑，痂皮
　　• 慢性病変：浸潤性紅斑・苔癬化病変，痒疹，鱗屑，痂皮
　2)分布
　　• 左右対側性
　　好発部位：前額，眼囲，口囲・口唇，耳介周囲，頸部，四肢関節部，体幹
　　• 参考となる年齢による特徴
　　乳児期：頭，顔に始まりしばしば体幹，四肢に下降
　　幼小児期：頸部，四肢関節部の病変
　　思春期・成人期：上半身(顔，頸，胸，背)に皮疹が強い傾向
3. 慢性・反復性経過(しばしば新旧の皮疹が混在する)
　乳児では2か月以上，その他では6か月以上を慢性とする．

　上記1，2，および3の項目を満たすものを，症状の軽重を問わずアトピー性皮膚炎と診断する．その他は急性あるいは慢性の湿疹とし，年齢や経過を参考にして診断する．

(日本皮膚科学会アトピー性皮膚炎診療ガイドライン作成委員会：アトピー性皮膚炎診療ガイドライン．日皮会誌 119(8)：1516，2009 より転載　©社団法人日本皮膚科学会)

る．皮下組織には高親和性 IgE レセプター(FcεRI)を介してアレルゲン特異的 IgE 抗体を表面に結合したマスト細胞が広く分布しており，アレルゲンによる FcεRI の架橋刺激によりマスト細胞はヒスタミン，ロイコトリエンなどのメディエーターの放出，TFNα や IL-13 などのサイトカインの産生を介し，好酸球を中心とする炎症細胞の組織浸潤を誘導する．表皮に常在する抗原提示細胞である**ランゲルハンス細胞**も FcεRI を発現し，アレルゲン特異的 IgE 抗体を介してアレルゲンを取り込み，抗原を提示する．活性化されたランゲルハンス細胞は，タイトジャンクションを越えて角層下まで樹状突起を伸ばし，抗原を捕捉することも示されている．ランゲルハンス細胞や樹状細胞から抗原提示を受けた Th2 細胞は IL-4，IL-5，IL-13 などのサイトカインを産生し，好酸球を中心とする炎症細胞の組織浸潤を誘導する(図 12-7)．

アトピー性皮膚炎の病変部への炎症細胞の浸潤には，表皮細胞や線維芽細胞が産生するケモカインも重要な役割を果たす．CCL17/**TARC**(thymus and activation-regulated chemokine)や CCL22/MDC(macrophage-derived chemokine)により CCR4 を発現する Th2 細胞が病変部位に浸潤し，**RANTES**(regulated upon activation, normal T cell expressed and secreted)/CCL5 やエオタキシン/CCL11 により CCR3 を発現する好酸球が病変部位に浸潤する．血清 TARC 値はアトピー性皮膚炎の病勢を反映することも示されている．

表皮細胞が産生するサイトカインもアトピー性皮膚炎の病態形成に重要な役割を果たす．**TSLP** はアレルゲンなどで刺激を受けた表皮細胞から産生され，アトピー性皮膚炎患者の皮膚病変部の表皮細胞で高く発現している．TSLP 刺激を受けた樹状細胞は，TARC，MDC などのケモカインを産生して Th2 細胞の遊走を誘導し，OX40 リガンドの発現を介して Th2 細胞の分化を誘導する．表皮細胞が傷害されることにより放出される IL-33 は，Th2 細胞やマスト細胞による Th2 サイトカインの産生を誘導し，炎症を増強する．

B 皮膚の機能異常

アトピー性皮膚炎の病態形成には**バリア機能**の障害が深く関与している．角層は，皮膚の最外層に存在する厚さ 10～20 μm の薄い膜状の構造物であり，十数層の角層細胞とその間を埋める細胞間脂質より構成されている．**フィラグリン**由来の天然保湿因子と細胞間脂質が角層のバリア機能に必須であるが，アトピー性皮膚炎の病変部ではフィラグリンと細胞間脂質の発現低下が認められる．このような異常は，アトピー性皮膚炎の炎症に伴う二次的な変化とする考え方と，アトピー性

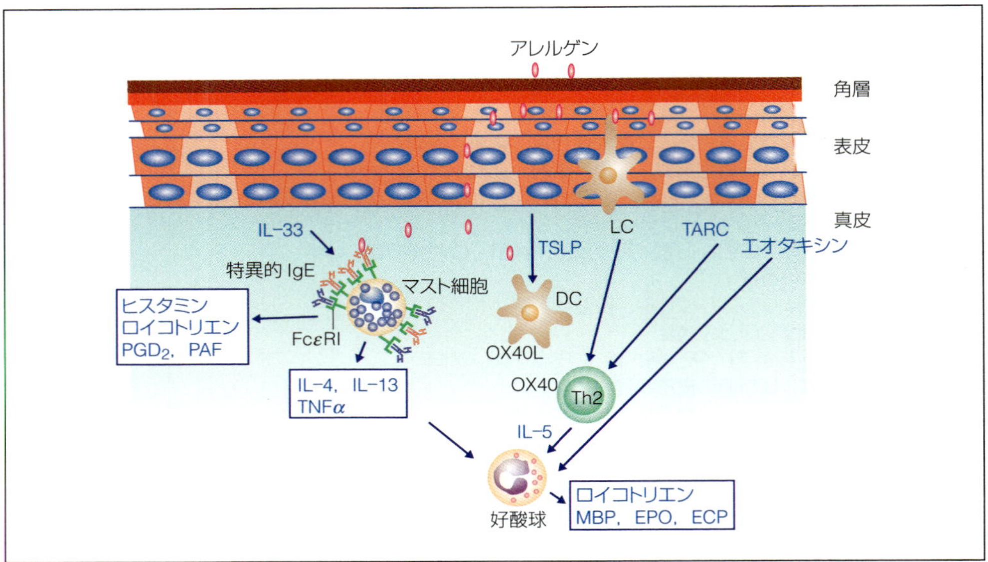

図 12-7 アトピー性皮膚炎の病態
アレルゲンの一部はバリア機能の低下した表皮を通り抜け，真皮層に到達する．ランゲルハンス細胞（LC）は，細胞突起を伸ばし，表皮層においてアレルゲンを捕捉し，抗原提示を行う．アレルゲン刺激によりマスト細胞からヒスタミン，ロイコトリエンなどのメディエーターや IL-4，IL-13 などのサイトカインが放出され，アレルギー性炎症が誘導される．表皮細胞が産生する TARC やエオタキシンなどのケモカインは Th2 細胞や好酸球の組織集積に寄与する．

皮膚炎の原因とする考え方があったが，イギリスでフィラグリン遺伝子の変異がアトピー性皮膚炎患者の 30〜50％に認められたと報告され，少なくともアトピー性皮膚炎の一部はバリア機能の異常に根本的な原因があることが示された．わが国においてもアトピー性皮膚炎患者の約 20％にフィラグリン遺伝子の変異があることが報告されている．

さらにアトピー性皮膚炎の病変部位では，抗菌ペプチドの発現低下により，黄色ブドウ球菌などの細菌が増殖し，その刺激を受けた表皮細胞やランゲルハンス細胞がサイトカインやケモカインを産生し，炎症を増悪させることが示されている．

C アレルギーマーチと経皮感作

アトピー性皮膚炎，気管支喘息，アレルギー性鼻炎などのアレルギー疾患が，原因アレルゲンと発症臓器を異にして同一個体に次から次へと発症する現象を**アレルギーマーチ**と呼ぶ．乳児期など比較的早期に発症するアトピー性皮膚炎はアレルギーマーチの出発点として位置づけられており，気管支喘息やアレルギー性鼻炎の難治化・重症化因子の1つであることが示されている．アトピー性皮膚炎における皮膚バリアの破綻がアレルゲンの経皮的な侵入による感作を促進し，喘息など他のアレルギー疾患の発症に繋がると考えられている．本来，気道に発現してないフィラグリン遺伝子に変異があると吸入アレルゲンに対する感作と喘息発症のリスクが上昇することも，喘息発症に関与する感作の一部は経皮的に誘導されていることを示唆している．アレルゲンの経皮感作は，経気道感作より遷延性の好酸球性炎症を誘導することも示されている．

4 治療の現状と今後の治療戦略

アトピー性皮膚炎の治療の基本は，①**発症・悪化因子の同定と対策**，②**スキンケア**，③**薬物治療**の3点からなる．この3点はいずれも同等に重要であり，症状の程度により，適切に組み合わせて行う必要がある．アトピー性皮膚炎の症状はアレルギー機序のみならず，物理刺激（掻破も含む），ストレス，発汗，細菌・真菌など非アレルギー機序によっても発症・悪化する．発症・悪化因子は患者ごとに異なるので，個々に検索し，その対策を行う.発症・悪化因子の対策とスキンケアによっても症状の改善が認められない場合に薬物治療が行われる．薬物治療としては，ステロイド外用薬とタクロリムス外用薬が皮膚の炎症を抑制する目的で用いられる．ステロイド外用薬は症状の重症度により強度や外用法を調節する．かゆみに対しては抗ヒスタミン薬の内服を補助的に使用する．最重症例には，経口ステロイドや免疫抑制薬（シクロスポリン）が投与されることもある．IgE，B細胞，TNF，TSLP，OX40，IL-4，IL-5，IL-13，IL-31，IL-33などを標的にした生物学的製剤やJAK3阻害薬が近未来の治療薬として期待されている．

D 食物アレルギー

1 疾患概念と診断

A 定義

食物アレルギーは，「原因食物を摂取した後に**免疫学的機序**（多くはアレルゲン特異的IgE抗体が関与）を介して生体にとって不利益な症状が惹起される現象」と定義される．原因食物の摂取後数時間以上たってから症状が出現するIgE非依存型の免疫学的機序による食物アレルギーも存在する．食物を摂取した後の不利益な症状であっても，フグやキノコに含まれる毒素による症状，食品中に含まれるヒスタミン，セロトニン，カフェインなどによる中毒症状，乳糖不耐症などのように免疫学的機序を介さない反応は食物アレルギーではない．

B 病型

幼児～成人の食物アレルギーは，症状の出現様式により，①**即時型症状**（蕁麻疹，アナフィラキシーなど）と，②特殊型，a）**食物依存性運動誘発アナフィラキシー**，b）**口腔アレルギー症候群**に分類される．

1 ● 即時型症状

原因食物の摂取後，数分から1～2時間で，皮膚症状（発赤，蕁麻疹，血管性浮腫），粘膜症状（口腔内違和感，喉頭浮腫），消化器症状（嘔吐，腹痛，下痢），呼吸器症状（鼻汁，くしゃみ，咳，喘鳴，呼吸困難），アナフィラキシーショックなどのI型アレルギーによる症状が出現する．小児では食物アレルギーにより精神神経症状（落ち着きがないなど）が主に出現することがあり診断に注意を要する.原因食物としては,幼児の食物アレルギーでは鶏卵，乳製品，小麦，魚卵が多く，成人の食物アレルギーでは，甲殻類，そば，小麦，魚類，ピーナッツ，果物などが多い．サバ，イワシなどの魚類の摂取でアレルギー症状が出現する成人症例の中には魚類に寄生するアニサキスに対するアレルギーが相当数混在していることが報告されている．

2 ● 特殊型

a　食物依存性運動誘発アナフィラキシー

特定の食物の摂取後2～3時間以内に運動することにより，蕁麻疹から始まり，重症例では呼吸困難・ショックに至る症状が出現する．原因食物の摂取のみ，運動のみでは症状は出現しない．小児から青年に多く発症し，原因食物としては小麦と甲殻類（エビとカニ）が多い．小麦の主アレルゲンはω-5グリアジン，甲殻類の主アレルゲンは，筋肉に主に含まれるトロポミオシンである.入浴，飲酒，消炎鎮痛薬の内服なども食物依存性運動誘発アナフィラキシーの誘因となる．

b　口腔アレルギー症候群

スギやシラカンバなどの花粉に対するアレルギーを有する患者が果物（キウイ,バナナ,メロン，クリ，モモ，リンゴなど）や野菜（トマトなど）を摂取することより口腔粘膜や口周囲の皮膚に蕁麻疹，発赤，腫脹などが出現する．口腔アレルギー症候群を起こす原因アレルゲンは，一般に消化酵素や熱に対し不安定であるため症状は口腔内や咽頭に限局するが，原因食物を大量に摂取した場合や消化酵素に比較的安定なバナナやクリが原因食物の場合は，アナフィラキシーショックなどの全身症状が出現することもある．口腔アレルギー症候群の類似病態として，ラテックスに感作された患者がバナナ，キウイ，クリ，アボカドなどを摂取した際に口腔症状が出現する**ラテックス・フルーツ症候群**がある．いずれの病態もアレルゲンの**交差抗原性**による．

C 診断

食物摂取と症状出現の関係についての詳細な病歴の聴取が診断および原因食物の推定に重要である．この情報をもとにアレルゲン特異的 IgE 抗体の測定や皮膚テストを行い，原因食物を絞り込む．さらに，原因と疑われる食物の摂取を 2 週間程度禁止し，症状の改善を確かめる**食物除去試験**を行う．食物除去試験で症状の改善が認められた際には，原因食物を摂取して症状の出現を確認する**食物負荷試験**を行い，診断を確定する．食物負荷試験には，オープン法，単純盲検法，二重盲検法があり，偽陽性を避けるため二重盲検法が推奨されるが，通常はオープン法，単純盲検法で十分である．食物依存性運動誘発アナフィラキシーが疑われる症例に対しては，食物摂取 1～2 時間後に運動負荷試験を行う．負荷試験は危険を伴うため専門医のもとで実施する．

2 疫学

食物アレルギーの有病率は，乳児で 10%，3 歳児で 5%，学童以降で 2%であり，成長に伴い，**自然寛解**することが多い．一方，成人発症の食物アレルギーの有病率は 1～2%であり，自然寛解することは稀である．

3 病態生理

消化管は必要な栄養を吸収する組織であり，日常的に大量の食物由来の異種タンパク質に曝露されている．異種タンパク質の大部分は消化酵素によりアミノ酸，ジペプチド，トリペプチドに分解された後に腸上皮細胞内に取り込まれ吸収される．腸上皮細胞の管腔側表面はムチンに富む粘液で覆われ，さらに腸上皮の細胞間裂隙はタイトジャンクションによる強固な接着によりシールされているため異種タンパク質の吸収は制御されているが，健常な腸管においても少量の異種タンパク質は抗原性を保ったまま腸上皮細胞内あるいは腸上皮の細胞間裂隙を通り吸収される．生理的条件下で吸収される食物由来の異種タンパク質は **danger signal** をもたないため，制御性 T 細胞により，抗原特異的な免疫不応答性(経口免疫寛容)が誘導される(**図 12-8**)．樹状細胞が産生する TGFβ とレチノイン酸が腸管における制御性 T 細胞の分化促進に寄与している．

1 ● 経口免疫寛容の破綻と食物アレルギー

通常は食物由来の異種タンパク質に対して免疫寛容の状態にあるため，たとえ少量の異種タンパク質が抗原性を保ったまま吸収されてもアレルギー反応は生じない．食物アレルギーでは，制御性 T 細胞の機能不全あるいは Th2 細胞の活性化により制御性 T 細胞と Th2 細胞のバランスが Th2 細胞側にシフトし，食物由来の異種タンパク質に対する Th2 細胞応答が起こり，抗原特異的 IgE の産生が誘導される(**図 12-8**)．抗原の再侵入によりマスト細胞上の抗原特異的 IgE が架橋されると，マスト細胞はヒスタミンをはじめとするメディエーターやサイトカインを放出し，アレルギー反応を惹起する．

2 ● 腸管バリア機能の障害と食物アレルギー

腸上皮細胞が傷害されバリア機能が低下すると，抗原性を保ったまま体内に入る食物由来の異種タンパク質が増加する．同時に danger signal を有する細菌や真菌由来の異種タンパク質も体内に侵入し，樹状細胞をはじめとする抗原提示細胞が活性化されることにより，食物由来の異種タンパク質に対する免疫応答が誘導される．一度免疫応答が誘導されると IL-4，IL-13，IFNγ，TNFα をはじめとするサイトカイン，あるいはマスト細胞や好酸球が放出するタンパク質分解酵素や組織傷害性タンパク質によりバリア機能がさらに低下し，悪循環に陥る(**図 12-8**)．乳幼児に食物アレルギーが発症しやすい理由も，乳幼児では腸管のバリア機能が未熟であり抗原性を保ったままの異種タンパク質が容易に吸収されるためと考えられている．飲酒や消炎鎮痛薬の内服により食物アレルギーが誘発されることにもバリア機能の障害が関与していると考えられている．

3 ● 経皮感作と食物アレルギー

食物由来の異種タンパク質に対する感作が経腸管的のみでなく，経皮的にも起こることが示されている．石鹸中に含まれる加水分解コムギにより

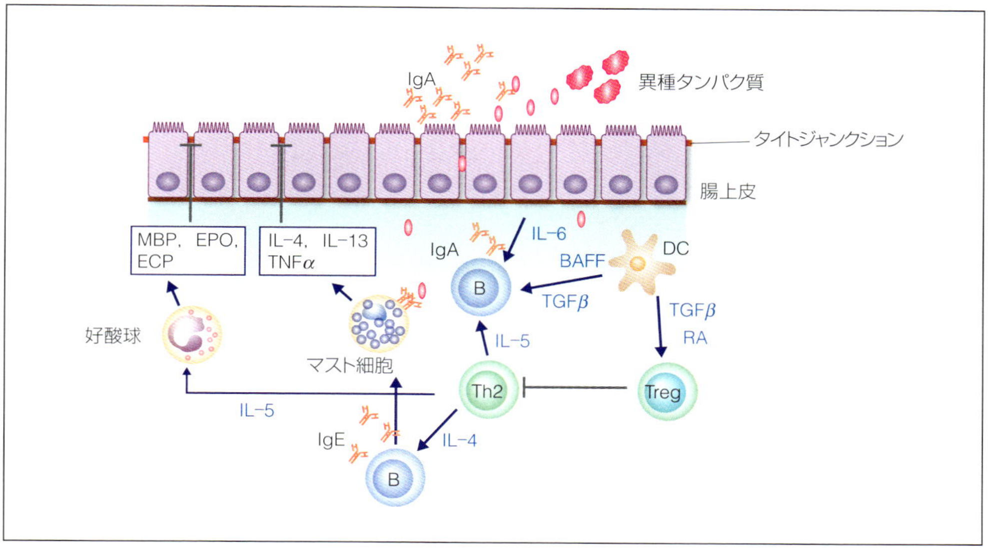

図 12-8　食物アレルギーの病態
食物由来の異種タンパク質の一部は抗原性を保ったまま，腸上皮細胞内あるいは腸上皮の細胞間裂隙を通り吸収されるが，通常は TGFβ とレチノイン酸（RA）の存在下で制御性 T 細胞（Treg）が分化し，経口免疫寛容が誘導される．食物アレルギーでは，制御性 T 細胞の機能不全あるいは Th2 細胞の活性化により制御性 T 細胞（Treg）と Th2 細胞のバランスが Th2 細胞側にシフトし，食物由来の異種タンパク質に対する Th2 細胞応答が起こり，特異的 IgE の産生やアレルギー性炎症が誘導される．炎症が起こると，IL-4，IL-13，IFNγ，TNFα をはじめとするサイトカイン，あるいはマスト細胞や好酸球が放出するタンパク質分解酵素や組織傷害性タンパク質によりバリア機能がさらに低下し，悪循環に陥る．

経皮的に小麦に感作され，食物依存性運動誘発アナフィラキシーが発症したことが報告されている．また微量のピーナッツ抗原が残存するピーナッツオイルを含む皮膚保護用製剤を皮膚に塗ることでピーナッツに対する感作が誘導される可能性も示されている．

4 治療の現状と今後の治療戦略

食物アレルギー治療の基本は，原因食物の正確な同定に基づく，摂取の回避である（除去食療法）．抗ヒスタミン薬や抗アレルギー薬の予防内服が行われることも多いが，症状の出現を完全に抑制することは困難である．症状出現時には，軽症であれば抗ヒスタミン薬，重症であれば抗ヒスタミン薬に加えて，アドレナリン（**エピネフリン**），ステロイドなどが使用される．小児例に対しては，原因食物を少量から摂取させ徐々に増量する**経口免疫療法**が試みられ，一定の効果を上げているが，アナフィラキシーなど，重篤な副反応を引き起こす可能性があり，専門医の管理下で行われるべき治療法である．ヒト化抗 IgE 抗体（オマリズマブ）投与下での経口免疫療法も安全性の観点から期待されている．原因タンパク質の抗原性を消失させた変異体や部分ペプチドを用いた免疫療法により免疫寛容を誘導する試みもなされている．

E まとめ

1. 気管支喘息には，アトピー型と非アトピー型があり，前者では外因性抗原に対する特異的 IgE が検出されるが，後者では特異的 IgE は検出されない．いずれの場合にも，気道の過敏性亢進と気道炎症による気流制限により喘息症状が起こる．
2. アトピー性皮膚炎は増悪・寛解を繰り返す皮膚炎で，患者の多くはアトピー性素因をもつ（すなわち，アレルギー疾患の家族歴・既往歴を有し，IgE 抗体を産生しやすい）．

3. アレルギー反応にはＴ細胞やマスト細胞が産生するサイトカインに加え，上皮細胞などの非血球系細胞が産生するサイトカインも病態形成に重要な役割を果たす．すなわち，免疫細胞と組織構成細胞の間の複雑な相互作用がみられる．

第13章 自己免疫

A 免疫力は諸刃の剣

生物は，生殖年齢に達して子孫を残す前に，病原微生物に倒されることを逃れるために免疫系を進化させてきた．その結果，免疫系は高次複雑システムとなり，強力に病原微生物を排除できるようになった．免疫力の弱いものは，疫病大流行のたびに淘汰されてきたはずである．現代人は，その点，免疫力のエリートたちということができる．しかし，その代償として，自己成分に対する免疫反応も惹起されやすくなった．しかも，進化上の生殖年齢は若い．源氏物語の頃には10歳代前半で子どもをもうけることすら稀ではなかった．自己免疫を起こさず病原体を効率よく排除すべく進化した免疫系は，若い世代を守りはしても，進化論的生殖年齢を過ぎても長く生きる現代成人を守ることには長けていないはずである．

しかも，生きている間，免疫力に挑戦する病原微生物は数知れず，その間，免疫力は高まっていく．したがって，われわれは極めて自己に対する免疫が発動されやすい状態になっていると考えるべきである．免疫力は諸刃の剣ともいえ（図13–1），病原微生物排除能と自己免疫の危機とは分離できないのである．

B 自己免疫

1 自己と非自己の区別

免疫系の重要な機能は，個体が病原微生物に侵されないために，病原微生物と戦うことである．各国が，敵国から自国民を守るために軍隊を保持していることと似ている．軍隊は，敵軍だけを把握して戦いを挑む必要がある．自国に危害を及ぼさない第三国の軍団を叩いてもいけないし，ましてや自軍を攻撃してはならない．しかし，戦乱の中で，軍隊が敵軍とそれ以外を区別するのは容易ではない．かといって正しく識別せずに攻撃をしかければ，悲惨な結果を招く．したがって，その事態を避けるために自軍や敵軍を鑑別できるようにさまざまな工夫が凝らされている．

免疫系も，個体を侵す病原微生物と戦うばかりではなく，個体に無害なものに無駄な戦いを挑んだり，自身の組織に攻撃をしかけてしまうことがある．前者がいわゆるアレルギー疾患で，後者が自己免疫疾患 autoimmune disease である（図13–2）．**自己免疫疾患**の原因は，免疫系が「自己 self」と病原微生物である「非自己 non-self」を識別できなくなってしまうことである．これによって自己組織由来抗原である**自己抗原** autoantigen に対する免疫反応が発動し，**自己免疫** autoimmunity が成立する．なお，自己抗原に対して免疫による排

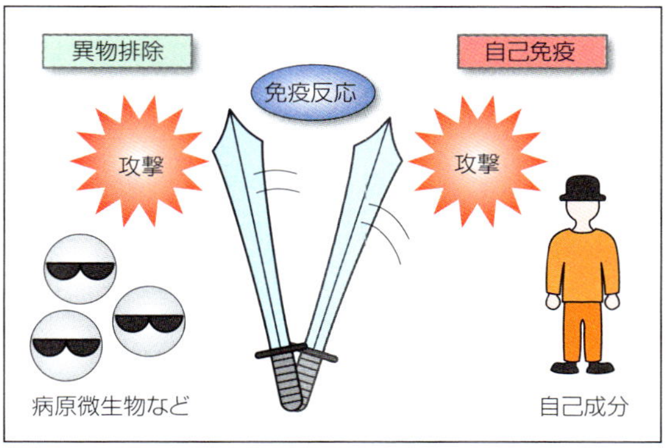

図13–1　免疫力は諸刃の剣
免疫力のもつ病原体排除能と自己免疫は分離できない．

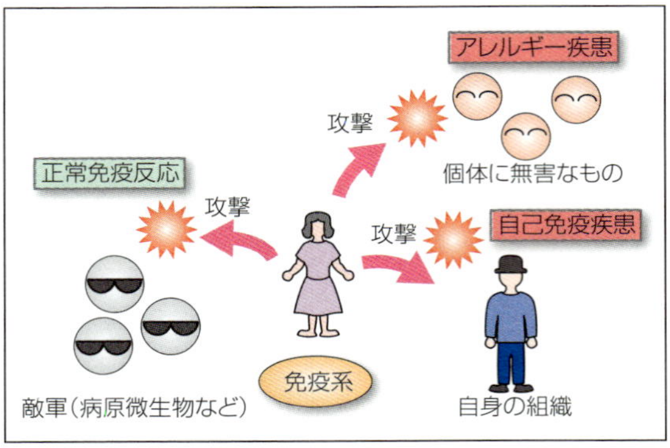

図 13-2　病原微生物との戦い
個体を侵す病原微生物と戦う(正常免疫反応)ばかりではなく，個体に無害なものに無駄な戦いを挑んだり(アレルギー反応)，自身の組織に攻撃をしかけてしまう(自己免疫疾患)．

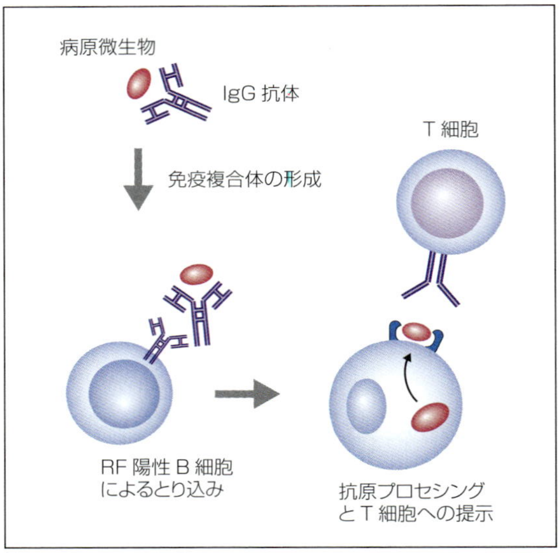

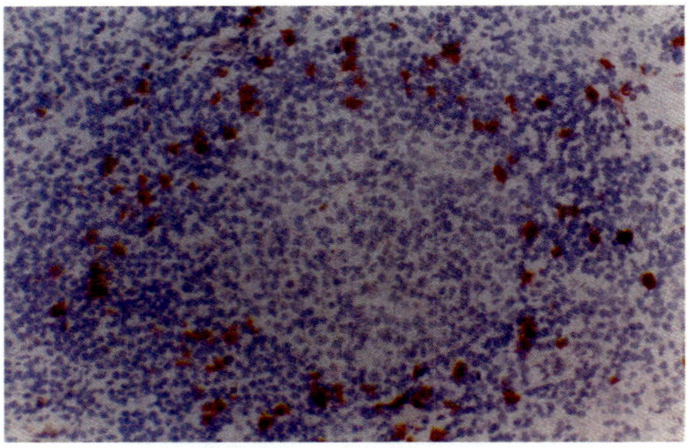

図 13-3　ヒト扁桃腺の RF 陽性 B 細胞
濾胞を取り囲む暗殻内に存在し，正常免疫系の一部を構成している．免疫組織学的染色により，茶色を呈している．(J Clin Invest 87, 379–383, 1991)

除反応が発動されない状態を**自己寛容** self tolerance という．

しかし，自己に対する免疫応答は全くいらないわけではない．病気や加齢によって具合が悪くなった自己成分や細胞は排除しなくてはならない．がん化してしまった自己細胞も排除する必要がある．したがって，健常個体でも，自己免疫は起きている．健常人の血清中に自己成分に対する抗体である**自己抗体** autoantibody や自己抗原と反応する T リンパ球が存在しても，必ずしも異常ということはできない．

2 正常な自己免疫

免疫グロブリン(Ig)G の定常領域(Fc)部分に対する自己抗体に**リウマトイド因子**(RF)がある．関節リウマチ rheumatoid arthritis(RA)の患者血清中にしばしば見出されることから，1940 年代にはこの名称が付与され，長い間，RA の診断に役立ってきた．

しかし，いかにも RA 患者だけで現れるような名の RF は健常者の誰もがもっている「正常な自己抗体」である．リンパ組織にできる濾胞の周囲には，暗殻(マントル帯 mantle zone)と呼ばれる領域がある．ここに，RF をもつ B リンパ球(**RF 陽性 B リンパ球**)が散在している(**図 13-3**)．RF 陽性 B リンパ球は，表面 Ig として IgM クラスの RF をもち，2 つの特別な規則を守っている．すなわち，①形質細胞にならない，②クラススイッチしない，である．RF 陽性 B リンパ球の仕事は，病原微生物を捕らえた IgG と結合して，病原微生物ごと細胞内に取り込み，これを処理すると共に，得られた抗原をプロセシングして T 細胞に提示することである．RF 陽性 B リンパ球は効率よく T 細胞に抗原提示することが知られており，いわば，IgG による病原微生物除去を加速するメカニズムを担っている(**図 13-3**)．

RA や結核，慢性肝炎のような慢性炎症性疾患では，上記の規則①から逸脱する RF 陽性 B リンパ球が現れる．そのために，形質細胞となった RF 陽性 B リンパ球から分泌された RF が血清中に検出される．なお，規則②からも逸脱しない限り，RF は IgM クラスである．しかし，これにも逸脱して IgG-RF が産生されるようになると悪性関節リウマチと呼ばれる疾患になる(➡372 頁). RF 陽性 B 細胞の存在は, 自己免疫がすなわち異常であることを意味しない例である.

3 自己免疫疾患とは

自己免疫が組織傷害を招くと自己免疫疾患となるが, Witebsky と Milgrom は, これを**表 13-1**のように定義づけた. しかし, この 5 条件は, 自己抗体により特定の臓器が標的となるタイプの自己免疫疾患を想定したものであり, かつまた, 極めて厳密に定義づけしようとしたものである. 実際にこれを満たすヒトの自己免疫疾患はなく, 概念的なものである.

これに対して Mackay および Burnet は, **表 13-2** のように, より簡潔な 5 つの条件を挙げた. この基準は Witebsky と Milgrom の基準よりもはるかに実用的であるが, なお自己抗体を重視するものである. 実は, これには理由がある. 免疫反応には**細胞性免疫**と**液性免疫**とがあり, これらの免疫反応が自己に向けられていることが証明できれば自己免疫疾患の証拠となる. ところが, 検査で細胞性免疫が自己に対して向けられているのを証明するのは難しい. 一方, 自己に対する液性免疫は自己抗体を証明すればよいので容易である. そのために自己抗体ばかりが重視されてきた. しかし, これを補うため, 現代の臨床では, 病変部位に病理学的にリンパ球浸潤を証明できることを自己に対する細胞性免疫の発動と考え, 自己抗体証明の代用とすることも多い.

表 13-1　自己免疫疾患とは (Witebsky & Milgrom)

1) 標的臓器の抗原に対する抗体あるいは感作リンパ球が存在する.
2) 標的臓器内に特異抗原が検出される.
3) その特異抗原を動物に免疫することにより, 対応する抗体の産生が証明される.
4) その動物にヒトの自己免疫疾患に対応する病理組織学的変化が証明される.
5) その病気は, 免疫動物から正常動物に血清あるいは免疫担当細胞の移入により再現できる.

表 13-2　自己免疫疾患の臨床的定義 (Mackay & Burnet)

1) 1.5 g/dL 以上の高ガンマグロブリン血症を有する
2) 自己抗体を証明できる
3) 病変部位に免疫グロブリンが沈着している
4) 副腎皮質ステロイドによく反応する
5) 他の自己免疫疾患を合併する

4 自己免疫疾患の分類

A 臓器特異的自己免疫疾患

さまざまな組織の抗原が自己抗体によって認識される. それらは, 全身の細胞に発現している抗原と特定臓器の細胞でのみ発現する抗原とに分けられる. 前者のタイプの抗体が出現する自己免疫疾患は, **全身的自己免疫疾患** systemic autoimmune disease, 後者のタイプの出現する自己免疫疾患は, **臓器特異的自己免疫疾患** organ-specific autoimmune disease と総称される(**表 13-3**).

臓器特異的自己免疫疾患では, 自己抗体が特定の臓器(標的臓器 target organ)の組織に結合して, これを傷害する. その例として, 橋本病, バセドウ病, 特発性アジソン病, 悪性貧血, 自己免疫性溶血性貧血, 特発性血小板減少性紫斑病などがある. これらの疾患では, 標的臓器に局在する抗原に対する自己抗体が認められ, 病理組織学的には, 標的臓器へのリンパ球, 形質細胞, マクロファージの浸潤, 胚中心の形成などが認められる.

B 全身的自己免疫疾患

全身的自己免疫疾患では, ほぼすべての細胞に普遍的に存在するタンパク質に対する自己抗体が出現する. 代表的な疾患としては全身性エリテマトーデス(SLE), RA, 多発性筋炎(PM)/皮膚筋炎(DM)などが挙げられ, それぞれ DNA, シトルリン化タンパク質, 抗アミノアシル tRNA 合成酵素に対する抗体など臓器非特異的自己抗体が出現する. これらの抗体は, 細胞機能の基本的な営みに重要な分子を認識する場合が多く, 抗体による組織傷害が病態を形成しているとは考えにくい. 抗 DNA 抗体が遺伝子を損傷するならば, 疾患は致命的なはずである.

全身的自己免疫疾患でも傷害される組織は, 必ずしも全身ではない. RA は関節滑膜の炎症が主体であり, PM/DM では筋肉と皮膚の炎症が主体である. ただし症例によっては, 他の臓器にも炎症が波及することがある点で, 臓器特異的自己免

表 13-3　自己免疫疾患の種類と検出される自己抗体の対応抗原

疾患	自己抗体の対応抗原
臓器特異的自己免疫疾患	
内分泌腺	
自己免疫性甲状腺疾患（橋本病，バセドウ病）	サイログロブリン，ミクロソーム，TSH レセプター
アジソン病	ステロイド産生細胞
1 型糖尿病	膵島細胞
2 型糖尿病	インスリンレセプター
自己免疫性精巣炎	精子
自己免疫性卵巣炎	卵透明帯
血液	
自己免疫性溶血性貧血	赤血球
寒冷凝集素症	赤血球（I 抗原）
発作性寒冷血色素尿症	赤血球（P 抗原）
特発性血小板減少性紫斑病	血小板
悪性貧血	内因子，壁細胞
消化管	
自己免疫性萎縮性胃炎	壁細胞
潰瘍性大腸炎	大腸上皮リポ多糖体，リンパ球
肝臓	
ルポイド肝炎	ヒストン，他の核物質，平滑筋，ミクロソーム
原発性胆汁性肝硬変	ミトコンドリア，平滑筋，総胆管上皮
腎臓	
グッドパスチャー症候群	細胞基底膜
尿細管間質性腎炎	腎尿細管基底膜
膜性腎症	近位尿細管上皮の刷子縁抗原
神経・筋肉	
重症筋無力症	神経筋結合部アセチルコリンレセプター
多発硬化症	ミエリン塩基性タンパク質，ガラクトセレフロシド
心筋	
リウマチ熱	心筋と A 群 β 溶連菌と共通抗原
心筋梗塞後症候群	心筋
皮膚，眼球	
尋常性天疱瘡	デスモグレイン
交感性眼炎	ぶどう膜，網膜色素上皮
原田病	ぶどう膜色素，メラニン，ガングリオシド
水晶誘発性ぶどう膜炎	水晶体 α クリスタリン
全身的自己免疫疾患	
全身性エリテマトーデス	核酸，核タンパク質（DNA，RNA，ヒストン） 細胞（赤血球，リンパ球，血小板）
関節リウマチ	IgG，シトルリン化タンパク質
シェーグレン症候群	核タンパク質（SS-A，SS-B）
多発性筋炎 / 皮膚筋炎	アミノアシル tRNA 合成酵素
強皮症	トポイソメラーゼ I，核小体タンパク質
混合性結合組織病	U1snRNP

疫疾患とは異なる．

なお，出現する自己抗体は臓器非特異的であるが，病変は単一の臓器に限局している自己免疫疾患もある．原発性胆汁性肝硬変では**抗ミトコンドリア抗体**が出現するのが特徴的であるが，病変部位は小葉間胆管である．また，自己免疫性肝炎では**抗平滑筋抗体**が出現するが，病変部位は肝細胞である．これらの疾患は，自己抗体の性質にかかわらず，臓器特異的自己免疫疾患に分類されることが多い．いずれにせよ，この分類は便宜上のものであり，実際には臓器特異的自己免疫疾患と全身的自己免疫疾患とが同一の患者に重複して出現することも稀ではない.

C 膠原病

近代病理学の父であるジョヴァンニ・モルガーニ Giovanni Morgagni の業績は，さまざまな疾患が単一の臓器の異常で説明できることを提唱したことである. 例えば，意識が低下，皮膚が黄染，腹部が膨隆し，吐血する疾患が，肝臓という単一の臓器の硬化で説明しうる. この考えのもとに病理解剖が行われて，多くの疾患の病態が説明可能となった.

しかし，中には多臓器に異常を起こし，特定臓器の異常に原因を求められないものもあった. ポール・クレンペラー Paul Klemperer はこれらの疾患のうち，病理所見として，結合織の**膠原線維**(コラーゲン)のフィブリノイド変性をもつものをまとめて「**膠原病** collagen disease」と命名した. 膠原線維の異常が病態の根本をなす結合織疾患 connective tissue disease と考えたのである. 彼が膠原病として挙げたのは，RA，SLE，PM/DM，強皮症，リウマチ熱，結節性多発動脈炎であった.

クレンペラーの死後に免疫学が進み，原因は膠原線維の異常ではなく，免疫の異常であることがわかった. モルガーニ学説によれば，臓器の異常である. しかし，免疫は病理解剖で見える臓器ではなかった.

このように，膠原病は，病理学的には結合織疾患であり，病因論的には自己免疫疾患である. かつ，臨床症状としては，多関節痛を共通にもつことから，リウマチ性疾患でもある. そこで，膠原病は，これらの3つの側面をもつ疾患群として理解される(**図 13-4**).

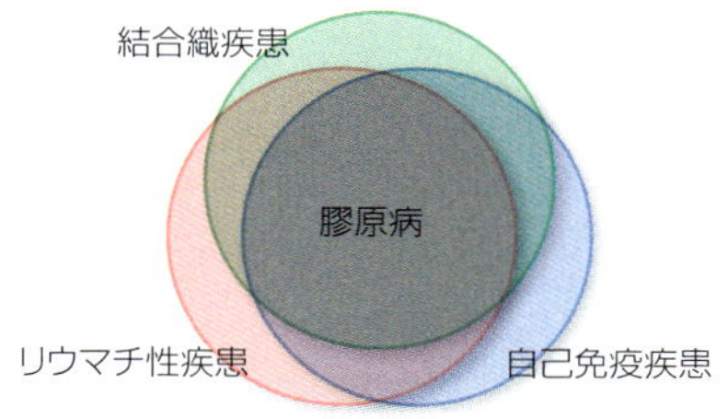

図 13-4 膠原病の概念図
膠原病は，病因論的には自己免疫疾患，病理学的には結合織疾患，症候学的にはリウマチ性疾患に含まれる.

D 自己免疫疾患の遺伝因子

すべての疾患は遺伝因子と環境因子によって発症するが，自己免疫疾患の発症にも以下の通り，遺伝因子が関与する証拠がある.

①自己免疫疾患患者の家系内に自己免疫疾患患者が多発する.

②全ゲノムを共有する一卵性双生児の片方が特定の自己免疫疾患を発症している場合，他方の双生児がその疾患を発症する割合は，必ずしもゲノムを共有しないが環境因子を共にすることが多い二卵性双生児の場合や，両者とも共にしない一般人よりも高い.

③多くの自己免疫疾患で疾患感受性遺伝子が見つかる.

極端な例として，X 染色体連鎖型免疫調節異常・多発性内分泌障害・腸症 immune dysregulation, polyendocrinopathy, enteropathy, X-linked(IPEX)症候群がある. これは，稀な X 染色体連鎖型劣性遺伝の遺伝病で，*FOXP3* 遺伝子に変異を受け継いだ男子のみが発症する自己免疫性・炎症性・アレルギー性免疫疾患である(制御性T細胞と病態制御➡195 頁参照). 膵臓，甲状腺，大腸，皮膚などに自己免疫性炎症をきたし，患者は生後1，2 年以内に死亡する. また，1 型多腺性自己免疫症候群 autoimmune polyendocrine syndrome type 1(APS-1)は，糖尿病をはじめとする内分泌臓器障害と皮膚粘膜カンジダ症を高率に併発する疾患であるが，自己免疫調節遺伝子 *AIRE*(autoimmune regulator)の変異によるものである(負の選択➡159 頁参照). このような単一遺伝子が原因となる自己免疫疾患は存在するものの，むしろ少なく，大部分は多遺伝子が関与している.

ここでは自己免疫疾患で最も患者数の多い RA を例に挙げる. RA では，一卵性双生児の片方が発病した際に，他方も発病する確率は約 15～30%とされる. 二卵性双生児では，2～7%に落ちるが，一般集団の発症率 0.5～1%と比較するとか

表 13-4　HLA-DR シェアード・エピトープ

DR 型	*HLA-DRB1* 遺伝子*	アミノ酸(70〜74)
RA 感受性		
DR1	DRB1*0101	QRRAA
DR4	DRB1*0401	QKRAA
	DRB1*0404	QRRAA
	DRB1*0405	QRRAA
	DRB1*0408	QRRAA
DR14	DRB1*1402	QRRAA
RA 非感受性		
DR4	DRB1*0402	DERAA
DR14	DRB1*1401	RRRAE

＊ *DRB1* 遺伝子は，HLA-DR1，4，14 分子などの β 鎖をコードする．
RA の遺伝因子として最強の HLA-DR 分子のうち RA に関連する遺伝子を示す．関連するものは，70〜74 番アミノ酸にシェアード・エピトープをコードする．これに対し，同じ DR 型に属してもシェアード・エピトープをコードしない遺伝子は RA に関連しない．

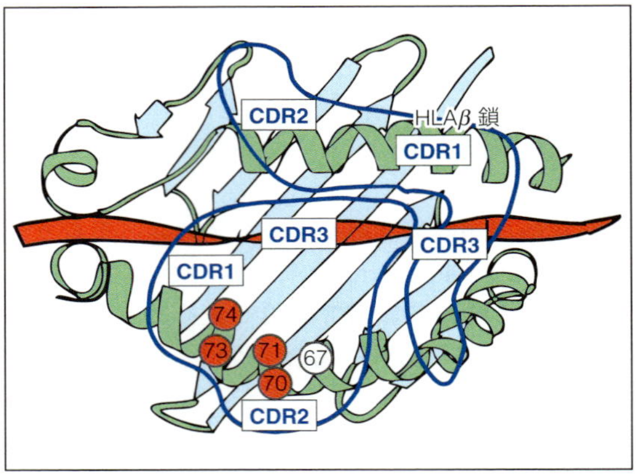

図 13-5　HLA-DRβ シェアード・エピトープ
関節リウマチの最大の遺伝因子は，アミノ酸配列 70〜74 部位に特定配列(シェアード・エピトープ)をコードする *HLA-DRBI* 遺伝子である．

なり高い．種々の検討から，疾患発症における遺伝因子の関与は約 30％と見積もられ，70％は環境因子が支配していると考えられている．その中で最強の遺伝因子は，ヒト白血球抗原(HLA)であり，その他の遺伝因子の関与はこれに比して少ない．

1 ヒト白血球抗原(HLA)

ヒトの主要組織適合性抗原である HLA による影響は，遺伝因子による影響の 3 割程度を占めるとされている．RA 患者のもつ HLA をみると，DR1，DR4，DR14 の一部という限られた HLA クラスⅡ分子にほぼ限られている．これらの DR 分子に共通する特徴は DRβ 鎖第 3 超可変域内 70〜74 番目のアミノ酸配列が QKRAA ないし QRRAA であることである．なお，K(リジン)と R(アルギニン)は共に塩基性アミノ酸である．さらに興味深いことに，同じ DR4 や DR14 に分類される DR 分子でもこの配列をもたないものは RA と相関しない(**表 13-4**)．感受性 DR 分子に共有されたこの配列は HLA-DR **シェアード・エピトープ** shared epitope と名づけられ，病因と最も深く関連すると考えられている．シェアード・エピトープは，HLA 分子の中でも型によりアミノ酸配列が異なる相補性決定領域(CDR)のうち，β 鎖の 2 番目(CDR2)にあたるアミノ酸残基 70〜74 部分にある．

HLA-DR は抗原ペプチドと結合し，これを CD4 T 細胞上の抗原レセプター(TCR)に提示する分子であるから，T 細胞免疫の発動に重要である．さらに，RA 滑膜組織には CD4 T 細胞が多数浸潤していることから，シェアード・エピトープが CD4 T 細胞に影響を及ぼして病因となっていることは間違いない．現在，シェアード・エピトープが病因としてかかわるメカニズムについては，ペプチド選択モデルとレパトア形成モデルが考えられている．

シェアード・エピトープを構成するペプチド鎖は，HLA-DR 分子内にはまりこむ抗原ペプチドを側方から安定させる位置にある(**図 13-5**)．このため，シェアード・エピトープをもつ DR 分子と結合しうる抗原は限定されるかもしれない．もしも，原因自己抗原がシェアード・エピトープをもつ DR 分子にのみ結合しうるとすれば，シェアード・エピトープをもつ者でのみ，その抗原は T 細胞へ提示される．そのために，患者の多くがシェアード・エピトープをもつとするのがペプチド選択モデルである．

これに対してレパトア形成モデルでは，シェアード・エピトープをもつ者は，それがために，もともと RA に罹りやすい T 細胞群(**レパトア** repertoire)をもつと考える．この考えの基礎は末梢 T 細胞レパトアのつくられる胸腺では，T 細胞の選択にHLA分子と自己タンパク質由来のペプチドが使用されていること，およびHLA分子も重要なペプチド源であり，ことにQRRAAないしQKRAAという配列は，非常に免疫原性が強いということである．そのため胸腺内での**T細胞レパトア形成**にシェアード・エピトープをもつDRが強い影響を及ぼすだろうというのがこのモデルである．しかし，現在のところ，どちらのモデルが正しいかは明らかでない．

2 非HLA遺伝子

大がかりな遺伝子解析により，protein tyrosine phosphatase, nonreceptor type(*PTPN*)*22*遺伝子のRAへの関与が明らかとなった．PTPN22はT細胞の活性化シグナルを抑制する分子で，アミノ酸置換を伴う一塩基多型single nucleotide polymorphism(SNP)が，コーカサス人(白人)におけるRA疾患遺伝子である．ただしこの遺伝子多型は，RAの他，自己免疫性甲状腺炎，1型糖尿病，SLE，重症筋無力症などの発症とも関連する．さらに，マクロファージや樹状細胞などの自然免疫細胞が活性化する際に重要な，Toll様レセプター(TLR)の下流分子であるinterferon-regulatory factor(IRF)5のプロモーター領域のSNPも疾患遺伝子として見出された．アジア人では，タンパク質のシトルリン化を司るペプチジルアルギニンデイミナーゼpeptidylarginine deiminase(PAD)の1つ*PADI4*遺伝子のハプロタイプがRAと強い相関をもつことが明らかとなった．RA関連PADI4ハプロタイプからは，安定性の高いPADIメッセンジャーRNAがつくられることもわかり，したがって，このハプロタイプをもつ者は，PAD活性が高いことが推定される．RAでは，PADによってシトルリン化された自己タンパク質に対する免疫応答が抗CCP抗体として，発症前からも検出されることから，この過程は病因にかかわると考えられている．そのためPADI4 SNPも，この過程を促進するものではないかと想定されている．さらに，Fc receptor-like 3(*FCRL3*)遺伝子のプロモーター多型も強い相関をもつが，この多型もSLEや自己免疫性甲状腺炎などと関連している．

RAほどではないものの，他の自己免疫疾患の発症にもHLAの影響が認められ，また，それ以外の多くの遺伝子が少しずつ関与しているものと考えられる．

E 自己免疫疾患発症のメカニズム

免疫系には，成熟リンパ球が自己を攻撃しないように二重，三重のセーフティーネットが存在する．しかし，そのシステムに支障があると，自己寛容の破綻が起こりうる．以下に，推定される破綻のメカニズムを紹介する．実際の疾患では，2つ以上の要因が重なっていると考えられる．

1 胸腺での免疫寛容誘導の破綻

自己に対するT細胞の免疫寛容は主に胸腺で確立される．胸腺内の未熟T細胞は，自己MHC分子に自己抗原ペプチドが結合したものと反応しないと死滅するが，強く反応すると，やはり成熟せず，細胞死を迎える．すなわち，強い自己反応性をもつT細胞は除去される．胸腺内では，全身の細胞にあまねく発現する抗原ばかりではなく，膵ランゲルハンス島β細胞に発現するインスリンや髄鞘タンパク質であるミエリン塩基性タンパク質などの臓器特異的抗原も発現していて，これらと反応する未熟T細胞が死滅する．

こうして，自己ペプチドとMHCとの複合体と弱く反応するT細胞のみが，胸腺から成熟T細胞として末梢に供給される．したがって，成熟T細胞は，元来，自己反応性を隠し備えている．そこで，胸腺での選択過程に異常があると，自己と反応するT細胞が誤って末梢血中に出現しやすくなると考えられる(**図13-6A**)．前述(➡367頁参照)のAPS-1では，*AIRE*遺伝子の異常により，胸腺内で臓器特異的自己抗原が発現しにくくなり，自己反応性T細胞が除去されず，自己免疫疾患が発症するとされている．

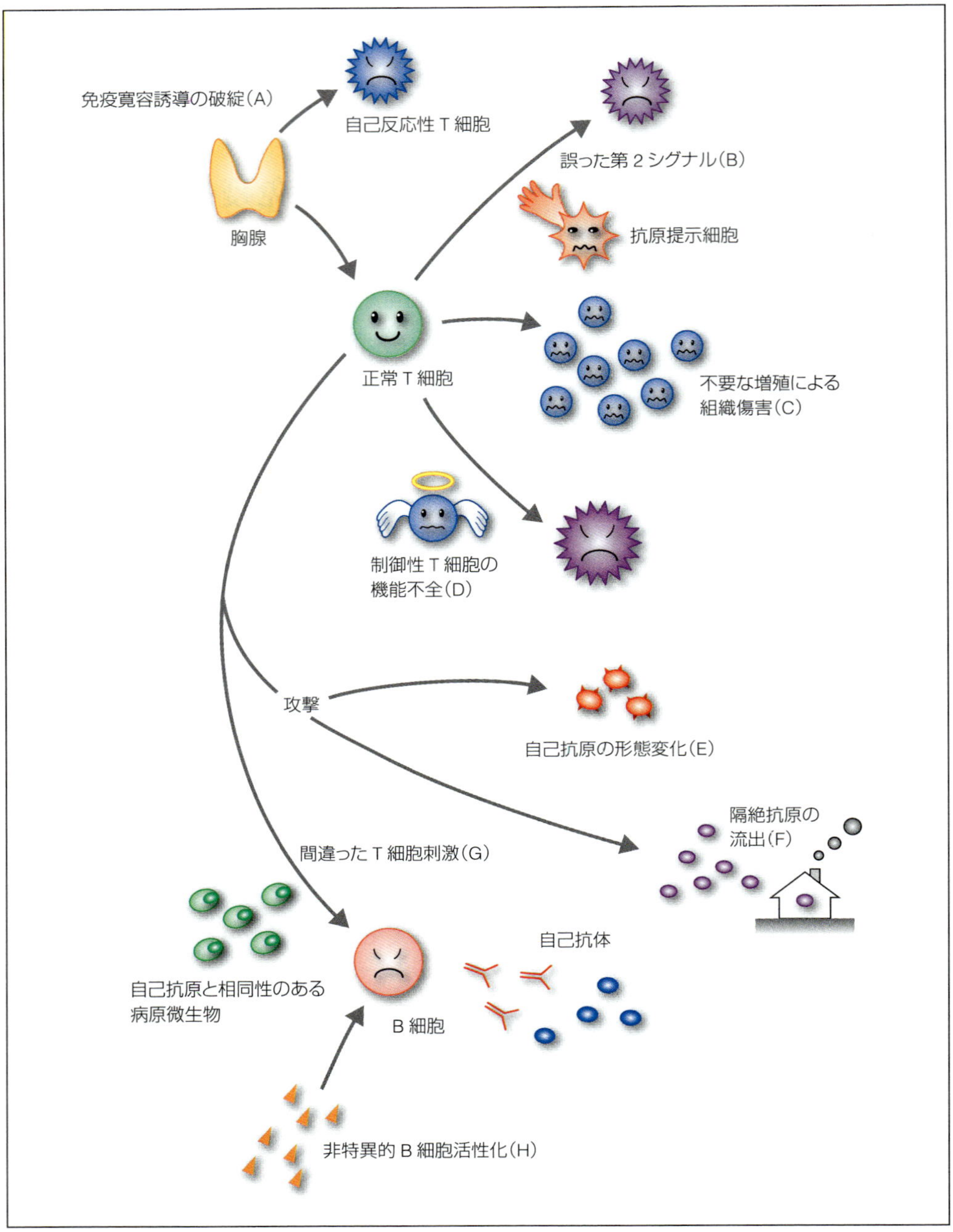

図 13-6　自己免疫疾患発症のメカニズム
さまざまな段階の異常が自己免疫疾患の原因となりうる.

2 末梢での免疫寛容誘導の破綻

A 自己反応性 T 細胞不活性化の異常

ナイーブな T 細胞がはじめて活性化される際には，抗原を認識する TCR からの刺激(第 1 シグナル)と共に，細胞膜上の CD28 など補助刺激分子を介した第 2 シグナルが必要である．通常，この第 2 シグナルは，病原微生物など外来抗原が侵入した際に活性化される．一方，自己抗原は常に T 細胞に抗原提示されているものの，第 2 シグナルなしに提示されるので，むしろその T 細胞はアナジー(無反応性)に陥る．したがって，病原微生物の侵入のないときに，予期せず補助刺激分子が活性化されると**ナイーブT細胞**に自己抗原刺激とともに第2シグナルが入ってしまい，**自己反応性T細胞**が活性化して，自己免疫疾患となると考えられる(**図13-6B**)．

また，免疫系は，病原微生物排除後に，活性化したT細胞を非活性化させるしくみを備えている．これには，T細胞表面分子であるCTLA-4やサイトカインであるIL-10やTGFβなどが関与する．また，増殖した活性化T細胞にはFas分子が発現し，Fasリガンドと遭遇するとアポトーシスによる細胞死を迎える．これらの分子は，T細胞の恒常性維持に役立っているが，これらを欠損するマウスではさまざまな臓器にT細胞浸潤や自己免疫疾患様の病態を認めることがあり，これらの異常も自己免疫疾患に関与すると推定される(**図13-6C**)．なお，ヒトでもFas遺伝子異常により生じる自己免疫性リンパ増殖症候群が知られ，リンパ節腫脹や脾腫，血球減少などを認めるが，自己免疫疾患に直結するわけではない．

近年，他のT細胞の活性を抑制する**制御性T細胞**(➡191頁参照)が注目されてきた．その中で，胸腺で誕生し，少なくとも *in vitro* では細胞接触によりT細胞の活性化を抑制する$CD25^+CD4^+T$細胞は，*FOXP3*遺伝子を発現することが特徴である．前述(➡367頁参照)のIPEX症候群では，*FOXP3*遺伝子に異常があるために，この制御性T細胞が分化することができず，自己反応性T細胞をコントロールすることができなくなって自己免疫疾患を発症する(**図13-6D**)．その他にも，いろいろな種類の制御性T細胞が報告されているが，今のところヒト自己免疫疾患への関与は明らかではない．

B 自己抗原の異常

いくら自己抗原と反応するリンパ球が免疫寛容状態にあろうとも，自己抗原の形から変わってしまえば，非自己と認識されてしまう．このような自己の変容は，化学物質による修飾や，遺伝子変異による変化，他の分子との複合体形成の際に起こりうる．前述(➡369頁参照)したPAD4によるタンパク質の脱イミノ化修飾も，自己抗原を新たな形に変えるので免疫寛容から逸脱させてしまうと考えられる(**図13-6E**)．化学物質による修飾は，抗甲状腺薬メチマゾール(チアマゾール)によるインスリン自己抗体症候群がその例とされる．すなわち，メチマゾールによるタンパク質の化学修飾により，普段はHLA上に搭載されることのないインスリン由来のペプチド鎖(cryptic epitope)がHLA上に搭載されるに至り，これをはじめて認識したT細胞がインスリンを非自己と見なして活性化し，自己抗体を産生することによって自己免疫疾患となる．

自己抗原の中には，生涯リンパ球と接しないはずのタンパク質もある．例えば，血液網膜関門で隔絶された水晶体などの眼内タンパク質や血液脳関門で隔絶された神経タンパク質は，正常ではリンパ球に認識されない．しかし，これらの隔絶抗原も，存在の場に炎症が起きると，抗原が血中に流出したり，局所にリンパ球が侵入する．この場合，リンパ球は，はじめてみる隔絶抗原に対する免疫寛容はもたないので，その抗原と反応することになる(**図13-6F**)．眼外傷後の交感性眼炎などは，この機序によって起こる．また，通常のタンパク質でも，本来の発現量を大きく上回って発現する場合には同様の現象が起きると考えられる．

B細胞は活性化されると，抗原レセプターかつ抗体として作用する免疫グロブリンの遺伝子を変化させて，より強く抗原に結合する免疫グロブリンに変化させる．この過程では，病原微生物による抗原刺激とT細胞を介した刺激が必要である．しかし，もしも病原微生物の一部の構造がヒトの構成成分と酷似していると，病原微生物に対する抗体は，自己抗体としても作用する(**交差反応** cross reaction)．これが，**分子相同性** molecular mimicryに基づく免疫寛容の破綻である(**図13-6G**)．この代表例がリウマチ熱である．リウマチ熱では，咽頭にA群β溶連菌感染が起きた数週間後に心筋炎が起こり，心臓弁膜症の原因となる．これは，溶連菌の菌体成分(Mタンパク質)が心筋成分と共通の抗原性を有することによる．他には，カンピロバクター感染後のギラン・バレー Guillain-Barré 症候群〔➡NOTE(次頁)〕も分子相同性による自己免疫疾患と考えられている．

なお，病原微生物抗原の中には，抗原レセプターの特定の可変領域variable遺伝子産物と直接結合して，リンパ球を活性化するものがあり，多数のリンパ球を刺激することから，**スーパー抗原** superantigen と呼ばれる．スーパー抗原によるリンパ球活性化は，リンパ球の抗原特異性を問わないので，活性化した細胞が偶然に自己反応性の場合もありうる．そのため，スーパー抗原刺激が自己免疫疾患の契機になりうるという考えも生まれた．しかし，その後，実証されることなく現在に至っている．

自己免疫疾患で認められる高ガンマグロブリン血症は，多くの場合多クローン性であること，またSLEの末梢血リンパ球が，*in vitro* において無刺激にもかかわらず大量の免疫グロブリン産生をすることなどの事実は，自己免疫疾患においてB細胞が多クローン性に活性化されていて，これが自己免疫の一因となっている(**図 13–6H**)ことを示唆している．*in vitro* でも健常者のリンパ球を大腸菌由来のリポ多糖(LPS)などのTLRリガンド，IL–6あるいはEpstein–Barr(EB)ウイルスなどで刺激をすると，B細胞は自己抗体を含む多クローン性免疫グロブリンの産生を始める．実際に，IL–6が異所性に産生される心房粘液水腫やキャッスルマン Castleman 病の患者では各種の自己抗体が検出される．さらに，移植でみられる移植片対宿主反応では過剰な自己抗体産生が認められ，強皮症様病態が誘発される．この場合も，これは移植片中のT細胞が宿主の主要組織適合遺伝子複合体(MHC)によって活性化され，B細胞に広範な自己抗体産生を誘導していると推測される．

F 自己免疫疾患

自己免疫疾患のいくつかを挙げ，その特徴を記す．なお，ほとんどの自己免疫性疾患は女性に多く発症する．性ホルモンの関与が疑われているが，原因は明らかではない．また遺伝因子の影響が強いほど若年で発症し，環境因子の影響が強いほど高齢で発症すると考えられる．

> **NOTE ギラン・バレー症候群**
>
> 急激に進行する運動麻痺をきたす末梢神経障害であり，多くの場合呼吸ないし消化器感染症の後に発症する．消化器感染で，最も多いのは，*Campylobacter jejuni* 感染で，感染後にガングリオシドGM1に対する抗体が上昇する．これは，菌体成分とGM1に分子相同性があるためと考えられている．この抗体によって，末梢神経ミエリンを標的とする脱髄性多発神経炎が起きるのが本症候群の基本である．

1 全身的自己免疫疾患

A 関節リウマチ

関節リウマチ(RA)は，関節滑膜を病変の主座とする炎症性疾患である．関節炎は多発性，対称性であり，慢性に経過する．進行すれば，発熱，リンパ節腫脹などの全身症状を呈し，貧血，間質性肺炎，脾腫などの関節外症状を起こすこともある．リウマトイド因子(RF)がIgGにクラススイッチしてIgG–RFとなるとIg自体と免疫複合体を形成するために，血管炎をきたし，悪性関節リウマチと呼ばれる病態となる．

関節炎は，増殖性滑膜炎で，滑膜は活性化した滑膜線維芽細胞，リンパ球，マクロファージなどが集簇する肉芽組織となり，**パンヌス** pannus と呼ばれる．パンヌスから出る組織破壊酵素や破骨細胞の異常活性化により，軟骨や骨が破壊され，関節変形や機能低下が起こる(**図 13–7**)．炎症の一連の過程には，リンパ球の活性化と共にIL–1，IL–6，TNFα などの炎症性サイトカインも関与している．治療の基本は，鎮痛薬とメトトレキサートのような抗リウマチ薬であるが，抗TNFα 単クローン性抗体や可溶性TNFα レセプター，抗IL–6レセプター抗体，CTLA4Igなどの免疫学の進歩によって生まれた新薬は従来薬にない治療効果を示している．

B 全身性エリテマトーデス(SLE)

SLEでは，DNAと抗DNA抗体からなる免疫複合体が諸臓器に沈着することが主要な病態を形成する．このため，**免疫複合体沈着病** immune complex deposition disease の1つとされる．免疫複合体沈着は，補体の活性化を介して炎症を惹起する．SLEでは，発熱などの全身症状と共に，関節痛，発疹，漿膜炎，腎障害，心症状，血球減少，中枢神経症状などのさまざまな臓器症状を起こす．特に，腎への免疫複合体沈着は**ループス腎炎**と呼ばれる糸球体腎炎(**図 13–8**)を起こし，予

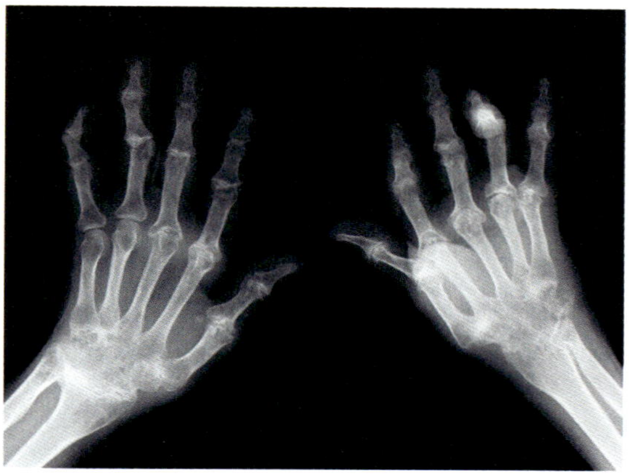

図 13-7　関節リウマチ―関節の X 線所見
骨破壊を伴う関節変形を認める．自己免疫疾患は関節炎を伴うことが多いが，骨破壊をきたすのが関節リウマチの特徴である．

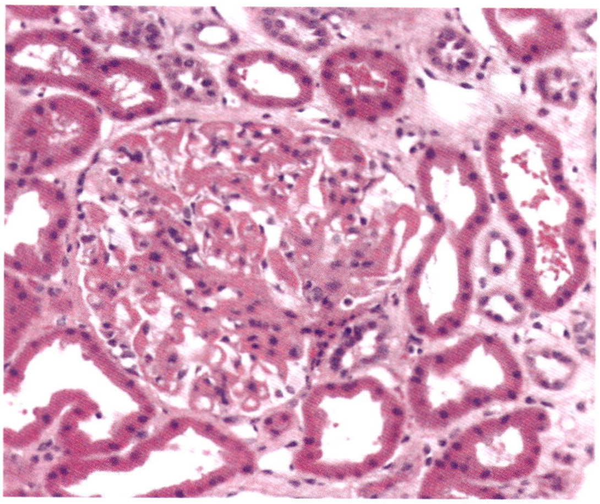

図 13-8　ループス腎炎の病理学的所見
腎糸球体内皮下や上皮下への免疫複合体沈着により糸球体腎炎をきたす．治療が奏効しなければ腎機能は廃絶する．

後を左右する．本症の大半は女性であり(男女比 1：9)，しかも若年が多い．妊娠・出産を契機に発症・増悪することが多く，女性ホルモンの関与が示唆されている．

血清学的には抗核抗体がほぼ全例でみられ，抗 Sm 抗体は活動期に出現する．抗 DNA 抗体は二本鎖 DNA に対する抗体が特徴的であり，血清に免疫複合体が増えて，消費により補体値は低下する．一方，薬剤が原因で起こる薬剤起因性ループスもあり，この場合は一本鎖 DNA に対する抗体が出現する．その他，一部の症例では β_2 グリコプロテイン I やプロトロンビンなどに対する自己抗体が出現し，梅毒血清反応に偽陽性(生物学的偽陽性反応)の原因となり，さらには血小板数減少や反復する血栓症を引き起こす(**抗リン脂質抗体症候群**)．

C 強皮症

皮膚結合組織の増生によって，手，顔面，体幹などの皮膚硬化がみられ，消化管では食道の蠕動低下，イレウス，吸収不全が，肺では肺線維症が起こる．この他，心症状，腎症状もみられる．血管障害も伴い，特に血管平滑筋の攣縮による**レイノー現象**はほぼ必発である．自己抗体としては，抗 Scl-70 抗体が約 1/3 の症例にみられる．この抗体の対応抗原はトポイソメラーゼ I である．この他，本症の亜型の **CREST 症候群**では，皮膚石灰化 calcinosis，レイノー Raynaud 症状，食道拡張 esophageal lesion，手指硬化 sclerodactylia，血管拡張 teleangiectasia の他に検査で抗セントロメア抗体が出現する．

D 多発性筋炎(PM)/皮膚筋炎(DM)

骨格筋の炎症により，体幹，四肢近位筋の筋力低下および筋萎縮がみられる．DM では四肢関節伸側や上眼瞼に，それぞれゴットロン Gottron 徴候，ヘリオトロープ疹と呼ばれる特徴的な皮疹が出現する．特に DM では悪性腫瘍が好発する．筋力低下の少ない DM 症例は急速進行性の間質性肺炎を合併しやすく，本症の予後を左右する．自己抗体として，約 1/3 の症例にアミノアシル tRNA 合成酵素を対応抗原とする抗体が見出され，ヒスチジル tRNA 合成酵素に対する抗体が最も多く，**抗 Jo-1 抗体**と呼ばれる．

E 血管炎症候群

当初，全身性血管炎をきたす膠原病として結節性多発動脈炎のみが挙げられたが，異なった病態を呈する血管炎もあり，血管炎症候群と総称される．症状は，発熱などの全身症状の他は，血管炎による個々の血管の血流低下が引き起こす臓器症状である．分類は，主に障害を受ける血管の大きさで分類されている(**表 13-5**)．

この中で，肉芽腫性多発血管炎，好酸球性多発

表 13-5　血管炎症候群の分類

障害血管	疾患名
大型血管	巨細胞動脈炎（側頭動脈炎） 高安動脈炎
中型血管	結節性多発動脈炎 川崎病
小型血管	肉芽腫性多発血管炎（ウェゲナー肉芽腫症） 好酸球性多発血管炎性肉芽腫症（チャーグ・ストラウス症候群） 顕微鏡的多発血管炎 ヘノッホ・シェーンライン紫斑病 過敏性血管炎（皮膚白血球破砕性血管炎）

血管炎性肉芽腫症，顕微鏡的多発血管炎は，好中球細胞質成分を対応抗原とする抗好中球細胞質抗体 antineutrophil cytoplasmic antibodies（ANCA）が見出される症例があるため，ANCA 関連血管炎とも総称される．免疫染色で核周囲 peripheral を染める p-ANCA はミエロペルオキシダーゼ（MPO）が対応抗原であり，MPO-ANCA とも呼ばれ，主に顕微鏡的多発血管炎で認められる．一方，細胞質 cytoplasm を染める c-ANCA はセリンプロテアーゼの一種であるプロティナーゼ 3（PR3）が対応抗原であり，PR3-ANCA とも呼ばれる．本抗体は主に肉芽腫性多発血管炎に出現する．これらの抗体が血管内皮に結合して血管を傷害するメカニズムが想定されているが，詳細は明らかではない．

F 混合性結合組織病

臨床的にはソーセージ様指とレイノー現象を特徴とし，SLE，多発性筋炎，強皮症の症状の重複をみる．肺高血圧症を伴うことが多いが腎障害は少ないとされる．自己抗体として抗 U1-RNP 抗体が単独で出現する例が典型例である．U1-RNP 分子は，U1-RNA と 9 種類のポリペプチドから構成される RNA タンパク質複合体であり，この抗体は，70K，A，C と呼ばれる構成タンパク質を認識している．欧米では，独立した疾患概念として扱われない場合がある．

G シェーグレン Sjögren 症候群

乾燥性角膜炎，慢性唾液腺炎を主徴とし，全身の外分泌腺が自己免疫の標的臓器となることから自己免疫性外分泌腺症 autoimmune exocrinopathy とも呼ばれる．臨床症状としては，眼球乾燥，口腔乾燥などの乾燥症状を特徴とする．自己抗体としては，リウマトイド因子の他に，抗 SS-A 抗体，抗 SS-B 抗体などが認められ，特に抗 SS-B 抗体は特徴的である．

2 臓器特異的自己免疫疾患

A 慢性甲状腺炎（橋本病）

甲状腺腫脹と甲状腺濾胞周囲の著明なリンパ球浸潤を特徴とし，全身倦怠感，浮腫などの甲状腺ホルモン不足による症状がみられる．自己抗体としては，抗ミクロソーム抗体，抗サイログロブリン抗体などが検出される．（図 13-9）

B 甲状腺機能亢進症（バセドウ Basedow 病）

甲状腺ホルモンの過剰分泌による中毒症状（体重減少，発汗，手指振戦など），眼球突出，甲状腺腫などを特徴とする．本症では，抗 TSH レセプター抗体が産生され，この抗体によって TSH レセプターを有する甲状腺濾胞上皮細胞が刺激をされるために甲状腺ホルモンの過剰分泌が起こる．このような抗体は**刺激型抗体**といわれる．（図 13-9）

C 重症筋無力症

神経筋接合部におけるアセチルコリンの伝達障害によって神経筋単位の興奮低下が起こるために，眼瞼下垂，筋力低下などの症状が起こる．アセチルコリンレセプターに対する自己抗体が産生されるためにアセチルコリンの伝達障害が起こることが病因である．

D 多発性硬化症

中枢神経の多発性，散在性の脱髄をきたす疾患である．髄液中の IgG は増加し，ミエリンに対する自己抗体が検出されることが多い．神経症状が，時間的，空間的に多発するのが特徴である．

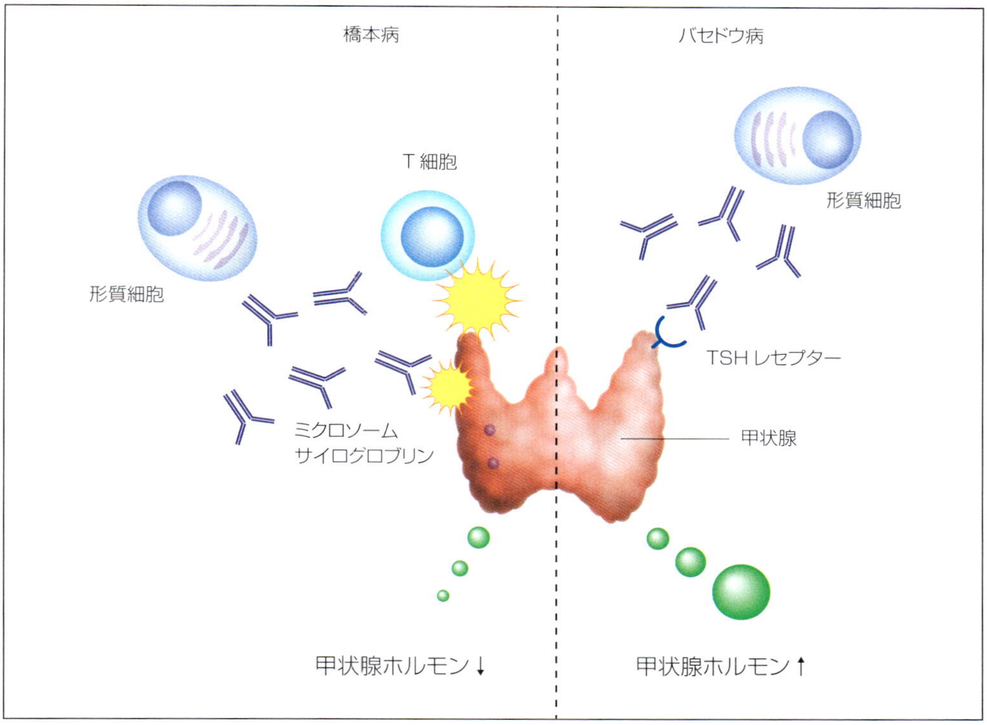

図 13-9　橋本病とバセドウ病
同じ自己免疫が全く正反対の甲状腺機能異常をきたす.

表 13-6　自己免疫疾患の治療薬

1. 副腎皮質ステロイド
2. 免疫抑制薬
1)アルキル化薬：シクロホスファミドなど
2)代謝拮抗薬：メトトレキサート，6-メルカプトプリン，アザチオプリンなど
3)カルシニューリン阻害薬：タクロリムス，シクロスポリン A など
3. 生物学的製剤
1)モノクローナル抗体：抗 TNFα 抗体，抗 IL-6 レセプター抗体，抗 CD20 抗体，抗 α4 インテグリン抗体など
2)可溶性レセプター：可溶性 TNF レセプター，CTLA4Ig
4. 実験的治療薬
1)新しい生物学的製剤：抗 IL-6 抗体，抗 IL-17 抗体，抗 IL-22 抗体，抗 BAFF 抗体，抗 CD22 抗体など
2)経口トレランスの誘導
3)T 細胞ワクチネーション
4)アナログペプチド

G 自己免疫疾患の治療薬

表 13-6 に示すような治療薬が臨床で使われ，また臨床を目指して開発されている.

1 副腎皮質ステロイド

副腎皮質ホルモンのうち，特にグルココルチコイド glucocorticoid(GC)には強い抗炎症ならびに免疫抑制作用がある．これを合成したものを**副腎皮質ステロイド**と呼ぶ．GC は細胞内のステロイドレセプターに結合して複合体を形成し，核内に移行した後，染色体上の GC 反応部位(GRE)に結合する．その結果，新たなタンパク質が合成され，ステロイドのさまざまな作用が発揮される．ステロイドは，IL-1，TNFα などの炎症性サイトカイン産生を抑制する他，T 細胞の増殖反応，B 細胞からの抗体産生を強く抑制する．また，E-セレクチンや ICAM-1 などの接着分子発現抑制を介して炎症性細胞浸潤も強く抑制する.

2 免疫抑制薬

アルキル化薬(シクロホスファミド)，代謝拮抗薬(メトトレキサート，6-メルカプトプリン，アザチオプリン)，カルシニューリン阻害薬(タクロリムス，シクロスポリン A)などがある．このうち，カルシニューリン阻害薬はイムノフィリンと総称される細胞内のレセプターと結合する．イムノフィリンと結合した薬剤は，さらにカルシウム依存性ホスファターゼであるカルシニューリンと複合体を形成することにより，そのホスファターゼ活性を阻害する．その結果，nuclear factor of activated T cell(NF-AT)の脱リン酸化ができなくなるため，NF-AT は細胞内から核内に移行できなくなり，IL-2 などのサイトカイン遺伝子の転写が阻害される．カルシニューリンは種々の細胞にあまねく存在する分子であるが，阻害薬は T 細胞に比較的特異的に効果を発揮する．そのため他の免疫抑制薬と比して副作用の幅が限られている．

3 生物学的製剤

A モノクローナル抗体

TNFα に対する抗体(インフリキシマブ，アダリムマブ，ゴリムマブ，セルトリズマブ・ペゴル)や IL-6 レセプターに対する抗体(トシリズマブ)は，TNFα や IL-6 などのサイトカイン作用を阻害する．このように生物を利用して作製したタンパク質薬を**生物学的製剤** biological agent と呼ぶ．抗 CD20 抗体は，B 細胞表面に特異的に発現する CD20 分子に対するモノクローナル抗体(リツキシマブ)で，CD20 発現細胞を除去するため，当初，CD20 陽性の B 細胞悪性リンパ腫の治療に使われていた．この抗体も RA などの自己免疫疾患に有効であることがわかり，使用されている．抗 α4 インテグリン抗体は，細胞接着分子に対する抗体で細胞遊走の抑制を通じて効果を発揮する．

B 可溶性サイトカインレセプター

TNF レセプターは TNF-RI(p55)と TNF-RⅡ(p75)の 2 つがある．TNF-RⅡの細胞外ドメインをヒト IgG の Fc 部分と結合させた組換え融合タンパク質(エタネルセプト)は，TNFα とリンホトキシンの作用を阻害する．前述の通り，T 細胞の活性化には，抗原提示細胞上の CD80 や CD86 が T 細胞上の CD28 を刺激することが重要である(T 細胞活性化に必要な 3 つのシグナル→219 頁参照)．CTLA4-Ig は，CD80 と CD86 に CD28 よりも強固に結合する CTLA4 の細胞外部分にヒト IgG の Fc 部分を結合させた組換え融合タンパク質(アバタセプト，ベラタセプト)である．T 細胞活性化を阻止して治療効果を発揮する．

4 実験的治療薬

自己免疫疾患のモデル動物は，さまざまな実験的治療法の検討に供され，その一部は臨床へと応用されてきている．

A 新しい生物学的製剤

IL-6 を直接的に中和する抗体や新たなサイトカイン IL-17，IL-22，BAFF などに対する抗体，細胞表面分子 CD22 などに対する抗体などが開発されてきている．このように，生物学的製剤は，自己免疫疾患の診療現場を急速に変えつつある．

B 経口免疫寛容の誘導

ミエリン塩基性タンパク質(MBP)をマウスに投与して発症させる実験的アレルギー性脳脊髄炎 experimental allergic encephalomyelitis(EAE)では，起因抗原である MBP を経口投与すると，EAE の発症を阻止できる．これは抗原ペプチドの経口投与によって腸管で IL-10 や TGFβ などの免疫抑制性サイトカインの産生が誘導されることが一因とされている．この経口免疫寛容の誘導はヒトへの応用も図られたものの，今のところ成功をみていない．

C T 細胞ワクチネーション

同様に EAE において，MBP 反応性 T 細胞クローンそのもの，あるいはその T 細胞抗原レセプター由来のペプチドをワクチンとして投与しておくとその発症を阻止できる．病因となる T 細胞を傷害するメカニズムが確立されるためと考えられる．しかし，ヒトでは病因 T 細胞クローンをすべて同定することはできないために臨床応用に至っていない．

D アナログペプチドの投与

原因自己抗原ペプチドの一部分のアミノ酸を置換したペプチドの中には，抗原提示細胞上の

MHC 分子に結合できて，T 細胞に認識されるものの，T 細胞を活性化させずに逆にアナジー(無反応)を誘導するものがある．このようなアナログペプチドを投与すれば，自己ペプチドと反応している病因 T 細胞による自己免疫疾患を阻止することができる．しかしながら，ヒトの自己免疫疾患では，T 細胞と反応する自己抗原由来のペプチドが複数あるため，この方法を臨床応用するのは難しい．

H 免疫学の進歩と治療への応用

自己免疫疾患は，ヒトが進化の過程で育てあげた免疫系の暗黒面がなす技である．したがって，これを排除することはできず，いったん発症した自己免疫疾患を完治させるのは難しい．究極の治療法は骨髄移植による免疫系のリセットであるが，強皮症を自己末梢血幹細胞移植で成功裏に治療できたものの，同じ患者が後に SLE を発症したという報告がある．リセットした免疫系は同じ暗黒面をもっていたわけである．一方で，他人からの骨髄移植は移植関連死の危険がつきまとう．いかに自己免疫疾患を完治させることが難しいかが理解できるだろう．しかし，免疫学の進歩は，生物学的製剤という新たな新薬を生み，代表的自己免疫疾患である関節リウマチに一矢を報いた．また，その過程で，マウスとヒトの免疫系の差も明らかにされてきた．ヒト免疫学がさらに進み，いつかは諸刃の剣の暗黒面が覆い隠されることを望む．

I まとめ

1. 自己免疫疾患には，自己抗体が特定の臓器の組織に結合して組織傷害が見られる臓器特異的自己免疫疾患と，ほぼすべての細胞に存在する普遍的なタンパク質に対する自己抗体が出現する全身的免疫疾患がある．前者の例として，橋本病，バセドウ病や悪性貧血がある．後者の例として，全身性エリテマトーデス(SLE)，関節リウマチ(RA)や多発性筋炎(PM)・皮膚筋炎(DM)などがある．
2. 自己免疫疾患の発症には，遺伝因子と環境因子の両方が関与する．
3. 自己免疫疾患発症のメカニズムとして，胸腺や末梢での免疫寛容誘導の破綻が考えられる．
4. 自己免疫疾患の治療薬として，ヒト型モノクローナル抗体や可溶性サイトカインレセプターのような生物学的製剤が注目を浴びている．

第14章 腫瘍免疫

A 腫瘍免疫とは

腫瘍免疫とは，がん細胞に対する免疫応答のことをいう．免疫は，病原微生物など外来異物に対する防御機構として発達してきたと考えられる．免疫機構は，自己の細胞を攻撃しないこと（自己免疫寛容）が基本であるが，自己の細胞に遺伝子異常が生じて異常増殖するがん細胞に対して，免疫防御機構は働くのであろうか．また，ヒトのがんは長年かけて体の中で増殖してきており，臨床でみられるがん細胞は，その間に免疫から逃れている（免疫逃避）と考えられるが，そのようながん細胞を免疫で治療することは可能であるのか．本章では，腫瘍免疫について，現在までにわかっていることを解説する．

B 腫瘍免疫研究と免疫療法開発の歴史

1 非特異的免疫賦活薬の研究

腫瘍免疫の研究は，**免疫療法**の開発と共に発展してきた．それは，腫瘍免疫学の目的が腫瘍免疫応答の理解だけでなく，免疫制御によるがんの予防・治療への応用であるからである．19世紀の終わりに米国のウィリアム・コーリー William Coley 博士は，細菌感染症を起こしたがん患者が高熱と共にがんが縮小することを経験し，細菌成分には何かがんに対する免疫を増強する物質が含まれるのではないかと考えた．そして2種類の細菌死菌を，がん患者に投与するという最初のがんワクチン（Coley ワクチン）を試みた．これを契機に1950～70年代には，結核のワクチンとして使用されているウシ型結核菌 BCG などの微生物成分やキノコ成分などの免疫増強物質（**非特異的免疫賦活薬**）の研究が盛んに行われ，抗腫瘍マクロファージなどを活性化させる免疫増強作用が明らかになった．しかし，その後の臨床試験では，非特異的免疫賦活薬単独での抗腫瘍効果は弱いことが明らかになった．今では，これらは，Toll 様レセプター（TLR）などの樹状細胞の異物センサーを刺激して，弱い抗原に対する免疫応答を作動させる重要なアジュバントとなることが判明し，免疫療法における新たな利用法が検討されている．

2 抗腫瘍モノクローナル抗体とサイトカインの研究

1970年代に入り，**モノクローナル抗体**の作製技術が開発され，ヒトがん細胞に対する特異抗体をマウスで作製し，患者に投与する方法（ミサイル療法）が開発された．その後，マウス抗体に対する免疫反応 human anti-mouse antibody（HAMA）が生じるために，十分な抗腫瘍効果が認められないことがわかったが，抗体のヒト化により，臨床試験で明確な抗腫瘍効果が確認されて，現在は，がんの標準治療として使われている．1980年代には，可溶性免疫調節分子であるサイトカインが作製できるようになり，IFNα，IL-2，TNFα などが期待された．本来局所で作用する**サイトカイン**の全身投与は，強い副作用を認める場合もあり，腎がんや悪性黒色腫に対する **IFN** や **IL-2**，慢性白血病に対する IFN など，一部のサイトカインでは特定のがんに対する抗腫瘍作用が認められたが，多くのがんでは単独での抗腫瘍効果は認められず，現在，アジュバントと同様に，その適切な使用法が検討されている．

3 マウスモデルを用いた腫瘍免疫研究

このような免疫療法の開発に伴い発展した腫瘍免疫学と共に，マウスモデルを用いた腫瘍免疫研究も進められた．初期のマウス実験では，主要組織適合遺伝子複合体 major histocompatibility complex（MHC）の概念も十分になかったために，MHC などの遺伝背景が異なるがん細胞を移植したマウスを用いた実験では，マウスと移植したがん細胞の異なる遺伝子産物に対する同種免疫反応が抗腫瘍効果になってしまうようなこともあった．また，培養により遺伝子変化が生じたがん細胞株を若い健康なマウスに移植するような実験では，長い期間を経て免疫防御機構から逃れて増殖してきたヒトのがんとは状況が異なり，本当にわれわれが知りたいヒトの自己腫瘍免疫応答を研究できない可能性がわかってきた．そこで，発がん物質を投与して自己のがん細胞を発生させたマウスや，最近では，がん遺伝子などの遺伝子改変操作により，がんを高率に発生するマウスを用いて，発生した自己がん細胞に対する免疫応答の研究が進められている．

マウス腫瘍モデルを用いることによって，大きくなったがんの排除には，多くの場合 T 細胞が重要であること，個々のがん細胞に特有の固有抗原と共通抗原が存在するが，がん細胞の免疫による排除には，固有抗原が重要な場合が多いこと，また，後述するがん細胞の形成過程における免疫細胞によるがん細胞の進展促進や免疫監視機構など，腫瘍免疫学における多くの重要な知見が得られてきた．現在，各種遺伝子改変マウスを用いて，腫瘍免疫応答の細胞分子機構の詳細が解析され，また，新しい免疫制御技術が，臨床試験前にマウスモデルを用いて評価されている．

4 ヒト抗腫瘍 T 細胞の研究

多くのマウス腫瘍モデルでは T 細胞ががん細胞の排除に重要なことから，1980 年代には，ヒトでも抗腫瘍 T 細胞の研究が進められた．ヒト悪性黒色腫では，がん細胞を特異的に攻撃する T 細胞の存在が明らかになり，その T 細胞が大きな進行がんでも排除しうる場合があることも臨床試験で判明した．1990 年代に入り，T 細胞が認識する**ヒト腫瘍抗原**が同定された．ヒト腫瘍抗原の同定により，患者体内における抗腫瘍 T 細胞の動態を測定することが可能になり，ヒト腫瘍免疫学が発展した．また，同定した腫瘍抗原を用いたがん**ワクチン**などの臨床試験が行われた．腫瘍抗原単独の免疫では抗腫瘍効果は弱いが，同じ腫瘍抗原に対する T 細胞を体外で培養して投与する**養子免疫療法**では，悪性黒色腫など一部のがんでは，大きな進行がんでも排除できる場合があることがわかっており，ヒトでも，免疫制御により，がんを排除することが不可能ではないことが示された．T 細胞と同様に，NK 細胞や NKT 細胞の腫瘍免疫における意義の解析も進められ，一部，免疫療法に応用されている．

C がんの発生と免疫細胞のかかわり

1 がん細胞の発生と進展

がんは，日本では死因の第 1 位で，2〜3 人に 1 人は一生のうちに一度はかかる疾患である．遺伝子異常の蓄積により発生することから，高齢化社会で増加している．がん細胞は，食事中に含まれる発がん物質，喫煙，放射線，感染などの外来性因子や，細胞分裂時の DNA 複製エラーや呼吸で生じる活性酸素などの内在性因子により，突然変異などの DNA 変化を生じたり，あるいは，DNA メチル化やヒストンアセチル化などのエピジェネティックな変化により遺伝子発現が変化して，本来，互いに調節を受けて増殖・分化が保たれている細胞が無制限に増殖して，正常組織を破壊する（**図 14–1**）．

細胞増殖を促進するシグナル伝達分子などの機能獲得性変化によって恒常的な細胞増殖を起こす**がん遺伝子**や，細胞増殖を抑制する分子の機能喪失によって恒常的な細胞増殖を起こす**がん抑制遺伝子**などの発現異常により，がん細胞が生じる．がんの形成には，通常，複数の遺伝子変異の蓄積が必要であるが，細胞周期チェックポイント機構にかかわる p53 などの変異や DNA 修復酵素の変異は，**遺伝子不安定性**をきたし，遺伝子異常をか

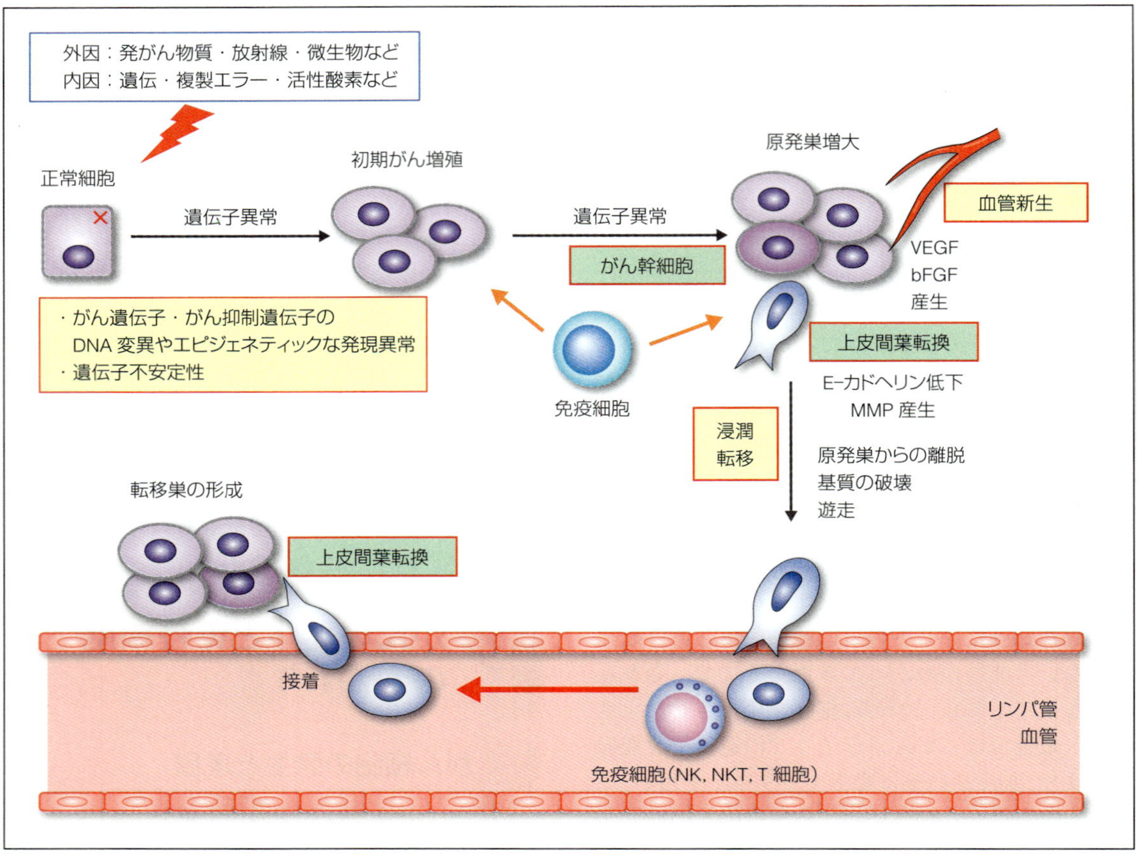

図 14-1　がんの発生と進展

がんは，1 つの細胞に遺伝子異常(遺伝子変異や塩基配列変異がないエピジェネティック変化による遺伝子発現異常)が起こり，最初の増殖が起こる．そして遺伝子異常の蓄積と共に血管新生を誘導して，さらに増大し，タンパク質分解酵素などを分泌して周辺組織へ浸潤する．さらにリンパ管や血管を介して別の臓器へと移動し，そこで再び増殖して転移巣を形成する．上皮細胞が浸潤・転移する過程では，正常な発生過程の細胞移動機序である上皮間葉転換が起こる．また，がん細胞の中には，高い腫瘍形成能と化学療法抵抗性をもつがん幹細胞と呼ばれる細胞集団の存在が示唆されている．

かえたまま細胞分裂が進行するために，複数の遺伝子変異の蓄積を早めて，がんの発生を促進する．

がんの形成過程では，遺伝子変異による 1 つの細胞からのがん細胞の発生，その後の遺伝子変異の蓄積による進展が起こる．ある程度の細胞が増殖した段階では，がん細胞がさらに栄養や酸素を十分に得て増殖を続けるために必要な**血管新生**が起こる．そして，正常組織への**浸潤**，血管やリンパ管を介しての遠隔臓器への**転移**と，遺伝子変異の蓄積と共に順次悪性度を増して広がっていく．通常，臨床で診断されるがんは，小さくても 5 mm 径くらいはあるが，すでに血管新生や浸潤の段階に進展している．

2 がん形成過程における免疫細胞のかかわり

A 免疫細胞によるがん細胞の増殖・浸潤・転移の促進

がんの形成過程では，発生初期から，がん細胞と自然免疫系や獲得免疫系の免疫細胞や他の間質細胞との相互作用が起こる(**図 14-2**)．がん細胞は，**マクロファージ**や**マスト(肥満)細胞**などの自然免疫系細胞や線維芽細胞や間葉系幹細胞などの間質細胞を呼び寄せて，それらが産生する TNFα などのサイトカインやケモカインは，がん細胞の増殖浸潤能を高め，**血管新生**誘導を促進

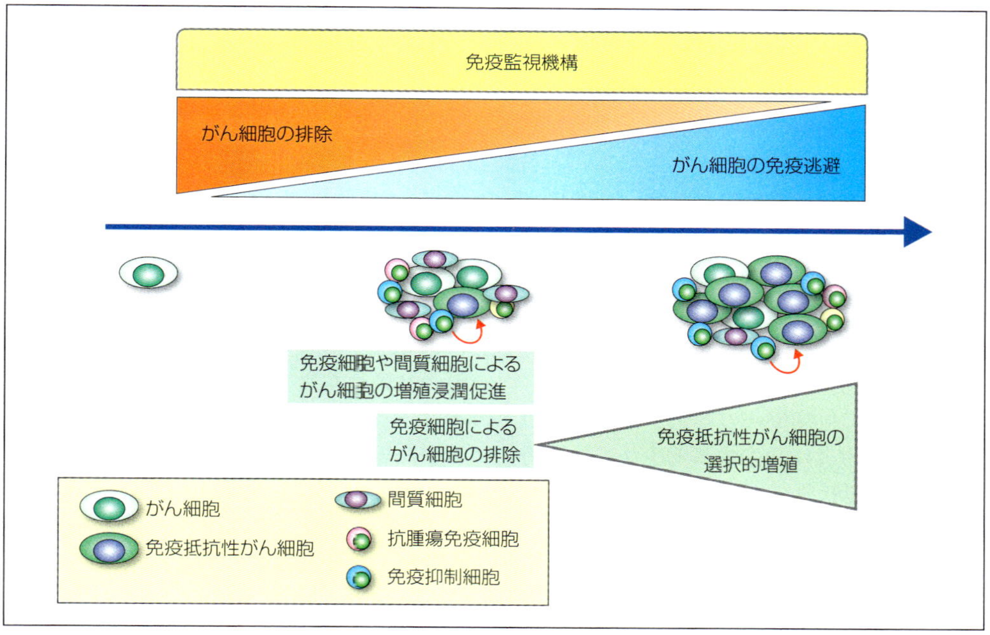

図 14-2　がん形成過程における免疫監視と免疫逃避（免疫編集）
遺伝子不安定性を基本性質としてもつがん細胞は，その形成過程で，NK 細胞や T 細胞などの免疫細胞による免疫監視機構により，がん細胞の排除，さらに免疫逃避が起こっている．したがって臨床でみられるがん細胞は，すでに免疫抵抗性や免疫抑制性を獲得したがん細胞である．また，マクロファージなどの免疫細胞や間質細胞は，がん形成過程において，直接がん細胞の増殖浸潤を促進する場合がある（矢印）．

して，がんの進展を促進する．つまり免疫は，がんの防御どころか，がんの進展を助ける場合がある．臨床でもマクロファージなどのがん組織への浸潤程度は，むしろ予後不良と相関する場合がある．また，がん細胞が産生する TNFα などの炎症性サイトカインやケモカインなどは遠隔臓器へ作用して，そこへマクロファージなどを呼び寄せて，がん細胞が定着しやすい微小環境（前転移ニッチ pre-metastatic niche）を構築し，その後に，がん細胞が引き寄せられて遠隔転移が起こる可能性も示されている．

B がんに対する免疫監視機構と免疫編集

がんの形成過程では，免疫細胞はがん細胞の排除作用をもつことがわかっている（図 14-2）．マウスに発がん物質を投与すると，DNA 損傷によりがんが発生してくるが，その過程において，がん細胞と免疫細胞の動態を経時的に観察すると，NK 細胞や T 細胞などの免疫細胞は，がん細胞を排除していることがわかる．これを**免疫監視**機構 immune surveillance という．最近，この免疫監視機構の詳細な細胞分子機構が，IFN や IL-12 などの免疫調節分子の遺伝子ノックアウトマウスや，免疫調節分子や免疫細胞の阻害・除去抗体の投与などで特定の免疫系を低下させたマウスを用いて解明されつつある．

がん形成過程における免疫系とがん細胞の相互作用を調べていくと，免疫細胞は，がん細胞を排除しきれずにがん細胞と免疫細胞が共存する状況（平衡状態 equilibrium），さらに，遺伝子不安定性という基本性質をもつがん細胞が，さまざまな遺伝子変化により，免疫に排除されにくくなる免疫抵抗性や，積極的に免疫を抑制する免疫抑制性を獲得して，最終的に免疫防御機構を逃れて（**免疫逃避** escape）増殖して，大きながんを形成してくることがわかっている．この過程は**免疫編集** immunoediting と呼ばれている．

免疫不全マウスではがんの発生が増加するが，そこで発生したがん細胞は，正常な免疫状態のマウスに発生するがん細胞に比べて，免疫に排除されやすい性質をもつ．これは，がん形成過程で免疫監視機構が作動していること，その結果として，がん細胞と免疫細胞との相互作用により，免疫抵抗性・抑制性を獲得したがん細胞が選択的に増殖することを示している．つまり，免疫細胞との相互作用により，がん細胞の免疫学的性質が規定されている．

ヒトでも，免疫不全状態の患者では，悪性リンパ腫などの血液系のがんが増加することがわかっていたが，近年，AIDS などの免疫不全症では，長期的に上皮系のがんの発生も増えることがわかっている．免疫抑制薬の投与などによる免疫不全状態でしばしば発生する EB ウイルス関連リンパ腫は免疫感受性で免疫療法の効果が得やすいのに対して，通常の患者に発生する EB ウイルス関連リンパ腫は免疫抵抗性であることがわかっており，ヒトでもがん形成過程で，マウスの実験と同様な現象が起こっていると考えられている．実際，臨床でみられるがん細胞は，多様な免疫抵抗性や免疫抑制性を獲得していることがわかっており，ヒトでも免疫編集が起こっていると考えられる．

C 腫瘍抗原

免疫監視機構では，T 細胞や NK 細胞などが主にがん細胞の排除に関与するが，T 細胞は，T 細胞レセプターが，がん細胞表面に HLA で提示される腫瘍抗原ペプチドを認識し，NK 細胞は NK レセプターである NKG2D などが，がん細胞の表面に発現する MICA, MICB などの分子を認識し，がん細胞を傷害する．T 細胞が認識するがん抗原は，後述(➡385 頁)するようにがん細胞の突然変異によりアミノ酸変異が起こったがん細胞特異的ペプチドなど，さまざまな分子であることが明らかになっている．

D 抗腫瘍免疫応答ネットワーク

1 がん関連微小環境

がんに対する免疫応答を考える場合，解剖学的な観点は重要である．がん組織では，がん細胞だけでなく，各種免疫細胞や，線維芽細胞などの間質細胞が存在し，それらの相互作用により，がん細胞の増殖浸潤促進・免疫抑制的ながん組織特有の免疫病態が形成されている(**図 14-3**)．また，がん組織から，腫瘍抗原やそれを取り込んだ樹状細胞などがリンパ管を通じて最初に流入する**センチネルリンパ節**は，本来，がんに対する T 細胞や B 細胞などの強力な獲得免疫応答を起こすべき重要なリンパ組織である．しかし，がん組織からは，がん細胞やその他のがん組織浸潤細胞が産生する免疫抑制的なサイトカインや制御性 T 細胞などの免疫抑制細胞もリンパ節に流入するために，担がん生体のセンチネルリンパ節では，免疫抑制環境が構築されており，抗腫瘍免疫応答が誘導されにくくなっている．また，骨髄は抗腫瘍メモリー T 細胞などが維持されるリンパ組織であるが，免疫抑制性の細胞や間葉系幹細胞の供給源でもある．このような**がん関連微小環境**における免疫病態を解明することが，腫瘍免疫の理解やがん治療の開発に重要である．

2 抗腫瘍免疫応答

A 自然免疫系細胞の抗腫瘍免疫応答における役割

1 ● マクロファージ

抗腫瘍免疫応答においては，さまざまな免疫細胞がネットワークを形成して，がん細胞に対して正と負の免疫応答を起こす(**図 14-4**)．自然免疫系の免疫細胞である**マクロファージ**や**マスト細胞**は，がん細胞の増殖浸潤の促進にも働くが，マクロファージは，T 細胞が分泌する IFNγ などの刺激により NO などを産生して，がんを攻撃する **M1 マクロファージ**として抗腫瘍エフェクターにもなる．一方で IL-4 や IL-13 などの刺激によりアルギナーゼ arginase などを産生して，免疫を抑制する M2 マクロファージにもなる．がん組織のマクロファージは通常，がん促進的・免疫抑制的である．

2 ● NK 細胞と NKT 細胞

NK 細胞は TRAIL，パーフォリン，グランザイムなどの細胞傷害性分子を用いてがん細胞を傷害するが，初期の臓器内でのがんに対する免疫監視や，がん細胞が遠隔転移するときの血液中での免疫監視に重要と考えられている．NK 細胞は前述のように NKG2D などの KAR(killer activation

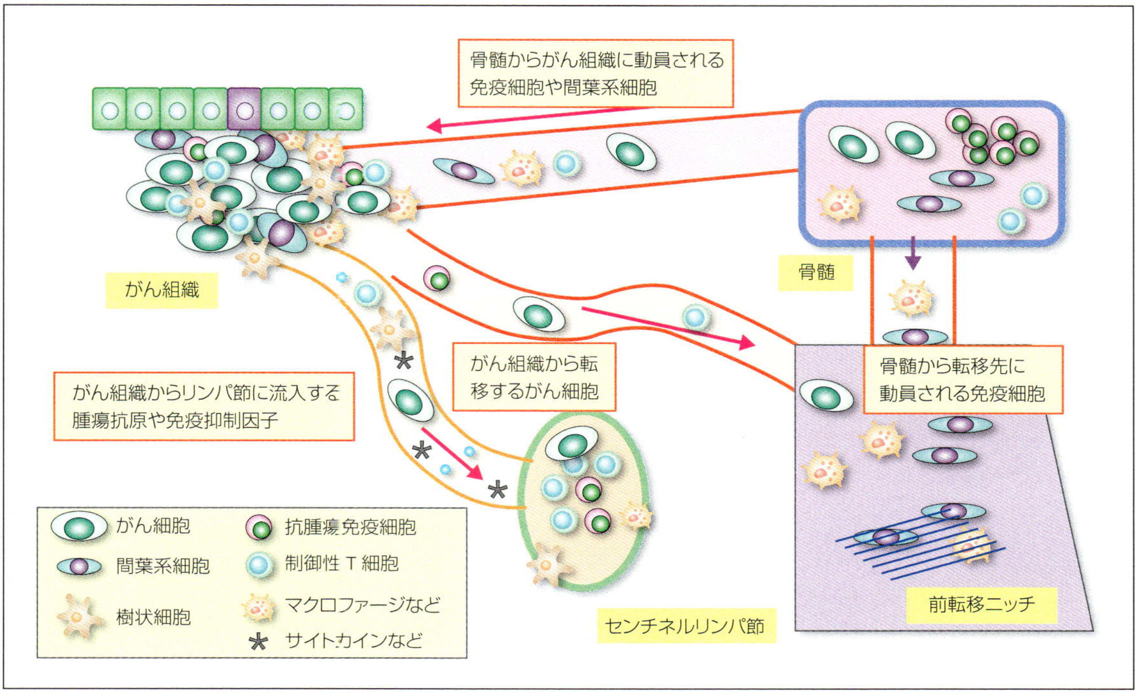

図 14-3　がん関連微小環境における免疫病態
抗腫瘍免疫細胞が機能すべきがん組織，抗腫瘍 T 細胞が誘導されるべきセンチネルリンパ節，抗腫瘍メモリー T 細胞が存在する骨髄などの，抗腫瘍免疫応答にかかわるがん関連微小環境においては，がん細胞促進的病態と免疫抑制的病態が構築されている．

receptor)をもち，MICAI/B などの標的を認識してがん細胞を傷害する．また，NK 細胞は，自己 HLA に反応する **KIR**(killer inhibitory receptor)をもつために，HLA を発現する自己細胞を傷害しないが，HLA を消失(ミッシングセルフ)したがん細胞を傷害できる．がん細胞は，しばしば HLA を消失して T 細胞に認識されなくなるが，NK 細胞は HLA を消失したがん細胞の排除に重要である．また，NK 細胞は IFNγ を産生して，抗腫瘍マクロファージや抗腫瘍免疫応答に重要な Th1 ヘルパー細胞や**細胞傷害性 T 細胞** cytotoxic T cell(**CTL**)の誘導を促進する．**NKT 細胞**は，CD1d 拘束性に糖脂質抗原を認識して活性化されると NK 細胞のようにがん細胞を傷害でき，免疫監視機構にかかわる．また，NK 細胞のように IFNγ を産生して，抗腫瘍 T 細胞やマクロファージの誘導を促進する．しかし IL-4 などを産生して免疫抑制にかかわることもある。

3 ● 樹状細胞

樹状細胞は，生体内で未感作 T 細胞を活性化できる専門的抗原提示細胞 antigen presenting cell(APC)として，T 細胞の活性化 / 不活性化，Th1/Th2/Th17/Treg などの T 細胞分化の方向性を規定する免疫細胞として，獲得免疫系の抗腫瘍免疫応答を作動させる重要な免疫細胞である．樹状細胞は，骨髄系樹状細胞〔myeloid DC，あるいは conventional DC(cDC)と呼ばれる〕と**形質細胞様樹状細胞** plasmacytoid DC(pDC)に大きく分かれる．骨髄系樹状細胞は，ランゲルハンス細胞や真皮樹状細胞などさまざまな樹状細胞に分化し，また，血液中の単球から GM-CSF，IL-4 など，異なるサイトカインで刺激することにより，性質の異なる樹状細胞となる．cDC はがん組織で腫瘍抗原を取り込んで，成熟化してリンパ節に遊走し，腫瘍抗原特異的な T 細胞の誘導を行う，抗腫瘍免疫応答においても自然免疫と獲得免疫の橋渡しをする重要な免疫細胞である．pDC も IFNα などを分泌して，抗腫瘍 T 細胞の誘導を促進す

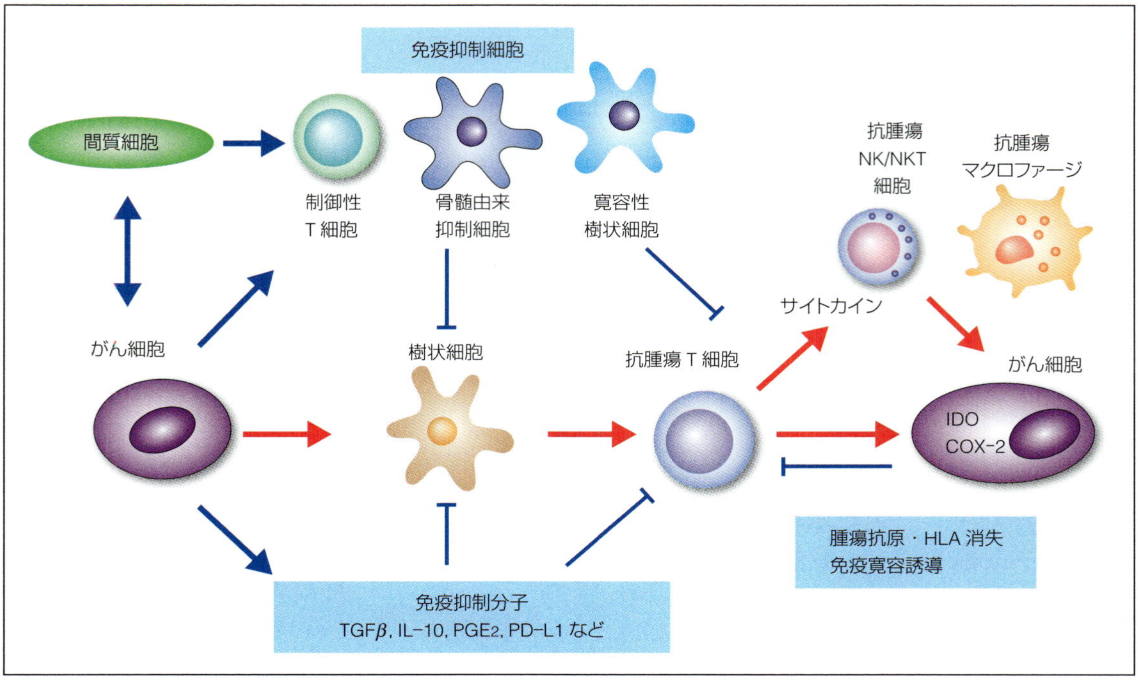

図 14-4　がん細胞に対する正負の免疫応答
担がん生体では，抗腫瘍免疫応答に対して，正（ヘルパー T 細胞や各種エフェクター細胞）と負（TGFβ などの免疫抑制分子の産生や，制御性 T 細胞などの免疫抑制細胞）に作用する免疫調節分子や免疫細胞群が存在する．また HLA や腫瘍抗原の消失などにより，がん細胞の免疫抵抗性が獲得される．

る．これらの抗腫瘍免疫応答に関与する自然免疫系の細胞も，がん微小環境では後述するように，それぞれ M2 マクロファージ，IL-4 産生性（タイプⅡ）NKT 細胞，寛容性樹状細胞，免疫抑制性 pDC などの免疫抑制作用をもつ細胞に分化して，抗腫瘍免疫応答を負に制御する場合がある．

B 獲得免疫系細胞の抗腫瘍免疫応答における役割

自然免疫系の細胞に対して，T 細胞や B 細胞などのリンパ球は，抗原特異的に指数関数的にクローン性増殖を起こして，強力なエフェクター作用をもつ．また，メモリー機構をもつことが特徴である．

1 ● B 細胞と抗体

抗体は T 細胞と異なり，がん細胞表面に発現するタンパク質や糖鎖などを認識する．マウスにがん細胞などを免疫して作製した人工的なモノクローナル抗体を用いた免疫療法はすでに確立されているが，がん患者自身が産生する抗体の抗腫瘍免疫における意義は明らかでない．細胞表面抗原に対しては免疫寛容がより強くかかっており，体内では抗腫瘍抗体は誘導されにくいと考えられている．また B 細胞は担がん生体ではむしろ免疫抑制作用をもつとの報告がある．

2 ● T 細胞

T 細胞は，動物腫瘍モデルやヒト悪性黒色腫では，強い抗腫瘍効果をもつ免疫細胞であることが示されている．αβ T 細胞は，T 細胞レセプターががん細胞表面上の抗原ペプチド-**MHC** 分子複合体を抗原特異的に認識してサイトカインを分泌したり，がん細胞を直接傷害する．抗原ペプチドは細胞内タンパク質からも由来するので，T 細胞は抗体と異なり，がん細胞内の変化をも検出することができる（**図 14-5**）．γδ T 細胞は，抗腫瘍 T 細胞としても免疫抑制性 T 細胞としても働く．がん細胞反応性 T 細胞には MHC クラスⅠ分子-ペプチド複合体を認識する CD8 T 細胞と MHC

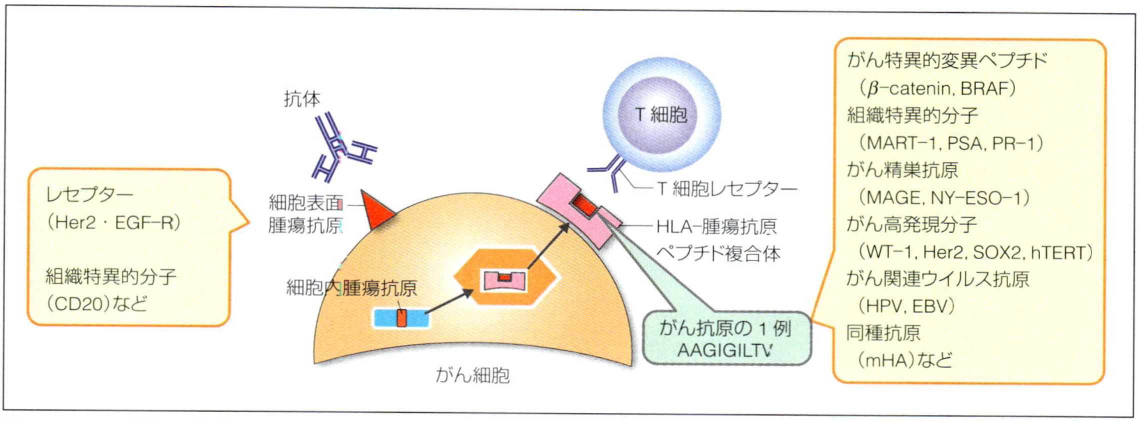

図 14-5　T 細胞や抗体による腫瘍抗原の認識
抗体はタンパク質や糖鎖などのがん細胞表面分子を直接認識する．対して T 細胞では T 細胞レセプターが，がん細胞表面に発現し，抗原-HLA 複合体（抗原ペプチド-MHC 分子複合体）を認識する．抗原はがん細胞内のタンパク質が，約 10 個ほどのアミノ酸からなる短いペプチドにプロセスされ，HLA 分子と結合し，抗原-HLA 複合体を形成する．このように T 細胞は抗体と異なり，がん細胞の内部変化を認識できる．T 細胞が認識する腫瘍抗原には，がん特異的な変異ペプチド抗原やがん精巣抗原などさまざまな分子がある．

クラス II 分子-ペプチド複合体を認識する CD4 T 細胞がある．CD8 T 細胞は，IFNγ などのサイトカインを産生すると共に，パーフォリンやグランザイムを発現し，**CTL** としてがん細胞を傷害する．白血病や悪性リンパ腫などの造血器腫瘍や一部の固形がんは MHC クラス II 分子も発現するので，CD4 T 細胞にも直接認識されるが，多くの固形がんは MHC クラス II 分子を発現しない場合が多く，CD8 T 細胞が主にがん細胞の認識にかかわる．

CD4 T 細胞は，**ヘルパー T 細胞**と免疫抑制作用をもつ**制御性 T 細胞**（Treg）に分けられる．CD4 ヘルパー T 細胞は，活性化により CD40L を発現して，CD40 を介して樹状細胞の抗原提示能や T 細胞活性化能を高めたり，IL-2 や IFNγ などのサイトカイン分泌を介して，マクロファージ，NK 細胞，T 細胞などを活性化させて抗腫瘍エフェクターとして機能させる．ヘルパー T 細胞は，サイトカイン産生能の違いにより Th1，Th2，Th17 細胞などに分けられる．① Th1 細胞は CTL やマクロファージなどの抗腫瘍エフェクター細胞の誘導など，抗腫瘍免疫応答に重要な作用をもつ **IFNγ** や **IL-2** を産生する．② Th2 細胞は Th1 細胞誘導の抑制や免疫抑制性 M2 マクロファージの誘導により抗腫瘍免疫応答を抑える作用をもつ IL-4 や IL-13 を産生する，③ IL-17 産生性 Th17 細胞は慢性炎症時にはがん発生をむしろ促進する．Treg 細胞は，担がん生体の免疫抑制に関与する重要な免疫細胞であり，Foxp3 陽性内在性 Treg 細胞，Foxp3 陽性誘導性 Treg 細胞，IL-10 産生性 Tr1 細胞，TGFβ 産生性 Th3 細胞などがある．

3 ● T 細胞が認識する腫瘍抗原

抗腫瘍 T 細胞は，自己のがん細胞だけに存在する固有抗原，あるいは他の患者のがん細胞にも存在する共通抗原を認識する場合がある．近年，ヒト**腫瘍抗原**の実体が科学的に明らかにされた．がん形成過程における免疫編集により選択されたがん細胞がもつ腫瘍抗原は，がん細胞や抗原提示細胞上で HLA に提示される量が少ないなどの理由により，基本的に免疫を誘導する力が弱い（低免疫原性）．それは，免疫原性が強い抗原をもつがん細胞は，免疫監視機構により排除されていることを示唆している．

固有抗原として，がん細胞の遺伝子変異のために正常とは異なるアミノ酸を含むがん細胞特異的なペプチドなどが同定されている（**図 14-5**）．これはがん細胞は遺伝子変異をもつために，免疫により異物として認識されるという，以前から想像されていたことの実体の証明である．共通抗原として，MART-1 などのがん細胞が由来する組織細胞に特異的に発現する分子，正常では精巣などの特定の細胞でしか発現しないが，各種がん細胞ではDNA脱メチル化などのために発現が認められるMAGEなどの**がん精巣抗原**，Her2などのがん細胞で発現が高まる分子，HPV-E7などの発がんに関与するウイルスタンパク質などが明らかになっている．**同種骨髄移植**時などの特殊な状況では，ドナー・レシピエント間の遺伝子背景の違いに由来する同種抗原が腫瘍抗原となる．

ヒト腫瘍抗原の同定により，それを免疫療法の標的として利用するだけでなく，患者体内における腫瘍抗原特異的T細胞の動態の測定が可能になり，ヒト腫瘍免疫学が飛躍的に進歩した．免疫療法に用いる理想的な腫瘍抗原としては，がん細胞特異的に発現して，すべてのがん細胞に高発現し，多くの患者で発現して免疫誘導が可能で，腫瘍抗原の消失が起こりにくい分子であることが考えられる．しかし，すべての条件を満たす腫瘍抗原はなく，いくつかの条件を満たす腫瘍抗原が免疫療法で用いられている．

3 がん細胞の免疫逃避

臨床でみられるがん細胞は，がん形成過程での免疫編集により，すでに多様な機序による免疫抵抗性や免疫抑制性を獲得している．また，がん細胞は1つの正常細胞から発生するが，臨床でみられるがんは，不均一な細胞集団から構成されている．その中でも近年，化学療法耐性でがん再発の原因になると考えられている**がん幹細胞** cancer stem cellや，転移の原因となる**上皮間葉転換** epithelial mesenchymal transition（EMT）がん細胞は，特有な免疫抵抗性や免疫抑制性をもつことが示されている．

A がん細胞の免疫細胞による認識障害と細胞傷害抵抗性

がん細胞は，**腫瘍抗原**の消失，腫瘍抗原ペプチドを提示する**HLA**の消失，がん細胞内で抗原ペプチドをプロセスする機構に関与する分子群などの異常により，腫瘍抗原ペプチドHLA複合体ががん細胞の表面に提示されず，そのためにT細胞に認識されずに免疫抵抗性になることがある．特に，HLAの消失はしばしば認められ，**免疫逃避**の原因となる．また，T細胞やNK細胞に認識されても，細胞傷害抵抗性のがん細胞も存在する．

B 担がん生体の免疫抑制病態

がん細胞は，多様な機序により，積極的に免疫を抑制する作用をもつが，それらは，本来，自己免疫反応が起こらないように自己反応性T細胞の誘導を抑えるための機構や，外来微生物などで免疫が活性化して異物を排除した後に，元の状態に戻すためのネガティブフィードバック機構などであり，がん細胞はそれらを悪用していることになる（**図 14-4**）．抗腫瘍免疫応答の抑制は，樹状細胞，T細胞など，さまざまなレベルで起こるが，最終的に，抗腫瘍T細胞の増殖活性化の抑制，抗原特異的不応答（**アナジー**），細胞死（アポトーシス）などが起こる．

がん細胞は，遺伝子異常・シグナル伝達異常などのために**TGFβ**，**IL-10**，血管内皮細胞増殖因子（VEGF）などの免疫抑制分子を分泌したり，**PD-L1**（B7-H1）やFasLなどの免疫抑制性の細胞膜分子を発現したり，トリプトファン欠乏やその代謝産物キヌレニンによりT細胞機能を抑制するトリプトファン代謝酵素**IDO**（indoleamine 2,3-dioxygenase）や，免疫抑制活性をもつプロスタグランジンE_2（**PGE_2**）の産生にかかわるシクロオキシゲナーゼ2 cyclooxygenase-2（**COX-2**）などの細胞内酵素を発現して，担がん生体で，局所性・全身性の免疫抑制環境を構築する．また，がん細胞は，**制御性T細胞**（Treg），**骨髄由来免疫抑制細胞** myeloid derived suppressor cell（MDSC），**M2マクロファージ**，**寛容性樹状細胞** tolerogenic DC（tDC），**形質細胞様樹状細胞**（pDC），タイプII **NKT細胞**，免疫抑制性 **$\gamma\delta$ T細胞**など，多様な免疫抑制細胞群を誘導することにより，担がん生体で免疫抑制を起こす．がん組織で産生されたケモカインは，そのレセプターを発現する免疫抑制細胞をがん関連微小環境に遊走させる．本来，抗腫瘍免疫作用をもちうる免疫細胞も，がん関連微小環境においてサイトカインなどの影響を受けて免疫抑制細胞となることがある．がん組織，センチネルリンパ節などがん関連微小環境では，これらの機序により免疫抑制的な病態が形成されている．

このように担がん生体では，がん細胞の遺伝子

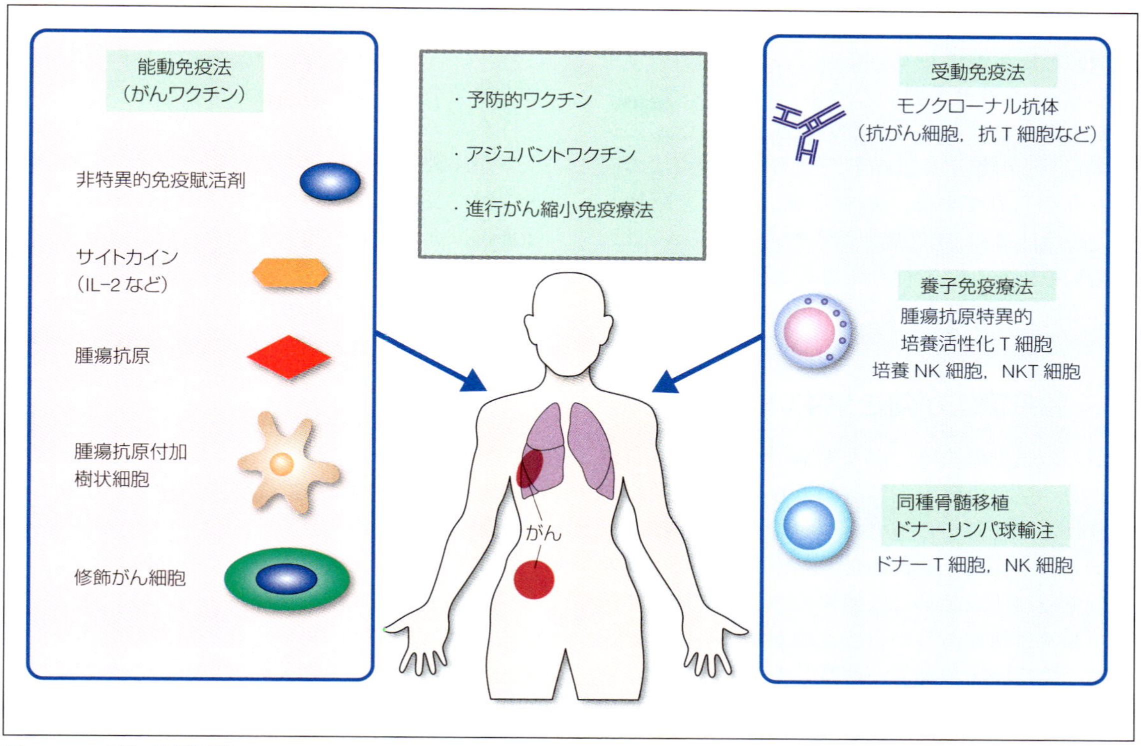

図 14-6　がん免疫療法
がん免疫療法には，患者体内で抗腫瘍免疫応答を誘導する能動免疫法(がんワクチン)と，体外で大量に作製した抗体などのエフェクターを投与する受動免疫法がある．能動免疫法として，非特異的免疫賦活剤，サイトカイン，がん細胞ワクチン，がん抗原ワクチンなどがある．受動免疫法として，がん細胞に対するモノクローナル抗体やがん血管新生に関与する VEGF に対するモノクローナル抗体などは標準治療として確立されている．同種造血幹細胞移植やドナーリンパ球輸注などの同種抗原に対する免疫療法は，強力な免疫反応が得られる．免疫抑制剤や放射線照射などの前処置後に培養抗腫瘍 T 細胞を投与する養子免疫療法では，悪性黒色腫などのがんでは強力な抗腫瘍効果が認められている．

異常を起点として，複数の免疫抑制カスケードが作動して，免疫抑制環境が構築される．この免疫抑制病態を改善するために，個々の免疫抑制分子や免疫抑制細胞の除去や，がん細胞に対する分子標的治療薬による免疫抑制カスケードの遮断などが試みられている．

E　がんの免疫療法

がんの 3 大標準治療は，外科手術，抗がん剤，放射線療法である．しかし，標準治療だけでは，約半数の患者を治癒することはできず，機序の異なる治療法の開発が進められており，**免疫療法**もそのうちの 1 つである．

1　がん免疫療法の対象

がん免疫療法は，対象により 3 つに分けられる(**図 14-6**)．肝がんの原因となる **B 型肝炎ウイルス**や子宮頸がんの原因となる**ヒトパピローマウイルス**などのがん関連ウイルスに対する予防接種(**ワクチン**)は，これらのがんを予防する予防的免疫療法となる．標準治療でがん細胞を減少させた後に，がんの再発予防や延命効果を目的とするがんワクチンなどの免疫療法は，**アジュバント免疫療法**と呼ばれる．固形がんの手術後や造血器腫瘍で化学療法後に寛解になった患者などでは，がん細胞数が減少しているので，数的にも免疫細胞が排除しやすい．また，がん細胞数が少なければ免疫抑制の程度も低く，アジュバント免疫療法はより効きやすいと考えられる．しかし，前述のように，臨床でみられるがんは，すでに免疫抵抗性や免疫抑制性を獲得しているので，がん細胞数は少なくても，かなり手強いと考えられている．また，標準治療で効果がみられないような進行がんに対しても，その縮小を目指した強力な免疫療法の開発も進められている．培養 T 細胞などを駆使した免疫療法では，悪性黒色腫などの一部のがんは，多発転移巣をもつ進行がんでも長期完全寛解が得られる場合がある．

2 免疫療法が効きやすいがん

がんの免疫療法は，がん細胞の免疫学的性質に加えて，患者の免疫応答能により，その効果は規定される．同じがん種であっても，その遺伝子異常はそれぞれ異なるために，免疫学的性質は異なり，免疫療法の効果には個体差が大きい．一般的に，非常に稀であるが自然寛解が認められるがん種は，免疫療法の効果が期待しやすいと考えられている．例えば，腎がんや悪性黒色腫では，自然寛解が認められる例が他のがんに比べて多く，実際，これらのがんでは，IL–2 や IFNα のサイトカイン治療や他の免疫療法で効果が得られる場合が多い．現在，他のがん種でも効果を得られるように，さまざまな免疫療法の開発が行われている．

3 能動免疫療法と受動免疫療法

がん免疫療法は，その方法により大きく 2 つに分けられる(**図 14–6**)．腫瘍抗原や非特異的免疫賦活剤やサイトカインなどを投与して，患者体内で抗腫瘍免疫応答を誘導する**能動免疫**療法 active immunization(いわゆるがん**ワクチン**)と，体外で作製した抗体や抗腫瘍 T 細胞などのエフェクターを多量に投与する**受動免疫**療法 passive immunotherapy である．T 細胞などのエフェクター細胞を投与する方法は，投与後，体内で増殖することが重要であり，**養子免疫**療法 adoptive cellular immunotherapy と呼ばれる．

A がんワクチン・サイトカイン療法

能動免疫法として，OK432 や BCG などの微生物由来成分などで，樹状細胞の **Toll 様レセプター**(TLR)などを刺激して活性化させる**非特異的免疫賦活剤**，抗腫瘍免疫誘導作用をもつ IFN や IL–2 などの**サイトカイン**，がん細胞を放射線照射などで増殖不能にして，さらに各種修飾により免疫原性を高めたがん細胞ワクチン，同定した腫瘍抗原やがん細胞から抽出した腫瘍抗原を，ペプチド・タンパク質・DNA・組換えウイルス，あるいは，腫瘍抗原を付加した樹状細胞などのさまざまな形で用いるワクチンがある．非特異的免疫賦活剤は，腫瘍抗原ワクチンを増強するための**アジュバント**としても用いられる．これらの能動免疫法の中で，すでに標準治療として確立されているものは，一部の非特異的免疫賦活薬，腎がんや悪性黒色腫に対する **IFNα** や **IL–2** の**サイトカイン**療法，表在性膀胱がんに対する BCG 膀胱内注入療法など，まだ限られている．

ヒトがん細胞の腫瘍抗原は低免疫原性で，しかも担がん生体の免疫抑制環境のために，能動免疫による体内での抗腫瘍免疫誘導は簡単ではなく，現在，免疫増強効果が強いアジュバントや免疫抑制状態の改善薬の併用など，さまざまな工夫が試みられている．また腫瘍抗原で免疫した場合，免疫に用いた抗原だけでなく，免疫抗原に対する反応がトリガーとなって，内在性の腫瘍抗原に対する T 細胞が誘導される(抗原スプレッディング)こともがん排除にとって重要であることがわかっている．そこで，内在性腫瘍抗原を免疫誘導が起こりやすいように放出させて免疫誘導を起こす腫瘍破壊法(免疫誘導性がん細胞死 immunogenic cancer cell death)も重要と考えられている．

B 抗体療法

受動免疫療法の典型は，乳がんなどに発現する **Her2** や B 細胞リンパ腫に発現する **CD20**，大腸がんなどに発現する EGFR などに対する抗腫瘍**モノクローナル抗体**の投与であり，すでにがんの標準治療として認められている．患者自身が産生する抗体が抗腫瘍効果を示す場合はあまりないと考えられており，現在使用されている抗体は，人工的に作製した分子標的薬である．抗体療法は，マウスを用いたモノクローナル抗体の作製技術(1984 年ノーベル生理学・医学賞受賞)の開発後にミサイル療法として開発が進められた．最初に使われた抗体はマウス抗体であったため，**ヒト抗マウス抗体**(HAMA)が産生されてしまい，投与した抗体が十分に働かなかった．その後，抗体のヒト化技術の進歩により，十分な治療効果が得られるようになった．抗体の標的抗原も，がん細胞特異的であることが理想ではあるが，実際はそのような抗原はほとんどなく，正常細胞との発現量の違い，あるいはCD20のように正常B細胞で発現していて，抗体投与後に正常B細胞が一時的に減少しても重篤な副作用が生じない抗原であれば治療に用いることができる．抗体はT細胞と異なり，がん細胞表面分子であれば糖鎖なども標的抗原になる．

抗体の抗腫瘍機序は，NK細胞やマクロファージがエフェクターとして関与する**抗体依存性細胞傷害** antibody-dependent cell-mediated cytotoxicity（ADCC），補体が関与する**補体依存性細胞傷害** complement-dependent cellular cytotoxicity（CDCC）などの免疫学的機序だけでなく，抗体による直接的ながん細胞増殖抑制・傷害作用がある．抗体に放射性同位元素や抗がん剤を結合させて抗腫瘍効果を増強することも行われている．最近はがん細胞上の抗原ではなく，がんの血管新生に関与するVEGFに対する抗体や，T細胞上の**CTLA-4**や**PD-1**に対する抗体が作製され，それぞれ血管新生抑制作用や免疫調節作用を介して，間接的にがんを治療する抗体療法も開発されている．現在，抗体療法においては，抗体作製技術の改良による新規抗体の作製，抗体の高機能化，効果的な抗体の使用法など，さらなる改良が図られている．

C 培養エフェクター細胞を用いた養子免疫療法

担がん生体では免疫抑制状態にあるために，能動免疫法では体内で十分な抗腫瘍免疫誘導を起こすことは簡単ではない．そこで，免疫抑制環境にない体外で培養して大量に増殖活性化させた抗腫瘍T細胞などのエフェクター細胞を投与する**養子免疫療法**が行われている．この場合，投与した培養T細胞がさらに生体内で増殖することが，抗腫瘍効果に重要なことがわかっている．T細胞の投与前に免疫抑制薬や放射線照射処置を行っておくと，免疫抑制性細胞の除去や体内の免疫細胞が減少することにより，投与したリンパ球が利用可能になった**IL-7**や**IL-15**が関係した**ホメオスタティック増殖**機構が働き，投与後体内でT細胞が十分に増殖して，強力な抗腫瘍効果が認められる．悪性黒色腫では，多発転移をもつ進行がんでも約20%に長期完全寛解例が認められている．

多くのがんでは抗腫瘍T細胞を調製するのは簡単ではないので，腫瘍抗原を認識するT細胞レセプター遺伝子（α，β鎖）をレトロウイルスベクターなどを用いて，末梢血液から採取したT細胞に導入し，人工的に抗腫瘍リンパ球を大量に作製して，養子免疫療法に使用することも試みられている．すでに複数のがん種で抗腫瘍効果が認められている．また，モノクローナル抗体の可変領域とT細胞の定常領域を結合させて［キメラ抗原レセプター chimeric antigen receptor（CAR）］，抗腫瘍抗体の認識特異性をもつT細胞を作製して投与する養子免疫療法も試みられ，すでに悪性リンパ腫などでは強力な治療効果が得られている．

D 同種骨髄移植

当初は強力な化学療法で傷害された造血幹細胞を補充する目的で白血病に対して行われた**同種骨髄移植**であるが，実は，ドナーとレシピエント間の遺伝子・タンパク質の違いに由来する同種抗原に対して反応するドナー由来のT細胞やNK細胞が，レシピエントの白血病細胞を排除する免疫療法でもあることが判明し，すでに標準治療となっている．そこで，積極的にドナーリンパ球を投与する治療〔ドナーリンパ球輸注 donor leukocyte infusion（DLI）〕も行われている．同種免疫反応は強力であるので**抗白血病効果〔移植片対白血病効果 graft-versus-leukemia（GVL）effect〕**も強いが，正常細胞も攻撃して重篤な**移植片対宿主病 graft-versus-host disease（GVHD）**を起こす場合があり，GVHDとGVLの分離法が研究されている．

4 免疫療法の改良

前述のように，臨床でみられるヒトのがん細胞は，腫瘍抗原があっても，免疫編集によりその免疫原性は高くない．さらに担がん生体では，免疫抑制環境があるために，単純ながんワクチンでの効果は高くない．がんワクチンなど能動免疫法で，患者体内で十分な抗腫瘍免疫誘導を行うためには，抗腫瘍免疫ネットワークの中で，がん細胞，

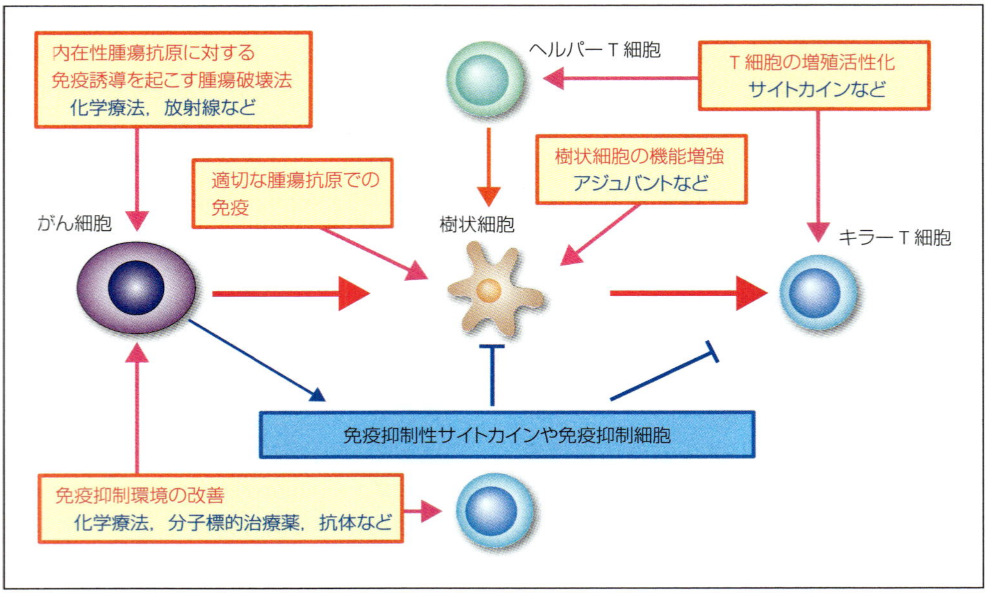

図 14-7　抗腫瘍免疫ネットワークの重要ポイントの制御によるがん免疫療法の改良
効果的ながん免疫療法の開発のためには，①内在性腫瘍抗原を放出して免疫誘導を起こさせる生体内腫瘍破壊法，②がん細胞の増殖生存に関与して，がん幹細胞にも発現する腫瘍抗原の使用，③樹状細胞への腫瘍抗原の標的化や樹状細胞の機能増強法，④生体内での適切なヘルパー T 細胞サブセットの増殖活性化，⑤生体内での抗腫瘍エフェクター免疫細胞の増殖活性化，⑥免疫抑制環境の改善法などを，適切に組み合わせた複合的な免疫制御が必要である．

樹状細胞，T 細胞などさまざまな重要なポイントで免疫増強操作を行うことが必要となる．また，抗腫瘍免疫効果を高めるためには，各技術を適切に組み合わせた併用療法(複合免疫療法)が必要と考えられている(**図 14-7**)．免疫抑制環境を回避して，体外で抗腫瘍リンパ球などを大量に調整して，投与する養子免疫療法の併用も実施されている．重要なキー技術として，①内在性の腫瘍抗原を免疫誘導が起こりやすいように放出させる化学療法薬や放射線照射などの生体内腫瘍破壊法の開発，②がん細胞の増殖生存に関与するために腫瘍抗原の消失が起こりくく，がん幹細胞にも発現する腫瘍抗原の同定，③樹状細胞への抗原ターゲッティングやアジュバントなどの樹状細胞機能増強法の開発，④サイトカインや副刺激分子刺激抗体などを用いた T 細胞の生体内増殖活性化法の開発，⑤分子標的治療薬や抗体などを用いた担がん生体免疫抑制環境の改善法の開発などがあり，個々の技術の開発とその併用効果が検討されている．

F 腫瘍免疫研究と免疫療法の開発

がんの形成過程において，マクロファージやマスト細胞などの自然免疫系細胞は，がん細胞の増殖浸潤を促進する作用をもつ．同時に，T 細胞や NK 細胞などの抗腫瘍免疫細胞は，免疫監視機構として，がん細胞を排除する．しかし，長年にわたるヒトがんの形成過程において，遺伝子不安定性という基本性質をもつがん細胞は，免疫抵抗性や免疫抑制性を獲得して，免疫監視機構から逃避し，がんが進展する．その結果，臨床でみられるがんは，比較的免疫原性が弱い腫瘍抗原をもち，さらに免疫抵抗性や免疫抑制性を獲得しており，免疫では排除しにくい．しかし，抗腫瘍免疫ネットワークを適切に増強する治療により，免疫療法も可能であると考えられ，さまざまな免疫療法の開発が進められ，抗体療法や同種骨髄移植は，すでにがんの標準治療となっている．さらに，T 細胞応答を利用するがんワクチンや養子免疫療法が開発され，悪性黒色腫など一部のがんでは，強力な治療効果が得られており，さらなる開発・改良が進められている．ヒトがん細胞に対する免疫応答のしくみは，まだまだ不明なことが多いので，さらなる腫瘍免疫研究の発展と免疫制御法の進歩により，ヒト腫瘍免疫の理解と共に，効果的ながん免疫療法の開発が期待されている．

G まとめ

1. 多くの悪性腫瘍では腫瘍抗原が発現し，さまざまな種類の免疫細胞ががん細胞の排除にかかわる．
2. がん細胞は，増殖の過程で免疫抵抗性や免疫抑制性を獲得し，免疫逃避機構をもつようになる．
3. がんに対する免疫療法には，患者に腫瘍抗原（がんワクチン）やサイトカインなどを投与して抗腫瘍応答を誘導する能動免疫療法と，体外で作製した抗体やエフェクター細胞を投与する受動免疫療法がある．

第15章 原発性免疫不全

A 原発性免疫不全症とは?

原発性免疫不全症 primary immunodeficiency (PID) は，先天性 congenital の特定の遺伝子異常のために，免疫系の分子の数的・機能的欠損をきたし，それによって免疫系の機能に障害をもつ疾患群である．

免疫系の機能とは，一言でいうと，「自己と非自己を見極め，非自己を排除すること」である．非自己を外来からの病原微生物と考えると，病原微生物を見極められない，あるいは排除できない場合，免疫不全状態である，ということができる．免疫不全症は「易感染性」を示すが，**表 15-1** に示すように感染症の反復，重症化，難治化，遷延化，および日和見感染症への罹患の 5 つの特徴をもつ (**表 15-1**)．

また，非自己を変異した自己である悪性腫瘍と考えると，その排除にも支障が生じるようになる．そのため，免疫不全症患者では悪性腫瘍の罹患率が健常者より高かったり，早期に罹患したりすることが多い．

一方，自己の見極めに異常があり，敏感になりすぎてしまうと，自己を非自己と考え，自己に対する免疫反応を惹起することになり，自己免疫疾患の発症につながる．

また，本来は無害であり，病原体ではない非自己に対して過剰な免疫反応を生じると，アレルギー疾患や自己炎症性疾患の発症に至る．

免疫系を，自然免疫，獲得免疫の軸と，細胞性免疫，液性免疫の軸に分けると，各構成細胞 (好中球，T 細胞，B 細胞など)，機能分子 (抗体，補体) の数的，量的異常は，古くから**原発性免疫不全症**として記載されている (**図 15-1A**：古典的原発性免疫不全症)．一方，先天性の自己免疫疾患，などの免疫制御異常症，貪食細胞の中でもマクロファージの機能異常による非定結核性抗酸菌や BCG への易感染性を示す疾患 mendelian susceptibility to mycobacterial disease (MSMD. ➜400 頁)，Toll 様レセプター (TLR) などの病原体を認識するレセプターのシグナル伝達に異常をきたす狭義の**自然免疫不全症**，周期性発熱や関節炎を特徴とする**自己炎症性疾患**，補体抑制因子の欠損による**非典型溶血性尿毒症症候群**などは，新しい免疫不全症として次第にその記載が増え，原因遺伝子も判明しつつある (**図 15-1B**)．

B 原発性免疫不全症の分類

原発性免疫不全症の分類は，1970 年に世界保健機関 (WHO) の専門委員会から発表され，1999

表 15-1　易感染性を示す 5 つの徴候

キーワード	感染症のタイプ	例
1.「繰り返す」	反復性感染症	繰り返す中耳炎・肺炎など
2.「治りにくい」	難治性感染症	重症副鼻腔炎，皮膚化膿症など
3.「長引く」「消えない」	遷延性・持続性感染症	アスペルギローマ，CMV，EBV 持続感染など
4.「要入院，致死的」	重症感染症	重症肺炎球菌感染症，水痘重症化など
5.「普通じゃない病原体にかかる」	日和見感染症	ニューモシスチス肺炎，BCG 骨髄炎など

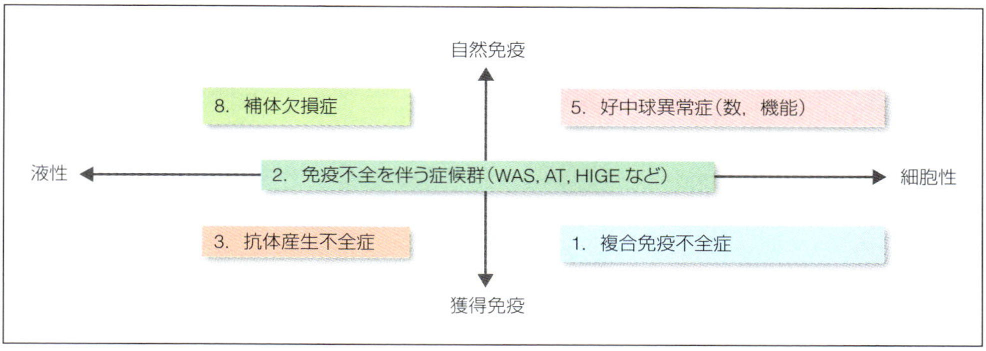

A：古典的原発性免疫不全症(数字は，表 15-2 の分類の大項目を示す)
古典的原発性免疫不全症の多くは，細胞やタンパク質の欠損によるものであり，その記載は 50 年以上前にさかのぼる.

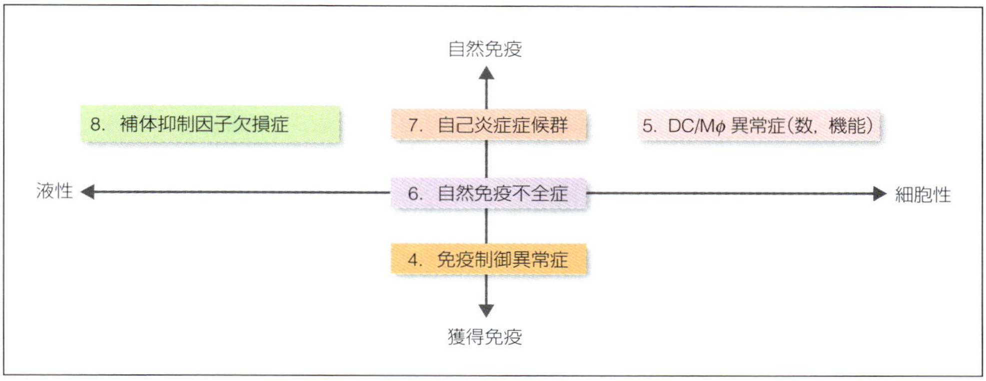

B：新しい原発性免疫不全症(数字は，表 15-2 の分類の大項目を示す)
新しい原発性免疫不全症の中には，免疫制御異常症，補体抑制因子欠損症，自己炎症症候群のように，易感染を伴わない疾患も含まれる．また，主に単一の病原体に易感染を示す，自然免疫不全症，DC(樹状細胞)/Mφ(マクロファージ)異常症も含まれる.

図 15-1　原発性免疫不全症の分類

年からは国際免疫学会連合(IUIS)の専門家委員会で2年ごとに改訂され，その間に原因遺伝子が同定されたり，新しい記載がなされた疾患が追加されている．**表 15-2** に示すように，その障害細胞，分子などにより大きく8つに分類される.

C 複合免疫不全症(付録 2A)

特異的液性免疫，すなわち抗体の産生には T 細胞の存在が不可欠であるため，T 細胞の数的，機能的異常をきたす場合，細胞性免疫不全と抗体産生不全を生じる．そのため，T 細胞の数的，機能的不全症を**複合免疫不全症**(CID)と呼ぶ．中でも，重篤な複合免疫不全をきたし，無治療の場合，乳児期に致死的である一群を**重症複合免疫不全症** severe combined immunodeficiency (SCID) と呼ぶ(➡NOTE).

NOTE　重症複合免疫不全症(SCID)診断基準

2 歳以下で，経胎盤的母由来 T 細胞の生着，あるいは，$CD3^+$T 細胞が 20%以下，リンパ球数 3,000/μL 以下で，*IL2RG, IL7R, JAK3, RAG1, RAG2, ADA* 遺伝子変異を合併している患者．ADA(アデノシンデアミナーゼ)活性が対照の 2%以下の場合，ADA 欠損症である．マイトジェンに対する刺激反応は通常，対照の 10%以下である.

表 15-2　原発性免疫不全症の分類のまとめ

主に障害される免疫系

	分類	英語名	代表的な疾患	自然免疫か獲得免疫か	細胞性免疫か液性免疫か
1	複合免疫不全症	combined immunodeficiencies	重症複合免疫不全症(SCID)，オーメン Omenn 症候群	獲得免疫	両方
2	免疫不全を伴う症候群	well-defined syndromes with immunodeficiency	ウィスコット・オールドリッチ Wiskott-Aldrich 症候群(WAS)，毛細血管拡張性運動失調症(AT)，ディジョージ DiGeorge 症候群，高 IgE 症候群	両方	両方
3	抗体産生不全症	predominantly antibody deficiencies	X 連鎖無 γ グロブリン血症(XLA)，分類不能型免疫不全症(CVID)，X 連鎖高 IgM 症候群(XHIGM)	獲得免疫	液性免疫
4	免疫制御異常症	diseases of immune dysregulation	チェディアック・東 Chediak-Higashi 症候群，家族性血球貪食リンパ組織球増多症候群(FHL)，自己免疫性リンパ増殖症候群(ALPS)	獲得免疫	両方
5	食細胞の数，機能の異常症	congenital defects of phagocyte number, function, or both	重症先天性好中球減少症(SCN)，白血球接着異常症(LAD)，慢性肉芽腫症(CGD)，メンデル遺伝型マイコバクテリア易感染症(MSMD)	自然免疫	細胞性免疫
6	自然免疫不全症	defects in innate immunity	免疫不全を伴う無汗性外胚葉形成異常症(EDA-ID)，IRAK4 欠損症，遺伝性単純ヘルペス脳炎，慢性粘膜皮膚カンジダ症(CMCD)	自然免疫	両方
7	自己炎症性疾患	autoinflammatory disorders	家族性地中海熱，高 IgD 症候群，乳児慢性神経皮膚関節症候群(CINCA)，TNF レセプター関連周期性症候群(TRAPS)，早期発症型炎症性腸疾患(IBD)	自然免疫	両方
8	補体欠損症	complement deficiencies	C1q 欠損症，C3 欠損症，C9 欠損症，遺伝性血管神経性浮腫(HAE)，factor H 欠損症，発作性夜間血色素尿症(PNH)	自然免疫	液性免疫

A 重症複合免疫不全症の病型

SCID は，その障害部位によっていくつかの病型に分けることができる(**図 15-2**)．通常最も患者数の多いのは，X 連鎖性 SCID(XSCID)と呼ばれる γc 欠損症である．

1 ● γc シグナル伝達の障害

IL2RG 遺伝子は IL-2，-4，-7，-9，-15，-21 に共通する γ 鎖(γc 鎖)をコードしており，γc 欠損症では，IL-7 シグナル異常により T 細胞の発生が，IL-15 シグナル異常により NK 細胞の発生がみられず，B 細胞陽性型($T^-B^+NK^-$)の表現型をとる．γc の下流分子である *JAK3* 遺伝子異常の場合は，常染色体劣性の遺伝形式をとるが，表現型は γc 欠損症と同じである．また，IL-7 レセプター α 鎖をコードする *IL7R*，および *STAT5b* 遺伝子の異常の場合は，T 細胞のみを欠損し，$T^-B^+NK^+$ の表現型をとる．

2 ● V(D)J 再構成の障害

次に患者数の多いのは，V(D)J 再構成の異常のため B 細胞欠損型($T^-B^-NK^+$)の表現型をとる遺伝子異常の一群で，RAG-1/2，アルテミス，セルヌノス，DNA-PKcs，LIG4 の異常症がその中に含まれる〔V(D)J 組換えに関与する酵素➜96 頁参照〕．遺伝子変異によっては，酵素活性などの分子機能が若干残存することで，T 細胞が残存し，乳児期以降に複合免疫不全症として診断される例や，オリゴクローナルな T 細胞，B 細胞の活性化によるオーメン **Omenn 症候群**(発熱，紅皮症，リンパ節腫脹，肝脾腫，好酸球増多症)を呈する場合もある．

3 ● アポトーシス異常と DNA 複製障害

細網異形成症は，好中球系細胞とリンパ球系細胞の両方の異常をきたし，最重症の SCID の病型をとる．アポトーシスの抑制にかかわる分子である AK2 の遺伝子異常によることが示されている

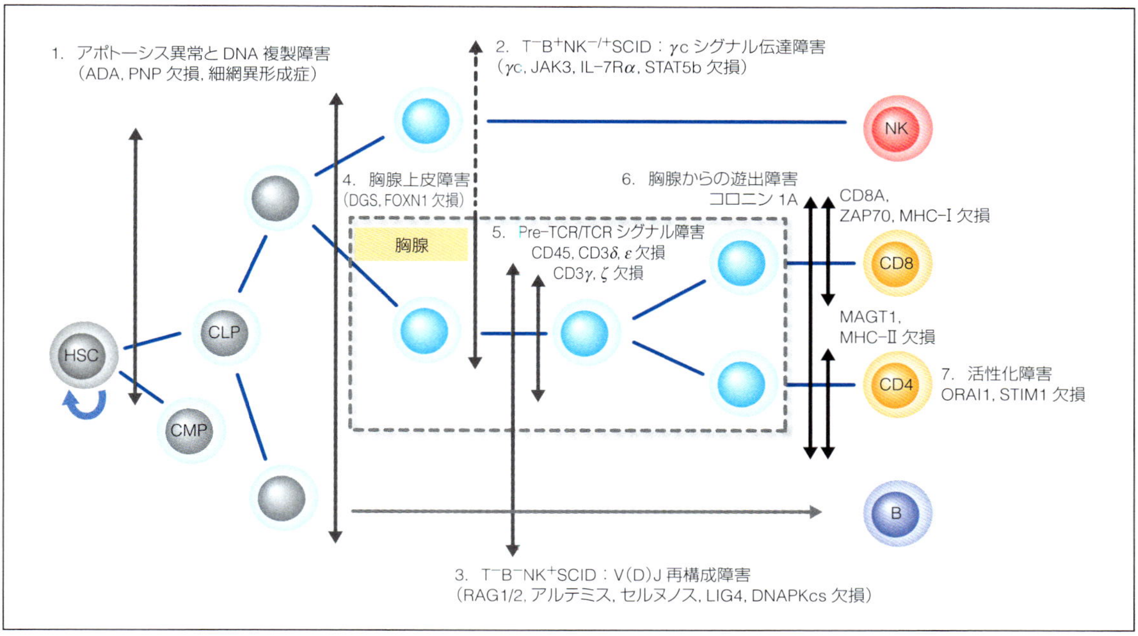

図 15-2　T 細胞の分化と複合免疫不全症の障害部位
造血幹細胞（HSC）からの T 細胞を中心にしたリンパ球の分化とその障害による複合免疫不全症について図に示す．矢印は遺伝子異常による分化障害を示し，大きく 7 つの異常に分けられる．各々の疾患，遺伝子異常については，付録 2A および本文を参照．CMP：ミエロイド系前駆細胞 common myeloid progenitor，CLP：リンパ球系前駆細胞 common lymphoid progenitor.

が，その機序は明らかではない．感音性難聴を伴うのが特徴である．

また，アデノシンデアミナーゼ（ADA），プリンヌクレオシドホスホリラーゼ（PNP）の異常により毒性物質の蓄積に伴う DNA の複製障害が生じ，分裂の減少する T 細胞を中心に B，NK も含むリンパ球減少による免疫不全を示す．

4 ● 主に T 細胞のみに異常をきたす免疫不全

T 細胞レセプター，プレ T 細胞レセプターの構成成分や，シグナル伝達分子に異常をきたすと，T 細胞のみに異常をきたす複合免疫不全となる．CD3γ/ε/δ/ζ，CD8，CD45 分子の異常に伴うのがその例である．

最近では，Ca^{++} チャネル（Orai1，STIM1）や，Mg^{++} チャネル（MAGT1）異常による T 細胞活性化障害による SCID/CID の報告もみられる．

また，胸腺上皮細胞の発生障害も T 細胞の発生障害に繋がるため，SCID/CID の表現型をとる．**ディジョージ** DiGeorge **症候群**（➡NOTE）や，ヌードマウスと同じ *FoxN1* 遺伝子異常がその例である（胸腺発生と転写因子➡152 頁参照）．主要組織適合抗原（MHC）クラス I 分子の異常は CD8 T 細胞の，クラス II 分子の異常は CD4 T 細胞の減少につな

NOTE ディジョージ症候群 診断基準

完全型

$CD3^+$T 細胞欠損（<50/μL）を認め，下記の①〜③のすべてを認める場合

①胸腺無形成症：$CD45RA^+CD62L^+CD3^+$ 胸腺移出 T 細胞 recent thymic emigrants<50/μL あるいは，TREC*<100 コピー/10 万 T 細胞

*T cell receptor excision circle：胸腺で TCR 再構成が行われる際に生じる環状 DNA．T 細胞集団における TREC 定量により，胸腺の T リンパ球産生能を評価できる

②副甲状腺機能低下症に伴う低カルシウム血症

③先天性心疾患（総動脈幹遺残症，ファロー四徴症，大動脈弓離断症，など）

不完全型

3 歳までに $CD3^+$T 細胞減少（<500/μL あるいは<1,500/μL）を認め，下記のうち 2 つ以上の組み合わせを認める場合

- 先天性心疾患
- 低カルシウム血症
- 22q11.2 の染色体欠失

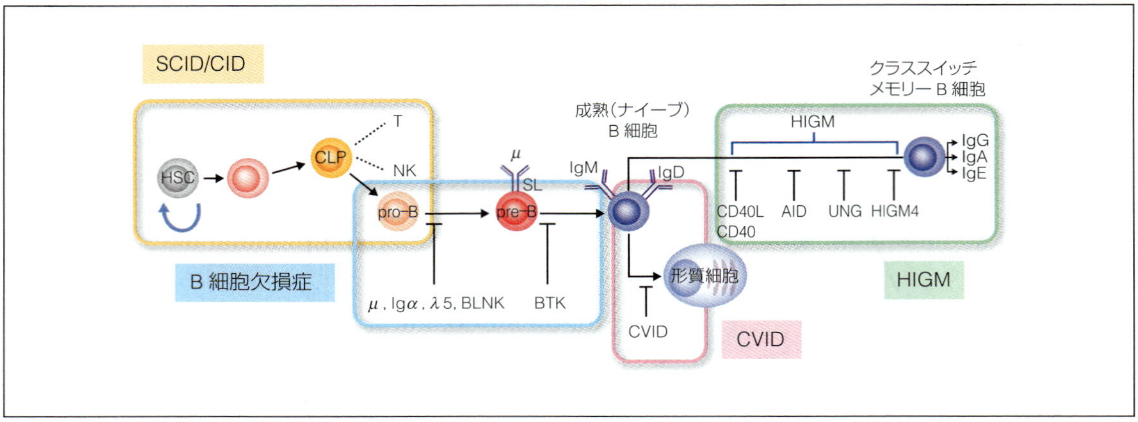

図 15-3 B 細胞の分化と抗体産生不全症の障害部位
造血幹細胞(HSC)からの B 細胞を中心にしたリンパ球の分化と，抗体産生不全症における遺伝子異常による分化障害部位について示す．各々の疾患，遺伝子異常については，付録 2C および本文を参照．CLP：リンパ球系前駆細胞 common lymphoid progenitor．SCID：重症複合免疫不全症，CID：複合免疫不全症，CVID：分類不能型免疫不全症，HIGM：高 IgM 症候群．

がり，SCID/CID の表現型を呈する．

B 重症複合免疫不全症でみられる感染症

SCID/CID 患者に感染する病原体としては，Th1 機能の低下によるマクロファージ活性化障害とキラー T 細胞機能低下に伴う日和見感染が代表的である．空気中を浮遊するニューモシスチス・イロヴェチ *Pneumocystis jiroveci*，アスペルギルスなどによる肺炎，BCG，非結核性抗酸菌の播種性感染，粘膜に常在するカンジダによる鵞口瘡，サイトメガロウイルスによる肺炎や肝炎，網膜炎，ロタウイルス，アデノウイルスによる腸炎などが，その例として挙げられる．また，抗体産生不全を伴うため，抗体産生不全症でみられる感染症(オプソニン化障害による反復性中耳炎，肛門周囲膿瘍などの細菌感染症，細菌，ウイルスによる髄膜炎，など)もみられる．

C 重症複合免疫不全症の治療

典型的な SCID では 1 年以内に致死的感染症により死亡する可能性が高いため，根治治療である造血幹細胞移植(骨髄移植，末梢血幹細胞移植，臍帯血移植のいずれか)の絶対適応である．ドナーとしては，HLA 一致同胞，あるいは非血縁者(骨髄バンク，臍帯血バンク)が用いられる．海外では，親の HLA 半合致骨髄から CD34 陽性造血幹細胞を選択，あるいは T 細胞を除去し，移植する方法も用いられている．また，γc 欠損症あるいは ADA 欠損症の場合には，HLA 一致ドナーが見つからない症例で，重症感染症に罹患し，同種移植を受けるのが危険と考えられる場合，自家造血幹細胞に対して，レトロウイルスあるいはレンチウイルスベクターを用いて正常遺伝子を導入する遺伝子治療が，海外(フランス，イギリス，アメリカ，イタリア)では臨床研究として行われている．

診断後，上記の根治療法を行うまでの間，感染症の予防，治療のための抗菌薬，抗ウイルス薬の投与，真菌予防のためのヘパフィルターによるクリーンルームでの管理，γグロブリン製剤による免疫グロブリンの補充療法を行う．ADA 欠損症では酵素補充療法を行う．

D 抗体産生不全症(付録 2B)

A 抗体産生不全症の病型

B 細胞の発生異常，機能異常により，抗体産生不全をきたすが，その障害部位により，**B 細胞欠損症**，**高 IgM 症候群** hyper-IgM syndrome(HIGM)，**分類不能型抗体産生不全症** common variable immunodeficiency(CVID)(➡398 頁 NOTE)に大きく分けられる(図 15-3)．

1 B 細胞欠損症

B 細胞欠損症は，プレ B 細胞レセプターのシグナル伝達にかかわる分子の異常により，骨髄プレ B 細胞の発生障害をきたし，それにより末梢血 B 細胞の欠損と免疫グロブリンの低下を示す疾患の一群である．X 連鎖性無 γ グロブリン血症 X-linked agammaglobulinemia（XLA）（→NOTE）は *BTK* 遺伝子変異による疾患で，その中で最も多い．その他に，IgM 定常領域（μ 鎖）をコードする *IGHM*，代替軽鎖の 1 つである *λ5*，B 細胞レセプターと複合体を形成し，シグナル伝達に関わる *Igα*，*Igβ*，細胞内シグナル伝達分子である *BLNK* が，B 細胞欠損症の原因遺伝子として同定されている（プレ B 細胞への分化→169 頁参照）．

2 高 IgM 症候群

HIGM は，免疫グロブリンのクラススイッチ障害により，IgM，IgD 産生は可能であるが，IgG, IgA, IgE の産生ができない疾患である．「高」IgM 症候群と呼ばれるが，IgM 正常値の例も少なくないので注意が必要である．

CD40LG 遺伝子は X 染色体上にあり，X 連鎖性 HIGM（XHIGM）の原因遺伝子である（→NOTE）．CD40L は活性化したヘルパー T 細胞上に発現し，B 細胞上の CD40 に結合することでクラススイッチを誘導する．また，樹状細胞，マクロファージに働き，その活性化を誘導したり，寄生虫に感染した胆管上皮細胞などに働き，アポトーシスを誘導する．したがって，その欠損では，クラススイッチ障害に起因する抗体産生不全に伴う感染症に加え，ウイルス，真菌，原虫などに対する日和見感染もみられ，予後不良の理由となっている．CD40 欠損症は極めて稀だが，CD40L 欠損と同様の表現型をとる．

AID は CD40 とサイトカインの刺激により，成熟 B 細胞にて発現が誘導されるシチジン脱アミノ化酵素である（クラススイッチ→101 頁参照）．特定のサイトカイン刺激により，IgM と特定のクラスの定常領域の 5′ 側のスイッチ領域が転写され，クロマチンがオープンになる．スイッチ領域のゲノム DNA のシチジンが AID により脱アミノ化されウリジンになる．ウリジンの塩基であるウラシルは UNG（ウラシル DNA グリコシラーゼ）により取り除かれる．UNG により生じた無塩基部位を認識するエンドヌクレアーゼにより DNA 二重鎖の切断が生じる．IgM スイッチ領域と IgG，IgA，IgE スイッチ領域との間で DNA 二重鎖切断が修復されるとクラススイッチが成立する．DNA 二重鎖切断の修復には，非相同末端結合 non-homologous end joining（NHEJ）修復にかかわる分子が携わる．これらの分子は，免疫系以外でも働いているため，その障害は臓器発生異

NOTE X 連鎖性無 γ グロブリン血症（XLA）診断基準

CD19$^+$B 細胞＜2%の男性で，以下のうち 1 つを認めるもの
- *BTK* 遺伝子変異
- 好中球，単球における *BTK* mRNA 欠損（ノーザンブロットによる）
- 単球，血小板における BTK タンパク質欠損
- 母方のいとこ，叔父，おいに CD19$^+$B 細胞＜2%の患者がいること

あるいは，以下の 4 項目すべてを満たすもの
- 反復性細菌感染症を 5 歳までに認める
- 血清 IgG，IgA，IgM が年齢正常値の－2SD 以下
- 同種血球凝集素欠損，あるいは，ワクチンに対する反応不良
- 他の低 γ グロブリン血症の原因が除外できている

NOTE X 連鎖性高 IgM 症候群（XHIGM）診断基準

男児で，血清 IgG が年齢正常値の－2SD 以下であり，次のうち 1 つを認めるもの
- *CD40LG* 遺伝子に変異を認める
- 母方のいとこ，叔父，おいに XHIGM と診断された患者がいる

あるいは，男児で，血清 IgG が年齢正常値の－2SD 以下であり，以下の①～④の 4 項目すべてを満たすもの

①T 細胞数正常であり，PHA などのマイトジェンに対する T 細胞増殖反応が正常である
②B 細胞数が正常か増多しているが，抗原特異的な IgG が認められない
③以下のうち 1 つ以上の感染症，合併症を認める
- 5 歳未満での反復性細菌感染症
- 1 歳未満でのニューモシスチス肺炎
- 好中球減少症
- クリプトスポリジウム下痢症
- 硬化性胆管炎
- パルボウイルスによる再生不良性貧血

④活性化 CD4$^+$T 細胞上の CD40L 発現の欠損（可溶性 CD40 あるいは CD40L 抗体を用いる）

［注意］「高」IgM 症候群ではあるが，IgM は低値，正常値，高値のいずれもとりうる．

常による奇形や神経障害，V(D)J 再構成異常による SCID/CID を呈しうる．

3 ● 分類不能型抗体産生不全症

CVID(➡NOTE)は，B 細胞を末梢血中に認める抗体産生不全症で，通常 IgM は低値であり，さらに IgG，IgA ともに低値を示す．メモリー B 細胞，抗体産生細胞(形質細胞)の分化障害によると考えられ，*in vitro* で末梢血や B 細胞を CD40 と IL-4 などのサイトカインで刺激した場合，クラススイッチし，Ig 産生は可能なことが多い．

発症年齢のピークは小児期(6 歳前後)と成人期(20 歳代)にみられる．原因遺伝子はごく少数の例で判明している．B 細胞の活性化(*CD19*，*CD20*，*CD81*)，および CD40L を介さないクラススイッチを誘導する分子(*TACI*，*BAFFR*，*ICOS*)がその原因として同定されている．*TACI* 遺伝子変異をもつ患者の家族には，IgA 欠損症(➡NOTE)を認める場合もある．

B 抗体産生不全症の治療

ここまで述べた抗体産生不全症に対しては，免疫グロブリン製剤の経静脈的補充療法 intravenous immunoglobulin substitution(IVIG)が有効であり，投与直前値が 700 mg/dL を超えるように定期的に補充される．欧米では，在宅でも可能な皮下注射による補充療法 subcutaneous immunoglobulin substitution(SCIG)も行われている．

> **NOTE 分類不能型抗体産生不全症(CVID)診断基準**
>
> **[疾患概念]** 記憶 B 細胞あるいは形質細胞への分化障害による低 γ グロブリン血症のため，易感染性を呈する先天性免疫不全症候群．
>
> ① IgG 低値(年齢を考慮し 2SD 以下)
> ② IgM か IgA，あるいは両者が低値(年齢を考慮し 2SD 以下)
> ③ 2 歳以降の発症
> ④末梢血 B 細胞＞1.0%
> ⑤ CD27 陽性記憶 B 細胞への分化異常：記憶 B 細胞／全 B 細胞＜10%
> ⑥形質細胞への分化異常
> ⑦ T 細胞増殖能正常
> ⑧既知の免疫不全症，悪性腫瘍，化学療法，感染症に伴う二次性免疫不全症ではないもの
>
> **[CVID の原因遺伝子として同定されているもの]** *ICOS*，*TACI*，*BAFFR*，*CD19*，*CD81*

E 免疫制御異常症(付録 2C)

免疫系は自己と非自己の認識を行い，自己に対しては免疫寛容を誘導することで，自己を攻撃しないようにしている．免疫寛容には，胸腺での T 細胞の教育による中枢性と，制御性 T 細胞と Fas を用いた末梢性があるが，それぞれの機能不全により免疫系の制御異常が生じる．

A 中枢性免疫寛容の異常

転写因子 AIRE は胸腺上皮細胞における自己抗原発現による T 細胞教育により，中枢性免疫寛容に寄与しているが，その遺伝子異常により APS-1(1 型多腺性自己免疫性内分泌疾患)を呈する(自己免疫疾患の遺伝因子➡367 頁参照)．自己免疫性内分泌疾患と慢性皮膚粘膜カンジダ症 chronic mucocutaneous candidiasis disease(CMCD)がその症状であるが，APS-1 では，IL-17，IL-23 に対する自己抗体により，局所免疫を担う Th17 の機能不全を生じることがその原因であることが明らかにされている．

B 末梢性免疫寛容の異常

末梢性の免疫寛容の破綻は，制御性 T 細胞の発生を司る転写因子 *FOXP3* の変異による IPEX 症候群(immune dysregulation polyendocrinopathy enteropathy, X-linked syndrome，自己免疫疾患の遺伝因子➡367 頁参照)でみられる．また，自己反応性のリンパ球は，Fas-FasL を介したアポトーシスにより死滅するが，この経路の異常(*Fas*，*FasL*，*CASP8*，*CASP10*，*FADD* 遺伝子異常)である**自己免疫性リンパ増殖症候群** autoimmune lymphoproliferative syndrome(ALPS)では，自己免疫疾患(特に自己免疫性血球減少)と肝脾

> **NOTE IgA 欠損症診断基準**
>
> 4 歳以上であり，IgA が 7 mg/dL 以下(あるいは－2SD 以下)だが，IgG，IgM が正常値を示し，他の低 γ グロブリン血症が否定されているもの
> (ワクチンに対する IgG 抗体産生能は正常である)
>
> IgA 欠損症は，通常上気道炎の頻度増加，アレルギー，自己免疫疾患を起こしうる．多くの IgA 欠損症患者は無症状であるが，一部には，持続感染，反復感染をきたす例があり，CVID に移行する例も存在する(TACI 異常症など)．

腫，リンパ節腫脹がみられる．この症候群は，胚細胞変異での報告が多いが，Fas の体細胞変異でも ALPS がみられることがわかっている．また，同様の症状を呈する疾患として，N-Ras の胚細胞変異，K-Ras の体細胞変異での報告もみられているが，こちらの疾患（Ras associated lymphoproliferative disease；RALD）では，$CD4^{-}CD8^{-}$ T 細胞の増加が必ずしも認められない点で ALPS と異なっている．

C 細胞傷害分子の脱顆粒の異常

NK 細胞，CD8 T 細胞は，感染防御などの際にパーフォリン，グランザイムなどを含む顆粒を放出することで，感染細胞などを傷害する．したがって，脱顆粒の機構に異常があると，さらに T 細胞などを活性化させるべく，マクロファージから，炎症性サイトカインが放出され続け，それにより，リンパ球がさらに活性化することで，発熱，毛細血管漏出症候群 capillary leak syndrome，肝脾腫，リンパ節腫脹，血球貪食症候群をきたすという悪循環に陥る．これが，**家族性血球貪食リンパ組織球増多症候群** familial hemophagocytic lymphohistiocytosis（FHL）である．パーフォリン，*Munc13-4*，*Syntaxin 11*，*Munc18-2* がその原因遺伝子として同定されているが，原因不明の例も少なくない．また，チェディアック-東 Chédiak-Higashi 症候群（*LYST* 遺伝子異常），グリセリ Griscelli 症候群 2 型（*Rab27a* 遺伝子異常），ヘルマンスキー・プドラック Hermansky-Pudlak 症候群 2 型（*AP3* 遺伝子異常）は，メラニン細胞でも脱顆粒にかかわる分子の異常であるため，部分白子症を合併する．

D リンパ増殖症候群

NKT 細胞の欠失を伴うリンパ増殖症候群である **X 連鎖性リンパ増殖症候群** X-linked lymphoproliferative（XLP）syndrome は，*SAP*，*XIAP* 遺伝子の異常による疾患である．EB ウイルスによる伝染性単核症の重症化などの日和見感染と，異常 γ グロブリン血症（低あるいは高 γ グロブリン血症），リンパ節腫脹，肝脾腫を認め，汎血球減少をきたす例もある．詳細なメカニズムは，まだ明らかではない．

E 免疫制御異常症の治療

以上の疾患では，免疫抑制薬，ステロイドホルモンを用いた炎症反応，免疫反応の抑制と，必要に応じて IVIG による治療を行い，根治療法としては造血幹細胞移植が行われる．

F 貪食細胞異常症（付録 2D）

貪食細胞には，大きく分けて好中球などの顆粒球と単球・マクロファージがあり，疾患分類もそれに沿って行われている．

A 好中球の減少症・機能異常

1 ● 重症先天性好中球減少症

顆粒球のうち，好中球の減少症は免疫不全として認識される．**重症先天性好中球減少症** severe congenital neutropenia（SCN）のうち，最も多いのは好中球エラスターゼ（*ELA2/ELANE*）の異常症である．常染色体優性遺伝あるいは *de novo* の片アリル変異で発症する．初発症状として，新生児期の細菌感染症や臍帯脱落遅延，肛門周囲膿瘍や皮下膿瘍，中耳炎がみられる．変異部位によっては軽症型の**周期性好中球減少症**となる．約 3 週間隔で好中球減少症を生じ，それによって細菌感染症をきたす．

SCN は，最初の報告例からコストマン Kostmann 症候群とも呼ばれてきたが，その原因遺伝子は *HAX1* であることが判明した．*HAX1* 遺伝子異常をもつ場合，神経病変（てんかん，精神運動発達遅滞，発達障害など）を合併する例が多いこともわかった．*HAX1* は，ミトコンドリアの機能に関係しており，その異常により，発生中の細胞にアポトーシスが起きやすくなるために種々の症状が生じると考えられている．

その他少数例の SCN 患者で原因遺伝子がいくつか同定されている．

B 好中球・マクロファージの機能異常

1 ● 白血球接着異常症 1 型

好中球機能には大きく，遊走能，貪食能，殺菌能があり，どの機能異常によっても免疫不全症をきたす．遊走能異常としては，接着因子である

$\beta 2$ インテグリンの異常により生じる**白血球接着異常症 1 型**が知られている．接着能の異常のため末梢血白血球数は増多するが，主に細菌への易感染性を示す．その他の類縁疾患では，多系統の臓器に影響が出るため，多彩な合併症がみられる．

2 ● 慢性肉芽腫症

貪食能単独の異常は知られていない．好中球，マクロファージにおける殺菌には，活性酸素産生複合体が用いられており，それぞれの分子異常により免疫不全症である**慢性肉芽腫症**（➡NOTE）をきたす．慢性肉芽腫症では，好中球機能低下による細菌感染症とマクロファージ機能低下による真菌感染，抗酸菌感染と，殺菌が不十分なことによる炎症反応の持続に伴う炎症性腸疾患，肉芽腫形成などがみられる．反応性に免疫グロブリンの増多がよくみられる．予防，治療には抗菌薬が用いられるが，根治療法としては骨髄移植が行われる．遺伝子治療も海外では臨床研究として行われており，国内でも計画されている．

マクロファージの機能異常は抗酸菌をはじめとする細胞内寄生菌（サルモネラ，リステリアなど）に対する易感染性を示し，**メンデル遺伝型マイコバクテリア易感染症** mendelian susceptibility to mycobacterial disease（MSMD）と呼ばれる．IFNγ とそのレセプター，およびその下流の STAT1，あるいは IL-12 とそのレセプターに異常があると，細胞内寄生菌に対しては十分な殺菌ができず，持続感染症，あるいは重症感染症をきたすが，その他の病原体には易感染性を示さない．

> **NOTE　慢性肉芽腫症診断基準**
>
> NBT（nitrogen blue test）にて異常値を示す，あるいは，活性化好中球でコントロールの 5%以下の活性酸素産生を示し，下記のうち 1 つを満たすもの
>
> - *gp91*，*p22*，*p47*，*p67*^{phox} 遺伝子のいずれかの遺伝子変異
> - 上記のいずれかの遺伝子の mRNA 発現の欠損（ノーザンブロットによる）
> - 母方のいとこ，叔父，おいに NBT テスト異常あるいは活性酸素産生異常
> - 黄色ブドウ球菌，セラチア，カンジダまたはアスペルギルスによる深部感染症（肝臓，直腸周囲，肺，リンパ節，骨髄）
> - 呼吸器系，消化器系，非尿生殖系のびまん性肉芽腫
> - 肝脾腫，リンパ節腫脹を伴う発育不全

C マクロファージ，樹状細胞の欠損症

マクロファージ，樹状細胞が欠損する疾患も MSMD と同様の症状をきたす．転写因子 IRF8 はヘテロ変異の場合，骨髄球系樹状細胞 myeloid dendritic cell（mDC）の欠損をきたし，MSMD を呈するが，ホモ変異では形質細胞様樹状細胞 plasmacytoid dendritic cell（pDC），単球の欠損も合併し，カンジダへの易感染性や骨髄増殖症候群をきたすことが報告されている．また *GATA2* のヘテロ変異では，mDC，pDC に加え，単球，組織マクロファージ，B 細胞，NK 細胞も欠損し，半数程度の症例では骨髄異形成症候群・急性骨髄性白血病を発症する．MSMD に加え，ウイルスに対する易感染性を呈するのが特徴である．エンベルガー Emberger 症候群（骨髄異形成を伴う原発性リンパ浮腫）を呈する例もあり，易感染性を示さず，骨髄異形成・白血病を呈する症例も報告されている．

G 自然免疫不全症（付録 2E）

貪食細胞は，細胞性の自然免疫を，補体は体液性の自然免疫を担い，病原体に対する即時の非特異的な防御を担っているが，病原体やその構成成分を直接認識するレセプター（TLR など）とそのシグナル伝達の異常，および局所免疫を担うヘルパー T 細胞の一群である Th17 の異常により，炎症反応を十分に惹起できず，比較的限られた病原体に対する易感染性を呈することが知られるようになった．これらの疾患が自然免疫不全症に分類される．

A パターン認識レセプターのシグナル伝達の異常

1 ● TLR1，2，4，5，6 経路の異常

TLR1，2，4，5，6 に共通するシグナル伝達分子である *MyD88* および *IRAK4* の異常により，肺炎球菌，緑膿菌などの化膿菌に対する易感染性を示し，致死的髄膜炎，敗血症をきたしうる（TLR による認識➡63 頁参照）．しかし，8 歳以降は比較的感染症への罹患が減ってくる．このことからも，自然免疫系が幼少期により必須であり，獲得免疫

系の発達により補完されていくことがわかる．さらに下流の NEMO，IκBα の異常では，外胚葉の形成にかかわる EDA レセプターのシグナルも障害されるため，円錐歯，毛髪減少，発汗低下によるうつ熱，爪の異形成，部分白子症などの外胚葉形成不全による症状も認める．

2 TLR3 経路の異常

細胞内病原体由来の二重鎖 RNA のレセプターである TLR3，およびその下流の分子である UNC93B1，TRAF3，TRIF，TBK1 の異常により，単純ヘルペス脳炎（HSE）に罹患しやすくなる．これは，TLR3 経路の異常により，神経細胞特異的に単純ヘルペスウイルス（HSV）を認識することができなくなり，神経細胞での IFNα/β の分泌が不良となるため，増殖を抑えられなくなることによる．他の細胞では，側副経路の存在のため，播種性 HSV 感染症にならないとされる．

3 Dectin-1 経路の異常

真菌を認識する Dectin-1 の下流分子である *CARD9* の異常により真菌に対する易感染性を呈する．

B Th17 の異常

Th17 が分泌する IL-17 は，炎症性サイトカインである．IL-1，IL-6，TNFα などの分泌や IL-8 などのケモカインの分泌を促し，好中球の遊走を含む炎症を皮膚，粘膜局所で惹起するサイトカインである．そのため IL-17F とそのレセプターである IL-17R の異常により，皮膚粘膜表面の常在菌であるカンジダに対する易感染性を示す CMCD をきたす．また，STAT3 の異常による高 IgE 症候群（後述）では，Th17 の発生の障害がみられるが，皮膚粘膜のカンジダに対する易感染性を示すことで知られている．STAT1 は，STAT3 の活性化を抑えるため，その恒常的活性化により Th17 の発生が阻害され，やはり CMCD の原因となることが報告されている．

C ケモカインレセプターの異常

ケモカインレセプターである CXCR4 の変異は，好中球，B 細胞の遊走を阻害し，好中球減少，低 γ グロブリン血症をきたす **WHIM 症候群**（いぼ warts，低 γ グロブリン血症 hypogammaglobulinemia，感染 infection，骨髄性細胞貯留 myelokathexis）を呈する．WHIM 症候群では HPV に対する易感染性を呈するが，EVER1/2 の異常では，表皮側の異常により HPV に対する易感染性が生じ，疣贅状表皮異形成症となる．

H 自己炎症性疾患（付録 2F）

自己炎症性疾患は，病原体の存在なしに，炎症反応が周期的あるいは持続的に起きる疾患群であり，比較的新しい疾患概念であるが，疾患としての記載は100年以上前に遡る．自己炎症性疾患は，インフラマソーム関連とそれ以外の大きく 2 つに分類されている（自己炎症症候群➡344 頁参照）．

インフラマソーム（NLR によるインフラマソーム活性化➡67 頁参照）は，病原体あるいは細胞内外のストレスによって生じる物質を認識するパターン認識レセプターと，炎症性サイトカイン前駆体を活性化させる酵素を含むタンパク質複合体である．

パターン認識レセプターである**クリオピリン** cryopyrin をコードする *NLRP3* 遺伝子の異常は，その程度により 3 種類の疾患の原因となる．最重症は，**新生児期発症型多臓器炎症疾患** neonatal-onset multisystem inflammatory disease（NOMID）または**慢性乳児神経皮膚関節症候群** chronic infantile neurological cutaneous articular syndrome（CINCA 症候群．➡345 頁参照）と呼ばれる，乳児期からの不明熱と持続性髄膜炎に皮膚症状を合併する症候群である．マックル・ウェルズ **Muckle-Wells 症候群**（➡345 頁参照）は，神経性難聴，持続する炎症によるアミロイドの沈着によるアミロイドーシスがみられる．皮膚症状としては，慢性蕁麻疹様発疹がみられる．主に皮膚症状のみみられる家族性寒冷蕁麻疹も *NLRP3* 遺伝子変異による疾患である．クリオピリンは，ピリンを介して，カスパーゼ 1 を活性化し，IL-1 などの炎症性サイトカインの産生を誘導する．このピリンをコードする *MEFV* 遺伝子の変異による疾患が，**家族性地中海熱**である．ピリンの産生減少はインフラマソームの恒常的活性化につながる．また，高 IgD 症候群の原因はコレステロールの代謝にかかわるメバロン酸キナーゼ（MVK．➡346 頁参照）であることが明らかになっているが，その機序は明らかではない．

TNFα レセプター，IL-1 レセプター，IL-10，IL-10R の変異や，シグナル伝達物質の変異によっても，インフラマソームを介さない自己炎症性疾患（若年性関節リウマチや炎症性腸疾患類似）が生じる．

治療には，コルヒチン，抗ヒスタミン薬の他，IL-1 レセプター阻害薬，TNFα 阻害薬などが用いられている．

I 補体欠損症（付録 2G）

補体の主な働きは，古典経路，第二経路，あるいはレクチン経路を介して，膜侵襲複合体 membrane attack complex（MAC）によりグラム陰性桿菌を溶菌させることにある（補体➡77 頁参照）．そのため，各成分（C1～ C9）の欠損により，グラム陰性桿菌，特に髄膜炎菌への易感染性をきたす．また，補体の活性化成分はオプソニン化にかかわり，好中球によるグラム陽性球菌の貪食を助ける役割もしているため，グラム陽性球菌への易感染性も生じうる．さらに，補体抑制成分は，補体の過度な活性化を抑える働きをしているため，その欠損により自己免疫様疾患（SLE 様疾患，糸球体腎炎，非典型溶血性尿毒症など）や遺伝性血管性浮腫（*C1INH* 異常症）をきたす．補体欠損症に対しては，髄膜炎菌ワクチンや抗菌薬の予防投薬が，遺伝性血管性浮腫に対しては，発作時に C1 インヒビター補充療法を用いる．

J 免疫不全を伴う症候群（付録 2H）

免疫不全症以外に特徴的な症状を呈する症候群がこのカテゴリーに分類される．

A ウィスコット・オールドリッチ症候群

ウィスコット・オールドリッチ Wiskott-Aldrich **症候群**（WAS）（➡NOTE）は，アクチン細胞骨格をコントロールし，多くの細胞内シグナル伝達分子の足場となる機能をもつ WASP をコードする *WAS* 遺伝子の異常による疾患である．WASP タンパク質は，造血幹細胞をはじめとする血球系の細胞でのみ発現している．WAS は，血小板減少，アトピー性皮膚炎用の難治性湿疹，免疫不全症を 3 主徴とし，悪性腫瘍，自己免疫性疾患の合併が多いことでも知られる．ただ，タンパク質を発現し，機能の低下をきたすような変異の場合，血小板減少のみ，あるいは，軽い湿疹，一過性の感染症にとどまる場合もあり，その場合，**X 連鎖性血小板減少症**（XLT）と呼ぶ．WASP タンパク質は通常，C 末端が G タンパク質結合領域（GBD）に結合し，不活化しているが，活性化型 G タンパク質（Cdc42-GTP）により，C 末端にアクチンが結合可能となり，アクチン重合化による運動や，貪食，免疫シナプス形成，膜レセプターからのシグナル伝達などの活性化が行われる．この GBD 領域のミスセンス変異により，恒常的に WASP タンパク質が活性化された場合，好中球

NOTE ウィスコット・オールドリッチ症候群診断基準

男性の先天性微小血小板性血小板減少症患者（血小板数＜7 万/μL）で，下記のうち，1 つを認めるもの
(1) WAS 遺伝子変異
(2) リンパ球での WAS 遺伝子 mRNA の欠如（ノーザンブロットによる）
(3) リンパ球における WASP タンパク質欠損
(4) 母方いとこ，叔父，おいに小型血小板性血小板減少症を認めるもの．

あるいは，下記のいずれかを合併するもの
(1) 湿疹
(2) 多糖体抗原に対する抗体反応の欠如
(3) 反復性細菌，真菌感染
(4) 自己免疫性疾患
(5) 悪性リンパ腫，白血病，脳腫瘍

NOTE 毛細血管拡張性運動失調症（AT）診断基準

［確定診断］ 培養細胞における放射線による染色体断裂の増加，または進行性の小脳失調症患者で，両アリルに *ATM* 遺伝子の機能喪失変異を認める場合

進行性小脳失調症患者で，下記の 4 つのうち 3 つの所見を認める場合，AT が疑わしい．
(1) 眼球あるいは顔面の毛細血管拡張症
(2) 血清 IgA 低下（年齢正常値＜−2SD）
(3) α フェトプロテインの高値＞2SD
(4) 培養細胞における放射線による染色体断裂の増加

［鑑別診断］ Nijmegen（ナイミーヘン）症候群，Bloom（ブルーム）症候群

減少症と骨髄異形成症を呈する**X連鎖性好中球減少症**となる(WASにみられる症状はみられない).したがって,*WAS*遺伝子変異は,その変異部位により異なる表現型を示す.

B DNA損傷修復異常症

奇形や神経系の異常,あるいは骨異常を合併する免疫不全症は,多くは免疫系のみらず多系統の臓器の発生やDNA損傷修復などに影響を与える分子の遺伝子異常によるものである.

DNA損傷修復にかかわるタンパク質の異常症の場合,その多くが神経系の発達障害,あるいは奇形を合併する.**毛細血管拡張性運動失調症** ataxia telangiectasia(AT)〔➡NOTE(前頁)〕は,DNA損傷修復,細胞周期の制御を司る*ATM*遺伝子に変異をきたすために生じる疾患である.小脳失調,眼球結膜などの毛細血管拡張は少し年長になってから生じることがあり,易感染性が先にみられることもある.易感染性はV(D)J再構成異常,クラススイッチ異常,リンパ球減少などにより生じると考えられている.

ATMがリン酸化する*Mre11*,*NBS1*の変異により,AT類似の疾患である**毛細血管拡張性運動失調症様疾患**(ATLD),**ナイミーヘン症候群**をきたす.この2疾患の免疫不全の程度はさまざまである.*PMS2*欠損症,リドル Riddle症候群(*RNF168*遺伝子異常による)は,クラススイッチに伴うDNA損傷の修復障害により生じる疾患であり,その他の経路のDNA損傷修復にもかかわっているため,発がんの増加や発達障害などの症状をきたす.

C DNAメチル化異常症

ICF症候群はDNAのメチル化にかかわる*DNMT3B*,*ZBTB24*の異常による小奇形,染色体異常,を伴う疾患である.リンパ球減少や,低γグロブリン血症を伴い,易感染を呈する.

D 免疫骨異形成症

免疫骨異形成症には,**軟骨毛髪低形成症** cartilage hair hypoplasia(CHH)と**シムケ** Schimke **症候群**がある.ミトコンドリアDNA合成時に生じるRNAおよび核内の前リボソームRNAを切断するエンドヌクレアーゼであるRNase MRPを構成するRNA成分をコードする*RMRP*遺伝子の異常により,低身長,細胞性免疫の低下,がんの多発を示すCHHをきたす.

E 先天性角化異常症

先天性角化異常症 dykeratosis congenitaは,小頭症,爪異形成を呈する疾患で,*DKC1*遺伝子の異常が最も多いが,それ以外のテロメラーゼ複合体の構成成分(*TERC*,*TERT*など)の異常によっても発症する.重症例で汎血球減少を呈するものを**ホイエラール・レイダーソン** Hoyeraal-Hreidarsson **症候群**と呼ぶ.*DKC1*によるものもあるが,原因不明の場合もある.

F 高IgE症候群

高IgE症候群は,IgEの上昇を伴う湿疹と,皮膚,および肺のブドウ球菌による炎症反応を伴わない細菌感染症(冷膿瘍),カンジダに対する易感染性を特徴とする免疫不全症である.*STAT3*遺伝子のヘテロ異常の場合,特徴的な顔貌所見,病的骨折,骨粗鬆症,脊椎側彎,乳歯脱落遅延,関節過伸展といった骨格異常や肺嚢胞の形成を伴い,*de novo*の片アリルの変異あるいは,常染色体優性遺伝形式を示す.*STAT3*遺伝子の異常により,Th17細胞の発生が障害されることにより,上記の免疫系の異常を呈する.一方,その上流の*TYK2*の両アリルの異常の場合,筋骨格系の異常や肺嚢胞の形成はみられないが,IFNα/βの産生障害によりウイルスへの易感染を,IFNγの産生障害により細胞内寄生菌への易感染を呈する.*DOCK8*遺伝子の異常では,重症アトピー性皮膚炎に加え,T,Bリンパ球の減少,Tリンパ球機能の低下やIgMの低下を認め,より重篤である.

K まとめ

1. 原発性免疫不全症(PID)とは,特定の遺伝子異常のために先天的に免疫系担当細胞や機能分子の数的,機能的欠損により,免疫系の機能障害を来す疾患群である.
2. 多くの疾患で易感染性を示すが,易感染を示さない免疫制御異常症も含め,200を超える疾患が記載され,170を超える遺伝子の異常が明らかになっているが，原因不明の疾患も依然存在している．

3. 複合免疫不全症は T 細胞の数的，機能的障害を伴う疾患であり，日和見感染を特徴としている．治療には造血細胞移植が用いられる．
4. 抗体産生不全症には，その分化段階の違いにより，B 細胞欠損症，高 IgM 症候群，分類不能型抗体産生不全症に大きく分けられる．免疫グロブリン補充療法が主な治療である．
5. 免疫制御異常症では，過剰な免疫反応により生体が傷害されるため，免疫抑制剤，ステロイド治療が必要になり，造血細胞移植もしばしば必要となる．
6. 貪食細胞不全症には，好中球異常がメインのものと，マクロファージ活性化障害がメインのもの，双方の殺菌能障害によるもの，が挙げられる．
7. 自然免疫不全症では，主に単一病原体への易感染性を示し，獲得免疫系が発達してくると，軽症化する例もあるが，それまでに重症化し，致死的になる例もあり，注意が必要である．
8. 自己炎症性疾患の解明により，多数の患者の遺伝子異常が同定されつつあるが，そのメカニズムについてはまだ不明な点も多い．
9. 補体欠損症では，細菌への易感染を示すが，抑制因子の欠損では自己免疫様疾患を呈する．
10. さまざまな免疫系以外の合併症を伴う疾患が記載されている．

第16章 後天性免疫不全(AIDS)

A HIV-1とAIDS

後天性免疫不全症候群 acquired immunodeficiency syndrome(AIDS)は，ヒト免疫不全ウイルス human immunodeficiency virus type 1(HIV-1)の感染によってもたらされる高度の免疫不全に基づく反復性日和見感染・悪性腫瘍の好発と多彩な中枢神経系症状の発現に特徴づけられる伝染性致死性疾患である．

AIDSは1981年，米国で主として男性同性愛者間にみられる免疫不全を主徴とする疾患として初めて報告され，1983年にその病原体であるHIV-1が発見された．HIV-1の起源はその遺伝子解析から西アフリカから中央アフリカの霊長類にあると考えられており，ヒトへの感染が起こったのは19世紀後半から20世紀前半とされている．HIV-1感染症とAIDSによる死亡者数は，増加の一途をたどり，2011年末までに約3,000万人の生命が奪われている．AIDSにかかわる年次報告となっているUNAIDS発行のUNAIDS global report on the AIDS epidemic 2012(http://issuu.com/unaids/docs/20121120_unaids_global_report_2012)によると継続的な予防・治療キャンペーンの成果があがり、世界の2011年の新規のHIV-1感染者数は2001年と比較すると、20%もの減少を見たという。それでも、全世界のHIV-1感染者総数は2011年末の時点で3,400万人，2011年だけで270万人が新規に感染し，180万人がHIV-1感染とAIDSのために命を失っている．世界のHIV-1感染者の約40%は感染の事実を知らず，感染拡大の主要な原因となっている．

最近になって複数の抗HIV-1薬剤を組み合わせて用いる**多剤併用療法** ant retroviral therapy (ART)によって，AIDSの予後は著しく改善され，少なくとも先進工業国では死亡者数は激減，HIV-1の二次感染も著明に抑止されることが示されている．しかし，将来にわたってHIV-1を感染個体から完全に取り除くという意味での「治癒」は不可能と思われる．HIV-1の変異原性は極

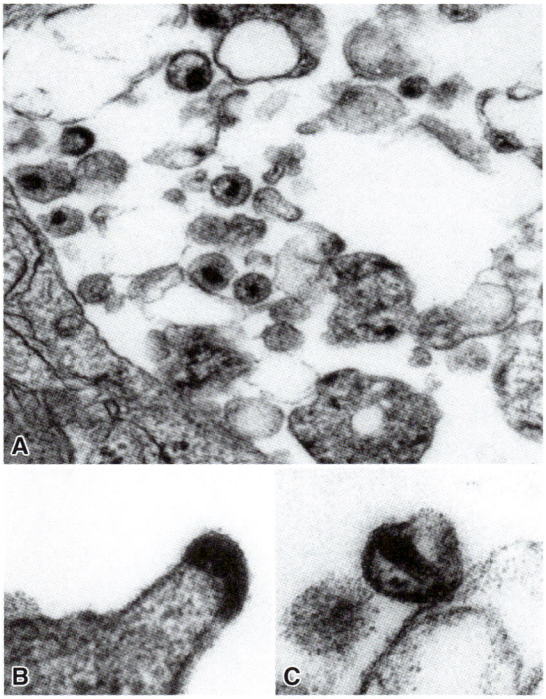

図16-1 HIV-1に感染した細胞の電子顕微鏡像
A：CD4 T細胞に感染し，細胞を破壊して遊出するHIV-1.
B：HIV-1は細胞内でウイルス本体を構成する部分と酵素などを複製して組み立てを終了すると，出芽という様式で細胞から遊出される.
C：成熟してシリンダー状の殻(コア)を有した感染性のウイルスとなり，感染，再感染を繰り返し，骨髄などから補充されてくる新しいCD4 T細胞などに感染・破壊を続け，ついに宿主を強度の免疫不全状態へと追い込む.

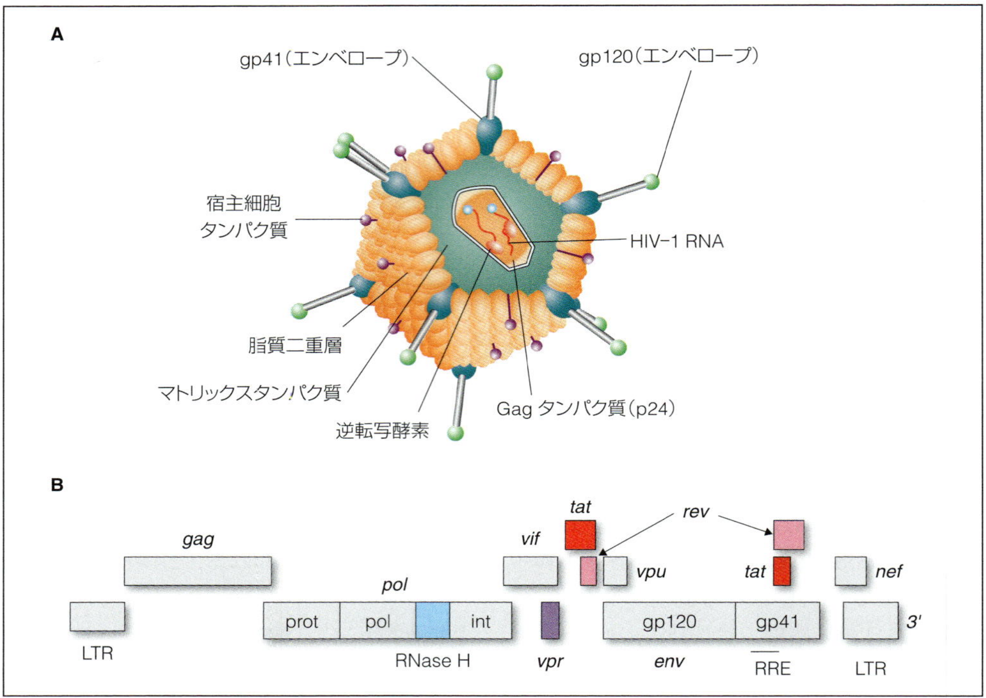

図 16-2　HIV-1 とその遺伝子構造

A：成熟した HIV-1 は直径約 100 nm の球状粒子で，粒子内部に正二十面体の構造をとる Gag タンパク質のマトリックスタンパク質，カプシド，ヌクレオカプシド，1 対の RNA，プロテアーゼ，逆転写酵素，RNaseH，インテグラーゼなどのコンポーネントを含む．HIV-1 の表面はエンベロープ糖タンパク質(外套糖タンパク質)である gp120 および gp41 と，宿主由来の細胞膜タンパク質からなる．

B：HIV-1 はその遺伝情報を RNA 分子のダイマーとして有する．HIV-1 は 9 個の遺伝子を有しており，その全長はおよそ 9 kb である．そのうち，ウイルス本体を構成するタンパク質・糖タンパク質および 3 種類の酵素(プロテアーゼ，逆転写酵素，インテグレース)をコードするのが *gag, pol, env* の 3 遺伝子で，残りの 6 種類の遺伝子はすべてウイルスの増殖にかかわる調節性遺伝子である．

めて高く，しかも HIV-1 でワクチンとなる可能性の高い外套糖タンパク質(エンベロープの gp120)に変異が集積しており，また，HIV-1 に対する中和抗体や細胞性免疫が HIV-1 の感染から AIDS 発症までのプロセスでどのように宿主の防御に関与しているかが必ずしも明らかでないこともあって，HIV-1 ワクチンの開発は困難を極めており，予防・治療ワクチンのいずれについてもその可能性さえも示されていない．

B　AIDS の発生病理

HIV-1 はその遺伝情報を RNA 分子のダイマー(二量体)として有する**レトロウイルス**の一員で，9 個の遺伝子を有し，複雑な構造と機能をもっている(**図 16-1，2**)．HIV-1 は分離株によって標的細胞の**トロピズム**(**指向性**)が異なり，ある株は効率的に CD4 T 細胞に感染するが，マクロファージにはほとんど感染しない(T 細胞指向性)．しかし他の株は CD4 T 細胞には感染しないが，マクロファージには感染する(マクロファージ指向性)．こうした HIV-1 のトロピズムの違いは**ケモカインレセプター**という細胞表面膜に表現されている分子の分布の違いによって起こるもので，**CCR5**(マクロファージの感染に CD4 と共にコレセプターとして機能する)と **CXCR4**(CD4 T リンパ球で HIV-1 感染のコレセプターとして機能する)が主要なコレセプターである(**図 16-3**)．CCR5 の 32 塩基欠損のある対立遺伝子をもつ個体は HIV-1 に感染しにくく，感染しても症状が進行しにくい．

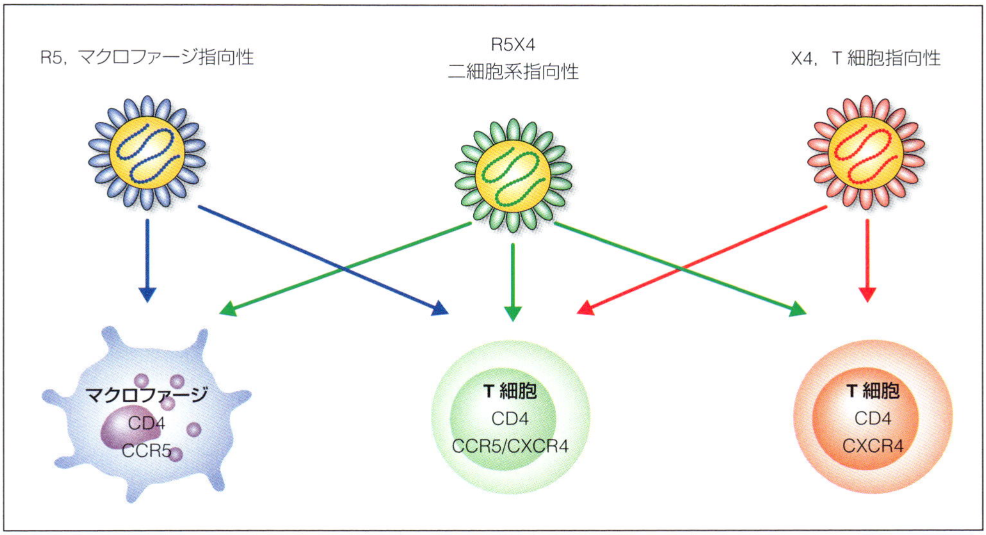

図 16-3　HIV-1 の感染の指向性
HIV-1 は CD4 分子とケモカインレセプターである CCR5 あるいは CXCR4 との結合を介して標的細胞に侵入する．CCR5 を介するウイルス（CCR5 指向性 HIV-1，R5-HIV-1）は CD4 陽性で CCR5 を膜表面に有するマクロファージや単球，樹状細胞などに感染して主として HIV-1 の伝播を担う．R5-HIV-1 は HIV-1 感染症の初期に優位にみられる．CXCR4 を介して感染する HIV-1（CXCR4 指向性 HIV-1，X4-HIV-1）は CD4 陽性で CXCR4 を膜表面に有する T 細胞などに感染する．X4-HIV-1 は感染後期に優位となり CD4 T 細胞数の急速な減少と AIDS の発症・進行に関連している．CD4 と共に CCR5 と CXCR4 のいずれにも結合して感染を起こす HIV-1 は R5X4-HIV-1 と呼ばれる．

HIV-1 に感染すると多くの場合数週間以内に発熱，倦怠感，筋肉痛，リンパ節腫脹，発疹などのインフルエンザ様の症状がみられるが（不顕性感染で終わることもある），数週間で消失する．急性症状消失後も HIV-1 は増殖を繰り返すが，個体の免疫応答により無症状となる．この無症候期でも HIV-1 は著しい速度で増殖しており，骨髄から補充されてくる CD4 T 細胞は次々と HIV-1 に感染して死滅する．やがて HIV-1 の増殖と宿主の免疫応答による平衡状態が破綻すると，血中 HIV-1 RNA 量が増加，CD4 T 細胞数も減少，免疫不全状態となって，AIDS を発症する．健常人の末梢血 CD4 T 細胞数は 800～1,200 個 /mm^3 であるが，上述のように HIV-1 感染症が進み，CD4 T 細胞が破壊されて 200 個 /mm^3 以下となると臨床症状が出現し始め，50 個 /mm^3 以下となると治療の如何にかかわらず感染個体の約 50％が 1 年以内に死亡する．

カポジ Kaposi 肉腫（KS）は AIDS の特異な臨床症状の 1 つであるが，**カポジ肉腫関連ウイルス Kaposi sarcoma-associated herpesvirus（KSHV）**または**ヒトヘルペスウイルス 8 human herpes virus type 8（HHV-8）**と呼称される DNA ウイルスがその発症に関連していると考えられている．AIDS 患者で好発する直腸がんや子宮頸部がんは**ヒトパピローマウイルス**の，中枢神経系の悪性リンパ腫では**エプスタイン・バーウイルス Epstein-Barr virus** の重感染が発生病理に深くかかわっている．

図 16-4 に感染初期の HIV-1 増殖のダイナミクス（力学）と AIDS 発症までの無治療下での病理発生について，**図 16-5** に HIV-1 感染初期，無症候期，AIDS 発症期の CD4細胞数と血中 HIV-1 粒子数の推移について示した．

C　HIV-1 のウイルス学的特性

HIV-1 は感染個体内で 1 日に平均 10^{10} 個前後産生され，HIV-1 に感染すると，CD4 T 細胞は平均 2.2 日で破壊され（半減期は 1.6 日），ウイルスの平均血中滞留時間は 0.3 日（半減期は 0.24 日）とされている．感染個体は絶えず感染増殖が起こっている巨大なウイルスプールで，非感染細胞

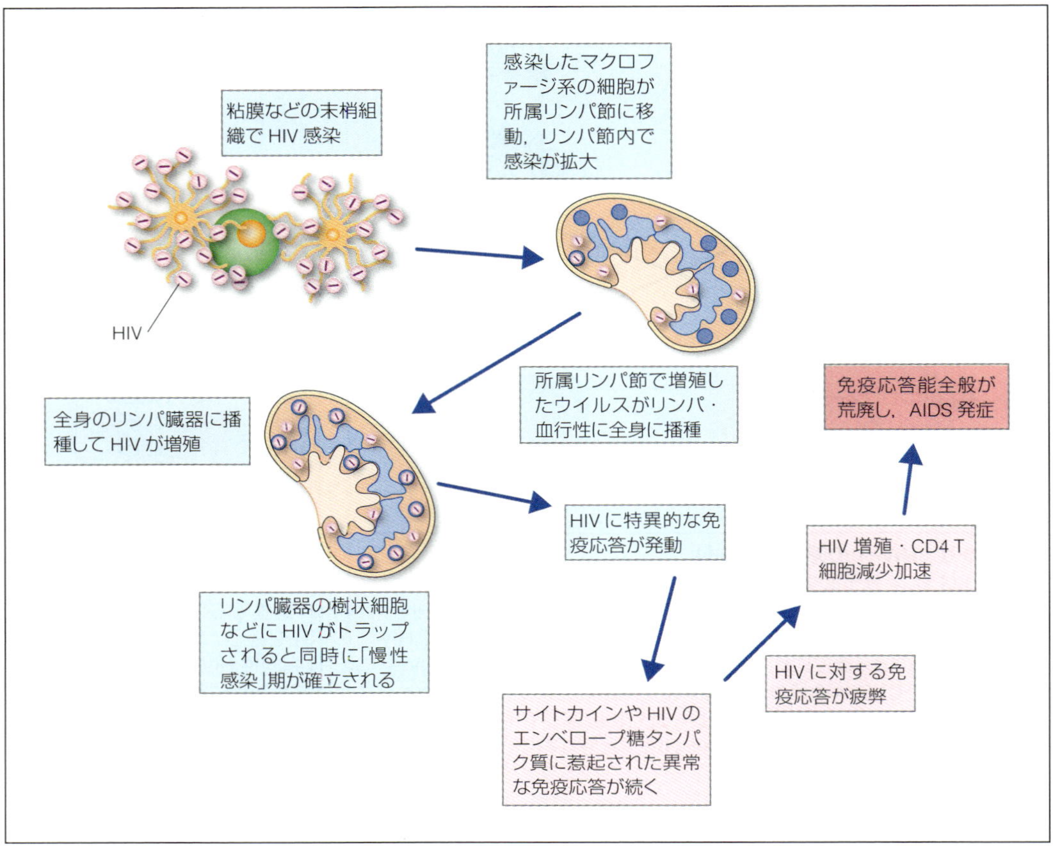

図 16-4　無治療下での HIV-1 感染の病理発生

HIV-1 は組織内に侵入するとマクロファージ，ランゲルハンス細胞や樹状細胞に結合，それらの細胞は CD4 T 細胞にウイルスを伝播させる．感染した CD4 T 細胞はリンパ節へと移動し，そこで感染が確立され，感染が拡大する．次いでウイルス増殖が加速，高いレベルのウイルス血症が起こってウイルスは全身のリンパ組織に広く播種する．HIV-1 特異的な免疫応答が発動するとウイルスはリンパ組織の胚中心 germinal center にある濾胞樹状細胞に捕捉される．この段階で HIV-1 に対する免疫反応が発動する一方で慢性かつ持続性の感染が確立される(慢性感染期)．細胞が活性化されて増殖すると HIV-1 の増殖が激しく起こることから，免疫の活性化は HIV-1 増殖にとって重要な刺激となる．刺激はウイルスのエンベロープと細胞のレセプターとの相互作用で異常に刺激を受けた細胞から分泌される種々のサイトカインによってもたらされる．HIV-1 増殖の免疫学的なコントロールは部分的でしかないため，HIV-1 産生は持続し，かつ加速され結果的に CD4 T 細胞が減少・枯渇，リンパ組織の構築が破綻する．CD4 T 細胞数が激減すると共に，高いレベルの HIV 血症が引き続くと，やがて感染個体は AIDS を発症する．

の供給，新たな感染，ウイルス粒子の産生，感染細胞の死滅といった現象は，一種の定常状態にあるとされている．HIV-1 に感染した抗原提示細胞が抗原特異的 T 細胞を刺激すると T 細胞がアポトーシスを起こして死滅するというデータもある．HIV-1 に感染してから発病するまでの期間は数年から 10 年あるいはそれ以上と長いが，感染直後から HIV-1 は活発な増殖を続け，免疫担当細胞の破壊を繰り返して結果的に宿主の免疫応答能を荒廃に追い込むことから，病理発生上は無

NOTE　proof-reading 活性

ヒトや大腸菌などの細胞に含有される DNA 合成酵素は DNA 合成の際に時々間違ったヌクレオチドを挿入するが，伸展している娘 DNA 鎖の 3′ 末端に正しい塩基対(つい)ができないため，DNA 合成が停止する．しかし，DNA 合成酵素は 3′ → 5′ エキソヌクレアーゼ活性をもっていて，誤って挿入されたヌクレオチドを切り出して，結果的に正しいヌクレオチドが挿入される．この校正機構を「proof-reading」活性と呼び，例えばこの活性があるために，大腸菌での複製間違いは 10^8〜 10^{10} 個の塩基中 1 塩基程度に抑えられる．

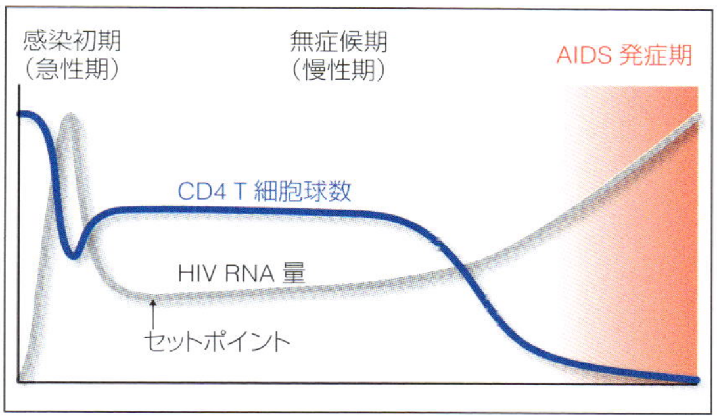

図 16-5　HIV-1 感染症の自然経過
HIV-1 に初感染した個体では数週以内に発熱，発疹などのインフルエンザ様の症状がみられる（急性期）．この急性症状消失後，個体の HIV-1 に対する免疫応答が発動していわゆる無症候期（慢性期）となるが，骨髄からリクルートされてくる CD4 T 細胞は継続的に激しく増殖して HIV-1 の増殖が続き，やがて宿主の免疫応答が破綻すると AIDS を発症する．健常人の末梢血 CD4 T 細胞数は 800～1,200 個/mm^3 であるが，破壊が進んで 200 個/mm^3 以下となると AIDS の臨床症状が出現し始め，50 個/mm^3 以下となると治療の如何にかかわらず死亡の危機に瀕する．

症候期も「潜伏期間」と考えるべきではない．しかも，感染の際の HIV-1 の遺伝子の複製を媒介する RNA 依存性 DNA 合成酵素である**逆転写酵素**は proof reading 活性〔➡NOTE（前頁）〕を有しないためにミスコピーを起こしやすく（error-prone），HIV-1 は 1 回感染・増殖するたびにその遺伝子（遺伝子の大きさは約 9 kb）内に 1～10 個の塩基の置換（突然変異）を起こし，新たな変異ウイルスを不断に産生する．このことがワクチン開発の困難さや他のウイルスに比較して HIV-1 が薬剤に対して比較的容易に**薬剤耐性**を発現することに関連していると思われる．

D　HIV-1 感染症と AIDS の臨床像

HIV-1 に感染後数年から 10 年前後で感染個体の CD4 T 細胞数が 200 個/mm^3 へと激減して高度の免疫不全がもたらされると AIDS が発症する．AIDS 発症の診断は比較的容易で，①HIV-1 感染が確認され，②1 つ以上の AIDS に特徴的な症状〔（**AIDS 指標疾患**）（http://www.acc.go.jp/mlhw/mhw_kijyun/kijyun.htm）〕が明らかに認められれば確定する．AIDS の臨床症状は，①反復性日和見感染，②悪性腫瘍の好発と，③多彩な中枢神経系症状の 3 大症状の発現に特徴づけられる（**図 16-6**）．しかし，近年 HIV-1 感染症と AIDS の臨床像は，日和見感染症に対する治療法と抗ウイルス薬による化学療法が長足の進歩を遂げて，1980 年代初頭と比べると，著しく変わった．例えば 1980 年代は，呼吸器感染症に基づく呼吸不全が全 AIDS 症例死因の 50～60％を占めていたが，現在では**ニューモシスチス肺炎**（**PCP**）による死亡例は極めて少ない．日和見感染症に対する化学療法が発展して感染症死も大きく減少した．他方，**AIDS 指標疾患**以外の原因（例えばホジキン病やある種のがん，または心血管系疾患や肝不全など）での死亡例の増加が新たな問題となっている．

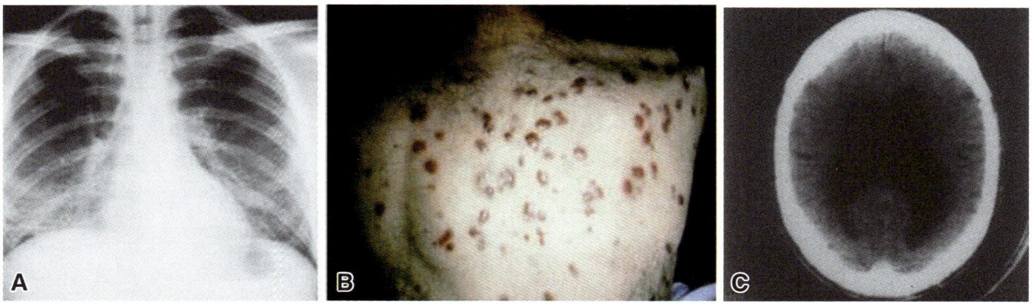

図 16-6　AIDS の臨床症状
AIDS の臨床症状は CD4 T 細胞が激減して起こる高度の免疫不全に基づく（1）反復性日和見感染の好発，（2）悪性腫瘍の好発と，（3）多彩な中枢神経系症状の発現に特徴づけられる．
A：AIDS でみられる代表的な日和見感染症であるニューモシスチス肺炎（PCP）の胸部 X 線像．
B：悪性腫瘍であるカポジ肉腫が背面に多発性に発生した像．
C：AIDS 脳症で脳実質が破壊され萎縮して，結果として脳室の拡大がみられた CT 像を示す．

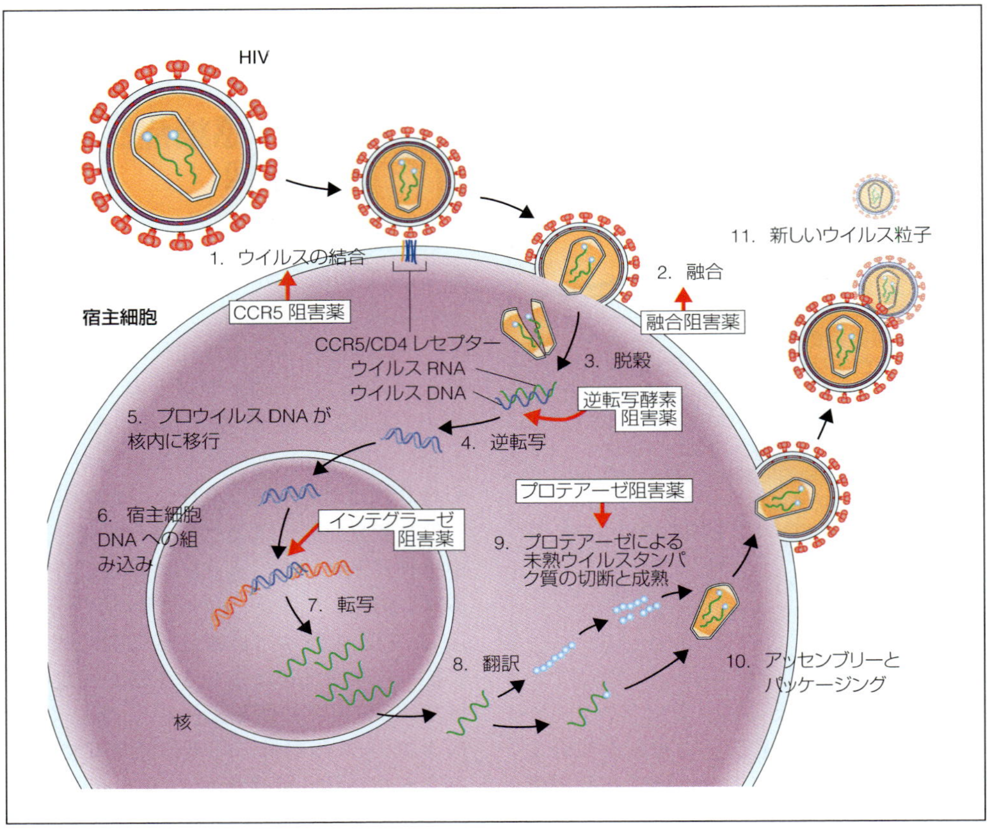

図 16-7　HIV-1 の増殖サイクルと抗ウイルス薬の標的となるステップ
HIV-1 の gp120 が，第 1 のレセプターである CD4 分子に結合[1]，次いでコレセプターであるケモカインレセプターに結合するとやがてウイルスと細胞膜との間に膜融合が起こり[2]，HIV-1 はやがて標的細胞内に侵入する．この過程をブロックするのが CCR 阻害薬と融合阻害薬である．その後，細胞質内に放出(脱殻)[3]されたウイルス RNA は逆転写酵素に媒介されてプロウイルス DNA として複製され[4]，宿主細胞の核内に移行すると[5]，次いでウイルス固有のインテグラーゼによって宿主細胞の DNA 内にプロウイルスとして組み込まれる[6]．これらのステップでウイルスの増殖をブロックするのがそれぞれ逆転写酵素阻害薬とインテグラーゼ阻害薬である．感染細胞が免疫学的な機序などで活性化されるとプロウイルス DNA は活発に転写されて大量のウイルス RNA が産生され[7]，同時にウイルスの mRNA が翻訳されて発現した複合タンパク質(ポリプロテイン)が産生され[8]，そのような複合タンパク質はやがてプロテアーゼなどによってプロセスされて[9]，組み立てられると，ウイルスの本体ができる[10]．ウイルス粒子は出芽という様式で宿主細胞を破壊しつつ細胞外に遊出[11]，成熟 HIV 粒子になると次の細胞に感染する．このプロテアーゼによるプロセシングのステップをブロックするのがプロテアーゼ阻害薬である．

E　HIV-1 感染症と AIDS に対する抗ウイルス薬

HIV-1 に対する抗ウイルス薬の開発には，宿主細胞のライフサイクルと異なった段階でウイルスに特異的に作用して，結果的にウイルスの増殖を強く抑制する小分子化合物が用いられている．現在 HIV-1 に対する**抗ウイルス薬**は **CCR5 阻害薬**，**逆転写酵素阻害薬**，**プロテアーゼ阻害薬**，**インテグラーゼ阻害薬**，**融合阻害薬**と，5 種類の異なった作用機序の阻害薬が臨床に用いられており，その総数は優に 20 種類を超える．**図 16-7** に HIV-1 のライフサイクルと現行の抗 HIV-1 薬の作用点を示した．

HIV-1 が標的細胞に侵入してウイルス粒子の内容物が標的細胞の細胞質に移動すると，HIV-1 は内容物の 1 つである逆転写酵素(**図 16-8**)を用

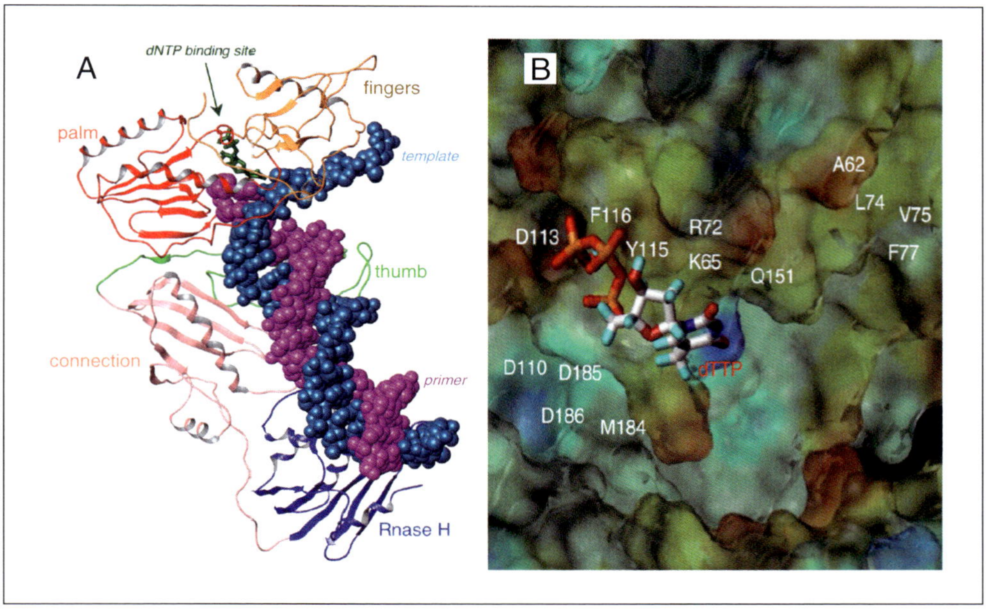

図 16-8　逆転写酵素の活性部位の微細構造
逆転写酵素は p66 と p51 ナブユニットからなる二量体としてその活性を発揮するが，ここでは p66 サブユニットのみを示す(**A**)．活性中心部位は fingers ドメイン(オレンジ)，palm ドメイン(赤)，thumb ドメイン(緑)から形成されるが，この p66 サブユニットに HIV-1 の RNA テンプレートとプライマーが二重ラセン構造をとって複合体を形成，逆転写酵素に媒介されてプロウイルス DNA の複製・伸張が進む．ヌクレオシド系の逆転写酵素阻害薬はこの伸長しつつあるプロウイルスの 3′ 端に組み込まれると(**B**：ここでは dTTP が用いられている)，逆転写酵素による DNA 合成が終止される(proviral DNA chain termination)．コノリー表面でみると(**B**)，この dTTP が組み込まれる近傍に逆転写酵素阻害薬に対する耐性を付与するアミノ酸置換の起こる部位が局在しているのがわかる(アミノ酸は 1 文字で表されており，数字はアミノ酸の位置)．

いて，その遺伝情報を RNA 型から DNA 型(プロウイルス DNA と呼ばれる)へと逆転写する．次いで，複製されたプロウイルス DNA はウイルス特有のインテグラーゼによって標的細胞の DNA 内にランダムに組み込まれる．こうして感染を受けた細胞が免疫学的刺激その他によって活性化されると，細胞内に組み込まれたプロウイルス DNA は細胞由来の RNA ポリメラーゼによって RNA トランスクリプトとして表現され，種々の HIV-1 由来の制御性遺伝子産物によって効率よくウイルスタンパク質を産生する．この際，HIV-1 はウイルスタンパク質を比較的大きな複合タンパク質(ポリプロテイン)として産生した後で，自らが産生した HIV-1 プロテアーゼを用いて複合タンパク質を特定の部位で切断して種々の大きさのタンパク質とする．それらのタンパク質は成熟して機能性タンパク質となり，別に形成されたウイルス RNA と組み合わされて(アッセンブリー)宿主細胞の膜表面から発芽という形で細胞外に遊出する(**図 16-1B，16-7**)．こうして細胞外に遊出した HIV-1 粒子はやがて成熟ウイルスとなると，骨髄などからリクルートされてくる未感染の免疫応答細胞に感染･増殖を繰り返して，やがて宿主の免疫応答能を荒廃させる．

F　HIV-1 感染症と AIDS に対する多剤併用療法とその効果

HIV-1 感染症に対する治療は血中 HIV-1 量を検出限界以下に抑え続けることを目標に，通常 3 剤以上からなる最も強力な多剤併用療法(ART)で開始する．ART を用いた抗ウイルス治療によって血中 HIV-1 量が検出限界以下になったり，CD4 T 細胞数などの免疫能の指標の改善がみられても治療を中止してはならない．現在の抗

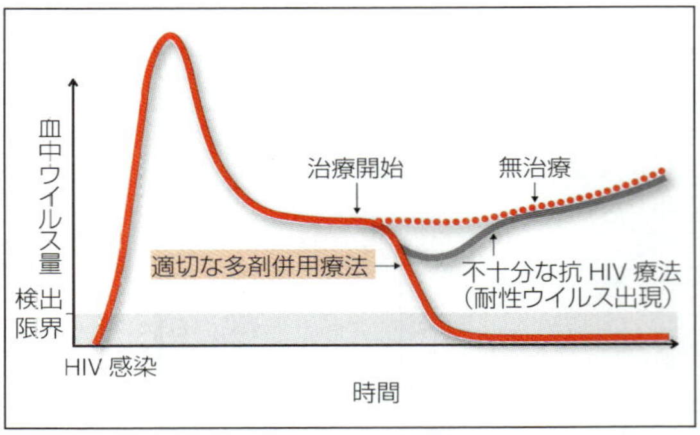

図 16-9　多剤併用療法による血中 HIV-1 量の推移

HIV-1 感染症に対する治療は通常 3 剤以上からなる最も強力な ART で開始する．治療によって血中 HIV-1 量が検出限界以下になったり，CD4 T 細胞数などの免疫能の指標が改善しても治療を中止してはならない．適切な ART によって血中 HIV-1 量が検出限界以下に継続的に抑制できれば，25 歳で感染した場合，少なくとも 35 年という生命予後が得られるというデータがある．しかし，副作用などからくる不良なアドヒアランス（➡NOTE）などで適切な治療が行われないと，耐性変異ウイルスの出現が加速され，血中ウイルス量が増大して再び症状が進行するようになる．

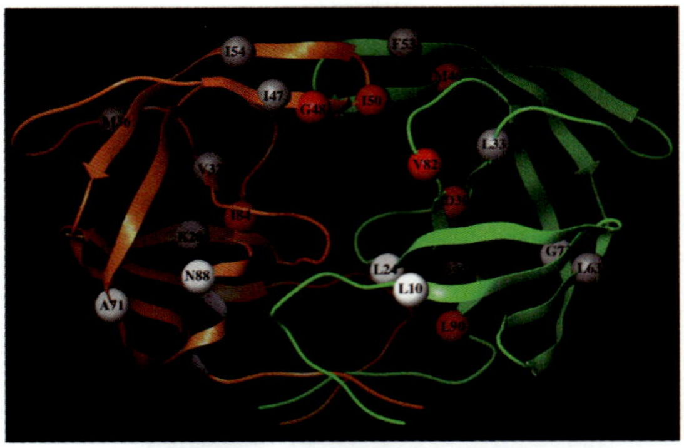

図 16-10　プロテアーゼ阻害剤に対する耐性関連アミノ酸置換部位の局在

プロテアーゼは高度の可撓性 flexibility を有しており，プロテアーゼとしての酵素活性の過度の減弱なしに，99 個の構成アミノ酸のうち 60%以上のアミノ酸の置換を起こしても，「偽の基質」であるプロテアーゼ阻害剤との結合を回避しつつ正常の基質（ウイルスの成熟タンパク質の前駆体）を認識，プロテアーゼとしての機能を果たす．これが HIV-1 のプロテアーゼ阻害剤に対する耐性獲得の主要な機序である．

HIV-1 療法は HIV-1 の増殖を抑制するだけで体内から排除するものではなく，治療を中止すると HIV-1 の再増殖が起こるからである．しかし，適切な ART の施行によってアドヒアランス（➡NOTE）が良好で血中 HIV-1 量を継続的に検出限界以下に抑制できれば，25 歳で感染した場合，少なくとも 35 年という余命が得られるというデータがある．この生命予後に対する治療の効果は 1 型糖尿病の生命予後に匹敵する．また ART を開始することで感染者からの二次感染も効果的に抑制することができる．ある臨床試験（HPTN052）では ART を早期に開始した場合，HIV-1 感染者・非感染者カップル間での二次感染が，開始を遅延した群と比べて感染率はわずか 4 % であったという（http://www.hptn.org/web%20documents/IAS/CohenIAS_HPTN17july2011.pdf）．

NOTE　アドヒアランス

患者が正確に服薬するかどうかについて『コンプライアンス（服薬遵守）』という言葉が使われてきたが，この言葉は「指示されたことに忠実に従う」という色彩が強いというので，患者が「主体的に病態を理解し，治療の必要性を自覚して責任をもって服薬する」という『アドヒアランス』という言葉が頻用されるようになっている．「アドヒアランスが良好である」などと表現する．

HIV-1 は上述のように，感染・増殖を繰り返すたびに塩基の突然変異を起こして変異ウイルスを不断に産生することから，薬剤耐性変異ウイルス株の出現は新しく開発された薬剤を含むいずれの抗 HIV-1 薬に対しても不可避と思われる．しかし，この突然変異は，逆転写のレベルで起こるので，個体内での新たな感染を効果的に阻止すれば，耐性発現の頻度を低くすることができる．このような意味から，抗ウイルス薬による治療は可能な限り最も強力な多剤併用療法（ART）で行う．不十分な ART では耐性変異ウイルスの出現が加速されて再び症状が進行するようになる（**図 16-9**）．耐性発現は，それぞれの抗 HIV-1 薬が結合する部位（例えば，プロテアーゼ阻害薬であれば，プロテアーゼの酵素活性中心部位のアミノ酸に結合する）にアミノ酸の置換が起こって，抗 HIV-1 薬がプロテアーゼに対する結合能を喪失することで起こる（**図 16-10**）．しかし，最近では種々の多剤耐性 HIV-1 変異株に強力な抗ウイルス活性を発揮し，しかも耐性発現に抵抗する「第 2 世代」と称される治療薬も開発されてきている（**図 16-11**）．

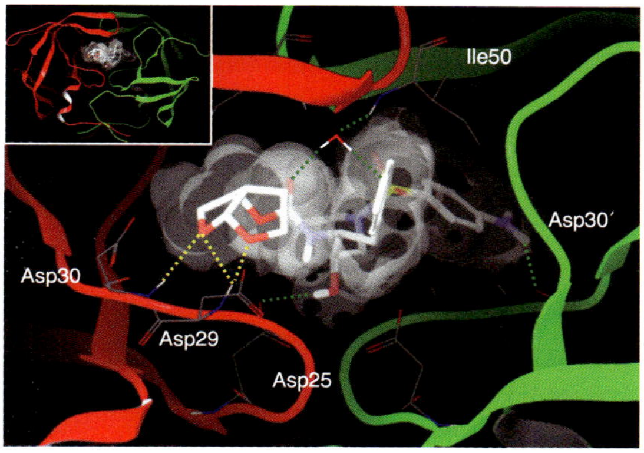

図 16-11　ダルナビルのプロテアーゼとの結合
ダルナビルは，他のプロテアーゼ阻害薬と異なりプロテアーゼの活性部位のアミノ酸の側鎖ではなく主鎖に結合するので，HIV が活性部位アミノ酸の変異を起こしても結合能の低下をきたしにくい．またダルナビルはプロテアーゼの酵素活性獲得に必須であるプロテアーゼのモノマーの二量体化を阻止する活性をも有する．この「dual function」がダルナビルの野生株と薬剤耐性変異株の双方に対する高い抗ウイルス活性の機序と考えられる．図ではプロテアーゼの活性中心を形成するアミノ酸がリボンで示してある．中央の sticks で表示してあるのがダルナビルで，活性部位アミノ酸である Asp29，Asp30 などと結合，Ile50，および Ile50´にも水分子 1 個を介して強力に結合する．

G HIV-1 感染症と AIDS の今後

確かに，AIDS と HIV-1 感染症に対する化学療法は，このウイルス疾患を「死の病」から「治療可能な慢性感染性疾患」へと変貌させた．強力な多剤併用による抗ウイルス化学療法の出現で，既感染細胞が死滅してしまうまでの長期間にわたってウイルス増殖を完全に抑制することで「治癒」が可能となるかも知れないとの「仮説」がある．しかし，ART を受けて，最長 30 か月間血液中の HIV-1 コピー数が検出限界以下となっていた患者でも末梢血メモリー T 細胞中のプロウイルス DNA はほとんど減少しておらず，しかもそうした細胞から感染性のウイルスの増殖が継続的に起こっていることが示されている．あるデータでは完全に HIV-1 の増殖を阻止して新しい感染を抑止しても，すべての感染細胞が最終分化をきたして死滅するのに，最低 60 年かかるとしている．このようなデータは，治療を中断すればただちに HIV-1 の増殖が起こることと一致しており，治療の中断は考慮するべきでないことを明示している．抗ウイルス薬を使った化学療法が進んだとはいえ，副作用，薬剤耐性変異株，アドヒアランス（➡NOTE）など問題は山積している．「高価」な多剤併用療法が一部の HIV-1 感染者にしか恩恵をもたらしてこなかったという事実 AIDS という単一ウイルス感染症の治療にかかわる倫理的な問題を残酷な形で提起している．しかし、UNAIDS global report on the AIDS epidemic 2012（http://issuu.com/unaids/docs/20121120_unaids_global_report_2012）によると、2011 年になって初めて低～中所得国の治療を必要とする感染・発症者の半数以上（54%）が ART を受けるようになったという。他方で、注目すべきは、先進国と同様、そのような国々でも薬剤耐性変異株の出現等が問題となって来ていることである。新規の，そして新しいクラスの抗ウイルス薬の開発と，HIV-1 に対するワクチン開発の努力の強化こそが HIV-1 感染症と AIDS への対応で最も重要で中心的な課題であると強調される．

H まとめ

1. 後天性免疫不全症候群（AIDS）は HIV-1 の感染によってもたらされる致死的疾患であるが，最近，多剤併用療法（ART）により死亡率が減少するようになってきた．
2. HIV-1 は，CD4 分子とケモカインレセプター CCR5，CXCR4 との結合を介して標的細胞に侵入する．特に CD4 T 細胞ではウイルス感染により継続的に激しい増殖が誘導され，最終的には CD4 T 細胞が減少・枯渇する．その結果，リンパ組織の構築が破壊され，感染個体は AIDS を発症するようになる．
3. HIV-1 は感染・増殖を繰り返すたびに突然変異を起こし，新たな変異ウイルスが産生される．

付録 1：ヒトの CD 分類

CD 番号	対応抗原	機能
CD1a	T6	非ペプチド性抗原の提示，リンパ球活性化に関与
CD1b	T6	非ペプチド性抗原の提示，リンパ球活性化に関与
CD1c	T6	非ペプチド性抗原の提示，リンパ球活性化に関与
CD1d	T6	糖脂質の提示，NKT 細胞の活性化に関与
CD2	E-ロゼットレセプター，T11，LFA-2	接着，T 細胞の活性化，CD58，CD48，CD59 および CD15 に対するレセプター，補助レセプター
CD2R	CD2-restricted	
CD3	T3	TCR に会合して T 細胞のシグナル伝達に関与
CD4	T4	MHC クラス II 分子と会合，ヘルパー T 細胞の補助レセプター，HIV のレセプター
CD5	T1，Tp67	CD72 に対するレセプター，補助レセプター
CD6	T12	CD166 に対するレセプター，補助レセプター
CD7		補助レセプター
CD8	T8	MHC クラス I 分子と会合，キラー T 細胞の補助レセプター
CD9	p24	接着分子，CD63，CD81，CD82 などの 4 回膜貫通型蛋白質と会合
CD10	CALLA，NEP，gp100	膜結合型メタロプロテアーゼ，中性エンドペプチダーゼ
CD11a	LFA-1α，インテグリン αL 鎖	CD18 と二量体をつくり，ICAM-1，ICAM-2，ICAM-3 に結合
CD11b	Mac-1α，インテグリン αM 鎖	CD18 と二量体をつくり，フィブリノゲン，ICAM-1 に結合
CD11c	p150: 95α，インテグリン αX 鎖	CD18 と二量体をつくり，フィブリノゲン，ICAM-1，iC3b に結合
CD12	p90-120	
CD13	APN，gp150	アミノペプチダーゼ N，膜結合型メタロプロテアーゼ
CD14	LPS レセプター	LPS のレセプター
CD15	ルイス X	セレクチンに結合
CD15s	シアリルルイス X	L-セレクチン，P-セレクチンに結合
CD15u	硫酸化 CD15	L-セレクチン，P-セレクチンに結合
CD16a	Fcγ レセプター III A	低親和性 IgG レセプター，NK 細胞の機能調節
CD16b	Fcγ レセプター III B	低親和性 IgG レセプター，NK 細胞の機能調節
CD17		ラクトシルセラミド
CD18	インテグリン β2 鎖	白血球接着分子 β2 インテグリンの β 鎖，CD11a，CD11b，あるいは CD11c と会合
CD19	B4	B 細胞のシグナル伝達，反応調節，CD21，CD81 と細胞膜上で会合
CD20	B1 抗原	B 細胞活性化
CD21	CR2，EVB-R，C3b レセプター	C3b，iC3b のレセプター，EB ウイルスのレセプター
CD22	BL-CAM，Lyb8，Siglec-2	シグナル伝達，接着分子
CD23	Fcε レセプター II	低親和性 IgE レセプター
CD24	BA-1，HSA	マウスの heat stable 抗原ホモログ，P-セレクチンに結合
CD25	IL-2 レセプター α 鎖，Tac 抗原	IL-2 レセプター α 鎖
CD26	DPP IV，ADA-bp	ジペプチジルペプチダーゼ，T 細胞活性化，HIV のエントリー
CD27	T14，S152	CD70 のレセプター，補助レセプター
CD28	Tp44，T44	CD80/CD86 のレセプター，補助レセプター
CD29	インテグリン β1 鎖	β1 インテグリンの β 鎖，接着分子，補助レセプター
CD30	Ki-1 抗原，Ber-H2 抗原	CD153 と会合，リンパ球増殖 / アポトーシス

CD番号	対応抗原	機　能
CD31	PECAM-1	接着分子（ホモフィリック）
CD32	Fcγレセプター II	低親和性IgGレセプター
CD33	p67	シアル酸依存性に細胞接着
CD34	gp105-120	血液幹細胞マーカー
CD35	CR1，C3b/C4bレセプター	C3b/C4bのレセプター
CD36	GPIV，OKM5	トロンボスポンジン，酸化LDLのレセプター，マラリア感染赤血球などに結合
CD37	gp40-52	シグナル伝達
CD38	T10	ADP-リボシルシクラーゼ，細胞の活性化
CD39		アピラーゼ，B細胞接着
CD40	Bp50	CD154のレセプター，補助レセプター
CD41	インテグリンα II鎖，Gp IIb	CD61と二量体をつくり，フィブリノゲン，フィブロネクチン，ビトロネクチン，フォンウィレブランド因子（vWF）などに結合
CD42a	GPIX	他のCD42亜種と会合してvWFとトロンビンに結合
CD42b	GPIbα	他のCD42亜種と会合してvWFとトロンビンに結合
CD42c	GPIbβ	他のCD42亜種と会合してvWFとトロンビンに結合
CD42d	GPV	他のCD42亜種と会合してvWFとトロンビンに結合
CD43	ロイコシアリン，シアロフォリン	接着分子，抗接着作用，T細胞活性化
CD44	Pgp-1	ヒアルロン酸，セルグリシン，バーシカン，オステオポンチンなどに結合，補助レセプター
CD44R	CD44v9，CD44v	ヒアルロン酸，セルグリシン，バーシカン，オステオポンチンなどに結合，補助レセプター，がん転移
CD45	LCA，T200，B220	チロシンホスファターゼ，白血球の活性化を調節
CD45RA		チロシンホスファターゼ，白血球の活性化を調節
CD45RB		チロシンホスファターゼ，白血球の活性化を調節
CD45RC		チロシンホスファターゼ，白血球の活性化を調節
CD45RO	UCHL-1	チロシンホスファターゼ，白血球の活性化を調節
CD46	MCP	麻疹ウイルス・ヘマグルチニンと結合，A型連鎖球菌と結合，補体の活性化
CD47	IAP	トロンボスポンジンのレセプター
CD47R	MEM-133	以前にCDw149と呼ばれていたものと同一
CD48	Blast-1	接着分子
CD49a	インテグリンα1鎖，VLA-1α	α1β1インテグリンのα鎖
CD49b	インテグリンα2鎖，VLA-2α	α2β1インテグリンのα鎖
CD49c	インテグリンα3鎖，VLA-3α	α3β1インテグリンのα鎖
CD49d	インテグリンα4鎖，VLA-4α	α4β1インテグリンのα鎖
CD49e	インテグリンα5鎖，VLA-5α	α5β1インテグリンのα鎖
CD49f	インテグリンα6鎖，VLA-6α	α6β1インテグリンのα鎖
CD50	ICAM-3	LFA-1と結合，補助レセプター
CD51	インテグリンαV鎖，ビトロネクチンレセプター	CD61と二量体をつくり，フィブリノゲン，vWF，ビトロネクチンなどと結合
CD52	CAMPATH-1	
CD53	OX-44	シグナル伝達
CD54	ICAM-1	LFA-1，ライノウイルス，マラリア感染赤血球と結合
CD55	DAF	補体制御分子，エコーウイルス，コクサッキーウイルス，CD97のレセプター

CD 番号	対応抗原	機 能
CD56	NCAM，NKH1，Leu-19	接着分子（ホモフィリック）
CD57	HNK-1	接着分子
CD58	LFA-3	CD2 と結合，補助レセプター
CD59	プロテクチン	補体制御分子，補体成分 C8，C9 と結合
CD60a	GD3	
CD60b	9-O-シアリル-GD3	
CD60c	7-O-シアリル-GD4	
CD61	インテグリン β3 鎖，GPIIIa	CD41 あるいは CD51 と二量体をつくり，フィブリノゲン，フィブロネクチン，ビトロネクチン，vWF などと結合
CD62E	E-セレクチン	白血球のローリングを媒介，CD15s と結合
CD62L	L-セレクチン	白血球のローリングを媒介，CD15s，CD15u，CD162 と結合
CD62P	P-セレクチン，GMP-140	白血球のローリングを媒介，CD15s，CD15u，CD162 と結合
CD63	LIMP，LAMP-3	リソソーム膜蛋白質
CD64	Fc レセプター I，Fcγ レセプター I	抗原-IgG 複合体の食細胞による貪食に関与
CD66a	BGP，NCA-160	接着分子
CD66b	CD67，CGM6，NCA-95	接着分子
CD66c	NCA，NCA-50/90	接着分子
CD66d	CGM1	接着分子
CD66e	CEA	接着分子
CD66f	PSG，Sp-1，b1-糖蛋白質	接着分子
CD68	gp110，macrosialin	リソソーム膜蛋白質
CD69	AIM	シグナル伝達
CD70	K-24	CD27 と結合，補助レセプター
CD71	T9，トランスフェリンレセプター	トランスフェリンのレセプター
CD72	Lyb-2，Ly-19.2，Ly-32.2	CD5，CD100 と結合
CD73	ecto-5′-ヌクレオチダーゼ	エクト 5′ ヌクレオチダーゼ
CD74	インバリアント鎖	MHC クラス II 分子に会合する定常鎖
CD75	ラクトサミン	細胞接着
CD75s	α-2，6-シアル化ラクトサミン	細胞接着
CD77	BLA，Gb3，CTH，Pk	アポトーシス・シグナル伝達
CD79α	Ig-α	BCR を介したシグナル伝達
CD79β	Ig-β	BCR を介したシグナル伝達
CD80	B7，BB1	CD28，CD152（CTLA-4）と結合，補助レセプター
CD81	TAPA-1	CD19，CD21 などと B 細胞膜上で会合，シグナル伝達
CD82	R2，IA4，4F9，C33，KAI1	シグナル伝達
CD83	HB15	
CD84		
CD85	ILT/LIR ファミリー	NK 細胞，T 細胞の細胞傷害活性の阻害
CD86	B7-2，B70	CD28，CD152（CTLA-4）と結合，補助レセプター
CD87	uPA-R	uPA（ウロキナーゼプラスミノーゲンアクチベータ）のレセプター
CD88	C5a レセプター	C5a のレセプター
CD89	IgA Fc レセプター，IgA レセプター，Fcα レセプター	Fcα レセプター
CD90	Thy-1	血液幹細胞，神経細胞の分化
CD91	α-2-M レセプター	α2 マクログロブリンのレセプター

CD 番号	対応抗原	機　能
CD92		
CD93		
CD94	Kp43(c-type lectin)	NKG2-A と NK 細胞膜上で会合して NK 細胞活性を負に制御
CD95	APO-1，Fas	CD178(FasL)に結合，アポトーシス・シグナルを媒介
CD96	TACTILE	活性化後期の T，NK 細胞の接着分子
CD97		CD55 と結合，接着分子
CD98	4F2	細胞の活性化
CD99	E2，MIC2	T 細胞接着分子
CD99R	CD99-restricted	T 細胞の活性化，接着分子
CD100	Sema4	白血球セマフォリンの一種，T 細胞の補助レセプター
CD101	V7，p126	補助レセプター
CD102	ICAM-2	LFA-1 と結合，補助レセプター
CD103	HML-1，インテグリン αE 鎖	インテグリン β7 鎖と会合して E-カドヘリンと結合
CD104	インテグリン β4 鎖	ラミニンと結合，α6 と二量体をつくり，ヘミデスモソームに局在
CD105	endoglin	TGFβ と結合
CD106	VCAM-1	α4 インテグリンと結合，接着分子
CD107a	LAMP-1	リソソーム膜蛋白質
CD107b	LAMP-2	リソソーム膜蛋白質
CD108	JMH 血液グループ抗原	
CD109	8A3，7D1(E123)	
CD110	MPL，TPO レセプター	トロンボポエチンレセプター
CD111	PRR1/ ネクチン-1	接着分子
CD112	PRR2/ ネクチン-2	接着分子
CD113	PRR3/ ネクチン-3	接着分子
CD114	CSF3 レセプター，HG-CSF レセプター，G-CSF レセプター	G-CSF レセプター
CD115	M-CSF レセプター，c-fms，CSF-1	M-CSF レセプター
CD116	GM-CSF レセプター，α サブユニット	GM-CSF レセプター α 鎖
CD117	SCF レセプター，c-Kit	SCF レセプター
CD118	LIF レセプター	LIF レセプター
CD119	IFNγ レセプター α 鎖	γ-インターフェロンレセプター α 鎖
CD120a	TNF レセプター I (p55)	TNF レセプタータイプ I
CD120b	TNF レセプター II (p75)	TNF レセプタータイプ II
CD121a	IL-1 レセプタータイプ I	IL-1 レセプタータイプ I
CD121b	IL-1 レセプタータイプ II	IL-1 レセプタータイプ II
CD122	IL-2 レセプター β 鎖	IL-2 レセプター β 鎖
CD123	IL-3 レセプター α 鎖	IL-3 レセプター α 鎖
CD124	IL-4 レセプター α 鎖	IL-4 レセプター α 鎖
CD125	IL-5 レセプター α 鎖	IL-5 レセプター α 鎖
CD126	IL-6 レセプター α 鎖	IL-6 レセプター α 鎖
CD127	IL-7 レセプター α 鎖	IL-7 レセプター α 鎖
CD128	IL-8 レセプタータイプ I / II，CXCR2	IL-8 レセプター
CD130	gp130	IL-6，IL-11，オンコスタチン M，LIF，CNF，CT-1 などに結合
CD131	IL-3 レセプター β	IL-3R，IL-5R，GM-CSFR の共通の β 鎖
CD132	IL-2 レセプター γ	IL-2R，IL-4R，IL-7R，IL-9R，IL-15R の共通の β 鎖

CD 番号	対応抗原	機　能
CD134	OX-40	OX-40L と結合，補助レセプター
CD135	Flt3，FIk2，STK-1	flt3L と結合
CD136	MSP レセプター，RON	MSP(マクロファージ刺激蛋白質)と結合
CD137	4-1BB，ILA	4-1BBL と結合，補助レセプター
CD138	シンデカン-1	ECM(細胞外基質)と結合
CD139		
CD140a	PDGF レセプター α 鎖	PDGF レセプターの α 鎖
CD140b	PDGF レセプター β 鎖	PDGF レセプターの β 鎖
CD141	トロンボモジュリン	トロンビンと結合してプロテイン C を活性化
CD142	組織因子	凝固因子
CD143	ACE	アンギオテンシン変換酵素
CD144	VE-カドヘリン，カドヘリン-5	内皮細胞同士の接着分子(ホモフィリック)
CD145		
CD146	Muc18，S-endo	接着
CD147	basigin，neurothelin	接着
CD148	HPTPη，p260，DEP-1	チロシンホスファターゼ型レセプター type Ⅲ
CD150	SLAM-1，IPO-3	補助レセプター
CD151	PETA-3	インテグリン会合分子
CD152	CTLA-4	CD80/CD86 と結合，T 細胞機能の負の調節
CD153	CD30L	CD30 と結合
CD154	CD40L，gp39，TRAP1，T-BAH	CD40 と結合，補助レセプター
CD155	PVR	ポリオウイルスレセプター
CD156a	ADAM8，MS2	メタロプロテアーゼ
CD156b	TACE/ADAM17	TNF 切断酵素(メタロプロテアーゼ)
CD157	Mo5，BST-1，BP-3/IF-7	ADP-リボシルシクラーゼ
CD158a	p58.1	NK 細胞の機能調節
CD158b	p58.2	NK 細胞の機能調節
CD159a	NKG2A	NK 細胞の機能調節
CD159c	NKG2C	NK 細胞の機能調節
CD160	BY55	補助レセプター
CD161	NKR-P1A	NK 細胞の機能調節
CD162	PSGL-1	P-セレクチン，L-セレクチンと結合，接着分子
CD162R	PEN5	
CD163		
CD164	MGC-24	接着分子
CD165	AD2，gp37	接着分子
CD166	ALCAM，KG-CAM	CD6 と結合，接着分子
CD167a	discoidin ドメイン R(DDR1)	チロシンキナーゼ型レセプターでコラーゲンと結合
CD168	RHAMM	ヒアルロン酸と結合
CD169	sialoadhesin，Siglec-1	マクロファージ上のヒツジ赤血球レセプター，乳がん細胞上の CD227，T 細胞上の CD43 と結合
CD170	Siglec-5	シアル酸結合性レセプター
CD171	L1	接着分子，CD9，CD24，CD56，CD142，CD166 と結合
CD172a	SIRPα	CD47 と結合
CD172b	SIRPβ	

CD番号	対応抗原	機 能
CD172g	SIRPγ	CD47と結合
CD173	血液グループHタイプ2	
CD174	Lewis y	
CD175	Tn	
CD175s	シアリル-Tn	
CD176	Thomson-Friedlich Ag	
CD177	NB1	
CD178	Fasリガンド	CD95(Fas)と結合してアポトーシスを媒介
CD179a	VpreB	未熟B細胞のBCRと会合
CD179b	ラムダ5	未熟B細胞のBCRと会合
CD180	RP105/Bgp95	B細胞の活性化
CD181	CXCR1, IL-8RA	IL-8のレセプター
CD182	CXCR2, IL-8RB	IL-8のレセプター
CD183	CXCR3	CXCL9(Mig), CXCL10(IP-10), CXCL11(I-TAC)のレセプター
CD184	CXCR4	CXCL12(SDF-1α)のレセプター
CD185	CXCR5	CXCL13(BLC)のレセプター
CD186	CXCR6	CXCL16のレセプター
CD191	CCR1	CCL3(MIP-1α), CCL5(RANTES)のレセプター
CD192	CCR2	CCL2(MCP-1)のレセプター
CD193	CCR3	CCL11(eotaxin), CCL26(eotaxin-3), CCL7(MCP-3), CCL13(MCP-4), CCL5(RANTES)のレセプター
CD195	CCR5	CCL3(MIP-1α), CCL5(RANTES)のレセプター
CD196	CCR6	CCL23(MIP-3), CCL20(LARC)のレセプター
CD197	CCR7	CCL21(SLC), CCL19(ELC)のレセプター
CD198	CCR8	
CD199	CCR9	CCL25(TECK)のレセプター
CD200	OX2	
CD201	EPCレセプター	内皮細胞上のプロテインCのレセプター
CD202b	Tie2(Tek)	チロシンキナーゼ型レセプターで, アンギオポエチン-1のレセプター
CD203c	NPP3/PDNP3	エクトヌクレオチドパイロホスファターゼ/ホスフォジエステラーゼファミリー分子
CD204	マクロファージスカベンジャーレセプター	マクロファージ上のスカベンジャーレセプター
CD205	DEC-205	樹状細胞のマーカー分子の1つ
CD206	マクロファージマンノースレセプター	マクロファージ上のマンノースレセプター
CD207	Langerin	ランゲルハンス細胞に発現するマンノース結合性レクチン
CD208	DC-LAMP	P樹状細胞のリソソーム膜蛋白質
CD209	DC-SIGN	樹状細胞上の接着分子, ICAM-3と結合, HIV(gp120)とも結合
CD210	IL-10レセプター	IL-10のレセプター
CD212	IL-12レセプター	IL-12のレセプター
CD213a1	IL-13レセプターα1	IL-13のレセプターα1鎖
CD213a2	IL-13レセプターα2	IL-13のレセプターα2鎖
CD217	IL-17レセプター	IL-17のレセプター
CD218a	IL-18レセプターα鎖	IL-18のレセプターα鎖
CD218b	IL-18レセプターβ鎖	IL-18のレセプターβ鎖

CD 番号	対応抗原	機 能
CD220	インスリンレセプター	インスリンのレセプター
CD221	IGF1 レセプター	IGF1 のレセプター
CD222	マンノース-6-リン酸 /IGF2 レセプター	IGF2 のレセプター
CD223	LAG-3	MHC クラスⅡに結合
CD224	γ-グルタミルトランスフェラーゼ	
CD225	Leu13	インターフェロン誘導性蛋白質
CD226	DNAM-1（PTA1）	補助レセプター
CD227	MUC.1	Muc1 ムチン
CD228	メラノトランスフェリン	メラノーマ細胞上の鉄結合性蛋白質
CD229	Ly9	
CD230	プリオン蛋白質	プリオン蛋白質
CD231	TALLA-1/A15	急性 T 芽球性白血病のマーカー
CD232	VESPR	セマフォリン結合性蛋白質
CD233	Band 3	赤血球膜の主要な糖蛋白質
CD234	Duffy Ag，DARC	種々のケモカインと結合，マラリア原虫と結合
CD235a	glycophorin A	赤血球膜の主要な糖蛋白質
CD235b	glycophorin A/B	赤血球膜の主要な糖蛋白質
CD236	glycophorin C/D	
CD236R	glycophorin C	
CD238	Kell	エンドセリン 3 前駆体を切断するエンドペプチダーゼ
CD239	B-CAM	ラミニンと結合，接着分子
CD240CE	Rh30CE	Rh 血液型抗原 C，E
CD240D	Rh30D	Rh 血液型抗原 D
CD241	RhAg	Rh 抗原関連蛋白質
CD242	ICAM-4	LFA-1 に結合，赤血球上の接着分子
CD243	MDR-1	薬剤耐性に関与
CD244	2B4	
CD245	p220/240	
CD246	anaplastic lymphoma kinase（ALK; Ki-1）	
CD247	TCRζ 鎖	CD3ζ 鎖
CD248	TEM1，endosialin	
CD249	aminopeptidase A	
CD252	OX40 ligand，gp34	OX40 のリガンド
CD253	TRAIL	細胞死関連分子
CD254	TRANCE，RANKL，OPGL	OPG，RANK が結合，破骨細胞の分化を促進，DC の T 細胞増殖誘導能を亢進
CD256	APRIL，TALL-2	TACI，BCMA を結合，B 細胞増殖に関与
CD257	BLyS，BAFF，TALL-1	B 細胞増殖因子，B 細胞の Ig 産生の補助因子
CD258	LIGHT，HVEM-L	LTβR に結合，HVEM のレセプター，T 細胞増殖に関与
CD261	TRAIL-R1，DR4	death domain をもち，FADD，caspase-8 を介して細胞死に関与
CD262	TRAIL-R2，DR5	death domain をもち，FADD，caspase-8 を介して細胞死に関与
CD263	TRAIL-R-3，DcR1，LIT	TRAIL のレセプター，しかし death domain をもたない
CD265	RANK，TRANCE-R，ODFR	TRANCE が結合．

CD 番号	対応抗原	機　能
CD266	TWEAK-R，FGF-inducible 14	TWEAK のレセプター
CD267	TACI，TNFR	BAFF，APRIL が結合
CD268	BAFFR	BLyS が結合，成熟 B 細胞の生存に関与
CD269	BCMA	APRIL，BAFF が結合，B 細胞の生存と増殖
CD271	NGFR	NGF，BDNF，NT-3，NT-4 のレセプター
CD272	BTLA	HVEM のレセプター
CD273	B7DC，PD-L2	PD-1 のレセプター，T 細胞増殖の制御
CD274	B7-H1，PD-L1	PD-1 のレセプター
CD275	B7-H2，ICOSL，B7-RP1	補助刺激，サイトカイン産生
CD276	B7-H3	補助刺激，T 細胞活性化
CD277	BT3.1	T 細胞活性化
CD278	ICOS，AILIM	ICOS-L を結合，補助刺激
CD279	PD1	B7-H1，B7-DC のレセプター，免疫寛容に関与
CD280	ENDO180	マンノースレセプター
CD281	TLR1	自然免疫に関与
CD282	TLR2	自然免疫に関与
CD283	TLR3	自然免疫に関与，二重鎖 RNA を結合
CD284	TLR4	自然免疫に関与，LPS を結合
CD289	TLR9	自然免疫に関与，CpG-DNA を結合
CD292	BMPR1A，ALK3	BMP-2，-4 のレセプター
CD293	BMPR1B，ALK6	BMP のレセプター，骨の分化に関与
CD294	CRTH2	プロスタグランディン D2 が結合，Th2 分化の促進
CD295	LeptinR，LEPR	レプチンのレセプター
CD296	ART1，RT6，ART2	標的タンパク質の ADP-リボシル化
CD297	ART4	標的タンパク質の ADP-リボシル化
CD298	Na+/K+-ATPaseβ3 サブユニット	Na+，K+ のトランスポーター
CD299	DC-SIGN related，DC-SIGN2	OCA<-3，HIV-1，gp120 が結合，HIV 感染のコレセプター
CD300a	CMRF35H	
CD300c	CMRF35A	
CD300e	CMRF35L	
CD301	MGL，HML	Tn 抗原を結合
CD302	DCL1，MIMLEC	
CD303	BDCA2，HECL	IFNα 産生を抑制
CD304	BDCA4，neuropilin 1	VEGF165，semaphorin と結合
CD305	LAIR1	NK，T 細胞上の抑制性レセプター
CD306	LAIR2	
CD307	IRTA2	
CD309	VEGFR2，KDR	VEGF のレセプター
CD312	EMR2	食細胞の接着と移動
CD314	NKG2D，KLR	MHC class Ⅰ，MICA，MICB，Rae1 と結合，細胞傷害性，サイトカイン産生を促進
CD315	CD9P1	CD81，CD9 と結合
CD316	CD81P3	CD81，CD9 と結合
CD317	BST2	プレ B 細胞増殖に関与
CD318	CDCP1	ECM（細胞外基質）との細胞接着に関与

CD 番号	対応抗原	機　能
CD319	CRACC，SLAMF7	T，NK 細胞の制御
CD320	8D6A，8D6	B 細胞増殖
CD321	JAM1	タイトジャンクションの結合に関与
CD322	JAM2，VE-JAM	細胞接着
CD324	E-cadherin	細胞接着
CD325	N-cadherin	細胞接着
CD326	Ep-CAM	
CD327	SIGLEC6	細胞接着
CD328	SIGLEC7	シアル酸依存性細胞接着，NK 細胞の活性化を阻害
CD329	SIGLEC8	シアル酸依存性細胞接着
CD331	FGFR1	FGF のレセプター
CD332	FGFR2	FGF のレセプター
CD333	FGFR3	FGF のレセプター
CD334	FGFR4	FGF のレセプター
CD335	NKp46，Ly-94	NK 細胞活性化
CD336	NKp44，Ly-95	NK 細胞活性化
CD337	NKp30，LY117	NK 細胞活性化
CD338	ABCG2，BCRp	多剤薬剤耐性トランスポーター
CD339	Jagged-1，JAG1	Notch に結合，造血に関与

付録 2：原発性免疫不全症

A　複合免疫不全症

疾患名	末梢血 T 細胞数	末梢血 B 細胞数	血清免疫グロブリン	合併所見	遺伝形式	遺伝子変異
1. T^-B^+SCID						
(a) γc 欠損症(XSCID)	著減	正常または増加	低下	NK 細胞著減．T・NK 細胞数減少～正常の軽症例またはオーメン Omenn 症候群を呈しうる	XL	*IL2RG*
(b) JAK3 欠損症	著減	正常または増加	低下	NK 細胞著減．さまざまな数の T・NK 細胞数をもつ軽症例を呈しうる	AR	*JAK3*
(c) IL7R 欠損症	著減	正常または増加	低下	NK 細胞数正常	AR	*IL7R*
(d) CD45 欠損症*	著減	正常	低下	γδ T 細胞正常	AR	*CD45*
(e) CD3δ*/CD3ε*/CD3ζ*欠損症	著減	正常	低下	NK 細胞正常 γδ T 細胞欠損	AR	*CD3D, CD3E, CD3Z*
(f) コロニン A 欠損症*	著減	正常	低下	胸腺を認める	AR	*CORO1A*
2. T^-B^-SCID						
(a) RAG-1/2 欠損症	著減	著減	低下	オーメン症候群あるいは γδ T 細胞増多自己免疫・肉芽腫症候群を呈しうる	AR	*RAG1/ RAG2*
(b) アルテミス欠損症	著減	著減	低下	VDJ 再構成障害，放射線感受性，オーメン症候群を呈しうる	AR	*DCLRE1C*
(c) DNA-PKcs 欠損症*	著減	著減	低下	scid マウスと同じ表現型	AR	*PRKDC*
(d) アデノシンデアミナーゼ(ADA) 欠損症	出生時から欠損(機能喪失変異)または進行性減少	出生時から欠損(機能喪失変異)または進行性減少	進行性低下	NK 細胞数減少，肋軟骨移行部のフレア，神経学的症状，聴力障害，肺疾患，肝疾患；部分欠損の場合遅発性あるいは軽症	AR	*ADA*
(e) 細網異形成症(AK2 欠損症)	著減	減少または正常	低下	T，B，NK 細胞欠損症および顆粒球減少症，難聴	AR	*AK2*
3. オーメン Omenn 症候群	存在(多様性の低下)	正常または減少	IgG，IgA，IgM，IgD 低下，IgE 増加	紅皮症，好酸球増多症，リンパ節腫脹，肝脾腫	AR	*RAG1/2, DCLRE1C, IL7R, RMRP, ADA, LIG4, IL2RG*
4. DNA リガーゼⅣ欠損症	減少	減少	低下	小頭症，顔面小奇形，放射線感受性，オーメン症候群または遅発性を呈することあり	AR	*LIG4*
5. セルヌノス欠損症*	減少	減少	低下	小頭症，子宮内発育不全，放射線感受性	AR	*NHEJ1*
6. CD40 リガンド欠損症(XHIGM)	正常，おそらく進行性減少	IgM^+IgD^+ B 細胞は存在するが，他のアイソタイプ B 細胞は欠損	IgM 上昇または正常，他のアイソタイプは低下	好中球減少症，血小板減少症，溶血性貧血，胆管，肝疾患，日和見感染症	XL	*CD40LG*
7. CD40 欠損症*	正常	IgM^+IgD^+ B 細胞は存在するが，他のアイソタイプ B 細胞は欠損	IgM 上昇または正常，他のアイソタイプは低下	好中球減少症，消化管，胆管，肝疾患，日和見感染症	AR	*CD40*
8. プリンヌクレオシドホスホリラーゼ(PNP) 欠損症	進行性減少	正常	正常または低下	自己免疫性溶血性貧血，神経学的障害	AR	*PNP*
9. CD3γ 欠損症*	正常だが，T 細胞レセプター(TCR)発現低下	正常	正常		AR	*CD3G*
10. CD8 欠損症*	$CD8^+$T 欠損，$CD4^+$T 細胞正常	正常	正常		AR	*CD8A*
11. ZAP-70 欠損症	$CD8^+$T 細胞減少，$CD4^+$T 細胞正常	正常	正常		AR	*ZAP70*

疾患名	末梢血 T 細胞数	末梢血 B 細胞数	血清免疫グロブリン	合併所見	遺伝形式	遺伝子変異
12. カルシウムチャネル欠損症	正常(T 細胞レセプター経由活性化欠損)	正常	正常	自己免疫疾患，無汗性外胚葉形成異常症，非進行性ミオパチー	AR	*ORAI1/STIM1*
13. MHC クラス I 欠損症	$CD8^+$T 細胞減少，$CD4^+$T 細胞正常	正常	正常	血管炎	AR	*TAP1, TAP2, TAPBP*
14. MHC クラス II 欠損症	$CD4^+$T 細胞低下，$CD8^+$T 細胞正常	正常	正常または低下	成長障害，下痢症，呼吸器感染証	AR	*CIITA, RFX5, RFXAP, RFXANK*
15. FOXN1 欠損症(Nude)*	著減	正常	低下	白子症，胸腺上皮異常，T 細胞成熟障害(ヌードマウス様)	AR	*FOXN1*
16. 完全ディジョージ DiGeorge 症候群	著減	減少から正常	低下	副甲状腺機能低下症，心奇形，小奇形，精神発達障害，リンパ増殖症候群(リンパ節腫脹，肝脾腫)，自己免疫疾患(IPEX 症候群類似の場合もあり T 細胞増殖不良)	AD	22q11.2 または 10p 欠失，*TBX1*
17. STAT5b 欠損症*	中等度減少	正常	正常	成長ホルモン不応性小人症，小奇形，湿疹，リンパ性間質性肺炎，自己免疫疾患	AR	*STAT5B*
18. ITK 欠損症*	中等度減少	正常	正常または低下		AR	*ITK*
19. MAGT1 欠損症*	$CD4^+$T 細胞減少	正常	正常	EBV 感染症，リンパ腫，ウイルス感染症，呼吸器，消化器感染症	XL	*MAGT1*
20. DOCK8 欠損症	減少	減少	IgM 低下，IgE 上昇	NK 細胞減少，好酸球増多症，反復性感染症，重症アトピー性皮膚炎，重症ウイルス性・細菌性(ブドウ球菌性)皮膚感染症，発がん感受性	AR	*DOCK8*

*患者数が極めて稀なものを示す

B　抗体産生不全症

疾患名	血清免疫グロブリン	合併所見	遺伝形式	変異遺伝子
1. B 細胞欠損を伴う低ガンマグロブリン血症				
(a) BTK 欠損症	ほとんどの患者ですべてのアイソタイプ低値．中には検出可能な例もある．	重症細菌感染症，pro-B 細胞数正常	XL	*BTK*
(b) μ heavy chain 欠損症	すべてのアイソタイプ低値	重症細菌感染症，pro-B 細胞数正常	AR	*IGHM*
(c) λ5 欠損症*	すべてのアイソタイプ低値	重症細菌感染症，pro-B 細胞数正常	AR	*IGLL1*
(d) Igα 欠損症*	すべてのアイソタイプ低値	重症細菌感染症，pro-B 細胞数正常	AR	*CD79A*
(e) Igβ 欠損症*	すべてのアイソタイプ低値	重症細菌感染症，pro-B 細胞数正常	AR	*CD79B*
(f) BLNK 欠損症*	すべてのアイソタイプ低値	重症細菌感染症，pro-B 細胞数正常	AR	*BLNK*
(g) 胸腺腫を伴う免疫不全症	1 つ以上のアイソタイプの低値	細菌，日和見感染症，自己免疫疾患，pro-B 細胞数減少	なし	不明
(h) 低ガンマグロブリン血症を伴う骨髄異形成症	1 つ以上のアイソタイプの低値	感染症；pro-B 細胞数減少	さまざま	不明
2. 低ガンマグロブリン血症(2 アイソタイプ以上，B 細胞数正常または低下)				
(a) 分類不能型抗体産生不全症(CVID)	IgG および IgA および / または IgM 低値	臨床症状はさまざま，多くは反復性感染，一部は多クローン性リンパ増殖症，自己免疫性血球減少，肉芽腫を合併	さまざま	
(b) ICOS 欠損症*	IgG および IgA および / または IgM 低値		AR	*ICOS*
(c) CD19 欠損症*	IgG および IgA および / または IgM 低値	糸球体腎炎の合併	AR	*CD19*

疾患名	血清免疫グロブリン	合併所見	遺伝形式	変異遺伝子
(d) CD81 欠損症*	IgG および IgA および / または IgM 低値	糸球体腎炎の合併	AR	*CD81*
(e) CD20 欠損症*	IgG 低値，IgM，IgA：正常または高値		AR	*CD20*
(f) TACI 欠損症	IgG および IgA および / または IgM 低値	臨床症状はさまざま	AD または AR または complex	*TNFRSF13B*
(g) BAFF レセプター欠損症*	IgG および IgM 低値	臨床症状はさまざま	AR	*TNFRSF13C*
3. 高 IgM 症候群（IgG，IgA の低下，IgM の正常または上昇を伴い，B 細胞数正常）				
(a) CD40L 欠損症	IgG および IgA 低値；IgM 正常または高値；B 細胞数正常または高値	日和見感染症，好中球減少症，自己免疫疾患	XL	*CD40LG*
(b) CD40 欠損症*	IgG および IgA 低値；IgM 正常または高値	日和見感染症，好中球減少症，自己免疫疾患	AR	*CD40*
(c) AID 欠損症	IgG および IgA 低値；IgM 高値	肝中心腫大を伴うリンパ節腫大	AR	*AICDA*
(d) UNG 欠損症	IgG および IgA 低値；IgM 高値	肝中心腫大を伴うリンパ節腫大	AR	*UNG*
4. Ig アイソタイプまたは軽鎖欠損症（B 細胞数正常）				
(a) Ig 重鎖変異と欠失	1 つ以上の IgG および / または IgA サブクラスおよび IgE の欠損	無症候性のこともある	AR	14q32 の変異または欠失
(b) Igκ 鎖欠損症*	すべての免疫グロブリンが λ 鎖を軽鎖としてもつ	無症候性	AR	*IGKC*
(c) 選択的 IgG サブクラス欠損症	1 つ以上の IgG サブクラスの低値	通常無症候性；一部は特定の抗原に対する抗体産生不全と反復性ウイルス・細菌感染症を伴う	さまざま	不明
(d) IgA，IgG サブクラス欠損症	IgA 低値，1 つ以上の IgG サブクラス低値	大部分は反復性細菌感染症	さまざま	不明
(e) 選択的 IgA 欠損症	IgA 低値 / 欠損	通常無症候性，多糖類抗原に対する抗体産生不良による反復感染症をきたしうる；アレルギー，自己免疫疾患の合併もみられる；ごく一部の症例で CVID への移行，あるいは家系内に CVID 患者を認める	さまざま	不明
5. 特異抗体欠損症（Ig 値正常，B 細胞数正常）	正常	特定の抗原に対する抗体産生不全	さまざま	不明
6. 乳児一過性低 γ グロブリン血症（B 細胞数正常）	IgG および IgA 低値	ワクチン抗原に対する抗体産生は正常，通常有意な感染症を伴わない	さまざま	不明

*患者数が極めて稀なものを示す

C 免疫制御異常症

疾患名	末梢血 T 細胞数	末梢血 B 細胞数	血清免疫グロブリン	合併所見	遺伝形式	遺伝子変異
1. 色素脱失（白子症）を伴う免疫不全症						
(a) チェディアック・東 Chédiak-Higashi 症候群	正常	正常	正常	部分白子症，反復感染症，遅発型原発性脳症，リンパ腫増加，好中球減少，巨大リソソーム，NK，CTL 活性低下，急性期タンパク質上昇	AR	*LYST*
(b) グリセリ Griscelli 症候群，type2	正常	正常	正常	部分白子症，急性期タンパク質上昇，一部の患者で脳症，NK，CTL 活性低下	AR	*RAB27A*
(c) ヘルマンスキー・プドラック Hermansky-Pudlak 症候群，type 2*	正常	正常	正常	部分白子症，出血傾向，好中球減少，NK，CTL 活性低下	AR	*AP3BP1*

付 付録 2：原発性免疫不全症

疾患名	末梢血 T 細胞数	末梢血 B 細胞数	血清免疫グロブリン	合併所見	遺伝形式	遺伝子変異
2. 家族性血球貪食リンパ組織球増多症候群(FHL)						
(a) パーフォリン 欠損症(FHL2)	正常	正常	正常	重症感染症，遷延性発熱，血球減少，脾腫，血球貪食，NK，CTL 活性低下	AR	*PRF1*
(b) UNC13D(Munc13-4) 欠損症(FHL3)	正常	正常	正常	重症感染症，遷延性発熱，血球減少，脾腫，血球貪食，NK，CTL 活性低下	AR	*UNC13D*
(c) シンタキシン 11 欠損症(FHL4)	正常	正常	正常	重症感染症，遷延性発熱，脾腫，血球貪食，NK 活性低下・欠損	AR	*STX11*
(d) STXBP2(Munc 18-2) 欠損症(FHL5)	正常	正常	正常または低下	重症炎症，発熱，脾腫，血球貪食，腸疾患の可能性，NK・CTL 活性低下，IL-2 投与による部分的代償	AR	*STXBP2*
3. リンパ増殖症候群						
(a) SH2D1A 欠損症(XLP1)	正常	正常または減少	正常または低下	EBV 感染に伴い引き起こされる，臨床的，免疫学的異常(肝炎，血球貪食症候群，再生不良性貧血，リンパ腫)，異常あるいは低ガンマグロブリン血症，NKT 細胞低下あるいは減少	XL	*SH2D1A*
(b) XIAP 欠損症，XLP2	正常	正常または減少	正常または低下	EBV 感染に伴い引き起こされる，臨床的，免疫学的異常(脾腫，肝炎，血球貪食症候群，腸炎)	XL	*XIAP*
4. 自己免疫疾患を伴う症候群						
(a) 自己免疫性リンパ増殖症候群(ALPS)						
(i) ALPS-FAS	$CD4^-CD8^-$double negative(DN)T 細胞増加	正常	正常または上昇	脾腫，リンパ節腫脹，自己免疫性血球減少，リンパ腫の合併，リンパ球アポトーシスの障害	AD(AR は稀で重症)	*TNFRSF6*(胚細胞性変異，体細胞性変異)
(ii) ALPS-FASLG	DN T 細胞増加	正常	正常	脾腫，リンパ節腫脹，自己免疫性血球減少，リンパ球アポトーシスの障害	AD，AR	*TNFSF6*
(iii) ALPS-CASP10*	DN T 細胞増加	正常	正常	脾腫，リンパ節腫脹，自己免疫疾患，リンパ球アポトーシスの障害	AD	*CASP10*
(iv) CASP8 欠損*	DN T 細胞軽度増加	正常	正常または低下	脾腫，リンパ節腫脹，反復性細菌，ウイルス感染症，リンパ球アポトーシスと活性化の障害，低ガンマグロブリン血症	AD	*CASP8*
(v) 活性化 N-Ras・活性化 K-Ras 異常*	DN T 細胞増加または正常	$CD5^+$B 細胞増加	正常	脾腫，リンパ節腫脹，白血病，リンパ腫，IL-2 除去後のリンパ球アポトーシスの障害	散発例	*NRAS*(胚細胞性変異)・*KRAS*(体細胞性変異)
(vi) FADD 欠損症*	DN T 細胞増加	正常	正常	機能的脾機能低下症，反復性細菌，ウイルス感染症，反復性脳症，肝機能障害，リンパ球アポトーシスの障害	AR	*FADD*
(b) APECED(APS-1)(カンジダ感染と外胚葉形成異常を伴う自己免疫性多腺性内分泌不全症)	正常	正常	正常	副甲状腺，副腎，およびそれ以外の内分泌臓器を主な標的とした自己免疫疾患，慢性カンジダ症，歯牙エナメル低形成ほか	AR	*AIRE*
(c) IPEX(多腺性内分泌不全症，腸疾患を伴う伴性劣性免疫調節異常)	$CD4^+$ $CD25^+$ $FOXP3^+$ 制御性 T 細胞欠損(および/または機能異常)	正常	IgA，IgE 上昇	自己免疫腸炎，若年発症糖尿病，甲状腺炎，溶血性貧血，血小板減少症，湿疹	XL	*FOXP3*
(d) CD25 欠損症	正常～軽度減少	正常	正常	リンパ組織増殖症，自己免疫疾患，T 細胞増殖障害	AR	*IL2RA*

疾患名	末梢血 T 細胞数	末梢血 B 細胞数	血清免疫グロブリン	合併所見	遺伝形式	遺伝子変異
(e) ITCH 欠損症*	不明(Itch 欠損マウスでは Th2 偏倚)	不明(Itch 欠損マウスでは B 細胞機能不全)	不明(Itch 欠損マウスでは上昇)	多臓器自己免疫疾患，慢性肺疾患，成長障害，発達遅延，大頭症	AR	*ITCH*

*患者数が極めて稀なものを示す

D 貪食細胞異常症

疾患名	障害細胞	機能障害	合併所見	遺伝形式	遺伝子変異
1. 好中球分化異常					
(a) 重症先天性好中球減少症 1 型(SCN1)(ELANE 欠損症)	好中球	骨髄分化能	一部の症例で骨髄異形成症	AD	*ELANE*
(b) SCN2*(GFI 1 欠損症)	好中球	骨髄分化能	B/T リンパ球減少症	AD	*GFI1*
(c) SCN3(コストマン Kostmann 症候群)	好中球	骨髄分化能	一部の患者で高次脳機能，神経学的障害	AR	*HAX1*
(d) SCN4(G6PC3 欠損症)	好中球，線維芽細胞	骨髄分化能，走化能，活性酸素産生能	先天性心疾患，尿路性器奇形，体幹・四肢の静脈拡張症	AR	*G6PC3*
(e) 糖原病 1b 型	好中球，単球−マクロファージ	骨髄分化能，走化能，活性酸素産生能	空腹時低血糖，乳酸アシドーシス，高脂血症，肝腫大	AR	*G6PT1*
(f) 周期性好中球減少症	好中球	不明	他の白血球，血小板も周期性変動	AD	*ELANE*
(g) X 連鎖性好中球減少症 / 骨髄異形成症候群*	好中球，単球−マクロファージ	有糸分裂	単球減少	XL	*WAS*
(h) P14 欠損症*	好中球，リンパ球，メラニン産生細胞	エンドソーム産生能	低ガンマグロブリン血症，$CD8^{+}T$ 細胞細胞障害活性低下，部分白子症，成長遅滞	AR	*ROBLD3*
(i) バルト Barth 症候群	好中球	骨髄分化能	心筋症，成長遅滞	XL	*Tafazzin* (*TAZ*)
(j) コーエン Cohen 症候群	好中球	骨髄分化能	網膜症，発達遅延，顔面奇形	AR	*COH1*
(k) 好中球減少症を伴う多形皮膚萎縮症	好中球	骨髄分化能，活性酸素産生能	皮膚萎縮症，MDS	AR	*C16orf57*
2. 遊走能異常					
(a) 白血球接着異常症 1 型(LAD1)	好中球，単球−マクロファージ，リンパ球，NK 細胞	接着能，走化能，エンドサイトーシス，T・NK 細胞障害活性	臍帯脱落遅延，皮膚潰瘍，歯周炎，白血球増多症	AR	*INTGB2*
(b) LAD2*	好中球，単球−マクロファージ	ローリング，走化能	LAD1 と同様の症状の軽症型に加え，血液型 hh 型(ボンベイ型)，精神成長発達遅滞	AR	*FUCT1*
(c) LAD3	好中球，単球−マクロファージ，リンパ球，NK 細胞	接着能，走化能	LAD1 と同様の症状に加え，出血傾向	AR	*KINDLIN3*
(d) Rac2 欠損症*	好中球	接着能，走化能，活性酸素産生能	創傷治癒遅延，白血球増多症	AD	*RAC2*
(e) β-actin 欠損症*	好中球，単球−マクロファージ	移動能	精神発達遅滞，低身長	AD	*ACTB*
(f) 局在性若年性歯肉炎	好中球	formylpeptide 誘導走化能	歯周炎	AR	*FPR1*
(g) パピヨン・ルフェーヴル Papillon-Lefèvre 症候群	好中球，単球−マクロファージ	走化能	歯周炎，一部の患者で掌蹠角化症	AR	*CTSC*
(h) 特殊顆粒欠損症*	好中球	走化能	二裂細胞核をもつ好中球	AR	*C/EBPE*
(i) シュワックマン・ダイアモンド Shwachman-Diamond 症候群	好中球	走化能	汎血球減少，膵外分泌不全，軟骨異形成症	AR	*SBDS*
3. 活性酸素産生異常					
(a) X 連鎖性慢性肉芽腫症(CGD)	好中球，単球−マクロファージ	殺菌能(活性酸素産生能)	Kell 式血液型遺伝子 XK を含む欠損例では，McLeod 表現型(有棘赤血球を伴う舞踏病)をとる．	XL	*CYBB*
(b) 常染色体劣性 CGD	好中球，単球−マクロファージ	殺菌能(活性酸素産生能)		AR	*CYBA*
4. メンデル遺伝型マイコバクテリア易感染症(MSMD)					

疾患名	障害細胞	機能障害	合併所見	遺伝形式	遺伝子変異
(a) IL-12・IL-23R1 欠損症	リンパ球，NK 細胞	IFNγ 分泌	細胞内寄生菌（マイコバクテリア，サルモネラ）に対する易感染性	AR	*IL12RB1*
(b) IL-12p40 欠損症	単球ーマクロファージ	IFNγ 分泌	細胞内寄生菌（マイコバクテリア，サルモネラ）に対する易感染性	AR	*IL12B*
(c) IFNγR1 欠損症	単球ーマクロファージ，リンパ球	IFNγ 結合とシグナル伝達	細胞内寄生菌（マイコバクテリア，サルモネラ）に対する易感染性	AR，AD	*IFNGR1*
(d) IFNγR2 欠損症	単球ーマクロファージ，リンパ球	IFNγ シグナル伝達	細胞内寄生菌（マイコバクテリア，サルモネラ）に対する易感染性	AR	*IFNGR2*
(e) STAT1 欠損症（常優型）*	単球ーマクロファージ，リンパ球	IFNγ シグナル伝達	細胞内寄生菌（マイコバクテリア，サルモネラ）に対する易感染性	AD	*STAT1*
(f) マクロファージ gp91^{phox} 欠損症*	マクロファージのみ	殺菌能（活性酸素産生能）	マイコバクテリアのみに対する易感染性	XL	*CYBB*
(g) IRF8 欠損症（常優型）*	CD1c^{+} 骨髄球系樹状細胞	CD1c^{+} 骨髄系樹状細胞の分化	マイコバクテリアに対する易感染性	AD	*IRF8*
5. 他の欠損症					
(a) IRF8 欠損症（常劣型）*	単球，末梢血樹状細胞	血球減少	マイコバクテリア，カンジダに対する易感染性骨髄増殖症	AR	*IRF8*
(b) GATA2 欠損症（mono MAC 症候群）	単球，末梢血樹状細胞，NK 細胞，B 細胞	多系統血球減少	マイコバクテリア，パピローマウイルスへの易感染症，ヒストプラズマ症，肺胞タンパク質症，MDS/AML/CMML	AD	*GATA-2*
(c) 肺胞タンパク質症*	肺胞マクロファージ	GM-CSF シグナル伝達	肺胞タンパク質症	性染色体上の偽常染色体領域の両アリル変異による	*CSF2RA*

*患者数が極めて稀なものを示す

E　自然免疫不全症

疾患名	障害細胞	機能障害	合併所見	遺伝形式	遺伝子変異
1. 免疫不全を伴う無汗性外胚葉形成異常症〔EDA-ID〕					
(a) X 連鎖性 EDA-ID〔NEMO 欠損症〕	リンパ球＋単球	NF-κB シグナル伝達経路	無汗性外胚葉形成異常症＋特異抗体産生不全（多糖類に対する抗体産生不全）＋さまざまな感染症（好酸菌感染，化膿菌感染症を含む）	XL	*IKBKG*
(b) 常染色体優性型 EDA-ID*	リンパ球＋単球	NF-κB シグナル伝達経路	無汗性外胚葉形成異常症＋T 細胞傷害 cell defect ＋さまざまな感染症	AD	*IKBA*
2. IRAK4 欠損症	リンパ球＋単球	TIR-IRAK シグナル伝達経路	さまざまな感染症（化膿菌感染症を含む）	AR	*IRAK4*
3. MyD88 欠損症	リンパ球＋単球	TIR-MyD88 シグナル伝達経路	細菌感染症（化膿菌感染症を含む）	AR	*MYD88*
4. WHIM（warts, hypogammaglobulinemia, infection, myelokathexis）症候群	顆粒球＋リンパ球	ケモカインレセプター CXCR4 とそのリガンド CXCL12（SDF-1）との反応性の上昇	低γグロブリン血症，B 細胞減少，好中球減少，ヒトパピローマウイルス（HPV）感染症，尋常性疣贅	AD	*CXCR4*
5. 疣贅状表皮異形成	ケラチン細胞＋白血球		HPV-B1 感染症，皮膚がん	AR	*EVER1*, *EVER2*
6. 単純ヘルペス脳炎（HSE）*					
(a) TLR3 欠損症*	中枢神経（CNS）細胞および線維芽細胞	TLR3 依存性 IFNα，β，λ 誘導	HSE	AD	*TLR3*
(b) UNC93B1 欠損症	中枢神経（CNS）細胞および線維芽細胞	UNC-93B 依存性 IFNα，β，λ 誘導	HSE	AR	*UNC93B1*

疾患名	障害細胞	機能障害	合併所見	遺伝形式	遺伝子変異
(c) TRAF3 欠損症	中枢神経(CNS)細胞および線維芽細胞	TRAF 3 依存性 IFNα, β, λ 誘導	HSE	AD	*TRAF3*
7. 真菌易感染症*	単核貪食細胞	CARD9 シグナル伝達経路	侵襲性カンジダ症，末梢性皮膚真菌症	AR	*CARD9*
8. 慢性粘膜皮膚カンジダ症（CMCD）					
(a) IL-17RA 欠損症*	上皮細胞，線維芽細胞，単核食細胞	IL-17RA シグナル伝達経路	CMCD	AR	*IL17RA*
(b) IL-17F 欠損症*	T 細胞	IL-17F を含むダイマー	CMCD	AD	*IL17F*
(c) STAT1 活性化変異	T 細胞	STAT1 活性化変異による IL-17 産生 T 細胞(Th17)発生	CMCD	AD	*STAT1*
9. トリパノソーマ病＊		APOL-I	トリパノソーマ症	AD	*APOL-1*

*患者数が極めて稀なものを示す

F 自己炎症性疾患

疾患名	障害細胞	機能障害	合併所見	遺伝形式	遺伝子変異
1. インフラマソーム分子欠損					
(a) 家族性地中海熱	成熟顆粒球，サイトカイン活性化単球	ピリンの産生減少が ASC 誘導 IL-1 処理と炎症を進行させ，無症状の漿膜障害を引き起こす．マクロファージのアポトーシス減少	反復性発熱，漿膜炎，コルヒチン反応性の炎症反応．血管炎と炎症性腸疾患に罹患しやすい．	AR	*MEFV*
(b) 高 IgD 症候群（メバロン酸キナーゼ欠損症）		コレステロール合成にかかわるメバロン酸キナーゼの欠損症．疾患の病態生理は不明	IgD 高値を伴う周期性発熱と白血球増多	AR	*MVK*
(c) マックル・ウェルズ Muckle-Wells 症候群	多核白血球，単球	白血球のアポトーシスと NF-κB シグナル伝達と IL-1 処理にかかわるクライオピリン欠損	蕁麻疹，神経性難聴，アミロイドーシス	AD	*CIAS1* (*PYPAF1/NALP3*)
(d) 家族性寒冷自己炎症性症候群	多核白血球，単球	同上	非瘙痒性蕁麻疹，関節炎，寒冷刺激後の悪寒，発熱，白血球増多	AD	*CIAS1* *NLRP12*
(e) 新生児期発症型多臓器炎症疾患（NOMID）または慢性乳児神経皮膚関節症候群（CINCA）	多核白血球，軟骨細胞	同上	新生児発症の発疹，慢性髄膜炎，熱と炎症反応を伴う関節症状	AD	*CIAS1*
2. 非インフラマソーム関連疾患					
(a) TNF レセプター関連周期性症候群（TRAPS）	多核白血球，単球	TNF レセプターの 55kD サブユニットの変異に伴う細胞内レセプターの停留または TNF に結合する可溶性 TNF レセプターの減少による	反復性発熱，漿膜炎，発疹，眼あるいは関節炎	AD	*TNFRSF1A*
(b) 早期発症型炎症性腸疾患	単球－マクロファージ，活性化 T 細胞	IL-10 または IL-10 レセプター変異による TNF 他の前炎症性サイトカインの上昇による	早期発症腸炎，腸瘻，肛門周囲膿瘍，慢性毛嚢炎	AR	*IL-10* *IL10RA* *IL10RB*
(c) 化膿性無菌性関節炎，壊疽性膿皮症，痤瘡（PAPA）症候群	造血細胞，活性化 T 細胞で活性化	アクチン再構成の障害による炎症反応時の生理的シグナル伝達の異常による	破壊性関節炎，炎症性発疹，筋炎	AD	*PSTPIP1* (*C2BP1*)

付録 2：原発性免疫不全症

疾患名	障害細胞	機能障害	合併所見	遺伝形式	遺伝子変異
(d)ブラウ Blau 症候群	単球	CARD15 のヌクレオチド結合領域の変異により，リポ多糖体と NF-κB シグナル伝達の障害を生じることによると考えられる	ぶどう膜炎，肉芽腫性滑膜炎，屈指症，発疹，脳神経症状，30％がクローン病を発症	AD	*NOD2* (*CARD15*)
(e)慢性反復性多巣性骨髄炎・先天性異形成貧血（マジード Majeed 症候群）*	好中球，骨髄細胞	不明	慢性反復性多巣性骨髄炎，輸血依存性貧血，皮膚炎症性疾患	AR	*LPIN2*
(f)DIRA（インターロイキン 1 レセプター拮抗分子欠損症）*	多核白血球，単球	IL-1 レセプター拮抗分子の異常により，IL-1 の作用が持続することによる	無菌部に生じる新生児発症の多発性骨髄炎，骨周囲炎，膿疱症	AR	*IL1RN*

*患者数が極めて稀なものを示す

G 補体欠損症

疾患名	機能障害	合併所見	遺伝形式	遺伝子変異
C1q 欠損症	補体価 CH50 欠損，膜侵襲複合体作用不全，免疫複合体分解障害，アポトーシス細胞の除去障害	SLE 様症候群，リウマチ疾患，感染症	AR	*C1QA*, *C1QB*, *C1QC*
C1r 欠損症	補体価 CH50 欠損，膜侵襲複合体作用不全，免疫複合体分解障害	SLE 様症候群，リウマチ疾患，多系統の自己免疫疾患，感染症	AR	*C1r*
C1s 欠損症	補体価 CH50 欠損	SLE 様症候群，多系統の自己免疫疾患	AR	*C1s*
C4 欠損症	補体価 CH50 欠損，膜侵襲複合体作用不全，免疫複合体分解障害，一部の患者で，多糖類抗原に対する体液性免疫反応の欠損	SLE 様症候群，リウマチ疾患，感染症，C4A；SLE，1 型糖尿病 C4B：細菌性髄膜炎	AR	*C4B*, *C4C*
C2 欠損症	補体価 CH50 欠損，膜侵襲複合体作用不全，免疫複合体分解障害	SLE 様症候群，血管炎，動脈硬化，多発筋炎，化膿性感染症，糸球体腎炎	AR	*C2*
C3 欠損症	補体価 CH50，AP50 欠損，膜侵襲複合体作用不全，殺菌活性障害，体液性免疫反応の欠損	致死的化膿性感染症，SLE 様症候群，糸球体腎炎，非典型溶血性尿毒症性症候群（aHUS5），一部の SNPs は加齢による黄斑変性と関係	AR	*C3*
C5 欠損症	補体価 CH50，AP50 欠損，膜侵襲複合体作用不全，殺菌活性障害	ナイセリア感染症，SLE	AR	*C5a* または *C5b*
C6 欠損症	補体価 CH50，AP50 欠損，膜侵襲複合体作用不全，殺菌活性障害	ナイセリア感染症，SLE	AR	*C6*
C7 欠損症	補体価 CH50，AP50 欠損，膜侵襲複合体作用不全，殺菌活性障害	ナイセリア感染症，SLE，血管炎	AR	*C7*
C8a 欠損症	補体価 CH50，AP50 欠損，膜侵襲複合体作用不全，殺菌活性障害	ナイセリア感染症，SLE	AR	*C8*
C8b 欠損症	補体価 CH50，AP50 欠損，膜侵襲複合体作用不全，殺菌活性障害	ナイセリア感染症，SLE	AR	*C8*
C9 欠損症	補体価 CH50，AP50 欠損，膜侵襲複合体作用不全，殺菌活性障害	ナイセリア感染症（C5，C6，C7，C8 欠損症より関与は少ない）	AR	*C9*
C1 inhibitor 欠損症	C4，C2 の消費を伴う補体系路の自発的活性化，高分子量キニノゲンからのブラジキニンの生成を伴う内因系凝固系の自発的活性化	遺伝性血管神経性浮腫	AD	*C1INH*
factor B 欠損症	C3 の消費を伴う補体第二経路活性化障害	重症ナイセリア感染症，非典型溶血性尿毒症性症候群（aHUS4），一部の SNPs は若年の黄斑変性と関係	AR	*CFB*
factor D 欠損症	補体価 AP50 の欠損	重症ナイセリア感染症	AR	*CFD*
プロパージン欠損症	補体価 AP50 の欠損	重症ナイセリア感染症	XL	*PFC*
factor I 欠損症	C3 の消費を伴う補体第二経路自発的活性化	反復性化膿菌感染症，糸球体腎炎，SLE，溶血性尿毒症性症候群（aHUS3），一部の SNPs は重症子癇と関連	AR	*CFI*

疾患名	機能障害	合併所見	遺伝形式	遺伝子変異
factor H 欠損症	C3 の消費を伴う補体第二経路自発的活性化	溶血性尿毒症性症候群（aHUS1），膜性増殖性糸球体腎炎，ナイセリア感染症，一部の SNPs は重症子癇と関連	AR	*CFH*
MASP1 欠損症	胚細胞の遊走にかかわるシグナル伝達の潜在的障害	顔面奇形，口唇・口蓋裂，頭蓋骨癒合，学習障害，泌尿器，四肢，尿管腎臓奇形	AR	*MASP1*
3MC 症候群 COLEC11 欠損症	胚細胞の遊走にかかわるシグナル伝達の潜在的障害	顔面奇形，口唇・口蓋裂，頭蓋骨癒合，学習障害，泌尿器，四肢，尿管腎臓奇形	AR	*CL-K1*
MASP2 欠損症*	レクチン経路による補体活性化障害	化膿菌感染，炎症性肺疾患	AR	*MASP2*
complement receptor 3（CR3）欠損症	付録 2D の LAD1 を参照	—	AR	*INTGB2*
membrane cofactor Protein（CD46）欠損症	補体第二経路の抑制因子の欠損，C3b 結合減少	糸球体腎炎，非典型的溶血性尿毒症性症候群（aHUS3），一部の SNPs は重症子癇と関連	AD	*MCP*
membrane attack complex inhibitor（CD59）欠損症	補体の関与した溶血反応に対する易活性化	溶血性貧血，血栓症	AR	*CD59*
発作性夜間血色素尿症	補体関連溶血反応	反復性血色素尿，腹痛，平滑筋ジストニア，易疲労感，血栓	後天性 X 連鎖性	*PIGA*
フィコリン 3 欠損症*	フィコリン 3 経路による補体価の欠損	反復性重症化膿菌感染症（通常肺），肺炎球菌多糖体に対する特異抗体産生低下	AR	*FCN3*

*患者数が極めて稀なものを示す

H　免疫不全を伴う症候群

疾患名	末梢血 T 細胞数	末梢血 B 細胞数	血清免疫グロブリン	合併所見	遺伝形式	変異遺伝子
1. ウィスコット・オールドリッチ Wiskott-Aldrich 症候群（WAS）	進行性減少，抗 CD3 抗体に対するリンパ球反応の異常	正常	IgM 低下：特に抗多糖体抗体低下；しばしば IgA，IgE 上昇	小型血小板性血小板減少症，湿疹，リンパ腫，自己免疫疾患，IgA 腎症，細菌性・ウイルス性感染症．X 連鎖性血小板減少症は WAS の軽症型である．X 連鎖性好中球減少症は WASP の GTPase 結合領域のミスセンス変異により生じる．	XL	*WAS*
2. DNA 修復異常症（付録 2A 以外の疾患）						
(a) 毛細血管拡張性運動失調症	進行性減少	正常	IgA，IgE，IgG サブクラスしばしば低下，IgM モノマー増加；抗体産生能低下の程度はさまざま	小脳失調，毛細血管拡張，肺炎，リンパ網内系他の悪性腫瘍，α フェトプロテインの増加，X 線高感受性，染色体不安定性	AR	*ATM*
(b) 毛細血管拡張性運動失調症様疾患（ATLD）*	進行性減少	正常	抗体産生能低下の程度はさまざま	軽度の小脳失調，肺炎，重度の放射線高感受性	AR	*MRE11*
(c) ナイミーヘン Nijmegen 症候群	進行性減少	さまざまに減少	IgA，IgE，IgG サブクラスしばしば低下，IgM 上昇；抗体産生能低下の程度はさまざま	小頭症，鳥様顔貌，リンパ腫，固形がん，放射線イオン化放射線感受性，染色体不安定性	AR	*NBS1*
(d) ブルーム Bloom 症候群	正常	正常	低下	低身長，鳥様顔貌，日光過敏性紅斑，骨髄不全，白血病，リンパ腫，染色体不安定性	AR	*BLM*

疾患名	末梢血 T 細胞数	末梢血 B 細胞数	血清免疫グロブリン	合併所見	遺伝形式	変異遺伝子
(e) ICF 症候群(セントロメア不安定性と顔面奇形を伴う免疫不全症)	減少または正常；PHA 芽球化反応は低下していることもある	減少または正常	低ガンマグロブリン血症，抗体産生能低下の程度はさまざま	顔面奇形，巨舌症，細菌・日和見感染症，吸収不良症候群，血球減少症，悪性腫瘍，1 番，9 番，16 番の分枝染色体の DNA 損傷	AR	*DNMT3B*, *ZBTB24*
(f) PMS2 欠損症(ミスマッチ修復障害によるクラススイッチ再構成障害による)	正常	B 細胞減少	IgG, IgA 低下，IgM 上昇，抗体産生能異常	反復感染，カフェオレ斑，リンパ腫，大腸がん，脳腫瘍	AR	*PMS2*
(g) リドル Riddle 症候群*	正常	正常	IgG 低下	軽度の運動障害と学習障害，軽度の顔面奇形，低身長	AR	*RNF168*
3．胸腺欠損症						
ディジョージ DiGeorge 症候群(22q11.2 欠失症候群)	減少または正常	正常	正常または低下	副甲状腺機能低下症，動脈脈円錐幹奇形，顔貌，異常，22q11.2(または稀に 10p)の大規模欠失(3Mb)	*de novo* または AD	*22q11.2* または *10p* の大規模欠失，*TBX1*
4．免疫骨異形成症						
(a) 軟骨毛髪低形成症	減少または正常．リンパ球増殖障害	正常	正常または低下，抗体産生能低下の程度はさまざま	骨幹端骨形成不全を伴う短肢小人症，疎な毛髪，骨髄不全，自己免疫疾患，易発がん性(リンパ腫，他)，精子形成不全，腸管神経異形成	AR	*RMRP*
(b) シムケ Schimke 症候群	減少	正常	正常	低身長，脊椎骨端異形成症，子宮内発育遅延，神経疾患，細菌・ウイルス・真菌感染症，SCID の病型もある，骨髄不全症	AR	*SMARCAL1*
5．コメル・ネザートン Comel-Netherton 症候群	正常	クラススイッチ陽性，陰性メモリー B 細胞減少	IgE，IgA の上昇，抗体産生能低下の程度はさまざま	先天性魚鱗癬，竹状毛，アトピー性体質，易細菌感染増加，成長障害	AR	*SPINK5*
6．高 IgE 症候群(HIES)						
(a) 常染色体優性型高 IgE 症候群(ヨブ Job 症候群)	正常 Th-17 細胞減少	正常(クラススイッチ陽性，陰性メモリー B 細胞減少，BAFF レベルの低下)	IgE 上昇，特異抗体産生低下	特徴的顔貌所見(広い鼻根)，湿疹，骨粗鬆症，病的骨折，脊椎側彎，乳歯脱落遅延・障害，関節過伸展，細菌感染(ブドウ球菌による皮膚，肺膿瘍，肺嚢胞)，カンジダ感染症	AD または *de novo*	*STAT3*
(b) 常染色体劣性型高 IgE 症候群						
(i) Tyk2 欠損症*	正常だが多系統のサイトカインシグナル伝達障害を伴う	正常	IgE 上昇(+/−)	筋骨格系の異常なし，肺嚢胞なし，細胞内寄生菌への易感染性(マイコバクテリア，サルモネラ)，真菌，ウイルス	AR	*TYK2*
(ii) DOCK8 欠損症	減少	減少	IgE 上昇(+/−)，IgM 低下	反復性呼吸器感染症，重症ウイルス・ブドウ球菌感染症，がん発症リスクの増加，アナフィラキシーを伴う重症アトピー	AR	*DOCK8*
(iii) 原因不明型	正常	正常	IgE 上昇	中枢神経出血，真菌・ウイルス感染症	AR	
7．肝中心静脈閉塞症を伴う免疫不全症(VODI)	正常(メモリー T 細胞減少)	正常(減少メモリー B 細胞)	IgG，IgA，IgM 低下，胚中心欠損，組織形質細胞欠損	肝中心静脈閉塞症，ニューモシスチス肺炎，CMV・カンジダに対する易感染性，血小板減少症，肝脾腫	AR	*SP110*
8．先天性角化異常症(DKC)						
(a) X 連鎖性先天性角化異常症(ホイエラール・レイダーソン Hoyeraal-Hreidarsson 症候群)	進行性減少	進行性減少	さまざま	子宮内胎児発達遅延，小頭症，爪異形成，反復感染症，消化管症状，汎血球減少，NK 細胞数減少，NK 活性低下	XL	*DKC1*

疾患名	末梢血 T 細胞数	末梢血 B 細胞数	血清免疫グロブリン	合併所見	遺伝形式	変異遺伝子
(b) 常染色体劣性型先天性角化異常症	異常	さまざま	さまざま	汎血球減少，疎な頭髪，まつ毛，著明な眼窩周囲毛細血管拡張症，低形成・異形成爪	AR	*NOLA2* (*NHP2*), *NOLA3* (*NOP10*)
(c) 常染色体優性型先天性角化異常症	さまざま	さまざま	さまざま	皮膚の網状色素亢進症，異形成爪，骨粗鬆症，口腔粘膜の前がん病変である白板症，掌蹠角化症，貧血，汎血球減少	AD	*TERC*, *TERT*, *TINF2*
9. IKAROS 欠損症*	正常だがリンパ球増殖反応は不良	欠損	おそらく低下	貧血，好中球減少，血小板減少	AD	*IKZF1*

*患者数が極めて稀なものを示す

和文索引

①電話帳順配列とし，各項のなかは片仮名，平仮名，漢字の順とした．
②—— でつないだ言葉はそのすぐ上の見出し語につなぐものである．また —— のあとに，(カンマ)をつけてつないだ言葉は逆引きである．
③頭がアルファベットではじまるものは欧文索引に配列し，ギリシャ文字・数字ではじまるものは欧文索引の冒頭に並べた．

あ

アイザックス，アリック　12
アイソタイプ　101, 107
アイソタイプスイッチ　99, 101, 108
アザチオプリン　303, 375
アジュバント　11, 12, 388
アジュバント作用　226
アジュバント細胞　17
アジュバント免疫療法　387
アスピリン喘息　348
アスベスト　335
アスペルギルス　396
アセチルコリン　374
アセチルコリンレセプター　374
アダプター　68
アダプター分子によるシグナル分岐　137
アダリムマブ　376
アデノウイルス E1A タンパク質　286
アデノウイルス VAI-RNA　286
アデノシンデアミナーゼ(ADA)欠損症　423
アトピー型気管支喘息　348
アトピー性皮膚炎　356
アドヒアランス　412
アドレナリン　361
アナジー(麻痺)　47, 223, 224
—— による免疫制御　47
アナフィラキシー　359
アナフィラキシー現象　13
アナフィラキシー低速反応物質(SRS-A)　278
アナフィラトキシン　83, 338
アナログペプチドの投与　376
アバタセプト　376
アビディティー　160, 251
アフィニティー　160
アポトーシス　46, 279, 315, 325
—— による免疫制御　48
アポトーシス異常　394
アミノアシル tRNA 合成酵素　373
アラキドン酸　337
アラキドン酸カスケード　337
アラキドン酸代謝産物　337
アラム　67
アルギナーゼ　382
アルギニン®　368
アルキル化薬　375
アルテミス欠損症　423
アルファガラクトシルセラミド　49
アレルギー　195, 348
—— の発見　13
アレルギー性炎症　336
アレルギー性気道炎症の誘導機構　349
アレルギー性喘息を起こす NKT 細胞　236
アレルギー性脳炎発症抑制，実験的　238
アレルギー性鼻炎　354, 355
アレルギー反応　13, 336
アレルギーマーチ　358
アレルゲン吸入による気流制限の経時的変化　351
アレルゲン特異的 IgE 抗体　354, 357
アレルゲンの交差抗原性　359
アレルゲン誘発試験　354
アロ移植　308
アログラフト　307
アロ妊娠　309
アンチセンス RNA　229
悪性黒色腫　378, 379, 388
悪性リンパ腫　304
安全弁機構，自己免疫反応を制御する　47
暗殻　364
暗帯　322
暗領域　267

い

イェルネ，ニールス　6, 7
イオノマイシン　241
イディオタイプ　7
イノシトール三リン酸　41
イピリムマブ　261
イミダゾキノリン誘導体　64, 65
イムセラ　183
イムノフィリン　376
インターフェロン　→IFN
—— の作用　282
インターフェロン産生キラー樹状細胞(IKDC)　217
インターロイキン　→IL
インターロイキン 1 レセプター拮抗分子欠損症(DIRA)　430
インターロイキン 12　21
インテグラーゼ阻害薬　410
インテグリン　37, 179
インデュースドセルフ　90
インドールアミン酸素添加酵素(IDO)　224, 386
インバリアント鎖(Ii 鎖)　125
インフラマソーム　67, 68, 336, 345, 401
インフリキシマブ　376
インプリンティング　181
インフルエンザワクチン　277
異系　119
異型骨髄移植の拒絶反応　87, 88
異種移植　298
異常 γグロブリン血症　399
異物識別能力　44
異物排除の基本ルール　50
異物レセプター　12
移行抗体　312
移植可能な臓器と組織　298
移植後リンパ増殖性疾患(PTLD)　304
移植抗原　298
—— とその認識機構　298
移植の種類　298
移植片
—— に対する免疫反応　298, 299
—— の拒絶を担う T 細胞　9
移植片生着維持　236
移植片対腫瘍効果(GVT effect)　215
移植片対宿主病(GVHD)　196, 215, 310, 389
移植片対白血病効果(GVL effect)　215, 389
移植免疫寛容現象　307
移植免疫における NK 細胞の役割　215
遺伝子再構成　8, 44, 117
—— の機構　94
遺伝子断片クラスター　107
遺伝子不安定性　379
遺伝性血管浮腫(HAE)　80, 85
遺伝性周期熱症候群　345
遺伝的要因　336
石坂公成　13
石坂照子　13
一塩基多型(SNP)　369
一酸化窒素(NO)　208, 273, 295, 339
一酸化窒素合成酵素(NOS)　339
一次造血　141
一次リンパ組織　24, 25
一次濾胞　26, 27, 180
一重項酸素($^1O_2$)　209
飲食作用　17

う

ウィスコット・オールドリッチ症候群(WAS)　217, 402, 431, 438
ウイップル病　344
ウイルス
—— と宿主免疫の相互作用　287
—— の構造　280
—— の複製　281
ウイルス感染
—— に対する反応　280
—— に対する免疫記憶　286
—— に対する免疫反応　281
—— の認識および自然免疫誘導　282
ウイルス感染細胞　214
ウイルス感染症のメカニズム　284

ウイルス宿主共進化　118
ウイルス複製のメカニズム　280
ウイルス抑制因子　12
ウェゲナー肉芽腫症　374
ウラシル DNA グリコシラーゼ(UNG)　397
ヴェストファル，カール　11
牛型結核菌　277
失われた自己　90
運動誘発喘息　348

え

エーデルマン，ジェラルド　7
エールリッヒ，パウル　6
—— の洞察　5
エオメソデルミン(Eomes)　244, 257
エクソヌクレアーゼ　228
エタネルセプト　354, 376
エピトープ　16, 94, 107, 284, 321
エピネフリン　361
エフェクター CTL への分化　257
エフェクター T 細胞　315
エフェクター細胞　17, 294
エフェクター相　57
エフェクターメモリー T 細胞(T_{EM})　258, 315, 317, 323
エプスタイン・バーウイルス(EBV)　407
エベロリムス　303
エボラウイルス　285
エリスロポエチン(Epo)　34
エンタルピー　113
エンドトキシン　11
エンドトキシンショック　66, 272
エンドムチン　177
エントロピー　113
エンベルガー症候群　400
栄養膜　307
衛生仮説　296
液性因子　272
—— からの回避　295
—— としてのセンサー　62
液性免疫　17, 299
円口類　77
円筒状構造体　82
炎症　210, 334
—— にかかわる 2 つのマクロファージ分画　342
—— の原因　335
—— の四主徴　334
—— の治癒　341
—— の分子機構　356
—— のメカニズム　334
炎症局所でみられる変化　339
炎症性ケモカイン　32, 33
炎症性サイトカイン　19, 53
炎症性細胞から分泌・産生されるメディエーター　337
炎症性疾患　334
炎症性腸疾患　195
炎症反応　210
——, TLR による　65
炎症誘導物質　254
塩基性アミノ酸　207
塩基性ヘパリン結合性分泌タンパク質　31

お

オートファゴソーム　127
オートファジー　127, 274
—— による細胞質タンパク質の MHC クラス II 分子による提示　127
オーメン症候群　394, 423
オシェア，ジョン　344
オプソニン　11, 62, 208
オプソニン化　18, 54, 253
オプソニン活性　56
オマリズマブ　349, 354, 361
オリゴメライゼーション　156
オレイン酸　272
オンコスタチン M(OSM)　34
大型プレ B2 細胞への分化　169

か

カスパーゼ　211
カスパーゼ 1　67, 401
カスパーゼ会合ドメイン(CARD)　67, 68, 345
カタラーゼ　274
カテプシン　124, 127
カテプシン群のタンパク質分解酵素，抗原提示にかかわる　127
カテプシン群以外の分子，抗原のプロセシングに関与する　127
カテリジン　207
カポジ肉腫(KS)　407
カポジ肉腫関連ウイルス(KSHV)　407
カルシウムシグナル　40, 41
カルシウムチャネル欠損症　424
カルシニューリン　41
カルシニューリン阻害薬　301, 302, 375
カルネキシン　123, 124
カルモジュリン　41
カルレティキュリン　123, 124
ガレクチン(Ga)　71, 72
ガレクチン-1　71
ガレクチン-3　71
ガレクチン-9　71, 261
ガレヌス　334
カンジダ真菌　76
カンジダ感染と外胚葉形成異常を伴う自己免疫性多腺性内分泌不全　426
がん
—— に対する免疫監視機構と免疫編集　381
—— の発生と免疫細胞のかかわり　379
—— の免疫学的監視機能　235
—— の免疫療法　387
がん遺伝子　379
がん幹細胞　386
がん関連微小環境　382, 386
がん形成過程における免疫細胞のかかわり　380
がん細胞
—— の排除における NK 細胞の重要性　215
—— の発生と進展　379
—— の免疫細胞による認識障害と細胞傷害抵抗性　386
—— の免疫逃避　386
がん精巣抗原　386
がん免疫療法の対象　387
がん抑制遺伝子　379
がんワクチン・サイトカイン療法　388
化学的バリア　207, 271
化膿性無菌性関節炎・壊疽性膿皮症・痤瘡(PAPA)症候群　347, 429
可塑性　245
可変遺伝子群　95
可変領域　7, 94, 107
可溶性 TNF レセプター　354
可溶性サイトカインレセプター　376
花粉症　354
家族性寒冷自己炎症性症候群　69, 429
家族性寒冷蕁麻疹　345, 346
家族性血球貪食症候群　217
家族性血球貪食リンパ組織球増多症候群(FHL)　399, 426
家族性地中海熱　345, 346, 401, 429
過酸化水素(H_2O_2)　208
過酸化物アルキルヒドロペルオキシド還元酵素 C　274
顆粒球　19
顆粒球コロニー刺激因子(G-CSF)　31
顆粒球マクロファージコロニー刺激因子(GM-CSF)　31
会合平衡定数　113
回虫　289
解離失活　80
階層性分化モデル　145
潰瘍性大腸炎　243
外因性タンパク質　43
外的環境因子を介した粘膜免疫の制御　204
外来異物　46
外来性抗原提示　283
外来性抗原に対する反応　206
外来性抗原排除のメカニズム　270
核酸　276
—— を認識するセンサー　66
核周囲　374
確率論的分化モデル　145
獲得系免疫反応を起こすために必須のアジュバント作用　17
獲得免疫　62, 239, 276, 292
—— による処理　51
—— の確立　66
—— の起動　54
—— を担う細胞の動態　265
獲得免疫機構　18
獲得免疫系　8, 206
—— に関与する細胞群　22
—— の T 細胞が自己・非自己を見分けるしくみ　44
—— の反応　15
—— を担う細胞群と異物認識　16
獲得免疫系細胞の抗腫瘍免疫応答における役割　384
獲得免疫反応　283
—— からの逃避　286

獲得免疫反応(つづき)
—— の司令塔としての CD4 陽性ヘルパー T 細胞　239
獲得免疫誘導　283
活性化 NK レセプター　21
活性化 K-Ras 異常　426
活性化 N-Ras　426
活性化誘導(型)シチジンデアミナーゼ(AID)　100, 101, 175, 201, 324
活性化レセプター　35, 43, 87, 89, 92
—— の特徴とシグナル伝達機構　93
—— を介した活性化経路　214
活性化を抑制する分子　224
活性型 PKR　283
活性酸素(ROI)　208, 273, 295
—— の産生異常　427
活性酸素ジスムターゼ(SOD)　208, 274
活性酸素中間体(ROI)　208, 273, 295
活性窒素(RNI)　274
滑膜線維芽細胞　372
完全ディジョージ症候群　424
肝臓の肉芽腫　293
肝中心静脈閉塞症を伴う免疫不全症(VCDI)　432
間質細胞　25
間質性リンパ球新生因子(TSLP)　291, 351
間接認識　298
乾癬　222
寒冷凝集素　13
寛容性樹状細胞(tDC)　386
幹細胞刺激因子(SCF)　31, 36, 185
幹細胞生物学　150
感作を受けた T リンパ球の特定の場所への移動　180
感染
—— に対する CTL 反応　255
—— の慢性化　290
感染初期防御　52
感染防御　270, 320
—— のために働く NKT 細胞　232
感染防御反応　30
感染免疫　196
感染誘発喘息　348
感染力中和　277
関節リウマチ(RA)　86, 243, 364, 372
環状 DNA　44
眼外傷後の交感性眼炎　371

き

キナーゼ ZAP70　134
キニン系　338
キヌレニン　386
キネティックシグナリングモデル　162
キメラ抗原レセプター(CAR)　389
キャッスルマン病　372
キラー T 細胞　162
キラーレクチン様レセプター(KLR)　73
ギブス自由エネルギー　113
ギラン・バレー症候群　371, 372
切れ目　97
危険信号　336
気管支拡張薬　351
気管支関連リンパ組織(BALT)　27, 197
気管支喘息　342, 348, 355
気道過敏性の亢進　352
気道上皮細胞由来サイトカイン　353
気道粘膜関連リンパ組織(BALT)　27, 197
気道平滑筋の収縮　352
気道壁のリモデリング　352
気道の浮腫　352
気道リモデリング　342
気流制限
—— のメカニズム　351
—— の誘導機構　352
季節性アレルギー性鼻炎　354
起動相　57
記憶 B 細胞　250
記憶 T 細胞　139
記憶細胞(メモリー細胞)　56, 180, 257, 279, 315
記憶の成立　51, 56
基底膜を越えてリンパ節実質への移動　180
寄生虫
—— の隔離　293
—— の免疫回避機構　295
寄生虫感染　289
—— に対する反応　289
器質化　341
機械的(物理的)バリア(障壁)　207, 270, 271
機能障害　334
機能分化　240
北里柴三郎　4
逆転写酵素　409
逆転写酵素阻害薬　410
吸虫類　289
急性炎症　334
急性感染症　285
急性拒絶反応　301
急性骨髄性白血病(AML)　215
牛痘　4, 320
拒絶反応　9, 45, 298
—— の種類　301
共刺激分子　→補助刺激分子
共刺激レセプター　→補助刺激レセプター
共進化説　117
狂犬病　4
教育，NK 細胞の　217
胸腺　9, 24, 25, 45, 166
—— でつくられる他の T 細胞　163
—— での免疫寛容誘導の破綻　369
—— における「正」と「負」の選択　45
—— の髄質上皮に発現する末梢組織の抗原　159
—— の発生　151
—— の発達　152
胸腺移住前駆細胞　153
胸腺移出 T 細胞　395
胸腺間質性リンパ球新生因子(TSLP)　291, 351
胸腺クロストーク　161
胸腺欠損症　432
胸腺細胞由来 mRNA　229
胸腺腫を伴う免疫不全症　424
胸腺髄質上皮細胞　46
胸腺内 NKT 細胞分化　238
胸腺内 T 細胞初期分化　153, 155
胸腺発生と転写因子　152
胸腺無形成症　395
強皮症　310, 373
凝集反応　277
蟯虫　240, 289
局在性若年性歯肉炎　427

く

クームス，ロバート　13
クッパー細胞　208
クラス　107
クラススイッチ　55, 99, 101, 108, 175, 251
クラススイッチ組換え　175
クラスタリン　82
クラス特異的なスイッチ組換え　101
クリオピリン　345
クリオピン関連周期性発熱症候群(CAPS)　345
クリプトスポリジウム下痢症　397
グルココルチコイド(GC)　375
クレイマン，ヘンリー　9
クレオラ体　349
クレンペラー，ポール　367
クローン除去　304
クローン選択説　5, 6
クローン増殖　16, 55, 56, 304
クローンの消耗　259
クローン病　201, 243, 346
クロストレランス　256
クロスプライミング　124, 223, 256
クロスプレゼンテーション　124, 222, 256
クロマチン構造の変化　99
グッド，ロバート　9
グラニュリシン　276
グラム陰性菌の敗血症　272
グラム陽性菌　277
グランザイム　211, 261, 319
グリコサミノグリカン　178
グリシン　227
グリセリ症候群　217, 425
グリセリ症候群 2 型　399
グリック，ブルース　9
組換えシグナル配列(RSS)　95, 96, 98

け

ケーラー，ジョルジュ　7
ケストナー，ダニエル　344
ケッレ，クラス　87
ケミカルメディエーター　254
ケモカイン　29, 184, 272, 339
—— による活性化とインテグリン依存性のリンパ球の強い接着　178
—— によるホメオスタシス維持　184, 189
—— の作用　31
—— の機能的役割　29
—— の産生細胞　189
ケモカインレセプター　54, 406
—— の異常　401
—— の作用　31
ケモキネシス　19

ケモタキシス　19
ケラチノサイト増殖因子(KGF)　202
ケルスス　334
ゲノム遺伝子にはない配列　228
ゲノム再編成機構　103
ゲル，フィリップ　13
形質細胞　55, 180, 364
形質細胞様樹状細胞(pDC)
　53, 66, 188, 213, 221, 383, 386, 400
系統選択　145
——を制御する因子　146
系統特異的前駆細胞　144
経口免疫寛容　360
——の破綻と食物アレルギー　360
——の誘導　376
経口免疫療法　361
経静脈的補充療法(IVIG)　398
経皮感作　358
——と食物アレルギー　360
蛍光励起細胞分離装置(FACS)　143
軽鎖　94
血液幹細胞　304
血液凝固線溶系　338
血液凝固第XII因子　338
血液細胞　141
血液分化
——の制御機構　146
——のモデル　145
血液分化図　146
血管炎症候群　373
血管外への遊出　339
血管拡張　373
血管作動性アミン　278
血管新生　380
——と線維化　344
血管内皮型一酸化窒素合成酵素(eNOS)
　339
血管内皮細胞　315
——への接着　339
血管内皮増殖因子(VEGF)　352
血管の拡張
——と透過性の亢進　339
——や透過性の亢進に関与するメディエーター　337
血管壁リモデリング　342
血小板活性化因子(PAF)　278, 339
血小板由来成長因子(PDGF)　342
血漿交換　304
血栓　299
血島　141
結核菌　240, 277
結合価　277
結合織疾患　367
結合力　79, 108, 160, 251
結晶化尿酸　199
結節性多発動脈炎　373
結膜関連リンパ組織(CALT)　198
顕微鏡的多発血管炎　374
原虫　289
原発性胆汁性肝硬変　310
原発性免疫不全症(PID)　392
——, NK 細胞に異常が認められる　217
——の分類　392
減感作療法　354

こ

コーエン症候群　427
コーリー，ウィリアム　378
コスティミュラトリー・シグナル
　→補助刺激シグナル
コスティミュラトリー分子
　→補助刺激分子
コストマン症候群　399, 427
コッホ，ロベルト　4
コピーチョイス　103
——の機構　105
コミットメント　25
コメル・ネザートン症候群　432
コラーゲン　367
コラーゲン様ドメイン　78
コリシン　272
コレクチンファミリー　69
コレセプター　22, 130
コレラ菌　4
コロニー刺激因子(CSF)　31
コンフォメーション，LFA-1 の　219
コンプライアンス　412
コンポーネントワクチン　320
ゴットロン徴候　373
ゴリムマブ　376
ゴルジ体　122
古典(的)経路　11, 53, 80
個体レベルでのウイルス感染症　287
口腔アレルギー症候群　359
甲状腺機能亢進症　374
交感性眼炎，眼外傷後の　371
交差抗原提示　124
交差反応　298, 371
好塩基球　20
好酸球　20
好酸球ケモカイン　236
好酸球性多発血管炎性肉芽症　373
好酸球性肉芽腫　294
好酸球ペルオキシダーゼ(EPO)　349
好酸球由来陽性タンパク質(ECP)　349
好中球　19, 207
——の機能　19
——の機能異常　399
好中球・マクロファージの機能異常　399
好中球減少症
——を伴う多形皮膚萎縮症　399, 427
好中球分化異常　427
抗 α4 インテグリン抗体　376
抗 ABO 抗体　301
抗 CD20 抗体　376
抗 CD20 モノクローナル抗体　304
抗 CD25 モノクローナル抗体　302, 303
抗 CD40L 抗体　304
抗 HLA 抗体　301
抗 Jo-1 抗体　373
抗 LFA-1 抗体　305
抗 Sm 抗体　373
抗 SS-A 抗体　313, 374
抗 SS-B 抗体　313, 374
抗 TSH レセプター抗体　374
抗アミノアシル tRNA 合成酵素　365
抗イディオタイプ抗体　7
抗ウイルス薬　410
抗炎症作用　303
抗炎症性因子の生産・発現　224
抗炎症性サイトカイン　56
抗菌ペプチド　52, 207
抗原　107
——の侵入　180
抗原決定基　16, 107, 321
抗原結合の場　109
抗原-抗体複合体の構造と親和性　112
抗原刺激　317
抗原識別能力　44
抗原スプレッディング　388
抗原提示　16, 21, 283
——にかかわるカテプシン群のタンパク質分解酵素　127
——にかかわるシャペロン分子群　124
抗原提示関連トランスポーター(TAP)
　122, 123, 286
抗原提示細胞(APC)
　50, 51, 54, 62, 124, 298, 383
抗原提示メカニズム　122
——, MHC クラス II 分子を介した　124
抗原特異的 T 細胞　219
抗原特異的免疫療法　353
抗原プロセシング　21
——に関与するカテプシン群以外の分子
　127
抗原変異　295
抗原未刺激の状態　321
抗原レセプター　16, 35
——の構造　94
抗原レセプター遺伝子の構造　94, 95
抗原レセプター多重遺伝子　99
抗原レセプター多様性発現　44
抗甲状腺薬メチマゾール　371
抗好中球細胞質抗体　374
抗サイログロブリン抗体　374
抗腫瘍 T 細胞　384
抗腫瘍エフェクター　382
抗腫瘍・感染防御機能　233
抗腫瘍メモリー T 細胞　382
抗腫瘍免疫応答　382
抗腫瘍免疫応答ネットワーク　382
抗腫瘍モノクローナル抗体　388
——とサイトカインの研究　378
抗セントロメア抗体　373
抗体　4, 107, 277, 384
——による認識　107
——の起源　8
——のクラススイッチ　55, 251
——の正体を暴く　7
——の多様性の創出機構　8
——の発見　4
——の役割　293
——の立体構造　108
——を発現する B 細胞　9
抗体依存性細胞傷害(ADCC)
　22, 215, 253, 278, 284, 294, 299, 389
抗体依存性細胞傷害機構　22
抗体関連型拒絶　301
——反応に対する治療法　304

抗体産生細胞　175, 180, 323
抗体産生細胞産生にかかわる転写因子ネットワーク　326
抗体産生不全症　396, 424
—— の治療　398
—— の病型　396
抗体重鎖遺伝子のスイッチ組換え　101
抗体多様化　100
抗体多様性　8
抗体反応　284, 299
抗体療法　388
抗ドナー抗体　301, 302
抗毒素　4
抗白血病効果　389
抗平滑筋抗体　366
抗ミクロソーム抗体　374
抗ミトコンドリア抗体　366
抗リン脂質抗体症候群　373
—— と不育症　312
後期防御　15
後天性免疫不全症候群(AIDS)　405
高 IgD 症候群　346, 429
高 IgE 症候群(HIES)　403, 432
高 IgM 血症　101
高 IgM 症候群(HIGM)　325, 396, 397, 425
高ガンマグロブリン血症　372
高親和性 B 細胞　250
—— のメモリー B 細胞・抗体産生細胞への分化　325
高親和性 IgE 特異的 FcR　278
高親和性 IgE レセプター　349
高親和性 IL-2 レセプター　213
高親和性抗体を生み出す親和性成熟　113
高親和性メモリー B 細胞　327
高内皮細静脈(HEV)　26, 29, 176
高免疫グロブリン血症　293
鉤虫　289
膠原線維　367
膠原病　367
国際免疫学会連合(IUIS)　393
黒色腫　195
骨髄　24, 25, 141, 382
骨髄異形成症候群　427
骨髄移植
—— での NK 細胞　215
—— の不思議　88
骨髄キメラ　304
骨髄球系細胞　145
—— の分化　145
骨髄球系樹状細胞(mDC)　383, 400
骨髄腫　304
骨髄造血　142
骨髄内 B 細胞分化微小環境　174
骨髄ニッチ　144
骨髄由来免疫抑制細胞(MDSC)　386
混合性結合組織病　374

さ

サーファクタント　271
サーファクタントタンパク質 A(SP-A)　69
サイクリン D　173
サイトカイン　29, 184, 272, 299, 339, 378, 388
—— がホメオスタシスを維持する巧妙なしくみ　189
—— で指令的に誘導されるスイッチ組換え　102
—— による活性化　213
—— による系統選択　147
—— によるシグナル伝達　34
—— によるホメオスタシス維持　184
—— の機能的役割　29
—— の産生　211
—— の産生細胞　189
—— の生物学的作用　30
—— の発見　12
サイトカインファミリー　33
サイトカインレセプター　33
—— の構造　33
サイトカインレセプターファミリー　33
サイトメガロウイルス　214
サルモネラ　274
サル痘　320
再構成遺伝子と立体構造の関係　107
再生医療　150
細菌感染症の成立　270
細菌感染に対する反応　270
細胞外一本鎖 RNA　282
細胞外感染病原体　240
細胞外タンパク質の抗原提示経路　124
細胞核内転写抑制因子　318
細胞活性化による病原体排除の誘導　72
細胞間接着機構　207
細胞質内核酸センサー
—— による核酸認識　67
—— の特性　67
細胞傷害活性　211
細胞傷害性 T 細胞(CTL)　21, 51, 220, 255, 299, 383, 385
細胞傷害(性)顆粒　211, 261
—— の放出　261
細胞傷害分子の脱顆粒の異常　399
細胞性因子　273
細胞性免疫　17, 299
細胞内アダプター　137
細胞内感染病原体　240
細胞内での攻撃回避　296
細胞内へ取り込むセンサー　62
細網異形成症　394, 423
細網細胞(FRC)　27
細網ストローマ細胞　315
殺菌作用　82

し

シアリルルイス X　70
シアル酸　320, 340
シアロムチン　177
シェアード・エピトープ　368
シェーグレン症候群　310, 374
シグナル 1　220
シグナル 2　220
シグナル 3　220
シグナル伝達系　39
シグナル伝達経路(モチーフ)　68, 74
—— と連関するセンサー　62
シグナル分岐，アダプター分子による　137
シクロオキシゲナーゼ 2(COX-2)　337, 386
シクロスポリン　302
シクロスポリン A　376
シクロホスファミド　375
シスト　295
シトシン-リン酸-グアニン(CpG)　63
シトルリン化タンパク質　365
シムケ症候群　403, 432
シャペロンタンパク質　127
シャペロン分子群，抗原提示にかかわる　124
シュワッハマン・ダイアモンド症候群　427
シングルポジティブ(SP)段階　154
シンタキシン 11 欠損症　426
ジアシルグリセロール(DAG)　41, 139
ジェンウェイ・ジュニア，チャールズ　12
ジェンナー，エドワード　4, 320
ジスルフィド結合(S-S 結合)　127
ジフテリア　4, 56, 277
ジフテリアトキシン　320
子宮頸がん　387
子宮内胎児発育遅延　312
死のシグナル　46
糸球体腎炎　372
糸状虫　289
自然抗体　301
自然選択説　6
自然免疫　62, 206, 270
—— による処理　50
—— による認識　62
—— による微生物認識　62
—— を担う細胞の動態　264
自然免疫 T 細胞　275
自然免疫機構　18
自然免疫系　206
—— と獲得免疫系を繋ぐ細胞の動態　264
—— と獲得免疫系を繋ぐ機能　219
—— に関与する細胞群　17
—— の反応　15
—— を担う細胞群と異物認識　15
自然免疫系細胞の抗腫瘍免疫応答における役割　382
自然免疫研究の流れ　10
自然免疫反応　53, 282, 320
自然免疫不全症　400, 428
自然免疫レセプター　233
自然リンパ球　22, 23, 202
脂質二重膜　281
脂肪組織リモデリング　342
刺激型抗体　374
次亜塩素酸(OCl^-)　209, 274
自家移植　298
自己と非自己
—— の区別　363
—— の識別，免疫系の　43
—— を区別するしくみ　45
—— を教育する胸腺　45
自己炎症症候群　336, 344

自己炎症性疾患　401, 429
自己核酸　222
自己寛容　6, 364
自己抗原　46, 363, 371
—— の異常　371
自己抗原特異的なメモリー B 細胞の産生　329
自己抗原反応性 B 細胞　329
自己抗体　13, 364
自己反応性 T 細胞　46, 371
—— から制御性 T 細胞への変換　48
—— の不活性化の異常　370
自己反応性リンパ球　48
—— の排除　191
自己複製　141, 142, 185
自己免疫　363
自己免疫疾患　85, 195, 313, 336, 363, 365
—— の遺伝因子　367
—— の発症メカニズム　369
—— の治療薬　375
—— を伴う症候群　426
自己免疫性外分泌腺症　374
自己免疫性多腺性内分泌不全症 I 型（APECED）　160, 367, 426
自己免疫性リンパ増殖症候群（ALPS）　371, 398, 426
自己免疫反応を制御する“安全弁”機構　47
色素脱失を伴う免疫不全症　425
実験的アレルギー性脳脊髄炎（EAE）　71, 238, 376
—— の発症抑制　238
実験的治療薬　376
若年性サルコイドーシス　346
弱毒生ワクチン　320
主要塩基性タンパク質（MBP）　20, 349, 376
主要組織適合遺伝子複合体（MHC）　9, 63, 128, 298, 379
主要組織適合遺伝子複合体（MHC）クラス I　21, 42, 116, 211, 219, 284, 298
主要組織適合遺伝子複合体（MHC）クラス II　43, 117, 219, 298
腫瘍　336
腫瘍壊死因子（TNF）　17, 201, 262, 272, 339
腫瘍抗原　382, 385, 386
腫瘍破壊法　388
腫瘍免疫　195, 378
腫瘍免疫研究と免疫療法の開発　390
—— の歴史　378
受動免疫療法　388
樹状細胞（DC）　10, 17, 20, 199, 207, 219, 383
—— による T 細胞のインプリンティング　181
—— による抗原の捕捉と提示　54
—— の機能　219
周期性好中球減少症　427
集団レベルでのウイルス感染症　288
住血吸虫　289
住血吸虫卵　293
重合糖鎖分子　109
重鎖　94, 107
重症筋無力症　85, 374
重症先天性好中球減少症（SCN）　399, 427
重症喘息　349
重症複合免疫不全症（SCID）　97, 99, 393, 978
—— でみられる感染症　396
—— の診断基準　393
—— の治療　396
—— の病型　394
重篤な免疫不全　97
宿主
—— とウイルスの多様性　288
—— の反応　290
宿主対移植片拒絶反応（GVHD）　196, 215, 310, 389
順次分化モデル　145
初期 B 細胞系列　169
初期分化段階　154
初期防御　15
小動脈周囲リンパ球鞘（PALS）　26
小型プレ B2 細胞への分化　172
小胞体（ER）　230
小胞体アミノペプチダーゼ 1　124
消失（ディリーション）　223, 383
傷害関連分子パターン（DAMP）　72, 256, 273, 336
上皮下ドーム領域　198
上皮間 T 細胞（IEL）　29, 201
上皮間葉転換　386
上皮細胞　199, 287
—— のバリア機構　201, 206
上皮細胞間リンパ球　201
条虫類　289
常染色体優性型 EDA-ID　428
常染色体優性型高 IgE 症候群　432
常染色体優性型先天性角化異常症　433
常染色体劣性 CGD　427
常染色体劣性型高 IgE 症候群　432
常染色体劣性型先天性角化異常症　433
食細胞（貪食細胞）　10, 207, 273
—— による処理　53
食餌性分子を介した免疫制御　205
食道拡張　373
食物アレルギー　359
食物依存性運動誘発アナフィラキシー　359, 361
食物除去試験　360
食物負荷試験　360
食胞　273
進行肺がん患者に対する NKT 細胞標的療法　234
真菌易感染症　429
新生仔寛容　9
新生児期発症型多臓器炎症疾患（NOMID）　401, 429
親和性成熟　100, 113, 250
人工アジュバント　11
人工多能性幹細胞（iPS 細胞）　150
腎がん　378, 388
塵肺　335
蕁麻疹　359

す

スイッチ組換え　101
—— のクラス特異性と転写　102
スーパーオキシドアニオン（O_2^-）　208, 274
スーパーオキシドジスムターゼ（SOD）　208, 274
スーパー抗原　277, 372
スカベンジャーレセプター（SR）　208, 273
スギ花粉症　354
スタインマン，ラルフ　10, 219
ストローマ細胞　25, 148
スネル，ジョージ　9, 119
スフィンゴシン一リン酸（S1P）　180, 182
スフィンゴシン一リン酸レセプター（S1PR1）　266
スプライスドナーサイト　247
スペーサー DNA　95
スポロゾイト　296
水解小体（リソソーム）　208
水酸化ラジカル（・OH）　208
水素結合　109
水疱性口内炎ウイルス（VSV）　10
水様性鼻汁　355
水和水分子　113
随伴免疫　291

せ

セミアログラフト　307
セリン・スレオニン型キナーゼ　39
セリンプロテアーゼ　211
セリンプロテアーゼ活性　285
セルトリズマブ・ペゴル　376
セルヌノス欠損症　423
セレクチン　70
セロトニン　338
センチネルリンパ節　382
セントラルメモリー T 細胞（T_{CM}）　258, 315, 317
セントラルメモリー CD8 T 細胞　318
セントラルメモリー前駆 CD8 T 細胞　318
正準構造　110
正の選択　25, 45, 157, 224
—— と負の選択　45
—— と負の選択に伴う細胞内イベント　161
—— と負の選択の意義　46
—— の意義　157
生殖免疫　306
生体での造血幹細胞の維持　185
生物学的製剤　376
——, 新しい　376
生物学的バリア　272
生理的炎症　335
成熟 B 細胞　174
—— への分化　174
成熟リンパ球の動態　24
成体型赤血球　141
制御性 NKT 細胞　238
制御性 T 細胞（Treg 細胞）　23, 48, 55, 163, 176, 180, 191, 221, 285, 288, 296, 309, 311, 360, 371, 385, 386
—— と病態制御　195
—— による自己免疫制御　48
—— による免疫自己寛容と免疫恒常性の維持　191
静電気的な結合　179
赤脾髄　26

咳喘息 348
切断酵素 155
接着分子 37
仙道富士郎 86
先天性異形成貧血 430
先天性角化異常症 403, 432
先天性完全房室ブロック 313
先天様 B 細胞 253
旋毛虫 289
線維芽細胞成長因子(FGF) 342
線維肉腫 235
線虫類 289
選択的 IgA 欠損症 425
選択的 IgG サブクラス欠損症 425
全身性エリテマトデース(SLE) 86, 222, 310, 372
全身性硬化症 310
全身的自己免疫疾患 365, 372
前転移ニッチ 381
喘息予防・管理ガイドライン 353
蟯虫 289

そ

ソーセージ様指 374
組織幹細胞 150
組織再構築 342
組織傷害作用を有するメディエーター 339
組織適合抗原(HLA) 21, 115, 215, 298, 368
組織内遊走 340
走化性 19
走化性因子 83
走化性ケモタキシス 341
走化性サイトカイン 31
早期発症型炎症性腸疾患 429
相補性決定領域(CDR) 109, 110, 228
瘙痒 357
造血 141
—— の発生 141
造血幹細胞(HSC) 141, 142, 150, 186
—— からの血液分化 144
—— におけるケモカインの関わり 185
—— の維持 144
—— の純化 143
—— の定義とその発生 185
造血幹細胞因子(SCF) 31, 36, 185
造血幹細胞プール 185
造血系 141
—— に作用するサイトカイン 31
造血系細胞の増殖や分化を制御 31
造血性サイトカイン 148
造血前駆細胞 141, 144
造血分化モデル 145
増殖 257
増幅経路 80
臓器移植 195, 298
—— の法則 88
臓器特異的自己免疫疾患 242, 365, 374
即時型喘息反応 351
即時相反応 355
側鎖説 6
損傷自己の認識と恒常性維持 72

た

タイトジャンクション 207
タイプⅡ NKT 細胞 386
タクロリムス 302, 375
タパシン 123, 124
タンパク質抗原 112
タンパク質成分 65
タンパク質分解酵素 339
——, カテプシン群の 127
ダクリズマブ 303
ダブルネガティブ(DN)段階 154
ダブルポジティブ(DP)細胞 152
ダブルポジティブ(DP)段階 154
ダメージ関連分子パターン(DAMP) 72, 256, 273, 336
多核白血球 207
多形核白血球 19
多型性 117
多剤併用療法(ART) 405
多腺性内分泌不全症，腸疾患を伴う伴性劣性免疫調節異常 426
多田富雄 13
多能性前駆(MPP)細胞 185, 203, 204, 351
多発性筋炎(PM) 373
多発性硬化症 243, 374
多分化能 142, 185
代謝拮抗薬 302, 303, 375
代謝産物 336
体細胞高頻度突然変異(SHM) 99, 100, 243, 324
体細胞超変異 175, 321
体細胞突然変異 100, 243, 250
体細胞変異 324
対立遺伝子 155
対立遺伝子排除 157, 171
—— のしくみ 156
対立形質排除 105
胎芽 306
胎仔胸腺に移住する前駆細胞 152
胎児
—— が母体免疫細胞から攻撃されない理由 307
—— の肝臓 142
—— を守る NK 細胞 216
胎児肝造血 142
胎児-母体免疫寛容 196
胎児由来細胞と母親の自己免疫疾患 310
胎生生殖 306
胎盤 306
大腸がん 388
代替 L 鎖 171
第一代雑種 215
第二経路 77, 80
脱アセチル化酵素(HDAC) 326
脱イミノ化修飾 371
脱顆粒 20, 253
脱落膜 306
脱落膜 NK 細胞 217
担がん生体
—— の免疫抑制病態 386
—— の免疫抑制環境 390
単核白血球 19
単球 207
単クローン抗体の原理 6
単純ヘルペスウイルス(HSV) 286
単純ヘルペスウイルス γ34.5 タンパク質 286
単純ヘルペス脳炎(HSE) 428
短寿命プラズマ細胞 249
短命なエフェクター細胞(SLEC) 258, 263
段階的薬物療法 353

ち

チアマゾール 371
チェディアック・東症候群 217, 399, 425
チモーゲン 80
チャーグ・ストラウス症候群 374
チロシナーゼ 195
チロシンキナーゼ 34
—— による T 細胞活性化 136
—— による初期活性化 137
チロシンキナーゼ型レセプター 36, 37
チロシンリン酸化 34
—— の調節 137
遅延型過敏反応 342
遅発型喘息反応 351
遅発相反応 355
父方由来 105
中心性寛容 224
中枢性免疫寛容の異常 398
中枢リンパ組織 24
中和抗体 320
中和(抗体)反応 277, 284
長期生存形質細胞 56
長寿命プラズマ細胞 250
超可変領域 110
超急性拒絶反応 301
頂端面 287
腸管関連リンパ組織(GALT) 27, 55, 197
腸管寄生蠕虫 292
腸管指向性 T 細胞 181
腸管バリア機能の障害と食物アレルギー 360
腸内細菌 277
直接認識 298
—— の不思議 298

つ

ツィンカーナーゲル，ロルフ 10
通常型樹状細胞(cDC) 221, 383
通年性アレルギー性鼻炎 354

て

テオフィリン徐放製剤 353
デイヴィス， マーク 10
ディジョージ症候群 152, 395, 432
デイビッド・ボルティモア 96
ディフェンシン 52
ディリーション(消失) 223, 224
低 γグロブリン血症 398, 424
—— を伴う骨髄異形成症 424
低 IFN 応答 287
低分子量 G タンパク質 41
低分子量 G タンパク質経路 41
低分子有機化合物抗原 112

低密度リポタンパク質(LDL)　208
低免疫原性　385
定常遺伝子　95
定常領域(ドメイン)　7, 94, 107
定着因子　277
天然痘　4
天然痘ウイルス　320
点突然変異　99
転移　380
転移性メラノーマ　261
転写因子　34, 68, 146
—— による系統選択　147
転写因子 FOXP3　48, 191, 243, 245
転写因子 NF-AT　302
転写因子 X ボックス結合タンパク質 (XBP-1)　326
転写抑制因子　318

と

トーニックシグナル　174
トキソイド　277
トシリズマブ　376
トポイソメラーゼ I　373
トラフィキング　185
—— の機構　183
トランスサイトーシス　287
トランスフォーミング増殖因子 β(TGFβ)　56, 221, 242, 307, 360, 386
トランスポゾン　8
——, V(D)J 組換えと　99
トリパノソーマ　296, 429
トリプトファン　224, 386
トリプトファン代謝酵素 IDO　386
トレハロースジミコール酸(TDM)　76
トレランス　116, 306
トロピズム　406
トロホブラスト　307
トロポミオシン　359
トロンボキサン　337
トロンボポエチン(TPO)　34, 186
ドゥーセ，ジャン　9, 119
ドナーリンパ球輸注(DLI)　389
ドハティー，ピーター　10
利根川進　8
痘瘡　320
糖原病 1b 型　427
糖鎖シアリル(sLeX)　340
糖鎖認識ドメイン(CRD)　69, 78, 208
糖脂質抗原　164
—— の提示　230
糖認識ドメイン(CRD)　69, 78, 208
同種異系　119
同種異系移植　298
同種移植　298
同種骨髄移植　386, 389
同種同系移植　298
洞様毛細血管　185
動的シグナルモデル　162
動脈硬化巣　342
特異抗体欠損症　425
特異抗体の産生　247
特異性と多様性のパズル　5
特殊顆粒欠損症　427
独立な進化を遂げた無顎類の獲得免疫系　103
毒素中和　277
貪食　10
—— による病原体排除と抗原提示　72
—— の亢進　53
貪食作用　17
貪食細胞(食細胞)　10, 207, 273
—— の機能　207
貪食細胞異常症　399, 427
貪食胞　208
—— の成熟　208
貪食レセプター　208

な

ナイーブ CD4 陽性 T 細胞　241
ナイーブ CD8 T 細胞　255
—— のプライミング　255
ナイーブ T 細胞　219, 220, 240, 315, 371
ナイーブリンパ球　176, 315
ナイセリア感染症　85
ナイミーヘン症候群　402, 403, 431
ナチュラルキラー(NK)細胞　21, 202, 211, 275, 382
—— の認識機構　86
ナチュラルヘルパー細胞　51
ナノクラスター　134
内因性抗原提示　284
内因性成分　65
内因性タンパク質　43
内在性抗原　231
内在性制御性 T 細胞(nTreg)　56, 191, 221, 243
内皮細胞間隙の通り抜け　180
長野泰一　12
軟骨毛髪低形成症(CHH)　403, 432

に

ニック　97, 98
ニッチ　189
ニューモシスチス・イロヴェチ　396
ニューモシスチス肺炎(PCP)　409
二次リンパ組織　24, 26, 27
二次造血　141, 142
二次免疫反応　320
二次濾胞　26, 27, 180, 250
二本鎖 RNA　282
二量体　8
肉芽腫性多発血管炎　373
肉芽腫の形成　294
肉芽組織　341
乳がん　388
乳酸桿菌　272
乳児一過性低ガンマグロブリン血症　425
妊娠高血圧症候群　312
妊娠高血圧腎症(PE)　309, 311
妊娠時には胎児抗原特異的免疫寛容(トレランス)が存在する　308

ね

ネズミチフス菌　277
ネットワーク理論(説)　5, 7
ネプムチン　177
熱ショックタンパク質(HSP)　276
熱帯熱マラリア赤血球膜タンパク質-1 (PfEMP1)　297
粘膜における免疫ホメオスタシス　197
粘膜関連インバリアント T 細胞(MAIT 細胞)　276
粘膜関連リンパ組織(MALT)　27, 54, 197
—— に共通する免疫的性質　198
—— の種類　197
粘膜上皮細胞層　206
粘膜免疫　27, 287
—— を構成する粘膜関連リンパ組織　197
粘膜免疫システム　197
粘膜ワクチン　205

の

ノッサル，グスタフ　7
能動免疫療法　388
膿瘍　341
嚢子　295

は

ハーゲマン因子　338
ハーバーマン，ロナルド　86
ハプテン　112, 325
ハプトタキシス　19
ハマダラカ　296
ハロゲン　274
バーネット，マクファーレン　6
バクテリオシン　272
バシリキシマブ　303
バセドウ病　310, 374
バナナ　359
バリア機能　356
バルト症候群　427
バング，フレデリック　11
パーフォリン　211, 276, 319, 399
パーフォリン / グランザイム経路　261
パーフォリン欠損症　426
パイエル板　27, 55
—— とその周囲の構造　28
パスツール，ルイ　4
パターン認識　79
—— するレセプター(PRR)　12, 15, 62, 233, 270, 282, 291
パターン認識分子　214
—— としての MBL　79
パターン認識レセプター(PRR)　12, 15, 62, 233, 270, 282, 291
—— のシグナル伝達の異常　400
パネート細胞　207, 271
パピヨン・ルフェーヴル症候群　427
パリンドローム構造　228
パンヌス　372
破傷風　56, 277
破傷風ワクチン　320
破傷風菌　4
播種性血管内凝固(DIC)　272
胚型赤血球　141
胚細胞系遺伝子　323
胚性幹細胞(ES 細胞)　150
胚中心　26, 100, 113, 175, 180, 250

胚中心における免疫グロブリン遺伝子への体細胞変異の導入　324
胚中心 B 細胞　267
胚中心反応　249, 251
肺炎球菌　240
肺線維症　373
肺胞タンパク質症　428
肺胞マクロファージ　208
培養エフェクター細胞を用いた養子免疫療法　389
媒介体　289
白血球
—— の活性化　341
—— の遊走　339
白血球接着異常症 1 型(LAD1)　399, 427
白血球接着不全症　217
白血病幹細胞　148
白脾髄　26
橋本病　310, 374
発熱因子　11
母方由来　105
半異物　307

ひ

ヒスタミン　338
ヒスチジル tRNA 合成酵素　373
ヒストン-アセチルトランスフェラーゼ複合体　169
ヒストンアセチル化　379
ヒストンリジン　326
ヒト化抗 IgE 抗体　349, 354, 361
ヒト化抗 IL-5 抗体　354
ヒト寄生虫ワクチン　297
ヒト型化モノクローナル抗体　303
ヒト抗腫瘍 T 細胞の研究　379
ヒト抗マウス抗体　388
ヒト腫瘍抗原　379
ヒト白血球抗原(HLA)　21, 115, 215, 298, 368
ヒトパピローマウイルス　387, 407
ヒトヘルペスウイルス 8(HHV-8)　407
ヒト-マウスキメラ型化モノクローナル抗体　303
ヒト免疫不全ウイルス(HIV)　196, 281, 291, 405
ヒョウヒダニ　354
ヒンジ領域　109
ビトロネクチン　82
ピーナッツ　359
ピーナッツオイル　361
ピーナッツ凝集素(PNA)　327
ピリン　345
ピリンドメイン　67, 68
ピルケ，クレメンス・フォン　13
ピルマー，ルイス　11
ピロリ菌　199
日和見感染　304
皮質上皮細胞特異的プロテアソーム構成分子ベータ 5t の働き　158
皮膚筋炎(DM)　373
皮膚抗菌ペプチド　222
皮膚指向性 T 細胞　182
皮膚石灰化　373
皮膚テスト　354
皮膚と粘膜によるバリア　270
皮膚粘膜カンジダ症　367
肥満形成　342
肥満細胞(マスト細胞)　20, 274, 278, 380, 382
非 HLA 遺伝子　369
非アトピー型気管支喘息　348
非アレルギー性喘息　236
非インフラマソーム関連疾患　429
非遺伝母親由来 HLA 抗原(NIMA)　310
非血球系細胞由来サイトカインによるアレルギー性気道炎症の誘導機構　351
非古典的 MHC クラス I 分子　119, 120
非自己　363
非相同末端結合(NHEJ)　397
非典型溶血性尿毒症症候群　392
非特異的傷害　263
非特異的免疫賦活薬　388
—— の研究　378
非メチル化 CpGDNA　222
疲弊　270
脾コロニー形成細胞(CFU-S)　143
脾臓　26
微小環境　323
微生物外膜成分　64
微生物由来の核酸　65
鼻アレルギー　354
鼻過敏症　354
鼻腔関連リンパ組織(NALT)　55, 197
鼻粘膜腫脹　355
表面免疫グロブリン M(sIgM)陽性未熟 B 細胞　167
標的細胞傷害　261
病型，気管支喘息　348
病原体　323
—— を除いた環境(SPF)　226, 270
病原体関連分子パターン(PAMP)　79, 256, 270, 291, 336
病原体成分をパターン認識するレセプター(PRR)　12, 15, 62, 233, 270, 282, 291
病原体排除　72
病原体由来分子パターン(PAMP)　79, 256, 270, 291, 336
病原微生物　335
病態生理，気管支喘息　349
病的炎症　335
病理組織学的特徴，気管支喘息　349

ふ

ファゴソーム(貪食胞)　208, 273, 274
ファゴリソソーム　208, 274
ファブリシウス嚢　9
ファン・デア・ワールス接触　109
フィコリン　77, 78
フィコリン 3 欠損症　431
フィブリノイド変性　367
フィブリノゲン様ドメイン　78
フィブリン　339
フィブリンペプチド　339
フィブロネクチン様構造　33
フィラグリン　357
フィンゴリモド　183
フェイトマッピング　166
フコース　18
フラジェリン　64, 65, 67
フレームワーク(FR)　110
フロイント，ジュール　12
フロイント完全アジュバント　12
ブドウ球菌　277
ブラウ症候群　345, 346, 430
ブラウ症候群 / 若年性アミロイドーシス　346
ブラジキニン　338
ブルーム症候群　431
ブルサ　9
プラズマ細胞　55, 175, 180, 247, 249
プラズマ細胞様樹状細胞(pDC)　53, 66, 188, 213, 221, 383, 386, 400
プラズマブラスト　249
プラスミン　339
プリンヌクレオシドホスホリラーゼ(PNP)欠損症　423
プリン核酸　303
プレ B 細胞　186
—— への分化　169
プレ B1 細胞　169
プレ B2 細胞　169
プレ NK 細胞　217
プレ T 細胞レセプター(TCR)　156, 163
プレドニゾロン　303
プレプロ B 細胞　169, 186
プロ B 細胞　169, 186
プロ NK 細胞　217
プロウイルス　280
プロウイルス DNA　411
プログラムされた細胞死　46
プロスタグランジン(PG)　337
プロスタグランジン E_2(PGE_2)　386
プロスタサイクリン　338
プロテアーゼ阻害薬　410
プロテアソーム　122
プロテアソーム阻害薬　304
プロテイナーゼ 3(PR3)　374
プロテインキナーゼ C(PKC)　41
プロパージン欠損症　430
プロパジン　80
プロフェッショナル抗原提示細胞　116
不育症　311, 312
不活化ワクチン　320
負の選択　25, 46, 157, 159, 224
浮腫　339
服薬遵守　412
副次経路　11
副刺激　→補助刺激
副刺激分子　→補助刺激分子
副刺激レセプター　→補助刺激レセプター
副腎皮質ステロイド　302, 303, 375
複合免疫不全症(CID)　393, 396, 423
物理的な回避　295
物理的(機械的)バリア(障壁)　207, 270, 271
—— と抗菌ペプチド　52
分化段階の区分け　153
分化のメカニズム　52
分子相同性　371
分子標的治療薬　390

分泌型 IgA　313
分泌型免疫グロブリン　247
分泌コンポーネント　247
分泌片(SC)　279
分類不能型抗体産生不全症(CVID)　396, 424
　—— の診断基準　398
分裂促進因子活性化タンパク質(MAP)　39

へ

ヘアピン構造　97
ヘテロ四量体　107
ヘマグルチニン(HA)　92, 320
ヘリオトロープ疹　373
ヘリカーゼ DDX41　67
ヘルパー / キラーの運命決定と転写因子　162
ヘルパー T 細胞　22, 51, 162, 239, 385
ヘルパー反応　284
ヘルマンスキー・プドラック症候群　399, 425
ベーリング，エミール・フォン　4
ベクター　289
ベストサポーティブケア　234
ベナセラフ，バルク　9, 119
ベラタセプト　376
ペア型レセプター　36
ペプチジルアルギニンデイミナーゼ(PAD)　369
ペプチド　115
ペプチドグリカン(PGN)　79
ペルオキシ硝酸(・ONOO⁻)　209
平衡状態　381
辺縁趨向　339
辺縁帯　26
辺縁帯 B 細胞　248, 252
扁桃　27
鞭虫感染　292

ほ

ホイエラール・レイダーソン症候群　403, 432
ホーミング　176
ホスファチジルイノシトール(3,4)二リン酸(PIP2)　41
ホスホリパーゼ　40, 337
ホスホリパーゼ A_2　339
ホフマン，ジュール　12
ホメオスタシス維持のメカニズム　176
ホメオスタティック増殖　389
ボイトラー，ブルース　12
ボルテゾミブ　304
ポーター，ロドニー　7
ポドカリキシン　177
ポドプラニン　73
ポリ Ig レセプター(poly IgR)　279
ポリオウイルス　55, 285
ポリユビキチン　123
ポワティエ，ポール　13
哺乳類ラパマイシン標的タンパク質(mTOR)　303
補助刺激　21, 139
補助刺激シグナル　21, 301
補助刺激分子　20, 22
補助刺激レセプター　22
補体　10, 18, 77, 211, 272, 299
　—— と疾患　85
　—— による溶菌　53
補体依存性細胞傷害(CDCC)　389
補体活性化経路　77, 80
補体系　77
　—— の制御とその役割　83
　—— の制御因子　83
　—— の働き　83
　—— の認識分子　77
補体欠損症　85, 402, 430
補体制御因子　77
補体分解産物　338
補体レセプター(CR)　77, 83
母子間の遺伝的背景と拒絶反応の可能性　306
母子間の免疫グロブリンの移行　312
母子間免疫寛容　309, 310
　—— の破綻と産科疾患との関連　310
胞状奇胎　312
崩壊促進因子(DAF)　83, 85
発作性夜間血色素尿症(PNH)　85, 431

ま

マイクロキメリズム　309
マイナー抗原　299
マウスモデルを用いた腫瘍免疫研究　379
マウス抗体に対する免疫反応(HAMA)　378, 388
マウス鞭虫　292
マクダーモット，マイケル　344
マクデヴィット，ヒュー　9
マクロファージ　10, 17, 201, 207, 342, 380, 382, 428
　—— と樹状細胞の欠損症　400
　—— によるリンパ球の活性化と組織損傷　342
　—— の機能　19
マクロファージ活性化症候群　346
マクロファージコロニー刺激因子(M-CSF)　31, 36
マクロファージマンノースレセプター(MMR)　71
マジード症候群　430
マスター転写因子　244
マスト細胞(肥満細胞)　20, 274, 278, 380, 382
マック，タック　10
マックル・ウェルズ症候群　345, 346, 401, 429
マラリア感染阻止　235
マラリア原虫　289
マラリアに対する生体防御　296
マントル帯　364
マンナン結合タンパク質(MBP)　78
マンノース　17, 208
マンノース結合レクチン(MBL)　69, 77, 78, 291, 339
マンノースリポホスホグリカン　291
マンノースレセプター　17
麻疹ウイルス V タンパク質　286
麻痺(アナジー)　223, 224
膜貫通型 C 型レクチン　71
膜型 C 型レクチン様レセプター(CLR)　273
膜型アダプター　137
膜型免疫グロブリン　247
膜傷害(侵襲)複合体(MAC)　77, 82, 272, 277, 402
　—— の異常　85
　—— の形成　82
膜タンパク質　124
末梢性寛容　224
末梢性免疫寛容の異常　398
末梢組織の抗原，胸腺の髄質上皮に発現する　159
末梢
　—— での免疫寛容誘導の破綻　370
　—— における B 細胞の分化　174
　—— における不活化　191
末梢リンパ組織　24
慢性アトピー性皮膚炎　183
慢性炎症　335, 342
　—— の特徴　342
慢性炎症性疾患　236
慢性感染によるメモリー CTL の消耗　259
慢性感染症　285
慢性拒絶反応　301
慢性甲状腺炎　374
慢性持続感染　285
慢性潜伏感染　285
慢性肉芽腫症(CGD)　209, 400, 427
　—— の診断基準　400
慢性乳(幼)児神経皮膚関節症候群　69, 345, 346
慢性白血病　378
慢性反復性多巣性骨髄炎　430
慢性皮膚粘膜カンジダ症(CMCD)　398, 429

み

ミエリン　372
ミエリン塩基性タンパク質(MBP)　20, 349, 376
ミエリン塩基性タンパク質(MOG)　238
ミエロイド細胞　72
　—— の C 型レクチンレセプター　72
ミエロペルオキシダーゼ(MPO)　208, 209, 274, 374
ミクログリア細胞　208
ミコフェノール酸モフェチル(MMF)　302, 303
ミサイル療法　378
ミスマッチ修復障害によるクラススイッチ再構成障害による　432
ミッシングセルフ　89, 211, 216, 383
ミッシングセルフ仮説　87, 211
ミッチェル，グラハム　10
ミラー，ジャック　9, 10
ミルシュタイン，チェザール　7
未熟 B 細胞への分化　173
未熟 NK 細胞　217
未熟樹状細胞の抗原提示　235

和文索引

む

ムコール酸 276
ムチン 207
ムンプスウイルスVタンパク質 286
無顎類
—— の獲得免疫系，独立な進化を遂げた 103
—— の抗原レセプター 103
無顎類抗原レセプター遺伝子 103

め

メダワー，ピーター 9, 304
—— の仮説 307
メチニコフ，エリー 10
メチルコラントレンA(MCA) 235
メチルプレドニゾロン 303
メディエーター 337, 349
メトトレキサート 375
メバロン酸キナーゼ(MVK) 346, 401
メバロン酸キナーゼ欠損症 429
メポリズマブ 354
メモリーB細胞 323, 327
—— の産生様式 321
—— の迅速な抗体産生細胞への分化 327
メモリーB細胞抗体産生細胞の長期維持 327
メモリーCTLへの分化 257
メモリーT細胞 315
—— の機能的な特徴 316
—— の種類 315
—— の分化誘導 317
メモリー細胞(記憶細胞) 56, 180, 257, 279, 287, 315
メラノーマ 195
メルカプトプリン(MP) 302, 375
メロゾイト 296
メンデル遺伝型マイコバクテリア易感染症(MSMD) 392, 400, 427
明帯 322
明領域 267
免疫アジュバント 63
免疫
—— における自己 42
—— の記憶 16
免疫学的機序 359
免疫学的自己の確立 45
免疫寛容 116, 304, 306
—— と今後の治療法 304
免疫監視機構 381
免疫記憶 6, 250, 286, 314
—— に関する研究の動向 319
免疫グロブリン(Ig) 94, 107
—— のエフェクター機能 253
—— のクラス 250
—— のクラスとクラススイッチ 250
—— の産生 247
免疫グロブリン遺伝子のさらなる多様化 99
免疫系
—— の自己・非自己識別 43
—— を司る免疫組織とその間の細胞交通 24
免疫骨異形成症 403, 432
免疫細胞
—— によるがん細胞の増殖・浸潤・転移の促進 380
—— の動態 264
免疫システム
—— の基本メカニズム 59
—— の成り立ち 15
—— の発見史 4
—— は異物に対してどのように反応するか 50
—— を理解する 1
免疫シナプス 133, 211
—— における認識と活性化 133
—— の構造と形成 135
免疫自己寛容 191
—— と免疫恒常性の維持，制御性T細胞による 191
免疫疾患のメカニズム 331
免疫制御 47
—— のメカニズム 191
—— を担うNKT細胞 236
免疫制御異常症 398, 425
—— の治療 399
免疫制御性細胞 304
免疫増強物質 12
免疫担当細胞 184
—— の機能 239
免疫調節 296
免疫逃避 381, 386
—— のメカニズム 285
免疫反応 15
—— の最終局面 16
—— の終息 279
—— の制御 56
—— を抑制する制御性T細胞 191
免疫プロテアソーム 122
免疫不応答性 360
免疫不全
—— を伴う症候群 402, 431
—— を伴う無汗性外胚葉形成異常症(EDA-ID) 428
免疫不全マウス 381
免疫複合体沈着病 372
免疫編集 381
免疫ホメオスタシスを担う粘膜免疫担当細胞群のユニークな性質 199
免疫誘導性がん細胞死 388
免疫抑制性γδT細胞 386
免疫抑制性T細胞 384
免疫抑制薬 375
免疫抑制療法 302
免疫療法 378, 387
—— が効きやすいがん 388
—— の改良 389
免疫力は諸刃の剣 363
免疫レセプターチロシン活性化モチーフ(ITAM) 35, 72, 74, 93, 133
免疫レセプターチロシン抑制性モチーフ(ITIM) 37, 38, 75, 220, 259

も

モスマン，ティム 239
モノクローナル抗体 376, 378
モルガーニ，ジョヴァンニ 367
毛細血管拡張性運動失調症(AT) 403, 431
—— の診断基準 402
毛細血管拡張性運動失調症様疾患(ATLD) 403, 431
毛細血管漏出症候群 399
網様体神経栄養因子(CNTF) 34

や

ヤツメウナギ 77, 103
薬剤耐性 409

ゆ

ユビキチン(Ub) 122
輸入リンパ管 180
疣贅状表皮異形成 428
遊走能異常 427
誘導遺伝子 68
誘導性一酸化窒素合成酵素(iNOS) 209, 339
誘導性制御性T細胞(iTreg細胞) 56, 193, 221, 243
融合阻害薬 410

よ

ヨブ症候群 432
予防接種(ワクチン) 387
溶血性貧血 312
溶血素(Hly) 277
養子免疫療法 379, 388, 389
抑制性Fcレセプター 37
抑制性NKレセプター 21
抑制性レセプター 37, 38, 43, 87, 89
—— のシグナル伝達機構 91

ら

ラテックス・フルーツ症候群 359
ラパマイシン 303
ランドシュタイナー，カール 13
らい菌 240, 277
裸リンパ球症候群 217
卵黄嚢 141
卵黄嚢造血 141

り

リーシュマニア 240, 291
リーシュマニア感染防御 292
リウマチ熱 371
リウマトイド因子(RF) 364, 372
リガンド 64
リケッチア 276
リシェ，シャルル 13
リジン(K) 368
リシン毒素サブユニットB(RTB) 70
リステリア 274, 277
リソソーム(水解小体) 17, 208
リソソーム酵素 124
リゾチーム 271

リゾホスファチジン酸(LPA)　180
リゾリン脂質　177, 180, 182
リツキシマブ　304, 376
リドル症候群　403, 432
リプレッサー　318
リポアラビノマンナン　276
リポキシン A_4(LXA_4)　338
リポテイコ酸(LTA)　79
リポ多糖(LPS)　11, 63, 274
リポ多糖体　274
リムルステスト　11
リモデリング　342
リン酸化 STAT5　257
リンデマン，ジーン　12
リンパ球トラフィキング　176
── の亢進　180
リンパ球活性化　232
リンパ球系共通前駆細胞(CLP)　217
リンパ球系細胞　145
── の分化　145
リンパ球抗原レセプター　44
リンパ球再循環現象　24, 29
リンパ球による抗原の認識と活性化　55
リンパ球表面抗原に対する抗体　302, 303
リンパ球ホーミング　24, 28, 29
リンパ系による炎症の収束作用　341
リンパ細胞の分化と V(D)J 組換えの制御　99
リンパ節　26
── からのリンパ球流出を調節する分子機構　182
リンパ組織の形成　188
リンパ組織以外の組織での炎症細胞　183
リンパ増殖症候群　399, 426
リンフォトキシン(LT)　189
リンホイドケモカイン　32, 33
硫酸アルミニウムカリウム水和物　67
緑膿菌　277
淋菌による髄膜炎　85

る，れ

ループス腎炎　372
涙道関連リンパ組織(TALT)　197
レアギン　13
レイノー現象　373, 374
レーダーバーグ，ジョシュア　7
レクチン　62, 69
── による認識　69
レクチンドメイン　177
レクチン経路　11, 53, 80
レシピエント　298
レセプター選択機構　45
レセプター多様性発生機構　45
レセプターチロシンキナーゼ　186
レチナール脱水素酵素(RALDH)　181, 225
レチノイン酸(RA)　181, 200, 221, 225, 360
レチノイン酸合成酵素(RALDH)　181, 225
レトロウイルス　280, 406
レパトア　158, 368
連鎖球菌　240

ろ

ロイコトリエン(LT)　337
ロイコトリエン A_4(LTA_4)　337
ロイコトリエン受容体拮抗薬　353
ロイシンリッチリピート(LRR)　63, 67, 68, 103
ローリング　29, 177, 340
ロバート・コフマン　239
濾胞 B 細胞　180, 199, 248
濾胞外反応　249
濾胞樹状細胞(FDC)　26, 250, 321
濾胞被覆上皮(FAE)　198
濾胞ヘルパー T 細胞(Tfh)　199, 243, 249, 267, 321, 325
── は高親和性メモリー B 細胞の産生に必要　327
濾胞辺縁帯 B 細胞　236

わ

ワイダイエル輪　197
ワイベル・パラーデ小体　340
ワクチン　287, 320, 387

和文索引

欧文索引

数字・ギリシャ語

$^{1}O_2$(一重項酸素)　209
1 型ヘルパー T 細胞　66
1 型糖尿病　241
── の発症制御　238
1 細胞 1 抗体の法則　6
1 細胞 1 特異性　7
I 型過敏症　241
I 型多腺性自己免疫症候群(APS-1)　367
I 型糖タンパク質　177
I 型レクチン　71
I 型 IFN(IFN-I)　66, 213, 272
── の産生誘導　66
I 型 IFN 遺伝子発現　69
I 型 IFN 反応からの逃避　285
2 型高 IgM 症候群　101
2 型ヘルパー T 細胞　66
2 度なし現象　4
2B4　93
3 種混合ワクチン　56
3MC 症候群　431
IV型アレルギー　342
4-hydroxy-3-nitrophenylacetic acid　325
5-リポキシゲナーゼ　337
5-HPETE(hydroxyperoxyeicosatetraenoic acid)　337
6-メルカプトプリン mercaptopurine(MP)　302, 375
6-硫酸化シアリルルイス X　177, 178
12-リポキシゲナーゼ　337
12/23 組換えルール　97, 98
17 型ヘルパー T 細胞　66
20S プロテアソーム　122
22q11.2 欠失症候群　432
α-ガラクトシルセラミド(α-Gal-Cer)　230, 239
α-デフェンシン　207, 271
α プロテオバクテリア　276
α-マンナン　76
α-Gal-Cer(α-ガラクトシルセラミド)　230, 239
α4β7 インテグリン　55, 181
αβT 細胞　22, 131, 162
αβTCR　154, 202
β-グルカン　76
β-デフェンシン　207
β-actin 欠損症　427
β-selection　155
$β_2$ ミクログロブリン($β_2$m)　116
β5t　158
βc 鎖　34
γ-グロブリン製剤　304
γ 型インターフェロン(IFNγ)　53
γ-セクレターゼ　155
γ-secretase　155
γc 欠損症　423
γc 鎖　34
γc シグナル伝達の障害　394
γδT 細胞　22, 163, 275
── の分岐点　163, 384
δ 鎖 C 領域(Cδ)　251
λ5　171, 397
λ5 欠損症　424
μ 鎖 C 領域(Cμ)　251
μ heavy chain 欠損症　424
ω-5 グリアジン　359

A

a proliferation inducing ligand(APRIL)　222
ABO 型不適合妊娠　312
ABO 適合/不適合　299
acquired immune response　15
acquired immunity　62
acquired immunodeficiency syndrome (AIDS)　405
activation-induced cytidine deaminase (AID)　100, 101, 175, 201, 324
active immunization　388
acute myeloid leukemia(AML)　215
ADA(アデノシンデアミナーゼ)欠損症　423
ADCC(antibody-dependent cell-mediated cytotoxicity)　22, 215, 253, 278, 284, 294, 299, 389
adhesin　277
adoptive cellular immunotherapy　388
affinity　160
affinity maturation　100, 113
AID(activation-induced cytidine deaminase)　100, 101, 175, 201, 324
AID 欠損症　425
AIDS(acquired immunodeficiency syndrome)　405
── の指標疾患　409
── の発症　285
── の発生病理　406
AIRE(autoimmune regulator)　46, 160, 398
── の働き　160
Aire 遺伝子　193, 367
AK2 欠損症(細網異形成症)　423
Akt　173
allele　155
allelic exclusion　105, 157, 171
allergic inflammation　336
allergic rhinitis　354
allogeneic(allogenic)　119
allogenic transplantation　298
ALPS(autoimmune lymphoproliferative syndrome)　371, 398, 426
ALPS-CASP10　426
ALPS-FAS　426
ALPS-FASLG　426
altered peptide ligand(APL)　139
AML(acute myeloid leukemia)　215
ANCA 関連血管炎　374
ANCA(antineutrophil cytoplasmic antibodies)　374
anergy　47, 223, 224
antibody　107
antibody-dependent cell-mediated cytotoxicity(ADCC)　22, 215, 253, 278, 284, 294, 299, 389
antigen　107
antigen presenting cell(APC)　50, 51, 54, 62, 124, 298, 383
antimicrobial peptide　207
antineutrophil cytoplasmic antibodies (ANCA)　374
antiretroviral therapy(ART)　405
AP-1　39
AP3 遺伝子異常　399
APC(antigen presenting cell)　50, 51, 54, 62, 124, 298, 383
APECED〔autoimmune polyendocrine syndrome type 1(APS-1)〕　160, 367, 426
apical surface　287
APL(altered peptide ligand)　139
APOBEC(apolipoprotein B mRNA-editing enzymecatalytic subunit)　281
apolipoprotein B mRNA-editing enzyme-catalytic subunit(APOBEC)　281
apoptosis　279
apoptosis-associated speck-like protein (ASC)　67, 345
APRIL(a proliferation inducing ligand)　222
APS-1(autoimmune polyendocrine syndrome type 1)　160, 367, 426
arachidonic acid　337
Arginase 1 遺伝子　201
arming, NK 細胞の　217
ART(antiretroviral therapy)　405
Artemis　394
ASC(apoptosis-associated speck-like protein)　67, 345

AT(ataxiatelangiectasia) 403, 431
ataxiatelangiectasia(AT) 403, 431
ATLD(毛細血管拡張性運動失調症様疾患) 403, 431
ATP-binding cassette transporter 327
autoantibody 364
autoantigen 363
autoimmune disease 363
autoimmune exocrinopathy 374
autoimmune lymphoproliferative syndrome(ALPS) 371, 398, 426
autoimmune polyendocrine syndrome type 1(APS-1) 367
autoimmune regulator(AIRE) 46, 160, 398
autoimmune regulater(*Aire*)遺伝子 193, 367
autoimmunity 363
autoinflammatory syndrome 336
autophagosome 127
autophagy 274
autotransplantation 298

B

B 型肝炎ウイルス 387
B 細胞 23, 55, 167, 247, 320, 384
—— および B 細胞応答をヘルプする T 細胞の動態 267
—— と T 細胞の相互作用 249
—— の活性化・増殖とプラズマ細胞への分化 247
—— の抗原レセプター 247
—— の産生 186
—— の発見 9
—— の分化 24
B 細胞悪性リンパ腫 376
B 細胞欠損型 394, 397
B 細胞欠損症 396
B 細胞欠損を伴う低ガンマグロブリン血症 424
B 細胞マイトジェン 293
B 細胞免疫反応 320
—— における胚中心の形成 323
—— の開始 321
B 細胞リンパ腫 388
B 細胞レセプター(BCR) 16, 35, 107, 248
B 細胞濾胞 321
B cell activating factor belonging to the TNF family(BAFF) 167, 174, 222, 376
B cell linker(BLNK) 170, 173
B cell receptor(BCR) 16, 35, 107, 248
B lymphocyte-induced maturation protein-1(Blimp-1) 318, 319
B1a 細胞 252
B1b 細胞 252
B1 細胞 23, 247, 252
B2 細胞 23, 247
B7 219
B7.1 220
B7.2 220
B7-DC 224
B7-H1(PD-L1) 224, 386
B220 169
baculoviral inhibitor of apoptosis repeat (BIR) 67
BAFF(B cell activating factor belonging to the TNF family) 167, 174, 222, 376
BAFFR 398
BAFF レセプター欠損症 425
BALB/C 308
BALT(bronchus-associated lymphoid tissue) 27, 197
Bang, Frederick 11
bare lymphocyte syndrome 217
Barth 症候群 427
Basedow 病 374
BCG 388
Bcl-2(B cell lymphoma-2) 173
Bcl-6 245, 318
Bcl-6 遺伝子 323, 324
Bcl-10 75
Bcl-11b 155
Bcl-xL 173
BCMA 327
BCR(B cell receptor) 16, 35, 107, 248
—— による認識 107
BDCA(blood dendritic cell antigen 3 protein) 73
Behring, Emil von 4
Benacerraf, Baruj 9, 119
Beutler, Bruce 12
BHRF-1 286
biological agent 376
BIR(baculoviral inhibitor of apoptosis repeat) 67
BIR ドメイン 68
Blau 症候群 345, 430
Blimp-1(B lymphocyte-induced maturation protein-1) 318, 319
BLNK(B cell linker) 170, 173
BLNK 397
BLNK 欠損症 424
blood dendritic cell antigen 3 protein (BDCA) 73
blood island 141
Bloom 症候群 431
bronchus-associated lymphoid tissue (BALT) 27, 197
BTK 遺伝子 397
BTK 欠損症 424
Burnet, MacFarlane 6, 365
bursa of Fabricius 9
bystander killing 263

C

C 型レクチン 69, 73, 208
C 型レクチンレセプター 73, 77
—— と獲得免疫のかかわり 76
—— と自然免疫 72
—— のシグナル伝達 74
C 型肝炎ウイルス 285
C 反応性タンパク質(CRP) 339
C 領域 94
C(constant)遺伝子 95
c/EBPα 147
C1 欠損 85
C1 inhibitor(C1INH) 80
—— の欠損 85
C1 inhibitor 欠損症 430
C1INH(C1 inhibitor) 80
C1INH 異常症 402
C1q 77, 78, 277
C1q 欠損症 85, 430
C1r 欠損症 430
C1s 欠損症 85, 430
C2 欠損症 430
C3
—— と C5 の活性化 82
—— の中心的役割 82
C3 欠損症 430
C3 転換酵素 80
C3 レセプター 83
C3a 81, 82, 83, 338
C3b 81, 82
C3bBb 複合体 81
C3bBb3b 81
C3bBbC3b 複合体 82
C4 欠損症 430
C4-binding protein(C4bp) 80
C4b2a 複合体 82
C4b2a3b 82
C4bp(C4-binding protein) 80
C5 欠損症 430
C5 の活性化 82
C5a 82, 83, 338
C5b 82
C5b-C7 複合体 82
C5b-C9 複合体 83, 272
C6 欠損症 430
C7 欠損症 430
C8a 欠損症 430
C8b 欠損症 430
C9 欠損症 85, 430
C57BL/6 308
Cδ(δ 鎖 C 領域) 251
Cμ(μ 鎖 C 領域) 251
Ca^{2+}-CN-NF-AT 経路 138
cadherin 261
calcineurin 41
calcineurin inhibitor 301, 302, 375
calcinosis 373
calnexin 125
calreticulin 123, 124
CALT(conjunctiva-associated lymphoid tissue) 198
Campylobacter jejuni 感染 372
c-ANCA 374
cancer stem cell 386
Candida albicans 76
canonical structure 110
capillary leak syndrome 399
CAPS(cryopyrin-associated periodic syndrome) 345
CAR(chimeric antigen receptor) 389
CAR 細胞 189
carbohydrate recognition domain(CRD) 69, 78, 208
CARD(caspase recruitment domain) 67, 68, 345

CARD9(caspase recruitment domain family member 9) 75, 401
Carma-1/Bcl-10/Malt-1 複合体 139
cartilage hair hypoplasia(CHH) 403, 432
CASP8 398
CASP8 欠損 426
CASP10 398
caspase recruitment domain(CARD) 67, 68, 345
caspase recruitment domain family member 9(CARD9) 75, 401
Castleman 病 372
catalase 274
cathepsin 127
CB-17scid 99
CCL2 32
CCR4 182
CCR5 319, 406
CCR5 阻害薬 410
CCR7 54, 55, 153, 187, 219, 264, 316, 321
CCL8(MCP-2) 183
CCR9 153, 181, 187
CCR10 182
CCL5 357
CCL11 32, 357
CCL17 182, 357
CCL19 54, 219
CCL21 153, 219
CCL22 182
CCL22/MDC 357
CCL25 153
CCL27 182
CCL28 182
CD1d 22, 48, 164
CD2 結合タンパク質 1(CD2BP1) 347
CD2BP1(CD2 結合タンパク質 1) 347
CD3 複合体 132
CD3γ 欠損症 423
CD3δ/CD3ε/CD3ζ 欠損症 423
CD3ε 307
CD3ζ 93
CD4 130, 153
CD4 T 細胞 22, 51, 55, 239
$CD4^+CD25^+Foxp3^+$ 308
$CD4^-CD8^-$ 276
CD5 B 細胞 23, 24
CD8 153
CD8 キラー T 細胞と NK 細胞の細胞傷害作用 234
CD8 欠損症 423
CD8 陽性細胞傷害性 T 細胞 284
CD8α 陽性 DC 222
CD8$\alpha\alpha$ T 細胞 163
CD8 T 細胞 22, 23, 51, 55, 214, 385
CD11b/CD18(CR3) 208, 340
CD11c 陽性 NK 細胞 217
CD16(FcγR Ⅲ) 92, 208, 211, 253
CD19 欠損症 424
CD20 388
CD20 欠損症 425
CD25 154, 194, 303, 315
CD25 欠損症 426
CD25 陽性 CD4 陽性 T 細胞 191
CD28 140, 220, 301
—— を介した T 細胞の増殖 220
CD28-B7 結合 220
CD31(PECAM-1) 341
CD32(FcγR Ⅱ) 208, 253
CD35(CR1) 83, 208
CD40 欠損症 423, 425
CD40 リガンド(CD40L) 220, 249
CD40 リガンド欠損症(XHIGM) 423, 425
CD40-CD40L 323
CD40L(CD154) 220, 249
CD40L 遺伝子 397
CD40L 欠損症 423, 425
CD43 182
CD44 315
CD45 欠損症 423
CD45RA 315
CD45RO 316
CD46 83
CD48 93
CD55 83
CD56 強陽性 NK 細胞 212
CD56 弱陽性 NK 細胞 212
CD59 83, 85
CD62L 316
CD64(FcγR Ⅰ) 208, 253
CD80 220
CD80/CD86 232, 301
CD81 欠損症 425
CD84 249
CD86 220
CD94/NKG2A レセプター 90
CD94/NKG2C 92
CD94/NKG2E 92
CD107a 262
CD122 194, 303
CD127 258
CD132 194, 303
CD152 220
CD154(CD40L) 220, 249
CD206 208
CD207 208
CD209 208
CD244 92, 93
cDC(conventional DC) 221, 383
Cdc42 41, 402
CDCC(complement-dependent cellular cytotoxicity) 389
CDR(complementary determining region) 110, 228
CDRH1 110
CDRH2 110
CDRH3 110
CDRL1 110
CDRL2 110
CDRL3 110
cell lineage 245
Celsus 334
central memory T 細胞(T_{CM}) 258, 315, 317
central supramolecular activation cluster (cSMAC) 133
central tolerance 224
Cernunnos 394
CFU-S(colony-forming units in spleen) 143
CGD(chronic granulomatous disease) 209, 400, 427
Chédiak-Higashi syndrome 217, 399, 425
chemokinesis 19
chemotactic cytokine 31
chemotactic factor 83
chemotaxis 19, 341
CHH(cartilage hair hypoplasia) 403, 432
chimeric antigen receptor(CAR) 389
chitinase3-like-3 236
chronic granulomatous disease(CGD) 209, 400, 427
chronic infantile neurological cutaneous and articular(CINCA) syndrome 69, 345, 401, 429
chronic mucocutaneous candidiasis disease(CMCD) 398, 429
Churg-Strauss 症候群 374
CID(複合免疫不全症) 393, 396, 423
ciliary neurotrophic factor(CNTF) 34
CINCA(chronic inflammatory neurological cutaneous articular) syndrome 69, 345, 401, 429
c-Jun 39
c-Kit 154, 186, 217
c-Kit 陽性 Sca-1(KSL)陽性細胞 143
c-Kit リガンド 31
Claman, Henry 9
class 107
class Ⅱ associated Ii chain peptide(CLIP) 125
class switch 55, 99, 101, 108, 175, 251
CLEC(C-type lectin-like receptor) 73
Clec2(C-type lectin-like receptor 2) 75
CLIP(class Ⅱ associated Ii chain peptide) 125
clonal deletion 304
clonal exhaustion 259
CLP(common lymphoid progenitor) 217
CLR(C-type lectin receptor) 273
c-Maf 245
CMCD(chronic mucocutaneous candidiasis disease) 398, 429
c-Mpl 186
c-Myc 173
c-Myc 324
Coffman, Robrt 239
Cohen 症候群 427
COLEC11 欠損症 431
Coley, William 378
Coley ワクチン 378
collagen disease 367
colony stimulating factor(CSF) 31
colony-forming units in spleen(CFU-S) 143
combinatorial diversification 105
Comel-Netherton 症候群 432
common lymphoid progenitor(CLP) 217
common variable immunodeficiency (CVID) 396, 424
complement 10, 18, 77, 211, 272, 299

complement receptor(CR) 77, 83
complement receptor 3(CR3)欠損症 431
complementary determining region (CDR) 110, 228
complement-dependent cellular cytotoxicity(CDCC) 389
ConA(concanavalin A) 78
concanavalin A(ConA) 78
conjunctiva-associated lymphoid tissue (CALT) 198
connective tissue disease 367
constant(*C*)遺伝子 95
constant domain 107
constant region 107
contraction 257, 315
conventional DC(cDC) 221, 383
Coombs, Robert 13
core particle(CP) 122
coreceptor 22
Coronin1A 欠損症 423
costimulatory molecules →補助刺激分子
costimulatory receptor →補助刺激レセプター
costimulation 139
cowpox 320
COX-2(cyclooxygenase-2) 337, 386
CP(core particle) 122
CpG(cytocine-phosphate-guanine) 63
CpG dNA 63, 65
CR(complement receptor) 77, 83
CR1(CD35) 83, 208
CR3(CD11b/CD18) 208, 340
CRD(carbohydrate recognition domain) 69, 78, 208
C-reactive protein(CRP) 339
Creola 体 349
CREST 症候群 373
Crohn 病 201, 346
cross reaction 371
cross-presentation 124, 222, 256
cross-priming 124, 223, 256
cross-tolerance 256
CRP(C-reactive protein) 339
cryopyrin-associated periodic syndrome (CAPS) 345
cryptic epitope 371
CSF(colony stimulating factor) 31
CsK(C-terminal src kinase) 137
cSMAC(central supramolecular activation cluster) 133
C-terminal src kinase(CsK) 137
CTL(cytotoxic T cell) 21, 51, 220, 255, 299, 383, 385
―― の機能 261
―― のサイトカイン産生 263
―― の分化 255
CTL 反応 284
CTL 誘導における CD4 T 細胞のヘルプ 256
CTLA-4 39, 57, 140, 220, 224, 259, 389
―― を介した T 細胞の増殖抑制 220
CTLA-4 抗体 261
CTLA-4-B7 結合 220
CTLA4-Ig 304, 376
C-type lectin receptor(CLR) 273
C-type lectin-like receptor 2(Clec2) 75
CVID(common variable immunodeficiency) 396, 424
―― の診断基準 398
CXCL8 32, 183, 339, 341
CXCL9 263
CXCL10 263
CXCL11 263
CXCL12 153, 185
CXCL13 174, 267, 321
CXCR1 183
CXCR2 183
CXCR3 263
CXCR4 185, 323, 406
CXCR5 56, 245, 267, 321
cyclooxygenase 337
cyclooxygenase-2(COX-2) 337, 386
cytocine-phosphate-guanine(CpG) 63
cytotoxic granule 261
cytotoxic T cell(CTL) 21, 51, 220, 255, 299, 383, 385

D

DAF(decay-accelerating factor) 83, 85
DAG(diacylglycerol) 41, 139
DAI 67
damage-associated molecular pattern (DAMP) 72, 256, 273, 336
DAMP(damage-associated molecular pattern) 72, 256, 273, 336
danger signal 72, 92, 336, 360
DAP10(DNAX activating protein of 10 kD) 93, 214
DAP12 75, 93, 214
dark zone 322
Dausset, Jean 9, 119
David Baltimore 96
Davis, Mark 10
DC(dendritic cell) 10, 17, 20, 199, 207, 219, 383
―― による獲得免疫系の活性化 219
―― による獲得免疫系の寛容誘導 223
―― の産生 187
DC サブセットの役割 221
DCIR(dendritic cell immunoreceptor) 73, 75
DC-SIGN〔dendritic cell-specific intracellular adhesion molecule 3(ICAM3)-grabbing non-integrin〕 73, 76, 208, 219
de novo 抗体 302
death domain 211
DEC-205(dendritic and epithelial cells) 71, 208
decay-accelerating factor(DAF) 83, 85
decoy MHC 分子 215
Dectin-1(dendritic cell-associated C-type lectin 1) 75, 76, 77, 208
―― の経路異常 401
Dectin-2 74, 76, 208
definitive erythrocyte 141
definitive hematopoiesis 141
deletion 223, 224
Delta 38
Delta-like 4(DLL4) 155, 187
dendritic and epithelial cells(DEC-205) 71, 208
dendritic cell(DC) 10, 17, 20, 199, 207, 219, 383
dendritic cell immunoreceptor(DCIR) 73, 75
dendritic cell natural killer lectin group receptor(DNGR) 73
dendritic cell-associated C-type lectin 2 (Dectin-2) 74
dendritic cell-specific intracellular adhesion molecule 3(ICAM3)-grabbing non-integrin(DC-SIGN) 73
DH-JH 再構成 169
diacylglycerol(DAG) 41, 139
DIC(disseminated intravascular coagulation) 272
DiGeorge 症候群 152, 395, 432
DIRA(インターロイキン1レセプター拮抗分子欠損症) 430
disseminated intravascular coagulation (DIC) 272
DKC 432
DLI(donor leukocyte infusion) 389
DLL4(Delta-like 4) 155, 187
DM(皮膚筋炎) 373
DN(double negative)段階 154
DNA 依存性プロテインキナーゼ(DNA-PK) 99
DNA ウイルス 280
DNA 修復異常症 431
DNA 修復酵素の変異 379
DNA 損傷修復異常症 403
DNA 複製障害 394
DNA メチル化 379
DNA メチル化異常症 403
DNA リガーゼⅣ欠損症 423
DNA-PK(DNA 依存性プロテインキナーゼ) 99
DNA-PKcs 394
DNA-PKcs 欠損症 423
DNAX activating protein of 12 kD (DAP12) 74
DNGR(dendritic cell natural killer lectin group receptor) 73
DNGR-1 75, 77
DNMT3B 403
DOCK8 欠損症 424, 432
Döderlein 桿菌 272
Doherty, Peter 10
donor leukocyte infusion(DLI) 389
double negative(DN)段階 154
double positive(DP)段階 154
DP(double positive)段階 52, 154
dykeratosis congenita 403

E

E-カドヘリン 261
E-セレクチン 70, 182, 340
E1A 286

E2A 147
E4BP4 236
EAE(experimental allergic encephalomyelitis) 71, 238, 376
early B cell factor(EBF) 169
early IL-4 236
EB ウイルス(Epstein-Barr virus) 372, 407
EB ウイルス関連リンパ腫 382
EB ウイルス感染 226
EBF(early B cell factor) 169
EBI2 323, 324
EBV Bcl-2 homologue 286
ECP(eosinophil cationic protein) 349
EDA-ID(免疫不全を伴う無汗性外胚葉形成異常症) 428
Edelman, Gerald 7
effector memory T 細胞(T_{EM}) 258, 315, 317, 323
effector phase 255
effector T 細胞 315
EGF-R 36, 388
Ehrlich, Paul 6
Ehrlichia 276
eIF-2α 283, 286
ELA2/ELANE 399
ELANE 欠損症 427
Emberger 症候群 400
embryonic stem cell 150
EMT(epithelial mesenchymal transition)がん細胞 386
endomucin 177
endoplasmic reticulum(ER) 230
endoplasmic reticulum aminopeptidase 1 (ERAP1) 124
endothelial protein C receptor(EPCR) 120
eNOS(血管内皮型 NOS) 339
enveloped virus 281
Eomes(eomesodermin) 244, 257
eomesodermin(Eomes) 244, 257
eosinophil cationic protein(ECP) 349
eosinophil peroxidase(EPO) 349
eotaxin 32, 357
EPCR(endothelial protein C receptor) 120
epithelial mesenchymal transition(EMT)がん細胞 386
epitope 16, 94, 107, 284, 321
EPO(eosinophil peroxidase) 349
Epo(erythropoietin) 34
Epstein-Barr virus(EBV) 226, 372, 407
Epstein-Barr virus Bcl-2 homologue 286
ER(endoplasmic reticulum) 230
ERAP1(endoplasmic reticulum aminopeptidase 1) 124
ERp57 124
error-prone 409
erythropoietin(Epo) 34
ES 細胞(embryonic stem cell) 150
ESL-1 182
esophageal lesion 373
exhaustion 270
expansion 257
experimental allergic encephalomyelitis (EAE) 71, 238, 376
extrinsic signal 146
exudation 339

F

Fab(fragment antigen-binding) 109
FACS(fluorescence activated cell sorter) 143
factor B 欠損症 430
factor D 欠損症 430
factor H 欠損症 431
factor I 欠損症 430
FADD 398
FADD 欠損症 426
FAE(follicle-associated epithelium) 198
FAK(focal adhesion kinase) 38
FALC(fat-associated lymphoid cluster) 203
familial hemophagocytic lymphohistiocytosis(FHL) 399, 426
familial Mediterranean fever(FMF) 345
Fas 57, 211, 371
Fas 398
FasL(Fas リガンド) 211, 234, 262, 386
FasL 398
fat-associated lymphoid cluster(FALC) 203
Fc(fragment crystallized) 109
Fc receptor γ(FcRtγ) 75
Fc receptor-like 3(*FCRL3*)遺伝子 369
FcαRI 253
FcγR 208, 253
FcγR Ⅰ(CD64) 208, 253
FcγR Ⅱ(CD32) 208, 253
FcγR Ⅲ(CD16) 92, 208, 211, 253
FcεR 20, 253
FcεRI 133, 208, 278, 349
FcεRIγ 93
FcR 18, 20, 22, 35, 253, 277
FcRγ 133
FcRγ(Fc receptor γ) 75
FCRL3(*Fc receptor-like 3*)遺伝子 369
FcRn(neuronal Fc receptor) 120
FDC(follicular dendritic cell) 26, 250, 321
fetal liver 142
FGF(fibroblast growth factor) 342
FHL(familial hemophagocytic lymphohistiocytosis) 399, 426
FHL2 426
FHL3 426
FHL4 426
FHL5 426
fibroblast growth factor(FGF) 342
fibroblastic reticular cell(FRC) 27
fibrosarcoma 235
fistula 341
FKBP12 303
Flt-3 186, 217
fluorescence activated cell sorter(FACS) 143
focal adhesion kinase(FAK) 38
FOG 245
follicle-associated epithelium(FAE) 198
follicular dendritic cell(FDC) 26, 250, 321
follicular helper T cell 243
forkhead box O(FOXO) 173
forkhead box P3(Foxp3) 48, 191, 243, 245
FoxN1 152
FoxN1 遺伝子 395
FOXN1 欠損症 424
FOXO(forkhead box O) 173
Foxo1 173, 174
Foxo3a 173
Foxp3(forkhead box P3) 48, 191, 243, 245
FOXP3 遺伝子 48, 191, 371, 398
Foxp3 陽性 CD4 陽性制御性 T 細胞 191, 194
—— の発生分化と維持 193
Foxp3 陽性制御性 T 細胞 304
Foxp3 陽性内在性 Treg 細胞 385
Foxp3 陽性誘導性 Treg 細胞 385
fragment antigen-binding(Fab) 109
fragment crystallized(Fc) 109
FRC(fibroblastic reticular cell) 27
FRC conduit 27
Freund, Jules 12
functional differentiation 240
Fv フラグメント 112

G

G protein 41
G protein-coupled receptor(GPCR) 31, 179, 264
G6PC3 欠損症 427
Gal-9(ガレクチン-9) 71, 261
Galenus 334
GALT(gut-associated lymphoid tissue) 27, 55, 197
gamma interferon-inducible lysosomal thiol reductase(GILT) 127
GAP 41
GATA1 147
GATA2 400
GATA2 欠損症 428
GATA3 244
GC(glucocorticoid) 375
GC 反応部位(GRE) 375
G-CSF 31
GEF(GTP exchange factor) 41
Gell, Philip 13
germline 遺伝子 227
germinal center 26, 100, 113
germline *LRR* 遺伝子セグメント 103
Gfi-1 245
GFI-1 欠損症 427
GILT(gamma interferon-inducible lysosomal thiol reductase) 127
GlcNAc(*N*-アセチル D-グルコサミン) 78, 79
Glick, Bruce 9
glucocorticoid(GC) 375
GlyCAM-1 177
GM1 372
GM-CSF 31

Golgi 体 122
Good, Robert 9
Gottron 徴候 373
$gp22^{phox}$ 208
$gp91^{phox}$ 208
$gp91^{phox}$ 欠損症 428
gp130 34
GPCR(G protein-coupled receptor) 31, 179, 264
graft-versus-host disease(GVHD) 196, 215, 310, 389
graft-versus-leukemia effect(GVL effect) 215, 389
graft-versus-tumor effect(GVT effect) 215
granule exocytosis 261
granulysin 276
GRE(GC 反応部位) 375
Griscelli syndrome 217, 425
Griscelli 症候群 2 型 399
GTP exchange factor(GEF) 41
Guillain-Barré 症候群 371
gut-associated lymphoid tissue(GALT) 27, 55, 197
GVHD(graft-versus-host disease) 196, 215, 310, 389
GVL effect(graft-versus-leukemia effect) 215, 389
GVT effect(graft-versus-tumor effect) 215

H

H 鎖 94, 107
H_2O_2(過酸化水素) 208
H60 91, 202
HA(ヘマグルチニン) 92, 320
HAE(hereditary angioedema) 80, 85
Hageman 因子 338
HAMA(human anti-mouse antibody) 378, 388
haploidentical T celldepleted stem cell transplantation 216
hapten 112
haptotaxis 19
HAX1 399
HCV(hepatitis C virus) 285
HDAC(脱アセチル化酵素) 326
heat shock protein(HSP) 276
heavy chain 94, 107
hematopoiesis(hemopoiesis) 141
hematopoietic cytokine 148
hematopoietic progenitor cell 141
hematopoietic stem cell(HSC) 141, 142, 150, 186
hemITAM 75
hemochromatosis disease candidate gene product(HFE) 120
hemolysin(Hly) 277
hepatitis C virus(HCV) 285
Her2 386, 388
Herberman, Ronald B. 86
hereditary angioedema(HAE) 80, 85
Hermansky-Pudlak 症候群 425
Hermansky-Pudlak 症候群 2 型 399
Hes-1 155
HEV(high endothelial venule) 26, 29, 176
HFE(hemochromatosis disease candidate gene product) 120
H-ficolin 78
HHV-8(human herpes virus type 8) 407
hierarchical commitment model 145
HIES(高 IgE 症候群) 403, 432
high endothelial venule(HEV) 26, 29, 176
high mobility group box(HMG) 335
high mobility group box1(HMGB1) 273
HIGM 325, 396, 397, 425
hinge region 109
histone-acetyltransferase complex 169
HIV(human immunodeficiency virus) 196, 281, 291, 405
HIV-1(human immunodeficiency virus type 1) 405
—— のウイルス学的特性 407
HIV-1 感染症
—— と AIDS に対する抗ウイルス薬 410
—— と AIDS に対する多剤併用療法とその効果 411
—— と AIDS の今後 413
—— と AIDS の臨床像 409
—— の自然経過 409
HLA(human leukocyte antigen) 21, 115, 215, 298, 368
HLA クラスⅡ分子 368
HLA-DM 125
HLA-DR 368
HLA-E 202, 261
HLA-G 217
Hly(hemolysin) 277
HMG(high mobility group box) 335
HMGB1(high mobility group box1) 273
Hoffmann, Jules 12
homeostatic proliferation 318
homing 176
Hoyeraal-Hreidarsson syndrome 403, 432
HPTN052 412
HPV-E7 386
HSC(hematopoietic stem cell) 141, 142, 150, 186
HSE(単純ヘルペス脳炎) 428
HSP(heat shock protein) 276
HSV ICP47 タンパク質 286
HSV(単純ヘルペスウイルス) 286
human anti-mouse antibody(HAMA) 378, 388
human herpes virus type 8(HHV-8) 407
human immunodeficiency virus(HIV) 196, 281, 291, 405
human immunodeficiency virus type 1 (HIV-1) 405
human leukocyte antigen(HLA) 21, 115, 215, 298, 368
hybrid resistance 215
—— と HLA 半合致移植 215
hydrogen bond 109
hydroxyperoxyeicosatetraenoic acid(5-HPETE) 337
hyper IgM syndrome 2 101, 396
hyper variable region 110
hyperesthetic rhinitis 354

I

I(intervening)領域 101
IκB キナーゼ(IKK) 139
IκBα 401
ICAM-1 340
ICF 症候群 403, 432
ICOS(inducible co-stimulator) 93, 140, 220, 249, 323
ICOS 398
ICOS 欠損症 424
ICOSL 249, 323
IDO(indoleamine 2, 3-dioxygenase) 224, 386
IEL(intraepithelial lymphocyte) 29, 201
IFI-16 67
IFN 12, 51, 53, 282, 378
IFN-Ⅰ(Ⅰ型インターフェロン) 213
IFN-producing killer dendritic cell (IKDC) 217
IFNα 67
IFNβ 67
IFNγ 22, 53, 211, 220, 385
IFNγR1 欠損症 428
IFNγR2 欠損症 428
Ig(immunoglobulin) 94, 107
Ig 遺伝子 105
—— の再構成 167
Ig 重鎖変異と欠失 425
Ig フォールド 109
Igα 欠損症 424
Igα/Igβ 169
Igβ 欠損症 424
Igκ 鎖欠損症 425
IgA 250
IgA 欠損症の診断基準 398
IgA 抗体産生細胞 201
IgA・IgG サブクラス欠損症 425
IgD 250, 251
IgE 13, 250, 254
IgE 依存型とアトピー型気管支喘息の位置づけ 348
IgE 依存的なアレルギー性気道炎症の誘導機構 349
IgE 産生形質細胞 349
IgE 非依存的なアレルギー性気道炎症の誘導機構 349
IgG 250, 253
IgH 鎖の定常領域 101
IGHM 397
IgM 250, 251, 253
Ii 鎖(invaliant chain) 125
Ikaros 147, 170
IKAROS 欠損症 433
Ikaros ファミリー 245
IKDC(IFN-producing killer dendritic cell) 217
IKK(IκB キナーゼ) 139

IL(interleukin) 29, 33
IL-1 29, 53, 339
IL-1β 242, 336
IL-2 221, 378, 385
IL-2 シグナル 232
IL-2Rα 194
IL-2Rβ 194
IL-2 mRNA 220
IL2RG 遺伝子 394
IL-4 221
IL-5 51
IL-6 221, 242, 339, 372, 376
IL-6R 245
IL-7 186, 389
IL-7R 欠損症 423
IL7R 遺伝子異常 394
IL-7Rα 171
IL-8 32, 183
IL-10 56, 57, 386
IL-10 産生性 Tr1 細胞 385
IL-12 21, 53, 213, 220, 233
IL-12 欠損症 217, 428
IL-12 レセプター欠損症 217
IL-12p40 欠損症 428
IL-12R 232
IL-12Rβ 245
IL-15 187, 213, 217, 389
IL-17 242, 376
IL-17F 欠損症 429
IL-17RA 欠損症 429
IL-18 213
IL-21 221, 249
IL-21R 245
IL-22 376
IL-22 産生 NK 細胞(NK22) 217
IL-23 242
IL-23R 陽性 NKT 細胞 236
IL-23R1 欠損症 428
IL-25 291
IL-33 51, 291
IL-35 195
ILC(ILC2) 22, 23, 30, 51
ILT2 217
immune complex deposition disease 372
immune dysregulation, polyendocrinopathy, enteropathy, X-linked(IPEX)症候群 48, 191, 245, 367, 398, 426
immune surveillance 381
immunoediting 381
immunogenic cancer cell death 388
immunoglobulin(Ig) 94, 107
immunoglobulin(Ig) fold 109
immunoreceptor tyrosine-based activation motif(ITAM) 35, 72, 74, 93, 133
immunoreceptor tyrosine-based inhibitory motif(ITIM) 37, 38, 75, 220, 259
immunoreceptor tyrosine-based switch motif(ITSM) 259
indoleamine 2, 3-dioxygenase(IDO) 224, 386
induced pluripotent stem cell(iPS 細胞) 150
induced regulatory T cell(iTreg) 56, 193, 221, 243
induced-self 90, 92
inducible co-stimulator(ICOS) 93, 140, 220, 249
inducible nitric oxide synthase(iNOS) 209, 339
inflammasome 336
inflammation 210, 334
inflammatory chemokine 32
inflammatory disease 334
innate immune response 15
innate immunity 62
innate T cell 275
innate-like B cell 253
innate lymphoid cell 23
iNOS(inducible nitric oxide synthase) 209, 339
inositol phosphete3(IP3) 41
inside-out signal 37, 38
interferon →IFN
interferon-regulatory factor(IRF)4 172
interferon-regulatory factor 5 369
interferon-regulatory factor 8 172
interleukin →IL
intervening(I)領域 101
intraepithelial lymphocyte(IEL) 29, 201
intravenous immunoglobulin substitution (IVIG) 398
intrinsic signal 146
invariant chain(Ii 鎖) 125
invariant Vα14Jα18 227
inversion 96
ionomycin 241
IP-10 263
IPAF 67
IPEX(immune dysregulation, polyendocrinopathy, enteropathy, X-linked)症候群 48, 191, 245, 367, 398, 426
ipilimumab 261
iPS 細胞(induced pluripotent stem cell) 150
IPS-1 69
IRAK4 400
IRAK4 欠損症 428
IRF(interferon-regulatory factor)ファミリー 245
IRF3 285
IRF4 172
IRF5 369
IRF8 172
IRF8 400
IRF8 欠損症 428
Isaacs, Alick 12
ISGF3 286
Ishizaka, Kimishige 13
Ishizaka, Teruko 13
isoGb3 231
isotype 101, 107
isotype switching 99
I-TAC 263
ITAM(immunoreceptor tyrosine-based activation motif) 35, 72, 74, 93, 133
ITAM-Syk 93
ITCH 欠損症 427
ITIM(immunoreceptor tyrosine-based inhibitory motif) 37, 38, 75, 220, 259
ITK 欠損症 424
iTreg(induced regulatory T)細胞 56, 193, 221, 243
—— の誘導 223, 225
ITSM(immunoreceptor tyrosine-based switch motif) 259
IUIS(国際免疫学会連合) 393
IVIG(intravenous immunoglobulin substitution) 398

J

J 遺伝子 228
Jα18 遺伝子 164
Jα18Vα14Jα18 レセプター 227
Jagged 38
JAK(Janus kinase) 34
JAK3 遺伝子異常 394
JAK3 欠損症 423
JAK-STAT 系 186
Janeway, Jr., Charles 12
Janus kinase(JAK) 34
Jenner, Edward 4, 320
Jerne, Niels 6
Job 症候群 432
junctional diversification 105

K

Kärrek, Klas 87
Kaposi sarcoma-associated herpesvirus (KSHV) 407
Kaposi 肉腫(KS) 407
KAR(killer activation receptor) 382
Kastner, Daniel 344
keratinocyte growth factor(KGF) 202
KGF(keratinocyte growth factor) 202
killer activation receptor(KAR) 382
killer immunoglobulin-like receptor(KIR) 91, 92
Killer immunoglobulin-like receptor three domains, long cytoplasmic tail, 1 (KIR3DL1) 91
killer immunoglobulin-like receptor two domains, short cytoplasmic tail, 2 (KIR2DS2) 91
killer inhibitory receptor(KIR) 383
killer lectin-like receptor(KLR) 73
KIR(killer immunoglobulin-like receptor) 91, 92
KIR ファミリー 90
KIR(killer inhibitory receptor) 383
KIR2DL4 217
KIR2DS 92
KIR2DS2(killer immunoglobulin-like receptor two domains, short cytoplasmic tail, 2) 91
KIR3DL1(Killer immunoglobulin-like receptor three domains, long cytoplasmic tail, 1) 91
Kitasato, Shibasaburo 4

Klemperer, Paul　367
KLR(killer lectin-like receptor)　73
KLRG1　261
Koch, Robert　4
Köhler, Georges　7
Kostmann 症候群　399, 427
KS(Kaposi 肉腫)　407
KSHV(Kaposi sarcoma-associated herpesvirus)　407
KSL(c-Kit 陽性 Sca-1)細胞　143
Ku70/Ku80　98, 99

L

L 鎖(light chain)　94, 107
L-セレクチン　70, 177, 316
L-セレクチン依存性　177
L-フィコリン　78
LAD1(白血球接着異常症 1 型)　399, 427
LAD2　427
LAD3　427
LAMP-1　262
Landsteiner, Karl　13
Langerin　208
large pre B2 cell　169
LAT　137
Lck　162
LDL(low density lipoprotein)　208
lectin-like oxidized low-density lipoprotein receptor(LOX)　73
Lederberg, Joshua　7
leucine-rich repeat(LRR)　63, 67, 68, 103
leukemic stem cell　148
leukotriene(LT)　337
LewisX(sLeX)　340
LFA-1　179, 340
—— のコンフォメーション　219
LFA-3-IgG 融合タンパク質　305
L-ficolin　78
licensing, NK 細胞の　217
LIG4　394
light chain(L 鎖)　94, 107
light zone　322
LILRB1　119
LILRB2　119
Limulus test　11
Lindeman, Jean　12
lineage commitment　145
lineage marker　143
lineage priming　147
lineage-committed progenitor cell　145
lipopolysaccharide(LPS)　11, 63, 274
lipoxin(LX)A_4　338
lipoxygenase　337
Listeria monocytogenes　275, 277
LL37　222
long cytoplasmic tail　91
long-lived プラズマ細胞　175
long-lived 抗体産生細胞　167
low density lipoprotein(LDL)　208
LOX(lectin-like oxidized low-density lipoprotein receptor)　73
LPA(リゾホスファチジン酸)　180
LPS(lipopolysaccharide)　11, 63, 274
LRR(leucine-rich repeat)　63, 67, 68, 103
LT(leukotriene)　337
LT(lymphotoxin)　189
LTA(リポテイコ酸)　79
LTA_4　337
LTB_4　337
LTC_4　337
LTD_4　337
LTE_4　337
LTβR　189
LXA_4　338
LXB_4　338
Ly49　21, 87
Ly49 ファミリー　90
Ly49H　92
lymphoid chemokine　32
lymphotoxin(LT)　189
lysosome　208
LYST 遺伝子異常　399

M

M(microfold)細胞　55, 198
M タンパク質　371
M1 マクロファージ　201, 342, 343, 382
M2 マクロファージ　201, 342, 344, 386
MAC(membrane attack complex)　77, 82, 272, 277, 402
Mac-1(CR3)　340
MacDermott, Michael　344
Mackay　365
macrophage　10, 17, 201, 207, 342, 380, 382, 428
macrophage activation syndromes　346
macrophage inducible C-type lectin (Mincle)　74, 76, 208
macrophage-derived chemokine(MDC)　357
MAdCAM-1　55, 181
MAGT1　395
MAGT1 欠損症　424
MAIT 細胞　276
Majeed 症候群　430
major basic protein(MBP)　20, 349, 376
major histocompatibility complex(MHC)　9, 63, 128, 298, 379
Mak, Tak　10
MALT(mucosa-associated lymphoid tissue)　27, 54, 197
MALT-1(mucosa-associated lymphoid tissue lymphoma translocation gene 1)　75
mammalian target of rapamycin(mTOR)　303
mannan/mannose-binding lectin(MBL)　69, 77, 78, 291, 339
mannan-binding protein(MBP)　78
mannose-6-phosphate receptor(MPR)　70
mannose-binding lectin(MBL)　69, 77, 78, 291, 339
mantle zone　364
MAP(mitogen-activated protein)　39
MAP キナーゼ・キナーゼ(MAPKK)　39
MAP キナーゼ経路　39
MAPKK(MAP キナーゼ・キナーゼ)　39
MAPKK キナーゼ(MAPKKK)　39
marginal zone B cell　236
margination　339
MART-1　385
MASP(MBL-associated serine protease)　80
MASP1 欠損症　431
MASP2 欠損症　431
mast cell　20, 274, 278, 380, 382
MBL(mannose-binding lectin)　69, 77, 78, 291, 339
MBL 欠損症　85
MBL 結合セリンプロテアーゼ　80
MBL-associated serine protease(MASP)　80
MBP(major basic protein)　20, 349, 376
MBP(mannan-binding protein)　78
MCA(methylcholanthrene A)　235
McDevitt, Hugh　9
MCP(membrane cofactor protein)　83
MCP-1　32
M-CSF　31, 36
MD2　64
MDA5　67, 282
MDC(macrophage-derived chemokine)　357
mDC(myeloid dendritic cell)　383, 400
MDL-1(myeloid DAP12-associating lectin-1)　74
MDP(muramyl dipeptide)　345
MDSC(myeloid derived suppressor cell)　386
Medawar, Peter　9, 304
Mediterranean fever(*MEFV*)遺伝子　345, 401
—— の変異　345
membrane attack complex(MAC)　77, 82, 277, 402
membrane attack complex inhibitor (CD59)欠損症　431
membrane cofactor protein(MCP)　83
membrane cofactor protein(CD46)欠損症　431
memory cell　56, 180, 257, 279, 287, 315
mendelian susceptibility to mycobacterial disease(MSMD)　392, 400, 427
Metchnikoff, Elie　10
methylcholanthrene A(MCA)　235
mevalonic acid kinase(*MVK*)遺伝子　346
M-ficolin　78
MHC(major histocompatibility complex)　9, 63, 128, 298, 379
—— と NK 細胞の分化・成熟・反応性　90
—— と結合ペプチドの構造　116
—— の構造と機能　115
—— の発見　9
—— の免疫システムにおける役割　115
MHC クラス I　21, 42, 116, 211, 219, 284, 298
—— による抗原提示のメカニズム　122

欧文索引

MHC クラスⅠ欠損症　424
MHC クラスⅡ　43, 117, 219, 298
MHC クラスⅡを介した抗原提示のメカニズム　124
MHC クラスⅡ欠損症　424
MHC 拘束性　10
—— の認識機構　86
MHC 多型の免疫学的意義　117
MHC 非拘束性の認識機構　87
MHC 分子　42
MHC-ペプチドと MHC 拘束性　128
MHC-ペプチド複合体　298
MHC class I chain-related molecule A/B (MICA/B)　91, 120, 383
MHC class I-related chain (MIC)　119, 202
MHC class-related chain (MIC) 分子　202
MIC (MHC class I-related chain)　119, 202
MICA/B (MHC class I chain-related molecule A/B)　91, 120, 383
microfold (M) 細胞　198
Mig　263
Milgrom　365
Miller, Jacques　9, 10
Milstein, Cesar　7
Mincle (macrophage inducible C-type lectin)　74, 76, 208
MIP-1α　284
MIP-1β　284
miRNA　215
missing self　89, 211, 216, 383
missing-self hypothesis　87, 211
Mitchell, Graham　10
mitotracker　327
mMCP-1　294
MMF (mycophenolate mofetil)　302, 303
MMR (マクロファージマンノースレセプター)　71, 208
MOG (myelin oligodendrocyte glycoprotein)　238
molecular mimicry　371
monkey pox　320
mono MAC 症候群　428
monocyte　207
monovalent　113
Morgagni, Giovanni　367
Mosmann, Tim　239
mouse UL16-binding protein-like transcript-1 (MULT-1)　91
MP (6-mercaptopurine)　302, 375
MPO (myeloperoxidase)　208, 209, 274, 374
MPO-ANCA　374
MPP (multipotent progenitor)　185, 203, 204, 351
MPR (mannose-6-phosphate receptor)　70
MSMD (mendelian susceptibility to mycobacterial disease)　392, 400, 427
mTOR 阻害薬　303
mucin　207
Muckle-Wells 症候群　345, 346, 401, 429
mucosa-associated lymphoid tissue lymphoma translocation gene 1 (MALT-1)　75
mucosa-associated lymphoid tissue (MALT)　27, 54, 197
mucosa-associated invariant T cell (MAIT cell)　276
MULT-1 (mouse UL16-binding protein-like transcript-1)　91
multipotent progenitor (MPP)　185, 203, 204, 351
Munc13-4　399
Munc18-2　399
muramyl dipeptide (MDP)　345
Murray, Joseph E.　298
MVK (mevalonic acid kinase)　346, 401
MVK 遺伝子の変異　346
Mycobacterium bovis　277
Mycobacterium leprae　277
Mycobacterium tuberculosis　275, 277
mycophenolate mofetil (MMF)　302, 303
MyD88　35, 69, 282
MYD88　400
MyD88 欠損症　428
myelin oligodendrocyte glycoprotein (MOG)　238
myeloid DAP12-associating lectin-1 (MDL-1)　74
myeloid dendritic cell (mDC)　383, 400
myeloid derived suppressor cell (MDSC)　386
myeloperoxidase (MPO)　208, 209, 274, 374

N

N (non-coding) 領域　227, 228
N (non-germline) ヌクレオチド　97
N-アセチル-D-グルコサミン (GlcNAc)　78, 79
N-アセチルグルコサミン　271
N-アセチルムラミン酸　271
N-ホルミル化ペプチド　276
N-acetylglucosamine　271
N-acetylmuramic acid　271
NADPH オキシダーゼ　208, 209, 274
Nagano, Yasuichi　12
NAIP5　67, 68
naive lymphocyte　176, 315
NALP3　67
NALT〔nasal (nasopharynx)-associated lymphoid tissue〕　55, 197
nasal allergy　354
nasal (nasopharynx)-associated lymphoid tissue (NALT)　55, 197
natural cytotoxicity receptor (NCR)　92
natural killer (NK) 細胞　21, 202, 211, 275, 382
naturally occurring Treg (nTreg)　56, 191, 221, 243
NBT (nitrogen blue test)　400
NCR (natural cytotoxicity receptor)　92
negative selection　25, 224
NEMO　401
NEMO 欠損症　428
neonatal-onset multisystem inflammatory disease (NOMID)　401, 429
nepmucin　177
neuronal Fc receptor (FcRn)　120
neutrophil　207
NF-κB (nuclear factor-κB)　35, 75, 199, 346
NF-κB inducing kinase (NIK)　75
NF-κB 経路　40
NF-AT (nuclear factor of activated T cell)　302, 376
NF-AT-AP1　139
NHEJ (non-homologous end joining)　397
N-formylated peptides　276
NH 細胞　51
niche　144, 174, 189
nick　97
Nijmegen 症候群　402, 431
NIMA (non-inherited maternal antigens)　310
nitric oxide (NO)　208, 273, 295, 339
nitric oxide synthase (NOS)　339
nitrogen blue test (NBT)　400
NK (natural killer) 細胞　21, 202, 211, 275, 382
—— が自己・非自己を見分けるしくみ　43
—— が標的細胞を傷害するしくみ　211
—— によるサイトカイン産生と免疫制御機能　211
—— に異常が認められる原発性免疫不全症　217
—— の活性化のしくみ　213
—— の作用　283
—— の産生　187
—— の多様なサブセット　217
—— の認識機構　86
—— の認識機構にかかわる歴史　86
—— の標的細胞認識機構　89
—— の分化と教育　217
—— の免疫記憶　218
NK 細胞 vs ウイルス　214
NK 細胞活性化レセプター　91
NK 細胞上の C 型レクチンレセプター　73
NK 細胞抑制性レセプター　90
NK レセプター　35, 211
—— による認識　86
NK1.1 マーカー　92
NK22 (IL-22 産生 NK 細胞)　213, 217
NKG2A/CD94　119, 261
NKG2D　93, 120, 214, 382
NKG2D リガンド　215
NKG2D レセプター　91
NKp30　92
NKp44　92
NKp46　92
NKRP-1　21
NKT 細胞　22, 163, 226, 275, 382, 383
—— が認識する内在性抗原　231
—— による免疫制御　48
—— の亜集団　232
—— の胸腺内分化　238
—— の直接細胞傷害活性　234
—— の分化経路　164
—— を特徴づける Vα14 抗原レセプター　227

NKT 細胞リガンド 230
NLR(NOD-like receptor) 15, 62, 199, 233, 273
—— によるインフラマソームの活性化 67
—— による認識 67
NLRP3〔nucleotide-binding oligomerization domain (NOD) -leucine-rich repeat(LRP)-containing family, domain -containing 3〕 67, 335, 336, 345
NLRP3 遺伝子 345, 401
NLRP4 199
nNOS(神経型 NOS) 339
NO(nitric oxide) 208, 273, 295, 339
NOD(nucleotide-binding and oligomerization domain) 67, 68
NOD2 201
NOD2/CARD15 遺伝子変異 345
NOD-like receptor(NLR) 15, 62, 199, 233, 273
NOD-LRP-containing family, pyrin domain-containing 3(NLRP3) 336
NOMID(neonatal-onset multisystem inflammatory disease) 401, 429
non-coding(N)領域 227
non-enveloped virus 281
non-germline(N)ヌクレオチド 97
non-germline encoded sequence 228
non-homologous end joining(NHEJ) 397
non-inherited maternal antigens(NIMA) 310
non-self 363
NOS(nitric oxide synthase) 339
Nossal, Gustav 7
Notch シグナル 155
—— の伝わり方 155
—— の役割 155
Notch ファミリー 38
Notch ファミリーレセプター 37
Notch1 155, 187
Notch-IC 155
NP 325
NS3/4A タンパク質 285
nTreg(naturally occurring Treg) 56, 191, 221, 243
nuclear factor of activated T cell(NF-AT) 376
nuclear factor-κB(NF-κB) 35, 75, 199, 346
nucleotidebinding and oligomerization domain(NOD) 67, 68
nucleotide-binding oligomerization domain(NOD)like receptor(NLR) 15, 62, 199, 233, 273
nucleotide-binding oligomerization domain(NOD)-leucine-rich repeat (LRP)-containing family, pyrin domain-containing 3(NLRP3) 67, 335, 336, 345
Nude 423
nuocyte 351

O

O_2^-(スーパーオキシドアニオン) 274
OCl^-(次亜塩素酸) 209
・OH(水酸化ラジカル) 208
OK432 388
Omenn 症候群 394, 423
oncostatin mapped(OSM) 34
one airway, one disease 355
・$ONOO^-$(peroxynitrite) 209
Orai1 138, 395
organ-specific autoimmune disease 365
O'Shea, John 344
outside-in signal 37, 38
OX40 リガンド 357
oxysterol 323

P, Q

P-セレクチン 70, 153, 340
P(palindromic)ヌクレオチド 97, 99
P14 欠損症 427
$p40^{phox}$ 208
$p47^{phox}$ 208
p55 376
$p67^{phox}$ 208
p75 376
p91^{phox} 209
PAD(peptidylarginine deiminase) 369
PADI4 遺伝子 369
PAF(platelet activating factor) 278, 339
paired box protein 5(Pax5) 147, 170, 326
paired immunoglobulin-like receptors (PIR) 39, 152
palindromic(P)ヌクレオチド 97, 99
PALS(periarteriolar lymphoid sheath) 26
PAMP(pathogen-associated molecular pattern) 79, 256, 270, 291, 336
p-ANCA 374
Paneth 細胞 207, 271
pannus 372
PAPA(pyogenic arthritis with pyoderma gangrenosum and acne)症候群 347, 429
Papillon-Lefevre 症候群 427
paracortex 領域 182
paroxysmal nocturnal hemoglobinuria (PNH) 85, 431
passive immunotherapy 388
Pasteur, Louis 4
paternal 105
pathogen-associated molecular pattern (PAMP) 79, 256, 270, 291, 336
pattern recognition receptor(PRR) 12, 15, 62, 233, 270, 282, 291
Pax5(paired box protein 5) 147, 170, 326
Pax5 325
Pax5 欠損プロ B 細胞 170
PCP(ニューモシスチス肺炎) 409
PD-1(programmed death-1) 140, 224, 245, 259, 279, 389
PDB(Protein Data Bank) 108
pDC(plasmacytoid DC) 53, 66, 188, 213, 221, 383, 386, 400
—— の産生 187
PDGF(platelet-derived growth factor) 342
PD-L1(programmed death ligand-1, B7-H1) 224, 279, 386
PD-L2 224
PE(preeclampsia) 309, 311
PECAM-1 341
peptidylarginine deiminase(PAD) 369
perforin 211, 276, 319, 399
periarteriolar lymphoid sheath(PALS) 26
peripheral node addressin(PNAd) 177
peripheral tolerance 224
peripheral supramolecular activation cluster(pSMAC) 134
peroxynitrite(・$ONOO^-$) 209
PfEMP1(熱帯熱マラリア赤血球膜タンパク質-1) 297
PG(prostaglandin) 337
PGD_2 337
PGE_2 337, 386
$PGF_2\alpha$ 337
PGH_2 337
PGI_2 337
PGN(ペプチドグリカン) 79
PHA(phytohaemagglutinin) 78
phagocyte 207
phagolysosome 208, 274
phagosome 208, 273, 274
phorbol 12-myristate 13-acetate(PMA) 241
phosphatidylinositol 3, 4, 5-trisphosphate (PIP3) 173
phosphatidylinositol 4, 5-bisphosphate (PIP2) 41, 173
phosphoinositide-3-OH kinase(PI3K) 93, 173, 214
phospholipase 337
phytohaemagglutinin(PHA) 78
PI3K(phosphoinositide-3-OH kinase) 93, 173, 214
PI3K 経路 40
PI3K-Akt-FOXO シグナル 172
PID(primary immunodeficiency) 392
Pillemer, Louis 11
pim1 325
PIP(prolactin-inducible protein) 120
PIP2(phosphatidylinositol 4, 5-bisphosphate) 41, 93, 173, 214
PIP3(phosphatidylinositol 3, 4, 5-trisphosphate) 41, 173
PIR(paired immunoglobulin-like receptors) 39, 152
PIR-A 39
PIR-B 39
Pirquet, Clemens von 13
PKC 41, 139
plasmacytoid DC(pDC) 53, 66, 188, 213, 221, 383, 386, 400
plasticity 245

platelet activating factor(PAF) 278, 339
platelet-derived growth factor(PDGF) 342
PLCγ 139
PM(多発性筋炎) 373
PMA(phorbol 12-myristate 13-acetate) 241
PMS2 欠損症 403, 432
PNA(ピーナッツ凝集素) 327
PNAd(peripheral node addressin) 177
PNH(paroxysmal nocturnal hemoglobinuria) 85, 431
PNP(プリンヌクレオシドホスホリラーゼ)欠損症 423
podocalyxin 177
Poitier, Paul 13
pollinosis 354
poly IgR 279
Porter, Rodney 7
positive amplification 241
positive selection 25, 224
post-transplant lymphoproliferative disorder(PTLD) 304
PR3(プロティナーゼ 3) 374
PR3-ANCA 374
pre B1 cell 169
preeclampsia(PE) 309, 311
pre-metastatic niche 381
primary immunodeficiency(PID) 392
primitive erythrocyte 141
primitive hematopoiesis 141
pro B cell 169, 186
progenitor cell 311
programmed death-1(PD-1) 140, 224, 245, 259, 279, 389
programmed death ligand-1(PD-L1) 224, 279, 386
prolactin-inducible protein(PIP) 120
proline-serine-threonine phosphatase interacting protein(*PSTPIP*)1 347
proof-reading 活性 408
properdin 80
prostacyclin 338
prostaglandin(PG) →PG
Protein Data Bank(PDB) 108
protein tyrosine phosphatase, nonreceptor type(*PTPN*)22 遺伝子 369
PRR(pattern recognition receptor) 12, 15, 62, 233, 270, 282, 291
PSGL-1 153, 182
PSGL-1/P-セレクチン 182
pSMAC(peripheral supramolecular activation cluster) 134
psoriasis 222
PSTPIP(proline-serine-threonine phosphatase interacting protein)1 347
PTLD(post-transplant lymphoproliferative disorder) 304
PTPN(protein tyrosine phosphatase, nonreceptor type)22 遺伝子 369
pTα鎖 156
PU.1 245
pyogenic arthritis with pyoderma gangrenosum and acne(PAPA)症候群 347
pyrin 345
Qa-1 261

R

R(アルギニン) 368
RA(retinoic acid) 181, 200, 221, 225, 360
RA(rheumatoid arthritis) 86, 243, 364, 372
Rab27a 遺伝子異常 399
Rac 41
Rac 依存性 208
Rac2 欠損症 427
Rae-1 202
RAE-1(retinoic acid early inducible-1) 91
RAG-1(recombination activating gene-1) 169
RAG-1 97
RAG-1/2 異常 394
RAG-1/2 欠損症 423
RAG-2 169
RAG-2 97
RALD(Ras associated lymphoproliferative disease) 399
RALDH(retinal dehydrogenase) 181, 225
RANK 161
RANKL 161, 189
RANTES(regulated upon activation, normal T-cell expressed and secreted) 284, 357
RANTES/CCL5 357, 358
Ras associated lymphoproliferative disease(RALD) 399
RasGEF 139
RasGRP 139
Ras-GTP 139
Ras-MAPK 経路 139
Raynaud 症状 373
RBP-Jκ 155
reactive nitrogen intermediate(RNI) 274
reactive oxygen intermediate(ROI) 208, 273, 295
reactive oxygen species 208
recent thymic emigrants 395
receptor editing 174
recombination activating gene-1(RAG-1) 169
recombination signal sequence(RSS) 95, 96, 98
regenerative medicine 150
regulated upon activation, normal T-cell expressed and secreted(RANTES) 284, 357
regulatory T cell(Treg) 23, 48, 55, 163, 176, 180, 191, 221, 228, 285, 296, 309, 311, 360, 371, 385, 386
remodeling 342
repertoire 368
respiratory burst 209
reticular stromal cell 315
retinal dehydrogenase(RALDH) 181, 225
retinoic acid early inducible-1(RAE-1) 91
retinoic acid(RA) 181, 200, 221, 225, 360
retinoic acid-inducible gene 1(RIG-1)様ヘリカーゼ 273
RF(リウマトイド因子) 364, 372
RF 陽性 B リンパ球 364
Rh 不適合妊娠 312
rheumatoid arthritis(RA) 86, 243, 364, 372
Rho 41
rhoH 325
ribonucleoprotein(RNP) 273
Richet, Charles 13
Riddle 症候群 403
RIG-I(retinoic acid-inducible gene-I) 67, 282
RIG-I-like receptor(RLR) 15, 16, 62, 67, 233
RIG-I-like helicase(RIH) 273
RLR(RIG-I-like receptor) 15, 16, 62, 67, 233
RMA 87
RNA 依存性タンパク質リン酸化酵素 283
RNA ウイルス 280
RNA dependent protein kinase 283
RNase protection assay 229
RNaseL 283
RNF168 403
RNI(reactive nitrogen intermediate) 274
RNP(ribonucleoprotein) 273
ROG 245
ROI(O_2^-) 208, 273, 295
*RORγ*遺伝子 48
RORγt 245
RORγt 遺伝子 236
RORγt/RORα 245
RSS(recombination signal sequence) 95, 96, 98
—— の特異的なプロセス 96
—— の非特異的なプロセス 98
RTB(リシン毒素サブユニット B) 70
runt-related transcription factor 1 (RUNX1) 169
RUNX(runt-related transcription factor) 163
RUNX ファミリー 245
RUNX1 169
Runx3 257

S

S 型レクチン 71
S1P(スフィンゴシン一リン酸) 180, 182
S1PR1(スフィンゴシン一リン酸レセプター) 266, 267, 269
S1PR1 シグナルによるリンパ球の動態制御 266
Salmonella typhimurium 277
SAP 93
SAP 399
SC(secretory component) 279

scar 341
scavenger receptor (SR) 208, 273
SCF (stem cell factor) 31, 36, 185
Schimke 症候群 403, 432
SCID (severe combined immunodeficiency) 97, 99, 393, 978
SCID/CID 396
SCIG (subcutaneous immunoglobulin substitution) 398
sclerodactylia 373
SCN (severe congenital neutropenia) 399, 427
SCN2 427
SCN3 427
SCN4 427
scurfy mouse 245
Scurfy マウス 191
SE-complex (signal end-complex) 99
secretory component (SC) 279
self tolerance 364
self-renewal 141
sequential determination model 145
Ser97 230
severe combined immunodeficiency (SCID) 97, 99, 393, 978
severe congenital neutropenia (SCN) 399, 427
SH2 (Src homology 2) 74
SH2-containing inositol polyphosphate 5-phosphatase (SHIP) 37, 91, 220
SH2-containing phosphatase (SHP) 220
SH2-containing protein-tyrosine phosphatase (SHP-1) 38, 75, 91
SH2D1A 93
SH2D1A 欠損症 426
SH2 domain 36
SH2-domain-containing protein tyrosine phosphatase 1 (SHP-1) 38, 75, 91
shared epitope 368
SHIP (SH2-containing inositol polyphosphate 5-phosphatase) 37, 91, 220
SHM (somatic hypermutation) 99, 100, 243, 324
short cytoplasmic tail 91
short-lived プラズマ細胞 175
short-lived effector cells (SLEC) 258, 263
SHP (SH2-containing phosphatase) 220
SHP-1 (SH2-domain-containing protein tyrosine phosphatase 1) 38, 76, 91
SHP-2 76, 91
Shwachman-Diamond 症候群 427
sialic acidbinding immunoglobulin-like lectins (Siglec) 71
sialomucin 177
Siglec (sialic acid-binding immunoglobulin-like lectins) 71
Siglec-2 71
Siglec-7 71
sIgM 陽性未熟 B 細胞 167
signal end-complex (SE-comple) 99
signal transducers and activators of transcription (STAT) 34, 245
single nucleotide polymorphism (SNP) 369
single positive (SP) 段階 154
Sjögren 症候群 310, 374
Skint-1 163
SLAM 249
SLAM ファミリー 249
SLE (systemic lupus erythematosus) 86, 222, 310, 372
—— の発病 85
SLEC (short-lived effector cells) 258, 263
sLeX (LewisX) 340
slow reacting substance of anaphylaxis (SRS-A) 278
SLP-65 170
SLP-76 138
SMAC (supramolecular activation cluster) 133
smad 188
Smad3 245
small pre B2 cell 172
Snell, George 9, 119
SNP (single nucleotide polymorphism) 369
SOCS/CIS (suppressor of cytokine signaling/cytokine inducible SH2 protein) 35
SOD (superoxide dismutase) 208, 274
somatic hypermutation (SHM) 99, 100, 243, 324
SOX4 170
SP (single positive) 段階 154
SP40 82
SP-A (surfactant protein A) 69
SP-D 70
specific pathogen free (SPF) 226, 270
SPF (specific pathogen free) 226, 270
Sphingomonas 276
sphingosine-1-phosphate (S1P) 182
SpiB 170
spleen tyrosine kinase (Syk) 75
SR (scavenger receptor) 208, 273
Src キナーゼ 131
Src ファミリーキナーゼ 35
Src homology 2 (SH2) 74
SRS-A (slow reacting substance of anaphylaxis) 278
S-S 結合 (ジスルフィド結合) 8, 109, 127
STAT (signal transducers and activators of transcription) 34, 245
STAT 分子 244
STAT1 245
STAT1 活性化変異 429
STAT1 欠損症 428
STAT3 245
STAT3 遺伝子 236
STAT4 245
STAT5 245
STAT5b 欠損症 424
STAT5b 遺伝子異常 394
STAT6 244, 245
Steinman, Ralph 10, 219
stem cell biology 150
stem cell factor (SCF) 31, 36, 185
STIM1 138, 395
STING 69
stromal cell 25, 148
structural biology 107
STXBP2 (Munc 18-2) 欠損症 426
subcutaneous immunoglobulin substitution (SCIG) 398
subepithelial dome (SED) 198
superantigen 372
superoxide anion (O_2^-) 274
superoxide dismutase (SOD) 208, 274
suppressor of cytokine signaling/cytokine inducible SH2 protein (SOCS/CIS) 35
supramolecular activation cluster (SMAC) 133
surfactant protein A (SP-A) 69
Syk (spleen tyrosine kinase) 75
Syk キナーゼ 214
Syk ファミリーキナーゼ 35
Syk/ZAP-70 43
synaptic complex 98
syngeneic pregnancy 309
syngenic transplantation 298
Syntaxin 11 399
systemic autoimmune disease 365
systemic lupus erythematosus (SLE) 86, 222, 310, 372

T

T 細胞 22, 151, 276, 315, 384
—— が認識する腫瘍抗原 385
—— に異常をきたす免疫不全 395
—— の抗原認識 10, 128
—— の産生 187
—— の動態 265
—— の中のいろいろな細胞種 163
—— の発見 9
—— の分化 23
T 細胞依存性抗原 247
—— と T 細胞非依存性抗原 247
T 細胞活性化に必要な 3 つのシグナル 219
T 細胞系列への決定 153
T 細胞抗原認識の多様性 131
T 細胞非依存性抗原 247
T 細胞ヘルプ 249
T 細胞ワクチネーション 376
T 前駆細胞の移行とケモカイン 153
T cell receptor (TCR) 16, 22, 35, 94, 115, 128, 129, 284
T cell receptor excision circle 395
T follicular helper cell (Tfh) 199, 243, 249, 267, 321, 325, 327
T1 (transitional 1) 174
T7 プロモーター 229
T_{CM} (central memory T 細胞) 258, 315, 317
T_{EM} (effector memory T 細胞) 258, 315, 317, 323
TACI 398
TACI 欠損症 425
Tada, Tomio 13

欧文索引

TALT(tear ductassociated lymphoid tissue) 197
TAP(transporter associated with antigen processing) 122, 123, 286
tapasin 124
TARC(thymus and activation-regulated chemokine) 354
target organ 365
T-B⁺SCID 423
T-B⁻SCID 423
T-bet 244, 257
TBK1 401
T-box 転写因子ファミリー 244
Tbx1 152
T-cell immunoglobulin domain and mucin domain 3(Tim3) 71, 259, 261
TCR(T cell receptor) 16, 22, 35, 94, 115, 128, 129, 284
—— と MHC-ペプチド複合体の結合力の強さ 160
—— による認識 128
—— を介する T 細胞活性化 137
TCR 活性化の制御 139
TCR シグナル下流の活性化カスケード 138
TCR 認識のルール 231
TCR ミクロクラスター 134
—— と抗原認識シグナル 134
—— の形成と構造 136
TCRα鎖
—— の再構成 157
—— の多様性 231
TCRα鎖遺伝子 154, 227
TCRαβヘテロダイマー 129
TCRβ鎖 164
—— の再構成 155
TCR-CD3 複合体 132, 133
tDC(tolerogenic DC) 386
TDM(trehalose-6, 6'-dimycolate) 76
TdT 97
tear ductassociated lymphoid tissue (TALT) 197
teleangiectasia 373
Tfh(follicular helper cell) 199, 243, 249, 267, 321, 325, 327
TGFβ(transforming growth factor β) 56, 221, 242, 307, 360, 386
TGFβ 産生性 Th3 細胞 385
TGFβ1 187
Th 細胞の機能維持と実際の炎症病態 245
Th1 細胞 23, 55, 66, 220, 239, 277, 292
Th1 病 241
Th1/Th2 細胞
—— の発見 239
—— の分化と免疫反応 239
Th1/Th2 パラダイム 239
—— から確立した概念 241
Th1/Th2 バランス 31
—— と療法 30
Th1/Th2/Th17/iTreg/Tfh/Th9 細胞の分化にかかわる主要転写因子 244
Th2 サイトカイン 292
Th2 細胞 23, 55, 66, 221, 239, 277
—— によるアレルギー性気道炎症の誘導機構 349
Th2 病 241
Th9 細胞 244
Th17 細胞 23, 55, 66, 221, 242, 277, 311, 349, 352
—— によるアレルギー性気道炎症の誘導機構 351
—— の異常 401
ThPOK 162
thrombopoietin(TPO) 34, 186
thromboxane(TX)A_2 337
thymic crosstalk 161
thymic stromal lymphopoietin(TSLP) 291, 351
thymus 9
—— and activation-regulated chemokine(TARC) 354
Tim-3(T-cell immunoglobulin domain and mucin domain 3) 71, 259, 261
TIR(Toll/IL-1 receptor homologous region) 64
TIR ドメイン 35
TIRAP 35
TLR(Toll-like receptor) 11, 12, 15, 35, 53, 62, 199, 213, 219, 233, 273, 373, 388
—— による認識 63
—— の機能 65
—— の認識する分子構造 63
—— の発見 12, 63
TLR ファミリーの進化系統樹 64
TLR リガンド 64, 219
TLR1/2 64
TLR1/2/4/5/6 経路の異常 400
TLR2 64
TLR3 282
TLR3 経路の異常 401
TLR3 欠損症 428
TLR4 64
TLR5 65
TLR7 65
TLR7/TLR8 282
TLR8 65
TLR9 65
TLR9 非メチル化 CpG-DNA 282
TNF(tumor necrosis factor) 17, 201, 262, 272, 339
TNF レセプター 211
TNF レセプター関連症候群 346
TNFα(tumor necrosis factorα) 201, 211, 339, 372, 376
TNF receptor I(TNF-RI) 336, 376
TNF receptor associated periodic syndrome(TRAPS) 336, 346, 429
TNF-related apoptosis-inducing ligand (TRAIL) 211, 262
TNF/TNF レセプターファミリー 211
TNF-RI(TNF receptor I) 336, 376
TNF-R II 376
TNFRSF1A(tumor necrosis factor receptor superfamily, member 1a)遺伝子 346
tolerogenic DC(tDC) 386
Toll 63
Toll 遺伝子 12
Toll/IL-1 receptor homologous region (TIR) 64
Toll-like receptor(TLR) 11, 12, 15, 35, 53, 62, 199, 213, 219, 233, 273, 373, 388
Tonegawa, Susumu 8
TPO(thrombopoietin) 34, 186
Tr1 49, 57
TRAF3 401
TRAF3 欠損症 429
TRAF6 35
TRAIL(TNF-related apoptosis-inducing ligand) 211, 262
TRAIL 経路 262
TRAIL レセプター 211
TRAM 35
transcytosis 287
transendothelial migration 180
transforming growth factor β(TGFβ) 56, 221, 242, 307, 360, 386
transitional 1(T1) 174
transporter associated with antigen processing(TAP) 122, 123, 286
TRAPS(TNF receptor associated periodic syndrome) 336, 346, 429
Treg(regulatory T cell) 23, 48, 55, 163, 176, 180, 191, 221, 285, 288, 296, 309, 311, 360, 371, 385, 386
trehalose-6, 6'-dimycolate(TDM) 76
TRIF 35, 401
TRIM5α(tripartite interaction motif 5 alpha) 281
tripartite interaction motif 5 alpha (TRIM5α) 281
TSLP 357
TSLP(thymic stromal lymphopoietin) 291, 351
tumor necrosis factor(TNF) 17, 201, 262, 272, 339
tumor necrosis factor α 201, 339
tumor necrosis factor receptor superfamily, member 1a(*TNFRSF1A*)遺伝子 346
TX(thromboxane)A_2 337
TxYxxV/I 93
Tyk2 欠損症 432

U

U1-RNP 抗体 374
Ub(ユビキチン) 122
UL16 binding protein(ULBP) 91
ULBP(UL16 binding protein) 91
ULBP ファミリー 202
UNC13D(Munc13-4)欠損症 426
UNC93B1 401
UNC93B1 欠損症 428
UNG(ウラシル DNA グリコシラーゼ) 397

V

V(variable)遺伝子群 95

V 遺伝子断片　228
V 領域　94
Vα14 遺伝子　164, 327
Vα14 レセプター　227
—— の抗原認識　229
Vα14 レセプター遺伝子　227
Vβ7　164
Vβ8　164
Vγ9/Vδ 2T 細胞　275
vaccinia virus　320
van der Waals 接触　109
variable(*V*)遺伝子　95
variable lymphocyte receptor(*VLR*)　103
variable region　107
variable surface glycoprotein(VSG)　296
variola virus　320
vascular endothelial cell　315
vascular endothelial growth factor (VEGF)　352, 386
V(D)J 再構成の障害　394
V(D)J 組換え
—— とトランスポゾン　99
—— に関与する酵素　96
—— の制御, リンパ細胞の分化と　99
—— の分子機構　95
vesicular stomatitis virus(VSV)　10
VLR(variable lymphocyte receptor)　103
VLR 遺伝子座の構造と再編成　103
VLR 遺伝子再編成の調節と多球化　105
VODI(肝中心静脈閉塞症を伴う免疫不全症)　432
VpreB　169, 171
VSG(variable surface glycoprotein)　296

W

warts, hypogammaglobulinemia, infection, myelokathexis(WHIM)症候群　401, 428
WAS(Wiskott-Aldrich syndrome)　217, 402, 431, 438
WASP　217, 402, 431
Weibel-Parade 小体　340
Westphal, Karl　11
WHIM(warts, hypogammaglobulinemia, infection, myelokathexis)症候群　401, 428
Whipple 病　344
Wiskott-Aldrich syndrome(WAS)　217, 402, 431, 438
Witebsky　365
WS ボックス　33

X

X 染色体連鎖型免疫調節異常・多発性内分泌障害・腸症(IPEX)症候群　367
X 線結晶構造解析　107
X 連鎖性血小板減少症(XLT)　402
X 連鎖性好中球減少症　403, 427
X 連鎖性高 IgM 症候群(XHIGM)の診断基準　397
X 連鎖性先天性角化異常症　432
X 連鎖性慢性肉芽腫症(CGD)　209, 400, 427
X 連鎖性無 γ グロブリン血症(XLA)　397
X 連鎖性リンパ増殖(XLP)症候群　217, 226, 399
X 連鎖性 EDA-ID　428
X 連鎖性 SCID(XSCID)　394
X-linked agammaglobulinemia(XLA)　397
X-linked lymphoproliferative(XLP) syndrome　217, 226, 399
X-ray crystallography　107
XBP-1(転写因子 X ボックス結合タンパク質)　326
xenogenic transplantation　298
XHIGM　397, 423
XIAP　399
XIAP 欠損症　426
XILP2　426
XLA(X-linked agammaglobulinemia)　397
XLP(X-linked lymphoproliferative) syndrome　217, 226, 399
XLP1　426
XLT(X 連鎖性血小板減少症)　402
XRCC4/DNA リガーゼ IV 複合体　99
XSCID(X 連鎖性 SCID)　394

Y

YAC-1　92
Ym1 遺伝子　201
yolk sac　141
YxxM モチーフ　93

Z

ZAG(zinc-a2-macroglobulin)　120
ZAP-70　137
ZAP-70 欠損症　423
ZBTB24　403
zinc-a2-macroglobulin(ZAG)　120
Zinkernagel, Rolf　10
zymogen　80

欧文索引